간호과학의 임상적용을 위한

성인간호학 II

간호과학의 임상적용을 위한 성인간호학 Ⅱ

MEDICAL-SURGICAL NURSING

2020년 8월 20일 1판 1쇄 발행
2021년 3월 2일 1판 2쇄 발행

지은이 | 이영휘 · 권영은 · 김미원 · 김수진 · 김수현 · 김영희 · 김희정 · 박영희
송민선 · 오현수 · 이은경 · 정승은 · 채영란 · 한수정 · 한숙원 · 황혜민 외

펴낸이 | 김진환
펴낸곳 | 학지사메디컬 HAKJISA MEDICAL
04031 서울특별시 마포구 양화로 15길 20 마인드월드빌딩
대표전화_ 02-330-5188 팩스_ 02-326-0338
등 록 | 2010년 2월 8일 제313-2010-36호
메 일 | hakjisamd@hakjisamd.co.kr
홈페이지 | http://www.hakjisamd.co.kr

ISBN 978-89-6069-831-4 94510(세트) / 978-89-6069-832-1 94510(1권) / 978-89-6069-833-8 94510(2권)

가 격 | 120,000원(세트) / 60,000(1권) / 60,000(2권)

간호과학의 임상적용을 위한

성인간호학 II

MEDICAL-SURGICAL NURSING

학지사메디컬
HAKJISA MEDICAL

저자소개

대표저자

이영휘	인하대학교	김희정	대구가톨릭대학교	채영란	강원대학교
권영은	청운대학교	박영희	동국대학교	한수정	건양대학교
김미원	상명대학교	송민선	건양대학교	한숙원	백석문화대학교
김수진	제주한라대학교	오현수	인하대학교	황혜민	부천대학교
김수현	인하대학교	이은경	대구가톨릭대학교		
김영희	위덕대학교	정승은	혜전대학교		

집필진

강 숙	조선간호대학교	박은영	대동대학교	임효남	건양대학교
공문연	제주관광대학교	서인주	대구보건대학교	전열어	백석문화대학교
권경희	수성대학교	성지현	고신대학교	정경화	대구과학대학교
권려원	경운대학교	손수경	고신대학교	정영순	춘해보건대학교
권수혜	고신대학교	신경미	춘해보건대학교	정은숙	대동대학교
김명숙	강원대학교	안혜정	선린대학교	정현숙	대동대학교
김복랑	선린대학교	양인숙	경일대학교	조영미	제주한라대학교
김선화	호산대학교	윤수지	제주한라대학교	조은희	군산간호대학교
김선화	대구과학대학교	이다겸	대경대학교	조인희	포항대학교
김성은	대동대학교	이동숙	강원대학교	조진영	중원대학교
김주연	동양대학교	이선녀	동원과학기술대학교	최은희	영남이공대학교
김현주	춘해보건대학교	이연희	동의대학교	최인숙	백석문화대학교
김호진	대동대학교	이은주	동의대학교	하은호	중원대학교
김화영	동아보건대학교	이지영	제주관광대학교	한정희	혜전대학교
박애란	청암대학교	이혜란	계명문화대학교		
박용경	경일대학교	임세영	세경대학교		

머리말

4차 산업혁명시대를 맞이하여 AI의 발달로 인간이 주도적으로 관여했던 많은 직종이 로봇이나 기계에게 위임될 것이라는 미래예측적인 이야기를 한다. 그럼에도 불구하고 인간을 돌보는 간호학은 여전히 마지막까지 존재하게 될 학문으로 언급되고 있다. 이는 간호학이 인간의 한 면만을 바라보고 문제를 파악하는 것이 아니라 통합적인 사고를 통해 전체론적 사고를 통해 인간을 이해하고 돌봄을 제공하는 학문이기 때문일 것이다. 이러한 전체론적 사고를 갖기 위해 가장 우선되는 것은 과학적 지식이 토대가 되어야 할 것이다. 이 책에서는 이러한 과학적 지식을 제공함에 있어 성인간호의 기본 이해를 위해 필요로 되는 기초개념과 관련된 내용을 먼저 다루어 인간이 갖고 있는 문제의 기본적인 개념에 대한 이해를 제공하고자 하였고, 이후 구체적인 신체 영역별 장애와 관련된 내용을 10개의 Unit에 걸쳐 언급하였다.

이 책의 앞부분에서 다루고 있는 간호학의 기초개념과 관련된 내용으로는 감염, 면역, 통증, 쇼크, 전해질의 균형과 불균형, 산염기 균형과 불균형을 비롯하여 수술간호, 응급간호, 종양간호, 호스피스완화간호를 포함하여 설명하였다. 신체영역별 장애에 대한 설명은 가장 이해가 쉬울 수 있는 소화기 장애부터 시작하여 감각기능 장애까지를 포함하여 설명하였는데, 각 영역은 질환에 대한 이해에 기초가 되는 해부학적 구조와 해당 기능을 우선적으로 설명하였고, 이후 간호과정에서 가장 먼저 간호문제 파악을 위해 진행되는 간호사정 부분을 언급하였다. 그리고 간호사정이 건강력과 신체검진, 주요 증상, 진단검사 결과로부터 자료가 수집되는 점을 고려하여 그 순서에 맞게 언급을 하였다. 각 질환에 따른 간호문제를 「NANDA-I 2018~2020」의 최신간호진단을 적용하여 제시하였고, 각 간호진단에 따른 간호목표는 기대결과로 정리하였다. 아울러 간호중재는 실무에서의 직접 적용할 수 있도록 구체적인 간호계획 내용과 근거를 제시하여 교과서를 토대로 간호진단과 중재가 익숙할 수 있도록 하였다.

이 책의 강점은 신체계통별 해부생리와 기능과 질환을 쉽게 이해할 수 있도록 연계하여 설명하였고, 또한 각 질환에 따른 현재 의료분야에서 적용되는 약물을 포함한 최신치료방법을 최대한 반영하여 제시함으로써 이론학습과 임상실습에서의 학습이 원활하게 연계될 수 있도록 한 것이다. 더불어, 국가고시가 간호과정에 기초하여 대상자의 간호문제 해결을 위한 역량을 평가한다는 점을 고려하여 각 장에 국가고시에서 다루는 주요 질환을 학습목표와 함께 제시하였고, 간호과정을 쉽게 이해할 수 있도록 책을 구성하였다.

성인간호학은 항상 방대한 내용을 다루어야 해서 저술이라는 작업을 진행하기에는 하나의 '도전'으로까지 생각이 되는 부분이다. 그럼에도 불구하고 이번 성인간호학의 저술에 참여해 주신 모든 교수님들께 진심으로 감사의 마음을 전하며, 이 책이 출판되기까지 물심양면으로 도와주신 김진환 사장님을 비롯한 관계자분들에게도 진심으로 감사드립니다.

2020년 7월

대표저자 **이영휘**

차례

UNIT 2 소화기계 장애

CHAPTER 10 위장관계 사정

CHAPTER 11 위장관계 장애 대상자 관리

CHAPTER 12 간 · 담도계 사정

차례

차례

차례

CHAPTER 33 남성생식장애 대상자 관리

CHAPTER 34 유방장애 대상자 관리

UNIT 7 근골격계 장애

CHAPTER 35 근골격계 사정

CHAPTER 36 근골격계 중재적 처치와 간호

차례

CHAPTER 41 뇌졸중 대상자 관리

CHAPTER 42 말초신경계 장애 대상자 관리

CHAPTER 43 신경계 외상 대상자 관리

CHAPTER 44 발작장애 대상자 관리

차례

차례

UNIT 6

배뇨생식기계 장애

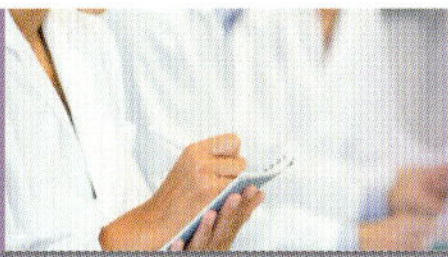

CHAPTER 28

Assessment of Urinary and Reproductive System

비뇨생식기계 사정

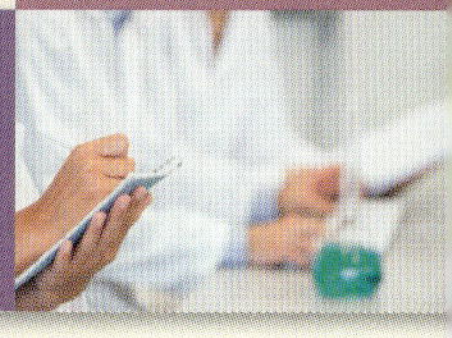

학습목표

1. 비뇨생식기계의 구조와 기능에 대해 설명한다.
2. 비뇨생식기계 기능장애 확인을 위한 건강력 수집 및 신체검진 수행방법을 설명한다.
3. 비뇨생식기계 기능장애로 발생하는 주요 증상과 징후의 종류와 기전에 대해 설명한다.
4. 비뇨생식기계 기능장애 조사를 위한 진단검사를 기술하고, 그 결과의 의미와 간호를 설명한다.

구조와 기능

비뇨기계(urinary system)는 신장(콩팥, kidney), 요관(ureter), 방광(bladder), 요도(urethra)의 네 가지 기관으로 구성되어 있다. 신장의 기본단위는 네프론(nephron)으로, 이는 사구체(glomerulus)와 보우만주머니(Bowman's capsule), 근위세뇨관(proximal tubule), 헨레고리(Henle's loop), 원위세뇨관(distal tubule)으로 구성된다. 네프론에서 형성된 노폐

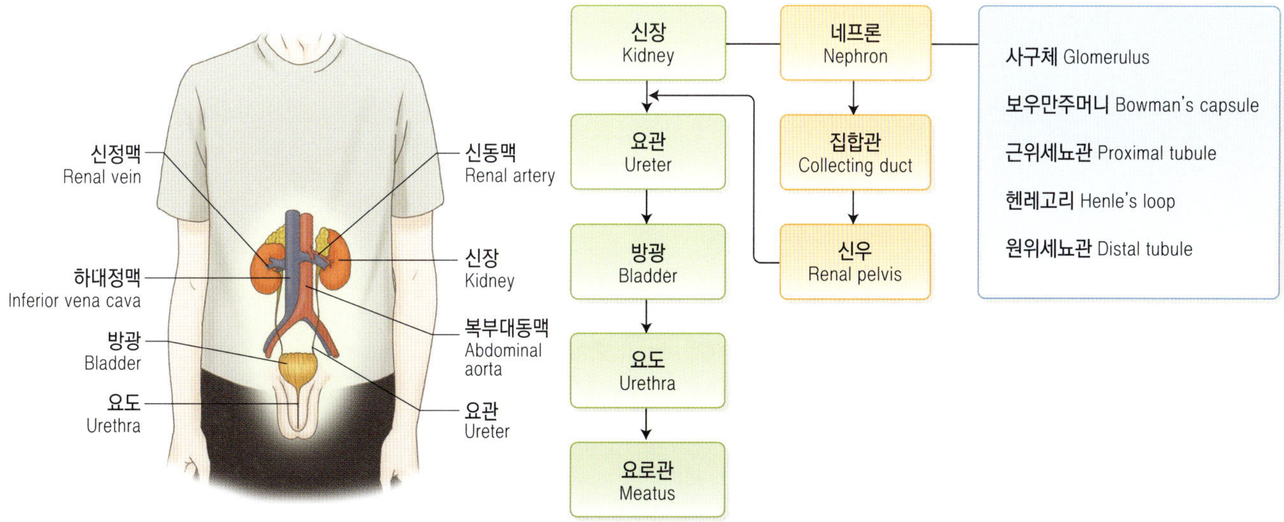

그림 28-1 ■ 비뇨기계의 구성

물을 포함하는 소변은 집합관(collecting duct)을 거치면서 적절하게 농축되어 신우(renal pelvis)를 통해 요관으로 이동하게 된다(그림 28-1).

신장

신장의 구조

신장(kidney)은 완두콩 형태의 장기로 복부의 후면에 위치한 후복막 장기이며, 제11~12흉추와 제3요추 사이, 척추 양쪽에 위치한다. 특히, 오른쪽 신장은 간 바로 아래에 위치하기 때문에 왼쪽 신장보다 약간 아래쪽에 있다. 신장의 외측면은 볼록하고, 내측면은 오목한 곡선 형태가 특징으로 내측의 움푹한 곳을 신문(renal hilum)이라 하는데 신동맥, 신정맥, 림프관, 신경, 신우 등이 이곳을 통과한다. 신장을 둘러싸고 있는 섬유성 피막은 신실질에 부착되어 있다. 각 신장은 (1) 피질(cortex), (2) 수질(medulla), (3) 신우(renal pelvis)의 세 부분으로 나뉜다(그림 28-2).

신장의 피질은 섬유성 피막 바로 아래에 위치하며, 사구체를 포함하는 네프론이 위치한다. 피질과 연결된 수질은 집합관이 모여 만든 8~18개의 깔대기 모양의 신장피라미드라고도 불리는 신추체(renal pyramid)로 구성된다. 신추체에는 8개 이상의 유두부가 존재하는데, 각각은 소신배로 흐르고 몇 개의 소신배가 모여 2~3개의 대신배를 형성한다. 신우는 이러한 대신배와 연결된 부분으로 이행상피(transitional epithelium)로 둘러싸인 강(cavity)이다. 신우와 신배를 합친 분량은 약 8mL 정도인데, 이 분량 이상을 채우게 되면 신실질 조직이 손상된다. 신우는 위로는 신문에 연결되고, 아래로는 요관에 연결된다.

신장의 기능단위인 네프론은 혈관계(vascular component)와 세뇨관계(tubular component)로 구성된다(그림 28-3). 혈관계는 수입세동맥(afferent arteriole), 사구체(glomer-

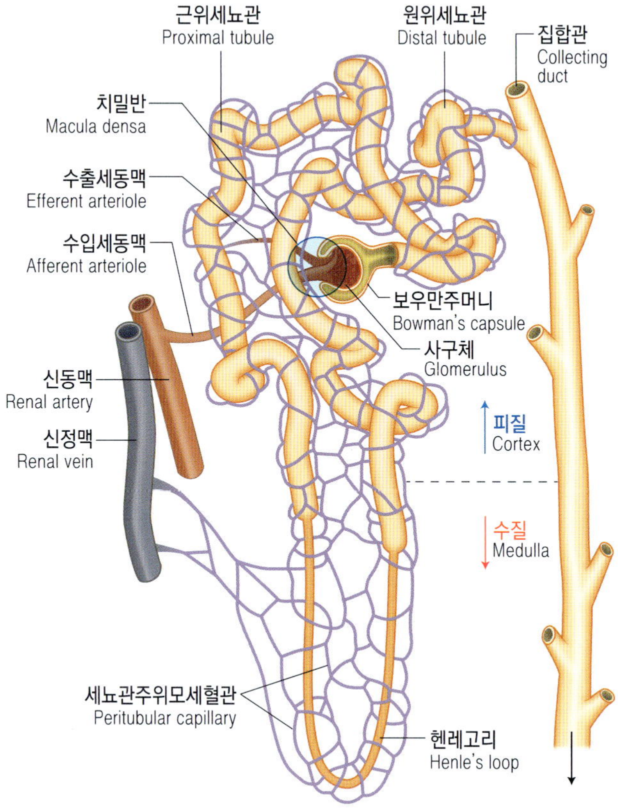

그림 28-3 ■ 네프론의 구조

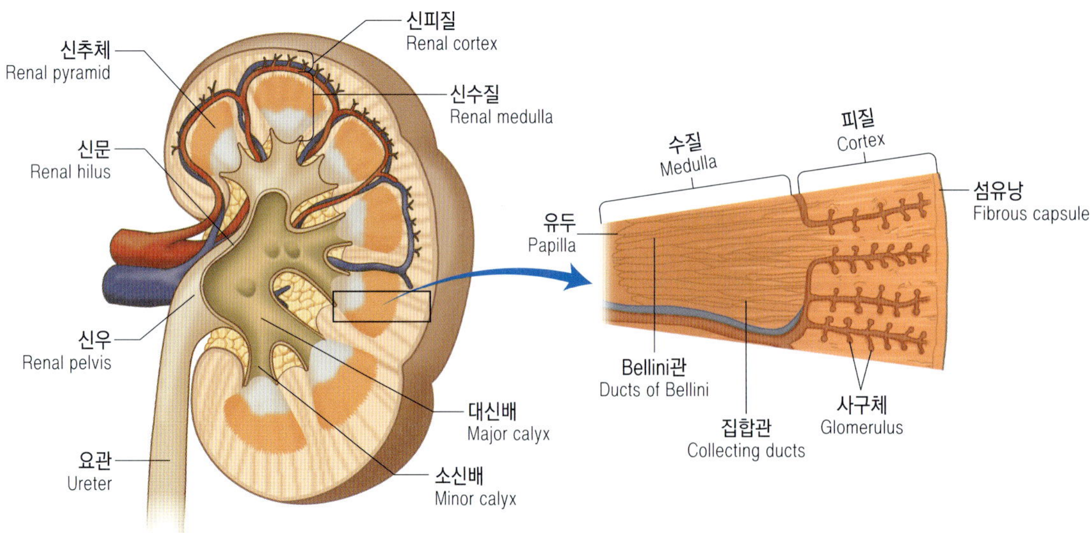

그림 28-2 ■ 신장의 구조

ulus), 수출세동맥(efferent arteriole), 세뇨관주위모세혈관(peritubular capillary)으로 구성되어 있고, 세뇨관계는 보우만주머니(Bowman's capsule), 근위세뇨관(proximal tubule), 헨레고리(Henle's loop), 원위세뇨관(distal tubule)이 해당된다. 소변은 신사구체의 모세혈관과 세뇨관계의 시작인 보우만주머니에서 혈장을 여과하여 소변을 만들고, 이것이 근위세뇨관, 헨레고리, 원위세뇨관, 집합관을 거쳐 소변으로 배설된다. 세뇨관을 둘러싸고 있는 주위 모세혈관에서 재흡수된 수분과 용질은 대정맥으로 이동된다.

사구체의 구조

사구체는 네프론을 구성하고 있는 가는 동맥혈을 가진 모세혈관 덩어리이다(그림 28-4). 이러한 사구체는 상피세포(epithelial cell), 사구체기저막(basement membrane), 내피세포(endothelial cell)로 구성되어 있다. 상피세포는 기저막의 외측을 덮고 있는 세포로 밖으로 돌기가 뻗어 있다. 기저막은 당단백질로 구성되어 있는 막으로 음전하를 가지고 있어 같은 음전하를 가지고 있는 혈장내 단백이 소변으로 빠져 나가지 않도록 한다. 그러나 만일 사구체신염 등의 기저막 손상으로 음전하를 잃게 되면, 혈장내 단백이 그대로 빠져 나가 단백뇨를 발생시킨다. 내피세포는 기저막 안쪽에 위치해 있는 것으로 혈장성분이 이곳을 통과한다.

신장의 기능

신장의 기능은 크게 소변의 배설 기능과 호르몬 생산과 관련된 기능들로 나눌 수 있다(그림 28-5).

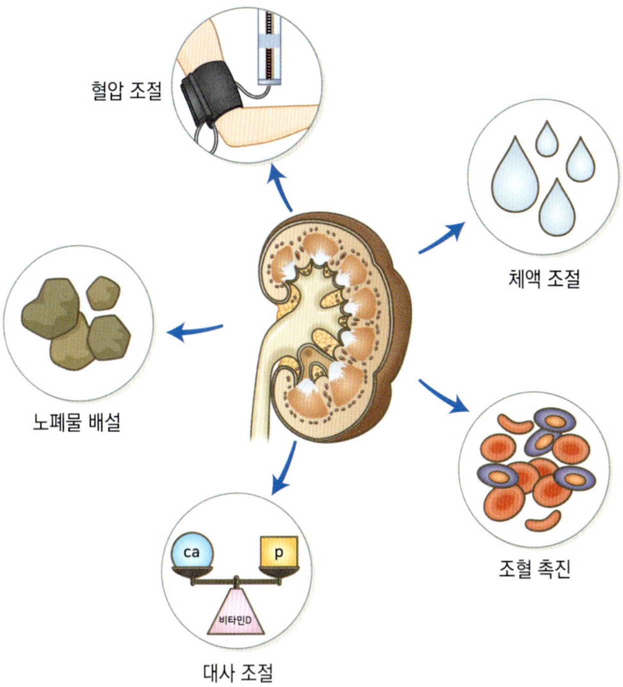

그림 28-5 ■ 신장의 기능

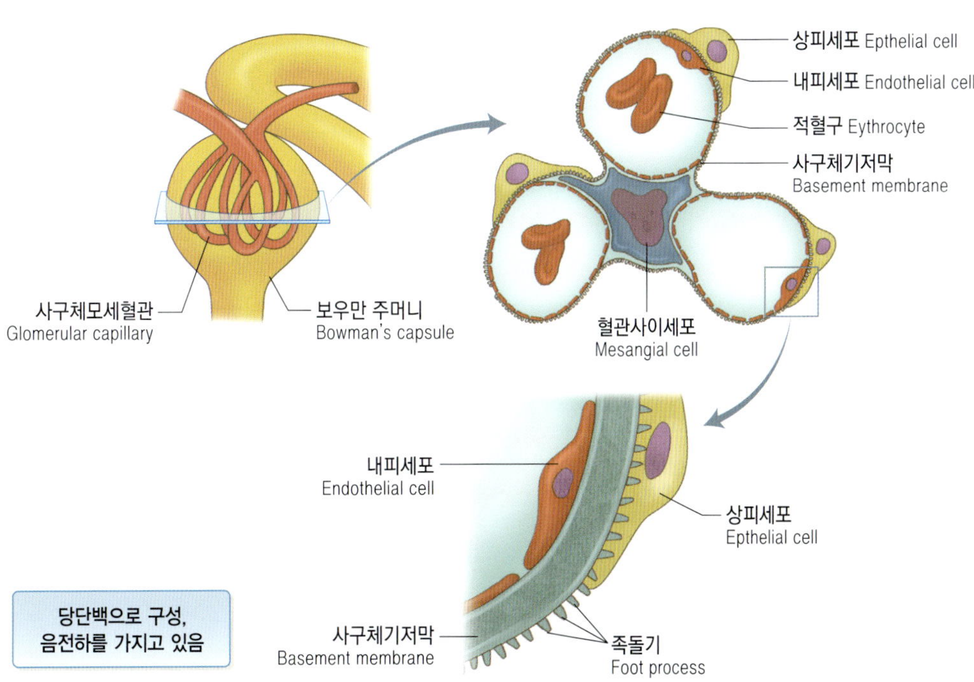

그림 28-4 ■ 사구체의 구조

배설 기능

수분과 전해질의 조절

하루 1,500mL의 소변 형성과 배설을 통해 체액량을 조절하고, 세뇨관의 재흡수와 분비 과정을 통해 전해질을 조절한다. 신장의 혈류량을 적절하게 유지하기 위해 네프론의 희석과 농축기전을 통해 조절한다. 체액량 조절중추는 뇌하수체후엽(posterior pituitary gland)과 부신(adrenal gland)이다. 뇌하수체후엽에서의 항이뇨호르몬(antidiuretic hormone, ADH)의 분비와 부신피질에서의 알도스테론(aldosterone)의 분비로 체액량을 조절한다.

산-염기 평형의 조절

체내 수소이온 조절을 통해 체액의 pH를 일정하게 유지시켜 대사성산증(metabolic acidosis)이나 대사성알카리증(metabolic alkalosis)을 예방한다. 인산, 케톤산, 요산, 황산 등의 대사성 산이 신장에서 배설되어, 체내 산도를 정상적으로 조절한다. 신장에서는 수소이온(H^+)을 소변으로 배출하고, 중탄산이온(HCO_3^-)을 재흡수하여 혈장의 pH를 7.4로 유지한다.

노폐물의 배설

요소, 크레아티닌, 비휘발성 산과 암모니아 등의 대사산물을 체외로 배설한다.

내분비기능

레닌의 생산

사구체 입구에서 혈액량의 유입을 감지하고 있는 치밀반(macular densa)의 기능에 의해 레닌(renin)이 분비되어 레닌-엔지오텐신계를 조절한다. 즉, 레닌은 부신피질에 작용하여 알도스테론의 분비를 촉진시키는 엔지오텐신계를 활성화하는데, 이러한 알도스테론은 나트륨이온(Na^+)과 수분흡수에 관여하여 혈압을 조절한다.

적혈구생성인자

신장으로 유입되는 산소포화도에 따라서 에리스로포이에틴(erythropoietin, EPO) 호르몬을 분비하여 적혈구의 양을 조절한다. 만성신부전 환자는 이러한 적혈구생성인자인 EPO가 분비되지 않아 적혈구 수가 줄어들면서 빈혈에 노출된다.

비타민 D의 활성화

비타민 D를 활성화 형태로 만들어 장에서의 칼슘 흡수를 증가시킨다. 비타민 D는 음식과 피부에 있는 콜레스테롤에 자외선을 통한 합성에 의해 얻어지며, 이는 간과 신장에서 두 단계에 의해 활성화된다. 비타민 D 흡수에 문제가 생기면, 칼슘과 인의 불균형이 초래될 수 있다.

인슐린의 분해

인슐린을 분해하여 배설시킨다. 신장에 문제가 발생하면, 인슐린의 분해와 배설이 원활하지 못해 체내의 인슐린 농도가 증가하게 된다. 따라서 1형 당뇨병 환자에게 신부전이 발생되면, 투여하는 인슐린의 양을 감소시켜야 한다.

신장의 혈액순환과 소변의 생성

신장은 휴식기 심박출량의 20~25%, 평균 분당 1L 이상의 동맥혈을 받아들인다. 신동맥(renal artery)은 2번째 요추 높이의 복부대동맥으로부터 분지하여 신장으로 들어간 후, 엽간동맥(lobar artery), 궁상동맥(arcuate artery), 소엽간동맥(interlobular artery)으로 분지된다. 소엽간동맥으로부터의 혈류는 수입세동맥을 통해 사구체모세혈관(glomerular capillary), 수출세동맥, 세뇨관주위모세혈관을 통과한다. 일부 세뇨관주위모세혈관은 신혈류의 5% 정도 소량의 혈액을 정맥배액 전에 신수질 내 직행혈관(vasa recta)으로 보낸다. 신장내 혈액은 다시 소엽간정맥(interlobular vein), 궁상정맥(arcuate vein), 엽간정맥(lobar vein), 신정맥(renal vein)을 거쳐 하대정맥으로 흘러들어 간다(그림 28-6).

신장단위인 네프론에서 사구체모세혈관으로 유입된 혈액의 80%는 수출세동맥으로 흘러가고, 20%는 보우만주머니로 여과된다. 정상적인 GFR은 125mL/분이지만, 세뇨관주위모세혈관에서의 재흡수로 인해 1mL/분의 소변이 신장으로부터 생성된다. 세뇨관주위모세혈관으로 유입된 혈액과 보우만주머니로 여과된 다량의 여과액은 세뇨관을 거치면서 재흡수와 분비의 과정을 거치게 된다. 다른 모세혈관처럼 모세혈관수압과 교질삼투압의 평형인 스탈링가설(Starling hypothesis)이 모세혈관 수분의 이동을 결정한다. 또한 직행혈관은 용질의 역류와 교환을 가능하게 하고, 삼투농도와 관계 없이 고장성의 신수질로 혈액이 확산되도록 한다. 이렇게 여과된 최종 여과액은 집합관에서 체내의 적절한 수분 상태를 위한 조정을 거쳐 소변으로 배출된다(그림 28-7).

사구체여과, 세뇨관재흡수, 세뇨관분비

신장의 가장 중요한 기능은 체내로 들어오는 수분과 각종 이온(Na^+, K^+, Cl^-, HCO_3^-)을 조절하여 체외로 배설시키는 것이다. 신부전과 같이 소변의 배설기능 문제로 사망하는 경우,

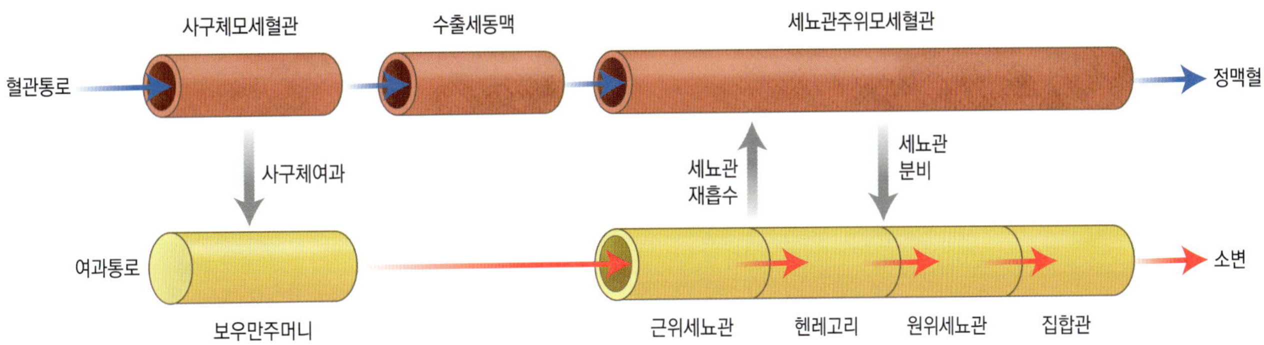

그림 28-6 ■ 신장의 혈액순환과 소변 형성

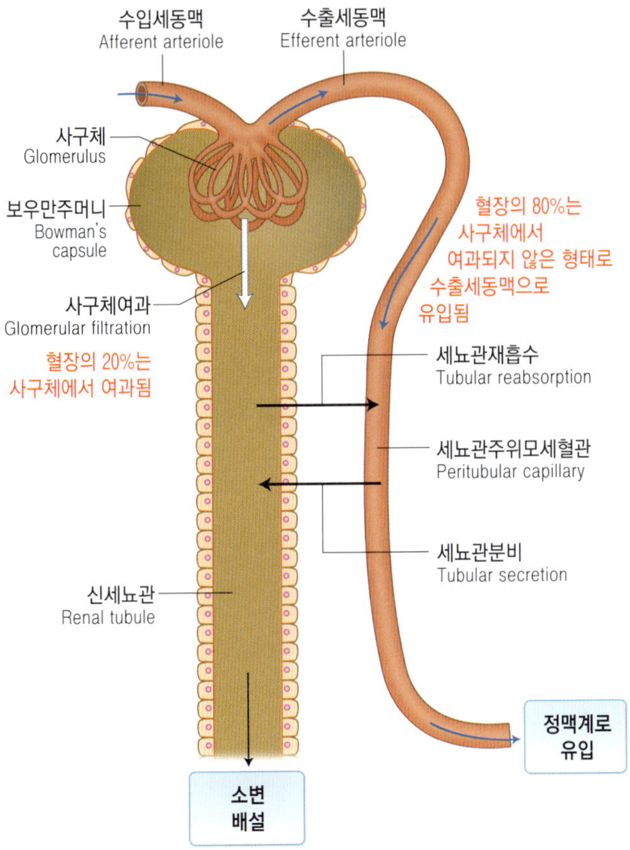

그림 28-7 ■ 사구체여과, 세뇨관재흡수와 세뇨관분비

소변 배설장애에 따른 체내 노폐물 증가에 의한 문제보다는 세뇨관재흡수(tubular reabsorption)나 세뇨관분비(tubular secretion)의 문제로 인해 발생되는 고칼륨혈증과 대사산증이 더 큰 원인이다. 이러한 체내의 체액과 전해질 평형을 위한 소변 형성과정은 크게 사구체여과(glomerulus filtration), 세뇨관재흡수, 세뇨관분비의 과정을 거치게 된다(그림 28-8). 사구체로 유입된 혈액의 80%는 여과되지 않은 상태로 수출세동맥으로 흘러 들어가고, 20%만이 사구체에서 여과된다. 사구체여과된 액은 간질강으로 유출된 후, 세뇨관을 둘러싸고 있는 세뇨관주위모세혈관과의 농도차, 즉 모세혈관 속 단백질에 의해 생성되는 교질삼투압에 의해 물이나 포도당 등을 포함한 다양한 물질을 혈관 속으로 재흡수하게 되고, 원위세뇨관에서의 H^+, K^+의 분비과정이 진행된다.

사구체여과

사구체여과율(glomerular filtration rate, GFR)은 단위시간당 양쪽 신장의 사구체로부터 여과되는 혈장의 총량을 말한다. 이러한 GFR은 사구체를 구성하고 있는 모세혈관의 압력(55mmHg)에 의해 보우만주머니로 밀어내려는 힘이 발생하게 되는 반면, 혈장내 교질삼투압(30mmHg)과 보우만주머니의 정수압(15mmHg)은 역방향으로 힘이 작용하여 결국, 순수 사구체여과압(glomerular filtration pressure)은 10mmHg (55−30−15)가 된다(표 28-1).

세뇨관재흡수와 세뇨관분비

세뇨관에서의 재흡수 과정은 80%가 근위세뇨관에서 진행된다. 근위세뇨관에서는 Na^+, Cl^-, K^+의 65%를 재흡수하고, 포도당과 아미노산을 100% 재흡수한다. Na^+는 나트륨펌프에 의해 능동적 재흡수가 일어나고, 포도당과 아미노산 등은 물질 농도차에 의한 확산에 따라 세포내로 이동하게 되는데, 이 과정은 Na^+에 의해 촉진되고, Na^+가 없으면 진행되지 않는다. 즉, Na^+과 물질이 결합할 경우, 결합된 물질이 세포의 안쪽으로 방향을 바꾸어 재흡수과정이 진행된다. 근위세뇨관에서는 H^+, Para aminohippuric acid(PAH), NH_3^-가 세뇨관내 소변으로 분비된다.

헨레고리에는 하행각과 상행각이 있으며, 이곳에서의 수

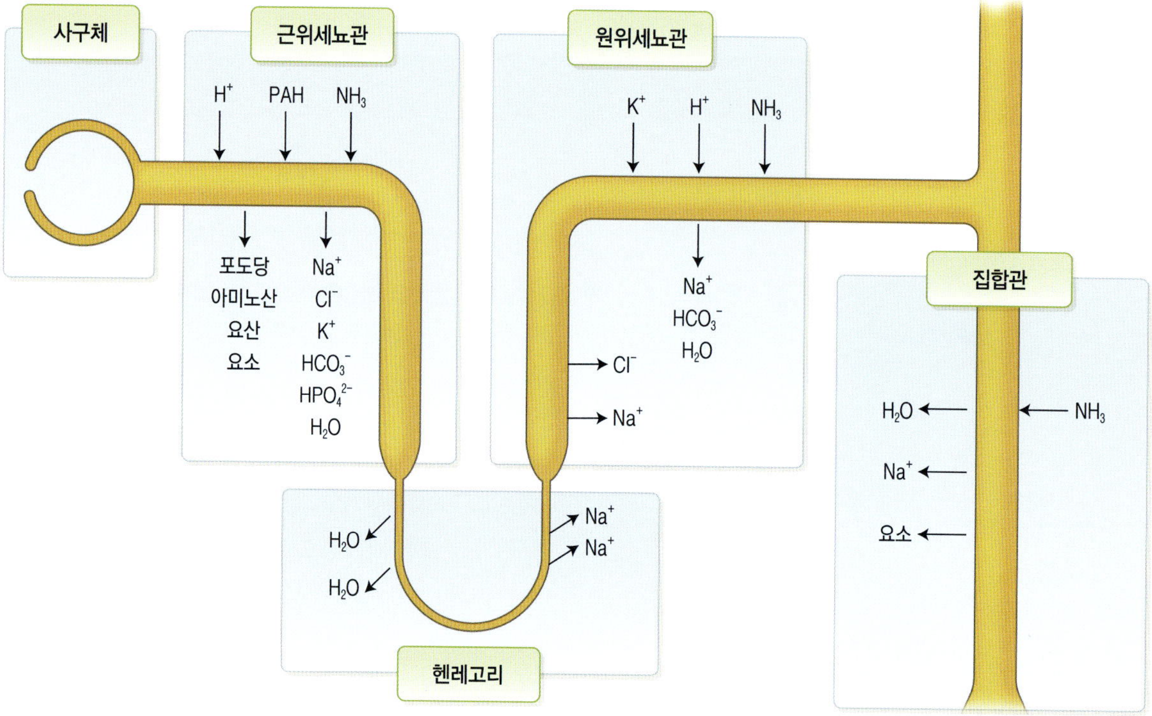

그림 28-8 ■ 네프론의 물질 재흡수와 분비

표 28-1 사구체여과압의 결정

힘	효과	크기(mmHg)
사구체모세혈관압	여과	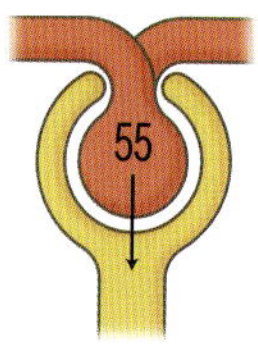
혈장교질 삼투압	여과에 대항	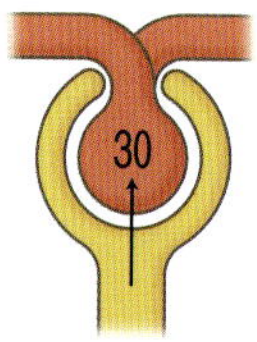
보우만주머니 정수압	여과에 대항	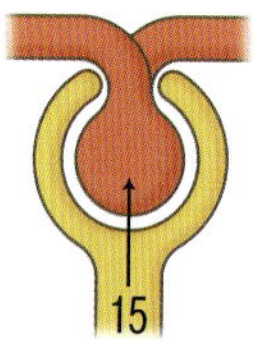
최종 여과압	여과	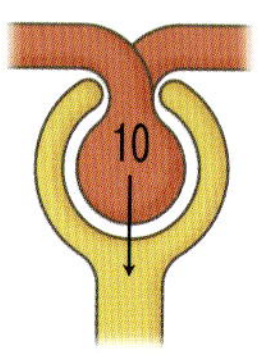 55−(30+15)=10

분 재흡수과정은 용매의 이동에 의한 삼투를 통해 진행된다. 하행각에서는 수분 재흡수과정이 진행되면서 아래로 내려갈수록 세뇨관내의 소변은 농축되어 가장 아래쪽에서의 농도는 1,500mOsm이 된다. 그러나 상행각으로 올라가면서 용질에 해당되는 NaCl만이 재흡수되므로 헨레고리 내의 농도는 점차 묽어지게 되고, 원위세뇨관에서의 농도는 원래 사구체와 근위세뇨관에서의 농도와 같은 300mOsm을 유지하게 된다.

신장은 폐에서의 이산화탄소 제거를 보완하여 신체의 산-염기 상태를 조절하게 된다. 원위세뇨관에서는 마지막으로 체내 수분과 전해질의 평형 유지를 하게 되는데, 즉 체내 pH를 7.35~7.45 범위로 유지시키기 위해 적당량의 H^+을 세뇨관내로 분비하고, HCO_3를 재흡수하게 된다. 더불어 알도스테론 작용에 의해 Na^+와 수분을 재흡수하고, K^+는 배설하여 전해질 평형과 일차적인 소변 농축과정이 진행된다. 따라서 원위세뇨관의 손상은 이온의 재흡수와 분비과정의 혼란을 초래하게 되는데, H^+의 분비장애는 대사성 산증을 발생시키고, K^+의 분비장애는 고칼륨혈증을 발생시키게 된다.

세뇨관은 칼슘 균형에도 관여한다. 혈청내 칼슘의 수준이 저하될 경우, 인체는 부갑상샘호르몬(parathyroid hormone)을 방출하여 균형을 맞추고자 노력하게 된다. 이러한 부갑상샘호르몬은 세뇨관에서의 Ca^{++}의 재흡수를 증가시키고, PO_4^-

의 재흡수는 억제시켜 정상적인 혈중 칼슘 수준을 유지시킨다. 그러나 세뇨관에 질환이 발생할 경우, 부갑상샘호르몬의 이상에 따라 뼈의 칼슘이 혈액내로 이동하여 골대사에 문제가 발생된다.

소변의 농축 정도를 마무리하는 곳은 집합관(collecting duct)이다. 집합관에서는 ADH의 작용에 의해 수분에 대한 투과성이 증가하여 집합관 속의 수분은 간질의 삼투압 차이에 따라 세포내로 재흡수되므로 최종적으로 생성된 소변은 적절한 비중을 가지게 된다.

요관

요관(ureter)은 신우의 중앙을 따라 방광의 후면과 연결된 길이 25~35cm 정도의 관이다. 탄력성 있는 요관은 내측 점막(이행상피점막), 근육층, 섬유외층의 세 가지 조직층으로 구성된다. 근육층의 내측은 종주근(longitudinal)으로 되어 있고, 바깥쪽은 윤상근(circular)으로 되어 있다. 그리고 요관 내 대부분의 근섬유는 사선으로 되어 있고, 다른 근섬유와 섞여 있어 망상조직 형태를 이룬다. 이러한 근육구조는 연동운동에 의해 요가 요관을 통해 내려가도록 한다. 연동운동은 신배가까이에 있는 근원성 조절기(myogenic pacemaker)에 의해 조절된다. 요관과 신우가 만나는 좁은 부위를 요관신우이행부(ureteropelvic junction)라 하고, 요관과 방광이 만나는 부위는 요관방광이행부(ureterovesical junction)라 한다. 이러한 좁아진 이행부는 소변이 신장으로 역류하는 것을 막는 일종의 판막 역할을 하는 반면, 내강이 좁은 요관방광이행부에는 요로결석이 흔히 발견되고 종양, 협착, 염증으로 인해 쉽게 폐색될 수 있다.

방광

방광(bladder)은 치골결합 뒤쪽 골반의 전면 중간 부위에 위치하며, 신장에서 생성된 소변을 일시적으로 보유하는 기능을 가지고 있다. 방광에 600mL 이상의 소변이 모이면 불편감을 느끼게 되고, 200~250mL 정도 모이게 되면, 요의를 느끼게 된다. 방광벽의 내층과 외층은 종근으로 구성되어 있고, 중간층은 윤상근으로 구성되어 있다. 방광벽의 내부는 점막배출선이 있는 이행상피로 되어 있다. 또한 방광벽은 근육층 내의 근섬유인 방광 배뇨근(detrusor muscle)이라 불리는 망상 그물형태의 근육으로 형성되어 있는데, 이러한 구조는 방광내 소변이 차서 압력이 증가하면 쉽게 신전될 수 있다. 방광내 질병이 자주 발생할 수 있는 방광삼각(trigone)은 요관방광이행부와 방광경부의 내괄약근(내조임근)으로 이루어진 삼각부위이다.

방광은 하복부 교감신경(hypogastric sympathetic), 골반부 부교감신경(pelvic parasympathetic), 음부의 체신경(pudendal somatic nerve)이 지배한다. 신경절(ganglia)은 주로 방광의 기저부와 요도구(urethral orifice) 주위에서 발견된다. 이 부위는 서로 연쇄적으로 작용하며, 이들의 기능은 교감신경계와 부교감신경계 모두에 의해 조절된다(그림 28-9).

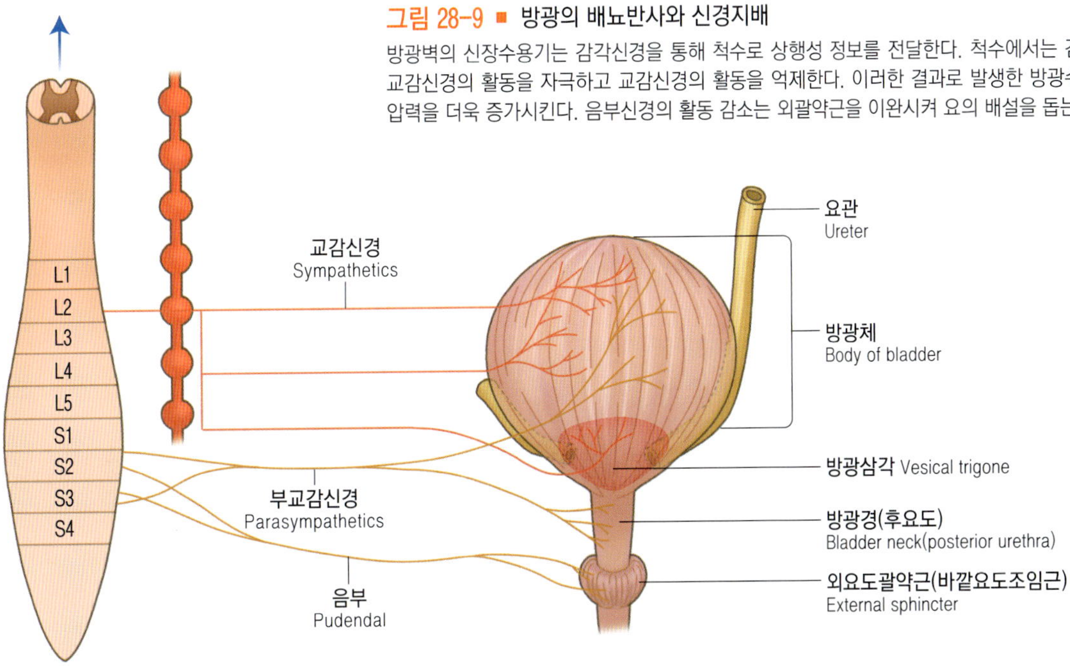

그림 28-9 ■ 방광의 배뇨반사와 신경지배

방광벽의 신장수용기는 감각신경을 통해 척수로 상행성 정보를 전달한다. 척수에서는 감각신경이 부교감신경의 활동을 자극하고 교감신경의 활동을 억제한다. 이러한 결과로 발생한 방광수축은 방광내 압력을 더욱 증가시킨다. 음부신경의 활동 감소는 외괄약근을 이완시켜 요의 배설을 돕는다.

요도

요도(urethra)는 방광의 기저부에서 인체의 표면까지 연결된 관을 말한다. 여성의 요도 길이는 3~5cm이고, 남성의 요도 길이는 20~25cm로, 남성과 여성 간 많은 차이를 보인다. 여성의 경우, 요도의 길이가 짧고, 항문과의 거리가 가까워 요로계 감염에 쉽게 노출되는 경향이 있다. 남성의 요도는 생식과 요배설을 위한 출구로서, 방광경(bladder neck) 아래에 위치하며 요도를 둘러싸고 있는 전립샘은 남성 배뇨장애의 주원인이 된다. 전립샘이 비대해지면 요도를 압박하여 요의 배출을 방해하게 된다(그림 28-10).

배뇨

신장에서의 소변 생성은 분당 0.5~20mL로 진행된다. 이렇게 생성된 소변은 10~15초마다 발생하는 연동운동에 의해 요관을 통해 방광으로 보내진다. 교감신경은 이러한 연동운동(peristaltic movement)의 빈도를 억제하고, 부교감신경은 활성화시키는 역할을 한다.

방광에서 소변을 비우는 과정은 배뇨반사(micturition reflex)와 수의조절(voluntary control)의 두 가지 기전에 의해 이루어진다(그림 28-11). 배뇨반사는 소변이 차게 되면서 방광벽의 긴장도가 역치 이상으로 증가하여 신장수용기(stretch receptor)가 자극될 때 시작된다. 보통 성인의 경우, 250~400mL의 소변이 방광을 채웠을 때, 이러한 자극이 진행된다. 신장수용기는 척수의 감각신경(S2, S3)으로 정보를 전달하여 부교감신경을 자극하고, 외요도 괄약근(external sphincter)의 운동뉴런을 억제하게 된다. 부교감신경에 자극을 받은 방광은 수축하게 되고, 내요도 괄약근(internal sphincter)은 자동으로 이완된다. 이때 운동뉴런이 억제되어 있으면, 외요도 괄약근이 이완되어 방광의 수축력에 의해 소변을 보게 된다. 그러나 배뇨반사는 상위 중추신경계로부터 하행성 자극에 의해 조정되는 자율조절에 의존하게 된다. 즉, 뇌교(pons)에는 배뇨반사에 대한 강한 촉진과 방해 중추 모두가 있으며, 대뇌피질 역시 반사를 조절하여 배뇨를 수의적으로 조정할 수 있게 한다. 만일, 방광 신장에 의해 배뇨를 하고 싶어도 소변을 보기 위한 적절한 장소가 아닐 경우, 대뇌피질은 외요도 괄약근의 운동뉴런을 자극하여 외요도 괄약근을 수

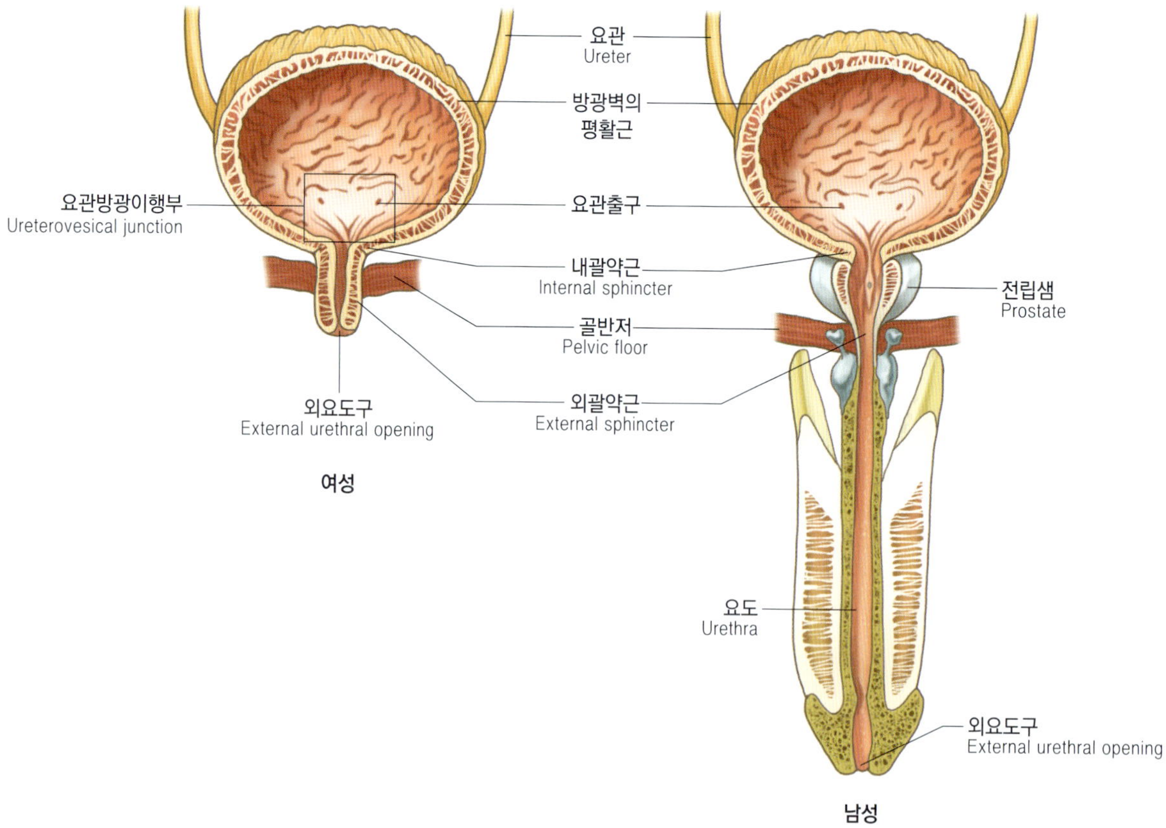

그림 28-10 ■ 여성과 남성의 요도

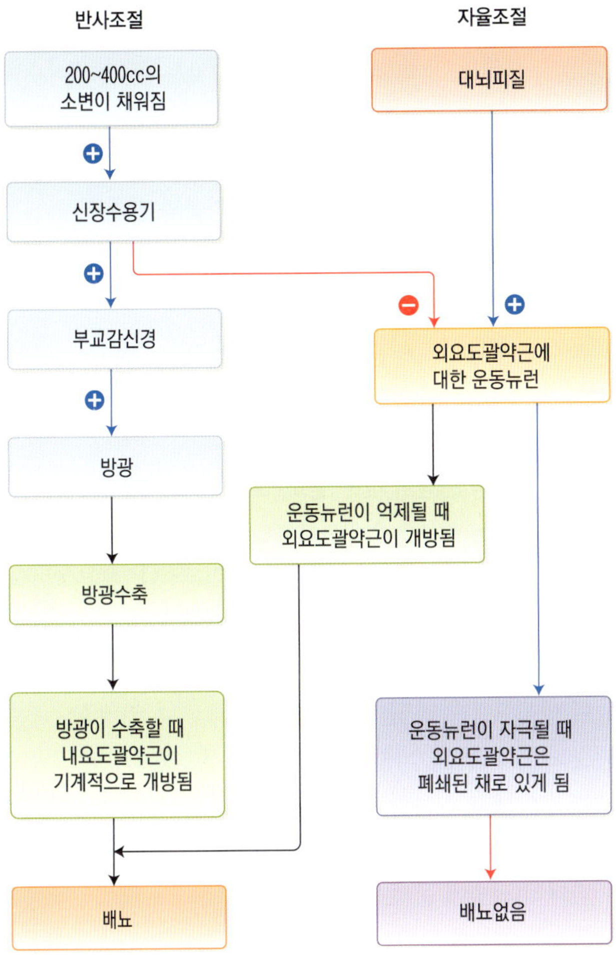

그림 28-11 ■ 배뇨반사와 자율조절

축시킨 상태로 유지하게 함으로써 소변을 참게 된다.

전립샘

전립샘(prostate)은 물질을 분비하는 샘(glandular) 조직과 이를 둘러싸는 섬유근(fibromuscular) 조직으로 이루어진 장기이다. 전립샘은 치골 뒤쪽, 방광 아래, 직장 앞쪽에 위치하고 있으므로 항문 내로 촉진이 가능하다. 즉, 손가락을 항문 내로 삽입하여 촉진하는 직장수지검사(digital rectal examination)를 통해 전립샘의 크기나 단단한 정도를 확인할 수 있다. 전립샘의 크기는 어린 시절에는 작지만, 사춘기 동안 남성호르몬의 영향을 받아 커지면서 성인이 되면 밤알만한 크기가 된다. 정상 성인의 전립샘 무게는 15~20g이며, 길이는 4~6cm이다.

전립샘의 기능은 정액(semen)의 형성과 정자(sperm)의 운동성을 도와주며 요로감염의 방어기능을 한다. 따라서 임신을 위해서는 반드시 전립샘의 기능이 정상적이어야 한다. 정액은 정낭(seminal vesicle)에서 만들어지는 정낭액(70%)과 전립샘액(20%)으로 구성된다. 전립샘은 요도를 중심으로 이행구역이 있고, 그 바깥쪽으로 중심구역이 있으며 하단 부분에 말초구역이 있다(그림 28-12). 전립샘비대증의 경우, 주로 이행구역의 비대가 발생하며, 초기 증상으로 배뇨장애를 호소하지만, 전립샘암의 경우에는 이행구역보다 중심구역에 암이 발생되므로 일정 기간이 지날 때까지 배뇨장애 증상이 없을 수도 있다.

음낭과 고환

음낭(scrotum)은 성기라고 불리는 음경(penis) 밑에 두 개의 주머니 모양으로 매달려 있다. 안쪽은 육양막(tunicadartos)에 의해, 바깥쪽으로는 음경의 기저부로부터 항문까지의 솔기에 의해 반으로 나뉘어져 있다. 각 음낭에는 고환, 부고환, 정삭근막에 의해 지탱되는 정삭(spermatic cord)의 일부가 포함된다. 정삭은 서혜관을 통과한다.

고환(testis)은 남성의 생식기관 중 정자를 생성하는 타원형 모양의 기관으로, '정소'라고도 하며, 음낭 속 좌·우에 각각 하나씩 들어 있다. 주요 기능은 사춘기 2차 성징을 가지게 하는 남성호르몬(테스토스테론)을 분비하고 정자를 생산하는 것이다. 고환이 음낭 안에 들어 있지 않거나 음낭까지 내려오지 않은 경우, 잠복고환(cryptorchidism)이라고 한다(그림 28-13).

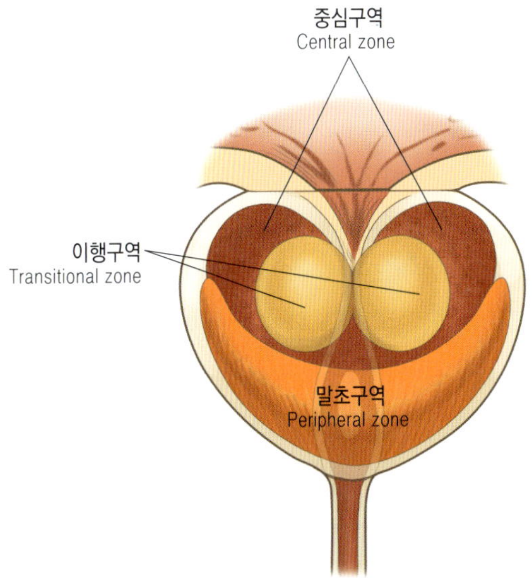

그림 28-12 ■ 전립샘의 구조

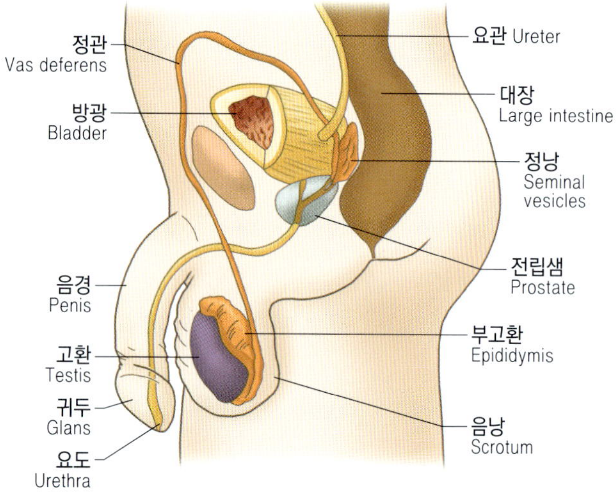

그림 28-13 ■ 남성생식기계의 구조

노화에 따른 변화

노화로 인해 신장은 위축되고 신기능은 점진적으로 소실된다. 이러한 변화에도 불구하고 임상적인 문제를 발생시키지 않는 이유는 신장의 예비력 때문이다. 그러나 신장의 외상이나 질환이 발생되거나 또는 한쪽 신장을 잃게 되면, 변화가 가중되어 취약성이 증가하게 된다. 지속적으로 높은 혈압은 사구체에 점진적인 손상을 유발하고 노화와 관련된 신기능 감소를 가속화시킨다.

노화에 따라 방광의 평활근과 탄력조직이 변화하고, 방광게실(vesical diverticulum)이 발생할 확률이 높아진다. 또한 노화는 배뇨에도 영향을 미치는데, 노인의 방광은 결체조직의 변화와 골반근육의 약화로 인해 깔대기 모양으로 변하게 되고, 방광벽의 자극이 증가되어 더 자주 긴박뇨를 일으키게 된다. 또한 방광의 평활근 수축력이 저하되어 잔뇨량이 늘어나고, 요도괄약근의 조임 능력이 저하되어 소변을 참는 것이 어려워진다. 특히 남성의 경우, 전립샘비대(prostatic hypertrophy)로 방광출구가 폐쇄될 수 있고, 여성은 골반근육의 이완이 발생될 수 있다. 이러한 노화에 따른 변화로 인해 실금, 빈뇨, 요정체나 배뇨곤란 등의 문제를 초래한다.

간호사정

건강력

비뇨생식기계의 간호사정은 당뇨와 같은 만성질환의 유무를 비롯하여 약물의 복용, 비뇨기계 수술, 감염, 신장이나 방광의 암, 흡연 등과 같이 영향을 줄 수 있는 문제를 조사한다.

과거력

과거의 비뇨생식기계 관련 병력조사는 다음과 같다.

- 과거에 앓았던 비뇨생식기계 질환, 요실금, 배뇨장애 여부 등에 대해 확인한다.
- 체액의 변화나 신장기능의 변화를 가져올 수 있는 울혈성 심부전(congestive heart failure), 루푸스(lupus), 만성염증성 질환을 앓고 있는지에 대해 질문한다.
- 신장 기능과 관련이 깊은 당뇨, 고혈압, 고지혈증과 관련된 신장의 이상 여부를 확인한다.
- 복부 외상과 자동차 사고 등에 대해 질문한다. 복부 외상과 관련한 가벼운 골반 외상은 배뇨 시 불편감이나 하부요로 감염으로 그칠 수도 있지만, 방광의 파열 등의 심각한 문제를 발생시킬 수도 있다.
- 당뇨병, 고혈압, 뇌졸중, 심장발작, 심근경색과 같은 주요 질환에 대해 질문한다. 이러한 질환은 남성의 신경학석인 혈관 변화를 발생시켜 발기부전의 원인이 된다.
- 과거 전립샘에 문제가 있었는지 확인하고, 배뇨의 문제가 있는지 여부를 확인한다.
- 비뇨기계 문제와 관련한 수술에 대해 질문한다. 흔히 진행될 수 있는 침습적 처치는 다음과 같다. 결석이 있을 때 진행하는 체외충격파쇄석술이나 내시경수술, 비대해진 전립샘제거를 위한 경요도절제술, 방광종양의 고주파요법, 방광의 기능을 대체하기 위한 요로전환술, 요실금 교정을 위한 시술 등이 있다. 또한 생식기계 문제와 관련한 수술에 대해서도 질문하고, 전립샘절제술을 비롯한 고환수술, 탈장봉합술, 정관절제술 등에 대해서도 조사한다.
- 약물의 복용에 대해 조사하는 것은 대상자의 건강문제가 약물에 의한 신장손상이 원인인지를 파악하는데 도움이 된다. 요로계 배설에 영향을 주는 약물을 **표 28-2**에 제시하였다. 항콜린제(anticholinergic)와 알파교감신경작용제(α-sympathomimetics)는 요실금 증상은 완화시켜 주지만 요정체를 일으킬 수 있으며, 일부 약물은 비뇨기계에 위험하다고 알려져 있다. 비스테로이드성 항염증제(NSAIDs)를 장기간 사용한 노인의 경우, 간질성 사구체염이 유발될 수 있다. 또한 아세트아미노펜의 과다사용은 신장암의 위험성을 증가시킨다. 이밖에도 이뇨제는 배뇨량을 증가시키

표 28-2 요로계 배설에 영향을 주는 약물

유형	배뇨효과
Anticholinergics	배뇨근 수축 감소(Oxybutynin, Methantheline), 요정체, 배뇨지연
Antispasmodics	배뇨근 수축 감소(Dicyclomine, Belladonna), 요정체, 배뇨지연
Tricyclic antidepressants	배뇨근 수축 감소(Imipramine), 요정체, 요실금 감소
Cholinergics	배뇨근 수축력 증가(Bethanechol chloride), 요실금, 긴박뇨
Alpha-sympathomimetics	괄약근 저항 증가(Pseudoephedrine), 요정체, 배뇨곤란
Alpha-blockers	괄약근 저항 감소(Prazosin, Terazosin), 빈뇨, 요실금
Estrogens (women)	요도근 긴장도 증가(Progestin, Estriol), 요실금 감소
Antiandrogens (men)	요 흐름 증가(Flutamide, Bicalutamide)
Sedatives-hypnotics	요실금
Nonsteroidal anti-inflammatories	신유두괴사(장기복용 시)
Diuretics	다뇨, 요실금(Hydrochlorothiazide)
Aminoglycoside antibiotics	신독성(Gentamicin, Amikacin)
Calcium channel blockers	요정체(Diltiazem, Verapamil)
Alcohol	다뇨, 빈뇨, 긴박뇨

고, 하부요로의 점막 자극으로 인한 통증을 완화하기 위해 사용되는 페나조피리딘(phenazopyridine)과 요로감염 항생제로 사용되는 니트로푸란토인(nitrofurantoin)은 소변색을 변화시키며, 항응고제는 혈뇨를 유발시킬 수 있다.

- 성 기능과 관련된 약물에 대해서 조사한다. 항고혈압제(methyldopa, clonidine, hydralazine, beta blocker), 항우울제, 전립샘암 치료제 등은 성 기능을 저하시킬 수 있다. 또한 발기부전 치료를 위해 사용되는 포스포다이에스테라제(phosphodiesterase) 억제제의 사용에 대해서도 확인한다.
- 신세포의 독작용에 의한 급성세뇨관괴사(acute tubular necrosis), 간질성 신장염, 신증후군 등을 유발하는 신독성 물질의 노출 여부를 확인한다. 신손상을 유발하는 물질에는 항생제와 진통제가 흔히 포함된다. 신장은 약물의 투여 후 대사된 산물을 모두 배설하는 기관이므로, 이러한 약물의 노출기간이 길수록 신장의 손상 가능성이 커진다. 따라서 신독성 반응을 초기에 확인하고, 신기능을 주의 깊게 사정하여 용량을 줄이거나 중단해야 한다. 특히, 마취제는 전신 혈압저하에 반응하여 신장혈관이 수축하는 능력을 감소시킨다. 전신마취제는 급성세뇨관괴사를 일으키거나, 치명적인 급성신부전을 유발할 수도 있다. 할로탄(halothane) 역시 신장에 부작용을 일으킬 수 있다.

방사선검사나 컴퓨터단층촬영(CT) 시 사용되는 조영제도 급성세뇨관괴사를 일으킬 수 있다. 조영검사를 하는 동안, 대상자의 수분상태를 잘 유지시켜 급성신부전의 위험성을 감소시켜야 하고, 검사 후 소변 배설에 대하여 주의 깊게 사정해야 한다. 신세포에 독성작용을 일으키는 물질에 대한 내용은 박스 28-1을 참조한다.

사회건강력

대상자의 주호소와 관련된 내용을 중심으로 문진을 진행한다. 즉, 배뇨 기능과 관련한 어릴 때의 배뇨훈련에 의한 배뇨습관부터 현재 직업과 관련되었는지 여부 등을 확인한다. 예를 들어, 간호사는 근무시간의 촉박함으로 인해 수분섭취 제한과 배뇨 지체 등으로 소변정체현상을 경험할 수 있는데, 이를 '간호사 방광(nurse's bladder)'이라고 한다. 이와 같이 직업은 요로기능에 큰 영향을 미친다.

방향성 아민이나 디젤에 대한 노출은 방광암과 연관이 있고, 음주와 흡연 역시 비뇨기계 건강문제와 연관이 있다. 흡연은 방광, 신장, 요로상피암의 위험요인으로 잘 알려져 있으며, 발기부전을 일으키는 독립적 원인으로도 밝혀졌다. 음주는 방광을 자극하고 요로배설을 증가시킨다. 만성알코올중독은 비뇨기계 기능을 손상시키는 자율신경증과 말초신경증을 일으키고, 성기능장애와 2차적인 성선기능저하증(hypogonadism)을 초래한다. 남성과 여성 모두에게 요로감염의 위험이 있는 성생활 양상에 대해서 조심스럽게 질문한다.

신체검진

비뇨기계 신체검진은 복부를 중심으로 한 시진, 청진, 타진, 촉진의 순서로 진행한다. 남성생식기계의 신체검진은 대상자의 프라이버시를 중요하게 다루어야 한다. 대상자가 안심할 수 있는 환경에서 진행과정에 대해 충분한 설명을 하고, 눈 맞춤을 하며, 서두르지 않는 태도를 유지하는 것이 중요하다. 검진하는 동안, 정상소견에 대한 의견을 나누는 것도 도움이 된다.

박스 28-1 신세포 독성물질

항생제
- Aminoglycoside
- Tetracycline
- Amphotericin B
- Cephalosporin
- Sulfonamide(co-trimoxazole)
- Bacitracin
- Polymyxin

중금속
- 납
- 수은
- 창연(Bismuth)
- 비소
- 구리
- 카드뮴
- 금
- 리튬

독
- 버섯
- 살충제
- 제초제
- 뱀

마취제

조영제

유기물
- Ethylene glycol
- Gasoline
- Kerosene
- Turpentine
- Tetrachloroethylene
- Carbon tetrachloride
- Chlorinated hydrocarbon

진통제
- Slicylate
- Acetaminophen
- Phenacetin
- NSAIDsss (nonsteroidal anti-inflammatory drug)

기타 약물
- Probenecid
- Phenytoin
- Heroin
- Dextran
- Mannitol
- Interleukin-2
- Cisplantin
- Amphetamine
- Aristolochic acid(Chinese herb)

시진

복부내 신장과 방광 문제에 대해 시진하기 위해 대상자의 팔을 몸통 옆에 두고, 무릎은 살짝 구부린 채 반듯하게 눕힌다. 복부의 균형과 외형을 관찰한다. 상복부의 비정상적인 비만은 신장의 종양이나 수신증을 암시할 수 있으며, 치골상부팽만은 방광팽창을 의미한다. 특히 대상자가 복통을 호소한다면, 비뇨기계 수술로 인한 상처의 유무나 외상 여부를 확인한다. 수술 후 복부내 유착으로 인한 통증이 발생될 수 있으므로 수술 상처가 있는지를 주의 깊게 관찰할 필요가 있다.

하부생식기의 시진 결과는 특별한 분비물 없이 분홍색을 띄는 것이 정상이다. 만일 분비물이 있다면, 감염을 의심해야 하며, 배양검사를 실시해야 한다.

청진

청진은 혈관잡음(vascular bruit)과 장음(bowel sound)을 청진하기 위해 촉진 전에 수행한다. 신동맥 이상음은 제대의 바로 위와 약간 왼쪽에서 들리며 신동맥협착, 동맥류, 동정맥기형(arteriovenous malformation) 등을 의미할 수 있다. 잡음이 들리면 깊은 촉진은 피해야 한다.

타진

신장의 염증성 질환 여부를 확인하기 위해 대상자의 후면에서 타진을 실시한다. 척추와 12번째 늑골이 만나는 지점, 즉 늑골척추각(costovertebral angle, CVA)에 직접 두드리는 직접 타진이나 손바닥을 대고 다른 손을 주먹을 쥐고 때리는 간접 타진을 실시한다(그림 28-14). 신장에 문제가 있을 경우, 대상자는 타진 시 압통을 경험하게 된다. 방광 타진을 위해서는 방광에 적어도 150mL의 소변이 있어야 하며, 타진음은 공명음부터 둔탁음까지 전체 방광에 걸쳐 나타난다. 신장 외상과 출혈로 인해 깊은 촉진을 하지 못할 때는 신장의 덩어리나 압통을 확인하기 위해 전면과 후면에서 타진을 수행할 필요가 있다.

촉진

촉진은 가벼운 촉진과 심부촉진을 모두 실시한다. 가벼운 촉

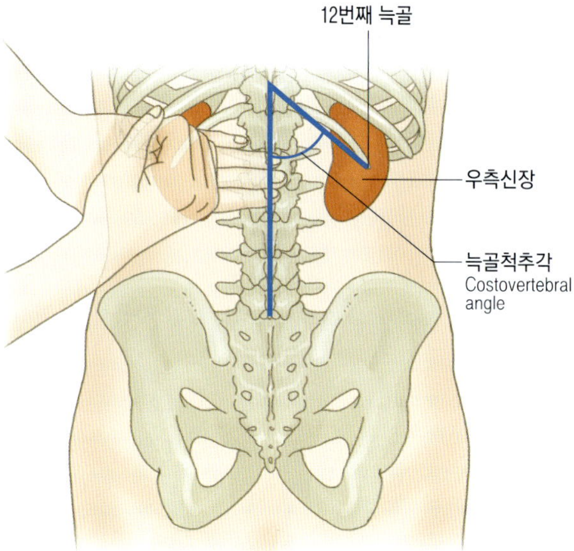

그림 28-14 ■ 신장 타진

진을 통해 복부내 통증 여부를 확인하고, 통증이 있다면, 비뇨기계 문제에 기인한 것인지를 주호소와 연관하여 확인해야 한다. 신장 촉진 시, 정상적인 경우에는 쉽게 만져지지 않지만, 신장에 덩어리가 있거나 문제가 있을 때는 신장이 촉진될 수 있다.

방광의 문제를 확인하기 위해 치골상부 영역을 촉진한다. 만일 덩어리가 만져진다면 단순한 감염인지, 신생물인지 또는 방광팽만인지를 구분할 수 있도록 복근의 저항 영역을 확인한다. 특히 대상자가 최근 수술을 받은 적이 있다면, 혈청이나 소변 축척, 혈종 또는 감염된 농양인지를 확인한다. 확인된 덩어리의 위치, 크기, 강도, 표면 특징, 압통, 이동성 및 박동에 대해 기록한다.

고환과 전립샘의 촉진을 수행한다. 고환을 촉진하면, 매끄럽고 단단해야 하며 결절이나 덩어리, 압통 등이 없어야 한다. 노인은 작고 덜 단단한 고환을 가질 경우가 많다. 양측 고환의 크기가 유사한지 비교한다. 만일 고환이 분명하지 않다면, 잠복고환일 가능성이 있으므로, 대퇴부와 서혜부에서 촉진한다.

전립샘은 대상자를 배뇨하게 한 후, 직장수지검사를 통해 촉진한다. 전립샘의 크기는 가로 5cm, 세로 4cm 정도이며, 딱딱하지 않고 부드럽게 단단한 정도의 경도를 지녔을 때 정상으로 볼 수 있다.

주요 증상

비뇨기의 배뇨와 관련하여 대상자가 호소할 수 있는 주증상은 배뇨 양상의 변화, 소변 양의 변화, 내용의 변화와 관련된 증상이다(박스 28-2). 각 증상에 대해 간호사는 건강사정에서 학습한 증상분석기법(PQRSTU, OLD CART, COLDERRA)을 적용하여 정확한 사정을 진행한다.

통증

대상자는 결석이나 암 등으로 인해 통증을 호소할 수 있다. 통증의 유발요인과 양상에 대한 조사는 정확한 원인을 파악하는데 도움이 된다. 신장 문제로 인해 발생되는 통증은 대상자의 후면 12번째 늑골과 척추가 만나는 지점인 늑골척추각 부위에

박스 28-2 비뇨기계 배뇨관련 주요 증상

배뇨 양상	
배뇨곤란(dysuria)	• 배뇨 시 통증과 작열감이 있음. 비뇨기계 감염성 질환에서 흔함
빈뇨(frequency)	• 1일 동안 소량 혹은 다량의 소변을 자주 보는 것으로 간격이 2시간 이하임. 비뇨기계 감염성 질환이나 전립샘비대증 환자에게서 흔함
야간빈뇨(nocturia)	• 밤에 소변을 보기 위해 깨는 것으로 수면주기 동안 2번 이상 반복되는 경우를 비정상으로 간주함. 주로 울혈성 심부전환자에게서 발생됨
야뇨증(enuresis)	• 소아에서 배뇨기능의 완전한 발달이 안된 상태에서 발생하는 야뇨증
긴박뇨(urgency)	• 요의를 긴박하게 느낌. 주로 뇌졸중이나 치매 환자에게서 발생됨
지연뇨(delayed initiation: hesitancy)	• 배뇨 시작이 10초 이상 지연되고 어려움. 전립샘비대증 환자에게서 흔함
소변 양	
무뇨(anuria)	• 24시간 총 소변량이 100mL 미만
핍뇨(oliguria)	• 24시간 총 소변량이 100~400mL 미만
다뇨(polyuria)	• 24시간 총 소변량이 3,000mL 이상
저장뇨(hyposthenuria)	• 뇨의 비중이 1.010보다 낮은 소변
소변 내용	
혈뇨(hematuria)	• 소변 내 적혈구가 5개 이상 존재함
단백뇨(proteinuria)	• 소변 내 단백질이 존재함. 1+는 문제없이 일시적으로 발생될 수 있음
Bence Jones protein urine	• Bence Jones 시약에 양성을 보일 경우, 다발성골수종(multiple myeloma)을 의심함
농뇨(pyuria)	• 소변 내 농이 섞인 것을 말함
기뇨(pneumaturia)	• 방광의 대장균 감염에 의해 발생하는 거품이 많은 소변으로, 대장과 방광의 누공으로 인해 발생함

둔하고 지속적인 통증으로 나타나며, 시간의 흐름에 따라 복부 배꼽으로 방사된다.

요관결석(ureteral stone)으로 인해 발생하는 통증은 신장결석(kidney stone)과는 차이가 있다. 요관결석은 요관의 근육과 신우의 경련에 의해 발생되는 산통(colicky pain)으로, 복부 아래 부위에서 발생하여 생식기 부위로 방사된다. 즉, 남성의 경우는 고환쪽으로, 여성은 음순쪽으로 방사된다. 비뇨생식기계 통증 양상에 대한 내용은 표 28-3을 참조한다.

질소혈증과 요소상

대상자가 신부전 등의 원인으로 체내 노폐물 제거가 제대로 안될 경우, 혈액 중 질소가 증가하여 질소혈증(azotemia)이 발생되는데, 이때 대상자는 호흡 시 악취, 식욕부진, 오심 등을 동반하게 되고, 신장으로 제거되지 못한 노폐물을 피부로 제거하기 위한 노력을 하게 되는데, 이로 인해 입가에 소금 형태의 요소상(urea frost)을 보이기도 한다.

빈혈

신장의 기능저하로 인해 신장에서 생성되는 조혈호르몬인 적혈구생성인자가 결핍되면, 대상자는 어지러움증을 호소하게 된다.

진단검사

혈액검사

비뇨기계 질환과 밀접한 관련이 있는 혈액검사는 혈중요소질소(blood urea nitrogen, BUN)와 크레아티닌검사이다. 혈

표 28-3 비뇨생식기계 통증

종류	자율신경계 분포	감각분포	증상
신 통증(kidney/renal pain): 신장낭의 팽만	T10~12, L1	흉추와 요추, S2~4(가능)	• 늑골척추각과 측부에서 천추쪽 근육과 12번째 늑골 아래쪽으로 둔하고 지속적인 통증 • 늑간에서 배꼽이나 LLQ 쪽으로 방사 가능 • 오심, 구토, 복부팽만 확인 가능
요관 통증(ureteral pain): 요관 폐쇄를 극복하기 위한 과연동운동과 평활근수축이 원인임	상부요도: T11~12 중간 왼쪽요도: T12, L1	흉추와 요추	• 급성폐색이 원인 • 신장주머니 팽만과 산통으로 인한 요통 • 늑골척추각에서 LQ로 또는 요도를 따라 방사됨 • 남성의 경우: 방광, 고환, 음낭으로 방사 • 여성의 경우: 외음부로 방사 • 상부 요로결석: 고환까지 방사통 • 좌중간 요로결석: McBurney 지점에서 통증 시작, 충수돌기염과 유사 • 우중간 요로결석: 하행결장이나 S상결장으로 유사통 • 방광결석: 요도배출구의 부종과 염증과 자극성 방광 증상 발생
방광 통증(vesical, bladder pain): 2차적 근수축과 유사	S2~4	S2~4	• 과팽만: 치골상부 통증으로 방광에서 시작된 치골상부 통증과 다름 • UTI 통증: 일반적으로 요도 원위부와 관련됨
전립샘 통증(prostatic pain): 비정상 전립샘에서 발생	S2~4	S2~4	• 급성염증: 회음부나 직장부의 불편감이나 팽만감 가능 • 요추와 천골 부위 요통 가능 • 배뇨곤란, 빈뇨, 긴박뇨가 원인이 될 수 있음
부고환 통증(epididymal pain): 급성염증의 결과	S2~4	S2~4	• 음낭 통증 • 서혜부나 LQ 부위에서 통증 시작 • 늑골각까지 도달할 수 있으며 결석통과 유사함 • 고환염 가능
고환/음순 통증(testicular/labial pain): 남성의 경우 부고환 통증과 구분 어려움	S2~4 T10~11(가능)	S2~4	• 고환통은 심각하며 국소적임 • 정삭(spermatic cord)에서 늑골척추각나 하복부로 방사됨(남성) • 하복부나 늑골척추각으로 방사됨(여성) • 서혜부 탈장이나 정삭정맥류가 원인이 될 수 있음(남성)

*늑골척추각(costovertebral angle, CVA), 좌하부사분원(left lower quadrant, LLQ), 하부사분원(lower quadrant, LQ)

액 내 BUN은 단백질의 최종 대사산물로 신장을 통해 배설된다. 따라서 신기능이 손상되었을 경우, GFR이 떨어져 혈액 내 BUN 수준은 상승하게 된다. 그러나 BUN 수준은 간의 요소 생성 능력과 신장의 배설 능력을 함께 고려해야 한다. 왜냐 하면, 고단백식이를 한 대상자는 신장 기능과 관계없이 간의 대사로 인해 요소의 배출이 높아질 수 있기 때문이다. 혈액내 BUN의 정상치는 8~18mg/dL이다. 반면, 크레아티닌의 경우에는 다른 기관의 영향을 받지 않은 상태에서 근육으로부터 분해되어 배설되는 양에 의해 일정하게 체외로 배설되므로 신장의 기능을 가장 정확하게 반영한다. 즉, 신기능이 저하되면, 혈액내 크레아티닌의 수준은 상승하게 된다. 정상치는 0.5~1.5mg/dL이다. 또한 정상적인 혈중내 BUN과 크레아티닌의 비율은 10：1이다.

혈청 삼투질농도(serum osmolality) 검사는 신장의 소변 농축과 희석 능력, 신투석 결과, 신부전 경과를 평가하기 위해 시행한다. 정상치는 280~300mOsm/kg이며, 소변 삼투질농도 검사와 함께 시행한다.

요산은 단백질대사에서 생성된 질소성 산물인 퓨린(purine)의 최종대사산물이다. 혈청내 요산 수치는 신장기능상실과 퓨린대사(purine metabolism) 장애가 있을 때 상승한다. 또한 적혈구, 혈색소, 헤마토크릿의 감소는 요로 출혈이나 신장의 적혈구조혈기능의 감소로 인해 나타나며, 호중구 같은 백혈구의 증가는 감염을 의미한다.

기타 혈청내 전해질검사로 신장의 배설기능이 저하되면 고칼륨혈증이 발생하여 근육약화와 부정맥이 초래될 수 있다. 말기신장질환자는 혈청칼슘이 저하되고, 혈청 인(phosphorus)은 소변으로의 배설이 감소되어 상승한다.

소변검사

소변분석검사

소변분석검사(urinalysis)는 정기적인 신체검사나 요로계 문제로 의료기관을 방문하는 대상자에게 가장 먼저 실시하는 검사로, 소변 성분을 분석하여 문제의 원인을 밝힐 수 있는 단초를 제공하게 된다. 즉, 소변의 색, 비중, pH, 적혈구, 백혈구, 원추체 등의 정보를 제공하게 되는데, 당뇨가 있는 대상자의 경우에는 검사 스틱을 이용하여 당뇨의 정도를 확인할 수 있다.

소변분석검사의 결과와 해석에 대한 내용은 **표 28-4**에 제시하였다.

정확한 소변분석검사 결과를 얻기 위해서는 깨끗한 중간뇨를 채집해야 하므로, 생식기 부위를 소독솜으로 닦은 후, 소변을 채집한다.

소변배양검사

세균뇨가 있는 경우, 정확한 균의 확인과 항생제 처방을 위해 소변배양검사(urinary culture)를 시행하는데, 이러한 경우, 카테터를 이용한 중간뇨 채집이 진행될 수 있다. 소변배양검사는 주로 방광이나 하부요로계 감염이 있을 경우 실시되며, 검사결과에는 염증을 일으킨 원인균과 배양된 균의 정도와 함께 치료에 쓰일 수 있는 해당 균에 민감성이 있는 약물이 제시된다. 일반적으로 비뇨기계 염증은 85% 정도가 *E. Coli*에 의해 발생되어 소변배양검사 실시 없이 경구용 항생제를 우선적으로 처방하게 된다. 그러나 반복되는 요로감염이 있을 경우에는 정확한 원인균과 더불어 민감성 있는 약물을 확인하기 위해 검사가 실시된다.

24시간 소변채집검사

24시간 소변채집검사(24hr urine collection)는 신장에서의 소변 형성과 배설 능력을 확인하는 신장기능과 관련된 검사로, 소변내로 배설된 다양한 호르몬의 양이나 비정상적인 세포를 확인할 목적으로 진행된다. 단순 소변량 확인이 아닌 호르몬의 양 같은 소변 성분의 변화를 확인하기 위한 경우에는 채집기에 톨루엔이나 염산 등의 방부제를 첨가해야 한다. 소변채집 방법은 정해진 시간에 대상자에게 화장실을 다녀오도록 하여 해당 소변은 버리고, 이후 보는 소변을 모두 수집하도록 한다. 이때, 마지막 마감시간에는 소변이 마렵지 않아도 소변을 보도록 하여 그 소변까지 포함하도록 하고, 대변과 함께 소변을 보는 경우에는 대변과 분리하여 소변을 수집하도록 한다. 만약, 대상자가 유치도뇨관을 하고 있는 상태라면, 소변주머니를 새로 바꾼 후에 소변을 수집하도록 한다.

크레아티닌 청소율 검사

크레아티닌 청소율 검사(creatinine clearance test)는 신기능의 소실을 확인하는 가장 실제적이고 효과적인 검사이다. 크레아티닌은 단백질 분해로 생긴 부산물로 신장에 의한 크레아티닌청소율은 GFR과 비슷하다는 원리를 이용한다. 검사는 24시간 소변채집으로 진행된다. 정상범위는 여성의 경우 24시간 동안 0.8~1.7mg을 배설하고, 남성은 1.0~1.9mg을 배설한다. 정상 범주의 배설량보다 적게 배설된 경우, 혈청 크레아티닌의 수준은 상승하게 되고, GFR이 떨어짐을 의미한다.

표 28-4 소변분석검사의 결과와 해석

성분	정상범주	비정상 소견에 대한 해석
색깔	밀짚색이나 호박색	• 요로계 출혈: 붉은색 • 리팜핀 복용: 오렌지색 • 담즙색소: 흑갈색 • 녹농균: 청록색
혼탁도	투명	• 요로계 감염이나 결정체, 이물질이 있는 경우 혼탁해짐
비중	1.016~1.030	• 요 농축 능력을 반영함. 신기능 능력이 저하될 경우, 소변 농축력이 감소됨 • 요붕증: 요의 비중이 낮은 희석뇨
산도	4.6~8.0	• 신체의 pH를 약알칼리(7.35~7.45)로 유지하기 위해 보통 산성 요를 유지함
백혈구	음성	• 양성: 요로감염 의심(민감도: 80~90%, 특이도: 95%)
질산염	음성	• 양성: 요로감염 의심(민감도: 50%, 특이도: 95%)
원추체	음성	• 원위세뇨관 및 집합관에서 형성되어 배설됨 • 양성: 세뇨관이나 사구체의 질병 의심
단백	음성	• 1+: 일시적 현상일 수 있음 • 3~4+: 사구체신염 또는 신기능 저하
포도당	음성	• 신장역치(198mg/dL)를 넘게 되면 배설됨
케톤	음성	• 양성: 조절되지 않은 당뇨병
유로빌리루빈	0~4mg/24h	• 매일 소변에 소량 배출 • 상승: 간질환, 혈액장애 • 음성: 담도폐쇄
빌리루빈	음성	• 양성: 간외성 담도폐색, 간세포 손상
적혈구	음성	• 양성: 요로계 감염이나 손상으로 인한 출혈이 가장 흔한 원인임. 기타 원인으로는 암, 신결핵, 겸상적혈구빈혈, 신병증, 전신홍반루프스 등이 있음

소변 삼투질농도

소변 삼투질농도(osmolality)는 신장의 소변 농축이나 희석 능력을 조사하기 위한 검사이며, 소변분석검사의 비중을 보고 판단하는 것보다 더 정확하게 파악할 수 있다.

보통의 수분섭취 상태에서 소변 삼투질농도의 범위는 300~900mOsm/kg이다. 식이, 약물, 활동 등과 같은 요인들이 소변 삼투질농도에 영향을 미칠 수 있다. 소변 삼투질농도는 혈청 삼투질농도와 함께 시행한다. 신세뇨관의 기능장애가 발생하면, 신장의 소변 희석과 농축 기능이 상실되어 삼투조절이 어려워진다.

방사선검사

신장-요관-방광 X-선검사

KUB(kidney, ureter, bladder)라고 불리는 신장-요관-방광 X-선검사는 하복부의 단순촬영으로 진행되는 가장 간단한 검사이다. 신장이나 요관의 결석이 의심될 때 주로 응급실에서 진행되는 검사로, 신장 크기나 형태, 위치 등도 확인할 수 있다.

정맥신우조영술

정맥신우조영술(intravenous pyelography, IVP)은 대상자의 신장을 비롯하여 비뇨기계 상부의 병변을 확인하기 위한 검사로 주로 신장의 위치, 크기, 종양의 유무와 모양 등을 확인하기 위해 진행된다. 요오드가 신장에서 여과되어 요로로 배설되는 원리를 이용한다. 즉, 요오드 화합물을 함유한 조영제를 정맥내로 주사한 후, 착색된 촬영영상을 통해 병소를 확인한다. 검사는 KUB 촬영으로 신장의 크기와 위치를 확인한 후, 정맥내로 조영제를 주입하고 누운상태에서 복부를 압박하여 일정시간 간격을 두고 촬영한 후 다시 복부 압박을 제거한 상태에서 촬영을 진행한다. 이후 선 자세에서 신장을 촬영하게 되는데, 이러한 과정을 통해 소변의 배설과정과 배설능력을 확인하게 된다.

검사에 따른 간호는 먼저 조영제로 사용되는 요오드에 대한 알레르기 여부를 확인하기 위해 문진과 피부반응 검사를 실시한다. 대상자는 검사 전날 저녁부터 금식하고 관장을 한다. 검사 전 관장은 신장이 후 복막강에 위치해 있기 때문에 앞쪽에 위치한 대장 내의 대변이 자칫 신장의 덩어리로 오인될 수 있는 위험을 줄이기 위해 실시된다. 대상자에게 조영제 주입 시 따뜻하고 얼굴이 화끈거리며 약간 짠맛이 날 수 있음을 설명한다. 검사가 끝난 후 조영제의 신속한 배출과 탈수로 인한 신부전을 예방하기 위해 충분한 양의 수분을 공급한다. 이 검사는 심한 탈수증이 있는 경우, 신장기능이 상실된 경우, 다발성 골수종이나 부갑상샘기능항진증이 있는 경우에는 금기이다.

역행성 신우촬영 검사

역행성 신우촬영(retrograde pyelography, RGP)은 방광경(cytoscope)을 통해 구경이 작은 카테터를 신우내로 삽입한 후 시행한다. 소량의 조영제를 신우에 천천히 주입하면, X-선상 집합관의 윤곽이 나타난다. 조영제가 주입될 때 신장 부위에 약간의 불편감을 느낄 수 있는데, 이는 신우의 팽창 때문이다. 조영제를 충분히 주입한 후에 카테터를 제거하고 요관의 윤곽을 촬영한 후에 기록한다. 이 검사로 구조적인 이상이나 폐쇄 유무를 알 수 있다.

이 검사는 불투과성 정맥주입에 과민한 대상자에게도 사용할 수 있다. 역행성 신우촬영 검사 전 · 후 간호는 방광경 검사를 참고한다. 특별한 금기증은 없지만, 가끔 세균 침입으로 인한 요로감염이나 전부터 앓던 감염이 더욱 심해질 수 있고, 요관의 조작으로 부종이 생기면, 요의 흐름이 일시적으로 폐쇄될 수도 있다.

방광요도조영술

방광요도조영술(cystourethrography)은 방광과 요도를 각각 또는 같이 시행한다. 카테터를 통해 조영제나 공기를 주입하여 방광이 충만되면, 방광의 형태와 크기를 촬영하게 된다. 이는 방광과 요관의 역류원인을 찾아내기 위한 것으로, 마지막 촬영단계에서 잔뇨량을 측정한다.

요도조영술(urethrography)은 요도의 안쪽 형태와 크기의 윤곽을 볼 수 있으며, 요도출혈, 요도협착(urethral stricture), 요도 내 종양 등을 발견할 수 있다.

신동맥조영술

신동맥조영술(renal arteriography)은 경피적으로 대퇴동맥을 천자하여 X-선 투시하에 카테터를 신장동맥까지 삽입한 후 조영제를 주입하여 신장을 촬영하는 방법이다. 이 검사는 신장혈관고혈압(renovascular hypertension)의 진단과 신장종양 혹은 신장낭포의 감별진단에 유용하다.

대상자에게 항응고제 복용 여부를 확인한다. 검사 전 자정부터 금식하고, 하제를 복용하여 대변으로 인한 검사결과 분석 오류가 발생하지 않도록 한다. 또한 검사 시작 전, 배뇨하도록 하여 검사 중 불편감을 감소시킨다. 보통 검사 전에 진정제가 투여되며, 대상자가 앙와위로 누운 상태에서 절차가 진행된다. 검사가 끝나면, 대퇴동맥 부위에 압박드레싱을 하고 병실로 돌아가게 된다. 따라서 허혈증상이 있는지를 확인해야 하는데, 이를 위해 드레싱 부위의 출혈 여부를 비롯한 말초맥박의 부재, 사지의 색과 온도를 비교한다. 맥박을 포함한 활력징후를 매 15분 간격으로 4시간 동안 체크한다. 검사 후 동맥천자 부위의 출혈예방을 위해 최소 8시간 동안 침상안정을 유지시킨다.

컴퓨터단층촬영

컴퓨터단층촬영(computed tomography, CT)은 요로계에 발생한 악성신생물의 상태, 특히 신장세포종양을 확인하는데 유용하다. 검사를 위해서는 조영제가 사용되므로 혈청 암모니아 수치가 높은 대상자의 경우, 신부전을 일으킬 수 있다. 검사 전 반드시 충분한 양의 수분을 제공하여 적절한 체액상태를 유지해야 한다.

신초음파

신초음파(renal ultrasound)검사는 고주파를 복강내로 방출하여 신장의 윤곽과 작은 병변을 확인하기 위해 진행되며, 신장의 낭종과 딱딱한 덩어리를 구별하는 민감도가 높다. 또한 대상자가 CT 검사에 어려움이 있거나 혈청 크레아티닌 수준이 높아 IVP를 수행하기에 부적절한 경우 유용하다. 이는 방사선 노출과 조영제에 대한 위험을 피할 수 있다.

신장생검

신장생검(renal biopsy)은 신장의 병리적 진행단계와 유형을 결정하기 위해 진행된다. 조직을 직접 검사하므로 사구체의 상태를 사정할 수 있으며 염증반응, 섬유증, 반흔 등을 확인하고, 세뇨관과 간질조직을 검사하므로 정확한 진단에 유용하다. 신장생검은 한쪽 신장만 기능할 때와 감염, 종양, 수신증, 중증 고혈압, 응고장애 및 검사에 협조하지 못하는 대상자는 금기이다.

피부를 통한 경피적 신장생검(percutaneous renal biopsy)과 수술을 진행하면서 수행되는 개방적 신장생검(open incisional renal biopsy)의 두 가지 방법이 있으며, 일반적으로 경피적 신장생검이 진행된다. 이 경우 신장의 위치를 확인하기 위해 초음파단층촬영을 동시에 진행하면서 천자 침을 삽입하게 된다. 생검 실시 전에 프로트롬빈시간(prothrombin time, PT), 부분트롬보플라스틴시간(partial thromboplastin time, PTT), 혈소판 수치를 확인하고 조절되지 않은 고혈압은 출혈을 유발할 수 있으므로 고혈압을 조절한다.

검사 전날 자정부터 금식해야 하며, 검사 시 복와위를 취하고 복부 밑에 모래주머니나 담요를 말아서 척추가 휘어지지 않도록 한다. 대상자에게 천자를 할 때, 숨을 멈추어서 신장이 움직이지 않도록 해야 함을 설명한다. 바늘 제거 후 출혈을 예방하기 위해 약 20분간 천자 부위를 압박해야 하며, 이후 압박드레싱을 한 상태에서 앙와위로 최소 4시간 정도 유지해야 한다. 천자부위에 모래주머니로 압박하고 기침을 하면 안된다는 것을 설명한다. 보통 12시간 내에 출혈 가능성이 있기 때문에 활력징후를 처음 1시간 동안에는 매 15분마다 체크하고, 그 다음 1시간에는 30분마다 그리고 안정적일 때까지 매 1시간마다 체크한다. 맥박이 원래 맥박보다 10~20회/분 정도 더 빠르거나 원래 혈압보다 10mmHg 이상 낮은 경우에는 의사에게 보고한다. 육안적인 혈뇨가 있는지 모든 소변을 시진한다. 보통 대상자의 소변에 처음에는 혈액이 섞일 수 있다. 그러나 24시간 이후까지 계속되는 것은 이상소견이다. 혈뇨 평가를 위해 이전에 받았던 소변과 이후의 소변 색을 비교한다. 소변의 붉은색이 옅어지는 것이 정상 소견이다. 병실로 돌아온 후 24시간 동안 침상안정을 하고, 생검 후 일주일 동안 무거운 물건 드는 것을 피하도록 한다.

방광경 검사

방광경 검사(cystoscopy)는 육안으로 직접 방광을 비롯한 하부 요관의 이상 유무를 확인하고 생검을 실시할 검사목적과 결석이나 종양을 제거할 치료목적으로 시행된다. 이러한 방광경검사는 방광경을 요도를 경유하여 삽입함으로써 요도와 방광을 직접 관찰할 수 있다(그림 28-15).

검사 전, 대상자에게 반드시 검사에 대한 승낙서를 받아야 하고, 일반적으로 국소마취 하에 진행되지만, 경우에 따라 전신마취를 실시하는 경우에는 검사 전날 관장을 해야 한다. 검사 전 대상자의 불안 감소와 방광괄약근 경련을 감소시키기 위해 검사 1시간 전에 diazepam (Valium), midazolam (Versed), morphine, meperidine hydrochloride (Demerol)와 같은 진정제가 투여된다. 검사 2시간 전부터 2~3L의 수분을 섭취하거나 정맥주사를 하게 되는데, 이는 검사하는 과정에서 방광벽으로 생성된 소변의 흐름을 확인하기 위함이다. 대상자는 쇄석위(lithotomy position)를 취한 상태에서 검사가 진행된다.

검사 직후 대상자가 일어서거나 혼자 걷는 것은 기립성 저혈압이 유도될 수 있어 낙상의 위험이 크다. 따라서 천천히 움직일 것을 권한다. 유치도뇨관을 제거한 후 배뇨상태를 확인하고 방광의 팽만정도를 사정한다. 신장생검에서와 마찬가지로 출혈여부를 확인하기 위해 대상자의 요를 보관하여 그 다음 배설된 요의 색깔과 비교한다. 분홍색의 요는 정상으로 간주하지만 육안으로 선홍색의 혈뇨가 확인되면 지속적인 출혈상태인지를 평가하여야 한다. 유치도뇨관을 삽입하고 있는 경우에는 꼬임이나 혈괴 등을 확인한다. 합병증으로 방광천공, 요로계와 혈류로의 감염전파로 인한 패혈증의 발생이 있

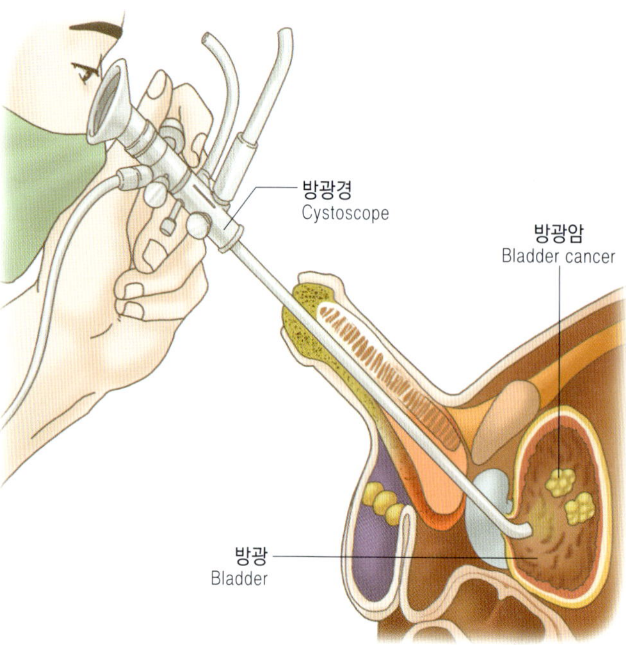

그림 28-15 ■ 방광경 검사

을 수 있다. 특히 전립샘비대증이 있는 남자 대상자의 경우에는 합병증의 위험이 크다. 마지막으로 검사가 끝난 후, 요 희석과 자극 감소를 위해 다량의 수분을 섭취하고, 정상적인 비뇨기계 기능을 확인하기 위해 수분섭취량과 배설량을 측정한다.

요역동검사

요역동검사(urodynamic study)는 방광과 요도의 저장기능과 배뇨기능을 평가하는 검사이다. 이는 배뇨근의 과활동, 절박성 요실금, 요도협착, 전립샘비대로 인한 소변 흐름의 정도와 원인 등 다양한 비뇨기계 문제의 원인을 파악할 수 있는 기회를 제공한다.

검사를 위해서 금식은 필요 없고, 검사 당일 배변하거나 관장을 실시한다. 대상자는 검사 전 배뇨 관련 질문지를 작성하게 된다. 검사는 요속검사(uroflowmetry)와 잔뇨 측정을 위한 초음파 검사가 먼저 실시되는데, 요속검사는 배뇨량이 150mL 이상이어야 의미가 있고, 오히려 너무 많은 양의 소변을 참고 온 경우에는 오류가 발생될 수 있다. 앉거나 서는 자세가 불가능한 경우에는 시행이 불가능하다.

요도내압검사는 누운 자세에서 요도에 카테터를 삽입한 후, 삽입된 카테터를 이동시키면서 요도가 조여지는 압력을 측정하는 것이다. 방광내압검사는 방광의 크기와 탄력성, 소변볼 때의 방광 수축력 등을 관찰하고, 요실금이 있는 경우에는 복압 시 요 누출압에 대한 검사를 실시한다. 비디오 요역동학 검사는 신경인성 배뇨장애나 소변의 역류가 의심되는 경우 실시하며 방광에 방사선을 투시하여 방광의 모양, 요관의 역류상태 등을 관찰한다.

요역동검사를 정확하게 진행하기 위해서는 배뇨기능에 영향을 줄 수 있는 방광내시경이나 직장을 자극하는 전립샘 초음파와 대장내시경 등의 검사가 선행되면 안된다. 검사를 마친 후 요로감염 예방을 위해 수분섭취를 격려하고, 카페인, 알코올 함유 음식은 제한한다. 대상자에게 배뇨 시 약간의 불편감이나 통증, 혈뇨의 발생 가능성을 설명하고, 고열 등의 요로감염 증상이나 다량의 혈뇨, 요정체(urinary retention)가 발생한 경우에는 병원을 방문해야 한다는 것을 설명한다.

전립샘특이항원검사

전립샘암에 대한 선별검사로 혈액내 전립샘특이항원(prostate specific antigen, PSA)에 대한 검사를 실시한다. 당단백질인 PSA는 전립샘에서 생성되어 정액의 액화를 돕는 기능을 한다. 정상인의 경우 그 수치가 4ng/mL 미만으로 낮은데 양성 전립샘비대증이나 전립샘염에서는 증가되고, 특히, PSA 수준이 10ng/mL 이상인 경우 전립샘암을 의심한다. 검사에 따른 주의 사항으로는 PSA검사 48시간 전에 전립샘마사지, 요도기구(도뇨, 방광경), 사정, 직장검사 등을 시행하면 PSA 수치가 높게 나타날 수 있다.

보다 정확한 결과를 예측하기 위해 최근 추가된 검사로는 전립샘의 크기와 관련이 있는 전립샘특이항원 밀도(prostate specific antigen density, PSAD)와 전립샘특이항원 수치의 변화율을 반영한 PSA 속도(PSA velocity, PSAV)가 있다. PSAD가 0.15ng/mL 이하인 남성은 전립샘암이 아닌 것으로 판명한다. 그러나 PSAV가 높을수록 종양의 크기는 더 큰 경향이 있다. PSAV가 매년 0.7ng/mL 이상 증가하거나, 매년 20% 이상 증가하는 남성은 전립샘암의 위험이 높다.

전립샘 초음파검사

전립샘 초음파검사(prostate ultrasonography)는 전립샘의 크기, 모양, 단단한 정도를 파악하기 위해 시행된다. 직장을 통한 초음파검사는 정낭의 혈관 및 다른 직장 주위 조직을 평가하는 데에도 도움이 된다. 초음파검사는 전립샘 생검 시행시 함께 진행될 수 있다. 또한 전립샘암으로 인한 방사선치료가 필요한 경우, 정확한 위치를 파악하는데 도움이 된다.

정확한 결과를 얻기 위해서는 검사 전에 관장을 통해 직장의 변을 제거해야 한다. 대상자에게 좌측위에서 무릎을 가슴에 닿게 하는 슬흉위(knee chest position)를 취하도록 한다. 검사는 직장검진과 더불어 직장으로 라텍스 주머니에 넣은 변환기를 삽입하게 되므로, 라텍스에 알레르기가 있는 대상자는 전립샘 초음파검사를 받을 수 없다.

전립샘 생검

전립샘 생검(prostate biopsy)은 전립샘암의 정확한 진단을 위해 시행된다. 조직 채취를 요도나 회음부를 통해 진행하는 경우, 대상자는 쇄석위를 취한다. 보통 직장을 통해 진행하는데, 이 경우에는 심스체위(Sim's position)를 취하고, 전립샘 초음파유도에 따라 생검을 실시한다. 검사 전 관장을 시행하고, 배뇨를 해야 한다.

생검 후, 출혈증상을 관찰하여야 한다. 요도를 통한 생검의 경우에는 약간의 혈뇨는 정상이지만 선홍색의 출혈이 있으면 반드시 의사에게 보고해야 한다. 또한 회음부와 직장을 통한 생검의 경우, 드레싱을 관찰하여 출혈유무를 사정한다.

고환생검

고환생검(testicular biopsy)은 남성의 불임을 평가하기 위해 진행된다. 생검은 정자 형성과 관련된 정보와 시험관 수정을 위한 정자의 적절성을 제공한다. 고환암이 의심되는 경우에는 생검을 시행하지 않는다.

CHAPTER 29

Management of Clients with Urinary Tract Disorder

배뇨장애 대상자 관리

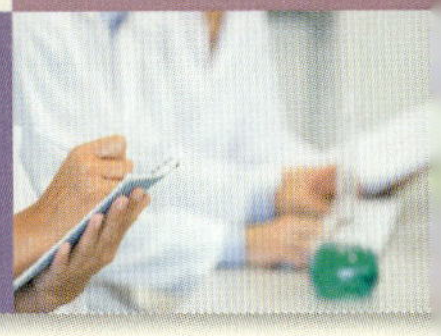

학습목표

1. 요정체, 요실금, 요역류와 신경성 방광에 대해 정의하고 설명한다.
2. 요정체의 원인과 병태생리에 대해 설명한다.
3. 요실금의 종류와 각각의 발생기전에 대해 설명한다.
4. 요역류의 원인과 병태생리에 대해 설명한다.
5. 신경성 방광의 원인과 병태생리에 대해 설명한다.
6. 요정체, 요실금, 요역류와 신경성 방광을 가지고 있는 대상자의 간호문제를 확인하고 중재에 대해 설명한다.

주요 질환

요정체, 요실금, 요역류, 신경성 방광

요정체

요정체(urinary retention)는 신장에서 소변이 형성된 후, 배뇨 시 방광에서 소변을 부분적으로 또는 전혀 배출하지 못하는 상태를 말한다. 즉, 수분섭취는 정상인데, 8시간 이상 요배설이 없거나 배뇨 후 잔뇨량이 100mL 이상인 경우를 요정체라고 한다.

원인

요정체의 원인은 다양하다. 가장 흔한 원인은 방광출구의 폐쇄이다. 전립샘비대(prostatic hypertrophy), 요도협착, 결석, 종양은 출구 폐쇄를 일으키고, 여성의 경우 골반장기탈출증 등이 폐쇄의 원인이 된다. 당뇨, 뇌졸중, 척수손상 등으로 인한 방광감각과 방광근육의 긴장 감소, 방광의 신경학적 이상상태도 요정체를 유발한다. 또한 수술로 인한 마취, 진통제, 진정제, 항경련제, β-교감신경차단제, 향정신성 약물은 정상적인 배뇨반사를 방해할 수 있다. 드물게 정서적인 원인이나 부족한 수분섭취로 인해 요정체가 발생할 수도 있다.

병태생리

요정체는 요로감염과 결석형성을 촉진시키고, 요로계 구조의 장기적 손상을 초래할 수 있으며, 지속적인 방광팽만은 방광근육의 긴장도를 떨어뜨린다. 방광에 소변이 계속 차게 되면 방광내압이 상승하게 되고, 지나치게 상승한 방광내압은 괄약근기능을 억제하게 된다. 또한 정체된 소변이 방광내압을 높여 배뇨근의 비후, 방광주(bladder trabeculae)의 형성, 요로계 게실을 발생시키며, 요도근육의 연동운동을 방해하여 요도가 구불거리게 되며, 섬유화가 일어난다. 요정체로 인한 지속적인 방광내압의 증가는 신우와 신 실질조직의 손상을 초래하게 된다. 수신증으로 인해 신혈관의 국소빈혈을 초래하고 치료하지 않으면 신부전으로 진행되어 사망에 이를 수 있다(그림 29-1).

임상증상

요정체의 주요 증상은 방광팽만과 방광을 완전히 비우지 못하는 것이다. 대상자는 배뇨욕구가 증가되어 빈뇨를 보이고, 소변으로 차있는 방광을 타진해 보면 둔탁음(dullness)이 난다.

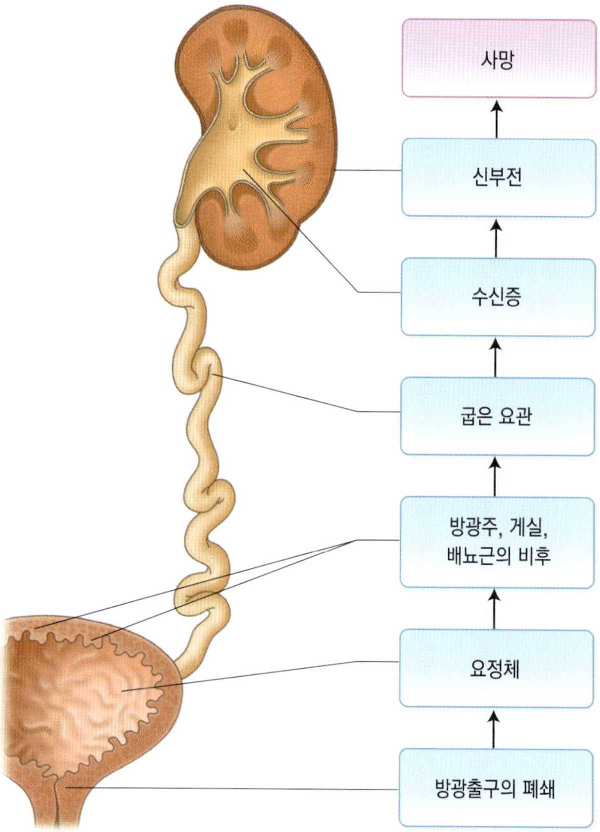

그림 29-1 ■ 비뇨기계 폐쇄로 인한 이차적인 영향

치골상부에 불편감과 팽만감이 있으며, 안절부절못하고 불안해하며 땀을 흘린다.

만성요정체의 경우, 아무런 증상이 없을 수 있으며, 요로감염이 발생할 경우에는 혼탁한 소변, 배뇨 시 작열감, 빈뇨, 급뇨, 열 등의 감염증상이 나타난다.

진단검사

섭취량과 배설량을 측정한다. 소변을 한 시간에 1회 이상 배뇨하면서 시간당 25~50mL이면, 소변이 정체되어 가득 차서 넘치는 것을 의미한다. 요비중 측정은 정체된 소변이 흘러넘친 것인지, 핍뇨에 의한 것인지를 구분하는 데 도움이 된다. 핍뇨의 경우는 정상보다 농축된 소변을 보게 되어 요의 비중이 높아진다.

배뇨 후 잔뇨량을 측정한다. 정상적으로 잔뇨량은 전체 방광용적의 25% 이하이며, 100mL 이상이면 요정체를 의미한다. 방광스캔은 배뇨 후 잔뇨량을 측정할 수 있는 비침습적 방법이며, 방광경검사(cystoscopy)나 요역동학검사(urodynamic study)를 통해 요로폐쇄를 확인할 수 있다.

치료

초기 치료는 자연배뇨를 촉진하는 방법을 시도하면서, 배뇨양상을 사정한다.

약물요법

흔히 neostigmine (Prostigmin)과 bethanechol (Urecholine)이 투여된다. Bethanechol은 배뇨근의 긴장도를 높이지만, 방광출구와 요도의 저항도 함께 증가시키므로 phenoxybenzamine (Dibenzyline) 또는 prazosin (Minipress) 같은 α-교감신경차단제를 함께 투여하면 방광출구와 요도의 저항력을 감소시킬 수 있다. 최근에는 이 두 가지 약물의 병용으로 방광내압(intravesical pressure) 상승에 대한 수술의 빈도가 감소되었다.

콜린성 약물(cholinergic agent)은 방광수축을 자극·증가시키므로 기계적 폐쇄가 있을 경우, 콜린성 약물은 사용하지 않는다. 기계적 폐쇄 시 콜린성 약물을 투여하면, 방광내압이 상승하여 소변이 요관으로 역류되거나 방광이 파열될 수도 있다.

요도확장술

폐색으로 인한 요정체는 원인을 제거해야 하므로, 요도를 확장시키기 위해 매일 조금씩 더 굵은 도뇨관을 삽입시키거나 요도확장 기구인 urethral sound를 사용할 수 있다. 기구를 이용한 요도확장술은 전신마취나 국소마취하에서 시행된다.

도뇨법

단순도뇨를 시행하거나 유치도뇨관을 삽입한다. 단순도뇨는 방광에 간헐적으로 카테터를 삽입하여 방광을 주기적으로 비우는 것이다. 도뇨관의 사용은 요로감염이나 조직손상과 같은 여러 가지 신체적인 합병증이 수반되므로 무균술이 중요하다.

치골상 도뇨법

치골상 도뇨법은 치골상으로 카테터를 삽입하여 요정체를 경감시킨다. 이는 너무 큰 전립샘이나 요도협착, 사지마비 대상자와 같이 요도를 통한 인공도뇨가 어려운 경우에 실시한다. 카테터 삽입 후 방광훈련을 시작할 수 있다.

치골상 카테터(suprapubic catheter)는 국소마취 후 절개를 통해 삽입한다. 치골상 피부를 소독하고 무균적으로 피부절개 부위로 투관침(trocar)이 있는 캐뉼라를 피부를 통해 방광으로 삽입시킨 후, 카테터를 캐뉼라를 통하여 방광으로 삽입한다. 카테터삽입 후 폐쇄배액체계로 연결하여 신체부위에 고정한다. 카테터를 제거하면, 뚫린 부위의 방광근층이 즉시 수축되고 피부의 상처도 수축되어 막힌다.

치골상 카테터를 삽입한 경우, 가장 흔히 발생하는 문제는 카테터의 꼬임이나 눌림 또는 침전물이나 혈괴로 인해 카테터가 막혀 배액이 중단되는 것이다. 치골상 카테터 적용의 장점은 요로 감염율이 낮고, 정상 배뇨능력을 평가하기 쉬우며, 대상자가 요도로 삽입된 카테터보다 훨씬 편안함을 느낀다는 것이다. 합병증으로는 투관침 삽입 시의 장천공, 카테터의 이탈, 혈뇨 발생 등이 있다.

방광성형술

방광의 출구가 협착된 경우, 방광성형술(cystoplasty)을 시행할 수 있으며, 요도협착은 요도성형술(urethroplasty)로 교정할 수 있다. 또한 전립샘비대증이나 심한 골반장기 탈출증 등으로 인해 요정체가 발생한 경우에는 수술을 통해 원인을 제거한다.

간호

간호사는 핍뇨, 무뇨, 요정체를 구별해야 하므로, 가장 먼저 섭취량과 배설량을 확인한 후, 치골결합 상부를 확인하고 방광 위를 타진한다.

대상자가 지나치게 긴장하였거나 불안해하는 경우, 기분전환을 시도한다. 급성요정체는 즉각적인 사정과 자연배뇨가 이루어지도록 하는 간호가 필요하다. 카페인이 든 커피 또는 차를 마시거나 따뜻한 물로 목욕을 하도록 권한다. 또한 자연배뇨를 할 수 있도록 프라이버시를 지켜주고, 남성의 경우 복강내압을 증가시켜 중력으로 배뇨를 도울 수 있는 좌위나 선 자세를 취한다. 수도나 화장실에서 물 흐르는 소리를 들려주어 요의를 유발하도록 한다. 대상자의 손을 물속에 넣어 음부에 물을 튕기는 방법도 효과적이다. 혹은 대퇴 안쪽 부위에 얼음을 대어주거나 부드럽게 톡톡 쳐보는 것도 배뇨반사를 일으키는 자극이 될 수 있다. 대상자가 긴장하거나 불안해하면 등 문지르기나 음악 등과 같은 기분전환 방법을 이용하여 긴장을 완화시킨다.

방광스캔을 이용하여 방광 안의 소변 양을 정확하게 측정했을 때, 소변 양이 300mL를 넘거나 불편감을 호소하면 도뇨를 해야 한다. 간헐적 도뇨(intermittent catheterization)와 유치도뇨(indwelling catheterization)에서 요로감염과 요도손상을 최소화 할 수 있는 간호가 요구된다.

만성요정체 환자의 경우, 행동요법과 간헐적도뇨, 유치도뇨, 수술, 약물요법 등을 시행하는데, 효과적인 행동요법에는 방광 재훈련과 이중 배뇨방법이 있다. 배뇨욕구와 상관없이 3~4시간마다 배뇨하도록 하는 방광 재훈련은 당뇨, 만성알코올중독, 긴박뇨나 방광이 차는 느낌이 감소된 환자에게 효과적이다. 이중배뇨는 방광이 최대로 비워지도록 배뇨욕구가 있을 때 3~4분 동안 변기에 앉아있도록 하고, 화장실을 나오기 전에 한 번 더 배뇨하도록 하는 방법이다.

간호사는 인공도뇨관의 기능을 유지시키고 합병증을 예방하기 위해 도뇨관의 개방성 유지와 더불어 감염방지를 위한 회음부 간호, 요역류 방지, 적절한 수분섭취, 소변의 산성화, 항생제 투여 등의 간호가 필요하다. 치골상 도뇨관을 하고 있는 대상자의 간호는 유치도뇨관을 하고 있는 대상자의 간호와 동일하다.

요실금

국제요실금협회(international continence society, ICS)에 의하면 요실금(urinary incontinence)은 '불수의적인 소변배설 현상으로 사회적 · 위생적인 문제를 초래하는 상태'라고 정의한다. 요실금은 남성보다 여성에서 더 흔하며, 노인에게 많이 발생한다. 노인의 요실금 유병율이 높기는 하지만, 요실금은 노화에 따른 자연적인 현상은 아니다. 요실금 대상자는 배뇨조절 결여로 인해 무력감, 절망감, 좌절감 등에 빠지게 된다.

요실금의 분류

스트레스성 요실금

일명 복압성 요실금(stress incontinence)으로 힘을 주는 일을 할 때, 불수의적으로 소변이 누출되는 것을 말한다. 주된 원인은 산과적 또는 수술후유증, 폐경과 관련된 여성호르몬(에스트로겐)의 부족, 반복적인 긴장, 자궁탈출 등이다.

남성의 경우, 치골상전립샘절제술과 경요도전립샘절제술 후에 도뇨관 제거 후 복압이 증가하면서 실금현상을 경험할 수 있다. 또한 근치적 회음부 혹은 치골후부전립샘절제술 시 방광경부에 부분적인 손상이 있으면, 영구적인 실금이 초래될 수 있다. 여성의 경우에는 임신, 질분만, 폐경, 골반저근육(pelvic floor muscle)과 관련된 신경손상으로 요도방광접합부(urethrovesical junction)의 기능장애로 인해 스트레스성 요실금이 초래된다.

배뇨근 과활동성 요실금

배뇨근 과활동(detrusor overactivity)에 의한 요실금은 간호진단 분류와 국제요실금협회에 따르면, 크게 두 가지로 분류된다. 첫 번째는 배뇨근 과반사에 의해 발생하는 반사성 요실금(reflex incontinence) 또는 신경인성 요실금(neurogenic incontinence)이고, 두 번째는 긴박성 요실금(urge incontinence)이다.

반사성 요실금은 배뇨근의 불안정성이 원인으로 뇌졸중이나 척수손상, 당뇨성 신경증, 근치적 골반수술을 받은 후, 신경학적 손상 병력이 있는 대상자에게서 주로 나타나는데, 척수손상 환자에게서 흔히 발생하므로 척수성 방광 기능장애라고도 한다. 반사성 요실금은 무작위적으로 발생되며, 통제되지 않은 배뇨근의 수축이나 과활동에 의해 발생한다.

긴박성 요실금은 절박성 요실금이라고도 하며, 소변을 보고 싶은 강한 긴박감을 느낀 후에 곧 불수의적으로 소변배출을 하게 된다. 뇌졸중, 치매, 파킨슨병과 같이 중추신경계 이상으로 억제성 배뇨근의 불안정(운동성 긴박성 요실금)에 의해 유발되는 경우와 노인에서 흔하게 발생되는 방광의 과민성(감각성 긴박성 요실금)에 의해 유발되는 경우가 있다.

일류성 요실금

일류성 요실금(overflow incontinence)은 방광의 과도팽창과 관련된 불수의적 요배설이 발생되는 경우로 소변을 방광에 저장할 수 있으나, 완전히 비우지는 못하는 것이 가장 큰 원인이다. 보통 1회 소변량은 소량이고, 전립샘비대증과 같이 요도폐색이 있는 경우에 발생한다.

기능적 요실금

비뇨기계 문제와 무관한 기능적 요실금(functional incontinence)의 원인은 특히 노인 대상자의 신체적 부동문제와 관련이 있다. 뇌졸중, 골절, 쇠약감, 시력장애, 화장실의 위치에 대한 인식장애 등으로 인해 스스로 화장실에 갈 수 없는 경우에 주로 발생한다.

원인과 위험요인

요실금은 급성질환이나 의료상의 문제, 투약의 문제로 인해 발생하는 급성요실금과 지속적인 실금으로 급성질환과는 무관하게 발생하는 만성요실금이 있다. 급성요실금의 원인은 흔히, DRIP로 표현한다. 이에 해당되는 내용은 다음과 같다.

- D: 섬망(delirium)
- R: 움직임의 제한(restricted mobility), 요정체(retention)
- I: 감염(infection), 염증(inflammation), 변의 매복(impaction)
- P: 다뇨(polyuria), 약제(pharmaceuticals)

이러한 요실금의 원인에 대해 해부학적 · 신체적 결함, 심리사회적 문제, 약물학적 요인 등으로 구분하여 제시하기도 한다. 해부학적 · 신체적 요실금은 괄약근의 약화나 손상, 요도기형, 요도방광접합부의 근육긴장도 약화, 배뇨근의 불안정, 약해진 복부근육이나 회음근 긴장도의 약화에 기인한다.

요실금의 심리사회적 원인은 치매와 같은 정형적인 심리사회적 문제부터 단순 혼돈에 이르기까지 다양하다. 대상자가 요의를 느끼지만 적절한 반응을 할 수 없거나, 배뇨의 필요성을 인식하지 못할 수 있다. 기타 퇴행현상, 의존성, 불안정, 감각결핍, 반사장애 등이 원인이 될 수도 있다.

또한 약물학적 요인이 요실금의 원인이 될 수 있다. 일류성 요실금이 이러한 경우에 해당된다. 요실금의 원인이 되는 약물은 다음과 같다.

- 마약류, 진정제, 안정제, 수면제 등 감각인식에 영향을 미치는 모든 약물
- 알코올
- 속효성 이뇨제
- 항히스타민제
- 아트로핀(atropine)과 이와 유사한 성분의 약물
- 저혈압제제(hypotension agent)
- α–아드레날린 차단제(α–adrenergic block)
- β–아드레날린 차단제(β–adrenergic block)
- 신경절 차단제(ganglionic block)

기타 다른 원인에는 비만, 분변배복, 스트레스, 기침, 카페인 음료 등이 있다.

병태생리

요실금과 관련된 병태생리학적 변화는 장애의 원인에 따라 다양하게 나타난다. 스트레성 요실금은 재채기, 기침, 웃음 등으로 방광의 압력이 증가하여 유발된다. 요도괄약근의 기능장애가 있거나 여성에서 요도주위 근육 약화에 의한 요도방광접합부의 변화가 원인일 수 있다. 요도방광접합부를 지지하는 근육의 긴장도 손상과 더불어 배뇨 시 힘을 주는 동안, 방광경부에 대한 깔대기효과로, 내리막 경사의 증가가 원인이 된다. 남

자의 경우, 주로 양성전립샘비대로 인한 병태생리적인 변화가 요정체, 일류성 요실금, 스트레스성 요실금 등을 유발한다.

배뇨근 과활동성 요실금(긴박성 요실금)은 운동장애와 억제되지 않은 배뇨근 수축 또는 일단 배뇨충동이 느껴지면 배뇨를 중단할 수 없는 것과 관련된 상위운동뉴런의 척추병변으로 인한 운동성 감소가 원인일 수 있다.

요실금이 계속되면 정서적 · 신체적인 문제가 유발되면서 대상자가 스스로를 고립시켜 우울증이 생길 수도 있다. 요실금으로 인한 신체적 합병증에는 감염, 피부손상, 영구적인 배뇨장애 등이 있다.

진단검사

신체검진 시, 회음부 근육의 강도와 신경분포 상태를 확인하고, 배뇨기능과 관련된 기동성과 인지기능 등 일반적인 건강상태도 확인한다. 방광일지(bladder diary)를 작성함으로써 배뇨빈도, 수분섭취량, 긴박성 요실금, 요실금의 횟수와 심각도 등을 알 수 있다.

일반적인 요검사를 통해 요로감염이나 당뇨와 같은 요실금 관련 요인들을 사정한다. 근전도, 요역동검사, 경정맥 요로 조영술, 방광초음파, 방광경검사, 방광내압 측정검사 등을 시행한다.

Q-tip검사로 과운동성 요도방광접합부 진단검사를 실시한다. 먼저 무균의 윤활제를 바른 Q-tip 삽입기(applicator)를 요도에 삽입한다. 대상자에게 용변 시와 같이 힘을 주라고 요청한다. 힘을 주었을 때 수평면으로부터 30° 이상의 각도 변화는 양성으로 요도방광접합부의 요도 과운동성을 의미한다(그림 29-2).

치료

요실금 치료는 요실금의 원인에 따라 선택하며, 특히 대상자의 성격, 치료에 대한 기대, 환경상태 등의 개별적인 요소도 고려해야 한다. 요실금 유발요인 확인을 위한 진단적 평가 후에 치료방법을 결정한다. 요실금 치료는 크게 행동요법, 약물요법, 수술이 있다.

행동요법

행동요법에는 대상자의 교육, 생활습관 개선, 방광훈련, 골반저근운동 등이 있다. 골반저근운동은 바이오피드백(biofeedback)과 전기자극치료를 병용하기도 한다. 정상배뇨와 대상자의 배뇨장애에 대해 설명하고, 교육을 통해 행동치료에 대한 동기를 부여하는 것이 중요하다.

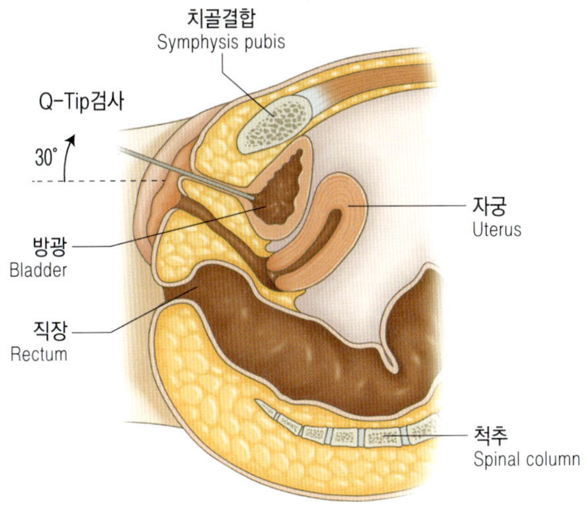

그림 29-2 ■ 진단적 Q-Tip검사

여성에게 스트레스성 요실금을 초래하는 요도방광접합부의 경사도를 결정한다. 30° 이상으로 각도가 증가되는 것은 요도방광접합부의 배뇨근과활동을 의미한다.

카페인과 알코올, 탄산음료, 매운 음식 등 방광을 자극하는 음식의 섭취를 줄이고 금연하도록 한다. 또한 적절한 수분섭취도 중요하지만, 야간 수분섭취는 야뇨증을 유발할 수 있으므로 금한다. 비만은 골반근육을 약화시키고 전립샘비대증을 악화시키는 것으로 알려져 있으며, 적당한 운동은 요실금의 발생을 감소시킬 수 있다.

방광훈련

방광훈련 프로그램이 성공하려면, 많은 인내심이 필요하다. 대상자는 프로그램을 받아들이고 적극적으로 참여할 의지가 있어야 한다. 첫 단계는 대상자와 함께 모든 절차와 결과에 대해 논의하는 것이다. 방광훈련 프로그램은 (1) 적당한 수분섭취, (2) 화장실의 접근성, (3) 근육강화 운동, (4) 신중하게 계획된 배뇨시간 등으로 구성한다. 방광훈련 프로그램 실행을 위해 잘 정립된 교육지침서가 필요하다(박스 29-1).

박스 29-1 방광훈련 프로그램 예시

- 낮 동안 충분한 수분섭취를 격려한다(금기가 아니라면, 하루 2,000~2,500 mL 이상, 밤 8시 이후 수분섭취를 제한한다).
- 이뇨제 복용은 낮 시간에 한다.
- 대상자의 배뇨양상에 기초하여 예상 배뇨시간표를 작성한다.
- 배뇨시간이 조절될 때까지 1~2시간마다 배뇨하도록 한다.
- 방광을 완전히 비우도록 격려한다.

골반저근운동

골반저근운동(Kegel exercise)은 치골미골근(pubococcygeal muscle)을 강화시키며, 스트레스성 요실금이 완화되도록 돕고, 방광조절을 회복시키는 데 도움이 된다. 이는 요실금 발생을 예방할 수 있으며, 복압긴장성이나 긴박성 요실금 치료에 효과적이다. 바이오피드백을 이용하면 대상자가 회음부근육의 수축과 이완 정도를 직접 확인할 수 있다.

바이오피드백은 전자모니터를 사용한 피드백을 이용하여 불수의적 생체반응을 의식적으로 통제하도록 교육하는 것으로, 외요도조임근과 골반저근육을 통제하는데 도움이 된다. 내부 탐침이 골반저근육의 활동을 측정하기 위해 삽입된다. 대상자가 골반저근육을 수축하면, 시각적 아날로그 척도나 비디오그래프로 근수축의 활동, 강도, 기간 등을 보여준다(박스 29-2).

약물요법

요실금의 원인에 따라 다음과 같은 적절한 약물을 투여한다. 과활동성 요실금은 oxybutynin (Ditropan IR), tolterodine (Detrol IR)과 같은 항콜린성 제제로 치료한다. 항콜린성 제제는 불수의적 방광수축이 일어나기 전, 견딜 수 있는 방광내 용량을 증가시켜 총 방광용량을 증가시킨다. Ditropan은 항경련 작용이 있으며 방광의 평활근 억제효과와 국소마취작용이 있다. Detrol은 다른 항콜린성 제제보다 부작용이 적은 항무스카린 효과가 있다.

Imipramine (Tofranil)과 amiriptyline (Elavil) 같은 삼환계 항우울제는 스트레스성 요실금뿐만 아니라, 긴박성 요실금에 자주 처방된다. 이 약물은 중추신경계에서 세로토닌과 노르에프네프린의 신경절 농도를 증가시켜 작용한다. 이는 방광벽의 이완과 방광용량 증가를 유도한다.

요실금 환자의 요로감염과 만성기침은 배뇨근을 계속 자극하므로 치료해야만 한다. 만성기침에는 항히스타민제와 아트로핀(atropine)이 효과가 있으나, 기침이 멈추면 즉시 투약을 중지해야 한다. 폐경기 여성의 경우, 요도염과 위축성 질염을 치료하기 위해 에스트로겐을 국소적 또는 전신적으로 투여할 수 있다.

박스 29-2 골반저근운동

- 소변의 흐름을 멈춘다.
- 복부, 다리, 둔부의 근육을 사용하지 말아야 한다.
- 의자에 앉아 발은 마루바닥에 닿게 하고, 무릎을 벌린 후 마치 배뇨를 중지시키는 것처럼 회음부근육을 수축한다.
- 주간에 4회로 나누어서 1회에 열 번씩 수축과 이완을 반복한다(횟수를 증가시킨다). 이때 배뇨하기를 원하면 실제로 배뇨하도록 하고 배뇨 중 멈추는 것을 시도한다.

수술

방광경부현수

방광경부현수(bladder neck suspension)는 정상적인 요도방광접합부를 회복하거나, 요도의 길이를 늘리고 지지하기 위한 수술이다. 방광경부를 다시 끌어올리는 것은 요도방광접합부의 기능을 회복시킨다. 요도 주위조직에 쿠퍼인대(Cooper's ligament)를 고정시킨다. 수술 후 14일까지 치골상 도뇨관을 유지시킴으로써 배뇨체계를 통해 계속 배뇨가 되도록 함으로써 회복을 돕는다.

중부 요도 슬링수술

중부 요도 슬링수술(midurethral sling procedure)은 내인성 조임근 결함이 있는 스트레스성 요실금에 사용한다. 요도를 들어올리기 위해 요도 아래에 물질을 삽입하여 요도압박을 높인다. 들어 올리는 물질은 합성물질이나 대상자의 복부근막과 같은 자기조직을 사용할 수 있다. 슬링법의 한 종류인 질 경유 테이프(transvaginal tape, TVT)를 여성 대상자에게 적응할 때, 프롤렌(Prolene)으로 만든 합성물질을 방광경부 요도 아래에 느슨하게 위치시킨다. 이는 스트레스성 요실금이 자극될 때, 요도와 방광경부를 지지하게 된다. 즉, 합성물질로 만들어진 슬링을 이용하여 중부 요도를 걸어 올려주는 수술이다(그림 29-3).

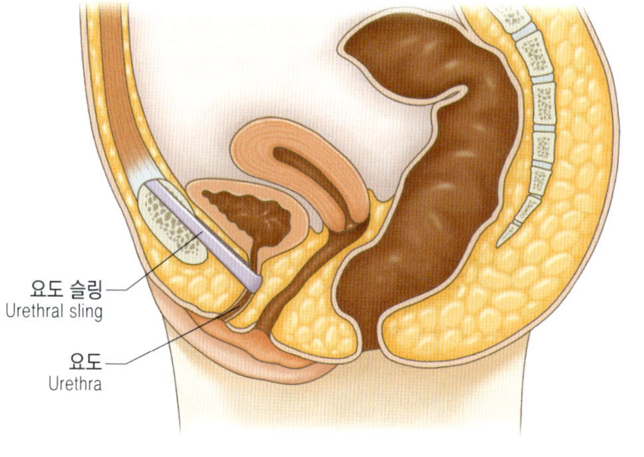

그림 29-3 ■ 중부 요도 슬링수술

인공요도조임근

인공요도조임근(artificial urethral sphincters, AUS) 이식은 일부 대상자의 요실금 해결에 도움이 된다. 이 방법은 보통 모든 치료가 실패할 경우에 시행된다. 인공요도조임근은 저장기(reservoir), 커프(cuff), 펌프(pump)와 연결선으로 구성된다.

요도를 감싸고 있는 커프 안에 들어 있는 물의 수압을 이용하여 소변이 새지 않도록 요도를 조이는 역할을 한다. 배뇨 시에는 조절펌프를 눌러 커프 내 물이 압력조절 저장기로 이동되게 하여 요도를 통해 소변이 배출된다. 수술 후 발생할 수 있는 가장 큰 합병증은 감염이며, 그 외 요도 미란(erosion)과 기구 고장 등이 있다(그림 29-4).

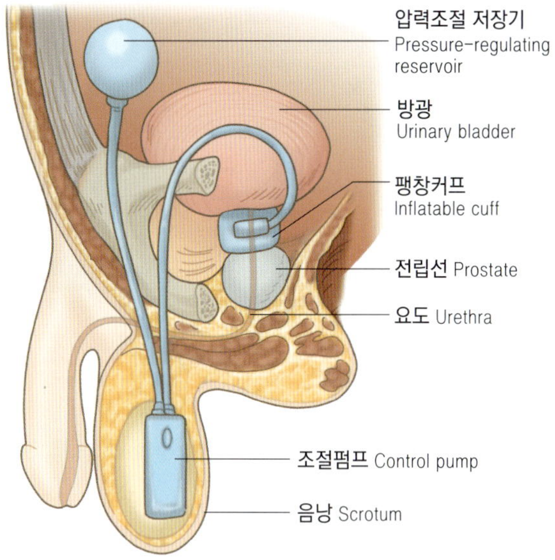

그림 29-4 ■ 인공요도조임근 이식

수술로 이식된 커프로 배설억제 능력을 가지게 한다. 배뇨를 하기 위해 대상자는 고환내의 조절펌프를 누름으로써 방광경 주위 커프의 물을 압력조절 저장기로 이동시켜 배뇨가 가능하도록 한다. 배뇨 후 커프는 자동적으로 다시 팽창된다.

기타 치료방법

전기자극법

배뇨반사의 전기적 억제(electrical inhibition) 장치는 요실금 환자에게 효과가 있다. 전기자극 장치는 억제되지 않는 배뇨근의 수축을 억제 또는 요도에 의한 유출량과 요도벽의 긴장을 증가시키며, 요도관의 반경을 감소시켜 방광요도각(vesicourethral angle)을 넓혀준다. 전도자(electrodes)를 골반근 내로 삽입하거나 질 내 또는 항문 내에 삽입하여 사용한다(그림 29-5).

폐쇄기구의 사용

폐쇄기구의 사용은 스트레스성 요실금과 질 유출이 있는 여성에게 사용된다. 예로, 페서리(pessary)는 방광경에서 요로생식기계의 각을 지지함으로써 요실금을 줄인다. 질 내에 삽입된 페서리는 방광 경부(neck) 부분에 압력을 가한다. 도뇨기구의 공기 풍선은 배뇨 시에는 주기적으로 풀어줄 수 있다. 페서리를 사용하면 불안감, 백대하(leukorrhea), 궤양형성, 누공(fistula), 악성 종양 등의 합병증이 발생할 수 있다. 또한 음경겸자(penile clamp)는 남성의 요도를 압박하는 데 사용할 수 있으나, 음경궤양이 발생할 수 있으므로 수시로 위치를 변경시켜 주어야 한다(그림 29-6).

외부 배뇨방법

외부 배뇨방법(external drainage system)은 흔히 남자에게

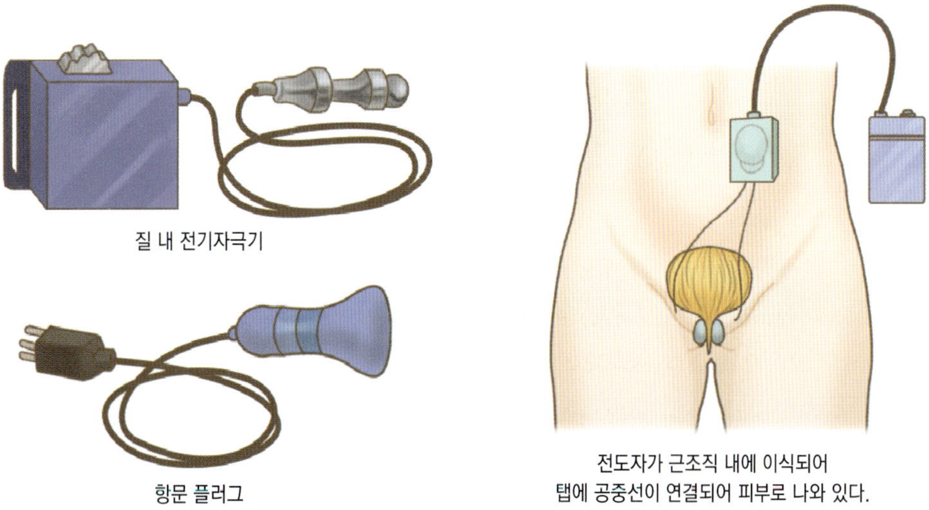

그림 29-5 ■ 배뇨반사를 전기적 자극으로 억제시키기 위해 사용하는 기구

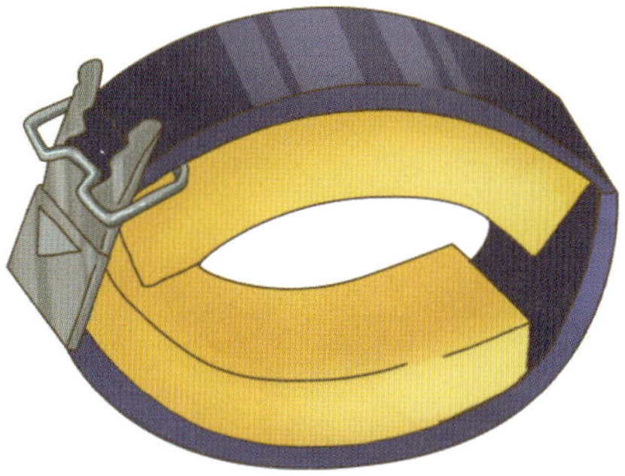

그림 29-6 ▪ 음경겸자

사용되며, 여자의 경우 방수팬티를 이용할 수 있다. 외부 콘돔 배뇨(external condom drainage)는 음경에 엷은 고무나 플라스틱 덮개를 씌워 다리에 부착시킨 소변주머니와 연결한다. 소변이 새거나, 콘돔이 꼬이는 것, 음경의 혈액순환 문제가 발생할 수 있다(그림 29-7).

간호

요실금 대상자의 1차적 중재는 방광과 관련된 건강력을 이해하는 것이다. 많은 대상자는 실금을 부끄러워하고, 당혹감을 느끼므로, 삶의 질에 영향을 미친다. 필요에 따라 정신건강상담은 요실금으로 인한 두려움, 의존성 증가, 자아상의 문제를 다루는데 도움이 된다. 또한 가족이나 주위로부터 소외되기 쉬우며 자존감도 저하된다. 자존감을 높이기 위해 요실금 치료에 적극적으로 동참하도록 격려와 지지가 필요하다.

요실금 관리는 대상자의 협조가 필수적이다. 가능하면 활동적인 생활양식을 유지한다. 실금조절을 위한 방광훈련, 골반저근운동 등을 인내심을 가지고 하도록 격려한다. 다양한 방법으로도 해결되지 않은 요실금인 경우, 간호는 냄새를 제거하고 피부손상을 예방하는 청결 유지를 목적으로 한다.

요실금은 피부감염, 발진, 손상의 위험을 증가시키므로 피부보호, 침상정리, 의복관리 등이 필요하다. 피부가 젖으면 세심하게 씻고 건조시켜, 암모니아로 인한 피부 손상을 예방해야 한다. 실금되기 전에 배뇨를 시키는 것이 최선의 피부보호 방법이다.

요실금을 줄이기 위해 수분섭취를 제한하는 경우가 있는데, 이는 효과적인 방법이 아니다. 배뇨반사를 자극시키기 위해서는 적당한 양의 소변생성이 있어야 하므로, 이를 위해 충분한 수분섭취가 필요하다. 따라서 금기가 아니라면, 하루에 2,000~2,500mL의 수분을 섭취하도록 격려한다. 수분섭취는 낮 동안에 일정한 간격을 두고 주의 깊게 실행하고, 취침 시에는 충분한 수면을 위해 섭취를 제한해야 한다. 배뇨근이 불안정한 대상자의 카페인 섭취는 배뇨근의 민감성을 증가시키므로 커피, 홍차, 탄산음료 등의 카페인 섭취를 제한한다. 또한 과체중인 경우, 필요시 체중을 감량한다. 변비는 절박성 요실금의 원인이 되므로 규칙적인 장 습관을 유지하는 것이 중요하다.

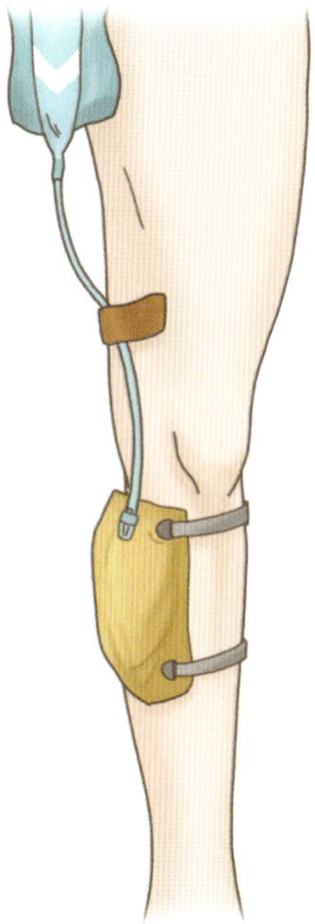

그림 29-7 ▪ 콘돔도뇨와 장딴지에 부착시킨 소변주머니

요역류

요역류(urinary reflux)는 요로에서 소변이 거꾸로 흐르는 것을 말한다. 이는 흔히 방광요관 경계(vesicoureteral junction)에서 시작되며, 소변이 요관으로 역류 또는 신우 내로 역류하는 것이다.

원인과 위험요인

요역류는 전위성 요관(이소성 요관, ectopic ureter)과 같은 선천성 기형을 가진 어린이나 젊은 성인에서 나타난다. 만성 방광감염으로 인한 방광기능장애, 방광경부의 폐쇄로 인해 소변이 요관을 통해 신우내로 역류하는 것이다. 방광내압력이 증가하다가 마침내 요관괄약근의 저항력이 저하되면 역류현상이 나타난다.

신경근의 기능불량(neuromuscular malfunctions)도 요의

역류를 일으킬 수 있는데, 방광경의 폐쇄로 방광내 압력이 증가하면 요관괄약근의 저항력이 저하되어 역류현상이 나타난다.

병태생리

방광출구 폐쇄 시에는 잔뇨가 고여 유발되는 요로감염(urinary tract infection, UTI)이 발생할 수 있다. 방광에 소변이 계속 고여 있으면, 배뇨근의 긴장도가 변화되어 방광용적이 늘어나므로 배뇨반사가 시작되는 방광역치가 상승하게 된다.

방광요관 역류(vesicoureteral reflux)의 결과로 생기는 주요문제는 신장손상과 신우신염이다. 신우의 용적은 단지 5mL에 불과하므로 요관의 폐쇄나 요의 역류, 신장실질의 변화로 인해 소변이 축적되면, 신우 내의 압력을 증가시킴으로서 신피질의 위축과 신우확장증(caliectasis)을 일으킨다. 대개 증상이 뚜렷하지 않은 상태로 신조직이 파괴되므로 말기 신질환이 초래된다.

임상증상

일반적으로 요역류 증상은 감염이 있는 경우에 나타난다. 급성감염이 동반된 경우에는 배뇨시 작열감, 발열, 오한, 옆구리 통증 등의 증상이 나타난다. 방광요관 경계 또는 그 상부에서 폐색이 일어나면, 신부전의 증상이 나타날 수 있다.

진단검사

배뇨하는 동안, 하부요로계를 확인하는 배뇨방광요도조영술(voiding cystourethrography, VCUG)로 진단이 가능하다. 폐색의 증상을 평가하기 위한 방광경검사, 방광요관경계를 사정하기 위한 요관경검사, 수신증을 사정하기 위한 초음파검사를 실시한다. 그리고 정맥신우조영술(intravenous pyelograpyh, IVP)과 더불어 신기능검사로 혈액 내 질소와 크레아티닌에 대한 혈액검사를 실시한다.

치료와 간호

요역류의 치료방법은 환자의 나이와 신손상의 정도에 따라 선택할 수 있다. 아동에서 사춘기까지는 방광의 긴장성이 증가하고, 요관의 내벽 부분이 길어지므로 이 시기에는 보존요법이 처방된다. 회음부의 청결, 요로감염의 조기 발견의 중요성을 교육하고 방광을 자주 비우게 한다. 감염예방을 위하여 ampicillin, trimethoprim, sulfamethoxazol (Bactrim) 같은 항균제를 투여한다. 혈중약물농도를 적절하게 유지하고, 투약으로 인한 신손상 정도를 사정한다.

보통 외과적 수술은 요역류로 신장이 손상된 성인, 요관과 신우 경계의 폐쇄, 치료되지 않는 감염이나 성인이 되어서도 요의가 없는 경우에 적용한다. 요역류의 가장 흔한 원인인 요관기형 환자에게는 방광요관성형술(vesicoureteroplasty)이나 요관이식술(implantation)을 적용한다. 수술 후 봉합선의 긴장을 줄이기 위하여 요도 카테터나 치골상 카테터를 이용해 방광을 비우도록 한다. 또한 수술하는 동안에도 요관 카테터를 삽입하게 되는데, 카테터의 끝은 방광을 거쳐 요도 또는 절개된 복벽을 통해 체외로 연결된다.

요관 카테터의 삽입 목적은 다음과 같다.

- 요관의 지지역할로 치유를 촉진시키기 위함
- 수술 후 부종으로 인한 폐쇄를 방지하기 위함
- 요를 배설시키기 위함

신우의 용적은 단지 8mL이므로 요관 카테터가 막혀 신우의 압력이 상승하면 조직손상이 초래되기 때문에 요관 카테터의 개방을 확보하는 것이 매우 중요하다.

수술 후 간호로 출혈을 확인하기 위해 대상자의 소변 색깔을 자주 사정한다. 소변 색깔은 선홍색에서 며칠 지나면 맑은 노란색으로 바뀐다. 퇴원교육은 역류의 원인, 치료와 수술, 신장 손상 정도에 따라 실시한다.

신경성 방광

신경성 방광기능장애(neurogenic bladder dysfunction)는 중추나 말초신경계의 병변으로 인해 방광기능장애가 발생한 것이다(그림 29-8).

다음은 신경성 방광기능장애의 다섯 가지 종류이다.

- 억제불능성(uninhibited)
- 감각마비성(배뇨근 반사항진, detrusor hyperreflexia)
- 운동마비성(배뇨근 무반사, detrusor areflexia)
- 자율신경성(autonomous)
- 반사성(reflex)

신경성 방광기능장애는 중추신경병변의 정도에 따라 분류할 수 있다. 발생빈도는 신경성 손상이나 장애의 발생빈도를 반영한다. 신경성 방광기능장애는 모든 척수손상에 따른 장애와 동반되어 나타날 수 있다. 특히 다발경화증 대상자는 증상의 정도가 매우 다양하다.

원인과 증상

신경성 방광기능장애의 위험요인에는 종양, 신경성 장애, 신경계 외상 등이 있다. 이러한 문제를 유발하는 원인 중 예방할 수 있는 유일한 원인은 사고이다.

- **억제불능성 신경성 방광장애:** 유아적 또는 억제가 불가능한 방뇨로 인해 나타난다. 1차적인 원인은 뇌졸중과 다발경화증 등으로 인한 척수의 피질조절로(cortico regulatory tract)의 병변이다.
- **감각마비성(배뇨근 반사항진) 방광장애:** 신경계질환, 척수매독, 당뇨병성 신경증, 악성빈혈 등에서 외측척수로(lateral spinal tract)가 차단된 결과이다. 방광의 감각기능이 없어지기 때문에 대상자는 소변이 차는 것을 느끼지 못한다. 이러한 감각결여는 무긴장성 방광, 일류성 요실금을 동반하는 방광정체(bladder retention) 또는 상부비뇨기계 병변을 유발한다.
- **운동마비성(배뇨근 무반사) 방광장애:** 아주 희귀한 형태로 척추 S2~S4의 운동신경 병변으로 인해 발생한다. 이러한 신경장애를 일으키는 질환에는 소아마비, 종양, 외상, 이분척추, 감염 등이 있다. 기능장애의 원인이 박테리아나 바이러스성 감염이라면 증상은 일시적일 수 있다. 대상자가 비록 완전한 방광감각을 가지고 있어 통증을 느낀다 하더라도 배뇨를 시작할 수는 없다.
- **자율신경성 방광장애:** 대상자는 소변이 방광에 차는 것을 지각할 수 없거나, 배뇨를 시작할 수도 없고 복부를 눌러주는 것과 같은 보조수단 없이는 계속해서 배뇨를 할 수 없다. 따라서 요정체와 요실금이 대표적인 문제가 된다. 자율신경성 방광장애에는 방광과 S3, S3 또는 S4의 이상, 염증과정, 척추마취, 악성종양 등으로 인해 중추신경계와 방광 사이의 모든 신경연결이 파괴되어 발생한다.
- **반사성 신경성 방광장애:** 천골분절 이상의 척수절단으로 인해 발생한다. 감각이 없고, 반사적으로 수축하나 방광을 완전히 비우지는 못한다. 반사성 신경성 방광의 주요 임상 증상은 요실금을 동반한 요정체 또는 요실금이 없는 요정체이다. 대상자는 방광팽만감이나 요의를 느낄 수도 있고, 느끼지 못할 수도 있다. 진단은 신경학적 장애의 위치에 따라 내려진다.

병태생리

상위 운동신경원 병변은 척수의 천골분절 상부에서 발생하는 것으로 방광경련이나 반사항진을 초래한다. 하위 운동신경원 병변은 천추 이하 부위에서 발생하는 것으로 방광의 무반사(areflexic)나 무긴장(atonic)을 유발한다.

척수의 하위 운동신경원의 병변은 원심성과 구심성 신경흥분을 부적절하게 해석하여 종종 직접적으로 반사궁을 방해한다. 방광이 차면, 그 감각정보가 구심성 섬유를 통해 대뇌피질로 전달되는데, 척수손상은 전달되는 신경흥분을 적절히 받아들이지 못하게 방해하여 배뇨반사손실을 유발한다. 그 결과 요정체를 동반하는 이완성 방광(flaccid bladder)이 나타난다.

상위 운동신경원 병변 시 신경흥분은 척수하부에서 피질로 전달되지 않는다. 따라서 방광이 팽창될 때의 감각이 전달되지 못한다. 그러나 척수하부는 손상이 없기 때문에 반사활동이 일어날 수 있으므로 결과적으로 대상자에게 반사성 요실금이 발생한다.

뇌졸중이나 두부외상처럼 피질영역에 손상이 발생하면, 대

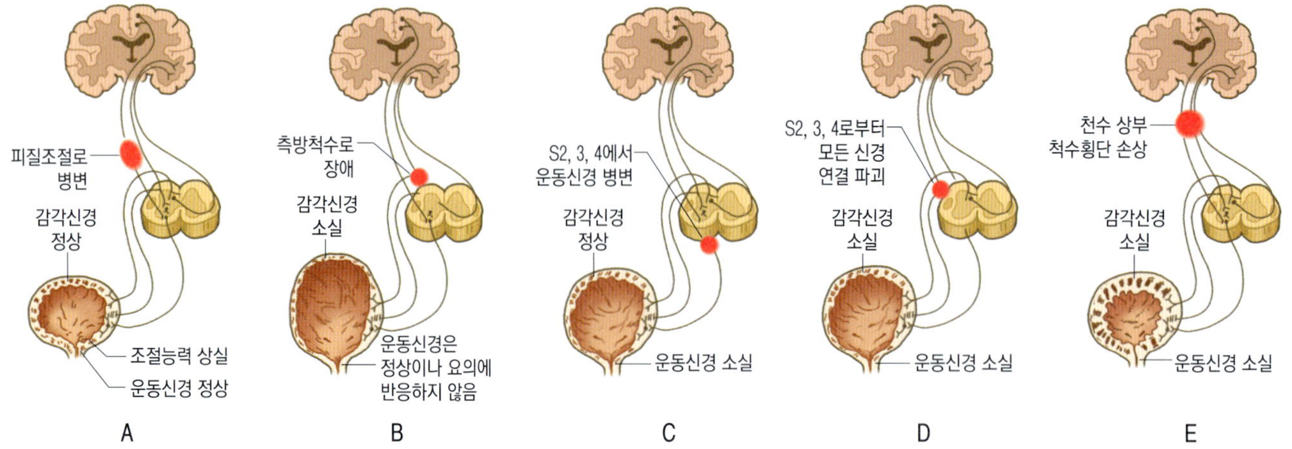

그림 29-8 ■ 신경인성 방광의 종류 A: 억제불능성, B: 감각마비성, C: 운동마비성, D: 자율신경성, E: 반사성

상자는 전달된 신경흥분을 받아들일 수 없다. 대상자를 적절히 평가하고 치료하지 않는다면 심각한 요로감염, 요실금과 관련된 피부손상, 심한 경우 만성적인 방광의 과잉팽창으로 인해 신부전으로 발전되기 쉽다.

치료

방광훈련

신경성 방광 대상자는 방광을 통제하기가 힘들기 때문에 반사자극을 돕고 배뇨를 유지시킬 수 있는 배뇨자극방법에 대해 교육해야 한다. 복부를 눌러서 배뇨근의 수축력을 증가시킨다. 이 방법은 허리를 앞으로 구부리고, 손이나 팔로 복부를 누르고, 앞쪽으로 몸을 구부린 후 횡격막 아래를 눌러 심호흡시킨다. 외부에서 압력을 가할 수 있는 거들이나 코르셋(corset)을 착용하여 압박하거나, 복압을 높이는 발살바수기(Valsalva maneuver)가 있다. 크레데수기(Crede maneuver)는 손바닥을 방광 위에 대고, 천천히 눌러 치골 아래로 힘을 주게 한다. 이 방법을 사용할 때는 괄약근 실조(sphincter dyssynergia)가 있거나 괄약근이 즉시 이완되지 않는 경우에는 괄약근을 손상시킬 수 있고, 방광에서 나가는 요흐름의 폐쇄로 인해 요역류가 생길 수 있으므로 주의해야 한다. 크레데수기법은 간헐적 인공도뇨와 함께 시행되기도 한다.

배뇨를 시작하고 지속하기 위해 여러 가지 방법을 이용할 수 있다. 대퇴 안쪽이나 치골부위와 같은 배뇨 유발부위를 쓰다듬어 주거나 살짝 꼬집거나 얼음을 대줄 수 있다. 항문괄약근(anal sphincter)을 잡아 늘리는 것(stretching)도 외요도괄약근(external urethral sphincter)의 반사를 이완시켜 주는데, 그 이유는 항문괄약근과 외요도괄약근 모두 외음부 신경(pudendal nerve)에 의해 지배되고 있기 때문이다. 이를 위해 대상자를 화장실 변기에 앉혀서 앞으로 구부리게 한 후, 손가락 2개를 항문 내로 삽입하여 2개의 손가락을 벌리거나 후방으로 당긴다. 남자의 경우, 음경의 귀두를 건드리지 않도록 주의해야 하는데, 구해면체근반사(bulbocarvernous reflex)를 자극하여 괄약근의 수축을 유발할 수 있기 때문이다.

간헐적 도뇨

요로감염 발생률이 높은 유치도뇨 대신 간헐적 도뇨를 시행한다. 이 방법은 요도 카테터를 일정한 간격을 두고 방광에 삽입하여 소변을 배출하는 것이다. 도뇨시간 간격은 요실금의 정도와 각 개인에 따라 다양하며, 보통 성인의 경우 최초 간격은 4시간으로 한다.

약물요법

억제불능성 또는 반사성 방광의 수축을 경감하기 위해 항경련제와 항콜린성제제, α-교감신경 차단제가 투여될 수 있다. 항콜린성제제는 tolterodine (Deltol), oxybutynin (Ditropan), solitenacin (Vesicare), propantheline (Pro-Banlhine) 등을 투여한다. 페녹사벤즈아민(phenoxybenzamine)과 그 밖에 α-아드레날린 차단제를 투여할 수 있다. 염화베타네콜(bethanechol chloride)은 흔히 무긴장성 방광에 투여된다.

수술

약물치료로 효과가 없으면 외과적 수술이 필요하다. 외괄약근절개술(external sphincterotomy)이나 방광경부절개술로 방광기능을 회복할 수 있다. 비억제 방광(uninhibited bladder)은 방광반사를 일으키는 신경분포를 차단하는 방법으로 치료할 수 있다. 또한 지주막하강(subarachnoid space) 알코올 주사나 천골 신경근절단술(sacral rhizotomy)은 정상 괄약근 기능을 방해하지 않고 반사성 방광수축 억제시 방광용적을 증가시킬 수 있다. 경우에 따라 외과적 차단술을 할 대상자를 평가하기 위해 일시적인 천골신경차단(sacral nerve block)을 할 수도 있다. 흉추나 경추 수준의 경막외강(epidural space)에 전극을 이식하고, 피부에 자극제(stimulater)를 부착시키기도 한다. 대상자가 적절히 조절하는 법을 배우게 되면, 기구를 통해 반사성 방광수축을 억제할 수 있다. 위의 방법으로도 치유되지 않으면, 요로전환술(urinary diversion)을 시행한다.

합병증 예방

자율반사장애(autonomic dysreflexia)는 척수손상 대상자에게 나타날 수 있는 치명적인 합병증이다. 이는 방광훈련 프로그램을 실시하는 동안, 비뇨기계나 장관이 폐색되면 발생할 수 있다. 자율반사장애는 어떤 장기의 팽만 또는 피부의 통각자극으로도 유발할 수 있지만, 가장 흔한 문제는 방광팽만과 분변이 가득찬 직장이다. 이 상태는 정상자극에 대한 과도한 자율신경계 반응으로 일어나며, 1차적으로 상위 운동신경원 병변 대상자에게 나타난다.

가장 흔한 증상은 혈압상승, 심한 서맥, 지끈거리는 두통(throbbing headache), 홍조(flushing), 병소 아랫부분의 발한, 시력장애, 비충혈, 오심, 운동근의 경련(motor spasm) 등이다. 즉시 치료하지 않으면 고혈압, 경련, 실신 등이 발생한다. 자극 유발요인과 분변매복을 제거하여 소변의 흐름을 유지하고, 활력징후를 자주 측정하고 반좌위를 취해 준다.

간호

간헐적 자가도뇨법의 성공에 가장 중요한 요소는 시간을 맞추는 것이다. 도뇨는 취침까지 일정한 시간 간격을 두고 시행되어야 하는데, 도뇨시간 간격은 요실금 정도에 따라 결정된다. 성인의 경우, 평균간격은 3~4시간이지만, 도뇨를 처음 시작할 때는 보통 2~3시간 간격으로 한다. 카테터를 이용하여 매회 350~400mL 정도를 제거한다.

청결도뇨 방법은 다음과 같다.

- 장갑을 끼지 않고, 손을 철저히 잘 씻는다.
- 멸균된 것이 아닌 청결한 카테터를 사용한다. 카테터를 잘 씻어서 재사용할 수 있다.
- 외상성 요도염으로 이환되기 쉬우므로, 반드시 수용성 윤활제를 사용한다.
- 카테터는 비누와 물로 잘 씻고 흐르는 물에 헹구어 건조시킨 후, 깨끗한 플라스틱 주머니 또는 용기에 보관한다.

수술 후 가장 중요한 간호는 소변배설량의 유지이다. 수술부위가 치유될 때까지 치골상 또는 요로카테터를 유지한다. 자가간호에 중점을 두고, 대상자에게 반사성 방광수축을 억제하기 위한 전기자극 조절법에 대해 교육한다.

신경인성 방광 대상자의 퇴원교육은 간헐적 자가도뇨에 대한 이해 정도와 능력을 사정하여 교육용 책자, 비디오, 그림 등을 이용해 교육의 효과를 높일 수 있다. 자가도뇨나 방광훈련 프로그램을 위해 방문간호사의 도움을 받을 수도 있다.

매년 신장초음파를 하고, 신장기능검사 등을 통해 대상자의 요로계 기능을 규칙적인 간격으로 확인한다. 요로감염 증상이 나타나면, 건강관리자에게 알리도록 교육한다.

외상장애

신장 외상

원인

신장은 흉곽, 등근육, 신장을 싸고 있는 단단한 피막 등에 의해 보호되기 때문에 심각한 손상은 드문편이다. 외상성 신장손상의 빈도가 지속적으로 증가하는 것은 교통량의 증가, 차량의 속도 증가와 격렬한 범죄 또는 상해의 증가와 관련이 있다. 사건의 대부분은 30세 이하의 젊은 남성에게 발생한다. 또한 신장열상은 총기나 칼에 의한 관통상뿐만 아니라, 척추와 늑골의 골절과도 관계가 있다. 신장손상의 가장 흔한 원인은 둔상(blunt trauma)이다.

병태생리

신장에 영향을 줄 수 있는 외상성 신손상은 다섯 가지로 분류할 수 있다.

- 타박상으로 인한 신장내 출혈
- 작은 열상(피막하출혈을 동반하는 파열)
- 심각한 열상(신우내 출혈)
- 파열된 신장(조각난 파열)
- 신장 혈액공급에 지장을 주는 혈관손상

타박상을 입으면, 혈종이 생기고 신실질 안에 상처가 남게 된다. 신장의 파열은 피막벽 사이에 출혈을 일으키고, 출혈은 신우까지 영향을 미칠 수 있다. 또한 상해를 입은 신장이나 파열된 신장은 신조직에 출혈을 유발할 수 있다. 피질부는 신동맥과 신장에 필요한 순환과 신경조직을 유지해 준다. 피질부 손상은 신장의 생명력을 위협하며, 신장내 출혈을 유발할 수 있다.

임상 증상

신장손상의 유형이 신장외상을 확인하는 첫 번째 중요 열쇠이다. 일반적으로 환자가 심한 다발성손상을 입어도 신외상의 증상이 즉각적으로 나타나지는 않는다. 육안 또는 현미경적 혈뇨는 가장 중요한 증상으로, 신손상의 약 80%에서 나타난다. 그러나 심각한 신손상은 출혈 없이 나타날 수 있으므로 소변이 깨끗해도 신외상을 배제해서는 안된다. 그 외에도 쇼크, 통증, 손상 부위나 11번째 또는 12번째 늑골부위에 덩어리가 촉진되며, 마비성 장폐색이 발생할 수 있다. 후복막출혈을 알 수 있는 옆구리와 등 하부에 2차적으로 Grey Turner's sign이 나타난다.

신장외상 대상자는 신조직의 기능상실과 더불어 여러 가지 문제에 민감해진다. 폐쇄성 손상 시 신장과 신장주변 농양으로 인해 패혈증의 위험이 높아지고, 2차적인 출혈도 빈발한다. 기타 신장의 섬유화와 허혈로 인한 내출혈에 따른 누공형성, 요낭종(urinoma), 가성낭포(거짓낭, pseudcyst) 등의 합병증이 발생한다.

진단검사

임상소견에서 신장 주변에 외상을 받은 병력과 육안 또는 현미경적 혈뇨가 나타날 수 있으며, 진단검사로는 소변분석검사, 방광촬영검사, 정맥신우촬영술(IVP), 초음파, 컴퓨터단층촬영(CT), 자기공명영상(MRI) 및 신장동맥촬영술이 시행될 수 있다. 이후의 관리를 위한 정보제공 차원에서 외상을 받은 신장과 받지 않은 신장 양쪽 모두가 평가되어야 한다.

요로조영술과 CT를 실시하며, 조영제를 사용할 수 없는 환자의 혈청 크레아티딘 수치가 상승한 경우에는 초음파촬영술을 실시한다.

치료와 간호

신장외상의 심각성은 손상의 범위에 따라 다르며, 치료는 침상안정, 수액공급, 외과적 개복술 또는 신장절제술에 이르기까지 다양하다.

간호중재도 외상의 유형과 범위에 따라 달라지는데, 신장 손상과 관련된 특수 중재에는 증가된 수액공급의 보장, 안위 제공, 섭취량과 배설량 모니터, 혈뇨 여부 관찰, 미오글로빈뇨(myoglobinuria) 사정, 심혈관상태 사정, 신독성 항체 모니터 등이 포함된다.

내과적 치료와 간호

신장외상의 치료는 보존요법을 적용할 것인가, 또는 수술요법을 적용할 것인가에 대한 논란이 계속되고 있다. 신장좌상이나 경미한 피막하혈종, 혈액유출이 없는 열상의 경우, 일반적으로 보존요법으로 치료한다. 무균상태의 소변은 대부분 저절로 분해되거나 포위되기 때문에 소변의 누출 그 자체로 인한 수술을 할 필요는 없다. 그러나 때때로 심한 조직반응이 생기거나 누공(fistula) 형성의 원인이 되기도 한다.

보존요법으로 후복막강(retroperitoneal space)에 압전(tamponade)이 되도록 하면서 관찰한다. 현미경적 혈뇨가 나타나지 않고, 요로조영검사에서도 정상이며 다른 손상이 없다면, 입원하지 않고 외래에서 검진을 받는다. 만약 육안으로 혈뇨가 나타나면, 소변이 맑아질 때까지 침상에서 안정한다. 헤마토크릿과 활력징후를 계속 관찰하여 출혈경과를 파악한다. 현재의 요와 이전 요의 색과 혼탁도를 비교하기 위하여 검사물을 배뇨시마다 채뇨한다. 체액의 보충이 필요하지 않더라도, 예방적으로 정맥내 수액을 시작하고 수혈을 위한 교차시험(cross-match)을 한다. 또한 혈종이 있거나 요로조영검사에서 소변의 누출이 나타나면, 패혈증을 예방하기 위하여 항생제를 투여하고, 혈구검사에서 혈액을 보충할 필요가 있으면 수혈을 한다. 소변이 맑아지면 환자는 활동을 늘릴 수 있지만, 퇴원한 후에도 계속 혈압을 측정하고 추후에 요로조영검사를 받아보도록 환자에게 교육하는 것이 중요하다. 즉, 속발성으로 생길 수 있는 고혈압과 신장의 구조적 장애를 예방하기 위해 필요한 것이다. 신혈관 손상의 경우, 손상받은지 18시간 이내에서는 신장기능이 50% 이하로 떨어지고, 24시간 이후에는 신장의 회복이 거의 불가능하다.

신장출혈은 출혈 부위에 있는 동맥내 자기혈괴(autologous clot)를 주사해 줌으로써 조절될 수 있다. 환자의 혈액을 뽑은 다음 혈괴(clot)가 되도록 한다. 그 혈괴를 동맥혈관조영으로 보면서 주사한다. 정상 내피세포는 강력한 혈괴분해효과가 있기 때문에 혈괴는 정상의 이웃 혈관계에서 몇 시간이 지난 후에 없어진다. 그러므로 단지 손상받은 부위에만 영향을 미치게 된다.

외과적 치료와 간호

주요 동맥폐쇄를 동반한 신실질손상, 신동맥 혹은 신정맥의 파열이나 적출손상과 광범위한 신주위 혈종을 동반한 실질 열상 또는 요누출과 같은 주요 손상에는 수술요법이 필요하다. 심한 출혈과 함께 요누출이 계속될 때는 개복술을 시행할 수도 있다.

개복술

개복술을 시행하여 신손상을 교정한다. 수술적 접근방법에는 후유증을 피하기 위한 신장적출술과 신장을 제거하기 전에 신장기능을 최대로 복구시키고자 하는 목적으로 죽은 조직을 변연절제(debride)하기, 지혈시키기, 집합계의 방수 봉하기, 신실질 변연을 접근시키기, 신와(renal fossa)에서 배농하기 등의 방법을 적용한다.

신장복구 수술

신장복구를 위한 수술 방법 중 두 가지가 성공적인 결과를 보이고 있다. 체외수술 혹은 벤치수술(bench surgery)은 몸에서 신장을 떼어 내어 수술하는 동안 더 잘 보이게 하고, 가능한 더 잘 다루도록 하는 것이다. 그런 다음, 그 신장을 자가이식(autotransplantation)하여 체내로 다시 착상시키는 것이다. 신장이 몸 밖에 있는 동안, 저체온 방법으로 유지되거나 혹은 관류액이 기계적으로 신장의 맥박을 유지시킨다. Slush 방법은 얼린 식염수가 녹기 시작하는 정도의 온도에 신장을 담가 놓아 신장조직 대사를 감소시키고, 신장조직의 산소요구량을 감소시킬 수 있으므로 수술시간을 더 연장시킬 수 있다. 이러한 방법이 불가능하다면 신장적출술이 필요하게 된다.

방광외상

방광외상(bladder trauma)은 방광파열을 일으키는 방광의 둔상이나 관통상을 말한다.

원인

소변으로 팽창된 방광에 외부 충격이 가해졌을 때, 방광이 파열될 수 있다. 이런 손상의 예로, 자동차 사고가 났을 때 안전벨트에 의한 충격으로 인한 손상이 있다. 또한 총알, 칼, 골절된 골반의 뼈, 카테터, 방광경과 같은 삽입된 의료기구로 인해 방광이 천공될 수도 있다.

병태생리

방광이 파열되면, 어떠한 원인이든 복막강내로 흘러 간 소변이 복막강내에 축적되어 복막염과 골반봉와직염(연조직염, pelvic cellulitis) 등의 합병증이 발생한다.

복부에 손상이나 충격을 받은 후의 하복부 통증과 혈뇨의 발생은 방광의 손상을 의심할 수 있다.

임상 증상

파열된 방광의 증상이나 징후는 열상의 위치와 범위에 달려있다. 흔히 혈뇨, 배뇨곤란, 소량의 소변이나 무뇨 등의 증상이 나타나며, 하복부 통증과 어깨에 연관통을 일으킬 수 있고 배뇨곤란과 복막염 증상이 나타날 수도 있다. 보통 발열은 복막염과 골반 봉와직염이 지속되어 심해지면 나타난다. 대상자가 복부에 타격이나 손상을 받았다면, 상기증상의 원인으로 방광손상을 의심할 수 있다.

치료와 간호

치료는 치골상 카테터나 요도카테터로 소변을 배뇨시키고 방광벽을 수술로 교정한다. 수술 후 봉합선의 긴장을 줄이기 위하여 요관을 삽입한다.

대상자가 골반 하부와 복부에 둔상(blunt trauma)을 받았으면, 즉시 방광손상을 의심하고 사정해보아야 한다. 대상자의 소변배설량과 혈뇨유무를 정확하게 관찰한다. 또한 수분섭취량 비해 소변배설량이 감소할 때에는 즉시 의사에게 보고한다. 방광외상이 의심되면, 도뇨관 삽입 시 세심한 주의가 필요하다.

요도손상

원인

방광과 마찬가지로 요도는 골반골절 시 손상을 받을 수 있다. 직접적인 외력의 영향으로 치골의 일부분이 골절되면서 혹은 서혜부에 충격을 받았을 때 요도에 좌상과 열상을 입을 수 있다. 내과적인 치료나 외과적 치료 중에 기구로 인한 손상이 있을 수도 있으며, 자해로 인한 손상을 받을 수 있다. 또한 관통상으로 요도가 손상될 수도 있다.

임상 증상

요도손상의 임상 증상은 요도로 소변이 부분적으로 혹은 전혀 통과하지 못하는 것이다. 배뇨하는 동안, 소변의 일출이 일어나 음낭과 서혜부분에 부종이 점점 더 심해진다. 이로 인해 패혈증과 괴저가 생길 수 있다. 외요도에 출혈이 있으면, 혈액은 그 주위조직을 둘러싸면서 반상출혈이 나타나며, 또한 국소적 통증이 발생한다. 요도외상의 가장 흔한 합병증은 요도의 협착이며, 남성의 경우에는 발기부전(impotence)이 나타날 수 있다. 음경의 해면조직 손상이나 그 부위에 분포되는 혈관과 신경의 손상으로 인해 발기부전이 생길 수 있는 경우는 약 40% 정도인 것으로 나타났다.

진단검사

배뇨곤란과 함께 외요도구에 출혈이 생기면, 쉽게 요도손상을 추정할 수 있지만, 정확하게 판단되지 않은 상태에서 요도카테터를 삽입하면 요도손상과 2차감염을 유발할 수 있으므로 피해야 한다. 따라서 역행성 요도조영술(retrograde urography)을 먼저 시행하여 요도손상 부위와 정도를 확인하게 된다. 역행성 요도조영술은 검사 전 4시간 동안 금식하고, 소변을 본 후 카테터를 통해 조영제를 주입한 후 여러 자세로 X-선촬영을 하여 요도의 이상을 확인한다.

치료와 간호

요도손상의 치료는 처음에는 일반적으로 요도카테터나 치골상 카테터로 소변을 배뇨시키는 것이다. 이후에는 즉시 일차적인 수술로 요도를 교정하기도 하고, 수술로 교정하기 전에 요도가 스스로 치유되도록 2~3주간을 기다리기도 한다. 만약 요도가 스스로 치유되기를 기다리는 경우라면, 그동안 대상자의 감염이나 요유출을 주의깊게 관찰해야 한다.

CHAPTER 30

Management of Clients with Urinary Tract Infection

감염 · 염증성질환 대상자 관리

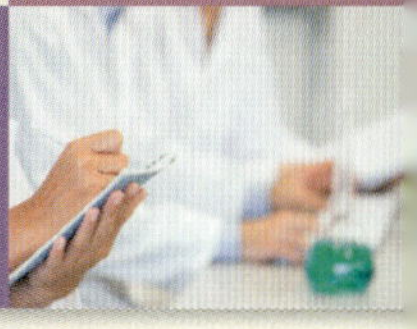

학습목표

1. 요로감염 대상자의 건강력 수집과 신체검진 수행을 통해 간호문제를 사정한다.
2. 요로감염 대상자에 대한 간호목표를 세우고 간호중재를 계획한다.
3. 요로감염 대상자에게 간호중재를 시행하고 결과를 평가한다.
4. 감염 · 염증성 주요 질환의 원인, 병태생리, 증상과 징후, 치료와 간호에 대해 설명한다.

주요 질환

요도염, 방광염, 신우신염, 사구체신염, 신증후군

요로감염(urinary tract infection, UTI)은 신장, 요관, 방광, 요도 및 전립선 등에 미생물이 침입하여 염증반응을 일으키는 것으로, 보통 상행성 세균감염에 의해 발생한다. 상부 요로감염에는 신우신염(pyelonephritis), 신농양(renal abscess), 신결핵(renal tuberculosis) 등이 있고, 하부 요로감염에는 방광염(cystitis)과 요도염(urethritis)이 있다(그림 30-1). 요로감염은 적절하게 치료되지 못하면 심각한 후유증이 발생할 수도 있다.

요도염

원인

요도염(urethritis)의 원인은 임질, 클라미디아 감염 및 세균성 감염이다. 여성에게서는 여성용 위생스프레이, 향기 있는 화장지, 생리대, 살정제의 사용이 문제가 되며, 요도와 접촉하는 모든 자극이 요도염을 일으킬 수 있다. 요도염은 흔히 성병의 하나일 수 있다.

병태생리

요도염은 요도의 염증으로 급성감염처럼 갑자기 발병할 수도 있고, 만성으로 발병할 수도 있다. 자극물질에 노출되면 요도 점막층에 변성과 염증이 발생하는데, 점막층에는 부종, 통증, 발적 등이 생기고 농이 생성될 수도 있다.

임상증상

요도의 소양감과 배뇨 시 작열감, 빈뇨, 야뇨증 등이 나타나고, 움직이면 요도에 통증이 발생한다. 요도에 발적이나 자극이 나타나며, 요도입구에 부종이 생긴다. 또한 임질성요도염(gonococcal urethritis)은 다량의 농성 요도분비물과 배뇨 시 통증이 발생하며, 증상이 경미하거나 없을 수도 있다. 비임균성요도염의 경우에는 백색의 점액성 요도분비물이 소량 보이거나 없을 수 있으며, 배뇨 시 통증과 요도에 가려움증이 발생하지만 증상이 없을 수도 있다.

여성 요도염은 방광염과 함께 발생하는 경우가 많으며, 증상도 세균성 방광염과 비슷하다. 요도염의 증상은 가려움증,

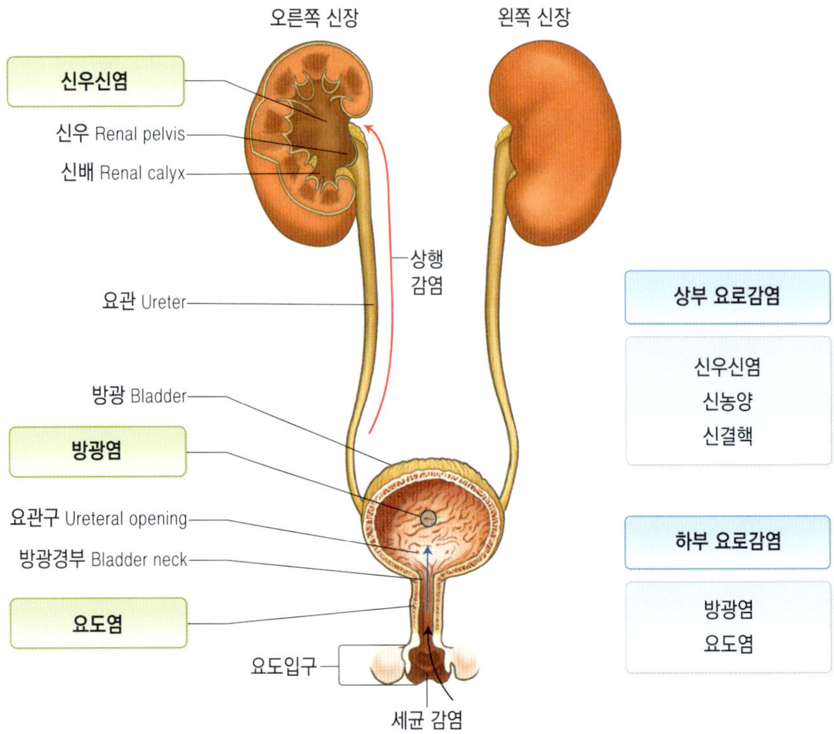

그림 30-1 ■ 요로감염의 병태

배뇨 시 화끈거림, 빈뇨, 야뇨증 등이 있다. 요도염은 폐경기 여성에게 흔한데, 이는 에스트로겐의 저하로 질벽이 얇아지고, 질 분비물 감소로 인한 질 건조와 질의 산도가 변화되면서 세균에 대한 저항력이 약해지기 때문이다.

진단검사

진단은 주로 과거력과 임상증상을 기초로 성병 감염력, 배뇨통, 요도 불편감, 음경이나 질의 분비물, 간헐적인 하복부 불편감 등에 대해 질문한다. 소변 배양검사와 항생제에 대한 감수성 검사를 하고, 필요에 따라 성매개질환(sexually transmitted disease)을 배제하기 위해 분비물을 검사한다. 요도 분비물의 도포 표본을 그람염색하거나 배양하여 진단한다.

치료와 간호

치료는 원인을 제거하는 것이 가장 중요하다. 감염의 원인균이 확인되면, 해당 항생제를 전신적으로 투여하고 국소적으로 도포한다. 좌욕은 증상완화에 도움이 된다. 모든 증상이 없어질 때까지 성교를 제한하고, 재발방지를 위해 소인이 되는 요소는 모두 피해야 한다. 트리코모나스에 의한 요도염은 metronidazol (Flagyl)을 투여한다. 폐경기 여성을 위해 국소도포용 에스트로겐을 처방할 수 있다.

요도염의 예방은 대상자가 성매개질환에 노출되지 않도록 하는 것이 가장 중요하다. 여성은 살정제로 인한 요도염 발생의 위험성과 여성용 위생스프레이, 향기 있는 화장지나 생리대의 사용을 피하도록 교육한다.

방광염

방광염(cystitis)은 방광벽의 염증으로서 주로 상행성 세균감염으로 일어난다. 방광염은 흔히 증상이 있는 요로감염을 의미한다. 무균성 혹은 간질성 방광염은 감염이 없는 방광점막의 염증으로 나타나고, 비감염성 방광염은 화학물질이나 방사선에 의해 발생할 수 있다.

원인

방광염의 가장 흔한 원인균은 대장균(*E.coli*), 포도상구균(*Staphylococcus*), 녹농균(*Pseudomonas*), 폐렴간균(*Klebsiella pneumonia*), *Proteus*, 장내세균(enterobacter) 등이다. 이러한 병원균은 위장관의 상주균으로서 항문과 요도구가 인접해 있기 때문에 비뇨기 감염을 쉽게 일으킨다. 병원성 감염의 가장 흔한 원인은 카테터이다. 특히 혈액질환, 당뇨, 암, 약물중독, 면역억제제 사용, 요로감염으로 인한 계속된 항생제 치료 등으로 몸이 쇠약해졌을 때 *candida* 감염이 발생하면, 패혈증이나 사망을 초래할 수 있다. 소변에서 *candida*가 발견되면, 단순한 오염인지 병원균이 실제로 군집을 형성하고 있는지를 규명해야 한다.

병태생리

방광염은 여성에서 발생률이 높은데, 이는 여성의 요도가 짧아서 방광까지의 거리가 가깝기 때문이다. 질과 요도의 *E.coli* 군집은 여성에서 재발성 방광염의 원인이 된다. 살정제는 질의 산도를 높여서 정상적인 질의 상주균(flora)을 변경시키고 *E.coli*의 군집을 증가시켜 방광염 발생을 증가시킨다. 요관의 기계적 압박이나 호르몬의 변화로 인한 수뇨관증(hydroureters), 수신증(hydronephrosis), 방광의 긴장도 감소 등은 요정체와 요역류를 초래하여 병원균의 성장을 촉진시킨다.

장기간의 항생제 치료는 *candida*에 의한 진균 감염을 발생시킬 수 있는데, 이는 항생제가 상주세균(normal flora)을 죽여 상대적으로 진균 성장이 활발해지기 때문이다. 심각한 면역장애로 저항력이 감소된 대상자, 스테로이드제나 면역억제제를 투여 받는 대상자, 당뇨병이나 AIDS 환자 등도 진균성 요로감염의 위험이 있다. 방광염은 전형적으로 외부 요도구에서 요도를 타고 방광내로 침입하며, 흔하지는 않지만 림프액을 통해 감염이 확산될 수도 있다.

임상증상

빈뇨, 절박뇨, 배뇨 시 작열감, 잔뇨감 등이 흔하다. 염증이 심하여 점막에서 출혈이 되면 혈뇨가 나타난다. 요의 색은 희뿌옇고, 복통, 권태감, 오한, 열, 오심, 구토, 빈뇨, 요통 등이 발생한다(**박스 30-1**).

진단검사

요로감염을 확인하기 위해 소변내 세균, 백혈구, 적혈구 등을 검사한다, 백혈구(WBC)수 증가는 감염을 의미한다. 백혈구증가증은 요로계 패혈증에서 흔하게 발생하며, 단순방광염(uncomplicated cystitis)에서는 거의 발생하지 않는다. 원인균을 확인하기 위해 소변배양검사로 미생물 종류와 집락수를 확인하다. 감염 증상이 있는 경우, 105CFU/mL (colony-formong unti, CUF, 집락) 이상의 세균이 확인되면 원인균을 판정할 수 있어 확정진단을 내릴 수 있으며, 배양검사결과가 양성이면, 민감성검사를 하여 적절한 항생제를 선택해야 한다.

다른 원인질환이 있는지 확인하기 위해 방광내시경, 역행성 신우조영술, 요로조영술, 복부초음파, 컴퓨터단층촬영 등을 할 수 있다.

박스 30-1 요로감염의 임상증상

흔한 증상
- 빈뇨, 요절박, 배뇨곤란, 야뇨증. 혈뇨
- 배뇨 시작 시 어려움 또는 배뇨지연(hesitancy)
- 요실금, 요정체
- 치골상부(두덩뼈상부)의 통증이나 충만감(fullness)
- 방광이 완전히 비워지지 않는 느낌
- 뿌옇고 악취나는 소변
- 요통(low back pain)

드문 임상증상
- 열, 오한, 구역, 구토, 권태감
- 옆구리 통증(flank pain)

노인에게 발생할 수 있는 비전형적인 임상증상
- 식욕상실, 야뇨증, 배뇨곤란 등이 흔한 증상이다.
- 이유 없이 잦은 낙상, 정신착란(mental confusion) 상태의 증가와 같은 모호한 증상이 유일한 증상일 수 있다.
- 갑작스러운 실금 발생이나 실금 악화가 초기 요로감염의 유일한 증상일 수 있다.
- 비뇨기 증상이 전혀 없는 상태의 열, 빠른맥, 빠른호흡, 저혈압 등이 요로계 폐혈증의 증상일 수 있다.

치료

대상자의 안위를 증진시키고 합병증을 줄이기 위해서 배양과 감수성 검사 결과가 나오기 전에 광범위항생제나 퀴놀론계 항생제를 투여한다. 그 후 감수성 검사 결과가 나오면, 적합한 항생제를 처방한다. 보통 3일간 투여하지만, 증상이 지속되면 7일까지도 투여한다(**표 30-1**). 진정제는 방광의 경련을 줄여 통증을 완화시킬 목적으로 투여한다. 일반적으로 무증상 세균뇨는 치료하지 않는 것이 원칙이지만, 임신초기나 점막출혈이 예상되는 비뇨기과 시술 전에는 반드시 치료해야 한다. 또한 요로감염의 원인이 되는 다른 질환이 있다면, 원인을 제거한다.

처방되는 항생제와 비뇨기계 살균제(urinary antiseptics)는 박테리아의 성장을 막는 특별한 기전으로 작용한다. 대표적인 약물은 sulfonamide (Bactrim), ciprofloxacin (Cipro),

표 30-1 요로감염의 치료 약물

약물명	작용	간호중재
항생제(antibiotics) Fosfomycin	광범위 항생제	• 과민반응 • 피부반응검사 시행 • 간기능검사나 신기능검사
Quinolones Ciprofloxacin(Cipro) Lomefloxcin(Maxaquin) Norfloxcin(Noroxin) Ofloxcin(Floxin) Sparfloxcin(Zagam)	세균증식에 필요한 핵산 합성 억제	• 임산부와 18세 미만은 사용하지 않는다. • 알루미늄이나 마그네슘이 함유된 제산제 복용을 피한다. • 음식이나 음료섭취 1시간 전이나 2시간 후에 투약한다. • 카페인 음료를 피하고, theophylline(천식약)과 병용 시 주의하여 투약한다. • 간질이나 알코올중독 대상자에게 투여 시 주의한다.
Penicillins Amoxicillin(Amoxil) Amoxicillin/clavulanate (Augmentin/Clavulin)	세균의 세포벽 합성 방해, 빠르게 성장하는 세균에 효과적	• Penicillin, cephalosporins 알레르기가 있는지 확인한다. • 음식과 함께 투여한다. • 복통, 빈번한 watery 양상의 설사나 혈변이 나타날 경우, 즉시 투여를 중단하고 의사에게 알린다.
Cephalosporins • 1세대: Cefazolin • 2세대: Cefuroxime • 3세대: Ceftazidime Cefixime Cefpodoxime • 4세대: Cefepime	세균의 세포벽 합성 억제	• Penicillin, cephalosporins 알레르기가 있는지 확인한다. • 항생제 주사 전 피부반응검사를 시행한다. • 혈액검사 수치를 모니터하고, 출혈경향이 나타나는지 확인한다. • 복통, 빈번한 watery 양상의 설사나 혈변이 나타날 경우, 즉시 투여를 중단하고 의사에게 알린다.
Sulfonamide Trimethoprim Sulfamethoxazole (Bactrim, Septra, Sulfatrim, Roubac)	세균대사에 필요한 엽산 합성 억제	• 수분을 충분히 섭취한다. • 혈액검사 결과를 모니터한다. • 저혈당이나 출혈 증상이 나타나는지 확인한다.

nitrofuantoin (Macrobid)와 같은 항생제가 있다. 아조염료(azo dye)가 포함된 phenazpyridine (Pyrdium) 같은 약으로 방광염의 대표증상인 작열감(burning sensation)이 완화된다.

방광을 자극하는 식품에는 카페인, 알코올, 토마토, 양념이 강한 식품, 초콜릿과 딸기류 등이 있다. 급성요로감염 시 방광을 자극하는 식품은 피해야 한다. 크랜베리주스와 아스코르빈산(비타민 C)은 소변을 산성화시키는데, 이러한 식품 중에 있는 tanin proantrhocyte이 방광내벽에 세균이 달라붙는 것을 막고, 비뇨기계에서 씻겨 내려가도록 하는 것으로 알려졌다.

수분섭취 제한이 없다면, 요로감염을 예방하고 치료하기 위해 수분섭취, 특히 물을 많이 섭취하도록 격려한다. 권장량은 3~4L이다. 수분섭취 증가는 비뇨기계를 씻어내고 설파제(sulfa drugs)로 치료받은 대상자의 요로결석증(urolithiasis, urinary stone)을 예방하는데 필요하다.

광범위항생제(broad spectrum antibiotics) 치료는 체내의 세균층을 파괴하고, 기회균주의 성장을 촉진하여 장 문제와 관련된 설사와 질 칸디다증을 일으키기도 한다. 또한 일부 항생제는 경구용 피임약과 에스트로겐의 약효를 감소시키는 반면, 설파제는 빛에 민감도를 증가시킨다.

감염이 완치되지 않으면 합병증이 발생할 수 있으며, 상행성 감염은 신우신염을 일으킬 수도 있다. 또한 재발성 신우신염으로 신장손상이 심해지면 만성신부전이 발생될 수 있다. 재발성 혹은 만성감염력이 있으면, 재발성 요로감염과 관련된 합병증을 예방하기 위한 진단검사가 필요하다.

간호

대상자에게 요로감염의 증상과 징후를 알려주고, 증상 발생 시 처방된 약물복용량을 정해진 횟수대로 복용할 것과 처방된 기간 동안 끝까지 복용할 것을 강조한다. 방광염은 소변에서 균이 검출되지 않을 때까지 완전하게 치료하여 재발되지 않도록 해야 한다. 또한 원인을 규명하여 재발방지를 위한 모든 가능한 예방법을 교육해야 한다. 가능한 충분한 휴식, 수면, 영양섭취를 하도록 하고, 매일 3,000mL 이상 수분을 섭취하고 소변을 산성화시키는 음료를 권장한다. 크랜베리 주스와 같은 산성식품은 소변을 산성화하는 데 도움이 되므로 권장한다.

요로감염의 가장 흔한 유발요인은 유치도뇨관이다. 도뇨관 삽입 후 48시간 안에 세균성 집락이 형성되기 시작하고, 하루에 3~10% 정도의 세균뇨 빈도가 증가한다. 유치도뇨관을 지닌 대상자의 50% 정도가 도뇨관 삽입 후 1주일 안에 감염이 생기기 시작한다. 이때에는 감염을 예방하기 위해 유치도뇨관을 되도록 빨리 제거하도록 한다.

▪ 간호진단

방광과 요도의 점막자극이나 염증과 관련된 급성통증

기대결과

대상자는 치료를 시작한 지 24시간 이내에 불편감 없이 배뇨를 할 수 있고, 3일 이내에 배뇨 시 통증이나 작열감이 없을 것이다.

간호중재

- Phenazopyridine (Pyridium)이나 atogantrisin 같은 약을 처방에 따라 투여한다.
- 수분섭취를 권장하여 소변을 희석시켜 점막자극을 줄인다.
- 따뜻한 좌욕으로 요도점막의 자극을 완화시킨다. 베이킹소다를 탄 물에 좌욕하면 진정효과가 있다.
- 치골상부의 온찜질은 방광경련과 치골 부위의 통증을 완화시킨다.

▪ 간호진단

방광점막의 자극이나 염증과 관련된 배뇨장애

기대결과

대상자는 항생제치료를 시작하고 3일 이내에 열, 통증, 작열감, 빈뇨, 긴박뇨 증상 없이 정상 배뇨양상을 나타낼 것이다.

간호중재

- 항생제 치료기간 동안 식이, 활동제한, 항생제요법과 관련된 정확한 교육을 실시한다.
- 소변의 산성화를 유지시키고, 알코올과 카페인 함유 음료로 인한 방광자극을 줄이도록 필요한 정보를 제공한다.
- 요로감염 치료와 재발 예방을 위해 하루 3~4L의 수분섭취를 하도록 권장한다.
- 상부 요로감염으로 나타나는 임상증상과 증상발현 시 해야 할 일에 대해 교육한다.
- 요로감염 예방을 위한 건강증진활동을 하도록 권장한다.

▪ 간호진단

정보부족과 관련된 지식부족(질병관리)

기대결과

대상자는 감염예방 방법에 대해 설명할 수 있을 것이다.

간호중재

- 위험요인을 분석하여 방광염 예방과 염증발생 시 치료를 위한 방법을 찾는다.
- 다량의 수분을 섭취함으로써 세균을 제거할 수 있으므로 하루에 적어도 3L 이상의 수분섭취를 권장하고, 커피나 알코올, 홍차, 초콜릿, 카페인 함유 식품의 섭취는 방광을 자극하므로 되도록 피하도록 한다.
- 처음 배뇨 후 2~3시간 간격으로 배뇨하고, 방광팽만을 방지하기 위해 밤에도 1~2회정도 배뇨하도록 한다. 성교 시 체위는 질벽 앞쪽의 압박을 줄이는 체위를 권하고, 성교 후 곧 바로 배뇨하고 가능한 한 빨리 물을 두 컵정도 마시도록 한다. 여성은 회음부 청결에 주의하고, 위생패드보다는 탐폰을 사용하며, 음순을 닦을 때는 앞에서 뒤로 닦도록 교육한다.
- 방광염의 증상과 징후에 대해 교육하여 증상과 징후를 발견하면, 바로 건강관리를 위한 도움을 요청하도록 한다. 투약 시간과 부작용에 대해 교육하고, 증상이 없어진 후에도 충분한 기간 동안의 약물 투여 중요성에 대해 강조한다. 심각한 감염이나 재발의 위험이 높기 때문에 초기중재가 필요하고, 요배양검사 등의 추후 관리가 중요함을 강조한다.

신우신염

신우신염(깔대기콩팥염, pyelonephritis)은 신우와 신배를 포함하는 상부 요로감염이다. 급성과 만성의 두 가지 형태가 있으며, 숙주의 저항력이 감소되어 발생하는 원발성 질환이지만 다른 곳의 감염과정이 파급되어 나타나기도 한다.

원인

신우신염은 보통 박테리아감염이 요도와 방광을 통해 신우까지 도달하게 되어 발생하는 염증성 질환이다. 주된 원인은 요로폐쇄, 결석, 요로의 해부학적 구조 이상 등으로 인한 소변의 역류와 정체이다. 급성신우신염은 요도의 세균오염이나 도뇨 혹은 방광경 검사가 원인이 된다. 세균은 상행 이동하여 요관을 거쳐 신장으로 퍼진다. 혈액순환과 림프순환이 이러한 세균의 통로가 되기도 한다. 원인균으로 가장 많은 것은 대장균(*E.coli*)으로 대부분 방광염 등의 하부 요로감염원으로부터의 상행성 감염에 의한 경우와 요의 흐름이 방해를 받는 경우가 중요한 요인이 된다. 만성신우신염은 요역류를 동반하는 만성적인 폐색이 있을 때 발생한다. 만성신우신염이 신부전까지 초래되는 경우는 드물지만, 급성감염이 재발하여 서서히 만성으로 진행되면서 염증 재발과 반흔조직 생성으로 인해 신피질 조직이 영구적으로 파괴되어 신장기능이 서서히 위축되면 신부전을 초래하게 된다.

병태생리

신우신염은 박테리아가 신우를 침범하여 염증반응을 나타냄으로써 백혈구수가 증가한다. 염증은 침범된 조직에 부종과 종창을 일으키며, 신유두에서 시작하여 신수질까지 퍼지기도 한다. 감염은 방광염이나 전립선염 후에 상행성으로 발생하거나, 연쇄상구균으로 인해 혈행을 통해 감염되기도 한다.

보통 급성신우신염은 이환기간이 짧지만 자주 재발하는데, 완치되지 않은 이전의 감염이 재발하거나 새로운 감염으로 발생된다. 감염은 균혈증이나 비뇨기계 패혈증으로 진행될 수 있다. 급성신우신염은 신장에 일시적으로 영향을 미치지만, 만성신우신염으로 진행되지 않도록 하는 적절한 관리가 필요하다.

만성신우신염은 염증 재발과 반흔조직 생성으로 신장조직이 영구적으로 파괴되어 신장이 서서히 위축되면서 말기신장질환을 초래한다. 만성신우신염에서는 신장의 기형과 피질에 있는 오래된 반흔이 복합되어 나타난다. 신장은 축소되고, 반흔조직으로 인하여 기능하는 네프론의 수가 감소한다. 요독증(uremia)은 드물지만 신부전에서 나타난다.

임상증상

급성신우신염

급성신우신염의 주된 증상은 고열, 오한, 오심, 손상받은 부위의 옆구리통증, 두통, 근육통, 전신적인 쇠약감 등이다. 또한 백혈구가 증가하고 조직에 종창과 부종이 생긴다. 신장이 커지며 농양이 형성되는 것이 특징적이다. 신세뇨관과 그 주변에 다핵 림프구가 쌓이게 된다. 통증은 흔히 요관쪽으로 방사되지만, 상복부를 향하여 방사되는 경우도 있으며, 감염이 결석이나 신유두에 복합적으로 있는 경우, 산통(colicky pain)이 발생된다. 늑골척추각 부위를 타진하거나 깊게 촉진하면 심한 압통을 호소하며 흔히 배뇨장애, 빈뇨, 긴박뇨, 기타 방광염 증상이 수일간 지속된다. 소변에서 백혈구나 백혈구원주(leukocyte cylinder)가 눈에 띄게 증가되어 있기 때문에 소변이 혼탁하거나 혈뇨를 보이고 냄새가 난다(표 30-2).

만성신우신염

특징적인 증상없이 고혈압 진료 시 우연히 발견되는데, 고혈압이 가장 흔한 징후이기도 하다. 임상검사 말기에는 혈청 BUN과 크레아티닌의 상승, 질소혈증, 농뇨, 빈혈, 산증(acidosis), 단백뇨 등의 증상이 나타나며, 요농축능력 저하를 보이기도 한다(표 30-2).

진단검사

신체검진과 함께 요배양검사와 항생제 적합성 검사를 시행한다. 배양검사에서 *Proteus*균이 발견되면 결석이 원인일 수 있어 확인이 필요하며, KUB와 같은 X-선검사와 정맥신우조영술(IVP) 등이 도움이 된다. 처음 신우신염이 발견되면, 방광요도조영술로 숨겨진 결함 특히, 요역류의 원인을 찾는다. MRI나 CT 촬영은 신장의 크기나 또 다른 문제의 유무를 평가하기 위해 이용된다.

치료

신우신염의 최적의 치료는 소변배양검사를 통해 세균을 확인

표 30-2 신우신염의 증상

구분	증상
급성신우신염	• 요도염 • 방광염 • 요부 둔통 • 39℃ 전후의 고열 • 소변에서 세균과 백혈구가 다량 검출됨
만성신우신염	• 노곤함 • 가벼운 요통 • 소변에서 세균과 백혈구가 소량 검출됨

하고, 항생제에 대한 민감성 검사를 통해 항생제를 선택하여 투여하는 것이다. 항생제는 흔히 10~14일간 투여한다. 항생제 투여는 신장의 손상을 예방할 수 있을 정도로 충분히 지속한다. 통증조절을 위해 아편유사제(opioid)나 항염증성 약물을 투여한다. 만성신우신염의 경우에는 신손상이 고혈압을 유발할 수 있고, 고혈압이 신손상을 더욱 악화시킬 수 있으므로 대상자의 혈압을 조절하는 것이 중요하다. 염분 제한식이와 약물치료가 필요하다. 또한 신결석과 같은 폐쇄요인으로 인한 재발성 감염인지를 확인해야 하며, 구조적인 문제가 발견되면 수술을 실시할 수도 있다.

간호

철저한 병력조사와 신체검진을 통해 위험요인, 고혈압, 늑골척추각 압통, 요로계 감염 재발 유무, 신우신염의 증상과 징후를 확인하여 간호진단을 내린다. 간호사는 재발 방지를 위해 대상자에게 옆구리 통증, 열, 오한 등의 감염증상(혼탁한 소변, 배뇨 시 화끈감, 요절박, 빈뇨, 고열)이 나타나는지 자주 확인하도록 교육해야 하며, 추후관리의 중요성에 대해 강조해야 한다. 소변배양은 감염이 완전히 사라질 때까지 주기적으로 지속해야 한다. 신장기능이 악화되면 투석이나 신장이식이 필요하다는 것을 설명하고, 급성감염에서 회복되면, 추후관리로 항생제 치료과정과 요배양검사의 반복 실시에 대해서도 교육한다. 증상이 없어도 박테리아가 존재할 수 있으므로 배양검사가 중요하다. 1일 3~4L의 수분을 공급하면 소변을 희석시켜 자극과 작열감을 감소시킬 수 있고, 지속적인 소변배설을 통해 요로계에 박테리아가 증식하는 것을 예방할 수 있다.

■ 간호진단

열, 오심, 구토, 설사와 관련된 체액부족의 위험

기대결과

수분의 섭취량과 배설량이 적절히 유지되고, 적절한 수분공급을 통해 탈수증상이나 징후가 없을 것이다.

간호중재

- 섭취량과 배설량을 사정한다.
- 오심이 심하고 구토가 있으면 정맥으로 수액을 공급한다. 오심방지를 위한 약물과 고열을 위한 해열제를 투여한다.
- 고열을 조절하기 위해 얼음찜질 등 냉요법을 적용한다.

■ 간호진단

신장감염과 관련된 급성통증

기대결과

대상자는 통증이 없거나 조절되었다고 표현할 것이다.

간호중재

통증조절 약물을 투여한다. 항생제 투여로 감염이 조절되면, 늑골척추각의 압통이 줄어든다. 허리의 통증은 뜨거운 물주머니를 1일 3회, 30분간 적용하여 완화시킨다. 감염에 대한 적절한 치료로 배뇨곤란, 농뇨, 빈뇨 등의 증상을 회복시키면, 요로증상은 급속히 해결된다.

■ 간호진단

정보부족과 관련된 지식부족(재발 예방)

기대결과

대상자는 재감염을 예방하는 방법을 이해하고 설명할 수 있으며, 감염이 재발되지 않을 것이다.

간호중재

영구적인 신손상 방지를 위해 예방이 중요하다는 점을 이해시킨다(박스 30-2). 대상자가 요로감염의 증상과 징후를 알고 있는지 확인한다. 요로감염의 증상과 징후가 있을 때, 적절한 치료를 받도록 교육하고 재발의 증상을 말해보도록 한다.

박스 30-2 신우신염의 예방법

- 항문을 닦을 때 질 부위에서 항문 쪽으로 닦는다.
- 성교 후에 배뇨를 한다.
- 성교 전에 성기 부위를 청결하게 한다.
- 물을 많이 마시고 요의를 느낄 때는 지체없이 배뇨한다.
  - 급성 신우신염은 조기에 완치가 가능하다.

사구체신염

사구체신염(토리콩팥염, glomerulonephritis)은 사구체 구조의 증식성 염증 변화로 면역반응에 의해 발생한다. 사구체신염은 급성과 만성으로 나눌 수 있으며, 질병 경과와 발병 원인에 따라 여러 가지로 구분한다(표 30-3).

급성사구체신염

급성사구체신염(acute glomerulonephritis)은 감염 후 사구체신염과 감염성 사구체신염으로 나눌 수 있는데, 연쇄상구균 감염 후 발생하는 감염 후 급성 사구체신염(acute poststrep-

표 30-3 사구체신염의 유형: 증상, 진단, 예후

유형	증상	진단	예후
연쇄구균사구체신염 (poststreptococcal glomerulonephritis)	• 목이나 피부에 β-용혈성 연쇄상구균 감염 후 1~3주 • 신증후군	• 기존의 감염 • ASO역가 상승 • 미세 소변 분석검사, 다량의 원추체가 있는 소변	• 다양 • 완치에서 말기신질환
막증식성 사구체신염 (membranoproliferative glomerulonephritis)	• 신증후군 (종종 연쇄구균 감염으로 이환됨)	• 단백뇨 • 혈뇨(미세한 또는 다량의)	• 점차적으로 만성신부전으로 진행
급성 진행성 사구체신염 (rapid progressive glomerulonephritis)	• 신증후군 • 갑작스런 발병 • 항원이나 감염 뒤에 발생하기도 함 • 40~60세 최고조	• 혈뇨 • 부종 • 고혈압 • 단백뇨 • 핍뇨 • 산증	• 수주 또는 수개월 내에 신부전으로 진행
특발성 막성 사구체신염 (idiopathic membranous glomerulonephritis)	• 잠행성 • 40~70세에 가장 많음 • 불분명한 항원	• 무증상성 단백뇨나 신증후군	• 25%는 자연치유 • 25%는 신부전 • 25%는 지속적인 단백뇨 • 25%는 신기능 파괴
IgA 신증(IgA nephropathy)	• 성인 초기에 가장 자주 발현 • 신증후군	• 혈뇨 • 미세 요분석에서 직혈구, 원추체 확인	• 보통 10~20년에 걸쳐 서서히 진행 • 일부는 신부전으로 진행하기도 함
유지질 신증(lipoid nephrosis)	• 신증후군	• 생검에서 발견	• 예후는 양호 • 재발하거나 자발적으로 회복
국소성 사구체경화증 (focal glomerular sclerosis)	• 30~50세 사이에 가장 많음 • 신증후군	• 생검에서 발견 • 거의 증상 없음	• 악화되는 비율이 매우 다양하지만 예후는 좋지 않음

tococcal glomerulonephritis)이 가장 흔한 형태이다. 급성 사구체신염의 발생빈도는 정확하지는 않지만, 남자가 여자보다 2배 정도 더 높다.

원인

β-용혈성 연쇄상구균(β-hemolytic streptococcus)의 감염이 전형적인 원인이다. 대부분 호흡기나 피부감염이 있은 후 1~3주 후에 발병한다. 감염 후 사구체신염은 주로 2~6세의 소아에게서 발생하며, 95% 정도가 완전히 회복된다. 성인에서도 가끔 발생하며, 약 30%는 만성신부전으로 진행된다. 감염성 사구체신염은 세균, 바이러스(B형간염, C형간염 등), 기생충 감염과 관련이 있으며 감염이 진행되는 동안 발병된다는 점에서 감염 후 사구체신염과 구분된다. 감염성 사구체신염은 면역성 질환이기 때문에 특별히 전염의 가능성은 없다(그림 30-2).

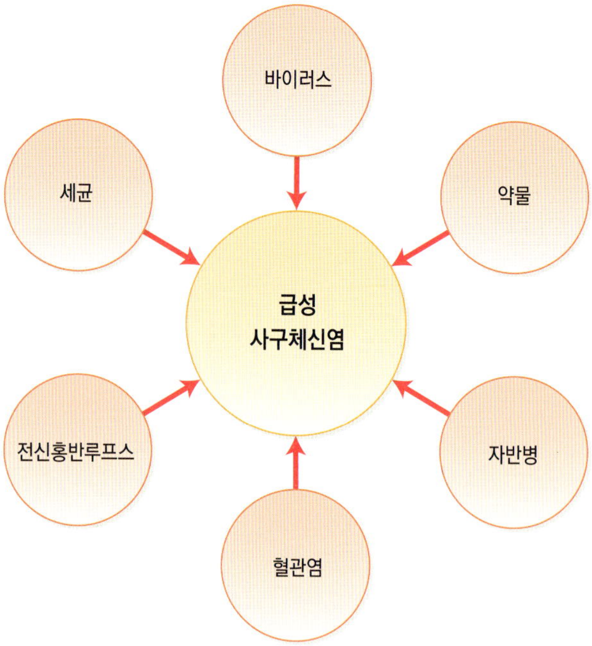

그림 30-2 ■ 급성사구체신염의 원인

병태생리

신체의 다른 곳에서 발생된 감염에 의해 형성된 항원항체 면역복합체들이 순환 도중 사구체에 염증성 손상과 함께 기능을 방해하여 사구체막의 투과력을 감소시키게 된다. 항원은 외인성(연쇄상구균의 감염 후) 혹은 내인성(전신홍반루프스 등)으로 면역복합체와 더불어 항체가 사구체기저막에 자리를 잡아서 사구체신염을 발생시킨다. 사구체신염의 주요 병리는 증식과 염증으로 급성사구체신염이 요독증이나 만성사구체신염으로 빠르게 진행되면 치명적이다. 그러나 대부분의 급성사구체신염은 14일 이내에 회복되기 시작한다. 혈뇨와 단백뇨는 상당히 오랜 기간 지속되지만, 대부분의 임상증상은 몇 주 안에 정상으로 회복된다. 2년 이내에 사구체신염이 완전 회복되지 않으면 회복가능성이 없다. 6~8주 정도 지속되는 사구체신염은 아급성사구체신염이다. 급성사구체신염의 증상이나 징후가 대부분 사라져도 사구체신염이 악화될 가능성이 있다. '잠재적 사구체신염'이란, 급성 발병 후 1년 이상 소변 속에 알부민과 원주체가 의미 있게 검출되지만, 증상은 나타나지 않는 경우로 지속적으로 서서히 신 실질조직이 변하고 있음을 의미한다.

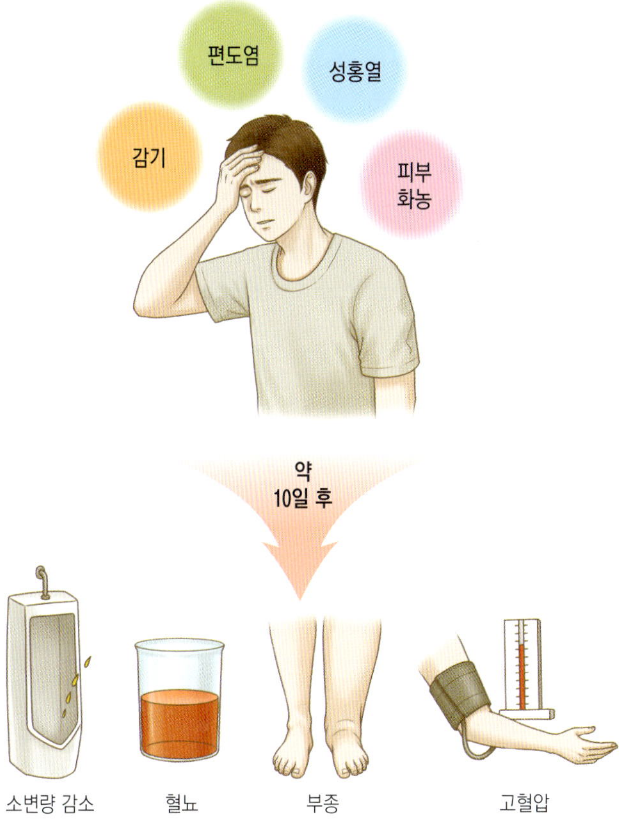

그림 30-3 ■ 급성사구체신염의 증상

임상증상

급성사구체신염은 점진적 · 급진적으로 발병한다. 전형적인 증상인 혈뇨와 단백뇨가 갑자기 나타나고 열, 오한, 쇠약감, 창백, 식욕부진, 오심과 구토 등이 발생한다. 후기에는 전신부종, 특히 얼굴과 눈 주위 부종이 있으며 복수, 흉막삼출, 울혈성 심부전이 있다. 두통과 고혈압(중정도~중증)도 나타나며, 망막부종으로 시각의 선명함이 떨어진다. 신부종과 신피막의 팽창으로 복부와 옆구리 통증을 호소한다. 핍뇨나 무뇨가 수일간 지속되며, 이 기간이 길어질수록 신 손상이 비가역적으로 악화된다. 질병이 경미하면 약간의 쇠약감, 식욕부진, 기면 상태를 보이기도 한다. 합병증으로는 폐수종, 심부전증, 두개내압상승, 신부전 등이 있다(그림 30-3).

진단검사

상부 호흡기감염이나 피부감염, 사구체신염을 앓은 과거력에 관한 병력을 수집하고, B형간염이나 C형간염 병력과 루프스(lupus)와 같은 전신질환의 여부도 조사한다. 최근에 침습적 검사를 받았는지를 확인한다. 신체검진에서 복수, 흉막삼출액과 폐부종을 동반한 울혈성 심부전의 증상과 징후가 나타날 수 있다. 소변검사로 양, 색깔 및 비정상적인 물질의 유무를 자세히 조사하여 진단한다. 감염원과 항연쇄상구균 용해소의 적정량(anti streptolysin O titer)의 상승이 사구체신염 진단에 기본이지만, 정기 요검사로 확진에 필요한 정보를 수집할 수 있다. 육안적 혈뇨나 단백뇨는 진단에 중요한 단서이다. 소변은 양이 적을 수도 있지만, 진하고 거무칙칙한 콜라 빛이거나 적색 혹은 갈색의 혈뇨일 수도 있다. 단백뇨는 지속적으로 많은 거품을 만들어낸다. 산도가 낮으며 비중은 신장의 농축력 저하로 약간 높은 정상범위에 있게 된다. 혈액 내 요소, 질소, 크레아티닌수치가 높으며, 크레아티닌청소율은 낮다. C 반응단백(C reactive protein)과 항연쇄상구균 용해소의 적정량은 상승하고 혈청보체(serum complement) 수치는 낮아진다. 혈색소와 헤마토크릿검사에서 빈혈을 보인다.

치료

치료는 신장손상이 더 이상 진행되지 않도록 예방하고 염증을 완화하거나 억제하여 신기능을 향상시키는 것이다. 혈장분리반출법(plasmapheresis)은 급성 진행성 사구체신염을 포함한 사구체신염에서 면역억제요법과 함께 사용되며, 특정 항체나 염증반응의 매개체를 제거한다. 지속적인 혈구분리기(continuous flow blood cell separator)를 이용하여 많은 양의 혈장을 주기적으로 제거하고, 신선냉동혈장으로 대체한다. 항생제(연쇄상구균에는 penicillin)로 연쇄상구균 감염을 예방하고 치료한다. 수분과잉과 고혈압에는 이뇨제와 항고혈압제를 투여하고 식이에서 염분과 수분을 제한한다.

간호

■ 간호진단

식욕부진과 관련된 영양불균형: 신체요구량보다 적음

기대결과

대상자는 적절한 영양섭취를 유지하고, 체중감소가 없으며, 음성질소균형 없이 정상 전해질을 유지할 것이다.

간호중재

대체로 고탄수화물과 저단백식이가 처방된다. 이것은 단백질 분자와 단백질 대사산물을 보다 적게 유지하여 신장을 안정시키기 위한 것이며, 단백질의 이화작용을 피하기 위해 고탄수화물 섭취를 통한 적절한 칼로리가 필요하기 때문이다. 단백질을 제한하는 정도는 소변을 통해 배설되는 단백질 양과 대상자의 요구량에 따라 정해지며, 염분은 부종의 정도에 따라 제한된다. 식욕부진이나 오심과 구토는 충분한 칼로리 섭취를 방해할 수 있으므로 간호사는 구강간호, 식기 선택, 냄새 조절, 선호음식 제공 등의 다양한 방법으로 충분한 양의 음식섭취가 가능할 수 있도록 노력해야 한다.

■ 간호진단

소변량 감소와 관련된 체액과다

기대결과

부종이나 체액과다의 징후 없이 섭취량과 배설량의 균형이 유지될 것이다.

간호중재

체액의 균형은 중요하므로 체중, 수분 섭취량과 배설량을 매일 측정하여 부종의 정도와 경과를 파악하고, 신기능을 평가한다. 다리와 복부의 부종도 매일 측정한다. 수분 섭취량은 배설량을 기초로 결정한다. 수분섭취를 제한하는 경우, 단단한 사탕을 빨게 하거나, 레몬조각 혹은 얼음조각 등으로 갈증을 해소시켜 주고, 식사를 포함한 일일 허용 수분섭취량을 나누어 섭취하도록 돕는다.

■ 간호진단

증가된 대사요구와 관련된 피로

기대결과

피로를 호소하지 않고, 휴식과 활동의 적절한 균형을 유지할 것이다.

간호중재

신체적 · 정서적으로 절대안정을 시킨다. 활동은 혈뇨, 단백뇨와 직접적인 상관관계가 있으며 운동은 이화작용을 증가시키므로 연속적인 요검사의 결과에 따라 활동량을 조절한다. 활동을 극히 제한하는 침상안정을 수주에서 수개월간 하는 경우, 가족이나 직업, 재정, 사회 관련 문제를 처리하기 위한 도움이 필요하다. 간호사는 대상자의 관심사와 두려움에 대하여 이야기하도록 용기를 주며, 오랜 질병기간 동안에 예상되는 여러 정서적인 문제를 해결하도록 도와주며, 기분을 전환할 수 있는 활동으로 신체적 부동에 대해 적응할 수 있도록 돕는다.

■ 간호진단

부종과 관련된 피부손상의 위험

기대결과

대상자는 조직통합성을 유지할 것이다. 즉, 피부가 완전하게 유지될 것이다.

간호중재

부종은 세포의 영양공급을 방해하므로 부종환자는 피부손상에 더욱 민감하다. 피부손상을 예방하기 위해 청결, 마사지, 체위변경, 깨끗하고 편한 침상준비 등을 한다.

■ 간호진단

면역반응의 변화와 관련된 감염의 위험

기대결과

대상자는 정상체온 유지와 부분 또는 전신감염의 징후가 나타나지 않는 건강한 면역상태를 유지할 것이다.

간호중재

사구체신염 대상자는 특히 연쇄상구균감염에 대한 자연적 방어력이 낮은 편이다. 또한 면역억제제와 부신피질호르몬제제(corticosteroids)의 투여로 대상자의 저항력이 더욱 낮아진다. 격리는 필요하지 않지만, 감염이 있는 사람들과의 접촉에

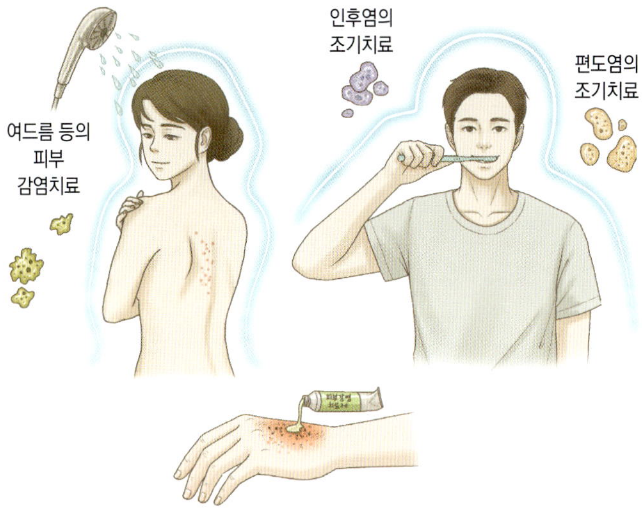

그림 30-4 ■ 급성사구체신염의 예방법

각별히 주의해야 하며, 대상자의 방어기전을 증진시킬 수 있는 지지요법이 필요하다. 특히 호흡기와 피부의 감염예방법에 대해 교육한다(그림 30-4).

만성사구체신염

원인

만성사구체신염(chronic glomerulonephritis)의 원인은 다양하다. 모든 형태의 사구체신염이 만성으로 진행될 수 있으며, 처음부터 만성사구체신염으로 시작하기도 한다.

병태생리

사구체와 세뇨관의 파괴로 인해 신장은 오그라들고 수축하게 된다. 신장조직은 섬유조직과 반흔조직으로 대치되고, 신혈관의 경화가 발생하며 신장의 파괴 속도는 다양하다.

임상증상

발병은 잠행성으로 신부전이 나타나기 전에 뚜렷한 징후 없이 수년간 간헐적 · 지속적인 혈뇨와 단백뇨가 나타나며, 고혈압검진 시 발견되기도 한다. 사구체신염 중 하나인 신증후군의 경우, 단백뇨와 부종이 발생하고 신장의 농축능력 저하로 인해 다뇨증과 야뇨증이 나타날 수 있다. 질환이 진전됨에 따라 신부전이 되어 소변량이 감소되고, 요독증 증상이 나타난다(그림 30-5). 고혈압으로 인해 자주 코피가 나며, 동맥경화증의 증상과 징후, 심장비대와 신장 · 폐 · 망막 또는 대뇌에서 출혈이 생길 수 있다. 심부전의 악화로 부종이 더욱 심해지고

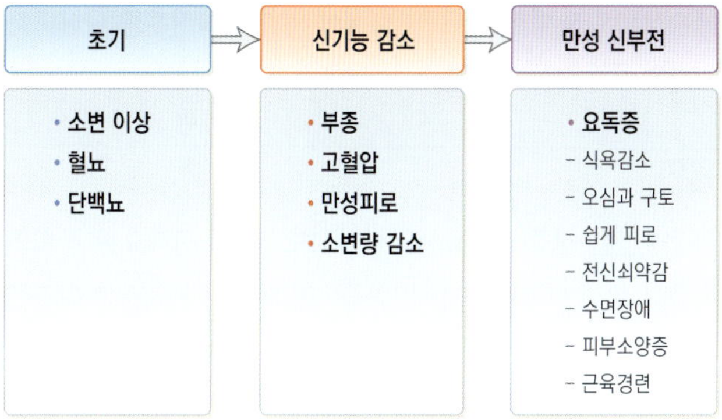

그림 30-5 ■ 만성사구체신염의 증상과 진행

혈청알부민이 감소된다.

진단검사

안저검사에서 유두부종과 혈관의 변성을 볼 수 있다. 요검사에서 비중은 일정하고 급성악화기를 제외하고는 소량의 단백뇨, 원주체, 백혈구, 신세뇨관 세포와 지속적인 혈뇨를 볼 수 있다. 빈혈이 심해지는 경향이 있으며, 혈중요소질소(blood urea nitrogen, BUN)와 크레아티닌이 상승한다.

치료와 간호

만성사구체신염의 치료 목적은 남아있는 건강한 신장조직을 유지하는 것에 있다. 이를 위해 염증을 감소시키고 체액과 전해질균형이 유지될 수 있도록 해야 한다. 염증을 감소시키기 위해 항염증성 약물을 투여하거나 면역억제제를 사용한다. 혈장에서의 보체 제거를 위해 다량의 혈장반출(plasmapheresis)을 적용한다. 체내 수분증가는 고혈압을 비롯하여 폐부종을 동반한 심부전, 부종, 두개내압 상승의 원인이 된다. 수분과 전해질균형을 유지하기 위해 이뇨제, 항고혈압제를 투여하고 염분과 수분섭취를 제한한다. 또한 지속적인 모니터링, 증상 완화, 질병과 관리에 대한 대상자교육, 대상자와 그 가족의 대처를 돕는 데 목표를 둔다. 만성질환이기 때문에 신체적 · 정서적 · 사회적인 제반문제를 극복할 수 있도록 가능한 모든 자원을 동원해야 한다. 만성사구체신염은 30년 이상 오랫동안 진행되므로, 말기 신부전으로 진행되어 투석치료를 받거나 사망에 이르기도 한다.

신증후군

신증후군(콩팥증후군, nephrotic syndrome)은 범발성 사구

체손상으로 단백질(알부민) 소실에 의한 임상징후를 나타내는 일련의 증후군을 말한다.

원인

신증후군은 신증(nephrosis)이라고도 하며, 신세뇨관 상피의 퇴행성 병변이 발생한다. 원인은 다양한데, 가장 흔한 원인은 사구체신염, 당뇨병, 전신홍반루프스(systemic lupus erythematosus), 유전분증(amyloidosis), B형간염, 매독, 암, 백혈병, 감염성 질환, 임신중독증과 같은 전신질환이다. 알레르기 반응, penicillamine, 항경련제, probenecid, captopril, gold salts, heroin, 비스테로이드성 항염증약물(NSAID) 등의 투약, 신정맥 혈전증, 겸상적혈구병, 울혈성 심부전 등도 신증후군의 유발요인이다.

병태생리

신증후군은 단백질, 특히 알부민에 대한 사구체기저막의 비정상적인 투과성으로 인해 사구체에서 단백질이 과도하게 여과되어 소변으로 배출되고(단백뇨), 결과적으로 저알부민혈증이 초래된다. 저알부민혈증은 모세혈관에서 교질삼투압을 변화시켜 체액의 간질강으로 이동하여 부종을 유발한다. 이러한 이동은 혈장내 레닌의 활동을 자극하여 알도스테론 생산을 초래하고, 결과적으로 신장이 나트륨과 수분을 보유하게 되어 세포외액에 수분정체를 증가시킨다(그림 30-6). 또한 혈장단백질 감소에 대한 반응으로 간의 지방단백합성 증가로 고지혈증이 나타난다(그림 30-7). 신부전의 정도에 따라 어느 정도의 정상 적혈구성 빈혈이 나타난다.

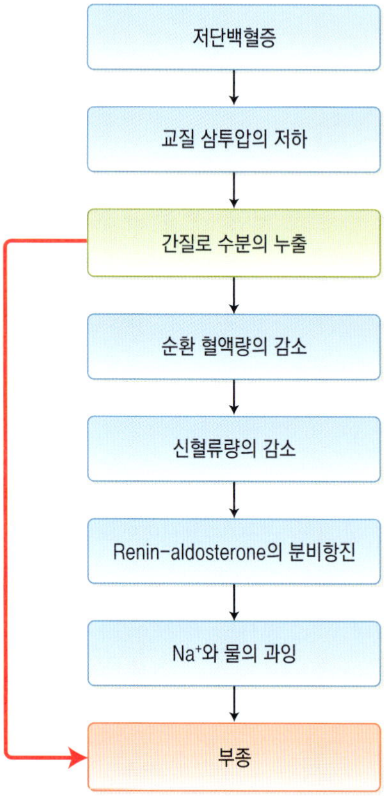

그림 30-6 ■ 신증후군의 부종 발생기전

임상 증상

신증후군의 전형적인 증상은 단백뇨(proteinuria), 저알부민혈증(hypoalbuminemia), 부종(edema) 등이다. 대상자의 주된 호소는 부종으로 발병과정은 잠행성이지만, 부종이 심해짐에 따라 이로 인한 합병증이 나타난다. 피부는 빈혈보다는 부종으로 인하여 납처럼 창백한 색을 띤다. 그 외에 식욕부진, 권태, 불안정, 무월경 혹은 비정상적 월경이 나타난다. 단백뇨로 인해 하루에 3.5g의 단백질 손실이 있고, 혈청 내 알부민은 dL당 2g이 감소된다. 감소된 혈청 알부민에 대한 반응으로 간의 지단백합성이 증가되어 고지혈증(hyperlipidemia)이 발생한다. 신부전 정도에 따라 빈혈이 발생하고, 소변에는 과립 원주체와 상피세포 원주체, 지방체가 보이며 약간의 혈뇨와 다량의 단백질이 검출된다.

잠재적인 합병증은 세포외액의 축적으로 인한 영향과 신부전으로의 진행이다. 대상자는 심한 저혈량증, 혈전색증, 2차적 알도스테론증, 갑상샘 기능의 변화, 감염에 대한 감수성의 증가 등을 경험하게 된다. 또한 골연화증이 발생할 수도 있다.

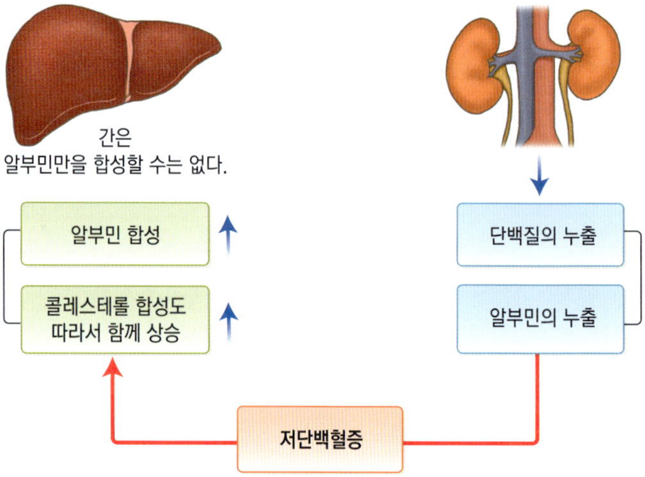

그림 30-7 ■ 신증후군의 고지혈증 발생 원인

진단검사

임상검사

소변분석검사에서 알부민, 원주체, 적혈구에서 양성을 나타내는데, 소변 내 단백질은 3+ 또는 4+ 정도로 높게 나타난다. 혈액검사에서 저혈부민혈증과 고지혈증이 나타나며, 혈액의 과잉 응고 상태가 특징이다.

고지혈증과 혈청 콜레스테롤의 상승, 중성지방의 상승, 저밀도지단백과 초저밀도지단백의 상승이 일반적이다. 단백뇨와 치료에 대한 반응이나 신장 기능의 측정을 위한 주기적 검사에서 혈청알부민도 2g/dL로 하강할 수 있다.

신장 생검

확진을 위해 신장 생검을 하여 상피세포의 변화, 세뇨관의 지방침전, 사구체경화, 모세혈관벽 내의 면역글로불린 침착 등을 확인한다.

치료

치료의 목표는 사구체기저막의 단백 유출을 치료하여 소변에서 단백 소실을 막고 부종을 조절하는 것이다. 특히 수분과 전해질의 균형을 유지하고 염증을 감소하며, 혈전을 예방하고 단백 소실을 최소화시킨다.

흔히 Furosemide (Lasix)와 같은 루프이뇨제(loop diuretic)가 처방된다. 알부민 혈장, dextran 등은 혈관내 교질삼투압을 올리기 위해 투여되는데, 세포외액에서 체액을 끌어내어 신장으로 여과하는 데 유용하다.

질환의 원인에 따라 스테로이드 치료가 염증감소에 도움이 된다. 스테로이드제제에 반응하지 않는 경우, cyclophosphamide, chlorambucil과 같은 세포독성물질을 사용한다. 항면역제로 indomethacin을 투여할 수 있으며, 부종 완화와 저알부민혈증 조절을 위해 알부민과 이뇨제가 처방된다.

신증후군 대상자는 신정맥혈전증의 발생빈도가 높으므로 장기간의 항응고제를 투여받기도 하는데, 이때 대상자는 출혈 증상을 알아야 하며, 복용약물의 목록을 가지고 다니도록 교육해야 한다.

체단백의 파괴를 막기 위해 양질의 단백질을 하루 체중 1kg당 1g 정도 섭취하도록 한다. 소변으로 손실되는 단백질의 양을 지속적으로 측정한다. 충분한 칼로리의 섭취는 단백질의 이화작용을 막는다. 성인의 이상적인 1일 칼로리 섭취량은 35~45kcal/kg이다. 신장에서 나트륨과 칼륨의 배설능력이 저하되어 있기 때문에 나트륨과 칼륨 섭취를 제한하고, 필요한 단백질과 칼로리 섭취를 위해 가급적 입맛에 맞는 식사를 준비한다.

간호

■ 간호진단

부종과 관련된 피부통합성 장애

기대결과

대상자는 조직통합성을 유지할 것이다. 즉, 피부가 완전하게 유지될 것이다.

간호중재

간호사는 대상자가 최적의 건강 유지와 부종관리, 장기간의 질병에 대응하도록 도와주고, 질병과 그에 따른 치료에 대해 배울 수 있도록 한다. 이러한 목적을 달성하기 위해 대상자와 가족에게 다음과 같은 교육을 한다. 부종의 정도에 기초하여 운동량을 정한다. 부종이 심한 대상자는 먼저 침상 안정을 취하고 체액의 균형이 정상으로 회복되는 정도에 따라 활동량을 늘린다. 감염에 대한 주의 깊은 자가평가 방법과 예방에 대하여 교육한다. 나트륨과 칼륨을 상실하는 전신부종 대상자에게는 이뇨제 사용에 따른 전해질 불균형의 증상 및 징후에 대한 교육이 필요하다. 부종으로 인한 영양상태 불량으로 인한 피부손상 가능성이 높기 때문에 피부간호의 중요성을 알린다. 공기침대나 물침대도 역시 피부에 대한 압력을 낮춘다. 남성의 경우, 음낭부종이 생기면 현수대 등을 이용하여 지지해줌으로써 부종을 경감시킨다.

■ 간호진단

치료를 위한 식이제한과 관련된 영양불균형: 신체요구량 보다 적음

기대결과

대상자는 치료식이와 제한식이에 대해 설명할 수 있으며, 이를 실천할 것이다.

간호중재

나트륨 제한식이를 하며, 단백질 섭취는 24시간에 걸친 소변 내 단백질손실량에 의해 결정된다. 음식은 소량씩 자주 섭취하도록 하며, 철분이 포함된 풍부한 비타민이 처방된다. 단백질 섭취를 위해 가능한 한 양질의 살코기, 생선, 가금류, 유제품을 섭취하도록 한다. 또한 간호사는 대상자에게 자신의 체액상태를 사정하는 법을 교육하여 혈량저하증(hypovolemia)

또는 혈량과다증(hypervolemia)에 대해 알도록 한다. 규칙적으로 구강간호를 실시해야 한다. 구강간호는 식욕을 향상시키고, 신부전으로 인해 식욕부진을 유발하는 호흡 시 악취를 감소시킨다. 간호사는 단백질의 축적을 사정하기 위해 혈청단백, 지방, 칼슘 등의 임상검사 자료를 모니터해야 한다. 대상자는 체중의 지나친 증가와 감소를 막기 위해 매일 체중을 측정해야 한다.

■ 간호진단

단백질 섭취 부족과 관련된 감염의 위험

기대결과

대상자는 감염의 위험요인에 대해 이해하고, 감염예방 행동을 실천할 것이다.

간호중재

단백손실이 많은 대상자는 체내 면역력이 저하되어 감염의 위험이 따른다. 또한 코르티코스테로이드(corticosteroid) 사용이 감염의 위험성을 증가시키므로 간호사는 대상자에게 감염의 증상에 대해 교육해야 한다. 감염 증상이 나타나면, 즉시 치료를 시작해야 한다. 항생제는 치료적인 혈중수준을 유지하기 위해 처방된 횟수를 지켜야 하고, 모든 약물투여와 시술은 무균적으로 행해야 한다. 또한 조심스러운 자세와 잦은 체위변경도 피부를 보호하고 감염을 예방하는 방법이다.

CHAPTER 31

Management of Clients with Urinary Tract Obstruction

폐색성질환 대상자 관리

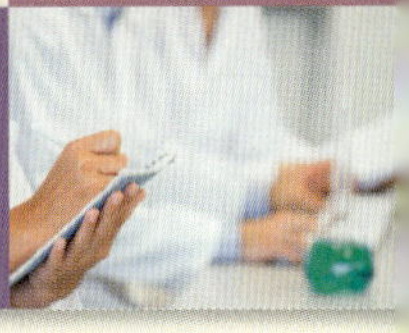

학습목표

1. 폐색성 질환 대상자의 건강력 수집 및 신체검진 수행을 통해 간호문제를 사정한다.
2. 폐색성 질환 대상자에 대한 간호목표를 세우고 간호중재를 계획한다.
3. 폐색성 질환 대상자에게 간호중재를 시행하고 결과를 평가한다.
4. 폐색성 질환의 예방간호를 계획한다.

주요 질환

요로결석, 수신증, 방광암, 신장암, 다낭포성신장

요로결석

요로결석(urolithiasis, urinary calculi or stone)은 소변 성분의 일부가 침전하고 결정화되어 요로 내(신장, 요관, 방광, 요도)에서 비정상적으로 커지고 침착된 돌 모양의 구조물을 말한다. 해부학적 위치에 따라 신장, 요관에서 발생할 경우 상부요로결석, 방광, 요도에서 발생할 경우 하부요로결석으로 나눈다(그림 31-1).

원인과 위험요인

요로결석은 한 가지 요인이 아닌, 여러 가지 복합적인 요인에 의해 형성되는데, 주요 요인은 소변 내 잘 용해되지 않은 결정형성(crystalloid)과 과포화(supersaturation)이다. 용질의 농도 증가는 수분 부족과 용질 증가로 인해 발생하고 칼슘, 요산, 인과 같은 결정의 침전에 의해 유발된다. 또한 소변의 산도(pH)는 신결석 형성이나 결석 결정 용해에 영향을 미친다.

대부분의 정상적인 경우, 결정체가 되는 것을 막는 억제인자가 작용하는데, 요로결석이 생기는 사람은 억제인자가 저하되어 있거나, 결정을 촉진하는 요인이 작용하는 것이다. 억제인자로는 피로인산염(pyrophosphate), 인산, 구연산, 마그네슘 등이 있고, 촉진인자에는 내분비장애, 대사장애, 약물, 식이, 해부학적 이상, 요로감염 등이 있다.

여러 가지 결석형성(lithogenesis)을 유발하는 약물은 아세타졸아마이드(acetazolamide), 탄산칼슘(calcium carbonate), 중탄산염나트륨(sodium bicarbonate) 같은 흡수성 알칼리와 수산화알루미늄(aluminum hydroxide) 등이 있다.

비타민 C의 과량섭취는 소변 중 수산염(oxalate) 농축을 증가시키고, 물과 제산제 속의 삼규산마그네슘(magnesium trisilicate)의 섭취는 결석형성을 유발하는 실리콘 증가의 원인이 된다. 또한 감염, 이물질, 대사장애, 요로폐쇄, 방광을 완전히 비우지 못하는 것도 결석형성의 원인이 된다. 통풍(gout)을 일으키는 요산결석의 주된 위험요소는 퓨린대사의 변화에 기인한다. 요산의 생성과 배설의 조절은 결석형성의 예방에 도움을 준다.

병태생리

결석형성의 정확한 기전은 아직 명백히 밝혀지지는 않았다. 다음과 같은 요인으로부터 이루어지는 결정화(crystallization)

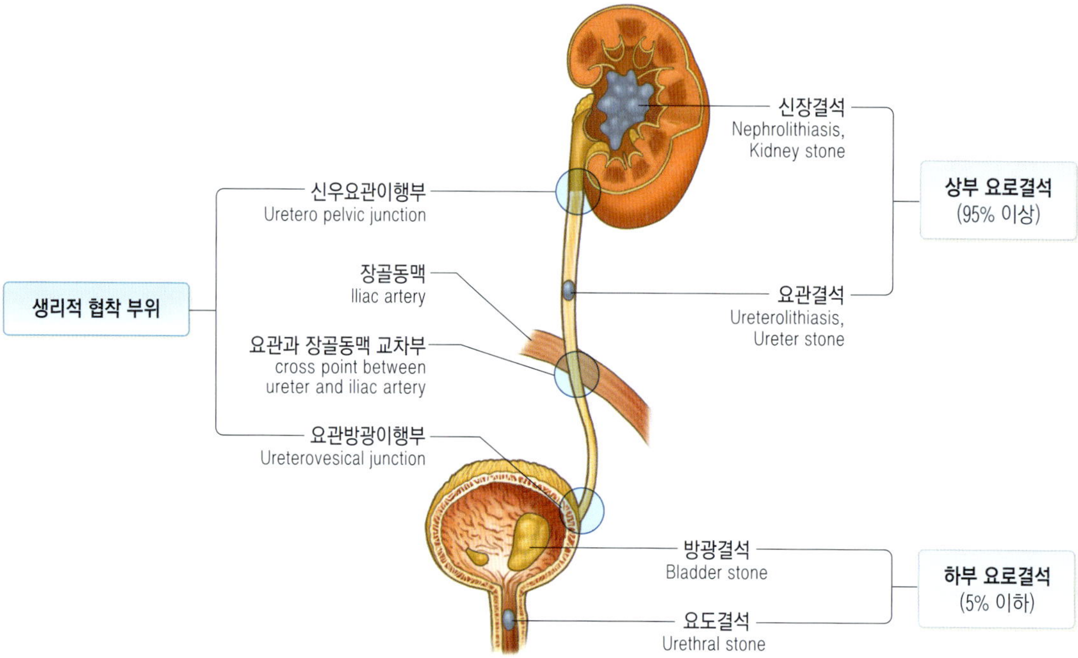

그림 31-1 ■ 신장결석과 요로결석의 발생부위

가 결석의 1차적인 형성요인으로 보고되고 있다.

- 용질의 증가로 인한 소변의 과포화
- 점액단백이 결석조각들과 결합하여 덩어리를 형성
- 결석형성에 대항하는 보호인자의 부재에 의해 야기되는 억제물질의 결핍

결정은 과포화 소변에서 형성된 핵화(nucleation)에서 시작하여 응집을 계속함으로써 점점 크기가 커진다. 이와 같은 작은 알갱이들은 어떤 좁은 지점에 걸릴 때까지 계속 요도를 통해 흘러가는데, 좁은 지점에 걸린 조각이 결석을 형성한다.

구연산, 피로인산염, 마그네슘 등과 같은 억제물질은 킬레이트화 물질(chelating agent)로 적당한 양이 존재할 때, 결정의 응집을 방해하여 결석형성을 막는다. 억제물질이 없을 때에는 결정이 더 잘 응집되어 결석이 형성된다. 또한 요로계 유기물질(점액단백, mucoprotein)로 이루어진 섬유성 기질(fibrous matrix)이 신장 내 혹은 방광 안에 형성되고, 그 안에 작은 결정들이 걸려 응집되면 이것이 결석의 핵이 된다. 점액단백의 과잉생성은 결석 환자의 가족력과 관련이 있는 것으로 알려져 있다.

요로결석의 종류는 다음과 같이 분류된다.

칼슘결석

신장 결석의 80%는 칼슘이 주성분인데, 화학적으로는 수산칼슘(calcium oxalate)이 대부분이고, 인산칼슘(calcium phosphate) 성분도 있다. 수산은 비타민 C를 포함하는 일부 과일과 채소에 존재하지만, 우리 체내의 수산은 대부분 간에서의 대사 과정에서 생긴다. 특정한 음식물이나 비타민 D의 다량 섭취, 일부 장에 시행된 수술과 여러 가지 대사 장애가 소변 내의 칼슘과 수산의 농도를 높여 칼슘결석을 형성한다. 인산칼슘 결석은 단일 성분으로 발생되는 경우는 드물며, 부갑상샘기능항진증 환자에게서 발견될 수 있다.

스트루바이트결석

스트루바이트결석(struvite stone)은 여성에게 흔하며, 거의 대부분 요로 감염이 원인이다. 이 결석은 한 쪽 콩팥에 소변이 모이는 공간을 다 채울 정도로 커지기도 하며 이런 경우 신우의 모양을 따라 사슴뿔(staghorn)과 같은 특징적인 모양을 보이기도 한다.

요산결석

요산결석(uric acid stone)은 요산에 의하여 형성되며 체내 단백질 대사와 퓨린대사 장애로 발생된다. 따라서 고단백식사를 계속하거나 퓨린대사 장애가 있는 통풍 환자에게서 발생된다. 또한 유전적인 요인이나 대사 이상에 의해 혈액 중의 요산이 증가하면 소변으로의 요산 배설이 증가하면서 발생된다.

시스틴결석과 잔틴결석

시스틴결석(cystine stone)과 잔틴결석(xanthine stone)은 신

장결석 중 약 1% 정도로 드물게 발생되며, 유전성 질환이 원인이다. 시스틴 결석의 경우는 콩팥을 통하여 특정한 아미노산(시스틴)이 많이 배출되어 발생되고, 잔틴 결석의 경우는 요중 잔틴 과잉에 의해 요로에 잔틴 결석이 발생된다.

임상증상

복부의 급성통증과 혈뇨가 전형적인 임상증상이다. 통증은 늑골척추각(costoverterbral) 부위에 예리하고 심한 옆구리 통증(flank pain)의 형태로 갑작스럽게 발생한다. 결석의 위치에 따라 통증의 발생부위가 다르게 나타나는데, 신산통(renal colic)은 결석의 위치가 신장에 있는 것으로 허리부분 깊은 곳에서 시작하여 허리 옆 주위로 방사된다. 남성은 고환쪽 밑으로 방사하고, 여성은 방광쪽으로 방사한다. 통증은 복막자극 증상과 함께 오심이나 구토를 동반한다.

요관에서 시작되는 요관산통(ureteral colic)은 대퇴나 생식기 쪽으로 방사한다. 간헐적인 통증의 호소는 주로 결석이 요로에 위치한 경우, 결석의 이동에 의해 발생한다. 조직손상으로 인해 육안적 혈뇨 또는 현미경적 혈뇨를 동반하는 경우가 많지만, 현미경적 혈뇨가 없는 요로결석도 있다. 또한 결석으로 인해 폐색이 발생하여 요로의 흐름에 장애가 있으면, 빈뇨가 발생되고, 수신증으로 신우의 내압이 상승하여 신장 밖으로 소변이 넘칠 수도 있다.

진단검사

소변검사, 복부 X-선검사, 복부 초음파검사 소견을 통해 진단하고 치료를 시작한다.

요로결석은 급성으로 발병하므로 응급처치로 치료하는 경우가 흔하다. 응급실에 도착하게 되면, 결석 유무와 위치를 확인하기 위해 KUB와 복부단순 X-선검사를 실시한다. 크기가 2mm 이상인 칼슘결석과 스트루바이트 결석인 경우, X-선검사로 확인이 가능하다. 폐색 유무와 정도를 확인하기 위해 정맥내신우조영술(IVP)을 시행할 수 있다.

조영제 알레르기가 있는 대상자인 경우, 초음파검사를 시행하고, 급성기인 경우 혈중 BUN과 크레아티닌, CBC, 요분석검사와 요배양검사를 실시한다. 신결석은 재발이 흔하므로 예방을 위한 결석성분 분석이 중요하다. 혈중 칼슘, 인, 단백질, 전해질, 요산 수치를 분석하여 결석형성에 영향을 준 요인을 파악해야 한다. 소변의 pH가 칼슘결석과 요산결석인 경우, 6 미만으로 나타나고, 스트루바이트 결석인 경우 7.2 이상이 된다. 시스틴결석을 확인하기 위해서는 nitroprusside urine 검사를 실시한다. 칼슘, 옥살산염(oxalate), 인(phosphorus), 요산 수치를 측정하기 위해 24시간 소변을 수집한다. 그 밖에도 결석을 유발하는 전이성 골암과 같은 질환이 있는지 검사한다.

치료

보존적 관리

결석 대상자에 대한 보존적 관리 방법은 결석의 종류에 따라 다양하며, 다음과 같은 경우에 적용한다.

- 폐색이 없을 경우
- 통증이 조절되었을 경우
- 대상자가 구강으로 수분섭취가 가능할 경우
- 결석의 크기가 5mm 이하인 경우

신결석 환자를 위한 보존적 관리에 대한 내용은 박스 31-1과 같다.

약물치료

통증은 보통 처음 24~36시간 동안 가장 심하다. 통증을 빨리 완화하기 위해 마약성진통제(morphine sulfate, statex)를 정맥으로 주입한다. 급성기에는 ketorolac (Toradol) 같은 비스테로이드소염제가 효과적이다. 필요할 때마다 투여하는 방법보다는 규칙적인 시간 간격이나 지속적인 투여방법(skin patch 등)이 더 효과적이다.

요로결석과 함께 발생한 요로감염의 치료를 위해 처음에는 aminoglycosides (gentamicin, garamycin), cephalosporins (cephalexin) 등과 같은 그람음성 간균에 효과적인 광범위항생제(broad-spectrum antibiotic)를 사용한다. 소변배양과

박스 31-1 신결석 환자를 위한 보존적 관리

보존적 관리 방법

- 수분섭취(2~3L/일 이상), 수액보충
- 감귤류 과일 주스의 섭취 증가(레모네이드 등을 하루 2L 이상)
- 저염식이(2g/일 이하)
- 운동
- 저옥살산염 식이(진한 녹색채소, 땅콩과 같은 견과류, 초코릿, 비타민 C 제한)
- 저퓨린식이(고기내장, 기금류, 생선, 육즙, 알코올, 정어리 제한)
- 고칼슘혈증인 경우, 칼슘 제한(고단백식이 섭취를 줄임)

민감성 검사 후에 적절한 항생제를 선택한 후 치료 시작 48시간 후와 처방된 치료 과정의 종결 48시간 후에 다시 소변배양과 민감성 검사를 한다.

칼슘결석의 경우, 장에서 칼슘섭취 증가로 인해 문제가 발생했을 때는 cellulose phosphate 같은 킬레이트제(chelating agent)를 음식과 함께 섭취한다. 킬레이트제는 칼슘과 결합하여 소장에서의 칼슘흡수를 저하시킨다. 티아지드(thiazide)계열 이뇨제(hydrochlorothiazide)는 신세뇨관에서 칼슘의 재흡수를 증가시켜 소변의 칼슘농도를 낮춘다. 부갑상샘기능항진증이 칼슘결석 발생에 영향을 주므로, 혈중 부갑상샘호르몬 수치를 모니터하고, 필요시 부갑상샘기능항진증을 유발하는 부갑상샘 선종(adenoma) 적출술을 시행한다.

요산결석의 경우, 중탄산염나트륨이나 구연산 용액(citrate solution)을 투여하여 소변의 산도를 낮추고, allpourinol (Zyloprim)을 투여하여 요산형성을 감소시킨다. 또한, 요산결석은 산성요에서 생성되므로 소변의 pH를 올리기 위해 중탄산염나트륨과 구연산을 투여한다. 이러한 치료는 알칼리요에서 생성이 억제되는 잔틴결석에도 효과적이다.

스트루바이트 결석인 경우, 염증부위를 제거하거나 항생제를 투여하고, 인산결석을 유발하는 감염은 장기간의 항생제 치료를 실시한다. 그리고 시스틴결석인 경우, 시스틴과 결합하여 수용성 성분으로 변화시키는 tipronin (Thiola)과 d-penicillamine을 투여한다.

체외충격파쇄석술

결석이 자연적으로 빠져 나올 수 있도록 작게 깨트리는 비침습적인 기계적 방법이 체외충격파쇄석술(extracorporeal shock wave lithotripsy, ESWL)이다. 그림 31-2와 같이 전기수력학적 충격파 생성장치를 외부에서 이용하는 경우가 있고, 경우에 따라서는 내시경을 통해 전기적 탐침을 삽입하여 충격파를 보내 결석을 부수는 방법(electrohydraulic lithotripsy)도 있다. 이러한 방법은 요산, 스트루바이트결석, 시스틴결석을 부수는 데 사용된다.

외부에서 체외충격파로 진행하는 경우 시술시간은 30~40분 정도 소요되고, 부동이 필수적이며, 시술 후 신산통이 발생하면 항경련제를 투여한다. 조기이상과 수분섭취를 증가시켜 적절한 이뇨를 돕는 것은 결석 조각을 안전하게 씻어내기 위해 중요하다. 일반적으로 마취는 하지 않지만, 진통제 사용은 가능하다.

시술 중 대상자에게 움직이지 않도록 설명하고, 얕은 호흡을 여러 번 하게 한다. 시술 후 옆구리에 약간의 멍이 생길 수 있고, 수일간 혈뇨가 지속될 수 있다. 결석이 배출되는 동안, 통증이 발생할 수 있으므로 진통제를 투여한다. 혈압저하, 심한 어지럼증, 조절되지 않은 통증이 발생할 경우에는 즉시 의사에게 알린다. 쇄석술 후, 결석 조각의 배출을 확인하기 위해 소변을 따로 받아 거즈로 거른다. 때론 결석 조각의 배출을 원활히 하기 위해 ESWL을 하기 전, 요관에 스텐트(stent)를 설치한다. 스텐트는 작은 튜브를 말하여, 요관경(ureteroscope)을 통해 요관에 삽입한다. 또한 요관을 확장해 결석이나 결석 조각이 지나갈 수 있도록 통로를 제공한다. 상부 요로결석의 80~90%가 ESWL을 이용해 치료되지만, 시스틴결석에는 효과가 없는 것으로 알려져 있다. 출혈경향이 있거나 임신한 경우에는 ESWL이 금기이며, 아스피린(aspirin)이나 혈전용해제의 복용 여부는 시술 전에 반드시 확인해야 한다.

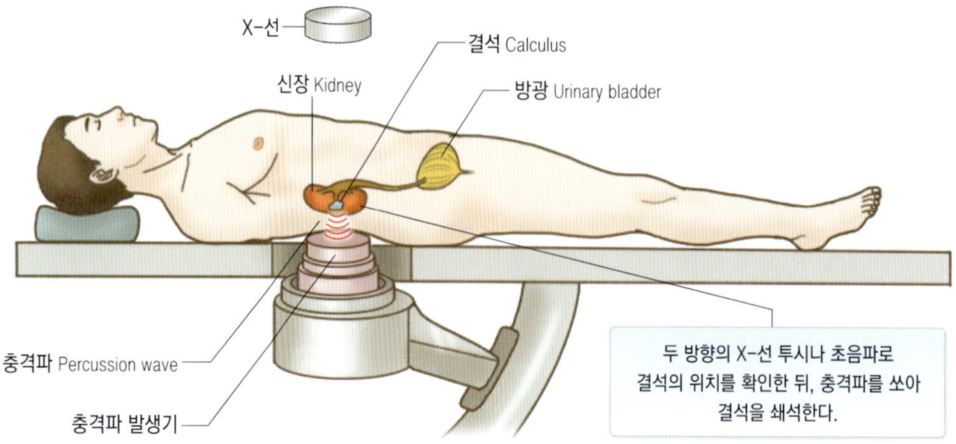

그림 31-2 ■ 체외충격파쇄석술

내시경을 이용한 방법

합병증이 발생하기 전에 결석이 자연적으로 빠져 나오지 않는다면, 방광경과 같은 내시경을 이용하여 기계적인 방법으로 결석을 제거해야 한다. 결석의 위치에 따라 방광경(cystoscope)이나 요관카테터를 사용하여 제거하는데, 요관카테터는 24시간 동안 그대로 삽입하여 둔다. 또한 요관카테터는 결석 가까운 곳까지 들어가 요관을 확장시키면서 배뇨시켜 결석이 자동적으로 움직이도록 촉진시키거나 혹은 요관카테터를 제거시키면서 결석이 따라 나오도록 유도하여 제거한다.

결석을 용해시켜 제거하기 위해 화학세척을 시행할 수 있다. 세척방법이 결정되면, 요관에 의한 배뇨가 막히는 경우에 대비하여 신루관 튜브를 신장에 삽입하기도 한다. 이때는 엄격한 무균방법이 요구된다. 방광경을 통해 갈고리와 넓게 펴지는 바구니가 달린 여러 가지 특수 카테터를 삽입하여 결석을 올가미로 씌워 제거하기도 한다. 시술 후 간호는 방광경 검사 때와 동일하다.

내시경을 통해 충격파를 이용하는 경우는 중심정맥압 측정선, 신장압력측정 압력계(manometer), 수액점적을 위해 연결된 수액관에 3개의 통로를 연결한 신조루술(nephrostomy)관을 삽입하고, 배뇨에 의해 부수어진 결석이 배출되도록 한다.

신장내압이 15mmH_2O 이상이거나 통증 또는 열이 있으면, 관을 열어 배액시키고 세척을 중지한다. 일정한 흐름으로 세척하기 위해 주입펌프를 이용하고, 세척용액은 주로 중탄산염나트륨, 유기산, 킬레이트용액을 사용한다. 이러한 과정 후, 신조루술관은 1~5일 동안 그대로 유지시킨다. 대상자는 신조루술관을 보유한 채 퇴원하게 된다.

결석 조각의 완전한 제거 여부를 확인하기 위해 신단층촬영(nephrotomogram)을 시행한다. 신장이 깨끗하다면, 관을 제거하고 그 부위에 넓게 드레싱을 한다. 결석 조각이 배출되기 용이하도록 시술 후 일정기간 동안, 하루 3L 이상의 수분섭취를 권장한다. 감염, 출혈, 후복강으로의 수분유출과 같은 합병증을 관찰하고 대상자에게도 교육한다. 이와 같이 다양한 방법으로도 결석 제거가 만족스럽지 못할 경우, 개방적 수술이 필요하다.

요관신장결석제거술

요관의 요관결석 제거를 위해 역방향요관내시경(retrograde ureteroscopy) 시술을 진행한다. 요관경은 요도와 방광을 지나 요관으로 들어간다. 결석을 발견하면 그물망(grasping basket), 겸자(forceps), 올가미(loop) 등을 이용해 결석을 제거한다. 요관경을 통해 쇄석술을 시행하거나, 신장의 신우까지 요관경을 진입시켜 신결석을 제거하기도 한다(그림 31-3).

요관경으로 결석 제거가 어려운 경우, 복강경을 통해 요관으로 들어가 초음파나 레이저로 결석을 깨뜨려 제거하는 복강경요관결석제거술(laparoscopic ureterolithotomy)을 시행한다.

수술

경피적 신장절개결석제거술

경피적 신장절개결석제거술(percutaneous nephrolithotomy, PCNL)은 일명 경피적 신쇄석술이라고도 하며, 결석 부위 피부를 절개한 후, 내시경을 삽입하여 결석을 제거하는 침습적 방법으로, 결석을 잘게 부수기 위해 초음파가 사용된다. 수술은 경피적 접근을 통해 이루어지는데, 내시경의 개발로 인해 흔히 경피적 절개 방법이 사용된다. 이 방법은 절개부위가 적고 수술위험이 적으며, 대상자가 빠르게 회복되는 편이다.

감염이 동반되어 있다면, 항생제를 투여한다. 작고 움직이는 결석은 쉽게 내시경으로 제거될 수 있으며, 피부를 통해 신장까지 침(needle)을 삽입하고 내시경에 부착된 집게나 바구

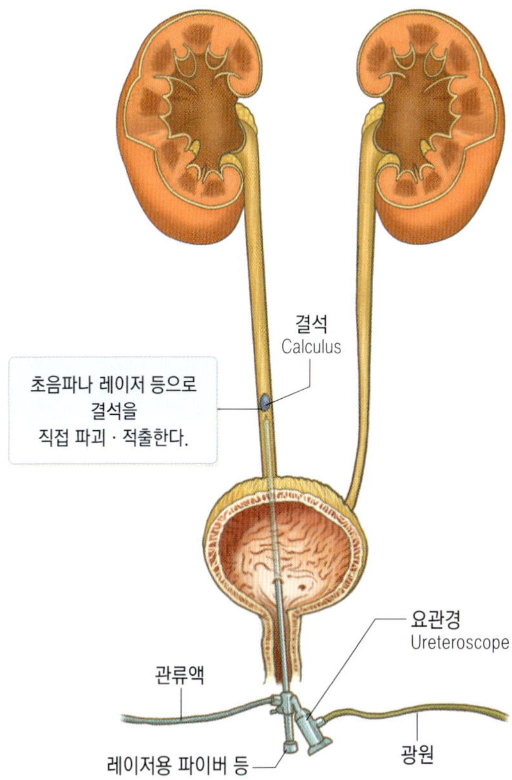

그림 31-3 ■ 요관내시경을 이용한 결석 제거

니를 사용하여 결석을 제거한 다음, 남아있는 결석을 씻어내기 위해 세척을 할 수도 있다(그림 31-4).

결석이 너무 큰 경우에는 작은 조각으로 부수어 제거한다. 펀치쇄석기를 사용하여 큰 결석을 조각내거나 초음파내시경을 신장으로 삽입한 후, 초음파를 이용해 큰 결석을 잘게 부순 후에 이를 깨끗이 씻어내는 쇄석술(litholapaxy)을 실시한다. 쇄석술 후의 합병증으로는 출혈, 요정체, 감염, 결석 재발 등이 있다.

요관결석제거술

요관결석은 하복부 또는 요부로 접근하여 결석 부위의 요관을 절개하여 결석을 제거한 후, 협착된 부분을 복원하고 절개부위를 봉합한다. 이를 요관결석제거술(ureterolithotomy)이라 한다. 신우에서 결석을 제거하는 것은 신우결석제거술(pyelolithotomy)이라 한다.

협착되거나 꼬여 있는 요관이 결석 재발의 원인이라면, 신장과 방광 사이에 회장의 분절을 사용하여 회장요관을 만들 수 있다. 회장요관은 원래의 요관보다 큰 구경의 통로를 만든다. 의사는 결석의 재발을 방지하기 위해 신장의 손상과 감염, 요관신우 접합 부위 폐색, 비정상적인 신실질의 병리적 변화 정도에 따라 신결석제거술의 범위를 결정한다.

간호

요로결석의 가족력과 개인 병력에 대해 질문하고, 수분섭취 양상을 포함한 식사습관에 대해 질문한다. 결석의 과거력이 있다면, 과거의 치료방법과 결석의 화학적 분석 여부, 대상자의 실천 가능한 예방법 등을 질문한다.

통증 발생 시에는 처방된 진통제를 투여하고, 통증척도를 활용해 통증의 정도를 표시하게 한 후, 약물반응을 사정한다. 극심한 통증으로 인해 쇼크가 발생할 수 있으므로, 신체검진 시 쇼크의 증상(저혈압, 창백, 심한 발한 등) 여부에 대해 사정한다.

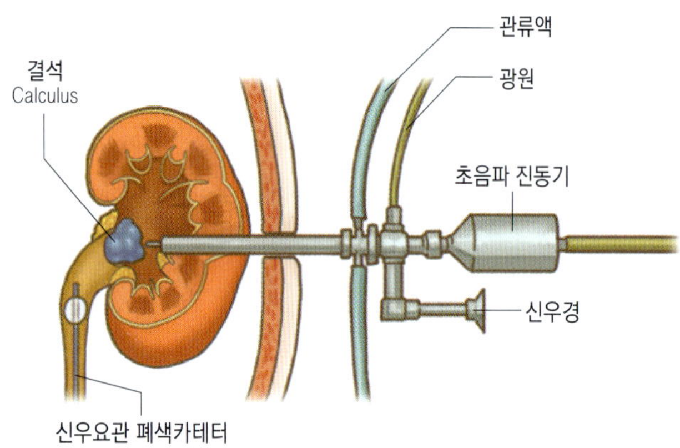

그림 31-4 ■ 경피적 신장절개결석제거술

요로감염의 증상이 나타나는지 관찰한다. 감염은 스트루바이트결석 형성의 주요 원인이므로, 간호사는 장기적인 예방계획을 세운다. 스트루바이트결석 대상자는 3개월 동안 매달 소변배양검사를 실시하고, 이후 1년 동안 4회 정도 검사해야 한다.

부동은 뼈에서의 칼슘 유리를 촉진하여 결석 발생률을 높일 수 있으므로 적당한 운동이 결석 관리에 도움이 된다는 것을 대상자에게 알려주고, 충분한 영양과 수분섭취를 유지할 수 있도록 교육한다. 또한 결석과 통증의 재발에 대해 불안과 공포를 경험할 수 있으므로 재발 예방법과 건강증진 활동계획을 교육하여 대상자를 안심시킨다.

■ 간호진단

결석의 자극과 관련된 급성통증

기대결과

대상자는 통증이 완화되었거나, 더 이상 통증을 호소하지 않을 것이다.

간호중재

급성기에는 진통제, 항경련제, 진토제 등을 필요할 때마다 투여한다. 통증이 심한 경우, 일정한 계획에 따라 진통제를 투여한 후, 통증척도를 사용하여 대상자의 통증 정도를 평가한다. 통증이 조절되면, 결석 배출을 촉진하기 위해 수분섭취와 적절한 운동을 권장한다. 심상요법 혹은 치료적 접촉과 같은 이완요법은 통증을 경감시키므로, 운동과 더불어 대상자가 편안한 자세로 휴식을 취할 수 있도록 돕는다.

■ 간호진단

결석 재발의 예방과 관련된 비효과적 대처

기대결과

재발률이 감소하고, 재발하는 시간 간격이 늘어날 것이다.

간호중재

- 신결석 재발 방지를 위한 건강습관을 확립할 수 있도록 돕고, 질병에 따른 영향에 대해 교육하며 추후관리 기간 동안 지지해 준다. 수분은 적어도 하루에 3L 이상 섭취해야 한다. 더운 기후, 고열, 설사 등의 요인으로 수분손실이 많아

지면, 수분 섭취양을 더 증가시킨다. 수분섭취가 증가되면, 요량이 증가되고 용질의 농축이 감소되며 요정체가 완화된다. 24시간 동안 가능한 한 계속적으로 수분을 섭취하는 것이 중요하며, 낮에는 매시간 1컵씩 물을 마시고 잠자리에 들어가기 직전에는 큰컵으로 2잔의 물을 마시도록 권한다. 밤에 배뇨를 하게 되면, 또 한 잔의 물을 마시도록 하여 자주 배뇨하는 습관을 갖도록 생활습관에 적용한다.

- 결석 재발을 예방하기 위해 결석의 특성에 따라 제한식이를 적용한다.
- 칼슘석과 과칼슘뇨(hypercalciuria)가 있으면, 칼슘 섭취를 감소시키기 위해 유제품 섭취를 제한한다. 유제품 섭취를 제한하는 것은 결석의 병력이 없더라도 부동자세로 안정하는 대상자에게는 필요하다. 왜냐하면 부동자세로 안정하고 있으면 뼈조직에서 칼슘이 빠져 나오기 때문이다. 부갑상샘호르몬 생성 자극을 막기 위하여 비타민 D가 많이 함유된 식품 섭취를 피한다.
- 수산염결석(oxalate stones)에는 차, 코코아, 인스턴트커피, 콜라, 맥주, 콩, 시금치, 감귤, 사과, 포도 등의 고수산염 함유식품을 피한다. 비타민 C의 과량섭취는 소변으로의 수산 분비를 증가시키므로 제한한다.
- 요산결석이 있으면 저퓨린식이를 권장하며, 치즈나 육류의 내장 등은 제한한다.
- 시스틴결석의 경우, 식사에서 메티오닌(methionine)을 감소시키기 위해 단백질을 제한한다.

■ 간호진단

수술(시술) 후 합병증(출혈, 폐색, 감염) 발생 가능성과 관련된 상해의 위험

기대결과

출혈이 없고, 수술 전 정상범위 내의 활력징후, 정상적인 백혈구수와 체온, 적어도 0.5mL/kg/h의 소변배설량을 나타내며 손상이 없을 것이다.

간호중재

금기가 아니라면, 하루 3~4L까지 정맥이나 구강을 통해 수분섭취를 늘린다. 결석이나 요정체 혹은 감염의 징후를 사정하고, 필요하면 결석 조각을 씻어내기 위해 대상자의 방광을 세척한다. 모든 소변은 반드시 거즈로 걸러낸다.

요관결석제거술 후 간호에는 요관카테터 관리가 포함되며, 소변의 흐름이 감소할 때는 즉각적인 중재가 행해져야 한다. 왜냐하면, 점액 조각이나 혈괴, 화학적 침전물 등이 카테터를 통해 소변의 흐름을 방해할 수 있기 때문이다. 의사가 카테터 세척을 처방하면, 세척액으로 최대 3~5mL의 멸균생리식염수를 중력을 이용해 철저한 무균술을 지키면서 매우 부드럽게 주입한다. 카테터의 개방성이 확인되지 않으면, 의사에게 즉시 보고한다. 또한 카테터가 제 위치에서 벗어나지 않도록 세심한 주의를 기울이고, 카테터가 봉합되어 있지 않으면 대상자의 피부에 테이프로 잘 고정시켜 주어야 한다.

신루관으로부터의 배액 또한 주의 깊게 관찰하고, 요관카테터를 삽입한 대상자와 유사한 중재를 실시한다. 신절개관은 신장에 직접적으로 관통하기 때문에 감염예방을 위해 반드시 무균술을 지켜야 한다.

신장절개결석제거술 후 합병증 예방을 위한 간호는 삽입되어 있는 배농관의 형태와 절개의 위치와 크기에 따라 계획된다. 허리부위를 절개한 경우는 신수술 후의 간호와 같으며, 하복부를 절개한 경우는 복부수술을 한 후의 간호와 동일하다. 또한 수술 후 수일에서 수주일간 많은 요가 배뇨된다. 드레싱을 자주 교환해주어야 하는데, 결장루주머니를 배농관 주위에 부착시키거나 절개부위에 배액법을 적용시킴으로써 드레싱 교환의 빈도를 감소시킨다. 요관카테터나 T-튜브는 치유과정 동안, 요관을 지지해 주는 역할을 한다. 소변의 흐름이 막히지 않도록 주의하고, 항상 감염을 예방하기 위해 무균술을 지켜야 한다.

■ 간호진단

약물복용에 대한 정보노출 부족과 관련된 지식부족

기대결과

결석 예방을 위해 스스로 약물을 복용할 것이다.

간호중재

결석의 재발 감소를 위한 장기간의 약물복용에 대해 이해시킨다. 칼슘결석을 막기 위해 흔히 인산(phosphates), 티아지드계 이뇨제, 알로퓨리놀(allopurinol) 등을 사용한다. 인산은 요중 칼슘치를 낮추고, 결정 형성을 방해하는 피로인산염(pyrophosphate)의 배설을 증가시킨다. 칼슘결석을 가진 대상자는 칼슘이 함유된 제산제 복용을 피한다. 콜레스티라민(cholestyramine)의 이온수지교환은 수산염과 결합하여 장으로 배설되는데, 부작용으로 심한 비타민 K 결핍증이 나타날 수 있다.

비타민 B_6(pyridoxine)는 결정의 배설을 촉진하므로, 수산염결석을 예방하기 위하여 투여할 수 있다. 또한 수산화마그네슘은 수산염의 요배설을 낮추고, 이소카르복사지드(isocarboxazid)는 수산염의 대사를 거의 차단한다. 잔틴산화효소 억제제인 알로퓨리놀은 주로 수산염과 요산결석 예방에 이용된다. 요산뇨 유인물질(uricosuric agent)은 요중에 요산배설을 증가시키고, 용질의 농도를 증가시키기 때문에 피해야 한다. 삼중인산염이나 스트루바이트결석에는 감염치료를 위한 장기간의 항생제 투여와 함께 요의 산성화, 인산결합제의 투여, 인산의 식이제한 등을 실시한다.

시스틴결석에는 수용성 다이설피드유도체에서 L-cystine으로 바뀌는 D-penicillamine 또는 mercaptopropionylglycine을 투여하고, 비타민 B_6를 보충한다. 소변내 산도를 조절하는 것도 결정의 소인을 조절하는 의미에서 하나의 치료방법이 된다. 또한 산성뇨(aciduria)에서는 칼슘, 삼인산염, 녹각형 거대결석의 생성을 예방할 수 있으므로 메티오닌(methionine) 또는 암모니움염을 사용하여 산성화한다. 요산과 잔틴(xanthine)결석은 알칼리뇨(alkalinuria)에서 생성이 저해되므로, 소변을 알칼리화하는 중탄산염나트륨, 구연산염, 아세타졸아마이드 등을 사용한다.

수신증

수신증(hydronephrosis)은 정상적인 소변의 흐름이 폐쇄되어 신우와 신배가 확장되는 질환으로, 소변이 배설되지 못하는 것을 말한다.

원인

수신증의 원인은 요관결석, 종양, 반흔조직, 염증 혹은 꼬임 등이다. 남자 노인의 경우, 전립선 비대 등의 요로폐색으로 인해 발생한다.

병태생리

요배설을 막는 어떠한 원인이든 요로의 폐색이 발생되면 소변의 흐름이 막혀 신우 벽에 과다한 압력이 가해진다. 지속적이고 간헐적인 장시간의 높은 압력으로 인해 신우와 신배가 확장되고 신기능을 손상시키는 한편, 소변의 정체로 감염을 일으킬 수 있다.

임상증상

임상증상은 복부 옆구리의 둔통이며, 거의 증상이 나타나지 않으므로 모르고 지나가는 경우도 있다.

진단검사

폐색 부위와 폐색의 원인을 찾아내기 위해 초음파검사와 경정맥요로조영술 등의 검사를 할 수 있다. 신기능 손상 정도를 확인하기 위해 BUN, 크레아티닌(creatinine), 크레아티닌 청소율, 사구체여과율을 측정한다.

치료와 간호

치료의 목적은 폐쇄를 완화하고 감염을 예방하는 것이다. 폐쇄 위치에 따라 요관카테터나 스텐트를 삽입한다. 폐색을 제거한 직후에는 소변으로 차 있던 신실질의 압력이 갑자기 떨어져 반사적으로 이뇨가 발생되는데, 이뇨가 계속되면 수분-전해질 불균형이 나타나기도 한다. 이후 점차 회복된다면, 적절하게 소변을 농축시킬 수 있다.

감염증과 폐쇄가 동반된 경우, 즉시 항생제치료를 시작한다. 항생제는 일반적인 요로감염증과 달리, 3~4주 정도 장기간 사용해야 한다. 만성적이고 반복적인 요로감염증과 폐쇄가 동반되어 신기능을 상실한 경우, 신장절제술이 필요할 수도 있다. 수신증 대상자는 통증이나 소변량 감소와 같은 감염과 폐쇄의 증상에 대해 잘 알고 있어야 한다. 요로감염을 피하는 것은 신우신염을 예방하고 신기능을 보존하기 위해 필요하다.

신장암

신장암은 피질이나 신우에 생기며, 흔히 악성종양으로 나타난다. 모든 신종양의 80%가 악성인데, 그중 선암(adenocarcinoma)이 90% 정도를 차지한다. 선암은 여성보다 남성에서 두배나 더 흔히 발생하며, 주로 50~70대에 발견된다.

원인과 위험요인

신종양(renal tumor)의 정확한 원인은 아직 알려지지 않았지만, 흡연은 신장세포암 발생의 가장 의미있는 위험요인이다. 또 다른 위험요인은 비만, 페나세틴(phenacetin) 함유 진통제의 사용, 석면(asbestos), 카드뮴(cadmium), 가솔린(gasoline)의 노출 등이며, 유전적 요인(상염색체 3번 유전자의 비활성화)도 관련있는 것으로 알려져 있다. 한편, 장기투석 환자에서의 신장세포암 발생빈도가 높은 편이다.

병태생리

종양은 신피질에서 시작되어 계속 증식되면서 주변 조직을 압박하게 된다. 종양세포는 주변 조직에 침투되는 형태보다는 압박하는 형태로 성장하게 된다. 일반적으로 무혈관성 종양은 혈관을 둘러싸서 압박을 한다. 보통 혈행성 전이가 많은데, 신세포암이 가장 많이 전이되는 곳은 폐와 종격동이며, 전이가 일어나는 부위는 간, 뼈, 피부, 비장, 신정맥, 뇌의 순이다. 예후는 암의 단계와 진행 정도에 따라 다르게 나타난다.

그밖에도 신장암에는 신우에서 발생하는 신장모세포종(nephroblastoma), 육종(sarcoma), 상피성종양(epithelial tumor) 등이 있다. 신장모세포종, 즉 빌름스종양(Wilm's tumor)은 성인에게도 발생하지만, 주로 아동에게 발생한다. 성인에게 발생한 경우, 예후가 나빠 25%만이 생존하는 것으로 보고되고 있다. 육종은 신장피막에서만 발생하며, 발생률이 매우 낮은 편이다. 상피성종양은 대부분 요로상피에서 발생하고, 조직유형에 따라 세가지 종류인 이행상피세포암, 편평세포암종, 선세포암으로 나뉜다.

임상증상

발병 초기에는 무증상인 경우가 많으므로 대상자가 이상 증상을 호소하며 내원한 경우, 보통 많이 진전된 상태이다. 또한 초기증상이 신질환과 관련이 적어 조기발견이 어렵다. 일반적인 초기증상은 체중감소, 허약감, 빈혈 등이다. 혈뇨의 시작과 통증발현 사이에는 평균 9개월 정도의 시간 간격이 있으며, 초기의 통증과 진단 사이에는 14개월 정도의 간격이 있다. 대상자 중 35% 이상은 신생물이 확진되었을 때, 이미 전이가 있었다.

신장암의 주요한 세 가지 증상은 혈뇨, 옆구리 통증, 복부나 옆구리에서 촉지되는 덩어리이다. 혈뇨는 현저하지만, 간헐적으로 나타나므로 대상자의 병원 방문을 늦어지게 하는 원인이 된다. 임상증상으로는 발열, 체중감소, 악액질(cachexia), 피로, 고혈압, 유전분증(아밀로이드증, amyloidosis), 혈전정맥염(thrombophlebitis), 빈혈, 적혈구증가증(erythrocytosis), 고칼슘혈증, 혈장 간수치의 이상, 적혈구침강속도의 증가, 그 밖에도 가끔 말초신경병증(peripheral neuropathy), 하대정맥폐색, 지속발기증(priapism), 정맥류(varicocele) 등의 증상이 나타나기도 한다.

신장암의 20%에서 부신생물증후군(부종양성증후군, paraneoplastic syndrome)이 나타난다. 신생물증후군이란 종양자체에서 분비되는 호르몬 유사물질 또는 종양에 대한 면역반응으로 인해 분비되는 사이토카인(cytokines)에 의해 발생한다. 또한 레닌(renin)의 과잉생산이나 종양에 의한 신장동맥 협착으로 인해 고혈압이 발생하는데, 이때 발생한 고혈압은 항고혈압제에는 반응하지 않다가 종양을 제거하면 사라진다. 암세포에서 부신피질자극호르몬(ACTH)을 분비하여 쿠싱증후군이 나타나거나, 부갑상샘유사호르몬을 분비하여 고칼슘혈증이 나타나기도 한다.

신세포암은 크게 4단계로 나뉘는데, 각각의 5년 생존률은 제1기 약 65%, 제2기 약 40%이고, 10년 생존률은 각각 40%와 35%로 떨어진다. 제3기와 제4기 생존율은 매우 낮은 편이다 (그림 31-5).

진단검사

여러 가지 검사가 신장암의 진단을 위해 사용된다. 주로 정맥 신우조영술(IVP)이 가장 많이 사용된다. 신장단층촬영(nephrotomography)은 종양의 대부분을 발견하고 평가하는 1차적인 검사이다. 또한 초음파검사를 통해 종양과 낭종을 구별할 수 있으며, 혈관촬영술과 경피적침흡인술(percutaneous needle aspiration), 컴퓨터단층촬영술(CT), MRI 등도 신장의 종양을 진단하기 위해 사용된다. CT와 MRI는 작은 크기의 종양 발견이 가능하므로 조기발견에 도움이 된다. 방사성핵종동위원소검사(radionuclide isotope scanning)는 전이를 발견하기 위해 사용된다.

치료

신장암은 방사선치료나 항암화학요법에 잘 반응하지 않으므로 가능한 신장을 절제하는 수술요법이 적용된다. 신장암의 침범 정도에 따라 부분 혹은 근치절제술을 시행한다. 최근에는 로봇을 이용한 Robotic laparoscopic surgery를 주로 시행하고 있다. 수술 후 부신기능부전(저혈압, 핍뇨, 다량의 나트륨과 수분이 소변으로 소실 등)이 일어날 수 있다.

방사선치료는 수술의 보조치료, 즉 종양의 수술 전 준비로 적용하거나 수술을 할 수 없는 경우, 또는 뼈나 폐에 전이되었을 때 증상완화를 위해 이용된다. 전이성 신장세포암을 위해 이용할 수 있는 효과적인 약물치료는 아직 없지만, 빈블라스

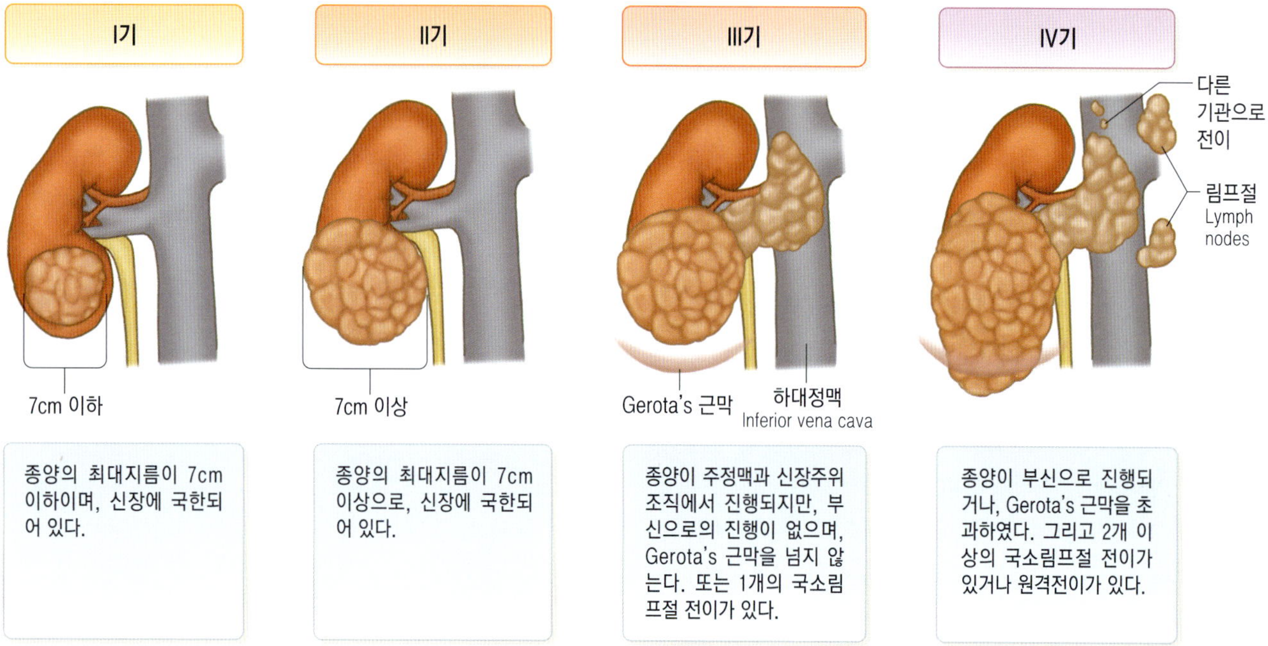

그림 31-5 ■ 신세포암의 단계

틴(vinblastine)은 신종양의 25%에서 반응을 보이는 가장 효과적인 단일 항암치료제이다. 신장암에 대한 화학적 복합치료는 반응률의 증가 없이 독성효과를 증가시키는 경향이 있다. 면역요법으로 활용되는 알파 인터페론(α-interferon)과 인터루킨-2(interleukin-2, IL-2)를 포함하는 생물학적인 치료는 전이성 질병의 치료에 가장 유망하다. IL-2의 부작용은 모세혈관누출징후군, 발열, 오한, 피로와 저혈압 등이다.

신장동맥색전술(renal artery embolization)은 신장동맥에 색전을 형성하여 종양에 공급한 혈류를 차단하고, 출혈의 위험을 줄이기 위해 시행된다.

간호

신장암을 가진 환자의 간호는 모든 암환자의 간호와 같이 전인적인 간호가 요구된다. 초기에는 증상이 없는 경우가 많지만, 종양의 증대에 따라 다양한 증상이 나타난다. 언제쯤 어떠한 증상이 어느 정도로 계속되고 있는지를 파악하고, 고통스러운 증상을 완화시킬 수 있도록 노력해야 한다. 치료 전의 전신상태 평가는 치료에 따른 합병증의 위험을 파악하는 것은 물론, 종양의 증대와 전이의 발견에도 중요하다. 진단에 대한 대상자와 가족의 이해에 따른 해결방안은 다양하므로, 대상자와 가족의 생각을 파악한 후, 필요한 간호계획을 세운다. 신장은 혈관이 풍부한 조직이므로 수술 후 출혈의 위험을 염두에 두고 관찰한다. 또한 남아 있는 신장의 기능이 잘 유지되고 있는지 확인해야 한다.

신장절제술(nephrectomy) 전 · 후 간호는 복부수술 전 · 후 간호와 유사하다. 수술 후 가장 중요한 간호는 효과적인 호흡운동이다. 횡격막 가까이에 절개부위가 있으므로 심호흡과 기침이 매우 어렵기 때문에 수술 전 호흡운동 방법에 대해 미리 교육해야 한다. 수술 전 체내 노폐물을 배설시키기 위하여 금기가 없는 한 수분섭취량을 증가시킨다. 대상자는 수술과 관련된 불안감이 생기고, 수술 후 신장 기능에 관하여 매우 걱정하게 된다. 만약 한쪽 신장이 기능을 잘하는 건강한 사람이라면, 이 신장 또한 체내에서 배설에 필요한 기능을 충분히 수행해 나갈 수 있을 것이다.

■ 간호진단

수술 후 합병증과 외과적 시술과 관련된 감염의 위험

기대결과

대상자의 호흡운동은 정상으로 유지되고, 염증 증상이 사라질 것이다. 2~3일 내에 정상적인 장음이 청취되고, 요배설량은 적어도 한쪽 신장이 완전히 제거된 경우 0.25mL/h, 부분 신장절제술을 한 경우 0.5mL/h로 유지할 것이다.

간호중재

수술 중 체위는 절개부위에 따라 결정되는데, 요부절개를 할 때는 몸을 펴서 옆으로 누운 체위를 취해 준다. 수술 후 간호는 개복술 후 간호와 동일하며, 가장 중요한 간호는 무기폐와 폐렴을 예방하는 것이다. 심호흡과 기침을 시키는 것이 매우 어려운데, 그 이유는 절개한 부위가 횡격막에 너무 근접해 있기 때문이다. 그러므로 심호흡과 기침을 할 때는 절개부위를 보호할 수 있도록 흉곽을 지지해 주어야 한다. 또한 통증 경감을 위해 충분한 양의 진통제를 사용해야 한다. 다른 효과적인 방법으로 심호흡과 기침하는 것을 도와주기 위해 손으로 흉부를 지지해 주는 방법이 있다. 간헐적 양압호흡기구(IPPB apparatus)는 호흡의 교환과 분비물의 배출을 도와준다. 신장절제술을 한 후, 가끔 기흉이 생길 수 있기 때문에 간호사는 손상 부위에서 호흡음의 감소나 갑작스런 짧은 호흡을 사정하여 기흉 발생 가능성에 대비해야 한다.

장 기능의 회복을 확인하기 위해 청진이나 방귀 유무를 확인한다. 장 기능이 회복된 후에는 구강섭취를 하도록 한다. 전체 소변량은 한쪽 신장이 제거되었는지 혹은 부분절제를 하였는지에 따라 시간당 배설되는 양이 달라지므로 기준을 토대로 그 이하로 배설될 경우 의사에게 알린다. 그 밖에도 상처 부위의 배액을 잘 관찰하고 조기이상의 징후를 발견하도록 한다.

■ 간호진단

절개부위 및 수술과 관련된 급성통증

기대결과

대상자는 편안해지고 불편감이 감소되었거나 견딜 수 있다고 말할 것이다. 또한 감소된 통증으로 대상자는 자연스럽게 활동을 시작할 것이다.

간호중재

수술하는 동안, 체위 유지로 인한 근육통이 생길 수 있다. 이를 위해 마사지, 온습포, 수술부위를 이완하는 체위가 도움이 되며, 경막하에 펜타닐(fentanyl) 또는 모르핀 투여도 도움이 된다. 또한 마비성 장폐색증(paralytic ileus)은 수술 후 아주 흔히 생길 수 있으므로 주의 깊게 위장관 상태를 사정하고 적절한 장 운동이 되도록 구강으로 음식과 수분의 섭취를 시작하고 조기이상을 격려한다.

방광암

방광암(bladder cancer)은 방광 요도상피의 이행성(transitional)과 유두종양(papillary tumor)이 대부분이다. 방광암은 요로계 종양의 73%를 차지하며, 60~70세에 가장 흔하다. 여성보다 남성에서 거의 3배 정도 더 발생한다. 비뇨기계의 가장 흔한 악성 종양은 이행세포암종(transitional cell carcinoma)이다.

원인과 위험요인

방광암의 위험요인은 흡연과 강력한 상관관계에 있으므로 대상자에게 금연을 권장하며, 50세 이후 정기적으로 혈뇨를 비롯한 방광암 증상을 관찰하도록 한다. 아닐린(aniline) 염료, 석면(asbestos), 벤지딘(benzidine)과 2-나프탈아민(2-naphthylamine) 등의 방향성 아민류의 노출이 방광암의 원인이 될 수 있다. 또한 골반의 방사선 치료, 사이클로포스파마이드[cyclophosphamide (Cytoxan)] 항암치료 등이 위험요인으로 보고되었다. 더불어 만성 방광염의 원인이 되는 재발성 방광결석과 만성 하부요로감염이 있는 사람은 방광의 편평상피세포암의 위험이 더 증가된다.

병태생리

방광암은 방광벽이 발암물질에 노출됨으로써 발생한다. 흡연이나 간접흡연으로 초래된 비정상적인 트립토판(tryptophan) 대사가 발암성 대사물을 만들고, 이는 소변으로 배설된다. 담배연기에는 2-나프탈아민(발암물질)뿐만 아니라 니트로사민(nitrosamines)도 포함되어 있는데, 이 물질들도 소변으로 배설된다. 또한 9번 염색체의 결손이 가장 흔히 나타나며 3, 8, 11, 18번 염색체의 결손은 악성도가 높은 질환과 관련이 있다.

전암성 증식변성(premalignant proliferative change)이 이행상피세포층에서 발견된다. 이런 변성을 이형성(dysplasia)이라 하고, 비정상세포가 나타나고 있음을 의미한다. 이형성 단계는 상피내암(carcinoma in situ)부터 표재성단계(superficial stage), 심부단계(deep stage), 전이단계(metastatic stage)로 분류된다(표 31-1). 대부분의 방광암은 유두종이나 이행상피암으로 시작되며, 방광암의 70%를 차지한다. 이러한 종양은 방광삼각(vesical trigone)과 방광측벽에서 가장 많이 발견된다. 종양의 단계는 방광벽에 침윤된 깊이와 전이된 정도로 구분한다. 단계를 정하는 것은 치료방법을 결정하는 데 있어 중요한 일이다(그림 31-6).

표 31-1 종양의 단계

표재성단계	
stage 0	종양이 점막층까지 침범함
stage A	종양이 점막하층까지 침범함
stage B_1	종양이 근육층의 1/2까지 침범함
심부단계	
stage B_2	종양이 근육층을 침범하였으나 지방층은 침범하지 않았음
stage C	종양이 지방층까지 침범하였으나 전이는 되지 않았음
전이단계	
stage D_1	전이가 주위장기와 골반주위 림프절까지 진행됨
stage D_2	전이가 간, 폐, 뼈까지 진행됨

임상증상

방광암의 첫 임상증상은 무통성 혈뇨로서 대상자의 85%에서 나타난다. 질환이 점점 진행됨에 따라 대상자는 배뇨곤란, 빈뇨, 긴박뇨와 같은 방광자극 증상을 경험한다. 요로폐쇄로 소변의 흐름을 방해하여 요량의 감소, 간헐적 무뇨, 다뇨, 방광팽만 등이 나타난다. 한편, 신장의 기능상실과 관련된 증상과 방광과 질 사이의 누공이 만들어지는 방광질루(vesicovaginal fistula)가 나타날 수 있다.

진단검사

방광암의 위험요인에 노출되어 있는 대상자는 주기적으로 선별검사를 받아야 한다. 방광암 선별검사에는 bladder tumor antigen (BTA) 검사, nuclear matrix protein 22 (NMP 22) 검사, telomeric repeat amplification protocols (TRAP) 검사 등이 있지만, 이러한 검사의 민감도는 높은 편이 아니다.

방광암과 관련해 대상자가 병원을 방문하는 이유는 주로 혈뇨 문제나 폐색 증상에 기인한다. 이러한 증상을 토대로 방광암이 의심될 경우에 방광경검사, 소변세포분석검사, 정맥요로조영술, CT, MRI, 방광초음파 등을 시행한다. 방광내시경으로 암 병변을 확인하기 전에 소변세포분석검사로 암세포를 규명해낼 수 있으며, 방광경을 이용한 시진과 생검으로 확진은 내린다. 종양을 제거한 대상자는 2년 동안 3개월마다 그 이후로는 좀 더 간격을 길게 하여 방광경검사를 하고, 암 진행 여부를 확인해야 한다.

치료

치료의 초점은 암이 원발 부위에 국한된 초기 단계인 방광 상피내 이행성종양 혹은 유두세포종양을 제거하는 것이다. 1차치료는 방광 내에 알킬화 항암약물이나 BCG 주입을 진행한다. 근육내로 침범된 진행성 암은 근치방광절제술(radical cystectomy)을 실시하며, 방사선요법을 이용하는 경우는 드물다. 방사선요법은 수술을 할 수 없는 침투성 방광암에 대해 화학요법과 병행하여 방광을 보존하기 위해 실시한다.

항암치료에 반응하지 않거나 방광근육까지 침범된 방광암의 경우에는 외과적 중재를 실시한다. 수술에는 방광부분절제술과 전류에 의해 조직을 파괴하는 종양 방전요법(fulguration), 요로전환이 요구되는 전체방광절제술(total cystectomy) 등이 있다. 외과적 중재는 전통적인 개방법, 복강경

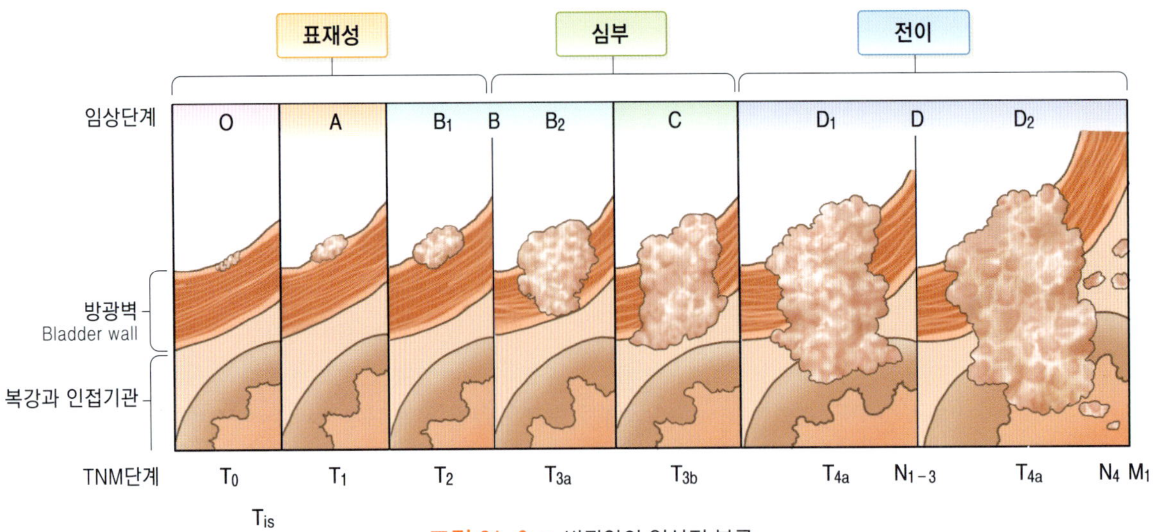

그림 31-6 ■ 방광암의 임상적 분류

(laparoscopic), 로봇보조(robot-assisted) 등의 방법으로 실시한다.

항암화학요법과 방광 내 요법

일반적으로 병용화학요법은 수술 전, 방사선치료 전, 원격전이가 있을 경우에 이용한다. 방광암 치료를 위해 CMV (cisplatin, Methotrexate, Vinblastin)를 doxorubicin hydrochloride (Adriamycin)와 함께 이용하기도 한다. 최근에는 gemcitabine과 cisplatin 병용요법이 사용된다.

이행성 세포종양, 유두세포종양 혹은 0기나 A단계 종양 같은 표재성 종양에 대해서는 방광 내 약물주입 치료를 한다. BCG 주입치료는 유두종, 선암, 편평세포암종 등에 사용되기는 하지만, 이행성 세포암종에 방광 내 주입치료약물을 사용했을 경우 결과가 가장 좋다.

항암제나 BCG를 요도카테터를 이용해 방광으로 직접 국소주입하는 요법도 있다. 방광 내 요법은 1주일 간격으로 6~12주 동안 투여한다. 방광에 주입한 약제는 약 2시간 동안 방광 내 머물도록 해야 하므로 주입 전 반드시 방광을 비워야 한다. 특히, 종양이 방광의 윗부분에 있을 때는 약물이 방광의 모든 부분에 최대한 접촉되도록 15분마다 체위를 바꾼다. 치료의 마지막 단계에서 물 2컵을 마시고, 방광의 약물이 빨리 배출될 수 있도록 한다. 처치 후 6시간까지 대소변을 본 후, 반드시 변기를 소독해야 한다.

항암제나 BCG를 방광 내 주입하는 치료의 주요 부작용 및 합병증은 방광자극, 빈뇨, 긴박뇨, 배뇨곤란 등이다. 때로 혈뇨, 발열, 권태감, 오심, 관절통 및 소양감 등이 나타나는 경우가 있는데, 이러한 증상들은 전신반응을 나타내는 것이므로 즉시 의사에게 보고해야 한다.

방사선치료

방사선치료는 방광절제술과 병용하거나 수술을 할 수 없을 때 선택하는 방법으로, 진행된 암에서의 효과가 크지 않아 전신항암화학요법과 함께 병용한다.

외부고용량조사(external supervoltage radiation)는 그 자체만으로는 효과적이지 않지만, 수술이나 화학요법과 병행하는 경우에는 효과적이다. 고압방사선요법(hyperbaric radiation therapy)은 종양세포의 산소요구를 증가시켜 민감성을 높이기 위해 사용한다. 완화적 방사선요법(palliative radiation therapy)은 통증완화, 장폐색 방지와 완화, 방광출혈의 조절, 정맥이나 림프선 폐쇄로 인한 다리부종의 경감 등에 이용한다.

방사선요법의 주요 부작용은 방광의 출혈과 자극이다. 암의 치료로 인한 방광의 출혈은 포르말린을 국소적으로 점적함으로써 조절할 수 있다. 출혈성 방광염은 골반의 방사선조사 10년 후에도 발생할 수 있다. 다른 합병증으로는 배뇨곤란, 빈뇨, 긴박뇨, 야뇨증 및 설사 등의 증상을 유발하는 방광염과 직장항문염(proctitis) 등이다. 뒤늦게 나타나는 부작용으로는 회장염, 대장염, 지속적 방광염, 방광 궤양, 누공 형성 등이 있는데, 방사선요법 실시 6~12개월 후에 생길 수도 있다.

수술

경요도방광종양제거술

경요도방광종양절제술(transurethral resection of bladder tumor, TUR-BT)은 방광경을 통하여 종양을 절제하고 소작하는 방법으로, 표재성 방광암에 가장 많이 사용되는 수술이다. 침윤성 방광암의 경우, 침윤 정도를 판정하기 위한 조직학적 진단 목적으로 시행한다. 종양이 아주 작을 경우에 절제 대신 소작만으로 제거하기도 한다. 수술 후 3-way 유치카테터를 삽입하며, 필요한 경우에 방광세척을 한다. 출혈로 인한 밝은 빨강이나 분홍색의 소변은 약 3일 이내에 맑아진다.

경요도방광종양절제술 전·후 간호는 일반적인 수술 간호와 비슷하다. 수술 후 혈괴로 인한 요정체의 발생 유무와 소변의 양상을 확인하여 출혈 유무를 관찰한다.

부분방광적출술

부분방광적출술(partial cystectomy)은 종양이 있는 방광부위, 방광천장에 있는 작은 종양, 요관구 부위 등의 일부분을 절제하는 수술이다. 근치방광적출술의 위험이 큰 경우 또는 경요도방광종양절제술로 치료할 수 없는 단독 종양인 경우, 방광의 반 이상을 제거해야 하는 경우에 시행된다.

수술 후 보통 유치카테터를 삽입한다. 수술 후 초기에는 방광용적이 60mL 정도로 현저히 감소하지만, 수술 후 약 6개월이 지나면 방광용적이 200~400mL까지 증가한다. 수술 직후, 방광의 크기가 감소되어 있으므로 카테터를 이용해 소변이 계속 흐르게 하여 봉합 부위의 압박을 감소시킨다. 섭취량과 배설량을 정확히 측정하고 기록한다. 수술 후 약 6개월이 지나 방광용적이 정상으로 회복되어 400mL 정도가 될 때까지 자주 배뇨하게 한다.

근치방광적출술

근치방광적출술(radical cystectomy)은 요로전환술과 함께 시행하는 수술로 내과적 치료나 다른 수술치료가 불가능할 때 시행한다. 수술은 전신마취 상태에서 시행하며, 배꼽 위 4cm에서 치골상부까지 복부중앙선을 절개한다.

여성의 경우 방광, 요도, 자궁, 나팔관, 난소 및 질의 앞쪽 일부를 같이 제거한다. 남성은 방광, 요도, 골반복막과 함께 전립선과 정낭을 제거한다. 골반림프절을 제거하면 말초부종이 생기고 불편감이 증가한다. 말초부종, 혈관이 밀집된 곳의 수술 시 조작, 림프절의 제거, 기동성 저하 등으로 인해 혈전과 색전이 발생할 위험이 있다.

수술 전 간호로 요로전환술에 대해 설명하고 의문점을 해결하여 불안을 감소시킨다. 수술 후에는 출혈증상, 감염예방, 순환증진, 영양공급, 활동에 대한 간호가 필요하다.

요로전환술

요로전환술(urinary diversion)은 소변의 흐름을 전환하는 방법을 말한다. 요로전한술의 적응증은 방광적출술, 요관의 선천성 장애, 신경성 방광, 요도와 요관의 협착, 방광의 외상 등이 해당된다. 영구적 요로전환술은 대상자의 연령, 방광상태, 체격, 비만 정도, 콩팥기능 상태, 수술에 대한 대상자의 수용과 자가간호 등을 고려하여 선택한다.

요로전환술은 비자제성과 자제성으로 나뉘는데, 비자제성은 소변을 저장할 수 있는 저장소와 조임근 같은 구조물이 없어 소변이 지속적으로 흘러나오게 된다(그림 31-7A, B). 자제성은 장을 이용하여 저장소를 만들고, 조임근 기능을 할 수 있는 구조가 있어 소변을 일정 시간 보유하는 것이 가능하다(그림 31-7C). 또한 소장을 약 60cm 정도 잘라서 공 모양으로 만든 후, 요관과 요도를 연결해주는 인공방광(neobladder)은 외부에 소변주머니가 필요 없다(그림 31-7D).

도관(conduit)이란, 물이 흘러갈 수 있는 파이프와 같은 구조물을 말한다. 요로전환술에 이용되는 도관은 장을 사용하여 만든다. 흔히 흡수력이 적은 회장 말단부를 주로 사용하지만, 드물게 다른 부위를 사용하는 경우도 있다. 과거에는 방광을 제거한 후, 결장 또는 피부에 요관을 직접 연결하였으나 역행성 감염, 피부에 연결된 요관구 협착 등의 문제로, 최근에는 거의 시행하지 않는다.

요관회장루술(uretero ileostomy) 혹은 요관회장도관(uretero ileal conduit)은 방광을 제거했거나 요로폐쇄가 있을 때 사용하는 요로전환술이다. 회장의 일부(15~20cm)를 적출하고 남은 회장끼리 문합한다. 적출한 회장은 도관으로 소변이 몸 밖으로 배출되는 통로 역할을 하게 된다. 혈액순환이 유지되도록 하면서 한쪽 끝을 봉합하고 다른 쪽 끝은 그대로 둔다. 봉합하지 않은 쪽을 피부 바깥으로 끌어당겨 개구부를 만들고 안쪽에 요관을 연결한다. 개구부에 소변을 수집하는 주머니를 부착한다.

수술 후, 소변은 개구부의 주머니 속으로 흐른다. 수술 후 첫 12~18시간 동안은 요관 연결 부위의 부종으로 인해 요정체가 발생할 수 있다. 섭취량과 배설량을 세심히 관찰하고 기록하며, 매일 BNU과 혈청 크레아티닌을 측정하고, 신장기능을 사정하며 전해질 균형 상태를 평가한다.

적절한 요루관리는 피부보호와 신장 기능 보존에 필수적이다. 요루의 혈류가 적절하면, 분홍색이나 붉은색을 띠는데, 자주색이 보인다면 혈류를 교정하기 위한 처치가 필요하다. 요루에 흔히 생기는 문제는 출혈, 열상(laceration), 결정체 형성, 협착, 탈장, 탈출(prolapse) 등이다. 요루 부위를 청결히

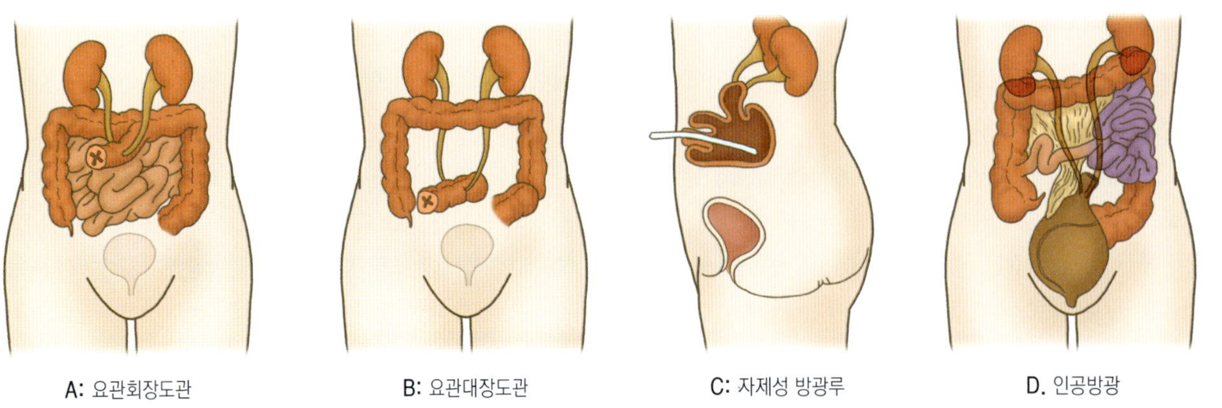

그림 31-7 ■ 요로전환술

닦을 때 소량의 출혈이 있을 수 있으나, 출혈이 지속되면 요루 열상, 감염, 결석, 결정체 등의 여부를 확인해야 한다. 요루의 열상은 보통 알칼리뇨와 관계된다. 결정체는 먼저 성분분석을 한 후 치료를 시작한다. 부착물은 요루 지름보다 약 1.6mm 정도 커야 하는데, 요루는 한 달 후면 부종이 빠져 크기가 고정된다. 요루 주위의 피부는 소변에 극도로 민감하므로 소변 수집을 위한 부착물을 정확한 위치에 붙이고, 피부간호를 철저히 한다. 요루 주위를 깨끗하게 유지하여 감염을 예방한다.

요루 부위에 협착이 발생하면, 소변이 도관내에 정체되어 신우신염 등의 감염이 발생할 수 있고, 도관점막이 염소를 재흡수하여 전해질 불균형이 생길 수도 있다.

소변수집주머니를 비우는 법, 냄새 조절법, 피부자극의 예방과 관리 방법 등에 대해 교육한다. 소변수집주머니는 4~5일마다 또는 소변이 샐 때마다 바꾸어야 한다. 부착물 교환 시 피부 표면에 붙어 있는 부착물을 떼어낸 뒤, 재빨리 요루 입구에 거즈 심지를 부착하여 소변이 흘러나오는 것을 막고 피부가 젖지 않도록 한다. 피부를 깨끗하게 닦고 잘 말린 후, 피부보호판을 붙인 다음 소변수집주머니에 잘 맞도록 연결한다.

소변수집주머니를 지닌 대상자에게 냄새는 큰 문제가 되므로 토마토나 아스파라거스와 같이 소변에 강한 냄새가 나게 하는 음식을 피해야 한다. 또한 부착물을 너무 오래 사용해도 냄새가 난다.

신체 외부로 드러난 개구부는 신체상의 변화와 함께 자존감 저하와 자아정체성 장애를 가져온다. 특히, 성적 자아정체감(sexual identity)의 문제는 심각하다. 대상자는 이러한 신체상의 변화로 사회활동이나 다른 사람과의 만남을 피하고 혼자 고립된다. 대상자가 자가간호를 익히고 신체상의 변화에 적응하기 위해서는 주위 사람들의 지속적인 관심과 인내가 필요하다.

자제성 요로전환술

자제성 요로전환술(continent urinary diversion)은 도뇨를 통해 배뇨를 조절하는 복강 내 소변주머니를 이용하는 방법을 말한다. 이 소변 주머니는 보통 500~1,000mL를 수용할 수 있도록 만들어진다. 회장을 이용하는 코크주머니(Kock's pouch)와 상행성 결장을 이용하는 인디애나주머니(Indiana pouch)가 있다. 주로 코크주머니를 만들게 되며 회장을 중첩시켜 밸브를 만든 다음, 회장도관의 개구부를 피부에 만들게 된다. 인디애나주머니는 회장의 회맹판을 이용하여 밸브로 활용한다. 자제성 방광루(그림 31-7C) 또한 인조방광을 만들어 요도로 연결하는 형태(인공방광, 그림 31-7D)도 있다. 대상자는 4~6시간마다 자가도뇨를 이용하여 주머니를 비우게되므로 외부 부착주머니는 필요 없다.

장을 이용한 소변저장소는 요의를 느끼지 못하기 때문에 수술 후 일정한 시간 간격으로 배뇨(도뇨)를 해야 한다. 수술 후 초기 소변저장소 용적은 150mL 정도이며, 수술 후 약 6개월이 경과하면 400~500mL까지 증가한다. 배뇨(도뇨) 간격은 수분섭취량과 소변저장소 용적을 고려하여 결정한다.

인조방광수술 후 배뇨가 불가능한 경우가 있으므로 도뇨가 필요할 수 있으므로, 청결간헐적 도뇨방법에 대해 교육한다. 장에서 분비되는 점액질로 인해 결석이나 요정체가 발생하면 방광세척이 필요할 수 있다.

간호

■ 간호진단

방광암, 진단검사, 수술 전 장 준비, 앞으로의 치료과정이나 수술과 관련된 지식부족

기대결과

대상자는 진단검사, 장 준비, 수술 전·후 경과를 이해하고, 설명할 수 있으며, 자가간호의 시범을 보일 수 있다.

간호중재

대상자와 논의하여 방광암 수술이나 결과와 관련된 대상자의 지식을 사정한다. 진단평가, 수술 전 치료, 수술 후 기대를 검토하는 논의에 가족을 참여시킨다. 수술 후에 있는 정맥주사, 비위관, 배액관, 카테터 등과 같은 다양한 튜브의 삽입목적과 제거 시기에 대해서 설명한다. 필요한 경우, 퇴원 후 이용가능한 지지서비스에 대해서도 논의한다.

요로전환 혹은 주머니 수술을 하게 되면, 수술 전 장 준비에 대한 설명이 필요하다. 장 준비가 필요한 이유는 도관이나 저장소 일부를 이용하기 위해서이다. 장 준비에는 1~3일 동안의 맑은 유동식이, 하제(laxatives)와 장 청결 관장(cleansing enema), 장내세균을 줄이기 위한 항생제 투여 등이 포함된다. 장 준비는 며칠에 걸쳐 이루어지고, 관장이나 식이제한 또는 약물투여가 필요하기 때문에 대상자와 가족이 철저히 지시를 따르도록 교육하는 것이 중요하다.

장루간호사의 방문은 주머니 혹은 요로전환술을 한 대상자와 가족에게 도움을 줄 수 있다. 이러한 방문을 통해 대상자와 가족은 이 분야에서 능숙한 간호사와 수술 후 경과에 대한 정보를 교환하고 배울 기회를 얻을 수 있다.

요관 회장루를 만들 계획이라면, 수술 전 장루간호사와 의논하여 루(ostomy) 설치의 최적부위를 선택해 둔다. 루 설치부위 선택을 위한 주요표준은 착용기구판이 안전하게 복부표면에 부착될 수 있는 부위여야 하며, 대상자가 확실히 볼 수 있는 곳이어야 한다. 다시 말해 배꼽부위, 늑골경계, 치골, 장골능과 상처가 있는 곳, 주름진 곳 위 등은 의복으로 인해 과도한 압력을 받을 수 있다.

루 설치부위를 선택하기 위해 똑바로 누운 자세, 직립 체위 및 좌위에서 대상자를 관찰한다. 보통 인공요도는 우측 하복부의 복직근, 허리선 아래 5cm, 중심선으로부터 5cm 떨어진 부위에 설치한다. 요로전환술의 적절한 관리에 대해 설명한다.

■ 간호진단

요로전환과 관련된 피부손상의 위험

기대결과

피부손상이 없으며, 소변의 흐름이 지속될 것이다.

간호중재

요로전환으로 인해 피부는 끊임없이 자극을 받고 약해질 가능성이 있다. 이를 예방하기 위해서 우선 착용기구가 루에 꼭 맞도록 접착시켜 피부에 소변이 닿지 않도록 한다. 일시적인 주머니의 접착제가 있는 개구부나 영구적 착용기구의 판은 루보다 3mm는 커야 한다. 루 안의 부종이 사라진 후, 판의 개구부를 다시 측정해야 한다. 주머니를 교체할 때마다 루 주위의 피부를 비누와 물로 청결히 한 후 건조시킨다. 접착물질이 피부에 붙어 있으면, 접착제 제거제로 제거한다. 피부에 결정체가 있을 때는 희석된 식초용액으로 닦으면 쉽게 제거된다. 피부를 청결히 하는 동안이나 후에 피부로 소변이 흘러 나오지 못하도록 루 위를 거즈나 휴지 뭉치로 대준다. 이 휴지 뭉치가 제거되는 즉시 착용기구를 다시 부착시킨다. 이른 아침에 소변 생성이 서서히 되므로 착용기구의 교환은 가능한 한, 이른 아침에 하도록 한다.

소변은 분변처럼 피부를 부식시키지는 않지만, 병원에 따라 피부보호 기구를 대주도록 하고 있다. 보호막을 사용하려면, 채뇨주머니와 판을 부착시키기 전에 보호막을 루 개구부에 충분히 맞도록 자른 다음 피부에 대어준다. 피부접착제나 접착원반은 판을 더욱 안전하게 피부에 부착시키기 위하여 사용된다. 물에 녹지 않은 분무식 접착제를 사용하면, 수영을 할 수도 있다. 피부를 잘 준비하면, 착용기구는 완전하게 부착될 수 있다. 더욱 안전하게 하기 위하여 임시 주머니나 판의 가장자리 주위에 비알레르기성 접착 테이프 조각을 부착시킨다. 또한 판을 고정시키기 위해 벨트를 사용할 수 있는데, 특히 대상자가 심한 활동을 할 때 적당하다. 대상자들이 이 벨트를 계속 착용하면, 더욱 안전함을 느낄 수 있다. 벨트착용 시 판 아래 피부에 압력으로 인한 발적이 생길 수 있으므로 너무 꼭 조이지 않도록 주의해야 한다. 소변이 중력을 이용하여 배출될 수 있도록 주머니의 개구부는 아래 쪽에 있어야 하며 모인 소변을 비우기 위해서는 주머니의 밸브만 열면 된다.

대상자는 자주 채뇨주머니를 관찰하여 소변이 차는 것에 주의해야 한다. 그 이유는 가득찬 소변의 무게로 판이 피부에서 떨어지거나 누출의 원인이 될 수도 있기 때문이다. 또한 땀을 흘릴 때마다 접착상태를 점검해야 하며, 피부자극이 생기면, 즉시 치료해야 한다. 강한 알칼카리뇨는 피부를 자극하므로 소변의 산도를 측정해야 한다. 요배양을 통해 요로감염의 원인을 확인할 수 있다. 착용기구는 누출을 발견하기 위하여 혹은 접착제에 대한 피부반응의 민감성을 알아보기 위하여 주의 깊게 점검한다. 너무 자주 주머니를 교환하면, 피부가 자극을 받을 수 있다. 이러한 이유로 누출이 없는 한, 주머니를 교환하지는 않는다. 주머니를 교환할 때 소변이 피부로 흐르지 못하도록 흡수되는 패드를 사용하면서 가능한 한 충분히 피부를 공기에 노출시킨다. 치유를 촉진시키기 위해 전열기를 사용할 수 있다. 착용기구를 사용할 때, 루를 위해 특별히 고안된 karaya 분말을 피부에 바른다. 항생제 크림이나 nystatin은 세균이나 모닐리아균으로 인한 자극이 있을 때 사용된다.

■ 간호진단

소변 냄새 감소에 대한 정보부족과 관련된 지식부족

기대결과

사용하는 기구를 깨끗하게 세척하고, 산성뇨에 도움이 되는 식품을 섭취한다면, 냄새가 없어질 것이다.

간호중재

소변 냄새는 루를 가진 대상자에게 불편한 문제이다. 심한 악취는 비위생 상태나 알칼리뇨, 감염, 아스파라거스(asparagus) 같은 음식을 섭취한 후에 생길 수 있는데, 이러한 냄새는 조절이 가능하다. 재사용하는 착용기구는 비누와 미지근한 물로 철저히 씻어야 한다. 뜨거운 물은 플라스틱 주머니를 상하게 하므로 사용하지 않는다. 냄새가 제거되지 않는다면, 희석한 식초용액이나 방취제에 적어도 20~30분간을 담구어 둔다.

그런 다음 흐르는 물에 헹구어 건조시킨다. 또한 방취제 알약을 주머니에 넣어 사용할 수 있으며, 메티오닌의 복용은 암모니아 냄새를 경감시킨다. 방광염에서와 같이 크랜베리 주스, 아스코르빈산 또는 소변을 산성화시키는 음식을 권한다. 보통 희석된 소변은 농축된 소변보다 냄새가 덜 나므로 충분한 수분섭취로 어느 정도의 냄새는 조절될 수 있다.

요로의 열린 개구로 인해 요로감염의 가능성이 지속된다. 정상적인 요흐름이 방해를 받으면 어디서나 폐색이 생길 수 있다. 예를 들어, 루에 감염되면 협착될 수 있고, 판의 개구부가 너무 크면 상피증식(epithelial hyperplasia)이나 루 주위의 피부가 두꺼워져 루의 경축이 생길 수 있다. 요로전환 수술을 받은 대상자에서는 요산칼슘결석증의 빈도가 30% 이상인 것으로 보고되었다. 요결석의 발병은 적어도 수술 후 2년 후나 5~10년 후에 발병한다.

■ 간호진단

요로전환으로 인한 자가간호와 관련된 지식부족

기대결과

변화된 체형을 받아들이려고 노력하며, 자신에 맞는 옷차림을 할 수 있다.

간호중재

루를 가진 대상자는 변화된 체형(body image)을 받아들이고, 그들 스스로가 도울 수 있는 독립심을 회복시켜야 한다. 심사숙고한 관리계획이 필요하며, 가능한 한 속히 대상자 스스로 간호할 수 있도록 해야 한다. 대상자가 집에서 스스로 할 수 있도록 루 간호를 위한 준비물품과 방법을 체계적으로 교육시키고 도와주어야 한다. 대부분의 대상자들은 2개의 영구적인 착용기구를 가지고 있으므로, 1개를 방취제에 담가둔 동안에 건조시킨 다른 기구를 착용해야 한다. 또한 대상자는 착용기구를 제거하여 주머니를 비우고 요배설장치에 부착시킬 줄 알아야 하고, 기구에 대한 관리를 해야 하며, 루와 루 주위의 피부간호도 할 수 있어야 한다.

여행 시나 방문시에 적응할 수 있도록 격려하고, 배뇨장치의 기능을 방해하지 않는 옷을 선택하도록 도와주어야 한다. 하루에 적어도 2,000mL의 수분을 섭취해야 하며, 올바른 음식과 액체를 선택할 수 있어야 한다. 그리고 대상자가 의사를 만날 때 알고 있어야 할 것으로 소변 색깔의 변화나 배설한 요량, 소변이 탁하고 악취가 나는지, 루 색의 변화에 대해서 말할 수 있어야 한다. 또한 교육을 실시할 때, 대상자와 가족을 포함하는 것이 필수적이다. 대상자가 퇴원한 후, 추후간호를 위해 가정방문을 통하여 교육하는 것도 매우 큰 도움이 된다.

다낭포성 신장

원인

신장의 다낭포성 질병(polycystic disease)은 장액성 수분, 혈액, 소변 등이 들어있는 포도송이처럼 생긴 낭포가 신장의 정상조직에 대치되는 유전적인 장애이다. 증상과 징후가 처음 발생하는 시기에 따라 유아형과 성인형으로 구분되지만, 어느 연령에서도 발생할 수 있다. 유아형은 양쪽 부모가 유전인자를 가진 상염색체 열성유전으로 발생한다. 질병이 경미한 경우는 아동기까지 나타나지 않을 수 있으나, 보통 유아기 동안이 질병으로 사망한다. 성인형 다낭포성 질병은 유아형보다 흔히 발생하며 상염색체 우성으로 유전된다.

임상증상

증상은 흔히 40대 이후에 나타나지만, 20세 이전 또는 80세 이후에도 나타날 수 있다. 가장 흔한 증상은 둔한 요통, 측복부의 선통과 혈뇨이다. 요로감염이 수반되면 단백뇨, 농뇨, 결석, 소변 농축능력의 감소로 인한 야뇨, 고혈압, 요독증이 나타나고, 신장의 크기가 점차 커지면서 신장을 촉진할 수 있게 된다.

진단검사

대부분 신체검진 과정에서 처음으로 발견되거나, 선별검사를 받는 과정에서 발견된다. 신장 기능을 확인하기 위해 혈액과 소변검사를 하고, 진단을 확인하기 위해 초음파검사나 CT 촬영을 한다.

치료와 간호

낭종의 형성을 막는 특별한 치료법은 없으므로, 증상이나 합병증에 대한 대증치료를 실시한다. 신장의 증대로 인한 통증을 감소시키기 위해 진통제를 사용한다. 염증 완화를 위해 비스테로이드소염제를 사용할 때는 신장혈류가 감소될 수 있으므로 주의해서 사용한다.

낭종이 파열되어 출혈이 발생할 수 있으므로 출혈 증상이 있으면 안정을 취하고 활력징후와 혈액검사 결과를 주의 깊게 관찰하고, 출혈이 심하면 수혈을 하거나 경화요법(sclerotherapy)을 시행한다.

고혈압을 잘 조절하면 신장 손상을 늦출 수 있다. 낭종의 액체가 감염되면 항생제를 처방하고, 말기 신부전증이 발생하면, 투석이나 신장이식이 필요할 수 있다. 만약, 기저질환이 있는 경우, 자녀에게 유전될 확률이 있으므로 유전 상담이 필요하다.

CHAPTER 32

Management of Clients with Renal Failure

신부전 대상자 관리

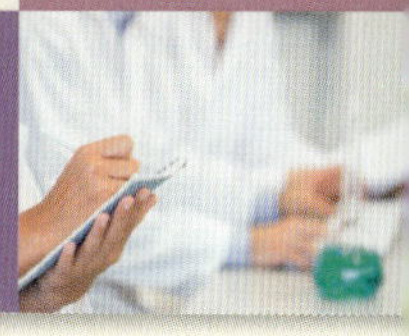

학습목표

1. 신부전 대상자의 건강력 수집 및 신체검진 수행을 통해 간호문제를 사정한다.
2. 신부전 대상자에 대한 간호목표를 세우고 간호중재를 계획한다.
3. 신부전 대상자에게 간호중재를 시행하고 결과를 평가한다.
4. 투석환자의 간호를 설명한다.
5. 신장이식수술환자의 간호를 설명한다.

주요 질환

신부전

신부전(renal failure)이 초래되면, 신장의 주요기능인 노폐물의 배설, 수분－전해질 균형, 산－염기 평형조절이나 내분비기관으로서의 역할이 장애를 받음으로써 여러 가지 증상이 나타난다(그림 32-1).

신부전은 급성신부전(acute renal failure, ARF), 만성신부전(chronic renal failure, CRF), 말기신질환(end stage renal disease, ESRD)으로 나눌 수 있다. 만성신부전은 만성신장병(chronic kidney disease, CKD)으로 불리기도 한다. 급성과

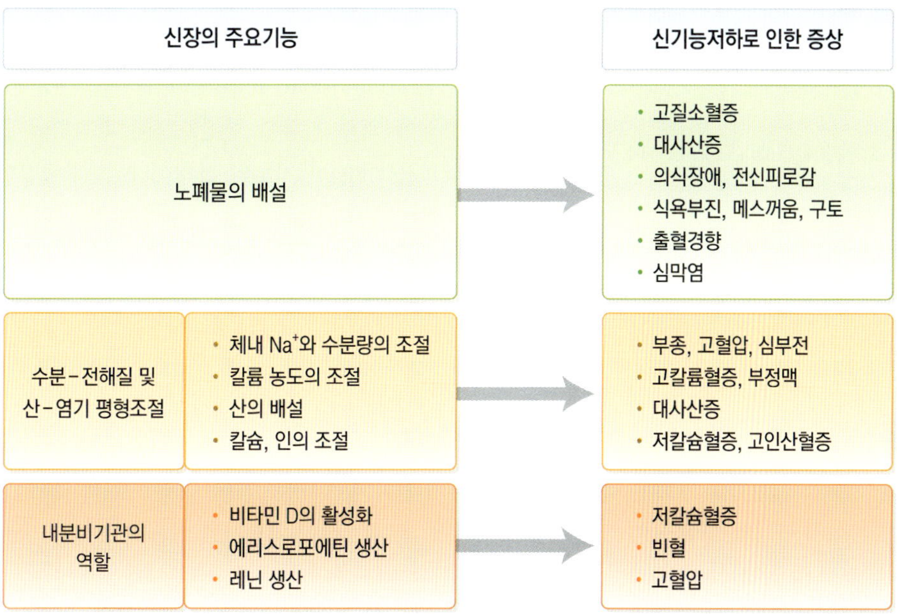

그림 32-1 ■ 신장의 주요기능과 기능저하 시의 증상

표 32-1 신부전의 종류와 특징

구분	• 급성신부전(ARF)	• 만성신부전(CRF) • 만성신장병(CKD)
진행	• 급격(수시간~일단위)	• 완만(수개월~년단위)
주요 원인	• 신전성: 탈수, 쇼크 등 • 신성: 급성 세뇨관괴사 • 신후성: 요로폐쇄 등	• 당뇨병성 신장병 (만성사구체질환) • 면역글로불린A신병증 • 막성 신병증 • 국소분절사구체 경화증 • 신장경화증
신기능장애	• 가역성	• 비가역성
예후	• 적절한 치료로 신기능이 회복될 수 있음 • 치사율이 높음 • 신기능의 악화 방지	• 투석이나 이식 같은 신장기능대체요법이 없으면 치명적임

만성의 차이는 단순하게 발병까지의 시간경과 외에도 여러 가지 면에서 다른 점이 있다(표 32-1).

최근 급성신부전의 초기단계인 신기능 징애를 포함한 급성신손상(acute kidney injury, AKI)이라는 개념이 확대되고 있다. 급성신손상은 다양한 원인에 의한 장애로 인해 기능적·구조적인 변화가 48시간 이내 신장에 일어나 급격한 신기능 감소가 초래된 상태를 말한다. 급성신손상에서는 혈청크레아티닌 수치와 소변량에 근거하여 진단기준과 중증도를 분류하고 있다. 급성신손상의 진단기준은 다음과 같다.

- 48시간 이내에 0.3mg/dL 이상의 혈청크레아티닌 수치 상승
- 48시간 이내에 혈청크레아티닌 수치 50% 이상(1.5배 이상) 상승
- 6시간 이상에 걸쳐 소변량 0.5mL/kg/시간 미만

급성신부전

급성신부전(급성콩팥기능상실, acute renal failure/acute kidney injury)은 신기능이 수시간에서 수일에 걸쳐 빠르게 감소되어 질소혈증과 수분-전해질 불균형이 나타나는 것을 말한다. 급성신부전의 가장 흔한 원인은 허혈과 신장독성물질인데, 혈액이 신장을 통과하기 때문에 신장은 이 두 가지 인자에 대해 특히 취약하다. 혈액의 압력이나 혈량의 감소는 신장조직 허혈의 원인이 된다. 그리고 혈중의 신장독성물질은 신장조직을 직접적으로 손상시킨다.

원인과 위험요인

급성신부전은 다양한 원인에 의해 나타나며, 신기능이 급격히 상실되고 신장단위의 사구체여과 속도가 저하되어 혈액내 BIN과 크레아티닌이 증가하는 질환으로, 신속한 대처로 회복이 가능하다. 정확한 치료를 위한 원인파악이 최우선이다. 신부전의 원인은 발생한 부위에 따라 신전성, 신성, 신후성의 세 가지로 분류된다(표 32-2), (그림 32-2).

신전성 원인

신전성(prerenal) 원인으로는 출혈이나 체액손실로 인한 순환혈액량 감소, 신장으로 유입되는 혈관의 협착이나 폐쇄, 심박출량 저하 등이 있다. 이러한 원인에 의해 신장의 혈류량에 현저한 저하를 일으켜 기능적 사구체여과율(GFR)이 저하된다. 신장 그 자체에는 본질적으로 장애가 없기 때문에 재흡수, 분비의 기능은 유지된다. 구체적으로 체액량 감소(외상, 외과수술, 설사, 구토, 출혈, 화상, 간경변, 췌장염, 이뇨제 사용 등), 심박출량의 감소(심근경색, 심근증 심장압전, 울혈성심부전 등), 전신의 혈관확장[패혈증, 괴민증(anaphylaxis) 등]으로 신장으로 가는 혈액량이 줄어들면, 자동조절기전인 신장혈관의 수축, 레닌-안지오텐신-알도스테론(renin-angiotensin-aldosterone) 체계의 활성화, 항이뇨호르몬 분비가 작동하여 소변량이 감소해 1일 소변배설량이 30mL 미만인 소변감소증이 일어난다. 신장의 관류저하가 지속될 경우, 세뇨관허혈이 심해지고 세뇨관세포는 더욱 손상된다.

신성 원인

신성(intrarenal, intrinsic) 원인은 신장질환이나 신장독성물질에 의해 신장의 실질조직이 파괴되어 급성으로 사구체여과율(GFR)이 저하된 상태이다. 사구체질환, 혈관염, 신독성물질[aminoglycoside, cisplatin, 중금속(수은, 우라늄), 조영제] 등으로 인해 급성세뇨관괴사(acute tubular necrosis, ATN)를 일으키며, 이는 급성신부전의 주요 원인이다.

약물이나 감염으로 인한 간질성 염증 변화나 조직으로 침윤한 종양은 신장조직에 면역-매개성(immune-mediated) 변화를 가져온다. 세뇨관이 손상되고 세뇨관세포가 적혈구, 원추체 등 여러 성분에 의해 세뇨관 내강을 막아 소변의 흐름을 방해하여 소변형성과 배출에 장애를 초래한다.

신후성 원인

신후성(postrenal)은 돌, 종양, 협착 등에 의해 요관, 방광, 요

표 32-2 급성신부전의 분류

분류	주요기전	원인	주된 병태
신전성	신장혈류량의 저하에 의한 것	순환혈액량 · 세포외액량 감소	출혈, 설사, 구토, 발열, 화상 등
		심박출량 저하	심근경색, 심장압전(심장눌림증 등)
신성	신장의 기질적 병변에 의한 것 (신장의 구조적 손상)	세뇨관간질의 장애	급성세뇨관괴사(acute tubular necrosis, ATN) 등
		사구체의 장애	급성진행성 신장염증증후군 등
		혈관의 장애	파종혈관내응고(DIC) 등
신후성	요로폐쇄에 의한 것	양측 요관의 폐쇄	후복막섬유증, 골반강내 악성종양 등
		방광 · 요도의 폐쇄	전립샘비대, 전립샘암 등

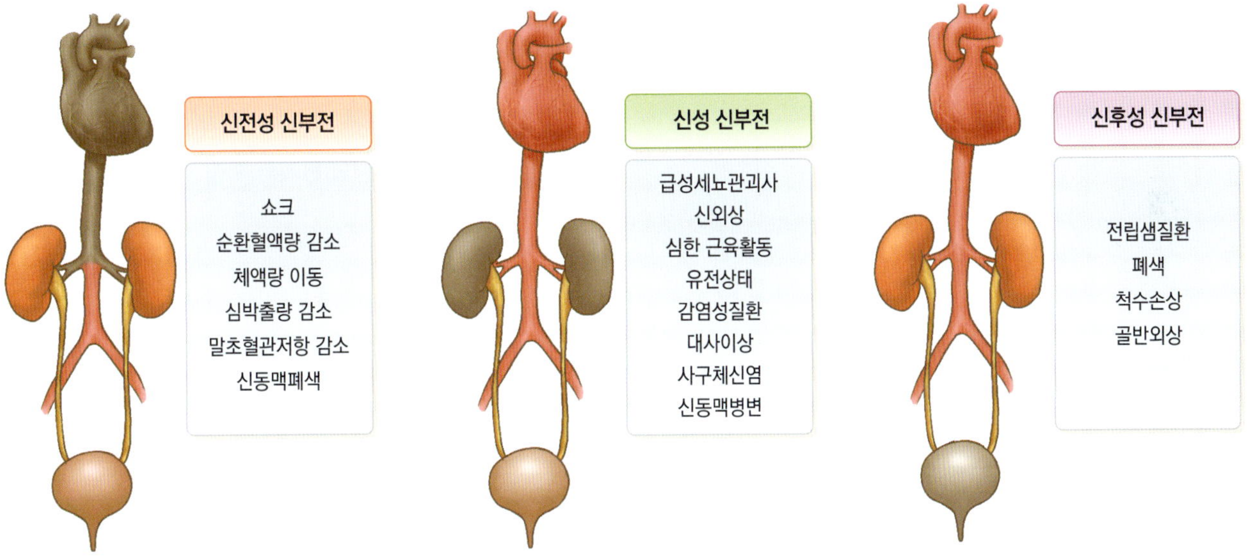

그림 32-2 ■ 급성신부전의 원인

도의 폐쇄가 발생하여 신장에서 만들어진 소변이 제대로 배출되지 못하는 것이 원인이다. 폐쇄로 인해 소변이 신장으로 역류하고, 신장내 압력이 증가하다가 결국은 신장이 기능을 하지 못하게 된다.

병태생리

신장혈류량이 감소하면, 세뇨관-사구체 피드백(tubulo-glomerular feedback)이 작동하여, 사구체여과율을 일정하게 유지하려고 하지만, 동시에 레닌-안지오텐신체계가 활성화되거나, 승압작용이 있는 호르몬(vasopressin, catecholamine)의 혈중농도가 상승하기 때문에 신장혈류량은 더욱 저하되고 사구체여과율도 감소하게 된다. 사구체여과율이 감소하는 것은 소변량 감소를 의미하므로 소변감소증이 일어나는 것이다. 또한 신전성 신장부전의 경우에서 혈액순환량의 감소가 계속되면 점차 신장 그 자체가 장애를 받게 되므로, 신성 신부전으로 이행하게 된다.

신전성의 경우에는 신장 그 자체는 정상이기 때문에 세뇨관의 기능도 정상으로 작동한다. 따라서 소변의 비중과 삼투압은 높다. 이는 요농축이 가능하다는 것을 의미하는 동시에 사구체여과율의 감소로 인해, NaCl 등의 용질을 녹이기 위해 물이 감소하고 있다는 것을 나타낸다.

한편, 신성 신부전의 경우에는 신장의 세뇨관 기능장애로 인해 세뇨관에서의 재흡수와 재분비가 불가능한 상태이다. 또한 세뇨관의 세포가 탈락되어 관강(lumen) 안을 폐쇄시키거나, 간질의 부종을 일으켜서 세뇨관을 압박, 폐색시킬 가능성이 있다. 이것으로 인해 소변감소증과 무뇨가 발생된다.

그러나 신전성의 경우와는 달리, 나트륨이온(Na^+)과 물은 세뇨관에서 재흡수되지 않고, 그대로 소변으로 배설되어 버리기 때문에 요중의 Na^+ 농도는 오히려 높아진다. 또한 물도 다량으로 배출되기 때문에 용질은 묽어지고, 소변의 삼투압과 비중도 저하된다. 즉, 요중 Na^+ 농도와 요 삼투압 그리고 비중은 신전성의 경우와 정반대가 되는 것이다(그림 32-3).

임상단계

급성신부전의 임상단계는 다음과 같이 4단계로 나눌 수 있다(표 32-3).

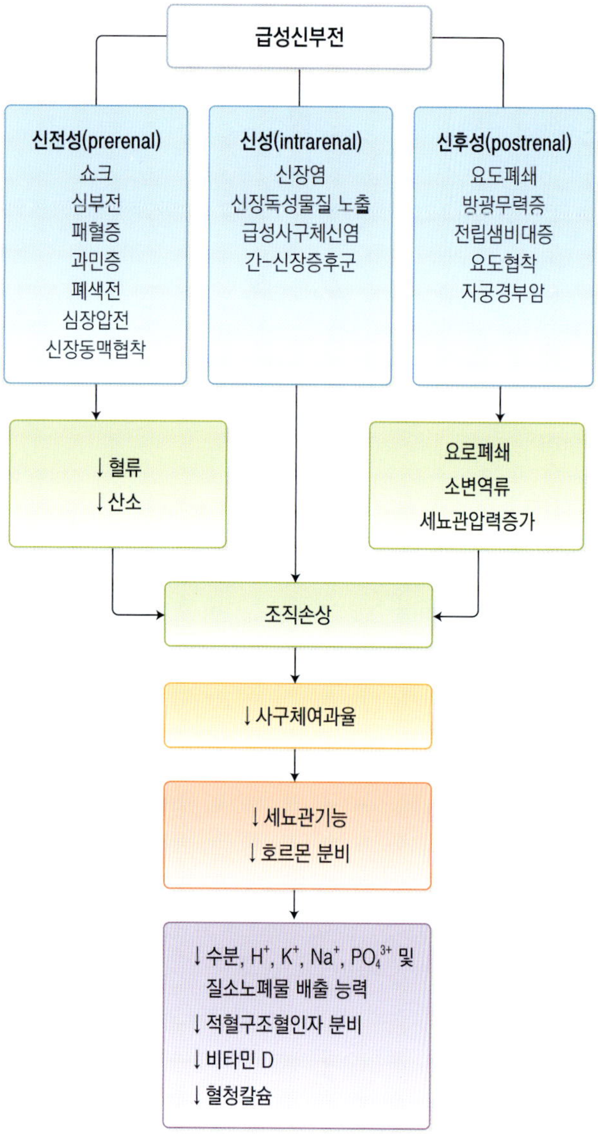

그림 32-3 ■ 급성신부전의 병태생리

- **시작기**(onset phase): 조기 중재로 신기능을 되돌리고, 더 이상의 손상을 예방할 수 있다.
- **핍뇨기**(oliguric phase): 체액, 노폐물, 전해질이 배설되지 않고 축적된다. 이 기간이 오래 지속될수록 예후가 나쁘다.
- **이뇨기**(diuretic phase): 사구체여과율과 혈액요소질소(blood urea nitrogen, BUN) 수치가 점진적으로 또는 갑자기 회복되는 시기이다. 소변배설량이 4~5L/일 이상이므로 탈수를 예방하기 위한 수분공급이 필요하다. 급성신부전으로 인한 사망의 25%가 이 단계에서 일어난다.
- **회복기**(recovery phase): 12개월까지도 지속되며, 대부분의 환자들이 신부전 이전의 활동수준을 회복하지만, 신장에 어느 정도의 기능장애는 남게 된다.

표 32-3 급성신부전의 단계와 특징

단계	특징
시작기	• 기간: 수시간~수일간 • 유발요인에 의해 시작되어 증상이 나타날 때까지의 기간 • 혈청크레아티닌과 BUN의 상승
핍뇨기	• 기간: 시작기 이후 1~7일에 나타나 2주간 지속(몇 달간 지속될 수 있음) • 원인이 허혈일 경우, 24시간내 소변감소증(핍뇨)이 나타남 • 독성 약물이 원인인 경우 소변량은 유지되지만 노폐물을 배출하지는 못함 • 신세뇨관 손상으로 요농축 능력 상실을 나타냄 • 사구체의 이상일 경우 단백뇨 • BUN, 혈청크레아티닌, 혈청칼륨, 마그네슘, 인산 등의 증가 • 혈청칼슘, 중탄산염의 감소 • 대사산증: 신장에서 암모니아 합성장애(암모니아는 수소이온 배출에 필요)와 중탄산이온 재흡수장애로 인해 발생 • 뇌와 신경계의 질소노폐물이 축적되어 뇌증상(피로, 집중장애, 발작, 혼미, 혼수 등) 발현 • 소변감소기가 길어질수록 예후가 나쁨
이뇨기	• 기간: 핍뇨성 급성신부전이 발병된 후 2~6주 후에 시작하여 1~3주간 지속 • 세뇨관의 요농축능력 상실로 인해 소변량은 1일 1~3L 까지도 증가 • 지나친 이뇨로 저혈량 · 저혈압 초래 • 혈청내 나트륨 · 칼륨 감소, 탈수
회복기	• 신부전이 발생한 후 12개월까지 신기능이 계속 나아짐 • 사구체여과율이 증가하고, BUN과 혈청크레아티닌이 감소함 • 신부전의 중증도와 합병증의 정도에 따라 회복이 달라짐 • 만성신부전으로 진행될 수 있음 • 젊은 사람에 비해 나이가 많을수록 신기능이 저하됨

임상증상

급성신부전의 가장 흔한 증상은 무뇨와 핍뇨이다. 그러나 급성신부전 환자의 30% 정도는 다뇨를 보인다. 이에 급성신부전의 증상을 비핍뇨성과 핍뇨성으로도 분류한다.

비핍뇨성이나 다뇨성 급성신부전의 경우, 하루 2L 이상의 등장성에 가깝고 요비중이 낮은 소변이 배설된다. 또한 다뇨로 인한 기립성저혈압, 점막 건조, 피부긴장도 저하와 같은 증상이 나타날 수 있다. 비핍뇨성 신부전은 보통 핍뇨성 신부전에 비해 이환률과 사망률이 낮고, 질소혈증의 정도가 덜하며 질병 기간도 짧은 편이다. 핍뇨성 급성신부전의 경우, 요배설량이 1일 400mL 이하로 감소하며 임상증상은 원인에 따라 다양하게 나타난다. 급성신부전의 임상증상은 유발 원인과 질소성 노폐물의 축적과 관련되어 나타난다.

신전성 급성신부전의 대표적인 증상은 소변량 감소이다. 신장혈류량이 감소하면, 사구체여과율이 저하되고, 이로 인해 레닌-안지오텐신-알도스테론 체계가 활성화되거나, 카테콜라민(catecholamine) 등의 혈중농도가 상승하고 소변량이 감소된다. 신장세뇨관의 기능이 정상이므로 요농축이 가능해 요비중과 삼투압이 높고, NaCl의 재흡수도 항진되어 요중 Na^+ 농도가 낮아진다. 또한 신장에 공급되는 혈류량의 감소로 인해 저혈압, 빠른 맥박, 심박출량 감소, 중심정맥압 저하, 무기력 등의 증상이 나타난다. BUN 대 혈청크레아티닌의 비율이 상승하여 10:1에서 40:1에 달한다.

신성 급성신부전의 전신적인 징후는 부종, 체중증가, 좌심실의 확장기압 상승으로 인한 객혈, 빈혈로 인한 허약과 고혈압 등이 있다. 또한 사구체는 물론, 간질과 세뇨관의 손상이 발생하는데, 세뇨관의 손상으로 재흡수와 재분비가 불가능한 상태가 된다. 따라서 신전성과 다르게 Na^+과 수분이 세뇨관에서 재흡수되지 않아 요중 Na^+의 농도는 높고, 요농축이 안되기 때문에 소변의 삼투압과 요비중은 낮아진다. 또한 신기능 저하에 의해 K^+ 배설이 되지 않아 고칼륨혈증이 유발되는데, 심전도(Electrocardiogram, EKG)에서 QRS의 폭이 넓어지고, T파는 뾰족해지며, 이상감각이나 마비와 같은 신경학적 증상이 동반된다. 세뇨관에서의 수소이온의 배설감소와 중탄산이온의 재흡수 감소로 대사성산증이 발생되고, 이로 인해 혼미와 심한 경우 혼수까지 진행될 수 있으며, 폐에서는 이를 보상하기 위해 빠른 호흡을 하여 호흡수가 증가하게 된다. 세뇨관 세포의 탈락으로 세뇨관이 막혀 소변감소증과 무뇨가 나타난다. 사구체신염이 원인인 경우에는 단백뇨, 혈뇨, 적혈구와 혈색소 원주체가 소변에 나타난다. 급성세뇨관괴사 시에는 소변에서 과립성 원주체가 나타나는데, 탁한 갈색을 보인다.

신후성 급성신부전인 경우, 배뇨 시작이 어렵거나 소변 흐름에 변화가 있을 수 있다. 요비중이 고정되고 나트륨 농축이 상승되며, 단백뇨가 약간 나오거나 없다. 가장 확실한 증상은 폐색으로 인한 증후이다. 무뇨와 다뇨가 반복된다면, 간헐적인 요로계 폐색일 수 있다.

급성신부전으로 인해 질소성 노폐물이 축적되면, 신체의 모든 장기에 걸쳐 영향을 미치게 된다. 각 기관별로 나타나는 증상에 대한 내용은 표 32-4를 참조한다.

진단검사

병력사정

급성신부전의 원인을 파악하기 위해서는 대상자의 과거력이 중요하다. 급성신부전을 일으킬 수 있는 신전증 요인, 신장의 병변 또는 신후성 원인을 파악한다. 또한 급성사구체신염의 가능성을 확인하기 위해 인플루엔자감염, 감기, 인후통, 인두염 등 급성질병을 앓았는지에 대해 질문하고, 소변색이 점점 짙어졌거나 혼탁해졌는지도 확인한다.

혈액검사

혈중 질소 노폐물 수치가 중요한 단서가 된다. 급성신부전에

표 32-4 급성신부전의 기관별 증상

분류	증상
요로계	• 소변감소증, 무뇨, 단백뇨
심장	• 고혈압(신성), 저혈압(신전성) • 심장부정맥 • 심낭염, 심낭삼출
호흡기계	• 폐부종 • Kussmaul 호흡
위장계	• 식욕부진, 오심, 구내염 • 설사 또는 변비
신경계	• 졸음증, 발작, 자세고정불능증, 혼돈, 기억장애
전신	• 전신부종, 체중 증가
혈액계	• 빈혈, 백혈구증가증 • 혈소판 기능장애(피로, 출혈, 멍) • BNU과 혈청크레아티닌의 상승 • Na^+ 상승(말기), pH 저하, Ca^{2+} 저하, K^+ 상승, 인산염 상승

서 혈청크레아티닌은 점차 증가하여 1주 이내에 6mg/dL(정상 0.6~1.2mg/dL)까지 증가할 수 있는데, 지속적인 증가는 신기능 저하를 의미한다. BUN은 1주 내에 80~100mg/dL(정상 10~20mg/dL)까지 증가할 수 있으며, 이는 신기능 저하 원인 이외의 과다한 단백질 섭취, 위장관출혈, 탈수, 조직손상 등이 원인이 되어 증가할 수도 있다.

소변검사

소변분석검사는 진단에 중요하다. 소변의 삼투압과 나트륨의 비중으로 급성신부전의 원인을 구별할 수 있다.

신전성 급성신부전인 경우, 소변의 나트륨수치는 보통 10~20mEq/L보다 낮고 소변이 농축되어 요비중이 1.020 이상이다. 신성 신부전은 적혈구, 적혈구원주체, 세뇨관세포 등의 소변침전물과 미오글로빈(myoglobin), 혈색소(hemoglobin) 등이 검출되고, 소변의 나트륨수치가 40mEq/L 이하이며, 요비중은 1.010 정도이다. 신전성과 신후성 급성신부전에서는 소변침전물은 정상이다. 신후성 급성신부전은 소변의 나트륨수치가 정상에서 40mEq/L 범위에 있고, 요비중은 1.000~1.010 정도이다. 신후성 급성신부전에서는 혈뇨, 농뇨, 결정체(crystals)가 있을 수 있다.

영상검사

신장초음파검사(renal ultrasonography)는 급성신부전 진단에 중요한 검사로, 요로폐쇄와 다른 신장질환을 평가하는데 유용하다. 신장스캔(renal scan)은 신장혈류, 세뇨관의 기능, 집합세관의 통합성을 평가한다. CT와 MRI는 요로폐쇄나 종양, 혈관기형 등을 진단한다. 신장손상이 악화되지 않도록 조영제를 사용하지 않는다. 역행성신우조영술(retrograde pyelography)은 요로의 폐쇄 부위를 확인하는데 쓰이며, 신장생검(renal biopsy)은 신성 급성신부전의 진단에 매우 유용하다.

치료

급성신부전은 치유가 가능한 질환이므로 치료의 일차적인 목적은 원인을 제거하여 신기능을 완전히 회복하고, 영양상태 개선, 감염예방, 수분-전해질 균형 유지, 불안과 피로 감소, 합병증을 예방하는 것이다. 이를 위해 약물요법, 식이요법과 신기능대체요법이 진행된다. 신기능대체요법에는 복막투석(peritoneal dialysis, PD), 혈액투석(hemodialysis, HD), 지속적 신기능대체요법(continuous renal replacement therapy, CRRT) 등을 적용한다.

약물요법

신전성 급성신부전인 경우, 신장혈류를 증가시키기 위해 수액을 공급한다. 수액을 주입할 때는 체액과다가 발생하지 않도록 주의해야 한다. 먼저 혈류량과 심박출량이 적절하고, 신장관류가 적당한지에 대해 확인한다. 수액보충은 K^+를 포함하지 않은 것을 사용한다. 신전성 급성신부전은 수액을 초기에 다량 투여하면 즉시 반응하여 소변이 생성된다.

체액과다(전신 부종, 폐부종 등) 상태가 되면 이뇨제를 투여하고, 체액과다 상태가 지속되면 투석을 고려한다.

도파민(dopamin)은 신장 관류를 강화하고 혈압을 올리기 위해 지속적으로 주입할 수 있다. 도파민 투여 시 혈액역동상태를 정확하게 평가하는 것이 중요하다(**박스 32-1**).

식이요법

일반적으로 급성신부전 대상자는 혈중 카테콜아민(catecholamines), 코르티솔(cortisol), 글루카곤(glucagon) 등이 증가되고, 이화작용(catabolism)이 활발해진다. 이화작용이 활발해지면 근육이 단백질로 분해되어 질소혈증은 더욱 심해지며 혈중 BUN, 요소, 인, 칼륨 수치가 더 증가한다.

단백질 이화작용을 예방하기 위해 충분한 양의 탄수화물과 지방을 제공한다. 체중 1kg 당 30~35kcal 정도로 적절한 열량을 제공하고, 필요열량의 30~40%를 지방으로 공급한다.

질소노폐물의 생성을 줄이기 위해 단백질은 보통 1일 0.6g/kg으로 제한한다. 또한 필요시 아미노산을 공급하기 위해 필수아미노산보충제(amin-Aid 등)를 투여하고 열량보충제도 공급한다. 급성신부전 대상자가 충분한 식이를 섭취한다면, 별도의 영양공급은 필요없지만 음식을 충분히 먹을 수 없는 경우, 이화작용을 막기 위해 완전정맥영양(total parenteral nutrition, TPN)이나 고영양수액(hyperalimentation)을 공급

박스 32-1 급성신부전 시 도파민 투여 주의사항

- 체중에 따라 용량(1~5㎍/kg/분)을 mL/분으로 환산하여 정확한 양을 투여한다.
- 주입 시 처방에 따라 자주 혈압과 맥박을 측정하고 변화가 있으면 의사에게 알린다.
- 말초정맥으로 도파민을 주입할 때 혈관 주위로 새는지 정맥주입로를 자주 관찰한다.

한다.

완전정맥영양은 대상자의 특수한 요구에 맞추어 제조하며, 혈청전해질 농도를 함께 고려한다. 완전정맥영양과 함께 지방유제(fat emulsion, intralipid) 수액을 비단백질성 에너지원으로 정맥을 통해 제공한다. 칼륨과 나트륨은 혈청수치에 따라 섭취를 조절한다. 나트륨은 부종과 심부전을 예방하기 위해 제한한다. 식사를 통한 나트륨섭취량은 60~90mEq/L이며, 고칼륨혈증이 있으면 식사를 통한 칼륨은 40mEq/L로 제한해야 한다. 하루 수분섭취량은 보통 1일 소변배설량에 불감성 손실양인 500mL를 추가하여 허용한다. 충분한 열량을 섭취하는지 확인하기 위해 항상 섭취량을 측정한다.

혈청전해질 조절

고칼륨혈증은 생명을 위협하는 부정맥을 유발하는 가장 위험한 급성신부전의 합병증이다. 혈청칼륨이 6mEq/L 이상이면 즉각적인 치료가 필요하다(**박스 32-2**).

신기능대체요법

혈액투석

신기능이 회복될 때까지 혈액투석(hemodialysis, HD)을 적용할 수 있다. 혈액투석을 시행할 경우, 대퇴정맥(femoral vein), 쇄골하정맥(subclavian vein), 내경정맥(internal jugular vein) 등에 적용한다. 대퇴정맥은 장시간 투석해야 할 경우에는 사용하지 않는데, 이는 체위변경이 어렵고 혈종이나 감염과 같은 합병증이 생길 수 있기 때문이다. 급성신부전에서 혈액투석을 해야 할 경우, 쇄골하정맥 또는 내경정맥 등을 이용하여 중심정맥관을 삽입한다. 카테터 삽입 후에는 흉부 X-선 촬영으로 카테터의 정확한 위치를 확인한다.

박스 32-2 고칼륨혈증 치료

- **Regular insulin IV:** 인슐린은 포도당과 함께 K^+를 세포내로 이동시킨다. 인슐린 투여로 인한 저혈당을 예방하기 위해 포도당을 같이 투여한다. 인슐린의 효과가 없어지면 K^+는 다시 세포 내에서 혈중으로 나오게 된다.
- **중탄산염($NaHCO_3$):** 혈액을 알칼리화시키면 정상 pH를 유지하기 위해 세포내에 있는 H^+가 세포 밖으로 이동한다. 이 때 전기적 중성을 유지하기 위해 K^+를 세포내로 이동시킨다.
- **Calcium gluconate IV:** 고칼륨혈증으로 인한 심전도의 변화가 발생할 경우 사용한다,
- **Sodium polystyrene sulfonate (Kayexalate):** 양이온교환 수지인 Kayexalate를 구강이나 정체관장으로 투여한다, 장관 내에서 수지는 K^+와 결합하여 대변으로 배출된다.
- **투석:** 혈액투석으로 30분~1시간내에 K^+ 수치를 정상으로 회복시킬 수 있다.
- **식이제한:** K^+섭취를 1일 40mEq로 제한한다.

지속적 신장기능대체요법

최근 지속적 신장기능대체요법(continuous renal replacement therapy, CRRT)이 급성신부전 치료의 표준으로 자리잡고 있다. CRRT는 혈액역동상태가 불안정한 경우, 산-염기 상태와 전해질농도를 천천히 지속적으로 조정하며 요독소와 수분을 제거한다. CRRT와 혈액투석의 차이점은 혈액투석은 간헐적인데 비해, CRRT는 지속적으로 적용되며, 이를 이용해 며칠에 걸쳐 다량의 수분과 노폐물을 제거한다. 또한 혈액투석과는 다르게 확산(diffusion)과 삼투(osmosis)뿐만 아니라, 대류(convection, 기체나 액체가 부분적으로 가열되어 그 부분이 팽창하면서 밀도가 작아져 위로 올라가고, 위에 있던 밀도가 큰 부분은 내려와 기체나 액체에 고르게 열이 전달되는 현상)의 원리를 이용하여 효과적으로 다량의 수분을 제거한다. CRRT는 혈액투석에 비해 수분과 전해질의 급격한 이동이 적어 저혈압의 발생 위험이 낮은 편이다.

CRRT는 혈액펌프, 투석액, 보충액의 사용 유무에 따라 지속적 동정맥혈액여과법(continuous arterio-venous hemofiltration, CAVH)과 지속적 정정맥혈액여과법(continuous venovenous hemofiltration, CVVH), 지속적 동정맥혈액투석법(continuous arteriovenous hemodialysis, CAVHD), 지속적 정정맥혈액투석법(continuous venovenous hemodialysis, CVVHD)으로 분류하며, 가장 흔히 사용되는 요법은 지속적 정정맥혈액여과법과 지속적 정정맥혈액투석법이다.

간호

세심한 신체사정으로 수분상태를 평가하고, 섭취량과 배설량을 기록하며, 체중을 측정하여 수분 균형상태를 확인한다. 혈청크레아티닌, 소변과 혈청전해질 수치, BUN, 요비중을 모니터한다. 요비중은 소변의 농축 능력이 감소할 때 저하되며, 신세뇨관의 손상을 반영한다.

신독성약물은 독성약물로 인한 신부전을 예방하기 위해 투약하기 전 처방용량을 확인한다. 흔히 신독성을 보이는 약물에 대한 내용은 **표 32-5**를 참조한다.

표 32-5 신장독성 약물

항생제	amikacin (AmiKin), amphotericin B, bacitracin, cephalosporines, gentamicin, kanamycin, polymyxin B, streptomycin, sulfonamide, tobramycin (Nebcin), vancomycin
그 외 약물	captopril (Capoten), cimetidine (tagamet), cisplatin (Platinol), cocaine, cyclosporine, ethylene glycol, heroin, lithium, methotrezate, nitrosoureas (Carmustine), nonsteroidal Antiflammatory NSAID's (Ibuprofen, Indomethacin), phenacetin, quinine, rifampin, salicylates(다량), gold, 중금속, 조영제

신독성약물을 투약할 때는 실제적이고 잠재적인 신부전의 징후를 발견할 수 있도록 BUN과 혈청크레아티닌, 최고 약물농도(peak level), 투여 직전 약물농도 등을 면밀히 모니터한다. 회복 단계의 급성신부전 환자는 혈액검사와 소변검사를 시행해 신기능을 지속적으로 관찰한다.

급성신부전이 회복된 후에는 추후관리가 필요하다. 급성신부전의 가장 큰 합병증은 만성신부전으로의 진행이다. 급성신부전 대상자의 50% 정도는 사구체여과에 어느 정도의 기능장애가 남고, 약 5% 정도는 신기능이 되돌아오지 않아 장기투석과 신장이식 대상자가 된다.

만성신부전

만성신부전(만성콩팥기능상실, chronic renal failure)은 점진적이고 비가역적으로 신기능이 저하되어 신체의 내부 환경 항상성(hemostasis) 유지가 불가능해진 상태이다. 일반적으로 사구체여과율(GFR)이 정상의 50% 이하, 혈청크레아티닌 값이 2.0mg/dL 이상 지속되는 상태를 말한다. 초기에는 자각 증상이 부족하고, 단백뇨 등의 소변 이상에서 시작하여 신장의 기능이 서서히 저하되어 말기신질환(end-stage renal disease, ESRD)으로 진행된다(표 32-6).

세계신장학회(Kidney Disease Improving Global Outcome, KDIGO)에서는 만성신장질환을 사구체여과율이 3개월 이상 60mL/min/1.73m^3 이하인 신손상으로 정의하였다.

또한 최근 만성신부전 대신 만성신장질환(chronic kidney disease, CKD)이라는 개념이 확산되어 가고 있다. 만성신장질환은 기존의 개념에 만성신부전보다 약한 신장손상을 더한 개념이다. 신기능의 10% 정도만 남으면, 말기신질환이라 하고, 이 경우는 신장의 기능상실로 인해 신장기능대체요법(투석 또는 이식)이 필요한 단계가 된다.

원인과 위험요인

만성신부전의 원인은 복잡하며, 신기능의 점진적인 손실을 가져오는 질병 또한 다양하여 대부분 몇 년에 걸쳐 서서히 진행한다. 반복되는 감염과 신장염 악화, 요로계 폐색, 전신질환, 장기간의 고혈압이나 당뇨병으로 인한 혈관파괴 등은 모두 신장에 상처를 남기고, 신장의 기능을 서서히 저하시킨다. 2017년 신장학회의 조사에 따르면, 발병원인은 당뇨병(50.2%), 고혈압(20.3%), 사구체신염(8.4%) 순으로 나타났으며, 당뇨병이 차지하는 비율이 계속 증가하고 있는 추세이다. 만성신부전 발병률은 남녀 동일하며, 20~64세 중년기에 가장 높게 나타난다. 이러한 질병을 가진 대상자들은 말기신질환으로의 진행을 늦추기 위한 치료를 받아야 한다(박스 32-3).

병태생리

만성신부전은 신장의 정상적인 기능이 점차적으로 상실되어, 네프론이 서서히 파괴되고 기능이 소실되는 것이다. 사구체여과율과 청소율이 감소함에 따라 BUN과 혈청크레아티닌 수치가 상승한다. 네프론은 더 많은 양의 용질을 여과하는 동안 비

표 32-6 만성신장질환의 단계

단계	분류	동일하게 시용되는 용어	GFR(mL/min/1.73m^3)
1	정상 GFR	위험기	≥90
2	GFR의 약간 감소	만성신기능부전(chronic renal insufficiency, CRI)	60~89
3	GFR의 중등도 감소	만성신기능부전(CRI), 만성신부전(chronic renal failure, CRF)	30~59
4	GFR의 심한 감소	만성신부전(CRF)	15~29
5	신부전	말기신질환(end stage of renal disease, ESRD)	<15

박스 32-3 만성신부전의 원인 및 위험요인

주요원인	위험요인
• 당뇨병	• 만성 신우신염
• 고혈압	• 다낭성 신장염
• 사구체신염	• 신결핵

대해지고, 비대해진 네프론은 요농축 능력이 감소하여 다량의 희석된 소변을 배출시키므로 체액이 부족해진다. 세뇨관의 전해질 재흡수 능력이 점차 상실되면, 소변에 다량의 염분이 섞여 배설되면서 다뇨가 더욱 심각해진다. 이후 신장손상이 악화되어 기능하는 네프론의 수가 감소하면, 사구체여과율은 더욱 낮아지고 수분, 염분, 노폐물을 제거할 수 없게 된다.

전체 네프론의 3/4이 손상될 때까지는 신기능을 유지하지만, 이후 핍뇨가 발생되어 결국 과다한 수분, 염분, 노폐물 등을 제거할 수 없게 된다. 사구체여과율이 10~20mL 이하로 감소하면 신체는 요독의 영향이 나타나는데, 투석이나 이식 등으로 치료하지 않은 말기신질환은 요독증이 심해져, 사망에 이르게 된다. 만성신부전은 진행단계에 따라 크게 4단계로 나뉜다(**표 32-7**).

예비력 저하기

예비력 저하기(diminished renal reserve)는 신기능이 50% 정도 저하된 상태이다. 대사능력이 충분하며 체액의 항상성 유지에 지장이 없고, BUN과 혈청크레아티닌은 정상 수준을 유지한다.

신기능부전기

신기능부전기(renal function insufficiency)는 신기능이 25~50% 수준을 유지하는 상태를 말한다. 일상생활에는 지장이 없으나, 요농축 능력 저하와 BUN의 상승이 나타난다. 대상자는 쉽게 피로하고 허약감을 호소하는데, 상태가 진전되면서 야뇨, 삼투성 이뇨로 인한 다뇨, 두통, 오심, 소양증을 호소한다.

신부전기

신부전기(renal insufficiency)는 신기능이 5~25%로 저하된 상태이다. 신장이 제 기능을 거의 상실하여 혈액 속에 노폐물과 질소, 인 등이 쌓이는 반면, 칼슘이 빠져 나가 저칼슘혈증이 초래되며 조혈기능의 저하로 빈혈이 발생한다. BUN이 상승되고, 대사성 산증이 발생된다.

말기신질환

말기신질환(ESRD) 혹은 요독증(uremia)은 신기능이 5% 이하로 떨어진 상태이다. 사구체여과율이 5~10mL/min으로 떨어진다. 대부분의 대상자는 일상생활활동의 유지가 불가능해지고 요독증으로 인해 중추신경계, 소화기계, 혈액계 등에서 증상이 발생한다.

표 32-7 만성신부전의 진행단계

단계	증상
1단계 예비력 저하기	• 신기능 50% 이상 저하 • 대사능력은 충분함
2단계 신기능부전기	• 신기능 25~50% 이하로 저하됨 • 고질소혈증 • 요농축력 저하 • 일상생활에는 큰 지장이 없음
3단계 신부전기	• 신기능 5~25% 이하로 저하됨 • 고질소혈증 • 신혈증 • 혈청인 상승 • 혈청칼슘 저하 • 빈혈이 발생함
4단계 말기신질환	• 신기능 5% 이하로 저하됨 • 요독증 • 방치 시 사망에 이름

임상증상

원인과 경과가 다양하기 때문에 신부전의 초기 증상도 다양하게 나타난다. 대상자가 분명하게 신부전의 증상과 징후를 보이는 시점은 신기능이 80~90% 정도 상실되었을 때이다. 신부전 대상자의 말기 진행은 요독증으로 인한 사망으로 생명유지를 위해 투석이나 신장이식을 해야 한다. 만성신부전은 신체 내 모든 계통에 영향을 준다.

신기능 이상은 신장의 요농축 능력과 전해질 분비 조절 능력의 상실을 초래한다. 다뇨는 무뇨로 바뀌고, 정상적인 배뇨양상을 벗어나게 된다. 또한 산-염기균형 조절, 혈압조절, 1,25-디히드록시콜레칼시페롤(1,25-dihydroxycholecalciferol) 합성, 적혈구형성인자 생성, 인슐린 분해, 프라스타글라딘 합성과 같은 정상 신기능이 감소되다가, 결국 그 기능을 완전히 잃게 된다(**표 32-8**).

표 32-8 만성신부전의 계통별 증상

구분	증상
초기	야뇨
심장 및 혈관계	하지부종, 호흡곤란, 고혈압
소화기계	식욕부진, 오심, 구토, 소화불량
신경계	경련, 지적 · 사고력 감퇴, 딸꾹질
골격계	뼈의 통증
혈액계	출혈, 빈혈
피부계	피부소양감, 착색
생식기계	성욕감퇴, 발기부전, 생리불순, 불임
대사 및 내분비계	전신쇠약, 근육피로, 불필요한 근육수축

전해질 불균형

초기에 나타나는 저나트륨혈증은 수분정체로 인한 희석효과에 기인한다. 말기에는 고나트륨혈증이 되어 염분과 수분의 정체로 고혈압과 울혈성 심부전이 나타난다. 고칼슘혈증은 갑자기 위험한 상태를 초래할 수 있으므로 이화작용, 칼륨을 포함한 약물, 외상, 수혈, 산증 등으로 인해 칼륨이 과잉되지 않는지 여부를 관찰해야 한다. 25-hydroxycholecalciferol에서 1,25-dihydroxycholecalciferol로의 전환이 감소되어 장에서의 칼슘 흡수가 저하됨에 따라 저칼슘혈증이 나타나는데, 정상 수준을 나타낸다면, 이는 부갑상샘호르몬에 의해 골기질에서 칼슘이 빠져나왔기 때문이다. 동시에 인은 배설이 안 되어 고인산혈증이 야기된다. 고요산혈증은 말기신부전에 흔히 나타난다. 그러나 요산의 혈중 수치와 신기능과의 관계는 확실하게 보고된 바 없다.

대사 변화

신부전의 주요한 대사성 징후 중 하나는 단백질대사의 최종 노폐물 축적으로 인한 BUN과 혈청크레아티닌의 상승이다. 단백뇨와 부적절한 단백질섭취는 체내 저단백혈증을 유발하여 혈관내 교질삼투압을 감소시킨다. 포도당불내성이 나타나지만, 보통 치료해야 할 정도로 심하지는 않다. 만성신부전 환자의 30~70%에서 고지혈증(hyperlipidemia)이 나타난다. 고밀도지질단백질(HDL)과 저밀도지질단백질(LDL)의 비율 증가에 따라 죽상경화증이 나타날 수도 있다. 이는 요독증으로 인해 지질분해활동이 저하되어 고밀도지질단백질 생산이 감소하기 때문이다. 대사성산증은 신장에서의 중탄산염 재흡수가 감소하고, 수소이온을 배설하지 못해서 나타난다.

혈액학적 변화

적혈구형성인자인 에리트로포이에틴(erythropoietin) 분비 감소로 적혈구생성이 어려워 빈혈이 발생하며, 대상자는 피로와 쇠약을 호소하고 추위에 예민해진다. 초기 단계에는 적혈구생성이 감소하여 경미한 빈혈이 나타나고, 점차 진행되면서 용혈, 위장관내 적혈구상실, 출혈로 인해 심각한 빈혈상태에 이른다. 또한 적혈구의 생명이 단축되는데, 이는 요독증이나 식이제한으로 인한 영양부족과 위장관에서의 철분흡수장애 때문이다. 만성신부전 환자의 빈혈이 지속되면 조직으로의 산소공급 저하, 심박출량 증가를 위한 심장비대, 울혈성 심부전, 인지기능이나 정신력 저하 등이 나타난다. 신부전이 진전되면서 출혈 경향도 뚜렷해진다. 요독소의 축적은 혈소판응집을 방해하는데, 이러한 혈소판장애는 요독증 대상자의 출혈 문제에 1차적인 원인이 된다.

위장관계 변화

식욕부진, 오심, 구토는 거의 모든 환자에서 나타난다. 가끔 쓴맛이나 짠맛을 느끼며, 호흡 시 악취나 비린내 혹은 암모니아 냄새가 난다. 구내염, 이하선염, 치은염 등이 흔히 발생하는데, 이는 침샘으로부터 요소에서 생성된 암모니아가 분비되기 때문이다. 또한 가스트린 축적으로 인해 궤양질환이 잘 생기며 식도염, 위염, 대장염, 위장관 출혈과 설사가 발생할 수 있다. 변비는 흔히 나타나는 문제로서 수분제한, 인결합제제의 복용, 고섬유질 음식의 제한, 활동 감소 등이 주원인이다.

면역계 변화

대상자는 면역계 손상으로 인해 감염에 대한 감수성이 높아진다. 체액면역에서의 항체 생성의 억제, 지연성 과민반응, 백혈구의 기능감소 등의 여러 요인과 관련된다.

약물대사의 변화

요독증이 있는 환자는 신장의 변화로 인해 치료약물의 약물역동, 즉 흡수, 대사, 배설에 장애가 생겨 약물 독성에 대한 위험성이 매우 높아진다.

심혈관계 변화

가장 특징적인 심혈관계 변화는 고혈압이다. 신부전을 유발하는 원인이기도 한 고혈압은 만성신부전의 합병증으로 인해 나타나기도 한다. 신부전이 진행될수록 고혈압은 더욱 심해지는데, 총 체내 수분량 증가, 신장의 바소프레신 분비 장애 등이 원인이다. 만약 고혈압이 조절되지 않으면, 신질환이 빠르게 진행하고, 심혈관계 질환과 뇌출혈의 위험이 증가한다. 또한 좌심비대와 울혈성 심부전이 발생하고, 삼출성심낭염과 심장압전증 같은 심각한 합병증으로 진전될 수도 있다. 또한 고칼륨혈증, 산증, 고마그네슘혈증, 관상동맥 혈류 감소로 인한 부정맥이 발생할 수도 있다.

호흡기계 변화

폐부종과 같은 호흡기증상은 수분과다로 인해 발생한다. 흉막염이 흔히 발생하며, 특히 심낭염과 동반된다. 이때 생기는 폐수종상태를 요독성 폐(uremic lung)라고 하며, 이는 수분을 제거하면 좋아진다. 또한 대사성 산증에서는 과도한 수소이온을 폐가 배출하기 위해 호흡수가 증가한다.

근골격계 변화

만성신부전 대상자에게 흔한 근골격계 문제는 신성골형성장애(renal osteodystrophy)이다. 골연화증, 섬유성골염, 골다공증, 골경화증 등이 초래되는데, 신장–뼈–부갑상샘–칼슘–인–비타민 D 등이 상호관련되어 나타난다. 사구체여과율의 감소로 인의 배설이 감소하고 칼슘의 배설은 증가한다. 이렇게 하여 초래된 저칼슘혈증은 부갑상샘호르몬의 방출을 자극하여 뼈로부터 칼슘을 혈중으로 이동시켜 뼈의 탈무기질화를 유발한다. 또한 신장이 비타민 D를 1,25–dihydroxycholecalciferol로 전환시키지 못하므로, 장내 칼슘 흡수는 감소하고 인 정체는 촉진된다. 이로 인해 골의 유기물화작용(mineralization)은 손상받고 더 많은 칼슘과 인이 뼈로부터 혈중으로 유리되어 체내의 피하혈관과 내장조직에 석회화된 물질이 축적되고 더 진전되면 관절통이 심해진다. 이러한 골이영양증으로 인해 골기형과 잦은 골절이 발생한다. 조직석회화가 뇌, 관상순환, 호흡기계 혈관과 같은 생명관련 조직에 일어난다면 치명적인 결과가 나타난다.

피부계 변화

피부는 한선의 위축으로 인해 매우 건조해지고, 2차적인 부갑상샘기능항진과 피부에 칼슘이 축적되면서 심한 소양증이 발생한다. 소양감으로 계속 긁어서 표피가 박리되고, 피부색이 변화한다. 출혈성 경향으로 인해 쉽게 멍이 들고, 점상출혈과 자반증이 나타나며 빈혈로 인해 피부가 창백해진다.

신기능이 저하될수록 피부에 색소침착이 심해진다. 소변에 포함되어 있는 주요 색소인 요황색소(urochrome)의 축적으로 피부색이 오렌지색이나 회색으로 변하는데, 발생 원인은 뚜렷하지 않다. 흔하지는 않지만, 요독 서리(요소상, urea frost)가 생기면 피부 특히, 입술가장자리에 연한색의 결정체가 보인다. 이는 대사산물이 신장으로 배출되지 못하는 대신, 피부 모세혈관으로 배출되는 것이다. 또한 머리카락은 쉽게 부서지거나 빠지고 손톱이나 발톱 또한 얇아져서 부러지기 쉽다. 손톱에 특징적인 붉은 띠가 생기는데, 이를 Muercke's line이라 부른다. 또 다른 변화는 '반과 반 손발톱(half and half nail)'이라고 부르는데, 근위부는 하얗고 원위부는 갈색으로 변하는 것이다.

신경계 변화

일부 환자들은 초기에 신경학적 징후를 경험한다. 말초신경병증이 발생하면서 발에 작열감이 나타나고, 다리와 발이 안전하게 위치를 잡고 설 힘이 없어지며 보행의 변화, 족저굴곡과 하지마비와 같은 여러 가지 증상이 발생한다. 이러한 증상은 하지에서 상지로 퍼져 나간다.

1차적으로 감각계통의 문제가 선행되지만, 치료하지 않고 그대로 두면 운동계 문제로 진행된다. 중추신경계 변화로 건망증, 집중력 저하, 주의력 감소, 사고력과 판단력 장애, 신경흥분성 증가, 안구진탕, 뒤틀림, 구음장애, 경련, 중추신경계 억제, 의식손실(혼수상태) 등을 일으킨다.

뇌신경에 병발되면 감각에 변화가 온다. 청력검사시 질병초기에 고음장애가 두드러지게 나타나며, 청력이 점진적으로 약화된다. 또한 요독성 흑내장(uremic amaurosis)이 갑자기 발생하면 시력을 잃을 수 있지만, 수시간이나 수일 내에 자연히 호전되기도 한다. 흔히 눈에 칼슘염이 침전되어 자극을 받게 된다.

생식기계 변화

여성은 월경이 불규칙해지고 특히 무월경이나 불임증이 될 수 있다. 생리량은 정상이거나 변화하고 아예 없어지기도 한다. 이러한 변화와 동반되어 임신능력에도 변화가 오는데, 배란횟수가 감소하기도 하고 요독증이 있는 여성은 임신이 잘 되지 않는다. 그러나 말기신부전이 완전하게 피임을 보장하는 것은 아니며, 만성신부전 여성이 임신을 하고 임신상태를 말기까지 성공적으로 유지하는 경우도 있다. 남성은 발기부전, 고환위축, 소정자증(oligospermia) 등이 나타나고 정자의 운동능력이 감소한다. 그리고 남성과 여성 모두 육체적인 요인과 심리적인 요인으로 인해 성욕이 감소한다. 하지만 투석으로 생식기능이 돌아오거나 약간 호전되기도 하므로, 만성신부전 환자에게 생식기능은 변화가 있더라도 성적 활동은 여전히 정상적으로 유지할 수 있음을 강조해야 한다.

내분비계 변화

인슐린 이용과 부갑상샘기능에 문제를 초래한다. 그리고 일부 대상자에서 성장호르몬이나 유즙분비호르몬과 같은 뇌하수체 호르몬이 상승될 수 있다. 황체호르몬과 여포자극호르몬의 농도는 대상자에 따라 매우 다양하게 나타난다. 보통 갑상샘자극호르몬은 정상 농도이나, 뇌하수체 내의 갑상샘분비자극호르몬의 반응이 둔해져 흔히 갑상샘기능저하증이 나타난다.

심리사회적 변화

신체적인 변화 및 생명을 위협하는 질병의 존재, 무기력, 경제적 곤란 등 극단적인 스트레스는 대상자의 심리적 변화를 가져오게 한다. 타인에게 요구가 많아지고 행동 변화, 인성 변화, 불안정한 감정, 기피증, 우울증, 초조, 망상과 정신병 등이 나타난다. 또한 대상자들은 역할 전도, 고용 상실 등 다양한 삶의 변화를 흔히 겪음에도, 투석에 할애하는 시간이 증가함에 따라 정상적인 생활을 유지하기가 어렵다. 심각한 우울로 인해 자살 충동을 느낄 수 있다. 또한 대상자들의 심리사회적 변화는 간호사가 중재해야 할 가장 크고 어려운 문제 중의 하나로서, 간호사는 대상자로 하여금 심리사회적 변화에 적응하도록 돕는다.

진단검사

만성신장질환 진단에는 여러 임상검사는 물론, 영상검사와 철저한 병력 및 신체검진이 필요하다. 소변검사와 24시간 소변 크레아티닌과 요소청소율을 검사한다. 신부전 초기단계에서 요중단백질, 포도당, 적혈구, 백혈구는 증가하고 요비중과 소변삼투질 농도 및 크레아티닌 청소율은 저하된다. 소변 중 알부민 대 크레아티닌의 비율검사에서 크레아티닌 1g당 알부민이 300mg 이상되면, 만성신부전을 의미한다. 신부전이 악화되면, 요배설량이 뚜렷하게 감소한다.

혈청크레아티닌은 몇 년에 걸쳐 점진적으로 증가하여 15~30mg/dL 이상까지 도달한다. BUN은 식사를 통한 단백질 섭취와 직접 관련되어 단백식이를 제한하지 않으면 혈청크레아티닌 수치는 10~20배로 증가하고, BUN 수치 증가가 심해진다. 그 외 나트륨, 칼륨, 칼슘, 인산염, 중탄산염, 헤모글로빈, 헤마토크리트 등도 검사한다.

X-선검사로 손의 중수골(metacarpal bone)과 손가락뼈인 지절골(phalanges bone)을 촬영하여 신장뼈형성장애를 진단한다. 말기신질환의 경우, 초음파검사로 신장위축을 확인하는데, 세뇨관이 위축되고 섬유화되기 때문에 신장은 9cm 이하로 작아진다.

치료

만성신부전 환자의 치료 목적은 수액과 전해질의 균형 유지, 감염 예방, 기존 질환 관리, 빈혈 교정, 합병증 예방 등을 통해 체내 환경을 안정화시키는 것이다. 대부분의 만성신부전 환자는 결국에는 신대체요법을 필요로 한다. 그러나 투석이나 이식이 성공적이라고 하더라도, 질환 자체와 합병증으로 인한 문제를 모두 해결하지는 못하므로 지속적인 관리가 필요하다.

식이요법

단백질 제한

단백질의 섭취는 하루 20~30g으로 제한한다. 0.5g/kg이 임상적인 효과가 있는 것으로 인정하는 기준이다. 정상인의 섭취량이 70~90g/일인 것을 고려하면, 심하게 제한하는 것이라고 할 수 있다. 그러나 필수아미노산은 충분히 섭취하게 한다.

염분 제한

염분의 섭취는 3~5g/일로 한다. 필요 이상의 염분 제한은 저나트륨혈증(hyponatremia), 세포외액(ECF)의 저하, 탈수 등을 초래한다.

고칼로리식

하루에 1,800~2,000kcal/일을 섭취한다. 만성신부전에서는 노폐물의 배설이 저하되어 있으므로, 암모니아와 요소 등이 몸에 쌓이기 쉽다. BUN은 섭취 단백량을 반영하여 단백섭취의 증가와 함께 상승하는데, 이는 체내의 각 장기에 악영향을 주기 때문에 그 예방을 위해 단백섭취를 제한한다. 이때 칼로리섭취를 제한하면, 체내 이화작용에 의해 단백질의 분해가 진행되어 오히려 BUN의 상승을 초래하게 되므로, 이화의 항진을 막기 위해 고칼로리식을 제공한다.

수분 섭취량의 조절

염분과 마찬가지로 필요 이상의 수분섭취 제한은 바람직하지 않다. 수분은 기본적으로 '불감성 수분 소실량(insensible water loss) + 1일 소변량'에 해당하는 양을 섭취해야 한다.

투약

만성신장질환 초기에는 증상을 조절하고 합병증을 예방하며, 신부전의 진행을 늦추는 것에 중점을 둔다. 또한 약물대사와 청소율도 크게 저하되어 있으므로 신부전 환자에서 약물의 유해반응을 유심히 관찰해야 한다(**박스 32-4**).

고혈압에 여러 가지 항고혈압제, 체액량 과다에 이뇨제, 대사성산증에 중탄산나트륨, 위장관계 자극에 제산제, 변비에 배변완화제 등을 투여한다. 칼슘과 인 조절에는 인산염결합제, 칼슘작용제, 칼슘보충제, 비타민 D 유사물질을 사용한다. 빈혈을 개선하기 위해 적혈구형성인자를 투약하면서 혈중 철분, 엽산염, 비타민 B_{12}가 부족하지 않도록 한다.

혈중칼륨이 5.5mEq/L 이상이 되면, 고칼륨혈증에 해당되는데, 신장에서의 칼륨배설 능력 감소가 직접적인 원인이다. 고칼륨혈증은 칼륨 함유량이 많은 음식(열대과일, 녹색잎채소, 소금대용품 등)의 섭취를 줄여주고, 이뇨제나 sodium polystyrene sulfonate(Kayexalate)를 투약한다. Sodium polystyrene sulfonate는 구강으로 투약하거나 정체 관장하고, 주로 sorbitol과 함께 투약하여 장관에서의 칼륨배설이 더 잘되게 이온교환수지를 이용한다. 심한 고칼륨혈증에는 글루콘산칼슘(calcium gluconate)을 정맥주사하고, 중탄산과 인슐린를 주사한다.

박스 32-4 신부전 환자의 처방 시 주의를 요하는 약물

- **안지오텐신전환효소 억제제:** 신동맥협착 환자에게 사용은 금기이다. 수출세동맥을 통한 신장으로의 혈류가 감소하면 신기능이 심하게 비가역으로 손상될 수 있으며, 심부전 환자나 혈량 부족 환자에게는 심한 저혈압을 유발할 수 있다. 안지오텐신 수용체 길항제도 비슷한 위험이 있다.
- **Aminoglycosides:** 치료적 범위가 좁다. 주로 신장으로 배설되는 약물이므로 신장기능저하 환자에게서 장기간 사용 시 이독성과 신독성 위험이 매우 높으므로 꼭 투약해야 한다면 하루 한 번 이하로 사용하는 것이 안전하다.
- **비스테로이드성 소염제:** 신장독성 위험이 증가한다. 저산소혈증, 저혈압, 패혈증 등으로 인한 신장손상이 더욱 심해진다. 요독증 환자에게는 소화성 궤양 위험이 증가한다.
- **Tetracyclines:** 혈중 요소를 증가시키므로 신기능장애 환자에게 사용은 금기이다.
- **조영제:** 신부전이면 독성이 증가하는데 특히 당뇨병, 골수종, 탈수, 심박출량이 적을 때는 더욱 심하다. 정맥신우조영술은 신장의 조영제 배출을 보는 검사이므로 진행된 신부전에서는 할 수 없는 검사이다.

고혈압을 조절하면, 만성신부전의 진행을 지연시킬 수 있다. 고혈압 조절약물로는 안지오텐신(angiotensin) 전환효소억제제(ACE inhibitor: captopril, enalapril), 칼슘길항제(norvasc), β-교감신경차단제, 혈관확장제가 사용된다.

투석과 신장이식

투석에는 혈액투석과 복막투석이 있으며, 이는 전문적인 간호로 그 중요성이 인정되고 있다. 만성신부전이 진전되어 신장의 기능이 거의 불가능할 때, 다른 사람의 신장을 이식하게 되는데, 신장이식 간호는 다른 장기이식과 함께 전문간호영역에 속한다.

간호

만성신부전 대상자의 간호사정은 활력징후, 수분섭취와 배설, 소변색과 비중, 요당, 요단백, 혈뇨, 침전물 등을 검사한다. 피부색, 부종, 경정맥팽만, 멍 등을 포함한 전반적인 외향에 대한 사정이 포함되어야 한다.

투석을 받고 있으면 염증징후를 관찰하고 정신상태, 의식수준, 구강점막의 건조나 염증 등을 관찰한다. 폐의 수포음이나 호흡음의 저하, 심장 잡음, 심낭 마찰음 등도 청진한다. 심장박동장애가 있는지 심전도를 검사하고, 검사결과를 확인한다.

■ 간호진단

신기능 손상, 투석액과 혈액사이의 수분이동, 혈액투석 동안 혈액소실 등과 관련된 체액과다 혹은 체액부족

기대결과

부종이나 탈수증상 없이 체액의 균형을 이룰 것이다.

간호중재

- 부종과 고혈압을 완화하기 위해 염분제한식이를 한다.
- 체액상태 관찰을 위해 현재의 체액상태를 알아야 하고, 섭취량과 배설량을 모니터하고 전해질과 영양상태를 사정한다. 대상자의 체중, 기립성 혈압, 피부탄력성, 점막상태를 관찰하여 섭취와 배설을 세심하게 비교한다. 적절한 체중유지방법, 매일 체중의 변화, 수분과 나트륨의 필요성 관계를 해석하는 방법 등에 대해 대상자에게 교육한다. 또한 구토, 설사, 더운 환경에서 운동이나 작업은 과다한 수분소실을 유발하므로 이를 예방하거나 조절해야 함을 이해시킨다.

개념도

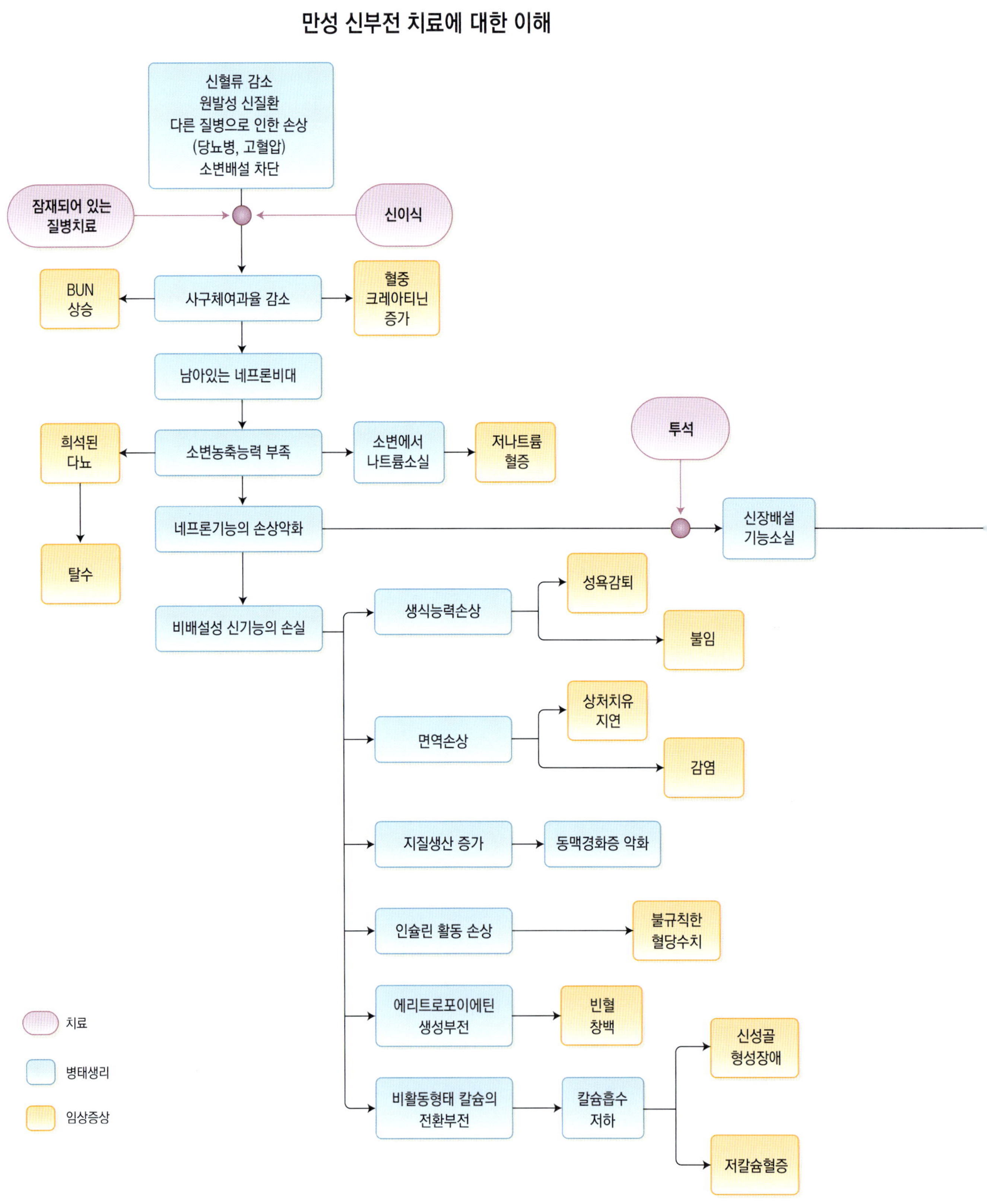
만성 신부전 치료에 대한 이해
신혈류 감소
원발성 신질환
다른 질병으로 인한 손상
(당뇨병, 고혈압)
소변배설 차단
잠재되어 있는 질병치료
신이식
BUN 상승
사구체여과율 감소
혈중 크레아티닌 증가
남아있는 네프론비대
희석된 다뇨
소변농축능력 부족
소변에서 나트륨소실
저나트륨혈증
투석
네프론기능의 손상악화
신장배설 기능소실
탈수
비배설성 신기능의 손실
생식능력손상
성욕감퇴
불임
면역손상
상처치유 지연
감염
지질생산 증가
동맥경화증 악화
인슐린 활동 손상
불규칙한 혈당수치
에리트로포이에틴 생성부전
빈혈 창백
비활동형태 칼슘의 전환부전
칼슘흡수 저하
신성골 형성장애
저칼슘혈증
치료
병태생리
임상증상

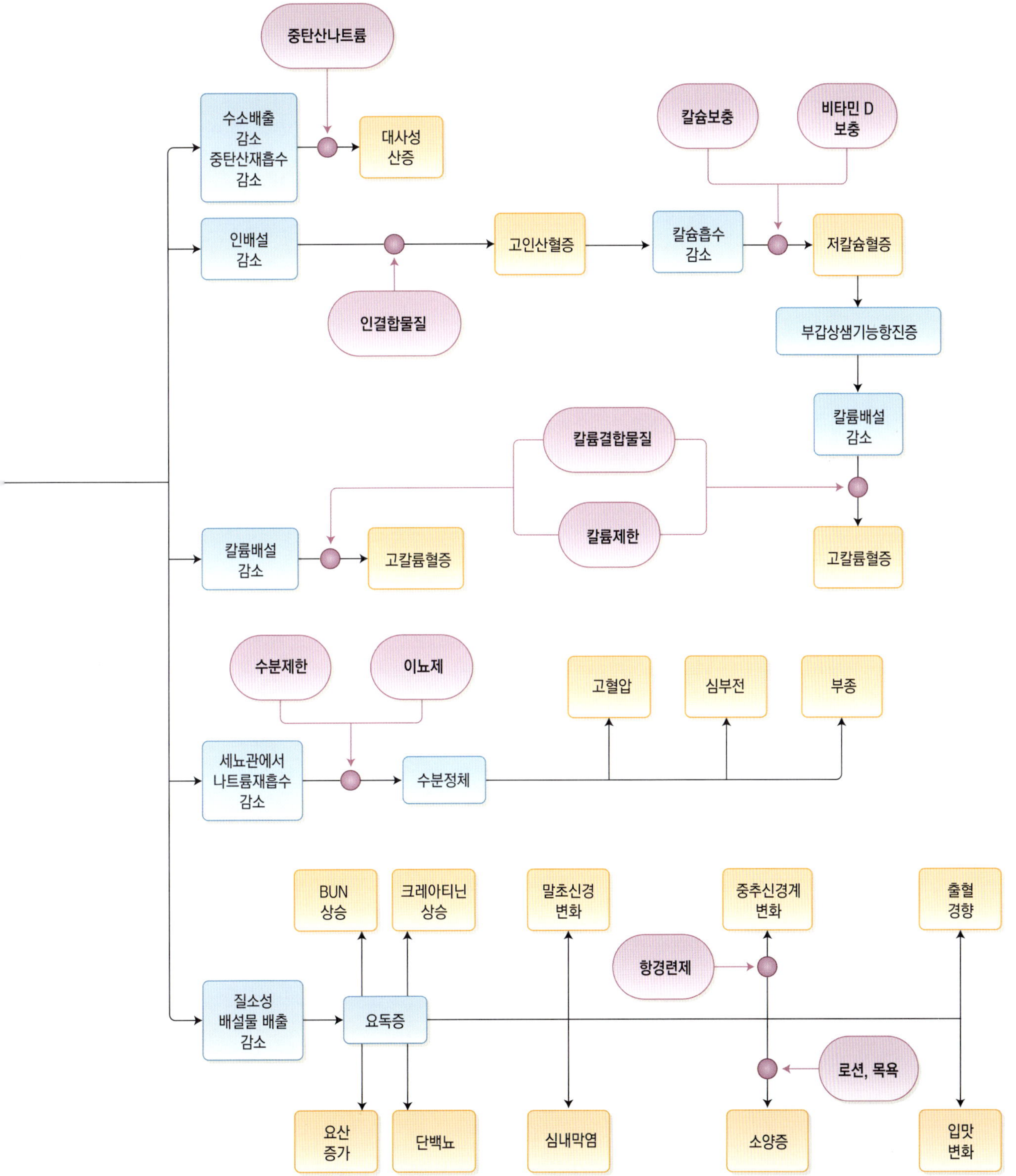
중탄산나트륨
수소배출 감소 중탄산재흡수 감소
대사성 산증
칼슘보충
비타민 D 보충
인배설 감소
고인산혈증
칼슘흡수 감소
저칼슘혈증
인결합물질
부갑상샘기능항진증
칼륨배설 감소
칼륨결합물질
칼륨제한
칼륨배설 감소
고칼륨혈증
고칼륨혈증
수분제한
이뇨제
고혈압
심부전
부종
세뇨관에서 나트륨재흡수 감소
수분정체
BUN 상승
크레아티닌 상승
말초신경 변화
중추신경계 변화
출혈 경향
항경련제
질소성 배설물 배출 감소
요독증
로션, 목욕
요산 증가
단백뇨
심내막염
소양증
입맛 변화

- 하루에 수분섭취량이 결정되면, 대상자가 따르도록 해야 한다. 수분제한을 어려워하는 대상자에게 수분제한을 극복하기 위해 윤활제를 입술에 적시기, 잦은 구강간호, 얼음조각을 제공하는 것 등 갈증을 감소시키는 방법을 제안한다. 수분섭취는 여러 시간 동안 나누어서 섭취하도록 한다. 정맥내로 수액이 주입된다면, 적절한 주입속도를 맞추도록 하고, 물은 제한하며, 영양음료를 마시도록 한다.
- 체액을 조절하기 위해 투석을 실시한다. 투석에 따른 체액조절을 확인하기 위해 혈압, 맥박, 체중, 섭취량과 배설량, 활력징후 등을 확인한다. 바람직한 수분소실의 양은 전문의가 결정한다. 복막투석 동안, 적절한 수분이 배액되지 않으면 꼬임이나 폐색이 있는지 확인한다. 지속되는 수분축적이 발생되면 의사에게 알린다. 대상자가 혈액투석을 하면, 저혈압과 과다한 체액소실의 위험이 있으므로 이를 주의 깊게 관찰한다.

■ 간호진단

식욕부진 및 오심과 관련된 영양불균형: 신체요구량보다 적음

기대결과

근육양의 소실 없이 체중을 유지하여 적절한 영양상태를 유지할 것이다.

간호중재

- 만성신질환의 보존적 치료로서 식이조절은 중요하다. 말기신부전에서는 많은 징후, 정서적 우울, 입에 맞지 않는 음식 등으로 인해 식욕부진이 초래된다. 따라서 주요 간호문제는 요독성을 최소화하는 한편, 적절한 영양섭취를 하도록 돕는 것이다. 영양문제는 질환이 진행되면서 증가하기 때문에 대상자가 육류나 다른 단백질 식품을 선호하지 않게 된다.
- 구내염 예방, 입맛과 식욕증진을 위해 식전에 구강간호를 실시한다.
- 나트륨, 칼륨, 인 등의 제한과 적절한 단백질 섭취에 대해 자기관리를 위한 식단을 계획하고, 필요하다면 대상자가 신부전 전문영양사에게 상담을 받을 수 있도록 한다.

■ 간호진단

투약, 수분과 식이제한 및 활동저하와 관련된 변비

기대결과

대상자는 배변과 이에 관련된 어려움이 줄어들 것이다.

간호중재

- 변비는 말기신질환자의 주요 문제이다. 수분제한과 섬유소가 많은 음식의 섭취 불가, 변비를 유발하는 약제와 더불어 활동의 제한으로 인해 변비를 예방하는 일반적인 방법을 적용하기가 어렵다.
- 변비 완화를 위해 칼륨이나 인이 적은 현미나 보리 등의 겨(bran)를 섭취하게 한다. 칼슘과 나트륨이 함유된 약물을 피하도록 하고, 대변완화제를 규칙적으로 투여한다. 필요시 Metamucil과 같은 하제를 제공한다. 필요하면 인을 포함한 플리트용액을 사용하는 플리드관장(fleet enema)을 실시한다. 이런 방법 중 어느 것도 효과가 없다면, 적은 용량의 수분과 생리식염수를 이용한 관장을 하지만, 이때 수분과 생리식염수가 흡수될 가능성이 있으므로 많은 양은 피해야 한다.

■ 간호진단

순환 혈량, 심근의 작업부하, 전신의 혈관저항 등과 관련된 심박출량 감소

기대결과

대상자는 심박출량을 유지하여 혈압과 심박동수가 정상범위 내에 있을 것이다.

간호중재

혈압을 측정한다. 심박출량 감소, 울혈성 심부전, 심장박동장애 등의 증상과 징후가 나타나는지에 대해 모니터한다. 심음과 폐음을 청진한다. 말초부종, 울혈, 호흡곤란 유무를 사정한다. 고혈압 유무와 정도를 사정한다. 혈압을 측정하고 체위에 따른 혈압의 변화를 사정한다. 통증의 유무, 부위, 방사, 정도를 평가하고 심호흡이나 앙와위에서 심해지는지 파악한다. 활동 수준을 사정하고 활동에 따른 환자의 반응을 사정한다. 약물이 있으면 투여한다. 필요시 산소를 공급한다.

■ 간호진단

빈혈과 대사 변화와 관련된 피로

기대결과

대상자는 활동내구성이 증가하고, 지구력이 증가하며 피로가 줄었다고 표현할 것이다.

간호중재

- 에너지 수준을 높이기 위해 철분과 에리스로포이에틴 호르몬으로 빈혈을 치료한다. 운동은 피로를 줄이고 삶의 질을

증진시키는 것으로 보고되고 있다. 따라서 대상자의 운동 관련 요구를 사정하고 강화하는 것이 중요하다. 이를 위해 물리치료사의 도움을 받도록 한다.

- 신체적 스트레스가 많은 대상자는 휴식이 필요하다. 불면증이 주로 문제가 되는데, 간호사는 대상자가 잠자기 전 안정되는 시간을 관찰하고, 이 시간에 정기적으로 수면을 취할 수 있도록 도와야 한다. 수면제나 안정제 투여는 신중해야 하는데, 이러한 약물은 의식수준을 변화시키고 신기능이 저하된 대상자에서 대사문제로 인한 치명적인 결과를 초래할 수 있기 때문이다.

■ 간호진단

부종과 건조한 피부 및 가려움증과 관련된 피부통합성장애

기대결과

대상자는 피부손상이 없으며, 조직통합성을 유지할 것이다.

간호중재

피부가 건조해지기 때문에 비누의 사용을 제한하되, 2차 감염의 위험이 있으므로 대상자의 피부는 청결하게 유지한다. 오일을 목욕물에 넣거나 피부에 직접 바르는 것이 피부건조를 예방하는 데 도움이 되지만, 알코올이나 향기를 함유한 물질은 건조와 가려움증을 증가시키므로 피해야 한다. 또한 부종이 있다면 지속적인 압박은 피해야 한다. 피부손상의 위험은 당뇨 환자의 경우 특히 중요하므로 순환저하, 피부파괴, 감염 부위를 관찰한다. 대상자의 자세를 자주 변경하고, 이동은 조심스럽게 하며, 뼈 돌출 부위는 부드러운 것으로 대주고, 팔꿈치와 발꿈치 보호대를 사용한다. 면 옷을 느슨하게 입는다. 침대보는 건조하고 주름이 없게 유지하며, 욕창을 방지할 수 있는 매트리스를 사용한다.

■ 간호진단

불확실한 미래, 과도한 스트레스, 역할전환, 장기간 투석의 영향과 관련된 자기돌봄 향상을 위한 준비

기대결과

대상자와 가족은 문제를 수용하고 지지할 능력을 가지게 되어 만성질환과 만족스럽지 못한 미래에 적응하고, 질병과정과 가능한 합병증에 대해 표현할 것이다.

간호중재

- 대상자와 가족의 느낌, 걱정, 상황 처리 방법 등을 논의한다. 투석시작 전에 대상자와 가족을 지지한다. 신부전 대상자는 투석과정에 대한 시간부족 등으로 계속적인 불안에 직면한다.
- 대상자와 가족들은 가족기능, 직장이나 학교생활, 의존성과 같은 문제에 많은 궁금증을 가지고 있다. 대상자는 자존감 저하를 경험하고, 대상자의 삶의 질 변화에 직접적인 영향을 받는 가족들의 삶의 질도 저하된다. 대상자와 가족들이 느낌과 근심을 함께 공유하도록 하고, 치료적인 대화기법을 사용하도록 격려한다. 지지단체나 동료 상담 프로그램도 도움이 된다.
- 교육은 중재 계획에서 중요한 부분이다. 오랜 기간 동안 대상자는 외래 치료를 받고 처방에 따라야 하므로, 대상자와 가족들은 정상 신기능에 대해 이해하고, 질환으로 인한 변화와 중재프로토콜의 세부항목을 알고 따라야 한다. 또한 이미 소개했던 많은 자가사정기술을 익히고, 합병증이 있을 때 전문가에게 의뢰할 수 있어야 한다. 신장협회, 혈액투석과 신이식환자 동호회와 같은 많은 자원들, 다양한 모임, 인터넷 등을 교육도구로 사용한다.
- 대상자와 가족들은 투석에 관해 알아야 하고, 투석을 하면서 어떻게 일을 할 것인지 모색할 필요가 있다. 복막투석, 혈액투석, 잠재적인 합병증 등에 대한 전반적인 교육을 받고, 적응을 할 수 있는 준비가 필요하다.

■ 간호진단

복막 카테터와 투석액 주입 또는 혈액투석관 연결 및 정맥천자와 관련된 감염의 위험

기대결과

정상 백혈구수치, 정상 체온, 맑은 투석액을 나타냄으로써 감염의 징후를 보이지 않을 것이다.

간호중재

복막염은 복막투석의 주요 합병증이므로 철저한 무균술을 적용한다. 복막순환을 개방할 때, 간호사와 대상자는 마스크를 착용해야 하고, 모든 연결과 제거 과정에서 카테터를 만질 때 장갑을 착용한다. 드레싱 교환은 병원의 규칙에 따라야 하며, 드레싱은 항상 건조하게 유지한다.

세균침입을 예방하기 위해 모든 정맥주입로를 무균적으로 다룬다. 혈액투석을 위해 정맥천자, 튜브와 용액 연결 시 무균술을 지킨다. 감염의 위험을 줄이기 위해 면회를 제한하며, 병원체의 전달을 막기 위해 간호 전·후에 손을 씻는다. 대상자에게 의료인에게 보고해야 할 감염증상에 대해 교육하고, 대상자의 피부가 손상되기 쉬우므로 세심하게 간호한다.

■ 간호진단

혈관접근통로 부위에 대한 외상과 관련된 상해의 위험

기대결과

혈관통로의 개방성이 유지됨으로써, 혈관접근통로에 손상이 없을 것이다.

간호중재

- 투석용 바늘이 삽입되는 혈관 부위의 감염이나 혈전에 대한 세심한 주의가 생명을 유지하는 데 중요하다. 캐뉼라 보존과 쇄골하정맥카테터의 감염을 예방하기 위해 드레싱을 한다. 혈관을 혈전, 출혈, 외과적 파열 등을 일으키는 외상에서 보호하기 위해 예를 들면, 소매가 조이는 옷을 입지 않거나 혈관접근 부위가 있는 쪽의 팔로 가방을 들지 않아 혈관 부위가 압박받지 않도록 한다. 혈관이 있는 부분은 혈압을 측정하거나 채혈을 해서도 안된다.
- 투석기간 사이에 동맥정루나 인공혈관 이식을 받은 부위의 피부는 비누와 물로만 씻는다. 루는 주의해서 사정한다. 개방성을 사정하기 위해 정기적으로 루를 촉진하여 전율을 확인하고 잡음을 청진하다. 대상자도 혈관접근통로의 개방성을 확인하는 방법을 알아야 한다.

투석

투석 간호의 개요

투석의 정의

투석(dialysis)은 확산(diffusion), 삼투(osmosis), 초미세여과(ultra filtration)라는 3가지 원리에 의해 수분과 용질이 반투과막을 통과하여 이동하는 것이다. 혈액투석 시에는 인공신장기에 있는 투석막을, 복막투석 시에는 복강을 둘러싼 복막을 반투과막으로 이용한다.

확산은 반투과막을 통해 입자의 농도가 높은 곳에서 낮은 곳으로 두 구간의 농도가 같아질 때까지 입자가 이동하는 것을말한다. 투석 시 확산에 의해 환자 체내의 요소, 크레아티닌, 요산 등의 노폐물과 전해질이 제거된다. 확산의 원리를 이용하여 투석액은 혈액에서 제거할 물질은 거의 없는 반면, 혈액으로 보내고 싶은 용질을 높은 농도로 포함한다.

삼투는 삼투압이 낮은 곳에서 높은 곳으로 수분이 이동하는 것으로 환자 체내의 과다수분을 제거하는 방식이다. 투석액에 포도당과 같은 물질을 집어 넣어 환자 혈액내 입자 농도보다도 투석액의 입자 농도를 더 높게 하여 수분이 혈액에서 투석액으로 옮겨가도록 한다.

초미세여과는 혈액과 투석액 사이의 반투과막을 통한 수분의 이동이지만, 조작적으로 적용된 압력 차이가 작동의 원리이다. 압력 차이는 혈액 쪽에서는 정수압(양수압), 투석액 쪽에서는 흡인(음수압)에 의해 만들어진다. 초미세여과는 체내 과잉 수분 제거에 효과적이다(그림 32-4, 그림 32-5).

투석의 목적

투석의 목적은 (1) BUN과 혈청크레아티닌 등의 단백질 최종 대사산물과 체내 과잉수분을 제거하고, (2) 전해질 및 산-염기의 균형을 조절하고, (3) 요독증상의 완화하고, (4) 고혈압 조절과 빈혈의 개선을 통해사회적 재활을 가능하게 하여 대상자의 삶의 질을 향상시키기 위해 시행한다.

투석의 적응증

투석은 사구체여과율이 약 10mL/min/1.73m^2 이하일 때, 투석을 고려하지만, 환자의 상태에 따라 기준이 달라질 수 있다. 오심, 구토, 식욕부진, 피로감, 호흡곤란, 소양증, 골이영양증,

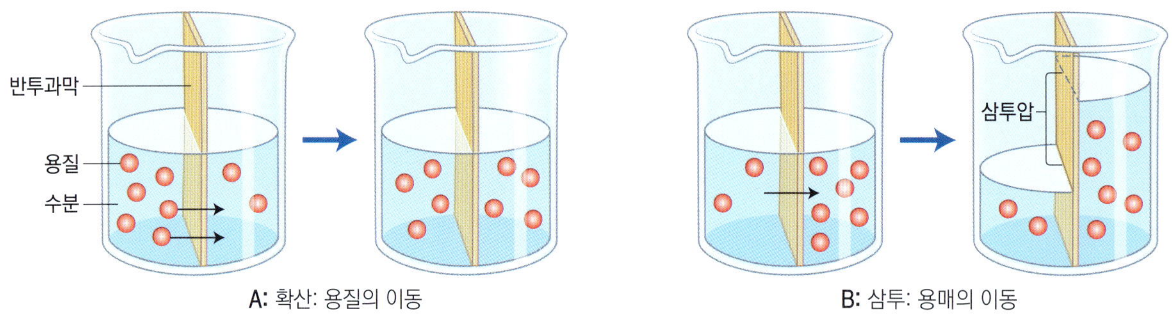

그림 32-4 ■ 확산과 삼투의 원리

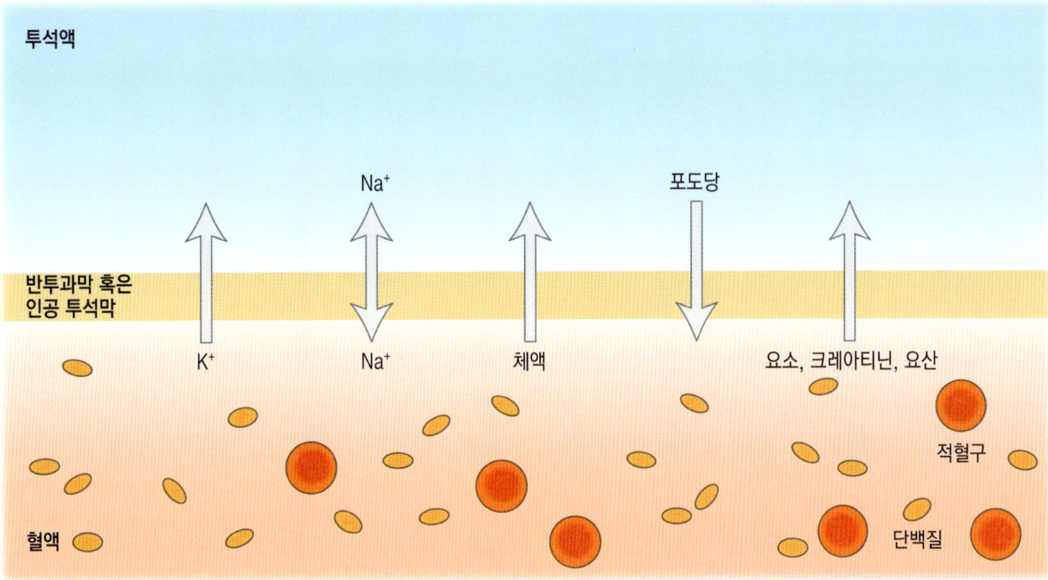

그림 32-5 ■ 투석에서의 삼투와 확산

발육부진 등의 유의한 요독증이 있을 때, 특히 심낭염, 출혈, 운동성 신경증 및 의식장애가 있을 때는 사구체여과율이 높더라도 긴급 투석을 시행한다. 고칼륨혈증, 심한 대사성산증, 체액과다로 인한 울혈성 심부전이나 고혈압 등이 보존적 치료요법에 반응하지 않는 경우에도 투석을 시행한다. 또한 과도한 약물이나 독소를 제거해야 하는 경우, 수혈 부작용으로 인해 신기능이 멈추었을 때, 급성신부전 환자의 신기능을 일시적으로 대체하거나 말기신부전 환자의 손실된 신기능을 영구적으로 대체할 때이다.

투석의 종류

환자는 자신의 건강상태와 생활 방식, 혈액투석과 복막투석의 장 · 단점을 고려하여, 의료팀과 상의한 후 투석 방법을 결정한다(표 32-9).

혈액투석

혈액투석(hemodialysis)은 인공신장기를 이용한 체외순환을 통해 혈액을 정화하는 방법으로, 확산과 초미세여과라는 두 가지 원리에 의해 일어난다. 혈액투석 장치는 다음과 같이 크게 네 가지 요소로 구성된다. (1) 혈액을 체외로 빼냈다가 다

표 32-9 투석의 종류

	혈액투석(HD)	복막투석(PD)
원리	• 환자의 혈액을 체외로 빼내(탈혈), 투석기 안에서 투석을 실시한 후 체내로 되돌린다(반혈).	• 환자의 복강 내에 투석액을 주입하여, 복막을 반투과막으로 이용하여 체내에서 투석을 실시한다.
시행방법	• 의료기관에서 의료종사자에 의해 시행된다. • 1회 4시간 정도의 투석을 1주일에 2~3회 정도 실시한다.	• 집에서 환자 본인이 시행하므로, 엄밀한 자가관리가 필요하다. • 투석은 체내에서 상시 행해지므로, 매일 몇 차례씩 투석액을 교환한다(1일 4~5회).
투석효율	• 높다.	• 낮다.
전신의 영향	• 투석 전 · 후에 체액조성의 변동이 크고, 심혈관계나 신기능에 부담을 주기 때문에 잔존 신기능의 저하가 빠르다.	• 투석 전 · 후에 체액조성의 변동이 작고, 신체에 주는 부담이 적어 잔존 신기능이 비교적 오래 유지된다.
식사제한	• 엄격하다.	• 혈액투석보다 유연하다.
지속가능기간	• 반영구적이다.	• 복막이 약해지기 때문에 치료기간은 5~8년 정도이다.

시 체내로 주입할 혈관통로, (2) 환자 체외로 나온 혈액이 반투과막을 사이에 두고, 투석액과 함께 흐르면서 투석이 일어나는 장소인 투석기, (3) 반투과막을 사이에 두고 환자의 혈액과 수분, 입자 등을 주고 받는 투석액, (4) 환자의 혈액이 체외에 있는 동안, 응고되지 않도록 하는 항응고제이다(그림 32-6). 이외에도 투석기계가 필요한데, 투석기계는 혈액을 체외로 순환시키는 혈액펌프, 투석액 전달 장치, 안전장치로 구성되어 있다(그림 32-7).

혈액투석 장치 구성요소

혈관통로

투석에 필요한 혈관통로는 200~300mL/min 정도의 충분한 혈액을 공급할 수 있어야 하고, 다시 정맥내로 유입될 수 있어야 하며 반복 사용이 가능해야 한다. 고령, 당뇨 환자, 장기 투석 환자가 많아지면서 혈관통로 문제가 점점 심각해지고 있다. 적절한 혈관통로 조성을 위해 미리 정맥혈관을 보존하는 전략이 필요하며, 혈관 문제를 조기 발견하여 치료해야만 혈관통로의 폐색을 예방하고, 혈관통로의 생명을 오래 유지할 수 있다.

- 일시적 혈관통로는 쇄골하정맥, 내경정맥, 대퇴정맥과 같은 큰 혈관에 경피적으로 카테터를 삽입하는 방법이다. 적응증은 급성신부전 환자 또는 동정맥루나 동정맥이식 후 혈관통로가 성숙되기를 기다리는 환자이다. 카테터는 12F 정도 크기이며, 두 개의 내강을 가지고 있는데, 하나는 혈액이 체외로 나오는 곳이고, 나머지 하나는 투석 후의 혈액이 체내로 들어가는 곳이다. 내경정맥에 삽입한 카테터는

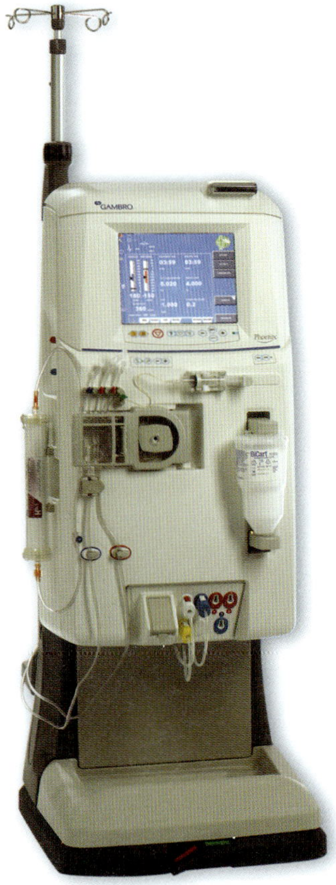

그림 32-7 ■ Gambro Phoenix 투석시스템

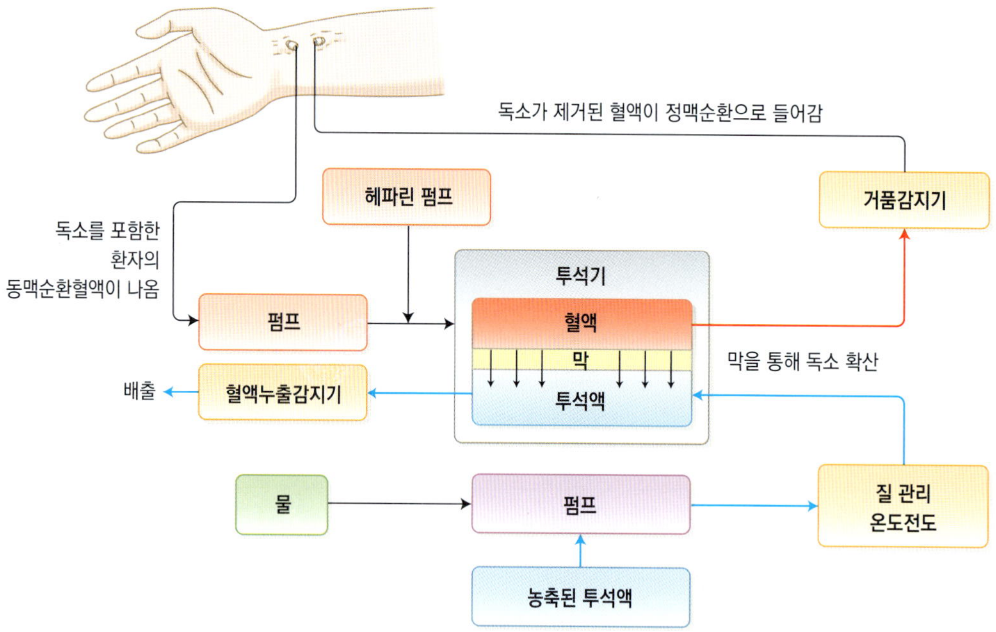

그림 32-6 ■ 혈액투석시스템. 독소를 함유한 혈액이 투석기 안에 있는 막을 가로질러 투석액 안으로 확산되어 깨끗한 혈액이 대상자에게 되돌아간다.

3주 정도까지 사용할 수 있지만, 대퇴정맥에 삽입한 카테터는 약 1주 정도만 사용이 가능하다. 일시적 혈관통로의 합병증에는 기흉, 출혈, 감염, 동맥손상, 상완신경 손상, 쇄골하정맥 협착 등이 있다.

- 영구적 혈관통로에는 동정맥루(arteriovenous fistula)와 합성물질 또는 자가혈관을 이식하는 동정맥이식(arteriovenous graft)이 있다(그림 32-8, 그림 32-9). 동정맥루는 안전하게 오랜기간 지속(3년 개통률 약 70%)되므로, 흔히 사용된다. 동정맥루조성술은 동맥과 정맥의 옆선을 따라 문합하거나 혹은 끝을 잇는 방법으로 동맥과 정맥 사이에 개구나 루를 만드는 수술이다(그림 32-10). 동맥과 정맥이 연결되면, 압력이 강한 동맥혈이 정맥내로 흘러들어가 정맥혈관을 울혈시키고 굵어지게 하여 투석에 이용할 수 있게 되는데, 동정맥루조성술 후 6~12주를 기다려 동정맥루가 충분히 성숙된 다음에 사용한다. 조성술 후 손이 심하게 붓거나 혹은 국소빈혈, 출혈, 혈전증, 동맥류, 감염 등의 합병증이 생길 수도 있다.

동정맥루 조성이 어려운 경우, 동맥과 정맥 사이를 인조혈관이나 자가혈관으로 이식하여 연결하는 방법(3년 개통률 약 30%)이 있는데, 동정맥이식술 후 3주 정도 지나야 혈관이 성숙해진다. 적응증은 당뇨, 심한 동맥경화로 인해 적절한 동정맥루 형성이 어려운 경우, 비만, 혈관이 가늘고 깊은 위치에 있는 경우, 고령, 잦은 혈관천자로 인해 정맥혈전이 형성되어 있는 경우 등이다. 자가혈관이식에는 복재정맥을 주로 이용하며, 인조혈관으로 사용하는 합성물질은 polytetrafluoroethylene, dacron veluour, sparks mandril, Goretex 등이 있다.

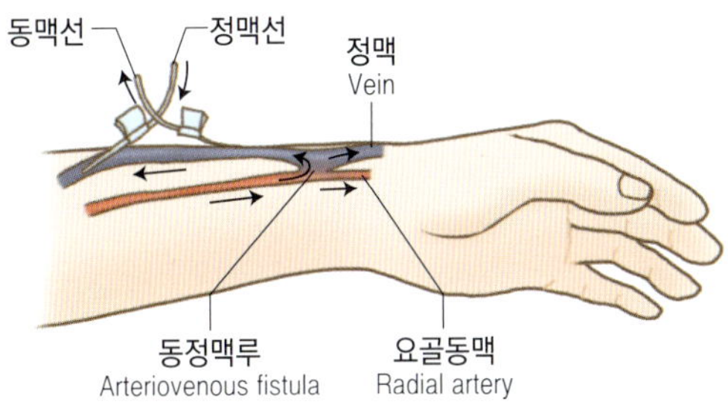

그림 32-8 ■ 동정맥루

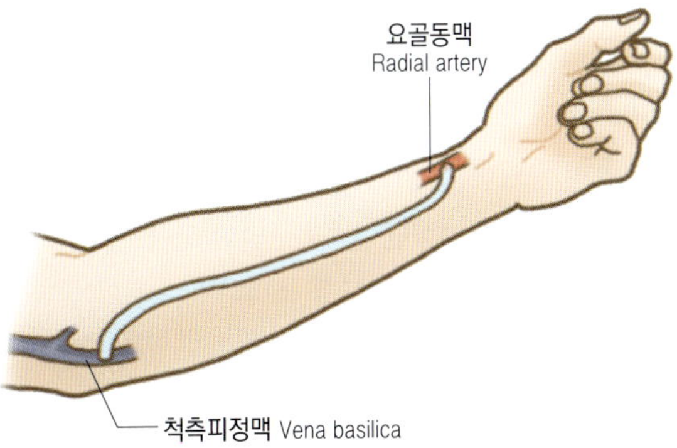

그림 32-9 ■ 동정맥이식(직선형)

- 혈액투석 환자에게 동정맥루나 동정맥이식이 어려운 경우, 영구적인 카테터(silicone dual-lumen catheter with dacron cuff)를 삽입한다. 내경정맥이나 쇄골하정맥에 카테터 삽입 후 피하터널을 통해 가슴 쪽으로 카테터 출구를 만들어 혈관통로로 사용할 수 있도록 한다. 투석 시 사용이 간편하고 오래 사용할 수 있으며, 카테터에 커프가 달려 있어 쉽게 빠지지도 않고 감염을 막을 수 있다는 장점이 있다.

투석기

투석기는 4개의 연결부위(port)를 가지고 있는데, 2개는 혈액 부분과 연결되어 있고, 다른 2개는 투석액 부분과 연결되어 있다. 투석기 내부는 특수가공 처리된 셀로판 같은 막(반투과막)을 사이에 두고, 혈액과 투석액 부분으로 나누어진다. 반투과막은 무균상태로서 재질은 cellulose, substituted cellulose, cellulosynthetics, synthetics 등이 있다.

투석기의 종류는 나선형, 평판형, 섬관형이 있다. 가장 흔히 사용되는 섬관형 투석기는 플라스틱 원통 안에 속이 비어 있는 가는 섬유가 수천 개씩 들어 있다. 혈액이 섬유 안을 통과하여 흐르고 투석액은 섬유 주변을 흐르는 동안 혈액 내의 과다한 노폐물, 전해질, 수분 등이 섬유의 반투과막을 통과하여 섬유 주변의 투석액 쪽으로 이동되면서 제거된다.

투석액

투석액은 혈액 중의 과다한 노폐물, 수분, 전해질을 제거하면서 동시에 부족한 전해질은 보충할 수 있도록 조성된다. 나트륨, 칼륨, 칼슘, 염화물, 포도당, 완충제(아세테이트, 중탄산염 등) 성분은 혈장액과 비슷한 농도로 조성되어 있다.

항응고제

체외순환을 하는 혈액이 투석기튜브나 투석막과 접촉하게 되면, 혈액이 응고되어 투석을 지속할 수 없게 된다. 이로인해 항응고요법이 반드시 필요하며, 항응고제로 헤파린이 가장 널리 쓰인다.

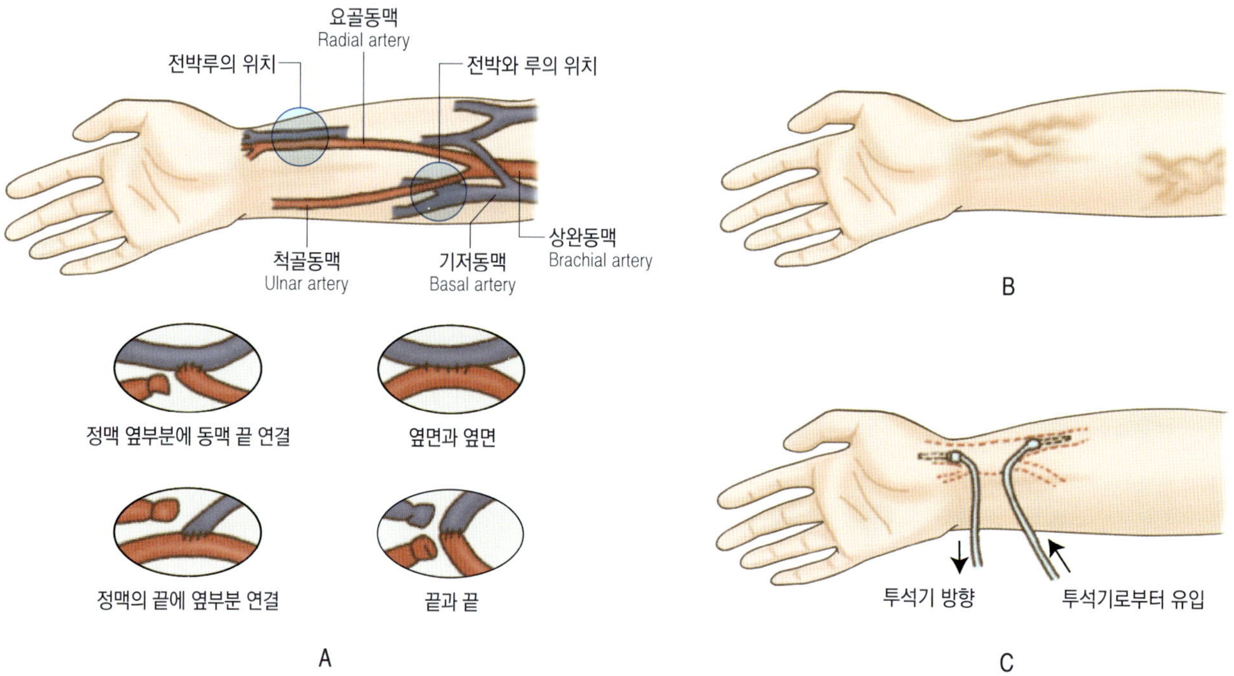

그림 32-10 ■ 내부 동정맥루

외과적 동정맥루 문합은 투석을 위한 혈액접근통로로 가장 편리하다. 이 방법은 감염 위험이 낮고, 투석 동안을 제외하고는 외부 션트(shunt)가 필요 없다. 내부의 루는 사용되기 전까지 2~6주의 시간이 필요하다. A: 루의 유형. B: 루가 있는 팔의 모습. C: 투석바늘이 꽂힌 모습. 빨강 = 동맥, 파랑 = 정맥

혈액투석 방법

- 투석 전에 생리식염수로 투석막, 튜브내의 공기, 잔존 소독액을 씻어낸다.
- 환자에게 적합한 종류의 투석액을 준비한다.
- 15~16호게이지(gauge) 바늘로 동정맥루를 천자한다. 동맥바늘은 문합술 방향으로 삽입하고, 정맥바늘은 심장 방향으로 삽입한다.
- 투석 전, 환자 상태를 사정하고 투석치료 계획이 결정되면, 환자의 혈관통로와 투석기계를 연결한다.
- 혈액펌프의 회전동력에 의해 동맥측 혈액이 튜브를 통해 체외로 나온다. 곧바로 항응고제를 주입하고, 이후 투석 동안 지속적으로 항응고제가 투여되도록 한다. 투석기를 통과한 깨끗한 혈액은 정맥혈관을 통해 다시 환자에게로 주입된다.
- 혈액펌프로 혈류 속도를 조절한다. 고효율투석기를 사용하는 경우, 더 빠른 혈류가 필요하다.
- 투석 중에는 튜브 내 공기색전이나 혈전형성을 방지하기 위한 감시장치를 사용한다.
- 투석 종료 시, 생리식염수를 이용하여 체외순환 중인 혈액을 체내로 다시 넣어 준다. 혈액투석 환자는 이러한 과정을 주 2~3회, 1회 4~5시간 동안 정기적으로 받아야 한다.

혈액투석의 합병증

혈액투석 중 흔히 발생되는 합병증으로는 저혈압, 오심, 구토, 근육경련, 두통, 흉통, 허리통증, 소양감, 발열, 오한 등이 있다. 저혈압은 과도한 체액감소, 혈관수축 결핍, 심장요인 등으로 인해 발생할 수 있고, 근육경련은 과다한 체중감소나 염분농도가 부적당한 투석액을 사용했을 때 발생할 수 있다. 처음 투석하는 경우, 심각한 합병증으로는 투석불균형증후군(dialysis disequilibrium syndrome)과 심부정맥, 뇌출혈, 발작, 혈액누출, 용혈, 공기색전증 등이 있다.

투석불균형증후군은 투석 중이나 직후에 나타날 수 있다. 초기 증상으로 오심, 구토, 안절부절못함, 두통 등이 나타나지만, 좀 더 심각해지면 경련이나 혼수에 빠지기도 한다. 이와 관련된 원인에 대한 논란이 많지만, 혈액으로부터 과다한 노폐물이 급속히 제거되면서 뇌부종이 발생하여 나타나는 증상이라고 알려져 있다. 초기 투석시간을 짧게 하고, 혈류 속도를 느리게 적용하여 투석불균형증후군의 발생을 예방하고, 점차적으로 투석 시간과 혈류 속도를 늘려나가는 것이 좋다.

혈액투석을 받는 환자의 예후는 연령과 원인 질환에 따라 다양하게 나타난다. 20~50세 환자의 경우, 1년 이내 사망률은 평균 5~8%, 5년 생존율은 약 40%이며, 65세 이상의 경우 5년 생존율은 20% 정도이다.

주요 사망 원인은 뇌졸중이나 심근경색 등의 심혈관계 합병증이고, 감염이나 혈관통로의 소실도 중요한 사인이 된다. 우리나라의 경우, 2018년 말기신부전 환자 등록사업 결과에 따르면 투석 환자의 5년 생존율은 남자 67.2%, 여자 71.7%로 나타났다. 특히 심혈관계질환을 원인으로 사망하는 투석 환자의 비율이 45.1%로 가장 높았다.

혈액투석 환자의 간호

혈액투석 환자 간호에서 가장 중요한 부분은 자가간호를 위한 환자교육이다. 투석으로 생명을 유지한다 하더라도 식이, 투약, 동정맥루 관리, 운동, 휴식 등을 포함하는 자가간호 활동이 계속적으로 필요하므로 환자 스스로 자가간호를 할 수 있도록 지지하고 정보를 제공하는 것이 중요하다. 동정맥루와 관련한 간호는 다음과 같다.

- 투석 시작 전, 환자의 체중과 활력징후를 측정하고 혈관통로의 개존성 여부를 확인한다. 개존성은 손으로 촉진하여 진동(thrill)을 느끼고, 청진하여 잡음(bruit)을 듣는 것으로 확인한다. 환자가 집에서 하루에 1~2회 정도 동정맥루의 기능을 반드시 확인하도록 교육한다.
- 저혈압을 예방하여 혈전증을 예방하고, 동정맥루가 설치된 팔에서 혈액채취, 정맥주사, 혈압측정을 하지 말아야 한다. 혈관이 조이는 장신구나 의복 착용을 피하고, 무거운 것을 들거나 팔베개를 하지 않도록 한다. 혈관이 막히게 되면, 재수술이나 혈관성형술이 필요하다. 투석 중에는 환자의 혈압을 자주 측정하고, 투석상태를 자주 확인하여 동정맥루 폐쇄 등의 합병증 발생을 예방한다.
- 대상자에게 동정맥루의 감염 증상에 대해 알려 주고, 동정맥루를 깨끗하고 건조한 상태로 유지하도록 한다.
- 동정맥루 수술 후 혈관발달을 돕기 위한 특별한 운동을 환자에게 교육해야 한다. 수술 직후는 팔과 손에 부종이 있으므로 심장보다 높게 팔을 상승시키고, 쭉 뻗은 상태로 유지시킨다. 수술 2일 후, 수술 부위의 통증과 부종이 감소한 때부터 운동을 시작한다. 손등 밑에 베개 등을 사용하여 팔을 약간 올려놓고 정구공 같은 부드럽고 작은 공을 주무르는 운동을 교육한다. 수술 1주일 후에는 상박을 고무줄로 감고, 공을 주무르는 운동(60~90초간)을 하루 3~4회 실시하는 방법도 알려준다. 환자에게 있어 동정맥루는 생명선과 같으므로 잘 관리하여 지속적으로 사용할 수 있도록 강조하는 것이 가장 중요하다.
- 투석 후, 혈관관리에 대한 교육을 실시한다. 투석 후 약 10분간 바늘을 제거한 부위에 소독거즈를 대고 손가락으로 지혈을 시킨 후, 재출혈을 막기 위해 밴드를 붙인다. 6시간 후 밴드를 떼어도 되지만, 출혈이 계속 있으면 완전히 멎을 때까지 다시 눌러준다. 지혈시킬 때에는 밑에서 맥박이 뛰는 느낌을 감지하면서 누른다. 너무 세게 누르면 맥박이 뛰는 느낌이 없어지면서 혈관이 막힐 수 있으므로 주의해야 한다. 투석 후, 팔이 부으면 당일은 찬물 찜질을 하고, 다음 날부터 더운물 찜질로 부종을 가라앉힌다.
- 동정맥루가 있는 팔에는 혈액이 많이 흐르므로 외상에 주의하고, 만약 상해로 인해 출혈이 생기면, 출혈부위를 누르고 상박을 조인 후 가까운 병원을 방문한다.

동정맥루의 장기 보존 전략으로서 미래에 투석이 예견되는 환자에게 정맥을 보존하도록 유의시키고, 투석 전 환자교육을 통해 혈액투석 시작 1~2개월 전에 미리 영구적인 동정맥루를 만들도록 하는 것이 좋다.

혈액투석 환자의 식이요법 원칙은 좋은 영양상태 유지를 위해 질 좋은 단백질과 적절한 열량을 섭취하고, 염분과 수분 섭취를 제한하여 투석 간 체중 증가량이 과다하지 않도록 해야 한다. 또한 신부전으로 인해 칼륨과 인의 축적이 있으므로 칼륨이나 인이 많은 음식의 제한이 필요하다. 이러한 식이제한은 가장 기본적인 생리적 욕구 충족에 반하는 것이기 때문에 대상자들에게 큰 고통이 되지만, 식이불이행으로 인해 죽음에 이르는 심각한 합병증이 발생할 수 있으므로 대상자 스스로 조절하겠다는 의지와 간호사의 각별한 관심과 교육이 필요하다.

투석 환자가 복용해야 할 필수약제에는 수용성 비타민, 철분제, 인결합제, 칼슘보충제, 활성비타민 D_3, 항고혈압제 등이 있다. 인의 결합제로서 흔히 쓰이는 것은 암포젤인데, 이는 음식에 함유되어 있는 인과 결합하여 대변으로의 배설을 촉진하므로, 반드시 식사 중이나 직후에 복용해야 하는데, 씹어서 먹으면 더욱 효과적이다.

투석 환자에게 신장배설형 약제를 투여하면, 약제가 배설되지 않고 체내에 축적되기 때문에 투여량의 감량이나 투여 회수 조절이 필요하다(**박스 32-5**).

복막투석

복막투석(peritoneal dialysis)은 투석액을 복강내에 주입하고 복막의 반투과막 기능을 이용하는 치료법이다. 복강을 둘러

박스 32-5 투석 환자에게 처방시 주의를 요하는 약물

- **Vancomycin:** 분자가 커서 투석으로 제거하기는 어렵고, 지속적 혈액여과로는 어느 정도 제거가 가능함. 치료용량은 1주에 한 번 1g 정도(보통은 1g씩 하루에 2번)
- **Aminoglycoside(예: netilmicin):** 혈액투석과 복막투석으로 제거되는 정도가 일정치 않음. 용량을 대폭 감소시키고(2일마다 보통 하루 용량의 1/3만 투여), 혈장수치를 관찰해야 함. 신장 독성이 문제되지 않는 용량이라도 내이독성이 야기될 수 있음
- **Morphine:** 적은 용량이 효과적임. 대사산물 축적으로 인해 심한 졸림과 호흡억제가 있음. 대사산물은 투석으로 제거되지 않으며, 제거되려면 수일에서 수주가 걸릴 수 있음
- **Meperidine:** 대사산물 축적으로 인한 발작이 있음. 24시간 이상 사용 시 주의를 요함
- **Digoxin:** 청소율이 감소되어 있음. 투석으로 인한 일시적 저칼륨혈증 시, 부정맥의 위험이 증가함

싸고 있는 복막에는 작은 모세혈관이 풍부하게 분포되어 있어 반투과막으로 이용할 수 있다. 복막으로는 1,300달톤(dalton) 이상의 큰 용질, 심지어는 단백질까지도 통과할 수 있다는 것이 혈액투석과의 차이점이다.

복막투석은 15세 이하의 성장기 어린이, 고령 환자, 당뇨 환자 및 심혈관계에 이상이 있는 경우나 지역적으로 혈액투석 병원이 멀리 위치한 경우에 선택될 수 있다. 절대적인 금기는 아니지만, 급성신부전의 과이화작용, 고열, 복막염, 장마비와 관련된 장팽만, 복막내 범발성 유착, 호흡부전인 경우에는 적용이 어려울 수 있다.

복막투석의 원리와 종류

복막투석의 원리는 확산과 삼투이다. 확산의 원리에 의해 노폐물과 독성물질이 제거되고, 삼투작용에 의해 체내 과잉수분이 제거된다. 투석액 속에 포도당을 첨가하여 혈액에서보다 삼투압을 높여줌으로써 혈중의 과다한 수분을 제거한다. 투석액의 종류는 포도당 농도에 따라 구분한다. 투석액 내의 포도당 농도에 따라 혈중 수분제거 정도가 달라지므로, 수분을 많이 제거하고자 할 때에는 고농도 투석액을 사용한다.

복막투석에는 여러 가지 유형이 있는데, 흔히 사용되는 유형은 지속적 외래 복막투석과 자동 복막투석이다.

- **지속적 외래 복막투석(continuous ambulatory peritoneal dialysis, CAPD):** 1.5~3L의 투석액을 복부로 주입하고 처방된 시간 동안 그대로 둔다. 그 후 투석백에 투석액을 중력에 의해 배액되도록 낮은 위치에 둔다. 가득 차면 투석백을 교환하여 새 투석액을 복부로 주입한다. 투석액은 하루에 3~5회 교환하는 방법을 주로 사용한다. 지속적 외래 복막투석의 장점은 기계, 전기, 물 등이 필요하지 않으므로 투석하는 동안 대상자는 활동이 비교적 자유롭다. 또한 계속적인 교환이 정상 신기능과 유사하여 신체가 쉽게 항상성을 유지할 수 있으며, 식이와 수분제한이 비교적 덜한 편이다. 당뇨 환자를 위해 투석액에 인슐린을 첨가할 수도 있다.

복막투석에는 투석액을 하루에 3~5회 교환하는 지속적 외래 복막투석, 낮에는 투석액을 교환하지 않고 밤에 자동순환기를 이용하여 4~5회 교환하는 지속적 순환보조 복막투석(continuous cycler-assisted peritoneal dialysis, CCPD), 일주일에 4일을 하루에 10시간씩 30분마다 교환하는 간헐적 복막투석(intermittent peritoneal dialysis, IPD)이 있는데, 주로 지속적 외래 복막투석이 사용한다.

복막투석 방법

복강으로의 통로를 확보하기 위해 카테터를 삽입한다. 간헐적으로 복막투석을 시행하는 환자에게는 투석시마다 카테터를 삽입하지만, 규칙적으로 사용해야 하는 만성질환자에게는 반영구적인 복막카테터를 삽입한다. 카테터는 대부분 국소마취하에 수술실에서 삽입하며, 이상적인 삽입 부위는 비교적 혈관분포가 적고 근막의 저항이 적은 배꼽 주변 약 3~5cm이다.

수술 직후, 곧바로 복막투석을 시작할 수 있으며 카테터내 혈액응고로 인한 폐쇄를 막기 위해 헤파린을 투여한다. 복강카테터에는 2개의 커프가 붙어 있어 카테터 삽입 후 1~2주가 지나면, 섬유아세포와 혈관들이 커프 주변에 자라나 카테터를 고정시키고, 투석액 누출과 세균침입을 방지하는 역할을 한다(그림 32-11).

수술 후 복막투석을 위해 우선 복강내에 삽입된 복강카테터와 주입관을 연결한다. 투석백의 교환절차는 주입관을 통해 복강 내에 1~2L의 투석액 주입 후, 일정시간 동안 저류시킨 다음, 다시 체외로 배액하는 과정으로 나누어진다. 이러한 교환조작에는 1회 30~40분이 소요되며, 투석액의 주입과 배액은 중력에 의해 이루어진다. 지속적 복막투석 시, 4~6시간 간격으로 하루 4회 실시하게 되는데, 요소나 크레아티닌과 같은 노폐물이 5~10분 내 최대의 농도 경사로 확산된다. 주입 전에 투석액을 체온정도로 가온함으로써 복막혈관 확장에 따른 물질교환을 촉진하고, 추위로 인한 불편감을 방지할 수 있다. 수술 직후에는 투석액을 소량 주입하지만, 점차적으로 양

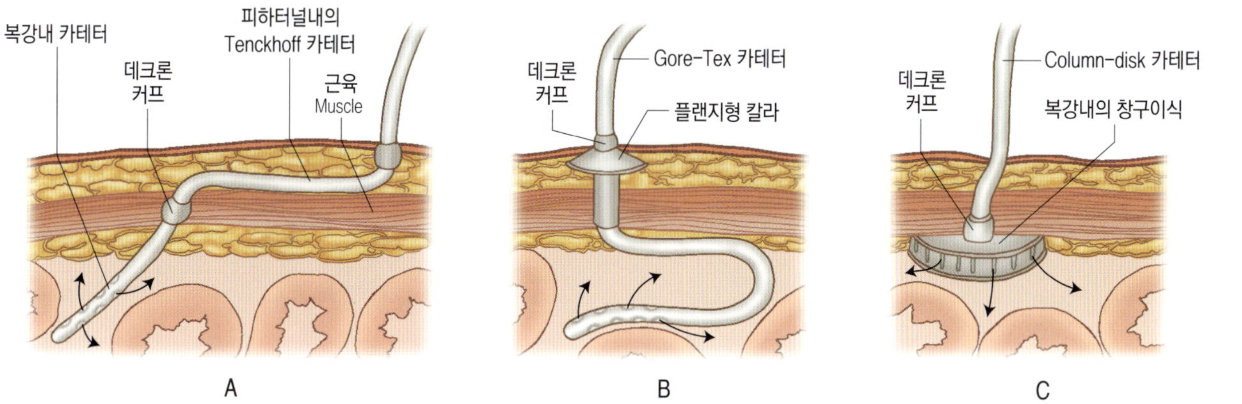

그림 32-11 ■ 복막투석카테터의 세 가지 유형

A: Tenckhoff 카테터는 2개의 데크론 커프가 있어 카테터의 위치를 고정하고 투석액의 유출을 막아주며 박테리아의 침투를 예방한다. 피하터널도 감염을 예방한다. B: Gore-Tex 카테터는 플랜지형 칼라(flanged collar) 위에 데크론 커프가 있다. C: Column-disk 카테터는 커프와 커다란 복부출입 창구이식(port implant)를 가지고 있다.

을 증가시켜 성인의 경우, 대략 2L 정도를 주입하게 된다.

복막투석의 합병증

가장 흔히 발생하는 합병증은 복막염으로서, 주요 증상은 발열, 오심, 복부통증, 혼탁한 투석액 배출 등이다. 치료를 위해 항생제를 전신적으로 쓰거나 투석액에 섞어 투여한다.

카테터 관련 합병증은 카테터의 위치 이상이나 폐색, 카테터 출구나 터널 부위 감염, 투석액 누출, 카테터 기능장애 등이 있다. 그 외에도 투석 시 통증, 탈장, 요통, 비만, 고지혈증 등이 발생할 수 있다. 최근에는 고지혈증 예방을 위해 포도당 대신 아미노산이나 글리세롤 등을 사용하는 방법에 대해 연구 중에 있다.

복막투석 대상자의 간호

섭취량과 배설량 측정을 통해 수분균형 상태를 확인하고, 혈액검사를 통해 투석적절도를 파악해야 한다. 또한 복막투석과 관련된 합병증 여부를 관찰해야 한다. 자가관리가 가능하도록 복막투석 교환 조작과 관련된 주의사항, 환경관리, 식이요법, 활력징후와 체중, 부종상태, 배액상태 확인 등에 관한 환자교육이 필요하다.

매회 체외로 배출된 양이 주입된 양보다 약 100~200mL 이상되어야 하고, 액체 축적이 300mL 이상 증가하게 되면, 의사에게 알려야 한다. 이는 복강내 감염이나 유착 등의 문제로 투석관련 기능이 떨어지기 때문이다. 자가간호 활동은 복막투석의 성공 여부를 결정하므로, 이에 대한 대상자교육이 매우 중요하다. 대상자교육은 수술 후 일주일 정도 소요되고 교육이 끝나면, 퇴원 후 집에서 복막투석을 시행하게 된다. 대상자는 정해진 횟수와 방법대로 투석백을 교환하고, 카테터 출구 부위를 매일 소독해야 한다(그림 32-12). 흔한 합병증인 복막염은 대부분 소독의 실수로 인해 발생하게 된다. 통목욕을 금하고 매일 샤워를 하는 것이 좋다. 또한 매일 체중과 활력징후를 측정하고, 부종 유무를 관찰해야 한다. 또한 복막투석으로 인해 단백질이 손실되므로, 매일 충분한 양의 단백질을 섭취하도록 한다.

신장이식

신장이식(renal transplantation)은 신장이 점차 기능을 잃어 말기신장질환(ESRD)이 되었을 때, 건강한 신장을 신체 내에 이식하는 수술로서, 생체이식과 사체이식으로 구분된다. 신장이식은 말기신장질환자가 투석에 의존하지 않고, 생명을 유지할 수 있는 유일한 방법으로, 신기능을 정상으로 회복시킬 수 있다. 신장을 장골와(iliac fossa)내에 이식한다. 신동맥은 수혜자의 장골내 동맥이나 장골의 동맥에, 신정맥은 수혜자의 신정맥에 문합한다(그림 32-13).

수혜자 선정

수혜자(recipient)는 의학적 · 심리사회적 측면을 고려하여 선정기준에 따라 결정하며, 이식 후의 합병증을 최소화하기 위해 정밀검사가 필요하다. 수혜자의 기준은 다음과 같다. 회복이 불가능한 신부전 상태로, 면역억제제에 의해 악화될 수 있는 활동성 감염이나 악성질환이 없고, 요로기능이 정상이며,

1 출구 부위, 카테터와 어뎁터세트를 세밀히 검사한다. 출구가 빨갛거나 부종이 있는지, 카테터가 갈라지거나 찢어진 곳은 없는지 관찰한다.

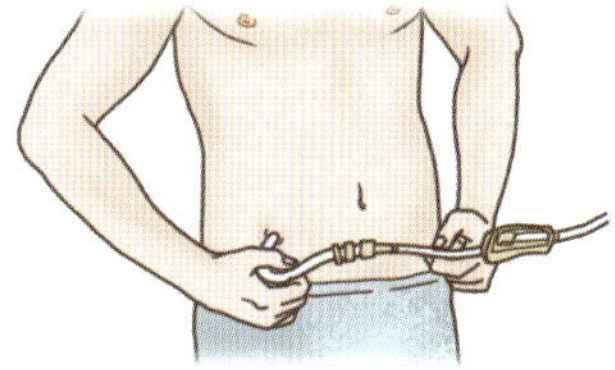

2 샤워 시 비누로 카테터와 출구 부위를 원을 그리면서 충분히 닦는다.

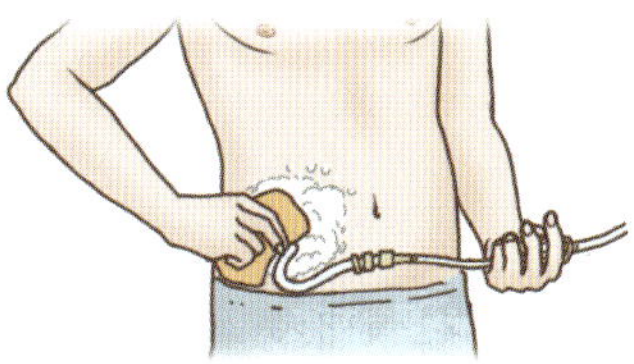

3 나머지 신체부분을 닦고, 깨끗한 수건으로 몸을 닦아 말린다.

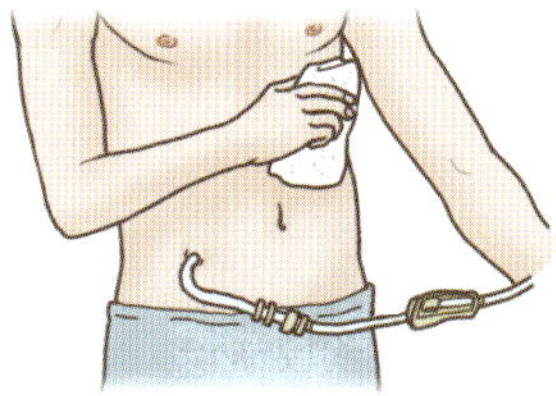

4 출구와 피부 주위를 소독거즈로 가볍게 두드리면서 말린다.

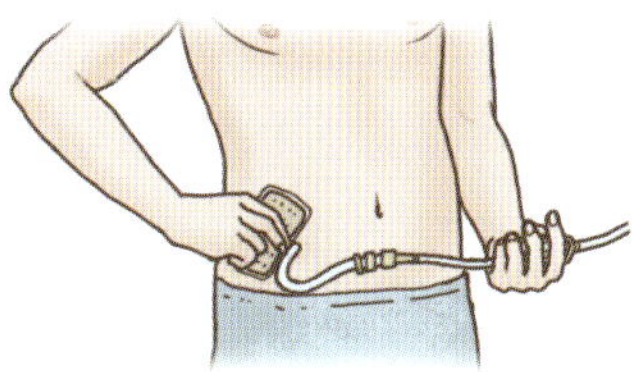

5 카테터 출구 부위를 베타딘으로 원을 그리면서 1분 이상 소독한다.

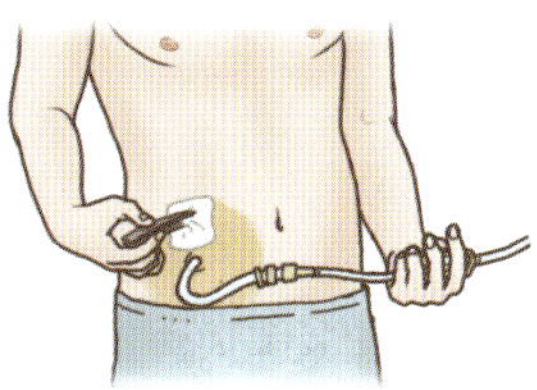

6 카테터가 움직이지 않도록 종이테이프로 잘 고정한다.

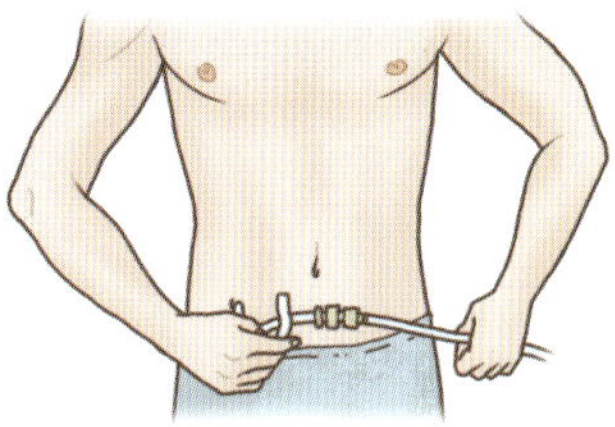

7 그물망을 착용하고, 속옷은 자극성이 없는 편안한 옷으로 입는다.

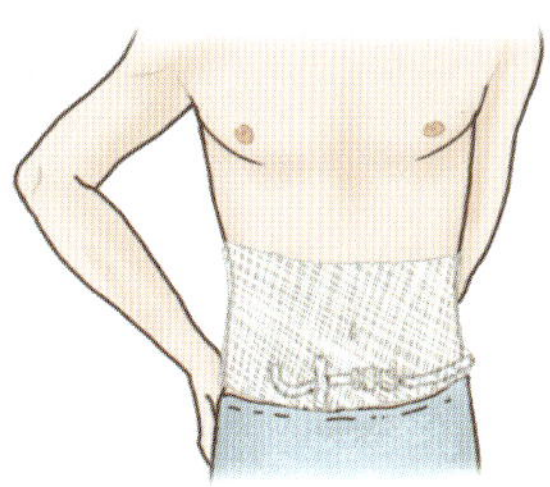

그림 32-12 ■ 목욕방법과 카테터 출구 간호

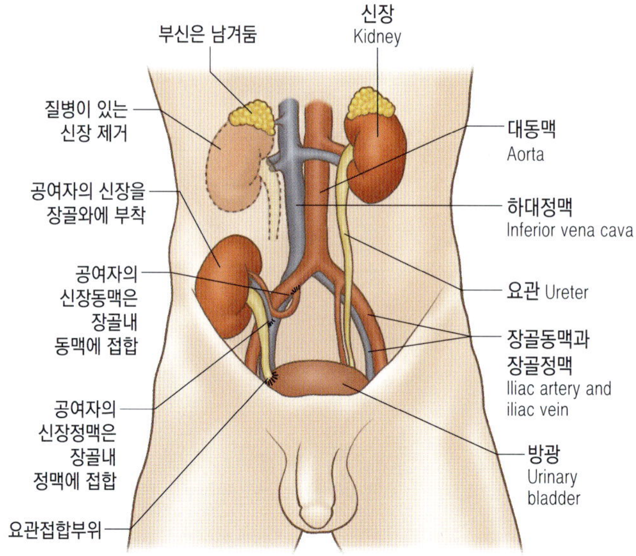

그림 32-13 ■ 우측장골와에 이식된 신장

연령은 대부분 15~60세이다. 그러나 65세 이상의 노인도 전신상태가 양호하면 가능하다.

신장이식 금기는 파종암(disseminated malignancies), 만성간염(B형간염, C형간염), 심리사회적 문제(치료지침 불이행, 약물중독) 등이다. 또한 신장이식 수혜자가 인간면역결핍바이러스, 거대세포바이러스, 엡스테인–바 바이러스(Epstein–Barr Virus) 보유자인 경우, 신장이식을 금한다.

공여자 선정 및 조직적합성 검사

생체공여자 가능 연령은 18~60세이며, 다음의 조건에 부합할 때 가능하다.

- 수혈이 가능한 혈액형으로, 조직적합성이 있다.
- 건강상태가 양호하고, 정상 혈압과 신기능을 가지고 있다.
- 전신마취나 수술시에 금기조건이 없다.
- 신혈관조영술이나 경정맥요로촬영술 결과, 혈관과 요로상태가 정상이다.
- 생체공여자는 조직적합성과 의학적 평가뿐만 아니라, 정신적 · 윤리적 측면도 고려하여 선정한다.

사체공여자는 다음의 조건에 부합하여야 한다.

- 뇌사상태에서 정상 신기능을 가지고 있으며, 악성종양이나 전신감염이 없다.
- 약물남용, 중증고혈압, 다뇨, 악성종양, 패혈증 등이 없고, HIV, B형간염, C형감염, 매독, 결핵 같은 전염성질환이 없다.

- 뇌사자의 신장을 적출 후 보존한다. 72시간까지 보존할 수 있지만, 가능한 신장을 적출한 후 이식할 때까지의 시간인 저온허혈시간(cold ischemic time)이 24시간을 넘지 않도록 한다. 저온허혈시간이 길어질수록 신기능의 회복이 느려지며, 급성세뇨관괴사(acute tubular necrosis)가 생겨 회복기간 동안 투석을 받을 가능성이 커진다.

신장이식 수술

수술 전 대상자에게 정보를 제공한다. 면역억제치료에 대해 설명하고, 수술 후 감염 예방의 중요성에 대해 강조한다. 수술 후 이식된 신장이 바로 기능을 하지 않을 확률은 20% 정도이며, 수술 후 1주 정도는 투석이 필요할 수 있음을 알려준다. 수술 전 환자의 신체상태가 최적임을 확인하기 위해 심전도, 흉부 X-선 촬영, 임상병리검사 등을 시행하고 투석을 통해 여러 가지 불균형을 교정한다. 수술 후에도 투석이 필요할 수 있으므로 투석용 혈관통로의 개존성을 확인하고, 투석용 혈관통로가 있는 팔에 표시를 하여, 타 의료진이 혈압측정, 혈관절개, 정맥주사 등을 시행하지 않도록 주의한다.

공여자에게도 수술 전 일반검사를 시행하고, 공여자의 상태를 최적으로 유지시킨다. 특히 공여자가 뇌사자인 경우에는 체온과 혈압을 유지시켜야 하며, 뇌손상 등으로 야기되는 요붕증은 다량의 수액과 전해질 공급을 요하므로 매우 적극적인 관리를 필요로 한다.

최근에는 생존공여자의 신장을 적출할 때, 주로 복강경신장절제술을 시행하는데, 복강경신장절제술은 입원기간, 통증, 수술 시 출혈량, 쇠약, 회복기간 등을 줄여준는 것으로 알려져 있다.

수술 후 합병증

신장이식과 관련된 주요 합병증은 거부반응, 고혈압, 감염, 종양 등이다. 거부반응의 종류는 초급성(hyperacute), 급성(acute), 만성(chronic)으로 구분된다. 거부반응 시 나타나는 일반적인 임상증상은 고열, 이식신장 부위 통증이나 압통, 갑작스러운 체중 증가, 부종, 고혈압, 전신 피로, 혈중 크레아티닌과 BUN의 증가, 크레아티닌 청소율 감소 등이다.

거부반응

초급성거부반응

초급성거부반응은 이식 도중이나 이식 후 48시간 이내에 발생하는 거부반응이다. 수술 전에 적합성을 철저히 검사하므로, 초급성거부반응은 거의 일어나지 않지만, 발생 시 항거부반응요법으로 치료를 시도하게 되며, 대개는 이식신장적출술이 필요하게 된다. 거부촉진반응은 특별한 유형의 초급성거부반응으로, 신기능이 정상이 된 후, 3~5일 이내에 갑자기 일어나며 조기 발견 시 신기능이 회복될 수도 있다.

급성거부반응

신장이식 수술 후 1주에서 3개월 이내에 나타난다. 이는 투약 변화나 희귀한 면역스트레스에 자극되어 나타난다. 급성거부반응의 임상증상은 고열, 백혈구수 증가, 급성고혈압, 신기능 저하 등이다. 스테로이드, 단클론항체, 다클론항체 등의 약물로 치료한다.

만성거부반응

수개월에서 수년 후에 나타난다. 만성신부전과 흡사하며, 치료에 저항한다. 만성거부반응은 면역억제치료에 거의 반응을 보이지 않기 때문에 투석을 하기도 한다.

주요 합병증

고혈압은 신부전의 특징적인 합병증으로, 신장이식으로도 거의 해결되지 않는다. 신장이식을 받은 환자의 70%와 심장, 간, 폐, 췌장과 같은 다른 장기를 이식 받은 환자의 90%에서 고혈압이 나타난다. 이는 신동맥협착, 급성세뇨관괴사, 급·만성이식거부반응, 수신증, 고알도스테론혈증, 고용량의 스테로이드 투여, 사이클로스포린(cyclosporine) 주입 등에 의해 발생한다. 심박동 이상과 심부전은 수분과 전해질 불균형으로 인해 발생한다.

이식 후 신체의 자연방어기전을 억제하기 때문에 감염은 이식 후의 이환율과 사망률의 주요 원인이다. 고령, 당뇨, 전신홍반성루푸스와 같은 질환, 영양부족 등은 면역반응을 더욱 저하시킨다. 감염의 증상과 징후가 애매하므로 즉각적인 진단과 치료가 매우 중요하다.

이식 후 1개월 후에 보이는 가장 흔한 감염은 다른 수술 환자와 유사한 상처감염, 정맥주사부위감염, 폐렴, 요로계감염 등이다. 거대세포바이러스, 엡스테인-바 바이러스, 단순포진바이러스, 수두대상포진바이러스 등의 감염은 이식된 장기나 수혈과 같은 경로로 체내에 들어오거나, 원래 환자 체내에 잠복하던 바이러스가 면역억제로 인해 나타난다.

일반인보다 이식을 받은 사람들의 종양 발생율이 훨씬 높은 편이다. 대장, 폐, 전립샘, 위, 식도, 췌장, 난소, 유방 등의 암 발생은 2배, 흑색종, 백혈병, 자궁경부암, 외음부암은 5배, 방광암은 3배, 신장암은 15배 정도 많다. 암발생률 증가는 오랜 기간 지속되는 면역억제치료와 관련이 있는 것으로 보이며, 암 예방을 위해서는 정기적인 암 검진이 가장 중요하다.

기타 합병증은 기존신장질환의 재발로 인한 사구체신염, 신병증, 당뇨병성 신장증 등이다. 또한 장기간의 부신피질호르몬(스테로이드) 치료와 신성골이영양증으로 인한 고관절, 슬관절 또는 여러 관절에서 무혈관괴사가 발생할 수 있다. 부신피질호르몬의 부작용을 세심하게 감시하여 조기 치료하는 것이 중요하다.

거부반응 억제 요법

면역억제제가 투여되지 않으면, 이식된 신장은 2주 이내에 거부반응을 보인다. 그러므로 신장이식 환자는 거부반응을 억제하기 위하여 여러 가지 면역억제제를 혼합하여 평생 사용해야 한다. 면역반응의 각 단계별로 영향을 주는 최소 용량의 약물들을 함께 투약하여 부작용은 최소화하면서 효과적으로 거부반응을 억제하고자 한다. 그러나 면역억제제의 사용방법은 아직 이식병원별로 조금씩 차이가 있는 실정이다. 가장 흔히 사용되는 면역억제제는 azathioprine (Imuran), cyclosporin, prednisone, methylprednisolone 등이다. 스테로이드는 과량으로 투여해야 하며, 거부반응이 의심되거나 확실히 나타나면, 면역억제제를 매일 다량으로 투여한다.

면역억제제는 무기한으로 평생동안 투여해야 한다. 갑자기 중단하게 되면, 특히 대상자 독단적으로 투약을 중지하게 되면, 강력한 거부반응이 나타날 수 있다. 면역억제제 치료 시 중요한 문제는 대상자가 감염되기 쉽고, 악성 암에 걸릴 확률이 높다는 것이다. 특히 면역억제 치료 시 발생한 감염은 생명까지 위협할 수 있으므로 신장이식술을 받은 환자는 감염의 잠재적인 근원으로부터 보호하기 위해 엄격한 주의가 필요하므로 대부분 격리시킨다. 감염이 확인될 때는 이미 패혈증의 초기로서 감염이 상당히 진전되어 있는 경우가 많다. 때때로 감염을 치료하는 동안, 면역억제제 요법을 단기간 중단하기도 한다.

간호

수술 전 간호로 신장이식 전에 추후 치료에 대한 이해 정도를 사정하고, 신장이식 후 약물치료에 적응할 수 있는 능력도 사정한다. 대상자는 신장이식과 치료방법에 대해 정확히 이해해야 한다. 수술 전, 생체공여자와 수혜자의 준비는 일반적인 수술 전 간호와 동일하다.

수술 후, 신장 수혜자에 대한 사정은 신장기능에 관련된 것을 제외하고는 대부분의 수술 후 사정과 유사하다. 수분균형에 특별한 주의가 필요하고, 섭취와 배설(30~60분마다), 체중(매일)을 주의해서 관찰한다. 신장기능을 관찰하고 전해질 균형을 유지하기 위해 헤모글로빈, 헤마토크릿, BUN, 크레아티닌, 전해질, 백혈구수, 혈소판 등의 검사를 실시한다. 또한 신장을 정기적으로 청진하여 협착을 나타내는 잡음의 유무를 확인한다. 약간의 체온상승도 감염을 의미할 수 있으므로, 활력징후를 관찰하는 것이 중요하다.

수술 후 가장 중요한 것은 이식된 신장의 기능이다. 사체로부터 얻은 신장은 즉시 기능하지 못하므로, 기능이 적절해질 때까지 혈액투석을 지속한다. 수술 후 수액의 투여량은 보통 이전 1시간 동안의 배설량을 기초로 하므로, 소변배설량이 많으면 바람직하다. 감염의 가능성이 있으면 추가적인 간호가 필요하다.

대상자는 심리적으로도 새 신장을 자신의 일부로 수용해야 한다. 생활양식의 변화에 대한 교육과 상담으로 건강증진행위를 증진시키고, 신장이식 후 약물치료에 잘 적응하도록 한다. 신장이식에 실패할 경우 분노, 적대감, 죄의식, 절망 등을 보일 수 있으며, 보호자와 지인에게 이러한 감정을 표현할 수 있다.

신장이식 후 가장 큰 문제는 대상자가 처방된 방법을 따르지 않는 것이므로, 처방에 잘 따를 수 있도록 대상자를 돕는다. 대상자는 여러 가지 이유로 약물복용을 잘 따르지 않는 경향이 있는데, 주로 부작용 때문에 또는 더 이상 약물이 필요없다고 느끼기 때문에 약물복용을 하지 않는 경우가 많다. 간호사는 대상자에게 필요한 정보를 제공하기 위해 노력하고, 대상자의 생활양식에 적합한 방법을 개발하도록 노력해야 한다.

CHAPTER 33

Management of Men with Reproduetive Disorder

남성생식장애 대상자 관리

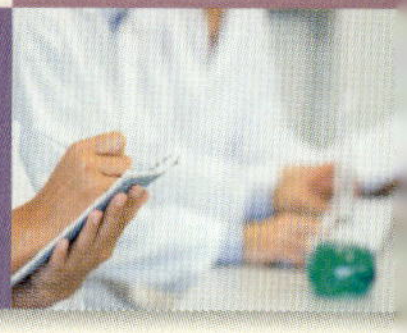

학습목표

1. 남성생식장애의 병태생리에 대해 설명한다.
2. 남성생식장애 관련 증상과 징후, 진단검사를 포함한 사정자료를 확인하고, 간호문제를 도출한다.
3. 남성생식장애의 간호진단, 간호중재 및 평가기준을 제시한다.
4. 경요도전립샘절제술 대상자의 간호를 계획한다.

주요 질환

양성전립샘비대증, 전립샘암

전립샘 장애

전립샘 관련 질환은 흔히 남성에서 발생되는 것으로 전립샘염, 양성전립샘비대증, 전립샘암 등이 있다.

전립샘염

전립샘염(전립선염, prostatitis)은 전립샘의 염증성 질환을 통칭하여 일컫는 말이다. 이 질환은 50세 이상 성인 남성에서 가장 흔한 질환으로 남성의 절반 가량은 평생 동안 한 번은 전립샘염 증상을 경험하게 된다. 전립샘염은 다음과 같이 크게 네 가지로 분류한다.

- **급성 세균성 전립샘염:** 급성 증상이 나타나며, 검사에서 세균이 발견된다.
- **만성 세균성 전립샘염:** 3개월 이상의 만성적인 증상이 나타나며, 검사에서 세균이 발견된다.
- **무균성 전립샘염:** 전립샘염 증상은 나타나지만, 검사에서 균은 발견되지 않는다.
- **무증상 염증성 전립샘염:** 전립샘염 증상은 없으나, 전립샘액이나 조직검사에서는 염증 소견을 나타낸다.

원인

급성 혹은 만성 세균성 전립샘염이 생기는 가장 흔한 원인은 요로계 감염 시 세균이 요도를 통해 직접 감염되는 경우이다. 따라서 원인균은 요로계 감염을 일으키는 균과 비슷한데, 흔한 원인균으로는 *E-coli, Enterobacter, Neisseria gonorrhea, Clamydia trachomatis* 등이 있다. 이와 같이 세균에 의해 급성적인 증상을 나타내는 경우도 있지만, 만성적으로 재발을 경험하면서 진행되는 경우도 있다. 이러한 만성 세균성 전립샘염의 경우, 세균감염 외에도 전립샘액의 배설장애, 전립샘내로의 요역류가 원인이 되기도 하며, 치질이나 대장염과 같은 염증이 림프관을 통해 전염될 수도 있다.

무균성 전립샘염은 아직 정확한 원인이 밝혀져 있지 않은데, 바이러스 감염이나 성매개성 질환과 연관된 것으로 생각되고 있다. 원인균을 밝혀내기 위해 배양검사를 할 경우, 결과에서 원인균을 발견할 수는 없지만 전립샘액에서 염증세포인 백혈구가 발견된다.

무증상 염증성 전립샘염은 대상자가 증상에 대한 자각이 없으므로, 이를 문제로 병원을 방문하지는 않는다. 따라서 이 경우는 보통 다른 비뇨기계 문제로 내원 시 진단되는 경우가 흔하다. 대상자가 특별한 증상을 호소하지 않는 상태에서 전립샘 액에서 염증세포가 발견되지만, 원인은 명확하지 않다.

임상증상

가장 흔히 호소하는 증상은 회음부의 불쾌감으로 가벼운 불쾌감에서 심한 작열감과 압박감 및 통증까지 다양하게 나타난다. 그리고 이러한 압통은 고환이나 서혜부로 방사된다. 비뇨기계 증상으로는 배뇨곤란, 빈뇨, 혼탁뇨, 혈뇨와 함께 요정체가 특히 급성 세균성 전립샘염에서 발생할 수 있고, 고열과 오한, 전신무력감, 피로 등을 호소할 수 있다. 사정 시 통증이나 이상 분비물, 발기부전, 조루 등도 나타날 수 있다. 이러한 증상은 과음, 과로, 스트레스, 과격한 성생활, 장거리 운전, 장시간 앉아서 일을 한 후에는 더 악화될 수 있다.

진단검사

항문을 통해 직장수지검사(digital rectal examination, DRE)를 실시하면, 단단하고 커진 전립샘이 촉진된다. 직장수지검사를 실시하는 동안, 대상자는 종종 통증을 호소할 수 있다. 전립샘 분비물에 대한 현미경검사와 배양검사에서 세균과 백혈구의 증가를 확인할 수 있다. 전립샘 분비물을 채취하기 위해 대상자에게 수집용기를 주고 전립샘을 마사지하여 전립샘액을 채취해 올 것을 이야기한다. 그러나 만일 급성 세균성 전립샘염이 의심될 경우에는 마사지가 심한 통증을 유발할 수 있고, 세균이 퍼질 위험성이 증가하기 때문에 전립샘 마사지를 요구해서는 안된다.

임상검사로는 요분석검사와 요배양검사를 실시한다. 요분석검사에서는 염증세포인 백혈구의 증가를 관찰할 수 있고, 요배양검사에서는 구체적인 원인균의 확인과 민감성 검사를 통해 치료에 사용해야 할 항생제를 확인하게 된다. 전립샘암의 선별검사로 활용되고 있는 전립샘특이항원(prostate specific antigen, PSA)의 수치가 전립샘염의 경우에도 상승하게 된다. 따라서 전립샘암이 의심될 경우, 방사선검사나 내시경검사가 추가 검사가 요구되는데, 전립샘염의 경우에는 이러한 검사에서 정상 소견을 나타낸다.

치료와 간호

세균성 전립샘염은 원인균 치료를 위해 항생제를 사용한다. 주로 사용하는 항생제로는 trimethoprime/sulfamethoxazole (Bactrim), ciprofloxacin (Cipro), ofloxacin (Floxin) 등이 있다. 만일 성매개질환에 의한 전립샘염이 발생된 경우에는 doxycycline (Vibramycin)이나 tetracycline이 처방된다. Doxycycline제제는 음식이나 제산제에 대한 영향을 받지 않지만, tetracycline계 항생제는 위산과 결합하여 흡수되므로 제산제에 영향을 받는다. 만일 항생제에 반응을 보이지 않을 경우, 트리코모나스균(Trichomonas vaginalis)의 감염을 의심하게 되고, metronidazole과 항진균제를 투여한다. 보통 항생제는 급성 세균성 전립샘염의 경우, 경구로 4주 이상 투여한다. 부작용으로는 구토와 장내세균 총의 변화로 인한 설사가 발생될 수 있다.

항염제는 대상자의 통증을 완화할 목적으로 투여되는데, 이러한 항염제는 중정도의 통증을 조절하는 효과는 있지만, 심한 통증은 조절하지 못한다. 따라서 심한 통증을 호소하는 경우에는 tramadol, codeine, morphine과 같은 아편계 합성 진통제를 투여한다. 전극치료나 바이오피드백 치료도 통증을 완화하는데 도움을 줄 수 있다.

요도 내부의 압력을 감소시키고, 전립샘관 내로 소변이 역류하는 것을 방지하기 위해 알파차단제를 함께 투약할 수 있는데, 이는 증상을 완화시키고 재발을 낮추는 효과가 있다. 방광경부나 전립샘요도의 강직으로 인한 기능적 폐쇄가 일어난 경우에는 교감신경차단제를 사용한다.

감염으로 인한 발열을 낮추고, 체내 수화를 위해 전립샘염 대상자는 충분한 수분을 섭취하도록 하고, 좌욕이나 반신욕 등도 증상 완화에 도움이 된다. 그러나 알코올이나 카페인의 과잉섭취는 촉진요인이 될 수 있으므로 주의해야 한다.

양성전립샘비대증

중년 이상의 남성에게 가장 흔히 발생하는 양성전립샘비대증(benign prostate hyperplasia, BPH)은 전립샘이 비후되어 문제를 일으키는 질환이다. 비대(hypertrophy)라는 용어는 원래 세포의 크기가 커짐으로 해서 기관의 크기가 커졌을 때 사용되는 용어이지만, 실제 전립샘비대증은 전립샘을 구성하는 세포의 크기가 커지는 것이 아니고, 세포의 수가 많아져서 발생되는 비후증(hyperplasia)이다. 그러나 의학 분야에서 전립샘비후증보다는 전립샘비대증으로 사용하고 있어, 이를 통용적인 진단명으로 사용하고 있다.

전립샘은 방광출구를 둘러싸고 있으므로 전립샘이 비후되면, 요도를 압박하여 소변의 유출이 어렵게 된다. 이러한 전립샘비대증은 30~40대의 젊은 나이에서도 드물게 발생되지만, 노화와 밀접한 관련이 있는 것으로 보고되고 있다. 2012~2016년까지 국민보험관리공단 청구자료를 토대로 분석된 자료에 따르면, 40대가 10.5%, 60대는 37.5%, 80세 이상의 유병률은 53.8%로 나이가 증가할수록 양성전립샘비대증의 유병률이 증가하는 것으로 나타났다.

원인

양성전립샘비대증의 원인은 아직 정확하게 밝혀지지는 않았다. 전립샘비대증 발생의 가장 큰 유발인자로는 연령 증가와 남성호르몬인 안드로겐, 특히 테스토스테론이 영향을 미치는 것으로 알려져 있다. 선천적으로 고환기능부전이 있거나 고환이 제거된 경우, 전립샘비대증이 일어나지 않아 남성호르몬이 밀접하게 관여하고 있다는 점을 뒷받침하고 있다. 테스토스테론은 전립샘의 성장과 발달에서 중요한 역할을 하는데, 5α 환원효소(5α-reductase)라고 불리는 효소의 영향으로 dihydrotestosterone(DHT)으로 전환된다. DHT는 테스토스테론의 활성화된 형태로 전립샘의 성장과 발달을 돕는데, 양쪽 전립샘의 크기와 기능을 유지할 수 있도록 한다. 나이가 많아지면서 전립샘이 커지는 경우, 5α 환원효소와 DHT 수치는 젊었을 때와 비슷하지만, 문제는 이 두 효소 사이의 불균형이 전립샘비대에 기여하게 된다는 것이다.

양성전립샘비대증에 기여하는 또 다른 요소를 살펴보면, 인종과 환경, 식생활과 유전 등이 관련있는 것으로 보고되고 있다. 전립샘비대증은 백인보다는 흑인에서 더 호발되고, 백인은 아시아인보다 더 높은 발병률을 보인다. 그러나 미국으로 이민 간 아시아인에게서 발병률이 더 높게 발생되는 것으로 나타나서 전립샘비대증의 발병은 환경적 요인이 함께 작용하는 것으로 생각된다. 또한 식생활의 경우에는 채식을 주로 하는 인구집단에서 전립샘비대증의 발생이 적은 것으로 보고되고 있는데, 이는 채소에 포함된 식물성 에스트로겐이 남성호르몬에 대항하는 역할을 하여 전립샘비대증을 예방하기 때문이라고 여겨지고 있다. 그러나 아직 정확한 경로는 밝혀져 있지 않다. 마지막으로 유전과 관련한 전립샘비대증의 발생은 가족력과 연관성이 많은 것을 볼 수 있다. 즉, 가족 중 한 명 이상에서 전립샘비대증의 기왕력이 있으면, 나머지 가족들도 이 질병에 걸릴 위험이 훨씬 높아진다.

병태생리

양성전립샘비대증은 전립샘 내부의 요도와 가까운 이행대(transitional zone)에서 발생된다. 따라서 이 질환에서의 가장 큰 문제는 결국 소변의 통로인 방광출구를 폐색시켜 요배설장애로 인한 요정체나 요로계 감염 증가와 더불어 배설되지 못한 요역류로 인한 상부요로계 질환이 발생되는 것이다. 즉, 방광에서 좁아진 요로로 배설되지 못한 요는 신장에서 만들어지는 소변을 더 이상 수용할 수 없게 되므로 상부요로계로 역류하게 된다. 이에 요관확장은 물론, 신장은 소변으로 가득 차게 되어 수신증에 노출되며, 결국 신부전을 초래하게 된다(그림 33-1).

요흐름에 대한 요도저항이 증가됨에 따라 배뇨근의 수축강도를 증가시켜 배뇨를 하려고 노력한다. 초기의 이러한 노력은 요유출에 효과적이지만, 전립샘이 커지고 요로폐색이 악화되면서 과도한 배뇨근의 사용이 배뇨근 능력소실로 이어져 소변줄기의 힘이 감소하게 되고, 배뇨를 했음에도 불구하고 방광이 불완전하게 비워진 느낌을 받게 된다. 그리고 이러한 배뇨근 부전은 급성 요정체를 초래할 수 있는데, 이는 응급상황으로, 방광에서 배뇨가 되지 않으면 요독증이나 방광파열, 복막염으로 이어진다.

전립샘비대의 정도는 요로폐색 정도와 반드시 비례하는 것

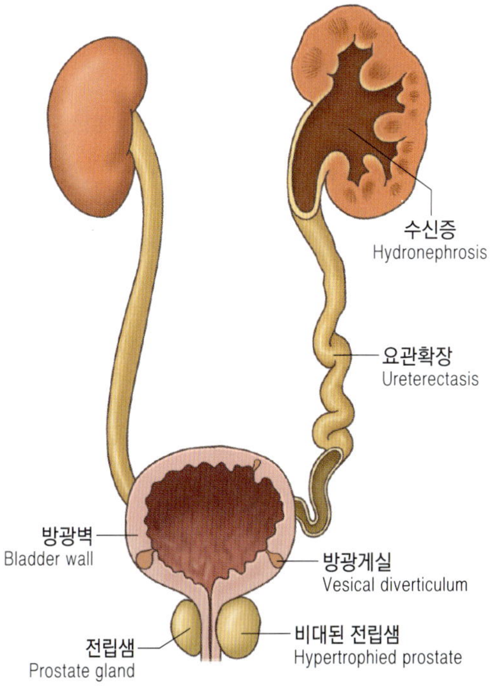

그림 33-1 ■ 양성전립샘비대증의 합병증

오른쪽: 정상 신장, 요관, 방광 전립샘. 왼쪽: 잠재적 합병증

은 아니다. 경한 비대증으로도 심한 폐색 증상이 나타나는 경우가 있는 반면, 심한 비대증이 있어도 경한 폐색 증상을 보일 수 있다. 즉, 요로폐색의 증상은 전립샘비대의 정도보다 비대된 위치와 더 밀접한 관련이 있다.

임상증상

양성전립샘비대증 증상은 급하게 진전되는 경우는 드물고, 수개월이나 수년간에 걸쳐 진행되므로 대상자가 이러한 문제에 대해 심각하게 생각하지 않고 방치하는 경우가 있을 수 있다. 양성전립샘비대증 증상은 크게 요로폐색으로 인한 증상과 방광자극으로 인한 증상으로 나눌 수 있다(표 33-1).

초기 증상은 지연뇨를 동반한 빈뇨, 절박뇨, 야뇨 등이다. 전립샘비대로 인한 방광의 완전한 비움이 어려워지면서 잔뇨감이 증가하고 배뇨횟수가 평상시보다 증가하게 된다. 또한 배뇨근의 기능 저하로 인해 소변의 줄기가 약해지고, 소변을 보기 위해 힘을 써야만 겨우 시작되는 지연뇨가 발생하게 된다. 방광에서의 잔뇨감 증가는 빈뇨의 주요 원인이며, 증상이 진행되면서 긴박뇨와 절박요실금으로 진행되게 하는 요인이 된다. 보통 성인은 밤에 수면을 취하는 동안, 배뇨를 위해 잠을 깨지는 않는다. 그러나 대상자는 방광이 완전히 비워지지 않은 상태에서 자극 증상으로 인해 야뇨 현상이 발생되게 된다. 초기에 1회로 시작되는 야뇨 현상은 점점 증상이 악화되면서 5회 이상 진행되는 경우도 있다. 이러한 증상들은 대상자의 사회생활을 어렵게 하는 원인이 되며, 수면의 질을 악화시키고 삶의 질을 저하시킨다.

폐색이 지속될 경우, 만성요정체가 발생되고 방광이 팽창되어 방광게실과 더불어 방광결석, 신우신염, 신부전으로 이어질 수도 있다. 특히, 급성요정체는 방광의 소변 수용범위를 넘어서면서 일류성요실금(overflow incontinence)을 유발하게 된다.

주된 합병증은 요로폐색과 관련된 것이다. 급성요정체는 흔히 볼 수 있는 합병증으로, 환자의 25~30%는 외과적 중재가 요구된다. 다음으로 흔히 나타나는 합병증으로는 요로감염과 이로 인한 잠재적인 2차적 패혈증이다. 부분적인 요로폐색으로 방광을 완전히 비우지 못하게 되어 잔뇨가 발생되면, 세균이 성장할 수 있는 환경을 조성하게 된다. 잔뇨는 소변의 알칼리화를 유발하여 결석을 일으킬 수 있으므로 양성전립샘비대증을 가진 남성은 건강한 사람에 비해 방광결석이 잘 생길 수 있다. 요관을 통한 소변의 역류로 인해 신우와 신배의 팽만으로 유발된 수신증과 신우신염이 발생되고, 치료가 지연되면 방광손상을 일으킨다. 이와 같은 합병증은 급성신부전을 유발할 수 있다.

표 33-1 양성전립샘비대증의 증상

폐색 증상	자극 증상
• 약한 소변줄기 • 지연뇨 • 불완전한 방광 비움 • 소변 후 소변의 점적 • 간헐적으로 끊기는 소변	• 빈뇨 • 긴박뇨 • 절박요실금 • 야뇨

진단검사

양성전립샘비대증을 진단하기 위해 우선 대상자의 건강력을 조사한다. 현재 대상자를 괴롭히는 주증상은 무엇인지, 비뇨기계 관련 증상에 대해 질문한다. 즉, 빈뇨, 야뇨, 긴박뇨, 지연뇨, 요실금, 소변줄기의 힘, 소변을 보는 데 노력이 필요한지, 소변을 본 후 방광이 비워져 시원한지, 이전에 급성요정체 경험이 있는지에 대해 질문한다. 미국비뇨기과협회의 국제전립샘증상점수표(international prostate symptom score, IPSS)는 이러한 증상을 사정하기 위해 개발된 것으로 하부요로 증상의 정도를 확인할 수 있다(표 33-2).

다음으로는 직장수지검사를 실시하여 전립샘의 크기와 더불어 양성전립샘비대증인지 혹은 선암종이나 감염에 의한 전립샘비대인지를 구분한다. 정상 전립샘은 호두알 크기이며, 무게는 약 20g, 단단한 정도는 주먹을 쥐었을 때 엄지손가락 근방의 손바닥을 만질 때와 비슷하며, 탄력성이 있고 표면은 매끄러우며 편평하다. 전립샘비대증에서는 크기가 증가하고 보통 표면은 매끄럽고 편평하며 탄력성이 있으나, 압통은 없다. 그러나 전립샘암의 경우에는 딱딱한 결절이 만져진다(그림 33-2).

직장수지검사에서 전립샘암이 의심되고, 전립샘특이항원 수치가 정상보다 상승되어 있을 경우에는 경직장초음파검사(trans rectal ultrasound, TRUS)를 실시한다. 이 검사는 양성전립샘비대증과 전립샘암을 구별하는데 유용하며, 항문으로 소식자를 넣어 전립샘의 크기를 정확하게 파악할 수 있고, 전립샘암과의 감별을 위해 초음파유도로 전립샘의 생검을 실시하게 된다.

요속과 잔뇨의 측정은 하부요로의 폐색 정도를 평가하는데 유용하다. 배뇨곤란으로 인한 잔뇨의 양을 측정하기 위해서는 카테터나 도플러초음파를 이용할 수 있다. 요속검사를 위해서

표 33-2 국제전립선증상점수표

	한 번도 없었다	5회 중 1회 이하	절반 이하	절반 정도	절반 이상	거의 항상	점수
잔뇨감							
지난 1개월 동안, 소변을 봐도 덜 본 듯한 기분이 들 때가 얼마나 자주 있었습니까?	0	1	2	3	4	5	
빈뇨							
지난 1개월 동안, 소변을 본 후 금방 또 보고 싶었던 경우(2시간 이내)가 얼마나 자주 있었습니까?	0	1	2	3	4	5	
간헐뇨							
지난 1개월 동안, 소변을 보는 도중 소변 줄기가 끊어질 때가 얼마나 자주 있었습니까?	0	1	2	3	4	5	
긴박뇨							
지난 1개월 동안, 소변을 보고 싶다고 느끼면 참지 못한 적이 얼마나 자주 있었습니까?	0	1	2	3	4	5	
약한 소변줄기							
지난 1개월 동안, 소변줄기가 가늘게 나오는 경우는 얼마나 자주 있었습니까?	0	1	2	3	4	5	
배뇨 시 힘주기							
지난 1개월 동안, 소변을 보기 위해 힘을 준 경우가 얼마나 자주 있었습니까?	0	1	2	3	4	5	
	없음	**1회**	**2회**	**3회**	**4회**	**5회 이상**	**점수**
야뇨							
지난 1개월 동안, 잠자리에 들어서 아침에 일어날 때까지 몇 번이나 요의를 느끼며 일어났습니까?	0	1	2	3	4	5	
총 IPSS 점수							
요로계 증상과 관련된 삶의 질	**매우 만족**	**만족**	**대체로 만족**	**보통**	**거의 불만족**	**불만족**	**점수**
현재 당신이 겪고 있는 요로계 상태를 가지고 남은 인생을 살아야 한다면, 당신의 기분은 어떻습니까?	0	1	2	3	4	5	

출처: 대한전립선학회(2010). 전립선비대증 진료지침, P.18

는 대상자에게 적정양의 수분을 미리 섭취하도록 하여 검사가 가능한 양의 소변이 배뇨될 수 있도록 한다. 정상인의 경우, 최대 요속은 20~25mL/sec이다. 그러나 전립샘비대가 있는 경우, 최대요속은 15mL/sec 이하로 감소되고, 그래프의 모양이 종형이 아닌 지리멸렬한 형태로 만들어진다.

마지막으로 전립샘비대증으로 인한 합병증으로 요로감염과 신기능 감소가 발생될 수 있다. 이를 확인하기 위해 요분석 검사에서 백혈구를 확인하거나, 세균을 검출하기 위한 요배양 검사와 함께 혈중 BUN과 크레아티닌 수치를 확인한다.

치료

양성전립샘비대증 관리의 목표는 배뇨기능과 관련한 증상을 완화하여 이로 인한 합병증을 예방하는 것이다. 이를 위해 비침습적인 내과적 접근과 수술 등의 외과적 처치가 적용될 수 있는데, 초기 중재는 비침습적 처치로 접근한다. 대상자가 전립샘비대증이 의심되는 증상으로 내원하게 되면, IPSS를 이용하여 하부요로증상의 정도를 파악하고, 급성요정체와 같은 합병증 발생여부를 확인한다. 만일 IPSS 점수가 경미한 상태인 0~7점 수준이라면, 보존적 치료에 초점을 맞추게 된다. 이

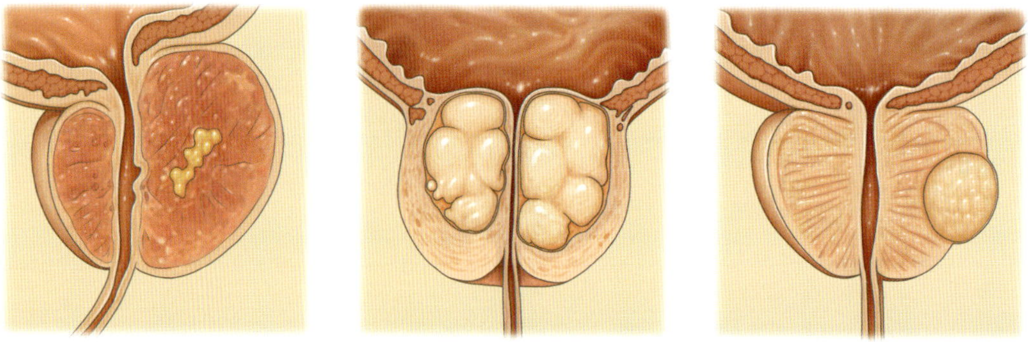

	전립샘염	양성전립샘비대증	전립샘암
주증상	통증	배뇨곤란	증상 없음
직장수지검사	부드러움	단단함	딱딱하고 결정성임
전립샘특이항원	정상범위 혹은 증가	정상	증가
요속	종종 감소함	감소	정상

그림 33-2 ■ 전립샘염, 양성전립샘비대증, 전립샘암의 특징

뇨작용을 촉진할 수 있는 카페인이나 술의 섭취와 수분섭취를 제한하며, 항콜린성 약물의 투여를 피함으로써 증상을 완화시킨다. 그러나 증상이 심해지고, 합병증 발생 등의 근본적인 처치가 요구될 경우에는 수술을 고려해야 한다. 수술은 아주 심한 정도의 폐색, 심한 하부요로증상, 재발하는 요로감염, 혈뇨, 결석, 상부요로계 불편감이 있는 경우 시행한다. 수술방법의 선택은 전립샘 크기, 대상자의 건강, 외과의의 선호도에 따라 달라진다. 수술로봇은 주요 병원에서 복강경의 전립샘시술에 사용된다. 양성전립샘비대증에서 전립샘절제술 후 전립샘 조직의 재성장은 1년에서 15년 정도 걸리며, 때때로 재시술이 요구되기도 한다. 또한 전립샘 전체가 제거된 것이 아니기 때문에 전립샘암은 여전히 발생할 가능성이 있다.

약물요법

약물요법은 전립샘 근육의 이완을 유도하여 요도의 압력을 감소시키고, 전립샘의 크기를 감소시키거나 느린 성장을 위해 적용된다. 투여되는 약물로는 α1 아드레날린수용체차단제와 5α 환원효소 억제제가 있다(표 33-3). 그리고 주요 임상시험에서 α1 아드레날린성 길항제와 5α 환원효소 억제제를 병용치료할 경우, 단일요법치료보다 양성전립샘비대증의 진전을 더욱 효과적으로 예방하는 것으로 나타났다. 생약제로는 톱야자[Serenoa repens (sawpalmetto)]가 가장 널리 사용되고 있다.

도뇨요법

급성요정체는 초기에 카테터로 관리할 수 있다. 방광벽의 갑작스러운 과도한 팽창은 상해의 원인이 되며, 이를 회복시키기 위해 2~4주 동안 방광에 카테터를 유지시킨다. 이 시기 이후에 대상자는 배뇨를 시도한다. 방광을 체온과 비슷한 온도의 멸균증류수나 생리식염수로 채우고 카테터를 제거한다. 대상자에게 소변을 보기 원하는지를 물어보고, 배뇨 능력을 판단하기 위해 배설된 양과 주입된 양을 비교한다. 특히 오랫동안 정체가 발생한다면, 대상자에게 청결간헐도뇨(clean intermittent catheterization)를 시행하도록 교육한다. 수술이나 간헐적 도뇨를 하지 않는 대상자는 유치카테터를 유지하게 된다.

수술요법

경요도전립샘절제술

경요도전립샘절제술(transurethral resection of the prostate, TURP)은 절제경을 요도로 삽입하여 전립샘 조직을 제거하여 폐색을 완화하는 것으로, 양성전립샘비대증에서 가장 널리 사용되는 표준시술이다(그림 33-3A). 수술을 진행하기 전, 항응제나 보충제의 복용을 모두 중단하도록 한다. 간호사는 혈액응고와 관련된 모든 처방약, 비처방약, 허브제제들을 면밀히 검토한다. 종합비타민 등에 400IU 이상의 비타민 E를 매일 보충할 경우, 항응고효과에 영향을 미칠 수 있다.

표 33-3 양성전립샘비대증 치료에 사용되는 약물

분류	화학명(상품명)	효능	부작용과 주의점
α1 아드레날린수용체차단제	terazosin (Hytrin) doxazosin (Cardura) tamsulosin (Flomax) alfuzosin (Uroxatral)	• 전립샘 평활근, 방광경부, 요도 근위부를 이완시킴 • 증상 개선은 투여 후 2~3주 안에 나타나며, 4주 정도에서 최대의 효과를 나타냄	• 약물의 부작용으로는 빈맥, 체위성 저혈압, 어지럼증, 현훈, 비강울혈, 역행성 사정 등이 있음. 특히, terazosin과 doxazosin은 투여 후 체위성 저혈압과 어지럼증의 위험이 증가하기 때문에 취침 전에 투여할 것을 권함. Tamsulsin과 alfuzosin은 이러한 부작용이 상대적으로 적음
5α 환원효소억제제	finasteride (Proscar) dutasteride (Avodart)	• 전립샘에서 테스토스테론이 디히드로스테론(DHT)으로 전환되는 것을 억제함으로써 전립샘 성장을 느리게 함. 혈청 전립샘특이항원 농도를 낮추고 전립샘암의 발생을 억제시킬 수 있음 • 하부요로증상을 완화시키기 위한 효과를 얻기 위해서는 6~12개월 동안 투여하여야 함	• 5α 환원효소는 간세포에 작용하고, finasteride는 간에서 1차적으로 대사되기 때문에 치료를 시작하기 전에 간기능을 검사해야 함. 부작용으로는 남성들의 1~5%에서 사정량 감소, 성욕 감소, 발기부전 등이 나타남. 이러한 부작용으로 인해 약물투여를 멈추는 경우가 있으므로 대상자에게 먼저 언급하여 약물투여를 중단하지 않도록 함 • 이 약물은 남자 태아의 비정상 발달의 원인이 될 수 있으므로 임신부는 약물을 만질 때, 장갑을 착용하거나 이 약물을 투여받는 남성의 정액과 접촉해서는 안 됨

척추마취 혹은 전신마취 하에 진행되고, 외부적인 절개없이 요도를 통해 절제경을 삽입한 후, 원형칼 모양의 움직이는 고리로 전립샘 조직을 자르고, 고주파 전기전류로 출혈이 있는 혈관을 응고시킨다. 멸균 세척액을 반복적으로 주입하고 빼냄으로써 절제된 조직과 파편들을 방광에서 제거한다. 이때 세척액으로 생리식염수와 같은 등장액은 부적당한 전도체이므로 사용하지 않는다. 또한 물과 같은 저장성 용액은 혈류로 쉽게 흡수되어 경요도절제증후군의 위험을 높일 수 있으므로 사용하지 않아야 한다. 경요도절제증후군은 특징적으로 저나트륨혈증, 저혈량, 용혈, 급성신부전 등이 나타난다. 경요도절제증후군의 증상은 초조, 급성 섬망, 서맥, 빈맥, 구토 등이다.

수술 후 24시간 동안에는 3way 유치카테터를 삽입하여 응고된 혈액 등을 제거하고, 폐색을 예방하기 위해 규칙적으로 세척한다. 수술 후 약 2~3일 후 퇴원하게 되고, 합병증이 없으면, 4~6주 내에 정상적인 활동을 시작한다. 긴박뇨, 빈뇨, 소변을 본 후 간헐적으로 소변 방울이 떨어지는 것 등과 같은 합병증은 3개월 내에 없어진다.

치골상부전립샘절제술

치골상부전립샘절제술(suprapubic prostatectomy)은 하복부를 절개하는 외과적 접근법이다(그림 33-3B). 이 시술의 적응증은 다음과 같다.

- 요도를 통해 절제하기에는 전립샘이 너무 클 때
- 크고 자루처럼 된 측엽이나 중앙의 전립샘엽이 크거나 덩어리져 있을 때
- 방광의 비정상을 교정해야 하는 경우
- 복부의 수술적 검사가 필요한 경우

방광을 절개하여 비대해진 조직을 적출한 후, 치골상부와 요도에 카테터를 삽입한다. 이 방법은 전립샘 조직을 완전히 제거하고, 비정상적이었던 방광을 동시에 치료한다는 장점이 있지만 지혈이 어렵다는 단점도 있다. 대상자는 잦은 방광 경련, 치골 카테터 주변 복부 상처쪽으로의 소변누출, 회복이 지연되는 불편함 등을 겪을 수 있다. 또한 시술 후에 요실금과 발기부전이 발생할 수 있다.

치골후방전립샘절제술

치골후방전립샘절제술(retropubic prostatectomy)은 방광으로 들어가지 않고, 하복부 절개를 통해 전립샘에 접근하는 방법이다. 이 시술은 전립샘이 매우 크며, 심각한 요도협착이 있을 때 선택한다. 이 시술의 장점은 전립샘을 직접 볼 수 있다는 것과 전립샘 와(fossa)에서 직접 지혈을 할 수 있다는 것이다. 단점은 관련된 방광문제가 치료되지 않을 수 있으며, 치골염이 발생할 수 있다(그림 33-3C).

회음전립샘절제술

회음전립샘절제술(perineal prostatectomy)은 항문과 고환 사이의 회음부를 절개하여 진행된다(그림 33-3D). 이 수술은

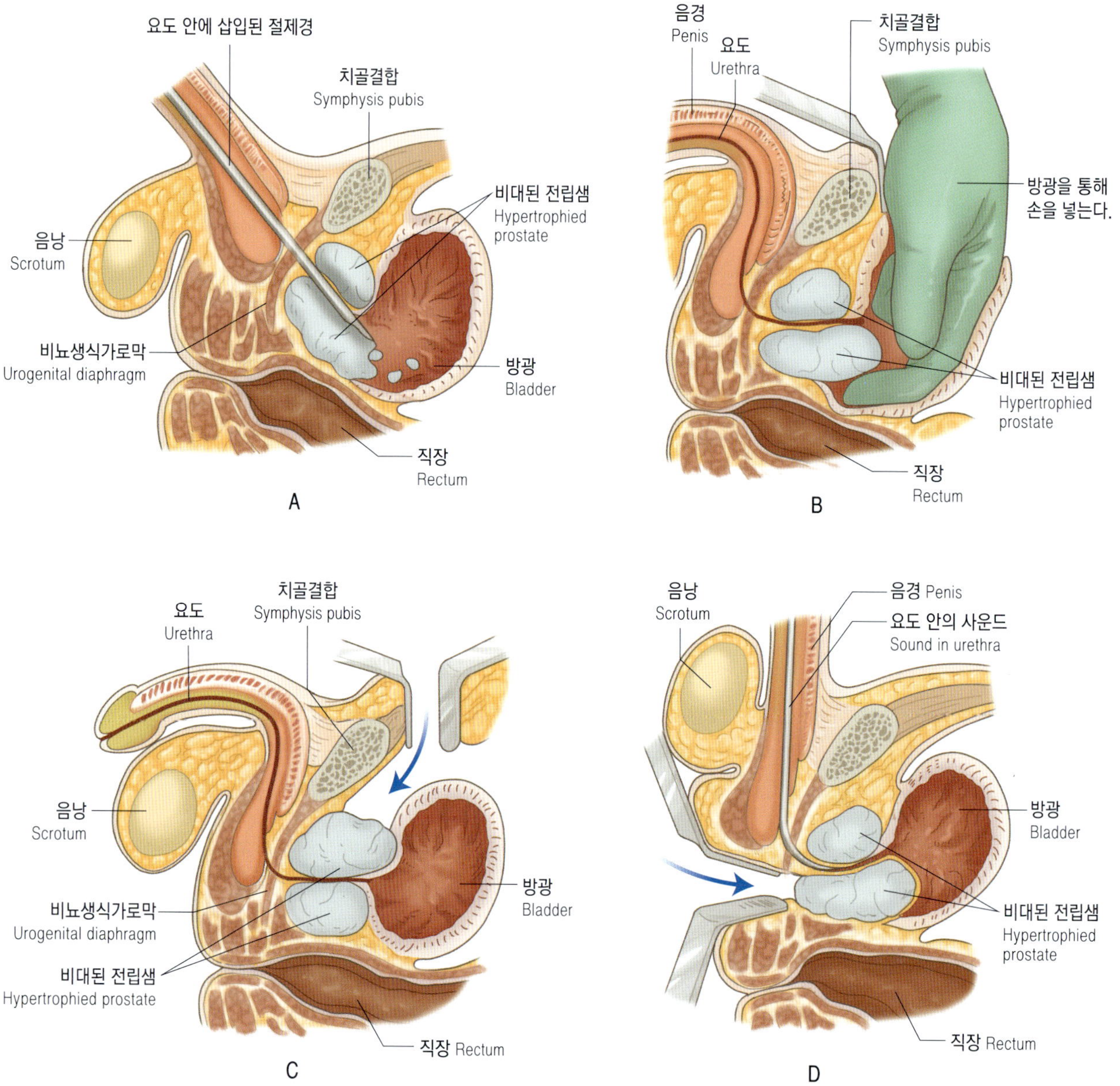

그림 33-3 ■ 전립샘 수술의 종류

A: 경요도전립샘절제술, B: 치골상부전립샘절제술, C: 치골후방전립샘절제술, D: 회음전립샘절제술

발기부전이 자주 발생하기 때문에 양성전립샘비대증 치료에 사용되는 경우는 드물다. 대상자는 쇄석위를 취해야 하며, 심각한 관절염이나 심혈관계 질환이 있을 때는 금한다. 기타 합병증으로는 요로루, 요로감염, 부고환염, 요정체 등이 있다.

최소 침습치료

최소 침습치료는 개방수술이나 경요도전립샘절제술에 비해 보다 많은 장점을 가지고 있다. 특히, 최소 침습치료에서는 출혈이 없거나 출혈이 있어도 그 양이 최소이며, 보통은 입원을 요구하지 않는다.

전립샘경요도절개

전립샘경요도절개(transurethral incision of the prostate, TUIP)는 그리 크지 않은 전립샘으로 인해 출구 폐색이 발생한 대상자에게 적용된다. 전립샘요도의 관 내강을 확장하기 위해 전립샘 조직을 절개한다. 이 시술은 비교적 수술 후 합병증이 적고, 고위험 대상자에게 국소마취로 시행할 수도 있다. 고위험 대상자의 만족도가 높고, 많은 대상자들이 사정에 변화가 없어 젊은 남성들에게 특히 적절한 시술이다.

경요도전기기화술

전립샘의 경요도전기기화술(transurethral electrovaporization, VaporTrode procedure)은 전기소작 전력원에 부착되도록 특별히 디자인된 공과 막대기를 제외하고는 경요도전립샘절제술에서 요구되는 것과 유사하게 사용된다. 전기적 수술로 전립샘을 기화요법과 건조요법을 함께 적용하여 전립샘 조직을 파괴시킨다. 이것은 전립샘 조직을 기화하며 출혈을 감소시키는 장점이 있다.

레이저전립샘절제술

전립샘의 경요도초음파유도레이저절개(transurethral ultrasound-guided laser incision of the prostate, TULIP)는 전립샘을 절개하는데 레이저를 사용하는 것이다. 출혈량이 극히 적으므로 세척은 필요하지 않으며, 수술 후 대상자는 카테터를 항상 삽입하지는 않는다. 최근 레이저를 이용한 시술은 홀뮴레이저전립샘절제술(holmium laser enucleation of the prostate, HoLEP)과 전립샘광선택기화술(photoselective vaporization of the prostate, Green Light Laser)이 있다. 시술을 완전히 마치기까지 경요도전립샘절제술보다 더 긴 시간이 필요하지만, 수술 후 출혈량은 극히 적다. 전립샘 광 선택기화술은 다른 레이저 시술과 달리 세척에 멸균수가 사용된다. 대부분의 대상자들은 유치카테터 없이 수술 당일에 퇴원할 수 있다.

발열요법과 열 치료법

발열요법은 45℃ 이하의 온도를 적용하는 것이고, 열 치료는 높은 온도를 적용하는 것이다. 전자파, 방사성주파, 초음파 이 세 가지 기술로 전립샘을 뜨겁게 하여 전립샘 조직을 파괴한다. 경요도전자파열치료법(transurethral microwave thermotherapy, TUMT)은 요도를 통해 카테터가 통과하며, 전자파 에너지를 전달한다. 온도탐침은 직장에 위치하며, 요도와 직장의 열 손상을 예방하기 위해 기계 내에서 물이 순환한다. 경요도침소작술(transurethral needle ablation, TUNA) 체계는 전립샘 조직을 파괴하기 위해 방사성주파 에너지를 이용한다. 특별한 바늘이 전립샘으로 삽입되며, 방사성주파 에너지가 조직 응고와 괴사를 일으키는 데 사용된다. 요도를 보호하기 위해 보호대를 사용한다. 수분유도열치료법(water-induced thermotherapy, WIT)은 폐쇄된 전립샘 조직을 파괴하기 위해 가열된 물을 사용하는데, 한 번에 30~45분 동안 20Fr 카테터로 전달된다. 이 모든 치료는 국소마취로 외래에서 시행된다.

전립샘내 요도스텐트

그물처럼 생긴 코일 모양의 튜브를 내시경을 통해 전립샘요도로 삽입하고, 요도를 기계적으로 개방해 놓게 된다. 3~6개월 정도 시간이 지나면서 상피세포가 스텐트 위로 자라게 되고 대부분 영구적으로 변화된다. 흔히 하부요로의 자극 증상이 나타나지만 몇 달 안에 완화된다. 스텐트가 이동하거나 외피를 형성하는 경우, 감염이 된 경우, 지속적인 회음부 불편감이 있는 경우에는 스텐트를 제거한다.

간호

간호사정

대상자에게 배뇨관련 증상에 대해 사정한다. 빈뇨, 야뇨, 지연뇨, 점적뇨, 긴박뇨, 요실금 등과 같은 하부요로 증상에 초점을 두고 질문한다. 호소하는 증상을 조금 더 자세히 조사하기 위한 증상 분석을 위해 COLDERRA, PQRSTU, OLDCARTS를 이용하여 질문한다. 혈뇨의 존재에 관해서도 질문한다.

방광의 비움 능력을 파악하기 위해 방광의 타진과 촉진을 통해 팽만 정도를 사정한다. 처치와 관련하여 수술을 할 경우, 신체적 · 심리적 안정을 위해 불안 정도를 사정하고, 대상자 교육을 위해 질병과 수술에 대한 지식 정도를 사정한다. 또한 대상자는 의사가 처방한 약보다 더 안전하다는 믿음으로 허브를 사용할 수도 있으므로, 대상자에게 투약과 관련하여 복용하고 있는 약물을 확인할 때는 허브제제도 포함하여 질문한다.

■ 간호진단

요로폐색 증가와 관련된 배뇨장애

기대결과

치료 후 양성전립샘비대증 증상이 없거나 빈뇨, 긴박뇨, 지연뇨, 소변흐름의 변화, 요정체, 야간뇨와 같은 증상이 감소될 것이다.

간호중재

- 폐색과 요정체 또는 신기능 감소와 같은 요로장애가 있을 때는 카테터를 삽입하여 도뇨를 한다. 유치카테터를 삽입할 수 있고, 방광루를 만들어 배뇨시킬 수 있다. 요로카테터에 힘을 가하지 않는다. 잘 삽입되지 않는다면, 비뇨기과

의사에게 알리고 완전 폐쇄된 경우, 카테터 내강으로 탐침(stylet)이나 금속카테터 등을 사용할 수도 있다. 카테터로부터의 감염을 최소화하기 위해 회음간호를 실시한다.

- 배뇨량을 모니터한다. 급성요정체로 유치카테터를 보유하고 있는 경우, 시간당 배뇨량(최소 0.5mL/kg), 혈뇨, 폐색 후 이뇨기에 의한 쇼크 등을 관찰한다. 혈뇨는 방광에 공급되는 혈관압력이 갑자기 변화되거나 카테터로 인해 외상을 입었을 때 발생한다. 폐색 후 회복 과정에서 나타나는 이뇨기는 요로폐색 후 수분과 전해질을 흡수하는 세뇨관이 기능하지 않아 소변량이 증가하면서 발생하고, 경우에 따라서는 나트륨 소모의 원인이 된다. 이러한 증상이 치료되지 않을 경우, 맥관계통의 허탈 또는 사망에 이를 수도 있다.

■ 간호진단

양성전립샘비대증의 증상과 의학적 치료에 관해 배우기를 원하는 요구와 관련된 자기돌봄 향상을 위한 준비

기대결과

대상자는 양성전립샘비대증의 증상과 의학적 치료에 대해서 이해한 내용을 진술하고, 이에 따라 수분섭취를 증가시키고, 의학적 처방을 따를 것이다.

간호중재

- 양성전립샘비대증에 대한 교육을 제공한다. 대부분의 대상자들은 전립샘이 커지는 것이 무엇인지, 전립샘이 어디에 위치하는지에 대해 정확히 이해하지 못한다. 대상자들은 전립샘암에 걸리는 것을 두려워하며, 양성전립샘비대증이 전립샘암의 전구증상이라고 생각한다. 또한 성기능에 영향을 미칠까봐 치료를 꺼리기도 한다. 대상자와 배우자에게 비뇨기계 장기와 전립샘 사진을 보여주고, 전립샘비대가 소변배출에 미치는 영향에 대해 설명한다.
- 수분섭취를 격려한다. 대상자는 보통 양성전립샘비대증 증상으로 인해 수분섭취를 제한하는 경우가 많으므로 농축된 소변이 방광에 주는 자극에 대해 설명한다. 카페인과 알코올도 하부요로 증상을 악화시킬 수 있으므로 섭취를 감소시키거나 금한다. 대상자의 제한된 수분섭취는 요로감염 증상을 증가시키므로, 금기가 아닌 한 하루 30mL/kg의 수분섭취를 유지하도록 한다.
- 처방된 약물이 어떻게 작용하는지와 부작용, 금기 등에 대해 설명한다. 약물을 더 많이 사용한다고 증상이 좋아지지 않으며, 심각한 심장문제의 원인이 되므로 약물용량의 증가는 의사의 처방에 따라야 함을 주의시킨다. 전립샘에 대한 약물의 효과는 확인되기까지 시간이 소요되므로 인내하여 복용하도록 대상자를 격려한다.

양성전립샘비대증을 가진 대상자에게 급성 요정체와 같은 응급상황이 발생할 수 있으므로, α1 아드레날린성 길항제(감기약, 식이약물)가 포함된 약을 복용하지 않도록 교육한다. 대상자는 배뇨근을 이완시키고, 요정체를 촉진시키는 강한 항콜린성 약물인 디펜히드라민(Benadryl)이 포함된 감기약을 복용하지 않아야 하며, 여러 가지 약물(항무스카린제제, 항우울제, 항정신성 약물, 칼슘통로차단제 등)이 방광기능에 이상반응과 급성요정체의 위험을 증가시킬 수 있다는 정보를 제공한다.

■ 간호진단

입원, 치료에 대한 지식 부족, 수술과 관련된 불안

기대결과

대상자는 입원 절차, 치료과정 및 수술관련 정보를 통해 안정된 활력징후와 불안이 감소되었음을 진술할 것이다.

간호중재

- 간호력을 작성하면서 적절한 설명을 하여 불안을 감소시킨다. 간호사는 심리적인 안정을 위해 지지간호를 제공하고, 치료와 수술과정에 대한 설명을 제공한다. 수술 전 사정 시 예견되는 배뇨와 성기능 관련 변화 등에 주의한다. 간호사는 비뇨기과 의사에게 의뢰하여 배우자와 대상자가 예견되는 시술 후 결과를 이해하고, 이를 확신하게 함으로써 대상자의 두려움과 불안을 감소시킬 수 있다.
- 공감적 경청, 정확한 정보, 계속적인 지지로 대상자와 배우자의 걱정에 반응한다. 스트레스를 받은 대상자는 자신이 무엇을 교육받았는지를 잊어버릴 수 있으므로 수술동의서를 받을 때, 특히 외과의나 마취의의 재설명은 도움이 된다. 수술동의서를 작성하기에 앞서 수술로 인한 위험성, 즉 발기부전을 포함한 성기능 부전, 역행성 사정, 불임에 대한 설명과 요로 증상 완화와 최상의 신기능 증진과 같은 이점에 대해 설명하고 이해 정도를 확인한다.

■ 간호진단

수술 후 출혈과 관련된 체액부족의 위험

기대결과

대상자는 출혈이 없고, 소변량은 적어도 시간당 0.5mL/kg로 유지될 것이다.

간호중재

- 출혈을 관찰한다. 수술 후 처음 24~36시간 동안 혈뇨가 있을 수 있지만, 선명한 선홍색 혈액이 섞인 소변은 출혈을 의심할 수 있다. 선홍색인 동맥혈은 혈액응고 덩어리가 다수 있으며 점도가 높다. 혈압이 떨어지면, 응급수술이 요구된다. 전립샘 부위에서의 정맥출혈은 요도카테터의 풍선에 수액을 더 넣어 압력을 증가시켜 조절하고, 카테터를 잡아당겨 풍선이 전립샘 와로 이동하게 한 후, 대퇴부에 테이프로 고정한다. 견인은 24시간 이상 유지하며 출혈이 멈추었을 때 제거한다. 출혈이 멈춤에 따라 풍선의 수액을 조금씩 제거할 수 있다.
- 소변배액의 유지를 확인한다. 전립샘 수술 후 유치카테터를 통해 소변의 배출을 돕게 된다. 매시간 혈액덩어리가 있는지와 소변색, 소변량을 기록한다.
- 상처배농과 상처 부위의 과도한 출혈이 있는지 관찰한다. 치골후방전립샘절제술, 치골상부전립샘절제술, 회음전립샘절제술을 한 후에는 상처배농을 위한 드레싱이 필요하게 된다. 치골상부전립샘절제술의 경우, 요도카테터를 치골상부의 복벽을 통해 직접 방광으로 삽입하게 된다. 유치카테터에 30mL 이상 100mL 미만의 액체를 넣어 풍선을 부풀려 수술 부위의 지혈을 촉진한다.

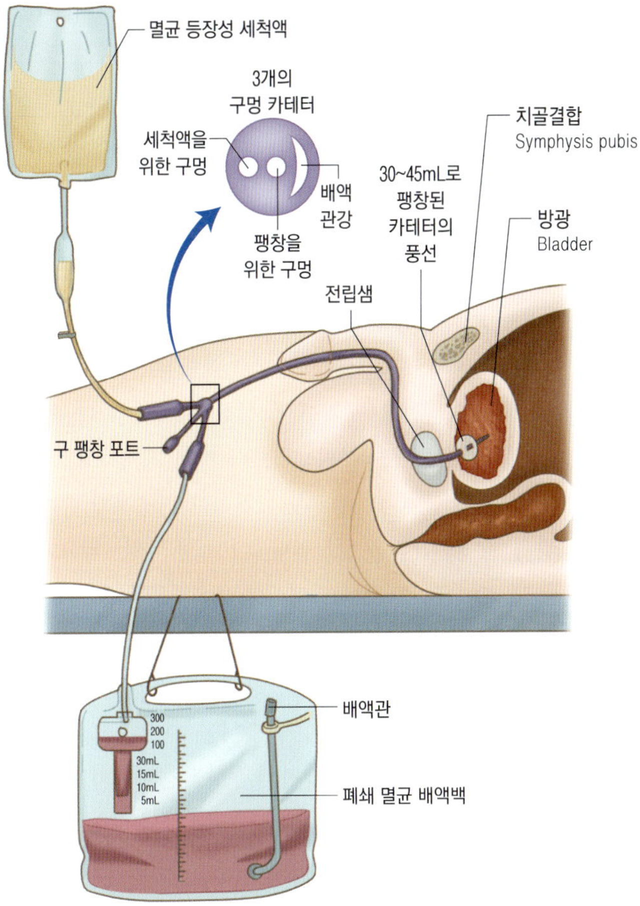

그림 33-4 ■ 밀봉방광세척체계

■ 간호진단

카테터 삽입, 치골상부 배액과 관련된 상해의 위험

기대결과

대상자는 감염, 인공카테터 폐쇄, 수분중독이 없을 것이다.

간호중재

- **세척을 유지한다.** 전립샘절제술 후 요로배액을 위해 카테터를 이용한 여러 종류의 카테터 세척 시스템이 적용된다. 밀봉세척은 지속적 방광세척이라고도 하며, 무균법으로 지속적 · 간헐적으로 시행한다(그림 33-4). 보통 60~100mL의 적은 양의 등장성 용액을 이용하여 간헐적인 세척을 한다. 세척액으로는 등장성 용액인 생리식염수가 사용되는데, 초기 세척 시 주입속도를 너무 천천히 하면 인공카테터를 막히게 하거나 파편이나 혈액의 정체를 일으키는 요인이 되므로 자연적으로 배뇨가 잘 될 때까지 속도를 줄이지 않도록 한다. 주입속도는 배액되는 색깔에 기초하여 조절하는데, 소변색이 맑거나 약간 분홍색을 유지해야 한다. 소변백은 일정한 간격이나 75% 찰 때에 비우도록 하고, 만약 배출되는 액이 들어가는 양보다 적다면 혈괴나 꼬임이 있는지 카테터의 개방성을 점검한다.
- 카테터로 세척액을 주입하는 데 저항이 있거나 세척액이 다시 나오지 않는다면, 세척액에 힘을 가하지 말고 의사에게 즉시 알려 막힌 카테터를 제거하고 재삽입 계획을 세운다. 카테터와 시술 그 자체도 요도점액 생성을 증가시키는 원인이 될 수 있으므로 요도구 관리를 잘 해야 한다. 음경과 요도구를 물과 비누로 최소 하루에 두 번씩 세척한다. 항균연고를 사용할 수 있지만, 회음부를 비누와 물로 씻는 것이 가장 효과적이다. 항균비누나 소독제는 피부를 건조하게 할 수 있다.
- **카테터 이동을 예방한다.** 대상자는 수술 후 즉시 혼돈이 발생하거나 카테터를 가지고 있다는 것을 잊고, 이를 잡아당길 수 있으므로 카테터를 테이프로 다리에 안전하게 부착시킨다. 대상자에게 음경이나 복부를 통해 방광관이 연결

되어 있다는 것을 상기시키고, 그것을 만져서는 안 된다는 것을 교육한다. 수술 후 카테터가 움직이거나 빠질 경우, 통증이 유발되고, 회복에 방해가 되므로 안전하게 고정시켜야 한다. 대상자가 카테터를 잡아당겼다면 즉시 담당외과의에게 알린다.

- **감염을 예방한다.** 국소 감염 또는 전신 감염을 세심하게 관찰한다. 카테터와 배액구 및 소변수집을 할 때 요로계로 미생물이 침입하지 못하도록 조심스럽게 다룬다. 수기로 세척을 하는 것이 아닌 이상, 절대적으로 밀봉배액체계를 유지해야 하고 수분섭취, 조기이상, 심호흡을 격려한다.

  상처배액관은 치골상부카테터보다 먼저 제거하고, 배액관 주위 피부와 카테터 부위를 깨끗하고 건조하게 유지한다. 발적, 부종, 감염을 관찰한다. 어떤 경우에는 배뇨기능이 돌아올 때까지 치골상부카테터를 보유하고 있을 수도 있다. 대상자가 소변을 잘 보면 치골상부카테터를 제거한다. 카테터가 제거되면, 상처가 치유될 때까지 치골상부카테터를 제거한 부위로부터 소변이 새어 나올 수 있으므로 자주 드레싱을 교환해야 한다. 대상자의 정상적인 배뇨가 회복되기 전에 치골상부카테터가 제거되면, 상처가 적절히 아물지 않을 것이며, 루(fistular) 형성을 초래할 수도 있다. 또한 회음부 절개를 통한 전립샘절제술을 시행한 경우, 항문과 가깝기 때문에 철저한 회음부 멸균드레싱을 적용해야 한다.

- **요정체를 모니터한다.** 유치카테터를 삽입하는 기간은 의사의 판단, 수술의 종류, 수술 전 하부요로계 기능에 따라 다양하다. 유치카테터의 제거는 배뇨근 수축력의 변화, 요도부종이나 국소적 불편감의 결과로 인해 초래되는 일시적인 폐색, 응고덩어리나 파편에 의한 요도폐색 등으로 인한 요정체 위험과 연관되어 있다. 배뇨 시도는 경요도전립샘절제술이나 유사한 시술 후 배뇨 능력을 평가한 후에 시도된다. 이 시술 후에는 대상자의 배뇨능력을 사정하는 동안, 유치카테터 제거 후, 첫 날에 요정체가 발생할 가능성이 있다. 그러므로 대상자에게 지연된 요정체 가능성에 대해 정보를 주고, 예견되지 않는 결과 관리에 대해 교육한다.

- **일시적 요실금 관리를 한다.** 낮 시간 동안 빈뇨, 긴박뇨, 소변이 새어 나옴, 배뇨곤란 등과 같은 하부요로 증상이 있을 수 있다. 이러한 증상은 완전히 아물 때까지 지속될 수 있으며, 일시적이지만 해결되기까지는 시간이 걸린다는 것을 상기시킨다. 대상자의 기분을 이해하고, 당황하지 않고 배뇨 후 회음부위를 씻는 것을 지지해 준다. 대상자와 오염된 기구, 요도클램프의 사용이나 일시적으로 필요한 흡수제품 등에 관해 상담한다. 흡수제품들의 크기, 모양, 흡수력은 다양하다. 골반근운동은 이러한 문제를 감소시키는 데 도움이 될 것이다. 지속적인 요실금이 있는 경우, 추가 수술이 필요할 수도 있다.

■ 간호진단

수술이나 방광 경련과 관련된 급성통증

기대결과

대상자는 더 이상 통증을 호소하지 않고, 통증이 조절될 것이다.

간호중재

- **요도카테터가 막히지 않았는지 확인한다.** 카테터의 폐색은 통증을 악화시킨다. 흔히 카테터는 혈괴로 인해 막힐 수 있다.
- **통증을 사정하고, 통증약물을 투여한다.** 방광 경련은 경요도전립샘절제술 후 종종 발생하며, 절개부위 통증은 개복 수술을 통해 전립샘절제술을 시행한 후에 발생한다. 절개부위 통증은 지속적이고, 중간 정도에서 심한 정도의 통증으로 표현된다. 방광 경련은 주기적으로 심하게 쥐어짜는 듯한 불편감과 압력으로 표현되는데, 방광 경련을 완화시키기 위해 벨라도나(belladonna)/마약성 좌약, propantheline bromide (ProBanthine), oxybutynin (Ditropan IR)과 같은 항경련제를 처방할 수 있다. 이러한 약물의 부작용은 구강건조, 졸림(특히 벨라도나/마약성 좌약) 등이 있으며, 노인 대상자에서 급성혼돈이 나타날 수 있다. 항경련제는 변비의 원인이 될 수 있고, 배변 시 긴장은 수술부위의 출혈을 촉진할 수 있으므로 고섬유식이와 더불어 docusate sodium (Colace)을 처방한다. 중증 심장질환이 있거나, 협각녹내장(narrow angle glaucoma)이 있는 대상자는 이러한 약물을 복용해서는 안 된다.

자가간호

교육 제공

대상자가 퇴원할 때에는 구두 교육 이외에, 추가적으로 유인물을 주고, 카테터와 상처관리에 대한 재교육을 실시해야 한다. 카테터를 지닌 채 퇴원하는 대상자는 낮에는 다리에 부착하는 백을 사용하고, 밤에는 Foley 백을 사용하게 된다. 전립샘절제술 후 무거운 것을 드는 것, 격렬한 일, 오래 앉아 있는 것, 성생활, 자동차를 운전하거나 타는 것 등은 의사의 지시를 따르도록 한다. 오래 앉아 있는 것은 복압을 상승시키고, 출혈을 촉진하므로 음식을 먹는 동안을 제외하고는 앉아 있지 않도록 한다. 대상자는 수술 후 최소 2주까지는 자동차를 운전하거나 너무 오래 타지 않도록 하고, 격렬한 운동도 4~6주간 금하도록 한다.

상해 예방

수술부위 출혈이 우려되므로, 수술 후 6주간은 배변 시 힘을 주지 않도록 교육한다. Docusate sodium, 자두 주스, 완화제를 투여하고, 수분섭취를 증가시키는 것도 역시 변비를 예방한다. 또한 알코올이나 카페인 같은 방광자극제의 섭취를 금하거나 제한하며, 흡연은 기침을 유발하여 수술부위를 긴장시킬 수 있으므로 삼가해야 한다.

골반저부 근긴장도 증가를 위한 재활교육

전립샘 수술 후 장기적인 요실금이 나타나는 대상자는 전체 대상자의 1~2% 정도이지만, 활동으로 인해 복압이 증가되어 유발되는 스트레스성 요실금은 일시적으로 나타날 수 있다. 일시적인 요실금이 발생되는 경우, 옷 아래에 패드 같은 흡수제품으로 관리할 수 있다. 동시에 골반저부 근육의 긴장도를 증가시키기 위한 케겔운동을 하루 중 어느 때나 시간당 10~20회씩 실시하도록 한다. 그리고 배뇨하는 동안, 몇 번씩 배뇨를 시작하고 중단하는 연습을 하도록 한다. 이는 골반저부 근육 재활방법을 익히는 데 도움이 된다. 대상자에게 기침이나 코를 풀 때, 무거운 물건을 들어올릴 때마다 의식적으로 골반근육을 수축하도록 교육한다. 처음에는 의식적 노력이 필요하지만, 시간이 지나면 소변이 새어나오는 것을 악화시키는 행동에 대해 무의식적으로 반응하게 된다. 배뇨조절에 성공하기 위해서는 대개 몇주 이상의 기간이 요구된다. 그러나 12개월 이상 조절이 어려운 경우, 배뇨클리닉을 방문하도록 하여 바이오피드백 등 다양한 방법을 적용하여 문제를 해결해야 한다.

발기부전 치료

발기부전은 전립샘절제술의 드문 합병증이지만, 가장 큰 위험은 개방성 외과시술과 관련되어 있다는 것이다. Sildenafil (Viagra)은 회복기간 동안 전립샘절제술을 받은 대상자에게 제공되는데, 이는 해면체에 혈류유지와 발기기전이 정상적으로 이루어지지 않아 발생하는 세포소멸(apoptosis)을 예방하거나 치료하기 위함이다. 연구에 의하면, 이 방법은 근치전립샘절제술을 받는 남성들에게 도움이 된다. 대상자와 배우자에 대한 정보와 지지간호는 매우 중요하다.

추후 관리

대상자에게 추후 예약날짜와 시간에 대해 안내한다. 그리고 문제가 생겼을 때 외래 방문을 하도록 하고, 관련 절차를 안내한다. 대상자는 체온상승, 출혈, 상처감염이나 요로감염의 증상, 요흐름 폐색 등의 증상이 있을 때에는 즉각 병원을 방문하도록 한다.

전립샘암

전립샘암(prostate cancer)은 전립샘의 악성종양으로, 보통 전립샘의 주변부터 시작되고 안쪽으로 진행되며, 전립샘비대증과 같이 초기에 요로기계 관련 증상이 나타나지 않으므로 조기발견이 어려운 질환이다. 따라서 종종 전이된 상태에서 발견되며 척추뼈, 골반뼈, 폐 등의 주요 장기로 전이되기도 한다. 우리나라의 남성 암 사망자의 약 1.2%를 차지하므로 빈도는 낮은 편이지만, 최근 들어 식생활의 서구화와 고령화가 진행되면서 점차 증가하는 추세를 보이고 있으며, 2018년 통계에서는 간암보다 더 많이 발생되는 것으로 나타났다. 우리나라 남성의 경우, 전체 암 발생률 중 전립샘암 발생률은 60대의 경우 약 37%, 70대에서는 약 40%를 차지하고 있다.

원인

전립샘암의 발생원인은 아직 정확하게 밝혀져 있지 않지만, 전립샘암의 발생빈도를 고려할 때, 나이와 인종 및 유전적인 요인과 관련있는 것으로 보고되고 있다. 나이가 많아짐에 따라 발생빈도도 증가하지만, 주로 60세 이후에 급격히 증가하는 양상을 보이고, 진단받은 대상자의 3/4이 65세 이상이었다. 흑인이 백인보다 호발하지만, 아직 원인은 명확하지 않다. 또한 가족력이 있는 경우, 선암종의 발생 위험이 높은데, 유전과 관련하여 젊은 층에서 1번 염색체의 장축에 위치한 PCAP와 CAPB 유전자(1번 염색체의 두 개 구성요소)가 전립샘암의 위험을 증가시키는 것으로 확인되었다.

환경적인 면이 크게 작용하는 것으로도 알려져 있다. 환경요인 중에서도 특히 음식과 관련하여 육류나 고지방음식 등의 과포화 동물성 지방의 섭취가 영향을 주는 것으로 보고되고 있고, 반대로 녹황색 채소나 라이코펜을 포함한 토마토의 섭취는 전립샘암의 발생을 감소시키는 것으로 보고되고 있다.

병태생리

전립샘암은 남성호르몬인 안드로겐 의존성 선암이 90%로 대부분은 성장속도가 느리고, 직접 부근 조직으로의 전이와 림프계나 혈액계를 통해 전이된다. 직접적인 전이의 경우, 주로 정낭, 요도점막, 방광벽, 외부 괄약근 등을 침범한다. 마지막 단계에서는 국소림프절에서 전신림프절로 확산되어 전이된다. 그리고 전립샘정맥을 통해 골반뼈나 대퇴골두, 요추 하부, 간, 폐 등으로 퍼진다. 선암종은 전립샘 말초부위에서 발생된다. 전암성 병소는 없지만, 높은 등급의 전립샘 상피내 종양(prostatic intraepithelial neoplasia, PIN)은 선암종으로 같은 부위에 발생한다.

국소침범과 전이 정도는 등급체계에 따라 평가한다. 종양, 림프절, 전이(TNM)나 Jewett 병기분류가 전립샘암을 등급화하는데 사용된다. T1이나 T2(Jewett 병기분류 A와 B) 종양은 전립샘 안에 국한되어 있는 경우이며, 국소 전립샘암으로 진단된다. 반면, T3나 T4(Jewett 병기분류 C와 D) 종양은 전립샘피막(prostatic capsule)을 넘어서 퍼진 것으로, 진전된 단계의 전립샘암으로 분류된다(그림 33-5). 이것은 림프절로의 전이성 전파(N1)나 원위기관으로의 전이(M1)와 관련되어 있다.

- **제1기**(stage A or I): 일반 진단검사로는 전립샘암이 발견되지 않고, 전립샘비대증으로 수술 후 조직검사에서 우연히 발견되거나, 혈청 전립샘특이항원 수치가 단순히 증가되어 전립샘생검 시 전립샘암이 발견된 상태로서 전립샘 내에만 국한된 전립샘암
- **제2기**(stage B or II): 직장수지검사를 통해 종양이 촉진되며, 전립샘 밖으로는 암이 퍼지지 않은 전립샘암
- **제3기**(stage C or III): 전립샘암이 전립샘피막을 넘어 전립샘 주위조직으로 퍼진 상태로서, 정낭이나 방광 등에 전이된 전립샘암
- **제4기**(stage D or IV): 전립샘암 세포가 골반림프절 등에 전이되거나 뼈, 폐 등 신체의 다른 장기로 원격전이된 전립샘암

종양의 임상적인 공격적 양상은 등급으로 평가한다. Gleason 체계는 전형적으로 전립샘암의 등급을 매기는 데 사용된다. 이것은 현미경적 분석에서 종양세포가 얼마나 잘 분화되어 있는가에 기초한다. 잘 분화되지 않은 세포는 공격적인 성향을 보이는 반면, 고도로 분화된 세포는 덜 공격적이다. Gleason 점수 6~7점은 40%의 전이 가능성이 있고, 8~10점은 75%의 전이 가능성이 있다.

임상증상

전립샘암은 그 크기가 작고 초기 암일 경우에는 발생부위가 말초에 위치하므로 대부분 비뇨기 관련 증상이 나타나지 않는다. 암이 진전됨에 따라 전립샘비대증과 유사한 증상인 배뇨곤란, 빈뇨, 혈뇨, 배뇨 시 통증, 배뇨 시 약한 소변줄기, 요정체 등이 나타난다. 전립샘암이 기타 장기, 특히 골반뼈나 척추뼈에 전이 될 경우, 요천추 부위에서 골반이나 다리 아래 쪽으로 방사되는 통증을 호소하고, 심한 경우 하반신마비 등이 동반될 수 있다.

진단검사

전립샘암을 진단하기 위해 적용되는 검사는 직장수지검사, 전립샘특이항원, 조직생검(tissue biopsy) 등이 있다. 특히, 직

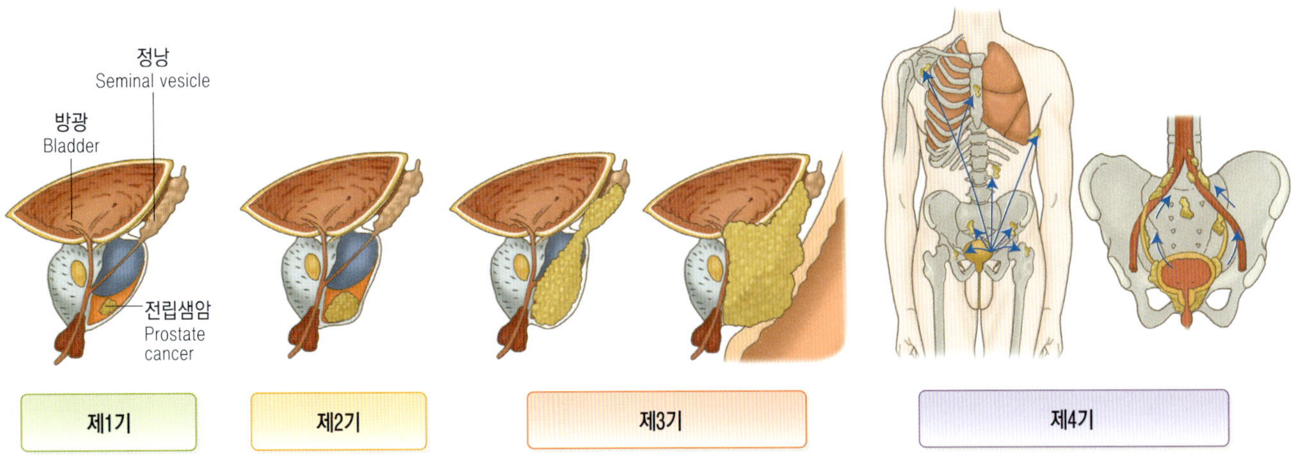

그림 33-5 ■ 전립샘암의 임상적 분류

장수지검사와 전립샘특이항원 혈액검사에서 조기발견이 될 수 있다. 검진은 매년 시행되어야 하지만, 전립샘특이항원이 1ng/mL 이하인 남성은 5년마다 재검사를 시행하고, 전립샘특이항원이 1~2ng/mL인 남성은 매년 검사를 시행해야 한다. 만일 직장수지검사와 전립샘특이항원 검사 결과가 비정상이라면, 흔히 경직장초음파검사(TRUS)를 의심되는 부위의 생검과 함께 시행한다.

전립샘암은 직장수지검사에서 딱딱하거나 울퉁불퉁한 경결과 같은 이상병변으로 확인된다. 전립샘특이항원은 전립샘에서 생산되는 당단백질이며, 정상 전립샘특이항원 수치는 2.6ng/mL 이하이다. 전립샘특이항원이 2.6~10ng/mL일 때 전립샘암 가능성은 25~30% 정도이고, 10ng/mL 이상이면 50% 이상이다. 전립샘암이 아닌 다른 여러 가지 요인으로도 전립샘특이항원을 상승시킬 수 있기 때문에 관련 증상이나 진단 결과와 연계하여 고려해야 한다.

전립샘암의 존재를 예측하기 위한 전립샘특이항원 검사역량을 높이기 위해 여러 가지 기술이 개발되고 있다. 분별 전립샘특이항원(fractionated PSA)은 혈액 내 자유전립샘특이항원(free PSA) 대 단백질결합 전립샘특이항원을 측정한다. 전립샘암에 걸린 남성은 단백질과 결합된 전립샘특이항원의 비율이 높다. 반면, 자유전립샘특이항원은 양성전립샘비대증인 남성에서 높다. 전립샘특이항원밀도(PSA density, PSAD)의 측정은 전립샘특이항원수치가 2.6~10ng/mL에 해당되는 대상자에게 유용하다. 전립샘특이항원밀도의 점수가 0.15 이상인 남성은 점수가 낮은 남성보다 더 암에 걸릴 확률이 높다. 전립샘특이항원속도(PSA velocity, PSAV)는 시간이 지남에 따른 전립샘특이항원 수치의 변화률이 포함된다. 전립샘특이항원속도가 1년에 0.7 이상이거나 20% 또는 그 이상 상승하는 경우, 전립샘암의 위험이 높은 것으로 본다.

조직생검은 갑작스러운 소음을 유발하지만, 바늘로 찔리는 느낌은 없다. 아스피린이나 고용량 비타민 E 등 처방된 약물이나 비처방약물을 포함한 모든 항응고제는 생검 7일 전이나 하루 후까지는 끊도록 한다. 관장이나 장 청결은 필요에 따라 적용한다. 항균제치료는 시술 당일에 할 수도 있으며, 초음파와 생검 후 대상자에게 과도한 출혈이 있는지 대변을 모니터하도록 교육한다. 생검은 악성종양의 유무와 그 단계를 판단하는 데 사용한다.

전립샘암으로 판단되면, 암의 단계를 확인하기 위해 추가 검사가 필요하다. 복부와 골반의 골스캔, 흉부 X-선, CT, MRI로 림프절이나 원위기관 전이의 존재를 확인한다. 혈청 산성인산분해효소(serum acid phosphatase)의 정상범위는 0~2unit/mL인데, 만일 정상수치보다 상승하였다면, 전립샘 안의 전이를 의심할 수 있고, 혈청 알칼리성인산분해효소(serum alkaline phosphatase)의 정상범위는 4~17 King Å unit/mL인데, 상승하였다면, 골전이를 의심할 수 있으며, 빈혈은 골수 전이를 의미한다.

치료

전립샘암의 치료는 진단시점의 질환 상태를 고려하게 된다. 즉, 전이가 진행되지 않았을 경우에는 우선 근치전립샘절제술을 고려하게 되지만, 전이가 진행되었을 때에는 보존적 요법을 통한 생명연장이나 증상 조절을 통한 삶의 질 유지와 증진에 초점을 두게 된다. 보통 병소가 전립샘 내에 국한된 경우의 10년 생존률은 85~90%이고, 피막을 침범한 경우는 82%, 정낭을 침범한 경우는 40% 이하로 감소된다.

수술요법

근치전립샘절제술

근치전립샘절제술(radical prostatectomy)은 전이가 발생되지 않은 국소 전립샘암에서 선택되는 치료법이다. 전립샘과 더불어 정낭, 방광경부, 연접해 있는 림프절 등을 모두 제거하고, 경우에 따라서는 수술 전 종양의 성장속도를 늦추기 위해 에스트로겐 요법을 실시한다. 수술은 회음부로 진행하거나 치골후방으로 접근하게 된다. 근치치골후방전립샘절제술이 흔하게 선택되는데, 이는 신경학적 발기부전에 대한 위험이 적고, 요실금의 발생을 줄일 수 있기 때문이다. 반면, 근치회음전립샘절제술은 요실금의 위험은 감소시킬 수 있지만, 발기부전 문제와 더불어 항문괄약근 손상으로 인한 대변의 실금현상이 발생될 수 있다. 특히, 요실금은 근치전립샘절제술을 받은 대상자에게 흔하게 발생되는 합병증인데, 카테터 제거 후 즉시 발생하지만, 수술 후 2년 정도 지나면 35~50%까지 증상이 감소하게 된다.

최근에는 로봇수술이 도입되면서 복강경을 통한 근치전립샘절제술을 실시하는데, 이는 수술시간의 감소와 작은 절개 등으로 회복기간이 단축된다는 장점을 가지고 있다. 그러나 마취시간의 지연과 개방수술과 비교하여 불완전한 종양제거를 의미하는 positive margin 위험이 상대적으로 높다. 각 종류별 접근법에 따른 설명은 양성전립샘비대증의 수술요법에서 제시한 내용을 참고한다.

동결수술요법

전립샘 동결수술(cryosurgery)은 암세포 조직을 얼려서 파괴시키는 방법으로, 초기 치료나 방사선요법 적용에 실패한 경우에 이차적으로 사용된다. 초음파를 이용하는 경직장초음파검사 유도로 냉동탐침을 전립샘의 원하는 부위로 삽입하여 동결시킨다. 요도는 따뜻한 튜브를 삽입하여 요도 조직을 보호한다. 합병증으로는 요실금과 발기부전이 발생할 수 있다.

고환절제술

고환절제술(orchiectomy)은 한쪽이나 양쪽의 고환을 제거하는 것으로 고환암이나 염전 그리고 말기 전립샘암 환자에게 적용되는데, 말기 전립샘암 환자의 경우에는 양쪽 고환을 모두 제거하게 된다(그림 33-6). 이렇게 고환을 제거함으로써 남성호르몬인 테스토스테론과 프로게스테론의 생성을 억제하여 전립샘암의 성장을 억제하는 것이다. 더불어 전립샘암의 전이로 인해 발생되는 뼈의 통증을 감소시키는 효과가 있다. 보통 성형적 재건술을 함께 진행하는데, 이 경우 고환의 피막만 남겨놓게 된다. 부작용으로는 안면홍조, 발기부전, 성욕 감소, 골다공증 등이 흔하게 발생한다. 이 방법이 호르몬요법과 비교하여 영구적이고 비용 효과적인 측면에서 더 많은 이점이 있지만, 대부분의 대상자들은 고환절제술보다 호르몬요법을 더 선호한다.

방사선요법

방사선요법은 주로 수술이 어려운 노인 대상자나 전립샘절제술 후 암이 재발되었을 때 적용하지만, 최근에는 방사선요법으로 성 불구가 될 가능성이 적고, 효과가 크게 향상되어 젊은 대상자에게도 적용되고 있다. 방사선은 외부조사를 하는 외부방사선요법과 직접 방사선동위원소를 전립샘 안에 이식하는 내부 방사선요법이 있다.

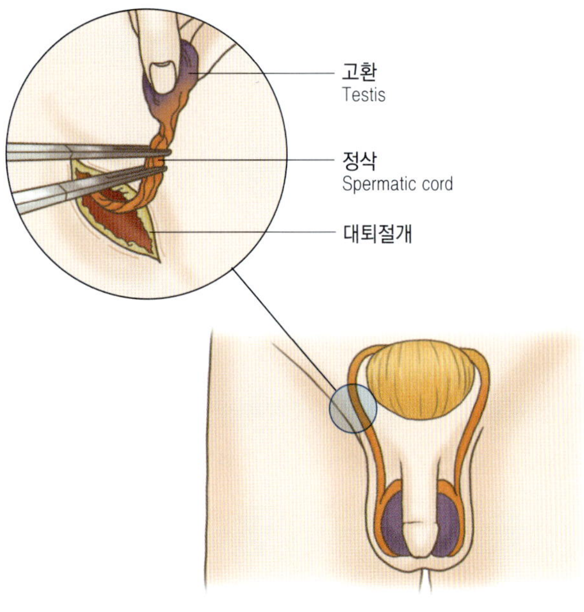

그림 33-6 ■ 고환절제술

외부 방사선요법은 전립샘과 골반부위에 방사선을 조사하는 것으로 주당 5일씩 6~8주에 걸쳐 진행된다. 특히 입체조영시술은 합병증이 적고 고농도의 방사선용량 조사가 가능하다. 양성자 방사선요법(proton radiation therapy)은 피부, 방광, 직장의 연접구조 손상을 최소화하면서 전립샘 세포만을 표적으로 조사하여 합병증을 최소화할 수 있다는 장점이 있다. 그러나 일반적인 암 치료에 대한 부작용과 더불어 조사받는 피부부위의 건조, 발적, 통증이 발생하게 된다.

내부 방사선요법은 방사성 $iodine^{125}$나 $pallidium^{103}$ seed(씨앗형태)를 전립샘 안에 직접 이식한다. 씨앗형태의 방사성동위원소는 주변의 건강한 세포에 과도한 해를 입히지 않고 국소적인 암세포를 죽이기 위한 목적으로 사용되므로, 삽입되는 방사성동위원소의 정확한 위치 삽입이 매우 중요하다. 이를 위해 초음파나 CT를 이용하여 전립샘의 시술 전 지도를 만들고, 이를 이용하여 전립샘으로만 방사성동위원소를 삽입하게 된다. 이러한 방사성동위원소는 체내에 남아 있게 되지만, 반감기가 짧아 몇개월 후에는 방사능을 거의 잃게 된다.

약물요법

호르몬요법

호르몬요법은 전립샘암이 안드로겐(테스토스테론)에 의해 촉진될 수 있으므로 해당 호르몬 형성을 억제하는데 목적이 있다. 이러한 호르몬요법은 수술 전 암의 크기를 줄이기 위해 또는 방사선요법 전이나 국소적 전이가 된 상태에서 적용한다. 인체 내 안드로겐의 생산은 90%가 고환에서 이루어지고, 나머지 10%만이 부신에서 분비된다. 따라서 가장 효율적인 안드로겐 호르몬 억제방법은 양측 고환을 절제하는 것이다. 그러나 이러한 수술은 비가역적이고, 정신적으로 심한 문제를 일으킬 수 있으므로 에스트로겐, 성샘자극호르몬방출호르몬(GnRH), 항안드로겐과 같은 호르몬제제나 약제를 사용하는 내과적 접근으로 진행한다. 그러나 호르몬요법을 받는 경우, 호르몬내성으로 인해 그 효과를 유지하기 어렵다는 문제가 있다.

황체호르몬방출호르몬(LHRH) 효능제(고나도트로핀 방출호르몬이라고도 함)는 진전된 단계의 전립샘암의 첫 번째 치료제로 사용된다. LHRH는 시상하부에서 뇌하수체전엽으로 방출되어 황체호르몬과 여포자극호르몬(FSH)의 생산을 촉진시킨다. 황체호르몬은 고환에서 테스토스테론을 생산하도록 Leydig세포를 자극한다. 따라서 LHRH 효능제는 초기 뇌하수체를 강하게 자극하여 일시적으로 황체호르몬과 테스토스테론호르몬을 많이 방출시키게 되지만, 궁극적으로는 LHRH에 무반응인 불응상태를 이끄는 LHRH 수용체를 억압시키는 효과를 가져온다.

따라서 이와 관련된 약물투여는 초기 황체호르몬과 테스토스테론의 일시적 증가로 증상이 악화될 수 있지만, 계속적인 치료는 황체호르몬과 테스토스테론 수치를 떨어뜨린다. LHRH의 1차적인 약물형태는 leuprolide (Lupron)와 goserelin (Zoladex)이 있다. Leuprolide acetate는 1~4개월마다 근육주사를 깊게 하고, 주사용 현탁액(Eligard)인 leuprolide acetate는 3~4개월마다 피하에 주사하며, goserelin은 1~3개월마다 피하로 주사한다. Viadur는 leuprolide를 제공하는 새로운 기술이다. 상박에 이식된 원통형 기구가 12개월 동안 leuprolid를 소량씩 제공한다. 홍조, 발기부전, 리비도 감소, 수분보유에 의한 약간의 체중증가 등이 일반적인 부작용이다.

LHRH 효능제의 대체물로는 cyproterone acetate와 medroxyprogesterone acetate와 같이 종양세포 수치에 안드로겐의 영향을 차단하는 약물인 구강용 비스테로이드성 항안드로겐이 있다. 항안드로겐제제로는 bicalutamide (Casodex), flutamide (Eulexin), nilutamide (Nilandron) 등이 대표적이다. 이러한 약물들은 성선에서 생산되는 안드로겐을 차단하며, LHRH과의 병용요법은 최대안드로겐봉쇄요법(maximal androgen blockade)이라고도 불린다. 흔한 부작용으로는 여성형 유방, 설사, 발기부전 등이 있다. 에스트로겐 약물로는 DES이 있는데, 이와 관련된 유익한 효과는 아직 규명되지 않았다. 구강요법은 금기사항인데, 그 이유는 심혈관의 부작용 위험이 높기 때문이다.

화학요법

화학요법은 질병의 말기에서 호르몬에 저항성이 발생되었거나 증상 완화의 목적으로 적용한다. 전립샘암은 화학요법에 대한 반응률이 낮고, 생존률을 향상시키지 못하기 때문에 항암화학요법은 증상을 완화하는데 그 목적을 두게 된다. 화학요법 약물은 프로토콜에 따라 단독 또는 병용요법으로 투여한다. 약물로는 cyclophosphamide (Cytoxan), fluorouracil, estramustine phosphate (Emcyt), doxorubicin (Adriamycin), mitomycin (Mutamycin), paclitaxel (Taxol), etoposide (VP-16, Etopophos) 등이 있다. Mitoxantrone (Novantrone)은 호르몬 저항성 전립샘암에서 통증완화를 위해 코르티코스테로이드와 병용하여 사용하는데, 한번의 투여로 성공하는 사례가 많다. Zoledronic acid는 전립샘암의 뼈전이에 사용되는 bisphosphonate이다. 이 약물은 뼈의 강도를 증진시켜 뼈전이를 지연 또는 감소시킨다.

간호

전립샘암에 걸린 남성이나 배우자에게는 섬세한 지지와 정보제공이 필요하다. 치료의 선택, 죽음의 공포, 남게 될 장애와 질환에 관한 불안, 조절 상실감, 사회지지망과 결혼생활에 미치는 영향 등을 포함하여 대상자에게 지지적 간호를 제공한다. 전립샘암 진단 후, 남성다움과 자존감에 영향을 미치고, 전립샘암 치료 후에는 흔히 우울과 피로가 나타난다. 전립샘으로 인한 요도나 방광경부 폐색, 혈액응고, 방광긴장력 감소와 관련된 요정체나 방광경부 괄약근 손상과 관련된 요배설장애 문제는 양성전립샘비대증 대상자의 간호와 동일하다. 이러한 문제를 포함하여 내릴 수 있는 간호진단과 중재는 다음과 같다.

■ 간호진단

다양한 치료에 대한 선택과 관련된 의사결정 갈등

기대결과

대상자는 치료를 위해 선택할 수 있는 방법에 대해 이해하고 질문할 수 있으며, 본인의 의사에 따라 자율적으로 치료방법을 선택할 수 있을 것이다.

간호중재

치료계획에 적극적으로 참여하도록 한다. 간호는 내과적 치료의 종류에 따라 달라진다. 치료가 어떻게 전립샘암에 도움이 되는지, 부작용이 있는지, 기대되는 결과가 무엇인지에 대해 설명한다. 대상자는 충격 상태에서 많은 정보를 받아들여야 하고, 의사결정을 해야 하므로 종종 반복적인 설명이 필요할 수 있다. 대상자나 배우자가 의문사항이 있을 때, 연락할 수 있는 전화번호를 포함한 여러 가지 형태의 정보를 제공한다.

■ 간호진단

수술, 전립샘비대, 골전이, 방광 경련과 관련된 급성통증

기대결과

대상자는 통증에 대해 참을 만한 수준이라고 진술하거나, 더 이상의 통증을 경험하지 않을 것이다.

간호중재

- **대상자가 경험하는 통증수준에 대해 사정한다.** 대상자에게 통증의 정도를 사정하는 데 유용한 통증일지를 쓰도록 한다. 좀 더 효과적인 통증조절은 대상자를 더욱 활동적이게 하고, 삶의 질 향상에 도움이 된다.
- **마약성 진통제를 포함하여 통증을 조절하기 위한 약물을 투여한다.**
- **대상자들은 통증을 참는 경향이 있으며, 아편제제를 사용하는 것에 대한 오해를 가질 수 있다.** 그러나 수술이나 전이로 인한 뼈의 통증은 대상자가 참기에는 어려운 통증이다. 약물중독과 약물효과의 감소는 암 통증이 치료되었을 때, 문제가 되지 않는다는 것을 설명한다.

■ 간호진단

질병과정의 불확실한 결과, 성기능에 대한 치료의 영향과 관련된 불안

기대결과

대상자는 질병과 성기능에 대한 치료와 관련된 정보제공과 질문을 통해 이해하고 안정된 활력징후와 편안한 모습을 보일 것이다.

간호중재

- 전립샘암 대상자는 암이나 성적 이미지와 같은 주제에 초점을 맞추어 간호가 제공되어야 하기 때문에 이러한 대상자의 심리적 · 정서적 간호는 양성전립샘비대증 대상자의 간호와는 다르다. 불안을 조절하고 긍정적인 태도를 유지하기 위한 가장 좋은 방법은 치료에 대해 가능한 한 많이 알게 하고, 전립샘암에 걸린 다른 남성들을 만나게 하는 것이다. 수술 후 가정에서의 자가간호는 반드시 필요하다. 대상자와 배우자에게는 자세한 교육, 자신감 회복, 물품의 공급처에 대한 정보와 함께 가정에서 직면하는 걱정거리에 대한 충고도 필요하다.
- Sildenafil (Viagra), vardenafil (Levitra), tadalafil (Cialis), intraurethral alprostadil (MUSE)은 해면체의 혈류를 유지하고 회복기간 동안 세포소멸을 예방하며, 발기부전의 중증도와 발기부전 위험을 감소시키기 위해 전립샘절제술 후 많은 대상자들에게 투여한다.
- 재발과 관련하여 대상자에게 주의 깊은 관찰의 중요성에 대해 언급한다. 대상자에게 정기적인 직장수지검사와 혈청 전립샘특이항원 측정의 필요성과 6~12개월마다 IPSS와 같은 하부요로기계 증상 점수 등을 조사하게 된다. 의도되지 않은 체중 감소, 혈뇨, 뼈의 통증이나 병리적 골절 등과 같은 질환진행에 따른 증상을 모니터링해야 한다. 종양이 천천히 진행되도록 계획된 식이요법이 병용될 수 있으며, 포화지방섭취 제한, 라이코펜과 셀레늄, 콩이 함유된 음식의 섭취를 증가시킨다.

■ 간호진단

성 기능의 변화와 신체상 변화와 관련된 자존감 저하

기대결과

대상자는 다른 사람, 특히 배우자와 자신의 성과 관련된 부분에 대한 이야기를 나눌 수 있으며, 문제를 해결하기 위해 적극적인 태도를 보일 것이다.

간호중재

전립샘암에 걸린 대상자와 배우자를 격려한다. 지지집단에 참석하거나 관련 단체에서 발간된 출판물을 구독하도록 격려한다. 발기부진을 진문으로 하는 건강간호제공자들은 성적 만족을 얻기 위한 방법에 관해 커플들에게 가장 좋은 조언을 할 수 있다.

■ 간호진단

치료적 중재에 대한 정보부족과 관련된 지식부족

기대결과

대상자는 제공되는 치료적 중재에 대한 정보를 이해하여 치료과정에 협조하고, 치료에 따른 부작용과 주의사항을 주지할 것이다.

간호중재

방사선요법

외부 방사선요법을 받는 대상자에게 방사선요법의 근거, 여러 가지 치료의 필요성, 성공의 가능성을 최대로 높이기 위해서 모든 치료에 적극 참여해야 한다고 교육한다. 또한 방광염이나 직장염을 포함한 잠재적 부작용에 대해 대상자에게 설명한다. 즉, 방사선 방광은 전립샘암을 치료하기 위해 필요한 불가피한 방사선조사에 대한 반응으로, 방광벽에 생긴 염증을 말한다. 대상자에게 배뇨곤란, 낮 동안의 빈뇨나 배뇨 때문에 잠을 깨는 시간이 증가할 수 있고, 치골상부 불편감이 있을 수 있음을 설명한다. Tolterodine이나 oxybutynin과 같은 항무스카린제제나 phenazopyridine과 같은 마취제를 처방할 수 있다. 이러한 방사선 방광염은 방사선요법 후 4~6주 내에 대부분 사라진다.

대상자에게 대변을 자주 보게 하는 방사선 직장염, 장 경련이나 배변의 급박, 혈액이나 점액이 섞인 대변 등이 발생할 수 있다는 정보를 제공한다. 카페인이나 매운 음식, 기름진 음식과 같이 장과 방광을 자극하는 음식의 섭취를 제한하거나 감소시키도록 권고한다. 출혈과 루 형성의 위험이 있으므로 어떠한 직장 생검도 하지 않도록 한다.

외부 방사선요법을 받는 대상자에게 회음부에 자극이 올 수 있다는 것을 알려준다. 순한 세정제와 따뜻한 물로 피부가 접혀진 부위를 주의하여 회음부 피부를 청결히 하고, 매우 소량의 전분이나 활석(talcum) 파우더를 뿌리도록 교육한다. 헐렁한 면으로 된 옷을 입는 것 또한 피부자극을 완화시킬 수 있는 방법이다. 또한 방사선요법은 피로와 식욕감퇴를 유발하므로 대상자와 배우자에게 하루에 6번 이상 소량의 음식을 섭취하게 하고 고단백·고탄수화물 식이가 이러한 증상을 감소시킬 수 있음을 알려준다. 종합비타민은 방사선요법을 받는 동안 매일 복용해야 한다.

내부 방사선요법 준비는 장세척과 예방적 항생제의 투여가 요구된다. 구연산마그네슘(magnesium citrate)과 같은 구강 장자극제도 장 준비를 위한 세척관장에 사용될 수 있다. 대상자에게 검사 전 12~24시간 동안에는 맑은 유동식을 먹도록 교육한다. 대상자에게 초음파 탐침이 삽입될 때, 직장에 압력이나 약간의 불편감이 발생될 수 있지만, 방사성 씨앗형태의 동위원소(씨드)를 이식하는 것과 관련된 통증이 아님을 알려준다. 카테터는 하루 동안 삽입하고 있다가 제거한다. 카테터를 제거할 때 배뇨훈련을 하도록 한다. 대상자에게 씨드 이식은 낮 동안 배뇨를 자주하는 것, 야뇨 증가, 처음 소변 보기 힘든 하부요로 증상을 악화시키고 전립샘 염증의 원인이 될 것이라는 것을 교육한다. 일반적으로 이러한 증상은 일시적이며, 전립샘염이 감소함에 따라 완화된다. 직장출혈은 내부 방사선요법 후 흔한 증상은 아니지만, 다량의 밝은 붉은색의 혈액이 대변을 통해 나올 경우에 병원을 방문하도록 한다.

방사선 종양의사에게 의뢰하여 기관의 지침에 기초한 내부 방사선요법 후 방사선 안전의 원칙을 대상자와 배우자에게 교육한다. 이식 후 첫 1~2개월 동안에는 정액이 갈색을 띨 수 있으며, 이 기간 동안 성교는 피하도록 한다. 또한 임신을 위한 성교는 비뇨기과 의사와 방사선 종양의사가 허용하지 않는 한 금기사항이다. 대상자는 치료 후 첫 2개월 동안 어린이와의 접촉을 금해야 한다.

수술요법

전립샘암 대상자의 신체적 간호는 다른 복부골반수술을 받은 모든 대상자에게 적용되는 원칙과 동일하다. 변비는 요도 문합에 잠재적인 스트레스를 주는 원인이 되므로 발생하지 않도록 주의한다. 장 연동을 돕는 정기적인 보행과 완화제, 저섬유소 식이를 권한다. 관장은 하지 않도록 하는데, 특히 대상자가 근치회음전립샘절제술을 했다면 금기이다.

대상자는 수술 2~3일 후에 퇴원한다. 유치카테터는 가능한 수술 3일 후에 제거하지만, 2~3주간 유지하기도 한다. 카테터를 적용하고 있는 동안과 문합부위가 치유되는 기간에는 요도 당김이 발생하지 않도록 주의해야 함을 교육한다.

고환 질환과 부고환 질환

고환염

원인

고환염(orchitis)의 원인은 임질, 매독, 폐렴, 결핵 등의 전신성 감염이나 유행성 이하선염에 의해 발생된다. 유행성 이하선염에 의한 고환염은 사춘기 후, 유행성 이하선염을 앓은 남성의 약 30%에서 양측성으로 발생한다.

임상증상

사정 시 심한 압통을 동반하는 부종이 있는 고환, 붉어진 음낭 피부, 발열, 쇠약 등이 나타난다. 움직이기 어렵고 오심이나 구토 등이 동반될 수 있다.

치료와 간호

치료는 침상안정, 음낭지지, 음낭에 국소 열적용, 통증 감소, 감염과 관련된 약물투여 등이다. 급성기는 약 일주일간 지속되며, 7~10일이면 회복된다. 양쪽 고환에 침범했다면 영구적인 불임이 될 수 있고, 한 쪽만 침범된다면 생식력이 감소할 수 있다.

부고환염

부고환염(epididymitis)은 음낭 속에 위치하고, 정자를 저장하는 기능이 있는 부고환에 염증이 발생된 상태로, 고환염보다 더 흔하다. 요도, 전립샘, 방광에서의 감염이 정관을 따라 퍼질 수 있다. 또한 감염은 림프절과 혈관계를 따라서도 퍼진다. 방광출구폐색은 감염된 소변의 역류를 일으킬 수 있다.

원인

부고환염의 원인은 젊은 연령에서는 성적 접촉감염에 의한 클라미디아트라코마티스균(*Chlamydia trachomatis*)이 가장 흔하지만, 중년 이상에서는 주로 *Escherichia coli*와 같은 병원균의 상행감염에 의해 발생한다. 또한 부고환염은 도뇨나 경요도 수술기구와 같은 요도기구와 관련된 부작용으로 발생할 수 있지만, 이러한 시술 후, 예방적인 항생제 처방으로 인해 발생빈도가 감소되었다. 결핵에 의한 발생도 가능하며, 양측으로 부고환염이 발생된 경우에는 불임이 될 수도 있다.

임상증상

부고환염은 거의 항상 일측성이다. 대상자는 초기에 국소통증과 부종을 호소하지만, 부고환염이 진행됨에 따라 고환으로 침범되며, 음낭 전체가 붉어지고, 촉진 시 심한 통증을 호소하며 음낭수종이 발생한다. 대상자는 통증으로 어기적거리는 걸음을 걸으며, 배뇨 시 작열감, 빈뇨, 긴박뇨, 농뇨가 발생될 수 있다. 급성기 후 섬유화와 폐색 및 불임이 초래된다. 결핵성 부고환염의 경우, 비특이적 만성부고환염과 유사한 증상이 나타날 수 있다. 세정관이 염주 모양으로 되고, 동측의 정낭이 두꺼워지며, 소변에서 결핵균이 발견될 수 있다.

진단검사

혈액검사에서 백혈구 증가가 나타나고, 요도 분비물이나 소변 배양검사에서 감염균이 발견된다. 항생제 치료에 잘 반응하지 않는 경우, 결핵균 감염을 의심하고 결핵균 배양검사를 실시한다.

치료와 간호

전반적인 신체 증상이나 중증 감염 징후를 보이는 경우에는 항생제를 정맥주사로 투여해야 한다. 약 2주 동안 광범위항생제를 사용하며, 이후 배양검사나 민감성검사 결과에 따라 적절한 항생제를 선택하여 사용한다. 염증 치료를 위해 비스테로이드성 항염증제(nonsteroid antiinflammatory drugs, NSAIDs), aspirin, oxyphenobutazone (Butazolidin) 등이 함께 사용될 수 있으며, 통증을 조절하기 위해 마약성 진통제와 배변 시 긴장으로 인한 통증을 감소시킬 목적으로 완화제를 사용한다. 이후 통증과 증상은 2주 안에 좋아진다.

질병의 증상 완화를 위한 대증요법으로는 급성기에 3~4일간 절대안정을 취하고, 음낭부종을 경감시킬 목적으로 음낭지지대를 6주간 착용하거나 얼음물 주머니를 사용하며 진통제와 해열제를 증상에 따라 적절하게 투여한다.

고환암

고환암(testicular cancer)은 15~35세 사이의 남성에서 가장 흔한 종양으로, 15세 이하나 35세 이상의 남성에서는 드물게 발생한다. 고환암은 진행된 단계에서도 완치가 가능하다. 고환암의 발생빈도는 사회경제적 수준이 높은 집단에서 2배 정도 높게 나타난다.

원인

고환암의 원인은 아직 명확하게 밝혀지지 않았지만, 선천적 요인과 후천적 요인 모두가 연관되는 것으로 알려져 있다. 후천적 요인 중에서는 정류고환(잠복고환)이 가장 연관성이 높고 가장 중요한 요인이다. 출생 후 수술이 추천되지만, 암의 위험을 완전히 없애지는 못한다. 그 밖에 가족력과 외인성 에스트로겐이 위험요인으로 알려져 있다. 임신 초기 3개월 동안 diethylstilbestrol(DES) 형태의 에스트로겐을 사용한 여성이 출산한 남아이거나, 임신확인 진단검사에 사용되는 에스트로겐-프로게스테론에 노출된 여성이 출산한 남아는 고환암에 걸릴 위험이 매우 높다.

병태생리

대부분의 고환암은 태생기 생식세포에서 발생한다. 생식세포종양(germ cell tumors)이라고도 불리는 고환암은 정상피종(seminoma)과 비정상피종으로 분류된다. 정상피종은 5년 생존률이 90%로 일반적으로 양호한 예후를 보이는데, 이는 국소적이고 전이가 늦으며 방사선치료에 민감하게 반응하기 때문이다. 그러나 드물게 발생되는 비정상피종 고환암은 활동성이 높고, 예후가 좋지 않은 편이다. 전이는 1차적으로 림프성 전파로 인해 발생한다. 직장회음림프절이 일반적으로 침범되며, 원위 전이는 폐에서 가장 흔히 발생하고 간, 내장, 뼈, 뇌로의 전이는 드물게 나타난다.

임상증상

고환암에서 가장 흔한 증상은 고환의 통증 없는 비대와 무거운 느낌이다. 대상자는 통증 없이 서서히 커져 있고, 단단한 무통성 결절로 만져지는 고환을 가지게 된다. 약 10%에서는 고환 내 출혈이나 경색으로 급성통증이 동반되기도 한다. 또한 고환 밖 다른 곳으로 전이된 상태라면 복부나 쇄골 위쪽, 또는 서혜부의 림프절이 만져지며, 폐로 전이된 경우에는 기침, 객혈, 호흡곤란 등이 발생하기도 한다. 뼈로 전이되었다면 골통증이 발생하고, 대정맥폐색이 발생하면 하지부종 등이 동반된다.

고환암의 등급은 예후를 추측하고 치료선택을 결정하는데 도움이 된다. 고환암의 단계는 다음과 같이 구분한다.

- **단계 Ia:** 종양이 고환에 국한됨(T1, N0, M0)
- **단계 I:** 장골림프절이나 복부대동맥에 전이됨(T1, N1, M0)
- **단계 II:** 후복막림프절에 퍼진 종양이지만, 횡격막 아래에 제한됨(T2~3, N2, M0)
- **단계 III:** 종양이 횡격막 위나 신체장기로 전파됨(일반적으로 폐)(T4, N3~4, M+)

진단검사

대부분 신체검진으로 고환암을 의심할 수 있다. 고환의 상태를 진단하기 위해 시진과 촉진을 통해 고환염 및 부고환염, 음낭수종 등 다른 고환 질환과 감별한다. 신체검사에서는 음낭과 고환의 림프결절의 위치와 크기를 확인한다. 만약 림프결절이 있다면, 음낭 뒤에 불빛을 비춰 투과가 되는지 확인한다(그림 33-7). 낭종과 음낭수종은 투과가 되지만, 종양이나 탈장은 투과되지 않는다.

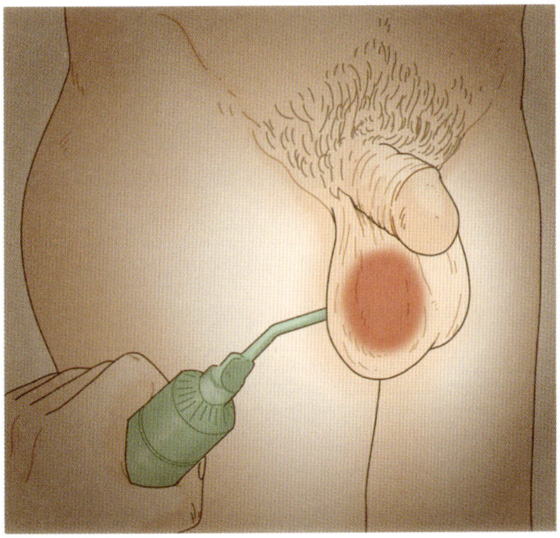

그림 33-7 ■ 고환투영술

어두운 방에서 강하고 밝은 전등이나 투영기를 음낭 뒤에서 비춘다. 정상적으로 빛은 고환을 통과하지만 종양은 통과하지 못한다. 음낭수종은 붉은색을 보인다.

혈액검사를 통해 혈청 종양인자의 상승을 확인하게 된다. 고환암의 경우, 알파태아단백(alpha fetoprotein, AFP), 베타 융모성선자극호르몬(β-human chorionic gonadotropin, β-HCG), 젖산 탈수소효소(lactic dehydrogenase, LDH) 등을 검사한다. AFP 수치의 상승은 고환 정상피종 대상자에서는 나타나지 않는다. β-HCG는 정상피종이나 비정상피종에서 상승할 수 있으며, 상승 시 고환암이 있는 남성에서 여성형 유방이 나타난다. LDH는 암세포의 활동성으로 인해 생식성 고환암에서 상승할 수 있는데, 이러한 상승은 LDH가 간, 신장, 뇌에서 생성되기 때문에 그러한 기관으로의 전이를 시사한다. 이러한 혈청 종양인자는 진단적 가치뿐만 아니라, 향후 치료 반응을 평가하는 데도 유용한 지표가 된다.

다른 검사로는 고환초음파를 시행하는데 종양이 의심된다면, 전이여부를 확인하기 위해 흉부 X-선검사와 CT를 시행한다. 정맥내신우조영술(IVP)은 요로계에 침범 여부를 알기 위해 진행한다.

치료

고환암으로 진단되면, 1차 치료는 근치고환절제술(radical orchiectomy)로서, 침범된 고환과 함께 정삭, 국소림프절을 모두 제거하게 된다. 후복막 림프절절제는 고환암이 빠르게 전이되기 때문에 초기 단계에서 시행되고, 고환암 말기로 진단받은 대상자에게 항암화학요법 후 보조적 치료로 실시될 수도 있다. 후복막 림프절절제 후에는 발기부전 비율이 높은데, 이 부위가 사정(ejaculation)과 관련된 자율신경이 많이 분포되어 있기 때문이다.

고환절제술 후 치료는 암의 단계에 따라 지속적 관찰과 방사선요법 또는 항암화학요법이 시행된다. 고환절제술을 시행한 후, 낮은 병기의 정상피종은 특히 방사선에 민감하기 때문에 후복막강에 방사선치료를 고려한다. 낮은 단계의 정상 피종은 특히 방사선에 민감하다. 회음과 골반에 방사선을 조사하고, 회음부 결절이 암에 대해 양성반응을 보이면, 종격동과 상부쇄골결절에도 방사선을 조사한다. 부작용으로는 골반 방사선조사와 관련된 장과 방광문제, 피부반응, 피로, 오심, 식욕부진과 같은 일반적인 합병증이 나타난다. 방사선은 일시적·영구적인 불임의 원인이 될 수 있다. 조사량과 치료횟수가 적기 때문에 부작용은 대개 경미하다. 낮은 단계의 정상 피종 대상자의 5년 생존률은 95%이다. 최근에는 단일 항암제를 이용한 항암요법을 시행하기도 하고, 추가 치료 없이 경과를 관찰하는 경우도 있다.

진행된 정상피종의 경우에는 고환절제술 후 항암치료를 실시하게 된다. 진행된 병기의 비정상피종성 생식세포암의 경우에도 항암치료를 고려한다. 주요 약제로 cisplatin과 vinblastine, bleomycin을 병용하여 사용한다. Cisplatin을 다른 약제와 병용하여 사용하면, 고환암 대상자의 생존율을 연장시킬 수 있다. Cisplatin은 신독성이 있고, bleomycin은 폐렴, vinblastine은 말초신경염을 발생시킨다.

간호

고환자가검진 교육

암의 조기발견은 생존률과 밀접한 관련이 있다. 고환암의 조기발견을 위해 남자들은 사춘기 때부터 고환자가검진(testicular self-examination, TSE)에 대한 교육을 받는다. 특히, 잠복고환이 있었거나 이전 고환암의 과거력이 있는 경우에는 반드시 수행하도록 한다.

따뜻한 물은 음낭을 이완시켜 고환검사 시 도움이 됨으로 매달 날짜를 정하여 목욕 후에 실시하도록 한다. 고환자가검진에 대한 자세한 내용은 그림 33-8을 참조한다.

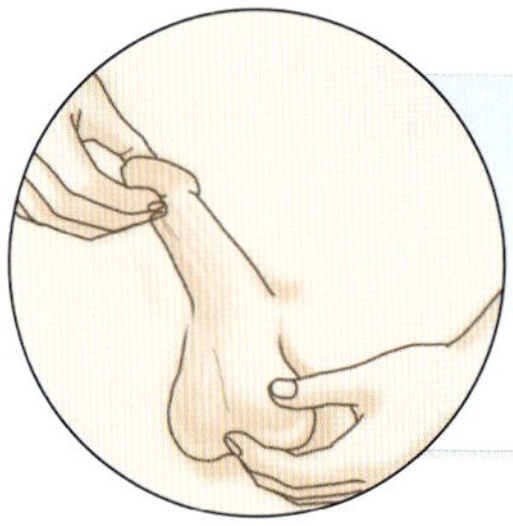

자신의 손으로 음낭을 잡고, 양손의 엄지와 손가락으로 각 고환을 검사한다. 검지와 중지는 각 고환의 아래쪽에 두고, 엄지는 위쪽에 둔다.

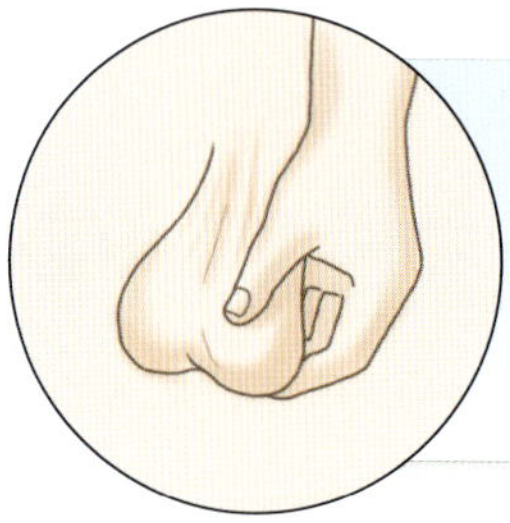

고환을 엄지와 손가락 사이에 두고 굴린다. 정상 고환은 삶은 달걀처럼 둥글고 매끈하며 길이는 4cm 정도이다. 느낌은 귓불처럼 단단하지만 딱딱하지는 않으며, 덩어리가 만져지지 않는다. 한쪽 고환이 다른 쪽보다 더 클 수도 있다.

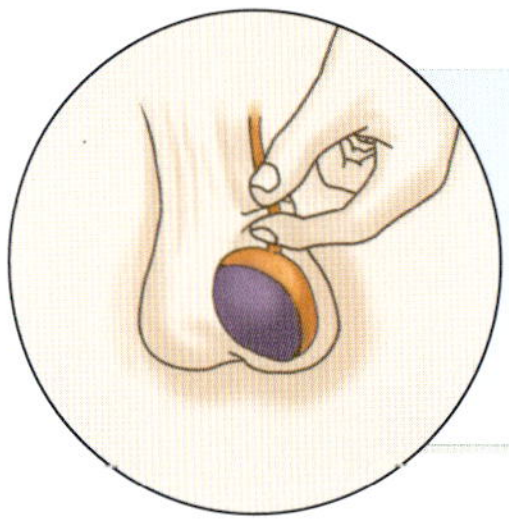

고환검사 후 고환 뒤쪽의 부고환을 검사한다. 부고환은 고환처럼 매끈하지 않고, 부드럽고 스폰지 같은 느낌이다. 고환으로부터 위쪽으로 올라오는 정삭을 검사한다. 정삭은 단단하고 매끄러운 관 구조이다.

그림 33-8 ■ 고환자가검진

근치고환절제술에 따른 대상자 간호

근치고환절제술을 받은 대상자는 대개 입원기간이 짧고 합병증도 적은 편이다. 수술 후 음낭부위는 부드럽고, 약간 부어 있다. 얼음주머니를 음낭에 대주고 대상자 보행시에는 음낭지지대를 제거한다. 자가간호방법과 합병증을 모니터하는 방법에 대해 교육한다. 유인물로 된 교육자료를 제공하고, 질문이 있거나 걱정이 있는 경우에는 전화를 하거나 외과의의 추후검진을 받을 수 있도록 한다. 대상자에게 고환암이 다른 쪽 고환에 재발할 수 있다는 것과 고환자가검진 방법에 대해서도 교육해야 한다.

대상자가 후복막 림프절절제를 한다면, 입원기간도 길어지고 접근법도 달라져야 한다. 시술 전 잠재적 난임문제와 정자은행에 정자를 맡기는 것에 대해 상담한다.

수술 후 복부수술과 관련된 발생가능한 문제점을 지속적으로 관찰해야 한다. 대상자는 호흡기 합병증 예방을 위한 기침과 심호흡 및 보행을 잘 하기 위한 적절한 통증조절이 필요하다. 암에 대한 불안과 두려움, 성, 삶의 질, 기대수명 등은 자주 다루어야 할 문제들이다. 추후 관리는 외과의와 종양의에게 예약한다.

예방과 예후

출생 후 잠복고환을 발견하고 교정하게 되면, 고환암 발생을 감소시킬 수 있다. 특히 일찍 교정할수록 고환암 발생의 위험은 감소할 수 있지만, 잠복고환을 교정하여도 잠복고환이 없는 일반인에 비해 고환암의 발생 위험이 높은 것도 사실이다.

고환암은 방사선치료나 항암치료에 반응이 좋기 때문에 다른 비뇨기계 종양과 비교하였을 때 예후가 좋다고 할 수 있다. 또한 완치율도 매우 높아서 병기가 낮은 경우에는 90% 이상 완치가 가능하고, 진행된 경우라 해도 좋은 치료 성적을 기대할 수 있다.

CHAPTER 34

Management of Clients with Breast Disorder

유방장애 대상자 관리

학습목표

1. 유방의 구조와 기능에 대해 설명한다.
2. 유방암을 포함한 유방질환의 원인, 위험요인, 병태생리에 대해 설명한다.
3. 유방암의 임상증상과 진단검사에 대해 설명한다.
4. 유방자가검진 방법에 대해 설명한다.
5. 유방암 치료를 위한 수술에 대해 설명한다.
6. 유방암 대상자에 대한 치료와 간호에 대해 설명한다.
7. 유방암 환자들이 겪는 심리사회적 문제와 간호에 대해 설명한다.

주요 질환

유방암, 양성유방질환

구조와 기능

유방의 구조

여성의 유방은 두 번째 늑골과 여섯 번째 늑골 사이, 흉골 외측면에서 액와 중앙선 사이에 위치한다. 성인 여성 유방의 평균 무게는 150~250g이고, 수유부의 경우는 400~500g이다. 유두는 정상적으로 4번째 늑간에 위치하며, 핑크색이나 검붉은 색소가 침착된 원형부분인 유륜(areola)에 의해 둘러싸여 있다. 나이가 들어감에 따라 유륜의 색소침착이 증가되고, 유륜에 있는 피지선(몽고메리선)은 임신이나 수유 시 윤활작용을 위해 커진다.

유방조직은 섬유조직과 지방조직으로 되어 있는데, 그 비율은 임신과 수유시에는 변화하며, 유방의 실질은 대부분 선(grand)으로 되어 있다. 유방은 유두를 중심으로 12~20개의 엽(lobe)으로 구성되어 있고, 하부구조로는 소엽(lobule)이 있다. 선 조직(mammary gland)은 쿠퍼인대(Cooper's ligament)에 의해 모양이 유지된다. 유방의 소엽은 유두 주위에 바퀴살처럼 위치하고, 각 소엽은 유두표면으로 개구된 12~20개의 유관을 통해 배액한다(그림 34-1).

유방은 내흉동맥(internal thoracic artery), 측흉동맥(lateral thoracic artery), 후늑간동맥(posterior intercostal arteries)에 의해 혈액을 공급받는다. 신경지배는 4번과 6번 늑간신경(intercostal nerve)의 앞쪽과 외측 가지로부터 나온다.

유방의 림프배액에는 다음과 같은 세 가지 유형이 있다(그림 34-2).

- 피하나 표재성의 림프배액
- 유륜과 유두로부터의 유륜 림프배액

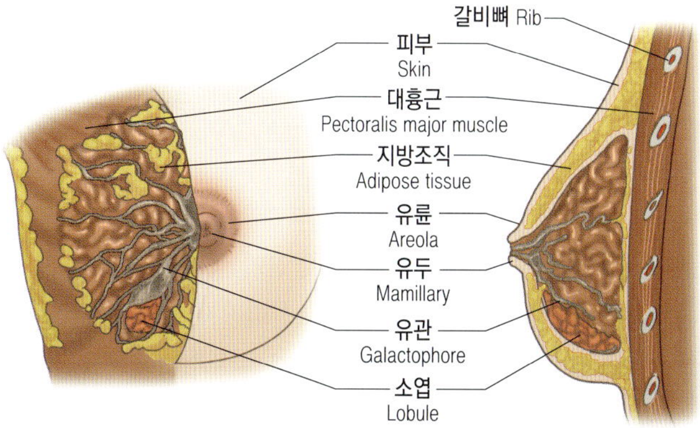

그림 34-1 ■ 유방의 구조

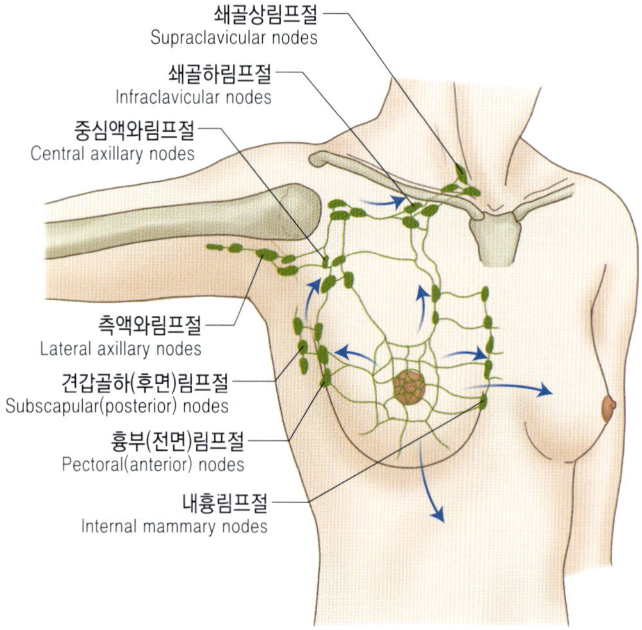

그림 34-2 ■ 유방에서 림프배액 경로

- 심부 선 조직으로부터의 선 림프배액

림프배액의 경로와 림프절은 유방암의 진단과 치료에 매우 중요하다.

유방의 기능

유방에 영향을 미치는 생리적 변화는 다음과 같다.

- 성장과 발달
- 월경주기
- 임신과 수유

에스트로겐과 프로게스테론은 유방의 발달과 기능을 위한 뇌하수체 성장호르몬인 프로락틴과 부신피질자극호르몬이 함께 작용한다. 유방은 대개 9~16세 사이에 발달되며, 발달이 완성되기까지 4~5년이 걸린다. 에스트로겐은 유방과 관 주위 기질의 성장을 담당하고, 프로게스테론은 소엽과 유선조직의 발달을 촉진한다.

임신기간 동안 에스트로겐, 프로게스테론, 뇌하수체호르몬이 증가하며 유방이 확장된다. 임신이 종료되면, 프로락틴은 유즙을 생산하고, 프로락틴과 부신피질자극호르몬은 수유가 유지되도록 돕는다. 수유는 유방꽈리를 수축시키고, 유관으로 모유를 방출하도록 뇌하수체호르몬인 옥시토신을 방출시킨다.

폐경 후, 에스트로겐의 감소로 인해 유방의 계속적인 퇴화가 일어나며, 크기가 약간 줄어 들고 대량의 섬유성 조직으로 대체된다.

간호사정

건강력

대상자를 편안하게 하기 위해 옷을 입은 상태에서 상담을 한다. 유방은 여성에게 있어 상징적인 중요성을 가지기 때문에 정신적 영역과도 밀접한 관계가 있으므로, 대상자가 말하기 꺼려하는 정보를 얻기 위해 강요하지 않도록 한다. 감정이입과 경청은 대상자가 느끼는 스트레스를 감소시킬 수 있으므로, 간호사는 대상자와 함께 감정을 표현하고 토의함으로써 대상자가 더욱 효과적으로 대처하고 적절한 치료를 받을 수 있도록 해야 한다.

대상자에게 유방의 통증이나 압통 여부에 대해 질문한다. 통증이나 압통이 있다면, 근래에 생긴 것인지 과거에 생긴 것인지를 묻는다. 또한 내월 유방자가검진을 시행했는지에 내해 질문한다. 임상증상과 관련한 사정 시, 대상자가 흔히 호소하는 증상은 유방의 통증이다. 많은 여성들이 호르몬 변화와 관련한 월경 전 유방의 압통을 경험하므로, 유방통이나 압통이 있는지와 월경주기의 관련성에 대해 질문한다. 만약에 덩어리가 발견된다면, 위치, 발생 시기, 크기, 압통 정도, 월경주기 동안의 변화에 대해 여성 자신이 인지하고 있는지에 대해 질문하고, 유두분비물, 색깔, 경도, 양, 냄새 여부 등에 관해서도 질문한다.

유방건강과 관련하여 간호사가 사정해야 할 일반적인 내용은 다음과 같다.

- 비정상적인 분비물이나 통증: 부위, 기간, 통증의 방사여부, 한쪽 또는 양쪽의 통증, 통증의 양상, 약물과 월경주기와의 관련성
- 덩어리나 종괴의 여부
- 유방 피부의 색깔과 상태
- 유방 크기와 모양의 변화
- 임상적 유방검진 여부
- 마지막 유방촬영시기
- 에스트로겐 호르몬대체요법과 경구피임약

대상자의 가족력에 대해 사정한다. 가족들 중 유방암 환자

가 있다면, 대상자의 유방암 위험요인은 증가한다. 또한 유전자검사인 *BRCA-1* (Breast cancer type 1 susceptibility protein), *BRCA-2* (Breast cancer type 2 susceptibility protein) 를 받아야 한다.

신체검진

신체검진을 위해 옷을 벗고 가운을 입도록 한다. 이때 대상자의 프라이버시를 지켜주면서 옷을 벗을 수 있도록 배려한다. 유방과 액와의 신체사정 소견은 **박스 34-1**을 참고한다.

밝은 조명은 필수적이며, 대상자는 앉아서 유방과 액와의 순서로 검사를 한 다음, 똑바로 눕도록 하여 대상자의 프라이버시를 지켜주어야 한다. 유방자가검진을 교육할 가장 좋은 시기는 대상자의 유방검진 때이다. 유방암학회에서는 여성들에게 30세부터 매월 유방자가검진을 시행하도록 권고하고 있다.

박스 34-1 유방과 액와의 신체사정 소견

시진
- 유방의 모든 부분이 파인 곳이나 수축된 곳, 덩어리가 없이 대칭적임
- 풍만하고 둥글며, 매끈함
- 혈관양상이나 선(striae)에 유의함
- 유두는 돌출되어 있고, 유륜은 편평함
- 액와는 덩어리, 반점, 얼룩이 없음

촉진
- 유방은 덩어리, 응어리, 국소적 열감, 압통이 없이 단단함
- 유두는 분비물이 없고, 액와림프절이 만져지지 않음

시진

철저한 유방검진시에는 양쪽 유방의 노출이 요구된다. 유방은 세 가지 자세에서 시진하는 것이 좋다. 대상자가 상의를 벗고 앉은 자세에서 팔을 옆구리에 두면 양측의 대칭성, 윤곽, 크기, 피부 변화 등을 관찰한다(그림 34-3A). 유방은 대칭적이어야 하며, 대칭성의 변화는 이상을 암시할 수 있다. 또한 유방의 윤곽은 매끄러워야 하며, 움푹 들어간 곳(위축)이 없어야 한다. 임신선(striae)이 있을 수 있으나, 부종이나 과색소침착 부위는 없어야 한다. 유륜과 유두의 크기, 모양, 윤곽, 대칭성, 표면 특성, 덩어리, 병소 등을 시진한다.

그 다음 단계로 대상자의 손을 머리 위쪽으로 올리게 한 후, 각 유방의 측면과 아래 쪽을 검진한다(그림 34-3B). 마지막으로 대상자의 손을 엉덩이에 놓고 가슴에 힘을 주어 대상자의 흉근을 팽팽하게 한다(그림 34-3C). 흉근을 펴면, 수축되거나 편평한 피부를 더욱 두드러지게 한다. 가슴이 크거나 처진 여성은 허리를 구부리고 얼굴을 늘어진 가슴 쪽으로 향하게 한다(그림 34-3D). 이렇게 함으로써 피부가 움푹 파인 곳이나 당겨지는 곳, 덩어리 등을 관찰할 수 있다.

촉진

액와의 촉진은 앉은 자세에서 실시한다. 5단계의 액와림프절을 조사한다(그림 34-4). 대상자의 팔은 촉진하기 쉽도록 이완되어야 한다. 정상소견상 림프절은 촉진되지 않아야 하며, 압통이 없는 한, 두 개의 작고 움직이는 림프절은 대개 정상이다. 비정상적인 소견은 단단하게 고정되어 있는 압통이 있거나 없는 림프절인 경우이다. 림프절이 촉진된다면, 느껴지는 결절의 수, 위치, 크기, 모양, 유동성, 압통, 단단함 등에 유의

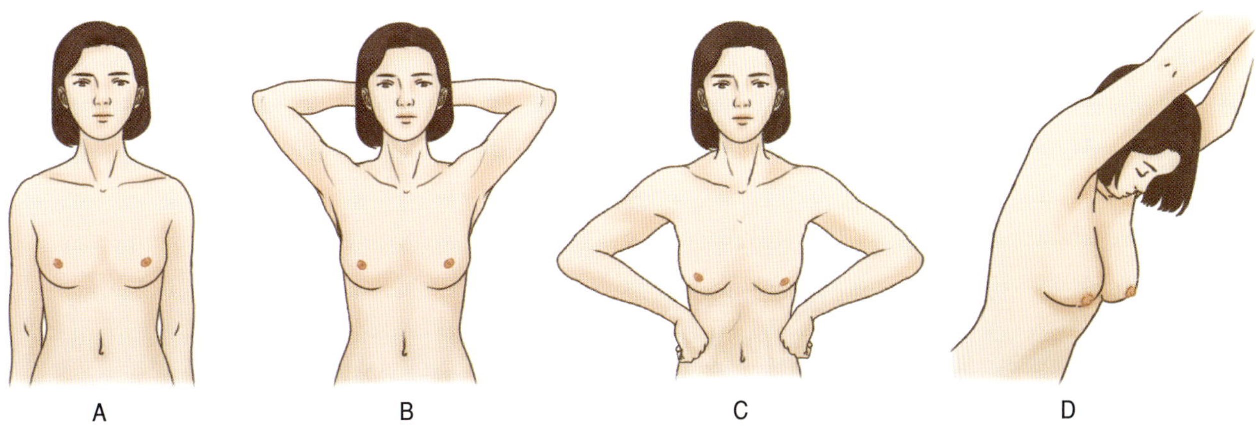

그림 34-3 ■ 유방시진 자세

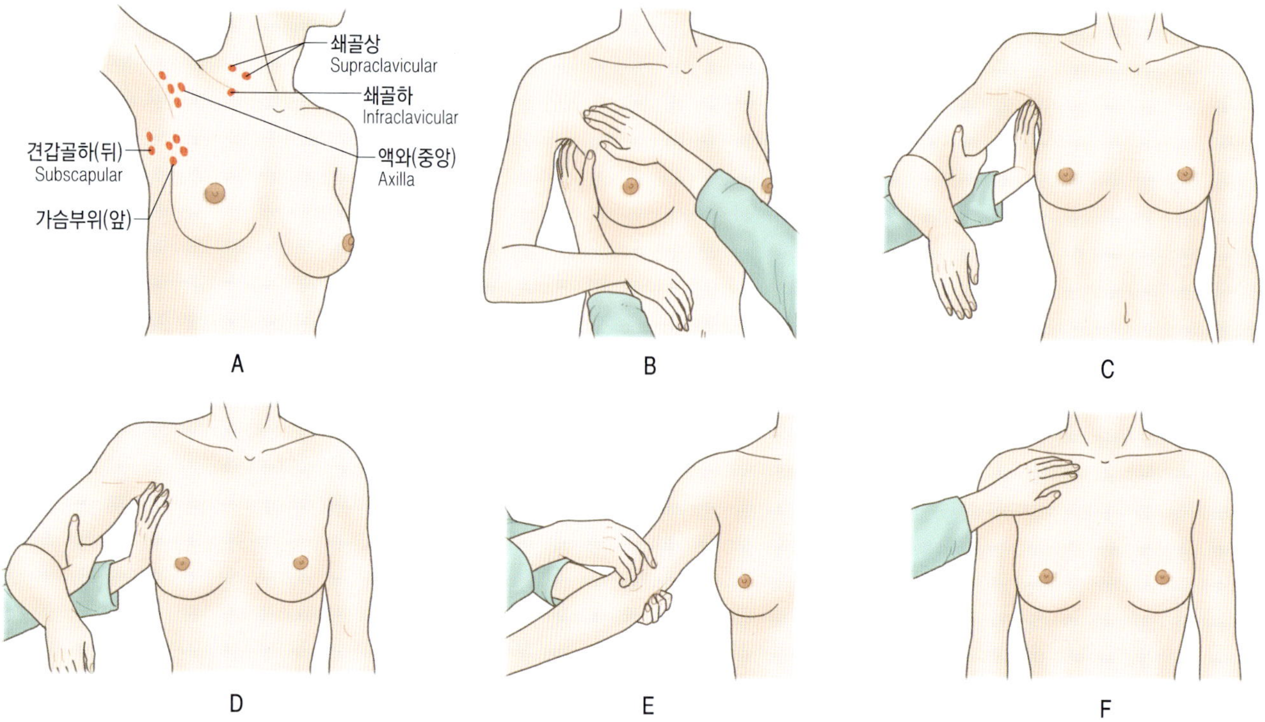

그림 34-4 ■ 액와림프절의 사정

A: 검진할 액와절의 위치, B: 가슴부위(앞)림프절, C: 정중액와절(중앙), D: 견갑골하(후결절), E: 상완(측부)절, F: 쇄골하절

하며 살펴야 한다.

유방의 촉진은 대상자가 누워서 팔을 머리 뒤로 하고 있을 때 가장 용이하다. 유방암 병력이나 고위험군 여성 또는 크고 늘어진 유방을 가진 대상자는 앉거나 누운 자세 모두에서 촉진을 한다. 모든 유방조직을 조사하기 위해 측상부 사분원의 스펜스 꼬리(tail of Spence) 부분을 포함하여 체계적으로 유방을 촉진한다. 검진자는 유륜을 기점으로 수직이나 수평으로 혹은 회전순서로 유방 전체를 촉진한다. 유륜과 유두를 부드럽게 촉진하고, 엄지와 검지로 유두를 눌러본다. 임신이나 수유부가 아닌 경우에는 분비물이 없어야 한다.

대상자가 덩어리나 압통을 호소하면, 반대쪽 유방을 촉진하여 비교해 본다. 덩어리나 응어리가 느껴진다면, 그 특성(정확한 위치, 크기, 모양, 윤곽, 경도, 유동성, 압통)과 촉진을 위한 대상자의 자세에 대하여 기록한다.

진단검사

영상검사

유방검진을 위해 흔하게 진행되는 검사는 유방촬영술(mammography)과 초음파이다. 유방촬영술은 유방암 조기발견을 위한 기본 검사로 90~95%의 정확성을 보이는 가장 민감도가 높은 검사이다. 초음파는 주로 고형병소와 낭종을 구별하는데 이용되며, 암으로 의심되는 병소를 확인할 경우에는 적합하지 않다.

암학회는 40세 이상 여성들을 기준으로 1~2년마다 유방촬영술을 실시하도록 권고하고 있다. 유방암의 위험이 높은 모든 연령대의 여성은 전문가와 상의하여 검사할 필요가 있다.

유방촬영술

유방촬영술은 유방암 진단을 위해 가장 많이 사용되며, 종괴가 만져지기 전에 유방암을 확인할 수 있으므로 정기검진 방법으로 사용된다(그림 34-5). 그러나 치밀유방을 가지고 있는 여성에게는 민감도가 떨어져 유방초음파와 병행하게 된다. 5mm정도의 종괴나 미세석회화도 확인할 수 있다. 대부분의 미세석회화는 양성으로 염증, 외상 혹은 노화로 인한 것이지만, 암의 전구병변일 수 있다.

유방촬영술은 대상자가 서 있는 자세에서 유방을 두 개의 X-선 선반 사이에 놓고, 가능한 한 좋은 영상을 얻기 위해 두 개의 선반 사이에 압력을 가한다. 유방촬영은 서로 다른 각도에서 촬영한 두 개의 영상을 얻는다.

유방촬영술을 하기 전에 반드시 임신 여부를 확인한다. 임신 중에는 유방이 울혈되고 민감하기 때문에 정확한 영상을

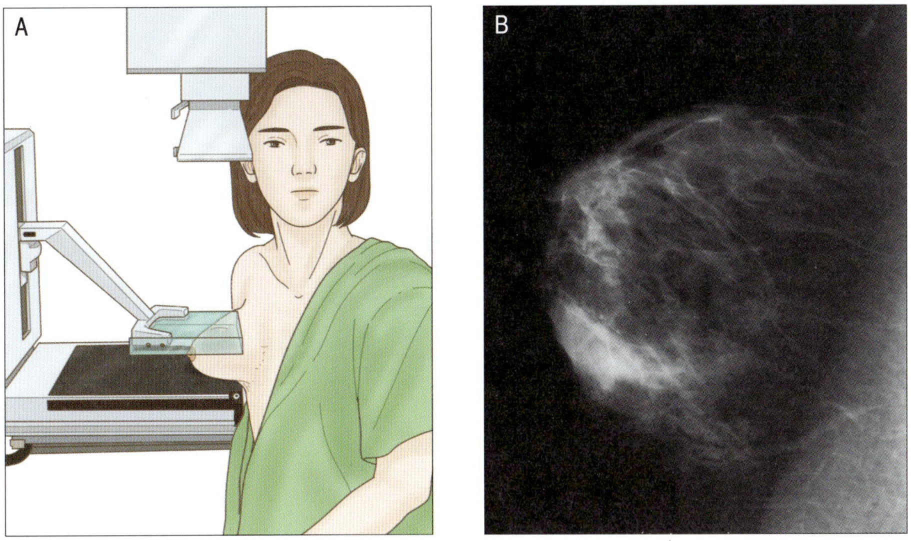

그림 34-5 ■ 유방촬영술
A: 유방촬영술은 종괴가 만져지기 전에 유방암을 확인할 수 있는 방법, B: 유방촬영술의 정상적인 유방 소견

얻기 어려우며, 방사선노출의 위험이 있기 때문에 실시하지 않는다. 또한 젊은 여성이나 치밀유방을 가진 경우에는 병변이 구별되기 어렵다. 이러한 경우 초음파검사를 병행한다. 폐경기 여성은 선조직에 비해 지방조직이 많아지므로 유방암을 진단하기 쉽다. 간호사는 대상자에게 유방촬영술의 목적과 과정을 설명한다. 대상자가 해야 할 특별한 준비는 없지만, 검사 당일 파우더나 크림, 데오드란트를 사용하지 않는다. 좋은 영상을 얻기 위해 유방에 압력이 가해지므로 불편감이 있을 수 있음을 사전에 설명한다.

초음파

초음파는 유방덩어리의 경도와 고형병소와 섬유성 낭종을 구분하는 데 유용하다. 유방낭종의 경우, 90% 이상에서 확진을 내릴 수 있다. 그러나 초음파는 고형병소가 양성인지, 악성인지를 구분하지는 못하므로 악성종양을 진단하기는 어렵다. 암이 의심되어 세침흡인(fine needle aspiration)을 시행해야 할 경우, 작은 병변이어도 초음파를 이용해서 종괴를 관찰하면서 시행이 가능하기 때문에 작은 종괴의 조직검사 시에는 반드시 초음파가 필요하다.

컴퓨터단층촬영술

컴퓨터단층촬영술(computer tomography, CT)은 초기 유방암인 경우에 확진이 가능하며, 병기 진단에 사용된다.

유방생검

생검은 유방암 진단에 필수적이다. 바늘을 이용한 생검은 조직을 채취하는 방법으로 많이 사용된다. 개방생검은 어떠한 검사도 적절한 진단결과를 내리지 못할 때 시행한다.

흡인생검

바늘을 이용한 흡인생검(needLe aspiration biopsy)은 비교적 간단한 시술이다. 조직의 중심을 채취하고, 방부제에 고정하여 조직학적 검사를 시행한다. 굵은 바늘이나 총을 이용한 생검(core needLe biopsy)은 몇 분 밖에 걸리지 않는 비교적 간단한 시술이다. 조직의 중심을 채취하고, 방부제에 고정하여 조직학적 검사를 시행한다. 세침흡인은 바늘(20~25G)과 주사기로 유방의 덩어리나 낭종액을 흡인하는 데 사용한다. 맘모톰(mammotome) 검사는 굵은 바늘(8~11G)을 병소에 삽입하여 진공흡입기를 통해 조직을 흡인하여 채취한다. 세포는 슬라이드에 고정하며 조직학적 진단을 내리고, 임상적 진단을 확진하는 데 유용하다(그림 34-6).

개방생검

유방병소의 개방생검(open biopsy)이 요구되는 대상자의 약 35%는 악성이다. 절제생검(excisional biopsy)은 촉진되는 덩어리 전체를 제거하고, 절개생검(incisional biopsy)은 덩어리의 일부분만을 제거한다. 제거된 조직은 조직학적 사정을 위해 임상병리학 검사실로 보낸다. 동결절편검사(frozen

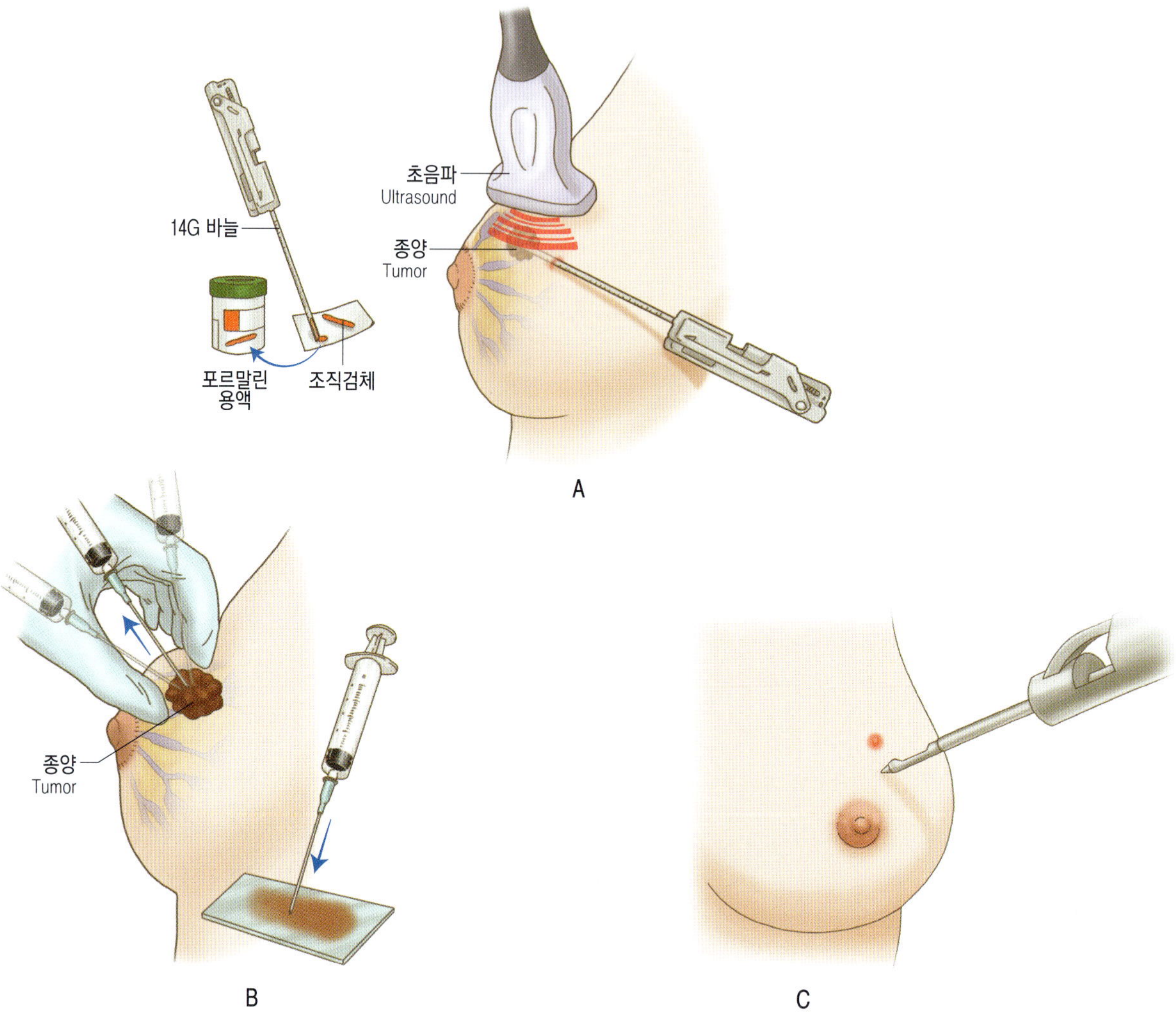

그림 34-6 ■ **유방생검.** A: 총 생검, B: 미세침 흡인검사, C: 정중진공흡인 생검술

section examination)는 빠른 진단을 위해 시행된다.

유방질환

양성 유방질환

양성 유방질환에는 섬유낭성 유방, 과형성, 섬유선종, 유두종, 여성형 유방 등이 있다. 여성은 기본적으로 유방암에 대한 두려움을 가지고 있지만, 대부분은 유방에 덩어리가 생기고, 통증이 나타나고, 유두분비물이 생기는 진전된 병기에서 의사를 방문하게 된다. 대상자는 유방암에 대한 불안과 검사로 인한 방사선노출에 대한 두려움을 가지고 있으므로, 검사목적과 과정에 대해 자세히 설명하고, 정서적으로도 지지해주어야 한다.

섬유낭성 유방

섬유낭성 유방(fiberocystic breast)은 여성 유방에서 가장 흔한 병리적 문제로, 섬유조직과 유관의 상피가 과다증식하며 낭을 형성하는 것을 말한다. 주로 20~30대 여성에게 흔하다. 섬유낭성 변화의 원인은 에스트로겐과 프로게스테론에 대하여 유방조직의 반응성이 증가하기 때문으로 추정된다.

증상으로는 주기적인 변동이 있는 부드러운 결절성 유방조직이 나타나고, 이러한 조직이 신경을 자극하거나 압박하는 경우, 특히 월경 전에는 충만감과 통증이 나타나기도 한다. 일생 동안, 결절과 통증이 점점 증가하지만, 폐경 후에는 감소하기 시작한다. 덩어리는 부드럽고 움직이면서 윤곽이 분명하므로, 유방촬영술로 확인할 수 있다. 특별한 치료는 없지만 통증이 있는 경우, 섬유낭을 흡인생검한다.

섬유낭성 유방을 가진 여성은 유방암의 위험을 높이지는

않지만, 정기적인 추적검사를 받을 필요가 있다. 유방조직을 잘 지지할 수 있도록 브래지어를 착용하고, 저염식이와 저지방식이, 저카페인 식이를 권장한다. 심한 통증이 있는 경우, 진통제와 danazol (Danocrine)을 복용하도록 한다. Danazol은 여포자극호르몬과 황체호르몬을 감소시켜 에스트로겐 생성을 조절함으로써 통증과 결절을 감소시킨다. 그러나 부작용인 안드로겐 효과(여드름, 부종, 다모증 등) 때문에 치료를 중단하는 경우도 있다.

과형성

과형성(hyperplasia)은 정상세포에서부터 비정상세포의 범위까지의 세포증식을 의미한다. 과형성은 생검 검체의 20%에서 나타나고, 비정형 과다증식은 생검 전체의 1%에서 나타난다. 과형성에 대한 추가적인 치료는 요구되지 않지만, 비정형 과형성은 유방암의 위험요인이므로 tamoxifen (Nolvadex, Soltamox)이나 raloxifene (Evista)으로 예방적 화학치료를 한다. 절제생검이 요구되는 경우도 있다.

섬유선종

섬유선종(fibroadenoma)은 15~30세에 나타나는 흔한 유방종양을 말한다. 부드럽지 않고, 둥글며 단단하거나 탄력이 있는 직경 1~3cm의 덩어리가 나타난다. 월경주기에 따른 크기의 변화나 통증은 없으며, 주로 발생하는 위치는 유방의 상외측이다.

섬유선종은 암과 특별한 연관성이 없으므로 특별한 치료가 요구되지는 않지만, 크기가 커지거나 여성이 원한다면, 외과적으로 제거할 수 있다. 또한 30세 이후에는 침생검이나 초음파검사를 통해 유방암 여부를 확인하는 것이 좋다.

유두종

유두종(papilloma)은 전형적으로 40대 여성에게 발생하며, 증상은 장액성 또는 장액혈액성 유두 분비물이 나타난다. 주로 유관 내 발생하며, 유방분비물의 유관조영술(ductogram)을 통해 위치를 찾은 후 침범한 유관의 절제술을 시행한다.

여성형 유방

여성형 유방(gynecomastia)은 유방의 한쪽 또는 양쪽이 과다증식된 남성 유방을 의미한다. 남성의 유방 크기가 커지는 증상이 나타나며, 에스트로겐을 포함한 약물, 종양, 갑상샘, 간 문제 등에 의해 발생한다. 사춘기 남성이나 노인에게 많으며, 대부분 특별한 치료는 요구되지 않지만, 원인을 판단하기 위한 평가와 적절한 중재가 필요하다.

유방암

원인과 위험요인

유방암(breast cancer)은 우리나라의 경우, 전체 암 발생의 9.5%이며, 여성암 중에서 가장 발생빈도가 높지만, 다른 암에 비해 5년 생존율도 비교적 높은 편이다.

유방암의 원인은 아직 정확하게 밝혀지지 않았지만 유전, 호르몬, 생화학적 요인들이 영향을 미치는 것으로 알려져 있다. 일반적으로 90%는 여러 위험인자에 의해 유발되고, 5~10% 정도는 유전적 요인과 관련이 있다. 대부분의 여성, 특히 유방암 가족력을 가진 여성은 유방암 위험에 대해 매우 민감하기 때문에 위험요인을 알려주는 것이 도움이 되며, 그들의 불안을 감소시키도록 지지해준다. 여성이 유방암에 걸리지 않기 위한 약이나 방법은 없지만, 여러 연구 중에 있는 다양한 방법을 통해 유방암의 위험을 줄일 수는 있다(**박스 34-2**).

박스 34-2 유방암의 위험요인

호르몬 요인
- 월경기간 지연: 12세 이전의 조기 초경, 55세 이후의 늦은 폐경
- 경구피임약
- 호르몬 대치요법
- 30세 이후의 초산
- 자궁내막암
- 반대쪽의 유방암
- 양성 유방질환
- 난소암
- 미산부
- 모유수유를 전혀 하지 않은 경우

비호르몬 요인
- 유방암 가족력
- 비만
- 운동부족
- 지방과 알코올의 과다섭취
- 야간교대근무자
- 연령(65세 이상)
- 높은 수준의 사회경제적 상태

연령

유방암은 모든 여성에게서 발생 가능성이 있지만, 중요한 위험요인은 연령으로, 나이가 들어감에 따라 위험성도 증가한다. 우리나라의 경우, 여성 유방암 발생률은 40대 후반이 가장 높았으며 50대, 60대 순이었다.

호르몬 기능과 출산 및 수유

조기 초경과 늦은 폐경은 유방암 발생을 30~50%정도 증가시킨다. 45세 이전에 자연적으로 폐경이 된 여성의 유방암 발생위험은 55세 이후 폐경이 된 여성의 절반 정도이다. 폐경이 되기 전에 난소절제술을 받은 여성의 유방암 발생률은 약 2/3 정도 낮다. 또한 출산 경험이 없는 여성이나 30세 이후에 첫 임신을 한 여성은 유방암 발생률 위험이 거의 두 배에 달하며, 수유를 하지 않은 여성도 위험이 높다.

호르몬 대체요법(hormone replacement therapy, HRT)을 받는 여성은 소수이기는 하지만, 10년 이상 받은 여성에서 유방암 발생 위험이 유의하게 증가하였다. 유방암 위험은 에스트로겐과 프로게스테론 병합요법을 약 4년 이상 투여 받은 여성의 경우에 증가하는 것으로 보고되었다.

유방암 가족력이 있는 여성의 경구피임약 복용은 유방암 발생률을 높일 수 있으며, 특히 30세 이전에 경구 피임약을 복용한 경우에는 위험이 더 증가한다.

양성 유방질환

비증식성 병소(낭종, 유관확장증, 단순비대, 섬유선종)는 유방암의 위험을 증가시키지는 않지만, 증식성 질환과 같은 조직의 변화는 위험요인이다. 복합섬유선종, 경화성선종, 상피석회화, 유두선의 변화는 유방암 위험을 2~3배까지 증가시킨다. 유방암과 비정형 과다증식의 가족력이 있는 여성의 유방암 발생률은 3배 정도 높은 편이며, 치밀유방조직은 과립조직이 많고, 지방조직이 적으므로 유방암 발생 위험이 증가한다.

가족력

가족력은 유방암 위험요인 중 하나이다. 유전성 유방암은 유방암 사례의 약 15~20%가 가족성으로 추정된다. 실제 유방암에 감수성이 있는 유전자 *BRCA1*과 *BRCA2*, *p53* 종양억제 유전자는 유방암 여성의 10% 미만에서 확인되었다. 가족력이 있다면, 유전자검사인 *BRCA1*과 *BRCA2* 검사를 한다. 유전자로 인한 유방암 발생률은 사례의 5~10% 정도이고, 두 개의 유전자(*BRCA1*과 *BRCA2*)는 모든 유전성 유방암의 약 75%를 차지한다. *BRCA1*과 *BRCA2* 변이는 300명 중 1명 꼴로 나타나는 것으로 추산된다. 이러한 변이는 상염색체 우성기질로 유전되며, 각각의 자녀가 이환된 부모로부터 유전될 확률이 50%이다. 이환된 개인과 가족구성원에 대한 교육과 상담은 필수적이며, *BRCA1*과 *BRCA2* 변이의 가능성이 있는 대상자에게는 암 선별검사를 권고한다. 여성들은 암 위험을 감소시키기 위해 예방적인 유방절제술과 난소절제술을 선택할 수 있다.

개인병력

자궁내막암이나 난소암 병력이 있는 경우에 발생위험이 더 증가한다.

방사선조사

호지킨병 치료를 위해 흉부 방사선치료를 받은 경우, 유방암 위험이 높아진다.

식이요인

음주는 잘 알려진 위험요소이다. 유방암과 음주는 양의 상관관계가 있고, 중간 정도의 음주는 에스트로겐 대사를 변화시켜 유방암 위험을 증가시킨다. 비만, 동물성지방과 고칼로리 섭취는 폐경 후 유방암에 영향을 미칠 가능성이 있다. 폐경 전과 폐경 후 여성의 위험요인을 분리하여 확인하는 것이 필요하다. 과일과 채소의 섭취는 과학적으로 인과관계가 입증되지는 않았으나, 유방암 위험을 감소시키는 것으로 알려져 있다.

환경

젊은 여성의 흡연은 폐경 전 유방암에 약간의 위험이 있는 것으로 나타났다. 또한 야간근무를 하는 경우, 유방암의 상대적 위험이 60% 증가하는 것으로 나타났다.

유방암의 예방과 조기검진

유방암의 예방을 위해서는 최적의 검진과 유방암의 조기검진이 중요하다. 정기적이고 주의 깊은 신체검진은 무증상 암병소를 확인하는 중요한 요소이다. 유방촬영술과 신체검진을 병행할 때 사망률을 감소시킨다. 국가암검진 권고안에 따르면, 40대 여성에게 2년마다 유방촬영을 할 것을 권고하고 있다. 유방촬영술에서 암으로 의심되는 부위가 나타나면, 초음파검사를 통해 고형종양과 낭종을 구분하여 유방촬영술로 보완한다.

조기유방암 발견의 중요한 요소로서 수년에 걸쳐 규칙적인 유방자가검진을 권고해왔는데, 실제 유방자가검진으로 종양을 발견하기 위해서는 종양의 크기가 느껴질 만큼 충분히 큰 경우에 한하여 가능하다. 최근에는 유방자가검진으로 확인되기 전에 작은 상태에서 암을 발견하는 것이 목표이다. 유방자가검진이 생존율을 더 증가시킨다는 증거는 아직 없지만, 여성이 자신의 유방을 검진하는 것은 유방암의 위험을 충분히 자각하도록 하는 중요한 전략이 될 수 있다(박스 34-3).

유방자가검진

유방자가검진(breast self-examination, BSE)은 여성이 유방암의 신호가 되는 유방의 변화를 스스로 사정할 수 있는 간단한 방법이다. 유방암은 50세 이상 여성에서 가장 위험이 높지만, BSE는 30대부터 시작해야 한다. 여성은 정상적인 유방 모양과 느낌에 대해 익숙해져야 하므로, 매월 정기적으로 자신의 유방을 사정하도록 계획한다. 가장 좋은 시기는 대략 매월 월경주기 시작 후 2~7일 후, 유방이 가장 부드러울 때이다. 자궁절제술을 받았거나, 폐경이 된 여성은 매월 일정한 날을 정하여 자가검진을 한다(그림 34-7).

유방 자가검진 방법은 3단계로 나눌 수 있다.

1단계: 거울 앞에서 관찰하기

1. 거울 앞에 선 상태에서 양팔을 모두 내린 자세로 양쪽 유방 크기, 피부색깔 변화, 유방의 함몰이 있는지 관찰한다.
2. 양팔을 머리 위로 올린 자세에서 상체를 좌우로 30도씩 돌려가면서 위와 같은 방법으로 관찰한다.
3. 양손을 허리에 얹고 상체를 앞으로 약간 숙인 자세에서 같은 방법으로 관찰한다.

2단계: 서거나 앉아서 촉진하기

1. 먼저 검진하려는 쪽 유방의 겨드랑이를 팔을 내린 상태에서 촉진한다.
2. 검진하려는 쪽 유방의 팔을 머리위로 올린 상태에서 반대쪽 손의 세 손가락으로 유방을 안쪽으로 원을 만들면서 촉진한다. 동전 크기의 원형으로 움직인다. 모든 유방조직을 느끼기 위해 세 가지의 각기 다른 수준의 압력을 사용한다. 가벼운 압력은 피부에 가장 가까운 조직을 느끼는 데 필요하고, 중간수준의 압력은 조금 더 깊은 조직의 압력을, 단단한 압력은 흉벽이나 늑골에 가까운 조직을 느끼기 위함이다.
3. 유두를 상하 좌우로 짜본다. 이때 분비물이 나오는지 살펴본다.
4. 반대쪽 유방도 같은 방법으로 시행한다.

3단계 : 누워서 촉진하기

1. 검진하려는 쪽 어깨 밑에 수건을 받쳐 눕고 한쪽 팔을 올린다.
2. 겨드랑이의 안쪽, 중앙, 바깥쪽을 촉진한다.
3. 반대쪽 손의 세 손가락으로 2단계와 같은 방법으로 촉진한다.

BSE 실시에 관한 교육은 다음과 같다.

1. 누워서 오른손을 머리 뒤로 놓는다. 서지 않고 누운 채로 검사를 실시한다. 왜냐하면 유방조직은 가능한 한 흉벽에 얇게 퍼지는 것이 모든 유방조직을 더 쉽게 느낄 수 있게 하기 때문이다.
2. 왼손 가운데 세 손가락 바닥을 오른쪽 유방의 덩어리를 느끼기 위해 사용한다. 유방조직을 느끼기 위해 동전 크기의 원형으로 움직인다.
3. 모든 유방조직을 느끼기 위해 세 가지의 각기 다른 수준의 압력을 사용한다. 가벼운 압력은 피부에 가장 가까운 조직을 느끼는 데 필요하고, 중간수준의 압력은 조금 더 깊은 조직의 압력을, 단단한 압력은 흉벽이나 늑골에 가까운 조직을 느끼기 위함이다.
4. 겨드랑이 밑에서부터 옆구리 쪽 직선 아래로 내려가는 가상의 선에서 시작하여 유방 주변을 위 · 아래로 왔다갔다하는 형태로 움직이고, 유방을 가로질러 흉골 쪽으로 움직인다. 늑골이 느껴질 때까지 위 · 아래로, 목과 쇄골까지 모든 유방부분을 확인한다.
5. 오른손의 손가락 바닥을 이용하여 같은 방법으로 왼쪽 유방을 검사한다.

박스 34-3 조기 유방암 발견을 위한 지침

중재

- 30대 여성: 매월 유방자가검진 권고
- 40~69세 여성: 2년 간격으로 유방촬영술 권고
- 고위험군 여성: 유방암이나 난소암의 가족력이 있거나, 호지킨병 치료를 받은 여성을 포함하여 유방암 고위험군은 BRCA1과 BRCA2 검사 및 25~35세 이후 매년 유방촬영술 선별검사 권고

임상유방검진

임상유방검진(clinical breast examination)은 전문간호사나 의사가 상담을 하면서 실시한다. 검사는 시진과 촉진으로 이

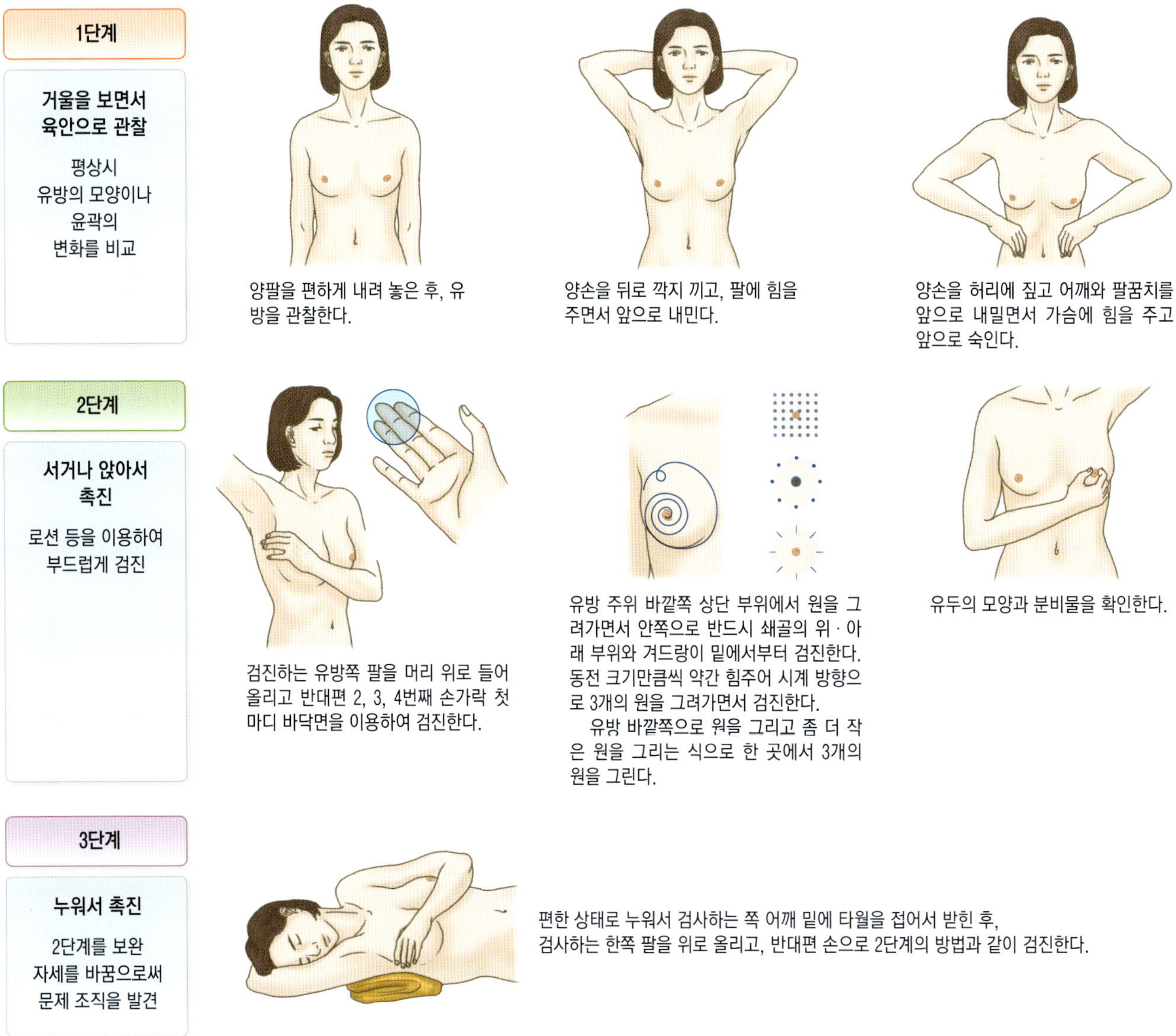

그림 34-7 ■ 유방자가검진 단계

루어지는데, 자세한 검사방법은 앞쪽의 신체사정을 참조한다.

유방암 고위험군 여성

가족 중에 유방암 환자가 있는 경우, 유방암의 고위험군으로 분류된다. 가족 중, 어린 나이에 유방암 진단을 받았거나, 난소암을 가진 경우가 있는지를 확인한다. 유방암 고위험군은 *BRCA1*과 *BRCA2*를 검사하고, 25~35세 이후에는 매년 유방 촬영술을 받도록 권고한다.

화학적 예방

화학적 예방(chemoprevention)은 악성종양의 발생을 예방하기 위해 약물을 사용하는 것이다. Tamoxifen (Nolvadex)과 raloxifene (Evista)과 같은 약물이 유방암 위험을 감소시키는 것으로 밝혀졌다. 그러나 이들 호르몬제는 부작용이 심하고 비용이 발생하므로 위험과 이익에 대하여 대상자에게 설명할 필요가 있다. 또한 Tamoxifen은 기형 발생 우려가 있으므로 폐경 전 여성은 이 약제를 복용하는 동안에는 출산에 대한 조절을 해야 한다. 미국 FDA는 raloxifene (Evista)을 폐경기 후 여성의 유방암 예방약제로 승인하였다.

예방유방절제술

예방유방절제술(prophylactic mastectomy)은 예견되는 유방암 발생을 예방하는 방법으로 고려된다. 이 시술을 적용할 수 있는 여성은 유방암에 대한 높은 가족력이 있거나, 한쪽에 유방암 병력이 있는 경우, 반복적인 외과적 생검에서 비정형 과

증식증 병력이 있거나, *BRCA1*과 *BRCA2* 유전자의 변이가 있는 여성이다. 예방유방절제술을 받은 여성의 90% 정도가 유방암 발생률을 감소시킬 수 있다.

생활습관 변화

대상자에게 유방암의 잠재적인 위험을 낮추기 위해서는 생활습관을 바꾸도록 조언한다. 채소와 과일의 섭취를 늘리고 음주를 줄이거나 지방 섭취를 감소시키는 것은 대부분의 만성질환을 위해서도 유익하다. 운동은 신체지방을 감소시키며, 지방에 저장된 에스트로겐의 양을 감소시킨다.

병태생리

유방암의 유형은 조직학적 특성과 양상에 따라 다양하다. 유방암은 전형적으로 유방의 관엽 상피세포에서 시작하여 림프계를 통해 액와림프절로 퍼지는 악성종양이다. 종양은 폐, 간, 뼈, 뇌 등 신체의 먼 곳까지 전이될 수 있다.

유방암은 발생 부위에 따라 유관이나 소엽 같은 실질조직에 생기는 암과 그 외의 간질조직에 생기는 암으로 나뉘는데, 유관과 소엽의 암은 암세포가 주위 조직으로 퍼진 정도에 따라서 다시 침윤성 유방암과 비침윤성 유방암(상피내암)으로 나뉜다. 대부분의 유방암(75~85%)은 침윤성 유방암으로 국소적 림프절로 전이된다. 소엽암은 약 5~10% 정도이며, 일반적으로 비후되어 있다. 염증성 유방암은 피부 발적과 경화가 특징이고 부종과 열감이 흔하다. 액와, 쇄골상부에서 종종 결절이 촉진되고 원위부 전이가 있으며, 유방암 중 가장 예후가 나쁘다.

기저막에 침범이 없는 관이나 엽에 한정된 악성세포를 상피내암(carcinoma in situ)이라고 한다. 상피내암은 치료하지 않으면 침윤성 유방암으로 발전한다.

임상증상

암의 호발부위는 유선조직(90%)이며, 대부분의 원발성 유방암은 유방의 상부 외측 사분위(스펜스 꼬리)에 위치하는 선암(adenocarcinoma)이다(그림 34-8). 가장 흔한 증상은 통증이 없는 멍울이 만져지는 것으로, 대부분 유방암 덩어리는 무통성 · 압통성이며, 움직임이 없는 단단하고 불규칙한 모양이다. 그러나 유방암의 60%는 어느 정도는 움직이고, 40%는 촉진시 일정한 경계가 있으며, 40%는 부드럽게 느껴지거나 낭성이다. 덩어리가 없더라도 유두 퇴축, 피부 인설, 유두 분비

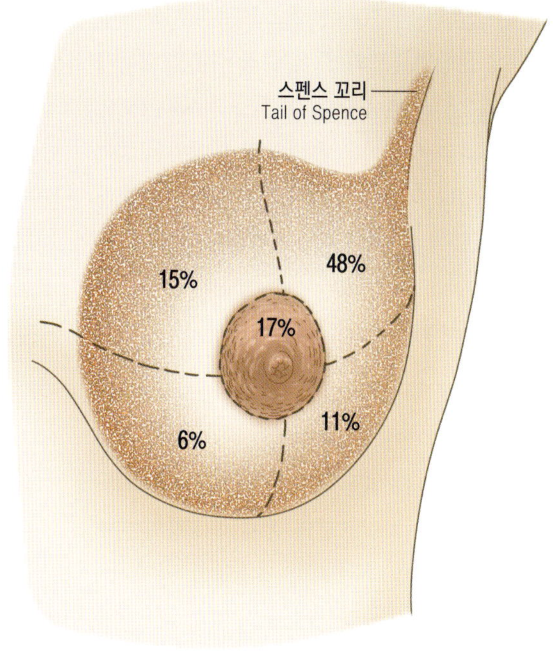

그림 34-8 ■ 유방암의 부위별 발생빈도

물, 딱딱함, 함몰과 같은 신체증상은 악성임을 암시한다. 종양이 유관을 침범하거나 유관에서 시작한 암일 경우, 유두에서 약간 노란색, 짙은 갈색 또는 피 색깔의 비정상적인 분비물이 나올 수 있다. 유방의 피부변화로는 유방의 굴곡변화, 유두와 피부의 함몰과 습진 등이 있으며, 암 근처의 피부가 보조개처럼 들어가거나 유두함몰이 나타난다. 유두와 유륜의 피부에 생긴 습진은 가렵거나 아프지는 않지만, 잘 낫지 않으며, 암이 피부를 침범한 경우에는 피부가 두꺼워져서 오렌지 껍질처럼 되기도 하고, 발적이 생기고 피부가 벗겨지기도 한다. 부종은 종양에 의한 림프절의 폐쇄로 인해 발생한다. 또한 암이 성장하면서 정상조직을 압박하면 피하정맥이 울혈되어 혈관이 두드러지는 것을 볼 수 있다. 염증성 유방암의 경우, 피부의 발적이나 열감이 나타날 수 있다.

진단검사

유방암은 자가검진이나 유방촬영술, 초음파검사, 컴퓨터단층촬영 등으로 진단할 수 있으며, 확진하는 방법은 조직생검을 통해서이다. 그 외에 전이 부위에 따라 간효소치가 증가하거나 혈청 칼슘 또는 알칼리성 인산분해효소(alkaline phosphatase) 등이 증가할 수 있다.

에스트로겐수용체(estrogen receptor, ER)와 프로게스테론수용체는 에스트로겐과 프로게스테론이 결합하는 단백질

로, 유방암의 약 70%는 에스트로겐수용체 양성이다. 에스트로겐이 유방암세포의 증식에 작용하기 때문에 유방암은 항호르몬치료에 잘 반응한다. 유전자 지표인 *HER2/neu(ErbB−2)*의 증폭과 이상증식은 유방암의 재발위험 증가나 나쁜 예후와 관련이 있다. 이 유전자는 화학요법의 선택과 결과에 도움이 되며, 치료에 대한 반응을 예측한다.

예후와 병기

일단 암으로 진단되면, 가장 적절한 치료를 결정하기 위해 정확한 병기 평가가 필요하다.

유방암 병기체계는 TNM 체계, 즉 (1) 원발성 종양의 크기와 범위, (2) 액와림프절의 존재, (3) 원위부 전이 여부에 기초한다(박스 34-4). 최종적인 유방암의 병기는 TNM 병기의 조합에 따라 0기에서 4기로 달라진다. 유방암의 5년 생존율은 질환단계에 따라 달라진다(박스 34-5).

일반적으로 종양이 클수록 예후가 나쁘며, 종양이 분화가 잘 될수록 덜 공격적이다. 유방암의 임상적 병기단계는 그림 34-9를 참고한다.

박스 34-4 유방암의 병기

종양의 크기(T)

- T0: 종양의 증거가 없는 경우
- Tis: 소엽 또는 유관의 상피내암
- T1: 종양의 최대 직경이 2cm 미만인 경우
- T2: 종양의 최대 직경이 2cm보다 크지만, 5cm는 넘지 않는 경우
- T3: 종양의 최대 직경이 5cm를 초과한 경우
- T4: 종양이 흉벽이나 유방의 피부를 침범한 경우

액와 림프절의 침범 정도(N)

- N0: 림프절 전이가 없는 경우
- N1: 전이된 림프절의 개수가 1~3개인 경우
- N2: 전이된 림프절의 개수가 4~9개인 경우
- N3: 전이된 림프절의 개수가 10개 이상인 경우

원격 부위로의 전이 여부(M)

- M0: 유방 외의 다른 부위로의 원격전이가 없는 경우
- M1: 유방 외의 다른 부위로의 원격전이가 있는 경우

박스 34-5 유방암 병기별 5년 생존율

단계	국한 (Localized)	국소 (Regional)	원격 (Distant)	모름 (Unknown)
5년 생존율	98.6%	91.5%	38.8%	82.3%

출처: 보건복지부 중앙등록본부, 2018년

치료

암의 위치와 병기, 전이의 정도나 위치에 따라 치료전략을 계획한다. 유방암은 병기에 따라 치료가 달라지지만, 다른 암과 마찬가지로 주로 수술요법, 화학요법, 방사선요법이 이용된다.

수술이 가능한 경우, 수술을 시행한 후 보조화학요법과 방사선치료, 항호르몬요법의 순서로 치료하게 된다. 수술이 불가능한 경우에는 항암화학요법, 항호르몬요법, 방사선치료를 적절히 이용한다. 과거 유방암 대상자는 전형적으로 변형된 근치(modified radical) 또는 근치유방절제술(radical mastectomy)을 하였으나, 최근에는 주로 유방보존술을 시행한다. 만일 림프절로 확산되었다면, 근치유방절제술로 제거해야 한다. 초기 유방암의 경우, 유방절제술이나 국소절제술을 시행한 후 방사선요법, 화학요법, 호르몬요법을 실시하는 것이 효과적이나. 방사선요법, 화학요법, 호르몬요법 등이 수술 후나 수술 대신 암의 전이를 예방하고, 암세포를 완전히 제거하기 위해 사용될 수 있다.

유방암이 확진된 후, 유방암을 관리하기 위한 최종 방법의 선택을 위해 다학제팀에 자문을 의뢰할 수 있다. 일반적으로 다학제팀은 종양내과 전문의, 방사선과 전문의, 외과 전문의, 종양 전문간호사, 영양사, 심리학자 등으로 구성된다. 유방암 관리에는 다양한 방법이 있으므로 다학제적 접근은 대상자에게 매우 유용하다.

수술

유방암 수술에는 전체 유방을 제거하는 유방 전절제술과 유방을 부분적으로 제거하는 유방보존술이 있다. 액와림프절 수술방법은 림프절 전체를 절제하는 림프절절제술과 액와림프절 전이가 없는 환자에게 실시하는 감시림프절생검술 등이 있다. 유방보존술은 유방을 유지하기 위해 시행되는데, 이러한 종괴절제술과 방사선요법의 병행이 유방절제술보다 비효과적이라는 근거는 없다. 그러나 암세포의 크기가 크고, 다발성으로 넓게 발생하는 경우에는 유방절제술이 필요하다.

유방보존술

유방보존술(breast conservation surgery)은 유방을 부분적으로 제거하는 수술로써, 주로 원발성 종양의 크기에 따라 고식

그림 34-9 ■ 유방암의 임상적 병기단계

1기: 종양 직경이 2cm 또는 2cm보다 작으며 유방에 국한되어 있음. **2기:** 종양이 5cm 이하 또는 액와림프절로 조기전이. **3기:** 동측액와 또는 내측림프절을 침범하고 종양크기가 5cm 초과. **4기:** 뇌, 뼈, 간 또는 같은 동측 상부 쇄골림프절 또는 피부, 흉벽으로 전이된 염증성 유방암

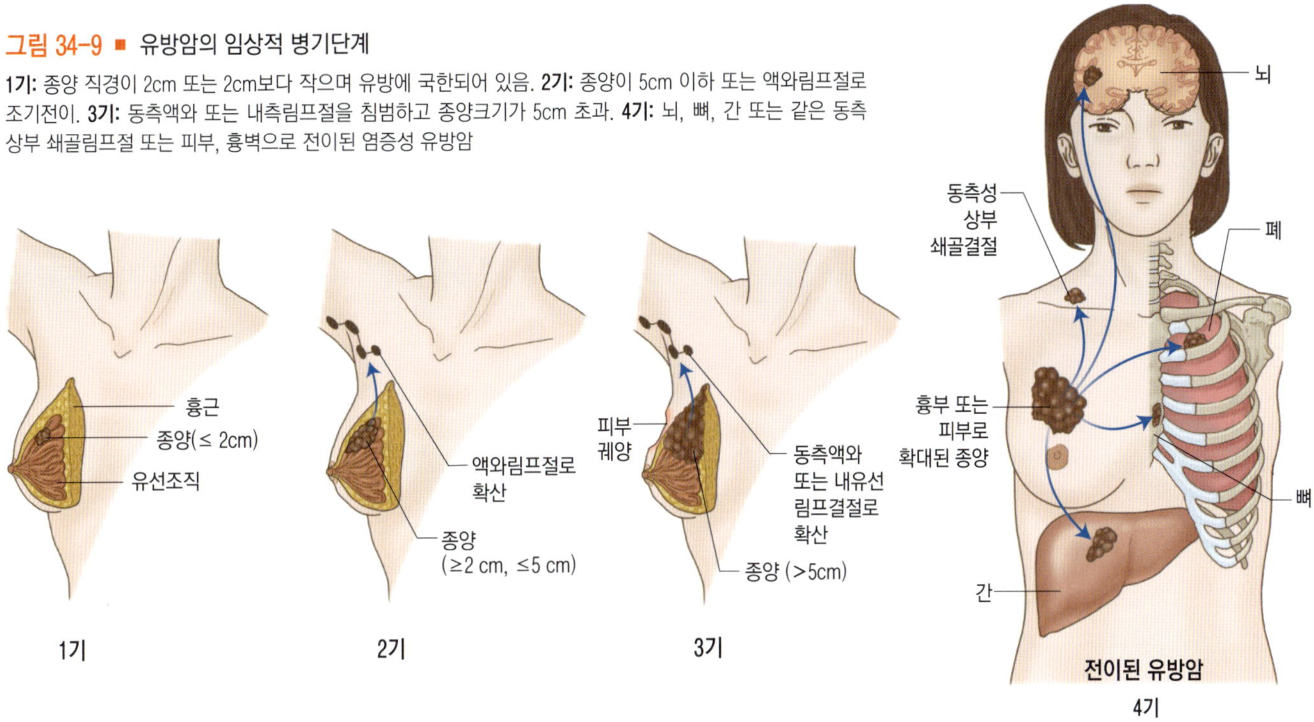

적 수술 접근이 가능한 유방암 1기와 2기에서 선택된다. 대규모 연구결과, 유방보존술과 유방절제술이 재발률과 생존률에서 별 차이가 없는 것으로 나타났다. 유방보존술 후 대부분 방사선요법이 필요하므로 대상자가 유방 부위의 방사선요법 경험, 임신, 루푸스, 피부경화증 등 방사선에 견딜 수 없는 경우에는 시행하기 어렵다.

- **종괴절제술**(lumpectomy): 종양의 크기가 2~4cm 미만이고 전이가 없는 경우, 종양과 정상조직의 1~2cm 가장자리를 포함한 종괴절제술을 실시한다. 목표는 정상 유방조직을 가능한 한 많이 남기는 것으로 암 종괴와 함께 주위의 건강한 조직을 조금 떼어내게 된다. 따라서 종괴절제술 후에는 혹시 남아있는 암세포를 제거하기 위해서 대부분 방사선치료를 병행한다(그림 34-10A).
- **사분위절제술**(quadrantectomy): 종양을 포함한 유방조직의 1/4을 제거하는 방법으로 대흉근과 소흉근을 보존한다. 사분위절제술 이후에는 거의 대부분 방사선치료를 받게 된다(그림 34-10B).

유방절제술

유방절제술(mastectomy)은 종양이 유두–유륜 부위까지 포함된 경우, 종양이 7cm 이상인 경우, 종양이 유방의 사분위를 포함하는 경우, 방사선요법을 받을 수 없는 경우에 시행한다.

과거에는 유방 전체와 유방 아래 근육까지 절제하는 수술을 시행하였으나, 최근에는 변형근치유방절제술(modified radical mastectomy)을 많이 시행한다.

- **단순유방절제술**(total mastectomy, simple mastectomy)은 유방 전체를 제거하지만, 림프절은 제거하지 않는다. 이는 대부분 병기가 0이나 1기일 때 또는 예방적 차원에서 시행된다(그림 34-10C).
- **근치유방절제술**(radical mastectomy)은 유방, 액와림프절, 피부, 유방 밑 흉근까지 절제하는 것이다. 이 수술은 수술범위가 광범위하여 수술한 쪽 팔의 기능이 감소되는 등 수술 후 합병증이 많이 발생되어 최근에는 거의 시행되지 않는다(그림 34-10D).
- **변형근치유방절제술**(modified radical mastectomy)은 소흉근은 남겨 두고 유방, 액와림프절, 피부를 제거하는 것이다. 이는 근치유방절제술에 비해 수술 후 팔기능의 손상이 비교적 적은 편이다.

최근에는 조기 검진과 진단 기술의 발달로 인해 유방암이 초기에 발견되는 경우가 증가하고 있어 이와 같은 시술은 10~15년 전보다 많이 감소하였다. 대상자가 유방절제술을 선호하지 않는 한, 유방암 1기와 2기에서는 시행되지 않는다.

액와림프절절제술

과거에는 암이 있는 액와림프절 구획을 절제하는 액와림프절 절제술(axillary lymph node dissection)을 시행하였지만, 최

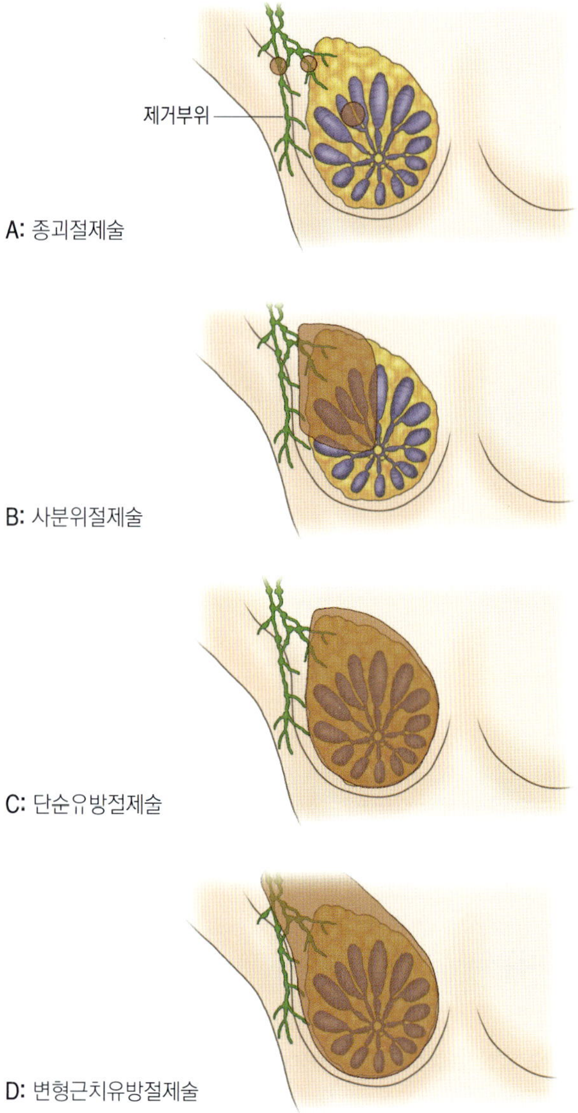

그림 34-10 ■ 유방암수술의 종류

근에는 감시림프절절제술(sentinel lymph node dissection)을 초기 암의 치료를 위해 시행하고 있다. 감시림프절절제술의 결과에 따라 액와부 전체를 제거하지 않고, 그만큼 수술 부작용이 적기 때문에 현재 유방암수술에 널리 이용된다.

액와림프절절제술은 감시림프절절제술 결과에서 유방암이 림프절로 전이된 경우, 필요에 따라 시행한다. 초기가 아닌 진행성 유방암인 경우는 수술 시 시행하기도 한다.

감시림프절생검(sentinel node biopsy)은 국소적 림프절 상태를 결정하기 위한 진단검사로 시행한다. 암은 림프관과 림프절 주변을 따라 순차적으로 번지게 되므로 처음 만나는 림프절에 먼저 암이 정착한다. 감시림프절은 종양에서 림프배액을 받는 첫 번째 림프절이다. 결절은 첫 번째 종양 주변에 염료나 방사성 콜로이드를 주입하여 발견하게 되며, 용액이 이동하여 첫 번째로 배액되는 림프절을 확인하게 된다. 전통적인 액와림프절절제 이상의 장점을 제공하기 때문에 임상현장에서 빠르게 적용되고 있다. 감시림프절생검을 받은 대상자는 액와림프절절제술을 받은 대상자에 비해 림프부종, 무감각, 통증, 상완경직이 덜하고 팔의 기동성과 근력이 증가하며 삶의 질이 더 높은 것으로 나타났다.

유방재건술

유방절제술 후 많은 대상자들이 상실감, 우울, 신체상 변화 등을 겪게 되면서, 유방재건술은 치료계획의 구성요소로 받아들여지고 있다. 1990년대 외과보형물과 외과수술기법이 발달함에 따라 유방재건술을 선택한 대상자는 더욱 자신감을 가질 수 있게 되었고, 신체상과 자기만족을 유지할 수 있어 삶의 질이 강화되었다.

유방재건술(breast reconstruction)의 금기증은 흉부방사선요법이 필요한 경우와 합병증으로 인해 신체적으로 추가 수술을 견딜 수 없는 상태인 경우이다. 유방재건술의 시기는 유방절제술 후 즉시 시행하는 즉시재건술과 수술 후 3~6개월 후에 시행하는 지연재건술로 구분된다. 보조화학요법이 계획되어 있을 때에는 화학요법이 끝난 후에 하는 것을 권한다.

외과적 기술의 선택은 대상자의 요구, 사용가능한 조직의 양, 과거 방사선요법 여부 등을 기초로 결정된다. 가장 간단한 재건법은 피부 안에 보형물을 삽입하는 것이다. 사용되는 보형물에 따라 자기조직(근육)을 이용하는 방법과 인공적인 보형물을 이용하는 방법으로 나뉜다. 자기 근육을 이용하는 방법으로는 본인의 횡복직근 피판술, 광배근 피판술, 둔근 피판술 등이 있고, 인공보형물을 이용하는 방법으로는 흉근 아래에 납작한 실리콘 주머니를 삽입하고, 6~8주에 걸쳐 생리식염수를 주입하여 서서히 늘려가는 조직확장술 등이 있다. 대부분의 삽입물은 영구적이다.

유륜재건술(nipple areola reconstruction)은 유방재건술 후 몇 개월 뒤로 미뤄질 수 있다. 유륜은 문신 또는 복합조직이식(nipple sharing)으로 만들 수 있는데, 유륜의 검은 조직은 대개 문신으로 재건된다.

유방재건술은 기본적으로 항암화학요법이나 방사선치료에 영향을 미치지 않지만, 인공보형물이 삽입된 경우에는 방사선치료에 지장을 줄 수 있다. 대개 재건술은 암의 재발 가능성이 적을 때 시행한다. 유방 수술 합병증에는 림프부종, 감염, 장액종, 혈종, 봉와직염 등이 있으며, 간호사는 환자에게 이러한 문제에 대처하는 방법에 대해 교육해야 한다. 유방재건술 후 삽입물의 위치에 따라 브래지어가 필요할 수도 있다. 대상자가 재건된 유방에 적응하는 것은 3~4개월 정도 소요된다.

수술 후 합병증 및 변화

근치유방절제술의 합병증은 출혈, 신경손상, 상처감염, 반흔 부위의 괴사, 림프부종 등이다. 근치유방절제술은 수술범위가 광범위하기 때문에 수술한 쪽 팔의 기능이 더욱 제한된다. 또한 유방절제술 환자는 유방의 모양이 심하게 변형되기 때문에 대상자들은 수술 부위를 보기 어려워하거나 우울, 불안, 신체상의 변화, 성기능 장애 등을 경험하기도 한다.

유방절제술이나 액와림프절절제술을 받은 환자들은 통증 증후군을 경험하기도 한다. 수술 후 3개월이 지난 후에도 가슴이나 팔에 통증이나 저린 느낌이 있거나 무감각 또는 바늘로 찌르는 듯한 통증이 지속된다. 이 증후군은 수술이나 방사선요법으로 인해 늑골간상완신경이 손상되기 때문으로 추측된다. 이를 위한 치료로 NSAID, 항우울제, 리도카인 패치 등의 약물요법과 함께 심상요법이나 바이오피드백 등의 치료와 전문가의 심리상담 등이 도움이 된다.

방사선요법

방사선요법은 초기 유방암 1, 2기의 보조적 치료로, 종괴절제술과 사분위절제술(quadrantectomy) 후에 심장질환과 같은 건강 문제로 수술을 받기 어려운 경우, 액와절제술을 하기 어려운 액와 전이의 위험이 높은 경우, 외과적으로 종양이 제거되지 못한 경우 등에 사용된다. 유방절제술 후 방사선요법은 국소재발을 성공적으로 감소시키므로, 원격전이를 감소시킨다. 최근 연구에서 림프절 양성인 여성에서 유방절제술 후, 방사선요법이 생존율을 높이는 것으로 나타났다.

방사선요법과 화학요법이 함께 실시될 때, 방사선요법은 화학요법에 부수적 또는 화학요법 사이 또는 화학요법을 끝낸 후 바로 실시할 수 있다. 방사선요법은 외부 빔이나 근접치료(brachytherapy), 이리듐 삽입물을 통해서 시행된다. 외부 빔 방사선조사는 일주일에 5일씩 5~6주간 외래에서 림프절을 포함한 유방 전체의 종양 부위에 조사한다. 방사선요법의 총 용량은 대개 5,000rad이다.

근접방사선요법(brachytherapy)은 훨씬 짧은 기간 동안, 즉 5일간 하루에 두 번씩 시행된다. 근접방사선요법은 종양 바로 옆의 조직에 방사선원으로 된 씨앗이나 둥근 알을 심어주는 방법이다. 유방암 부위에 방사선물질을 주입하는 근접치료기구인 MammoSite brachytherapy device를 사용하는 경우, 외과적 공간 안에 방사선원이 삽입된 작은 백을 사용하는 것으로, 초기 유방암이면서 결절 음성인 여성들을 대상으로 한 연구에서 MammoSite brachytherapy 기구가 전통적인 방사선요법보다 시간, 불편감, 독성 등을 감소시키는 것으로 나타났다. 이 기구는 5일 후 제거된다.

이리듐 192(Iridium 192)를 이용한 간질내 근접방사선치료는 외래에서 하는 시술로, 이리듐 삽입물 삽입은 국소마취후에 시행한다. 이는 바늘을 1cm 간격으로 종양 부위에 삽입한 후, 방사능 이리듐 씨앗(seed)을 각각의 관에 끼운다(그림 34-11). X-선촬영으로 삽입물의 위치를 확인하고, 삽입물은 대개 2~3일간 유지된다.

유방 방사선요법의 부작용은 다음과 같다.

- 피부: 소양증, 건조, 압통, 발적, 부종, 건조성 박리, 습윤성 박리와 같은 일시적인 변화
- 피로
- 목: 방사선조사로 인한 목의 건조
- 폐렴: 드묾
- 팔 부종: 액와에 방사선을 조사한 경우
- 골절: 조사된 부분의 골절 가능성 증가

전신 화학요법

전신 보조화학요법은 국소 외과적 중재 후에 실시하며, 림프절에 침범되었거나, 종양 직경이 1cm 이상인 경우는 항암화

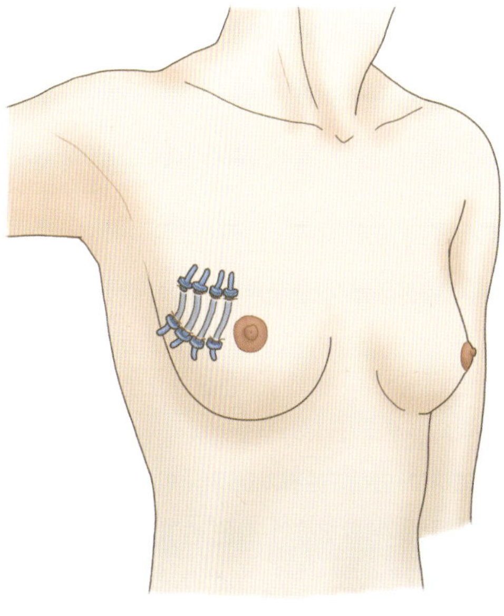

그림 34-11 ■ 방사선요법-이리듐 삽입

학요법의 적응증이 된다. 일반적으로 보조 항암화학요법은 수술이나 방사선요법이 종료된 후, 몇 주가 지나 시행한다. Cyclophosphamide, methotrexate, 5-fluorouracil (CMF요법)이 가장 많이 사용되며 doxorubicin, cyclophosphamide, methotrexate, 5-fluorouracil 또는 leuvorin (Wellcovorin) 치료가 유방암의 표준 보조요법이다. CMF를 이용한 세포독성 화학요법이나 cyclophosphamide와 doxorubicin, 5-FU 치료 (CAF), cyclophosphamide와 doxorubicin (AC) 치료가 림프절전이가 없는 대상자에게 적절하다. 림프절 양성인 대상자는 anthracycline (Doxorubicin)이 선호된다.

Paclitaxel의 추가는 에스트로겐수용체 음성이고 림프절 양성인, 특히 *HER-2/neu* 과다출현 여성에게 사용된다. Paclitaxel 또는 docetaxel은 표준 항암화학요법에 반응하지 않는 전이성 유방암 여성에게 사용한다.

진행성 유방암 대상자들은 수술 전 화학요법을 받은 후, 수술과 방사선요법을 하기도 한다. 수술 전 화학요법은 이미 암이 제거된 후에는 불가능한 화학요법의 반응을 직접적으로 평가할 수 있기 때문에 의사는 화학요법의 효과를 알 수 있게 되고, 실제적으로 종양이 감소하여 병기가 낮아져서 유방보존수술이 가능하게 될 수도 있다.

표적치료

정상 세포와 달리 유방암 세포에서만 발현되는 수용체, 단백질, 변이 유전자 등을 선택적으로 차단함으로써 정상 세포에는 피해를 덜 주는 여러 가지 항암제가 개발되어 있는데, 이들을 통상 '표적치료제'라고 한다.

대표적인 것이 1998년 미국식약청에서 재발성 유방암 치료제로 허용한 Herceptin (Trastuzumab)으로, 우리나라에서도 사용되고 있다. Herceptin은 *HER2* (human epidermal growth factor receptor 2) 수용체 양성 유방암에서 효과가 있기 때문에 수용체를 확인한 뒤에 투여한다. *HER-2*는 유방암 환자의 25~30%에서 출현되며, 주로 폐경기 후 유방암에서 발견된다. 여러 대규모의 무작위 임상실험에서 단독 또는 병합 약물로 trastuzumab와 paclitaxel이 효과가 있음이 증명되어 *HER-2* 양성대상자의 보조치료에 trastuzumab을 추가하도록 권고하고 있다. 표적치료제는 일반적으로 항암화학요법에 비해 부작용과 합병증이 적은 편이다. 가장 일반적인 부작용은 골수억제, 오심, 구토, 위장관 독성, 피부발진, 피로, 급성열, 오한, 잠재적인 심부전 등이다.

항호르몬요법

항호르몬요법은 유방암 증식에 영향을 주는 에스트로겐의 농도를 낮추는 방법으로 에스트로겐과 프로게스테론수용체 양성 유방암을 가진 대상자에게 사용된다. 유방암은 호르몬수용체가 양성인 것과 음성인 것, 두 종류로 나눌 수 있다. 유방암 환자의 약 2/3에서 ER이 있고, ER이 있는 환자 중 60%에서 항호르몬요법에 효과를 보이며, ER 및 PR이 함께 있으면 약 80%에서 효과적이다.

항호르몬요법은 tamoxifen (Nolvadex)과 aromatase 억제제를 각각 단독으로 사용하거나, tamoxifen과 aromatase 억제제를 병합하여 사용한다. 보통 한 약제를 2~3년 동안 투여받고, 이후 다른 약제를 투여받는다.

Tamoxifen은 선택적인 에스트로겐수용체 조절자로 분류되는 약물이다. 이 약물은 정상적으로 에스트로겐이 결합될 자리에 침투하여 에스트로겐 양성 유방암세포와 결합하는 에스트로겐을 방해함으로써 유방암세포들의 성장을 예방하고 조절한다. Tamoxifen은 에스트로겐수용체를 가진 유방암 대상지에게 흔히 사용된다. Tamoxifen의 부작용으로는 안면홍조, 기분 변화, 우울, 기억 변화, 뇌졸중 위험의 증가, 폐색전, 백내장, 자궁내막암, 질 건조 등이 있다. Tamoxifen은 기형발생 우려가 있으므로 폐경 전 여성은 이 약제를 복용하는 동안에는 출산에 대한 조절을 해야 한다. 자궁내막암은 tamoxifen을 투여할 경우, 2배 더 발생률이 높다.

간호사는 항호르몬제제의 위험과 이익에 대하여 대상자에게 설명해야 하고, 여성들은 tamoxifen 복용에 따른 부작용을 모니터하기 위해 암전문의나 산부인과 의사에게 추후 관리를 받아야 한다.

최근 개발된 Aromatase 억제제(Anastrozole letrozole)는 안드로겐이 에스트로겐으로 전환되는 것을 차단함으로써 작용한다. 난소에서 에스트로겐을 합성할 수 없는 폐경기여성에게 유용하다. 폐경 전 여성은 난소에서 여전히 에스트로겐을 분비하므로 aromatase 억제제는 내인성 에스트로겐 수치를 낮추는 데 효과가 없을 뿐만 아니라, 음성회환고리 때문에 순환 에스트로겐수치를 사실상 증가시킨다. 반면, tamoxifen은 폐경 전 여성에게 주로 투여된다. Aromatase 억제제는 tamoxifen에 비해 부작용이 적고 혈전이나 자궁내막암을 일으키지는 않으나, 에스트로겐 생산을 차단하기 때문에 근육통, 관절경직, 골다공증, 야간 발한 등을 일으킨다. Aromatase 억제제를 사용하는 여성은 골다공증을 모니터링하여 적절하게 치료해야 한다.

간호

수술 간호

수술 전 간호

일반적으로 진단이 확정되면, 치료를 선택하는 데 시간이 필요하다. 의사들은 유방암에 대한 다양한 치료 방법의 위험성과 장점에 대해 설명하고, 대상자가 치료과정을 선택할 수 있도록 돕는다. 유방암에 걸린 대상자는 결정 과정에 적극적으로 참여하고 숙고할 수 있는 시간이 필요하다. 많은 여성들이 이 시기를 진단 후 가장 스트레스가 심한 시기라고 말하므로 간호사는 대상자가 정보를 잘 이해하고 자율적인 결정을 하도록 돕는다. 수술, 방사선요법, 화학요법, 호르몬요법이나 생물학적 면역요법을 포함한 치료계획 중 적절한 것을 선택한다.

대상자는 수술과 치료를 시작하기 전, 권고안과 치료방법에 관한 정보를 받아야 한다. 간호사는 대상자가 치료방법을 이해하도록 돕는다. 변형근치유방절제술이나 유방보존술은 1~3일간 입원을 해야 하므로, 대상자에게 상처간호, 손과 팔의 간호 등을 포함한 수술 전 간호에 대해 서면으로 된 교육자료를 제공한다. 또한 대상자의 지식부족과 관련한 자료 제공을 위해 교육계획을 수립한다. 이러한 계획은 수술 전 활동, 수술 과정에 대한 설명, 수술 후 간호, 퇴원계획, 수술 후 제한에 대한 내용을 포함한다.

림프절절제와 감시림프절생검에 관해 설명한다. 대상자의 불안수준은 매우 높아서 새로운 정보를 기억하기 어려우므로 구두설명뿐만 아니라, 서면으로 된 정보를 제공하는 것이 중요하다. 가족에게도 교육을 제공한다. 대상자는 수술 후 조기 퇴원하므로 응급전화번호와 퇴원 후 문제나 질문이 있는 경우, 전화할 사람에 관한 서면정보가 필요하다. 대상자와 가족 구성원의 학습내용을 평가하고, 가능한 한 자주 정보를 반복하여 제공한다.

수술 후 간호

대상자의 수술에 대한 심리적 반응을 사정한다. 또한 수술 후 일반적인 사정을 포함하여 상처와 배액을 시진하고 감염의 일반적 증상과 통증이 나타나는지 사정한다. 수술 후 간호관리를 참조한다(**박스 34-6**).

수술 후 흔히 나타날 수 있는 간호진단으로는 유방 및 성적 변화와 관련된 신체상 혼란, 피부통합성 장애의 위험, 감염위험의 증가와 액와결절절제의 2차적 림프부종과 관련된 상해의 위험, 자가간호 부족 등이 있다.

박스 34-6 수술 후 간호관리

- 수술한 쪽 팔 아래에 수건이나 낮은 베개를 넣어 팔을 약간 올려주는 것이 좋다.
- 엎드려 눕거나 옆으로 눕는 자세는 수술 부위의 배액을 돕지 못한다.
- 처방된 정맥수액과 항생제를 투여한다.
- 자가통증조절기 사용을 통해 통증을 조절하는 것을 교육한다.
- 드레싱 부위의 출혈과 활력징후를 모니터한다.
- 호흡운동과 폐활량계(spirometry)를 4시간마다 사용한다. 압박드레싱은 흉부확장을 감소시켜 폐 환기를 어렵게 하므로 호흡운동이 중요하다.
- 보통 수술 2일 후부터 손과 어깨의 운동을 시작한다.
- 수술한 쪽의 팔로 무거운 물건을 들어 올리지 않도록 한다.
- 수술과 함께 유방재건술을 받은 사람은 이식된 조직이 안정되는 데 시간이 걸리므로 수술 후 1주일이 지난 뒤 팔운동을 시작한다.
- 상처배액을 관찰한다. 보통 3~5일 후 하루 배출량이 20~30cc 정도로 줄면, 배액관을 제거한다.
- 샤워는 배액관을 제거한 이틀 후부터 할 수 있다.
- 수술부위의 손상과 감염에 주의한다: 수술한 부위의 손상과 감염의 위험을 감소시키기 위해 그 부위의 팔에서 혈압을 재거나 주사를 놓지 않는다.
- 성관계는 유방절제술에 의해 영향을 받을 수 있다. 이 부분에 대해 배우자나 상담자 및 유방암 지지그룹을 통해 토론하고 도움을 받도록 한다.
- 수술 후 4~6주가 지나면, 수술 부위의 상처가 완전히 아물고 유방전절제술을 받은 환자들은 수술 후 3개월쯤 지나서 유방 보형물을 착용한다.
- 수술 후 7~10일 후 최종 병기와 호르몬수용체의 분포, 나이 등을 감안하여 수술 후에 어떤 치료를 더 할지에 대해 결정한다. 수술 부위의 상처 치료가 끝나면, 항암화학요법, 항호르몬요법, 방사선치료를 하게 되고 치료 계획에 따라 6개월~1년간 치료하게 된다.

■ 간호진단

유방 및 성적 변화와 관련된 신체상 혼란

기대결과

대상자는 수술 후 화장을 하거나 여성스러운 복장을 하여 긍정적 신체상을 보여줄 것이다.

간호중재

의뢰 시작

유방절제술을 받은 여성들은 변화된 신체상을 수용하는 데, 다소 시간이 걸린다. 상실에 대한 적응 정도를 평가한 후, 필요한 경우 사회사업가나 심리전문가에게 의뢰한다.

대처기전 사정

유방암 수술을 한 여성들은 상실감과 일상생활의 변화, 사회적 상호작용, 자아개념과 신체상 그리고 죽음의 공포를 경험하게 되므로 대상자의 일반적인 대처전략은 비효과적일 수 있다. 전이, 투사, 희망, 부정, 희망, 기도, 명상, 금욕, 체념과 이러한 반응들이 결합되어 대처기전으로 사용될 수 있다.

자가간호 격려

효과적인 수술 후 간호는 성공적인 심리적·신체적 재활을 하는데 필수적이다. 1~3일의 입원기간 동안, 간호는 수술 후 자기돌봄관리를 위한 퇴원계획뿐만 아니라, 수술과 마취로부터의 회복에 초점을 둔다. 대상자의 자아상은 자기돌봄활동과 함께 향상된다.

신체상 증진을 위한 전략 논의

여성들은 타인에게 절개부위를 감출 것인지, 보여줄 것인지를 결정하게 된다. 절개부위는 적절하게 딱 맞는 브래지어, 특수 목욕가운, 드레스 등으로 위장할 수 있지만, 자신의 매력에 대한 의심과 공포는 스스로를 보호하는 데 영향을 준다. 대상자가 자신의 수술 부위를 보도록 강요해서는 안 되며, 준비가 될 때까지 기다린다. 수술 절개부위를 보는 것을 꺼려하는 것은 대상자가 상실에 대한 수용능력이 없다는 것을 의미한다. 질환에 의한 변화를 수용할 수 있도록 도와줄 외부자원에 대한 정보를 제공한다. 예를 들어, 유방암 지지모임 등이 대상자와 가족들이 대처 방법을 배우는데 도움을 줄 수 있다. 보형물이나 가발을 살 수 있는 곳에 대한 정보도 유용하다.

퇴원 후 대처방안

유방 손실과 유방암의 영향은 대상자가 퇴원한 후에도 느끼지 못할 수 있다. 그러나 많은 여성들은 통증 정도와 불편감, 피로, 상처부위 치유 지연, 팔 부종과 같은 증상에 놀라게 되고, 흔히 성적으로 부적절한 감정, 신체상의 저하, 여성성 상실 등을 느끼게 된다. 일상적인 움직임이 어렵고 고통스러울 수도 있다. 그러나 시간이 지나면서 대상자와 지인들은 그들의 삶을 재조정하고 재구성하게 된다. 이 시기동안 대상자들은 사회에서의 자신의 역할을 재개하는데, 대상자 개개인마다의 대처방식은 모두 다르다.

■ 간호진단

수술 또는 방사선요법과 관련된 피부통합성 장애의 위험

기대결과

대상자는 발적, 감염, 혈종 형성, 균열 없이 피부가 치유되며 수술이나 방사선요법 후 피부통합성 장애가 없을 것이다.

간호중재

드레싱과 배액간호 설명 및 제공

수술 후 초기에는 일반적으로 압박드레싱이 사용된다. 수술부위의 혈액이나 모여진 장액이 정체되지 않도록 하는 배액관에 대해 설명한다. 배액을 비우고 양을 기록하는 것을 교육한다. 만약 배액이 막히거나 제거되는 경우 또는 감염 징후를 보이거나 출혈이 있는 경우에는 의사에게 알리도록 교육한다. 드레싱 교환 시 절개부위를 직접 보도록 격려하고, 계속 드레싱을 유지해야 한다면, 가정에서의 절개부위 소독과 감염증상 관찰에 대해 교육한다.

방사선요법 후 피부합병증 예방

방사선요법 동안 각설, 박리, 가려움, 홍반, 탈모, 발진, 표피탈락 등이 발생할 수 있다. 피부에 대한 주의 깊은 관리는 방사선요법에 의한 피부 영향을 최소화하는 데 있어 중요하다. 비누로 씻지 말고 물로만 헹구며, 방사선조사 부위에 로션이나 파우더를 바르지 않도록 교육한다. 만약, 팔 아래부위가 마찰, 습기, 방사선손상으로 붉어진다면 피부균열을 방지하기 위해 주름 사이에 부드럽고 깨끗한 거즈를 둔다.

■ 간호진단

감염이나 액와림프절 절제로 인한 림프부종과 관련된 상해의 위험

기대결과

대상자는 감염이나 림프부종과 같은 손상을 경험하지 않을 것이다.

간호중재

림프부종은 림프관의 부적절한 생성이나 제거로 인해 피부와 피하조직에서 단백질과 수분이 불충분하게 이동한 결과이다. 과거에 비해 광범위유방절제술이나 액와절제를 많이 실시하지 않기 때문에 림프부종은 감소하는 추세이다. 유방암의 국소적 치료시 림프부종의 평균 발생률은 20% 정도이지만, 액와절제 후 림프부종은 70% 정도라고 보고되고 있다.

노년층, 비만, 무거운 물건을 드는 것은 림프부종의 위험을 증가시킨다. 팔의 부종, 경직, 통증, 무감각은 액와 부위에 방사선요법을 받기 시작한 지, 대략 1개월이 지난 대상자의

40~50%에서 보고된다. 수술이나 방사선요법 후 발생되는 림프부종은 대개 감염, 염증, 재발된 종양 때문이다.

림프부종 예방

림프배액을 증진시키고 감염을 예방하기 위해 수술 후 초기에 팔운동을 격려하고 팔에 베개를 대어 상승시켜 팔꿈치가 심장 위치에 있게 하고, 손은 베개보다 높이 있게 한다.

림프부종과 감염을 감소시키기 위해 침범된 팔에 정맥주사를 놓거나 혈압을 측정하지 않는다. 열이 없더라도 발적, 부종, 침범된 팔에 전반적인 온기를 호소한다면 손이나 팔의 감염 가능성을 검사해야 한다. 감염이 있다면, 항생제치료를 위해 입원할 필요가 있다. 손의 가벼운 상처 등, 감염이 발생하면 신중하게 치료해야 한다.

일단 림프부종이 발생하면, 재발하거나 진행되기 쉽기 때문에 예방이 중요하다는 것을 강조한다. 만약, 림프부종이 있다면, 수술 후 탄력붕대나 대상자에게 맞는 압박보형물을 착용하는 것이 도움이 된다.

유용한 치료로는 압박 의복의 착용, 간헐적 공기압박, 훈련된 물리치료사에 의한 마사지 등이 포함된다. 대상자는 유방암협회, 종양간호학회로부터 많은 정보를 얻을 수 있다.

운동과 적절한 체위에도 불구하고 림프부종이 발생하면 재활치료사나 림프부종 관리 전문간호사에게 의뢰한다.

팔 운동 교육하기

수술 후 초기에는 능동적 굴곡과 신전, 부드러운 고무공을 부드럽게 쥐는 것과 림프순환을 돕는 깊은 호흡을 시행한다. 수술 후 이틀째에 어깨 들어올리기와 굴곡, 외전을 포함한 능동적 관절운동을 추가한다. 식사, 머리 빗기, 세수하기 등과 팔을 이용하는 기타 활동들을 격려하며 배액관이 제거될 때까지 팔이나 팔꿈치를 어깨 위로 올리지 않아야 한다.

수술 후 10일 경에 대상자는 능동적 관절가동범위(ROM)를 시작한다(그림 34-12). 대상자에게 이 운동은 하루에 최소 두 번 정도가 적당하다. 통증 없이 운동을 하기 위해 운동하기 30분 전에 진통제를 투여한다. 교육한 운동을 수행하지 않는 경우, 림프부종과 어깨관절의 활동성을 상실할 위험이 높으므로, 팔 관리를 위해 항상 서면과 구두교육을 병행하여 실시한다(대상자 교육 지침).

수술 외 보조치료를 받는 대상자의 간호

방사선요법은 정서적으로 부담이 되고, 신체적 피로를 초래하

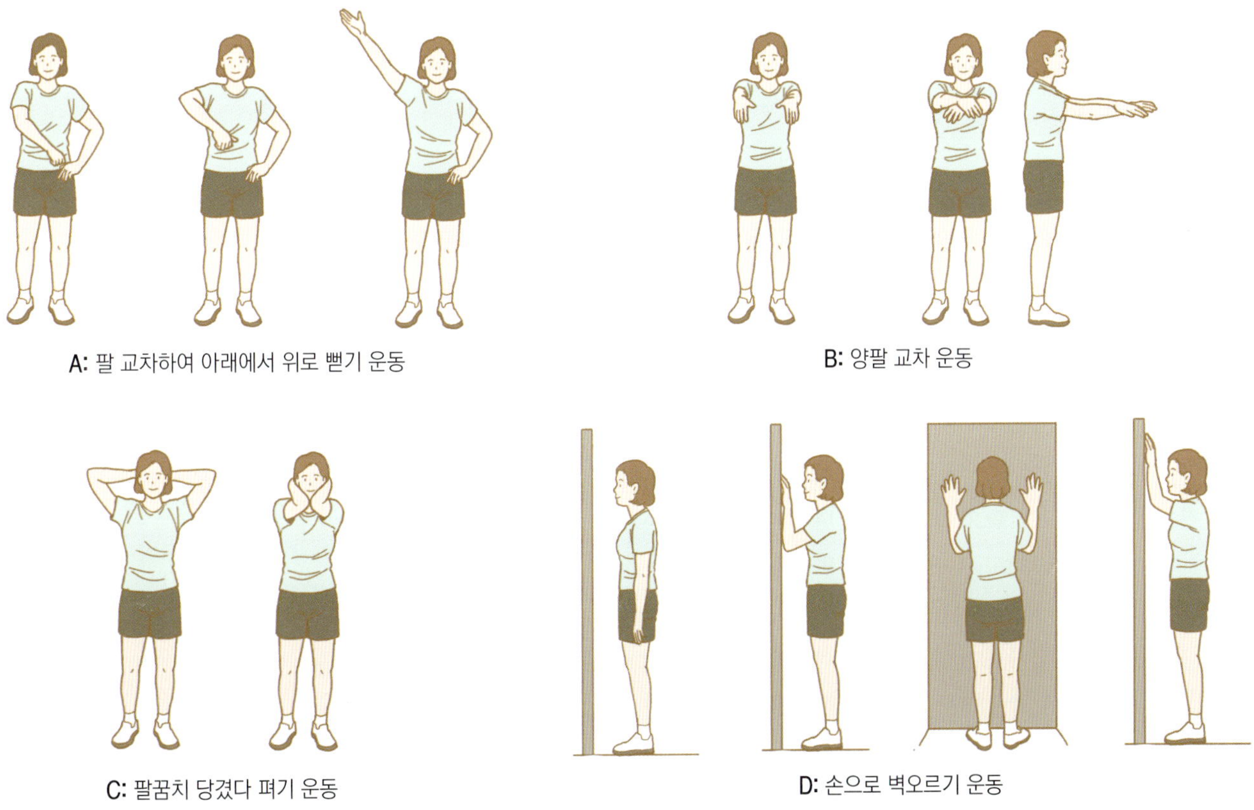

그림 34-12 ■ 유방암 대상자를 위한 팔운동

대상자 교육 지침

유방절제술 후 운동

시작시기

- 운동: 각각 매회 5~10회 하루 3번 실시한다.

수술 후 1~5일

- 이완된 자세에서 팔을 본인과 반대쪽으로 위치시킨다. 팔꿈치는 심장 위치 정도에 있어야 하며, 손목은 누워 있는 상태에서 팔목보다 위쪽에 있어야 한다.

배액관 제거 후

- 서서 한쪽 손으로 다른 손을 잡고 살짝 구부린다. 그리고 수술한 팔을 자유롭게 흔든다. 팔을 작은 원을 그리며 돌린다. 점차 원의 크기를 늘린다. 10개의 원을 만든 뒤, 휴식하고 나서 반대 방향으로 반복한다.
- 수술부위가 당기지 않을 정도로 최대한 팔을 앞뒤로 흔든다.
- 서서 살짝 구부려 양 팔로 가슴을 가로질러 각각의 방향으로 흔든다. 의자에 앉아 양쪽 팔을 편안하게 하고 어깨를 으쓱한 후 이완시킨다.
- 앉거나 일어선 상태에서 어깨를 등 뒤로 당긴다. 견갑골을 서로 맞닿게 한다.

봉합 제거 후

- 팔을 편 채로 누워서 팔을 머리 위로 올려서 뒤쪽으로 편다.
- 침대에 누워서 두 손으로 무릎을 지나 캔이나 짧은 봉을 잡는다.
- 팔을 머리 위로 곧게 올리고 다시 돌아온다. 머리 위에서 시계방향과 반시계방향으로 팔을 돌리면서 위의 운동을 반복한다.
- 서서 팔을 머리 위로 곧게 폈다가 내린다.
- 팔꿈치를 90°로 펴고, 10초간 유지 후 이완한다.
- 팔을 옆구리로부터 멀리 편다. 어깨까지 펼친 양팔을 천장을 향하여 편다.
- 팔길이만큼 거리를 두고 벽을 보고 선다. 팔을 뻗어서 손가락이 벽에 닿게 한다. 벽면 위에 놓인 손가락을 움직여 이동해 간다. 필요하면 위쪽으로 간다. 반복해서 벽면의 아래쪽으로 간다. 단, 팔을 편 채로 유지해야 한다.
- 벽면에 어깨가 향하도록 선다. 팔을 펴서 손가락이 벽에 닿게 한다. 매일 조금씩 손가락으로 벽면을 기어오르듯 한다.
- 팔과 손을 평상시처럼 사용한다.

6주 후

- 수중 에어로빅을 시작한다.
- 전체적인 체력관리 프로그램을 시작한다.
- 에어로빅, 재즈댄스 또는 다른 저항운동을 시작한다.
- 무게를 이용하는 운동은 피한다. 새로 부종이 생기거나 팔 부종을 증가시킬 수 있다.

므로, 5~7주간의 치료기간 동안 지지간호가 필요하다. 방사선요법을 받는 여성은 유방절제술 대상자처럼 죽음과 불구의 공포, 성적으로 부적절한 느낌과 같은 두려움을 가지게 된다.

유방암으로 화학요법을 받는 여성을 위해 자가간호 과정에 대한 정보제공과 교육이 필요하다. 왜냐하면 대부분의 여성은 병원에서 유방 수술을 받고, 1~3일 후에 퇴원하기 때문에 화학요법과 방사선요법에 대해 의논할 시간이 거의 없기 때문이다. 간호사는 화학요법과 방사선요법의 부작용에 대한 정보를 대상자와 가족들에게 제공해야 한다. 간호를 계획함에 있어 대상자와 가족에게 정서적·사회적·인지적·영적·신체적 영향을 고려해야 한다.

■ 간호진단

화학요법이나 방사선요법과 관련된 자가돌봄 향상을 위한 준비

기대결과

대상자는 치료와 관련되어 발생할 수 있는 부작용과 치료에 필요한 관심사에 대해 이야기하고, 화학요법이나 방사선요법의 목적과 과정을 이해할 것이다.

간호중재

방사선요법에 관한 교육

교육은 방사선요법을 받는 대상자를 간호하는 간호사의 주요 역할이다. 교육계획에는 피부관리, 자외선차단, 피로관리 등을 포함해야 한다. 만약 대상자가 최근에 화학요법을 받았다면, 호중구감소증에 의한 감염의 위험이 높아지므로 대상자로 하여금, 모든 감염의 징후를 보고하도록 교육해야 하며, 매주 혈액수치를 잘 관찰해야 한다.

화학요법에 대한 교육

간호사는 화학요법의 부작용에 대해 대상자에게 교육할 책임이 있다. 대상자에게 약물의 이름, 투여 경로, 예상되는 부작용과 관리, 예방방법, 의사나 간호사에게 보고할 필요가 있는 합병증(감염, 발열, 타박상, 출혈, 구내염 등)에 대해 교육해야 한다.

각 약제에 따라 부작용이 다르기 때문에 선택된 약물치료에 따라 교육계획을 다양하게 변경해야 한다. 예를 들면, 모든 항암제가 탈모를 일으키지는 않는다. Methotrexate와 5-FU를 투여 받는 경우, 탈모를 일으키지는 않지만, doxorubicin과 cyclophosphamide를 투여받는 여성은 처음 주사를 맞은 후 2~3주에 머리카락이 완전히 빠지는 경험을 하게 된다. Methotrexate와 5-FU는 설사와 구내염을 일으킬 수 있다. Cyclophosphamide를 투여받는 여성에게는 출혈성 방광염을 예방하기 위해 하루에 8잔 이상의 물을 마셔야 한다고 설명한다. Paclitaxel은 신경독성의 원인이 되므로 대상자의 보행 상태, 변비, 미세운동동작을 사정할 필요가 있다.

■ 간호진단

화학요법에 따른 오심, 구토, 구내염과 관련된 영양불균형: 신체요구량보다 적음

기대결과

대상자는 오심, 구토가 없고, 구내염을 조절하며, 적절한 열량의 음식을 섭취하고, 체중 감소가 없거나 최소의 체중 감소를 근거로 적절한 영양을 유지할 것이다.

간호중재

오심, 구토, 식욕부진, 구내염, 미각의 변화 등이 화학요법의 일반적인 부작용이다. 특히, doxorubicin, methotrexate 등은 주사 후 4~5일에 구내염이 발생할 수 있다.

구강위생 제공

구내염을 예방하기 위해 대상자에게 중탄산나트륨 가글액으로 하루에 3~4회 정도 입을 헹구도록 한다. 만약 대상자에게 구내염이 발생하였다면, 항암제를 투여받는 동안 얼음을 입안에 물고 있도록 한다. 냉동치료는 항암제에 의한 자극적인 효과에 구강이 노출되는 것을 최소화한다.

오심과 구토 예방

오심과 구토는 보통 진토제가 필요할 때 투여하는 것보다 시간을 맞추어 투여할 때 예방이 가능하다. 도파민 길항제, 세로토닌 길항제와 스테로이드를 병용투여한다. 화학요법은 장을 통과하는 시간이 느리기 때문에 대상자들은 종종 상복부 불편감과 팽만감을 경험하게 된다. 세로토닌 길항제는 변비를 일으킬 수 있기 때문에 대상자에게 가볍게 먹고, 수분섭취를 많이 하도록 권장한다. Metoclopramide는 위를 비우도록 하여 팽만감을 감소시킨다. 유방암으로 화학요법을 받는 대부분의 여성들은 체중 감소가 없으며, 실제로는 체중이 증가하므로 대상자들은 체중 조절과 식이에 대한 상담이 필요하다.

재발에 대한 교육

유방암의 고위험인자는 유방암 병력이다. 유방절제술 후 대상자의 약 80%에서 5년 안에 국소적 재발이 발생하므로, 대상자에게 지속적인 재발 감시가 필요하다는 점을 교육한다. 여성들은 암의 재발에 대하여 불안을 표현하는데, 대상자가 걱정하고 두려워한다는 사실을 인정하고 상담을 하는 것이 중요하며, 자신의 감정이 정상적인 것임을 인식할 수 있도록 한다. 3~4개월마다 의사의 검진을 예약하고 방문하도록 설명한다. 검진 계획은 3년간은 3~4개월마다, 이후 2년간은 6개월마다, 그 이후에는 매년 한 번씩 신체검진을 받도록 한다. 또한 폐경 전 tamoxifen을 복용한 여성은 매년 골반검사를 실시한다.

남성 유방암

남성 유방암은 드물지만, 증가하는 추세로, 평균 발병나이는 대략 60세이다. 남성에서 유방암을 증가시키는 위험요인은 다음과 같다.

- 직계 가족 중 남성이나 여성 모두에서 유방암이 있는 경우
- BRCA2의 존재
- 클라인펠터증후군(Klinefelter's syndrome)
- 간성 주혈흡충
- 이온화 방사선노출
- 장기간 고열노출

남성 유방암은 많이 진행된 단계에서 발견되는 경향이 있는데, 이는 종양에 통증이 없으며, 유두-유륜조직 아래에 위

치하고 있기 때문에 유방암을 자각하지 못하는 경우가 많기 때문이다. 남성 유방암의 증상은 유륜 아래 통증이 없는 덩어리나 유두분비물, 위축, 가피형성, 궤양, 여성형 유방 등이다.

남성 유방암을 진단하기 위해 생검이 시행되는데, 가장 흔한 조직학적 유형은 침윤성 선암종이다. 대부분의 남성 유방암은 에스트로겐수용체가 양성이며, 항호르몬요법에 반응한다. 질병의 병기등급은 여성과 같다. 액와림프절절제는 림프 상태와 예후를 결정하기 위해 실시한다. 전이 형태는 여성 유방암과 비슷하다.

치료방법은 여성 유방암과 동일하며, 변형된 근치유방절제술이 필요하다. 방사선요법은 원발성 종양의 크기에 따라 결정한다. 화학요법은 대개 doxorubicin이 포함된 요법으로 보조치료로 시행되며, 이후 방사선요법을 시행한다. Tamoxifen 치료는 보조치료로 사용된다. 전이성 질환이 있는 경우, 황체형성호르몬방출호르몬 작용제(goserelin)가 호르몬요법으로 적절하며, 고환적출술이 시행되기도 한다.

UNIT 7

근골격계 장애

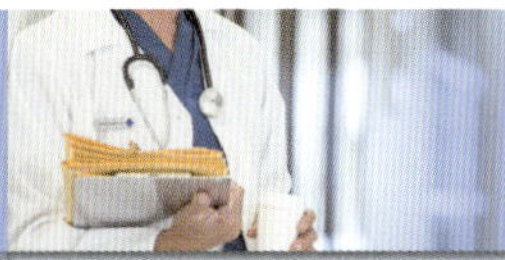

CHAPTER 35

Assessment of Musculoskeletal System

근골격계 사정

학습목표

1. 근골격계의 구조와 기능에 대해 설명한다.
2. 근골격계의 기능 장애 조사를 위한 신체검진 수행방법을 설명한다.
3. 근골격계의 기능 장애로 발생하는 증상과 징후의 종류와 기전을 설명한다.
4. 근골격계의 기능 장애 조사를 위한 진단검사를 기술하고, 그 결과의 의미와 검사에 따른 간호적용에 대해 설명한다.

구조와 기능

근골격계는 뼈와 근육으로 구성되어 있으며, 움직임이나 자세의 변화를 가능하게 한다. 뼈는 지지와 보호 및 근육의 지렛대 역할을 담당하며, 칼슘과 다른 무기질의 저장소 역할을 한다.

체중의 40~50%를 차지하는 골격근은 수축을 통해 움직임이 이루어지도록 하며, 대사와 체온조절 시에 주요 역할을 한다.

골격의 구조의 기능

뼈의 구조

골격은 연조직 안에 있으며 성장, 적응, 회복이 가능한 조직이다. 성인의 뼈는 206개로 이루어져 있으며, 중심골격과 부속골격으로 나누어진다. 중심골격은 두개골, 척추, 흉곽 등의 80개의 뼈로 구성되며, 부속골격은 팔, 다리, 어깨, 골반의 126개의 뼈로 구성된다(그림 35-1). 뼈는 형태에 따라 장골, 단골, 편평골, 불규칙골로 나뉜다.

뼈의 육안구조

일반적으로 장골은 골간(diaphysis), 근위골단, 원위골단으로 구성된다(그림 35-2). 골간부는 내부의 골수강과 골수강의 외부를 원통형으로 싸고 있는 치밀구조로 이루어져 있다. 뼈의 바로 안쪽에는 골내막이라 불리는 얇은 결체조직층이 분포한다. 아동이나 청소년의 경우, 뼈가 성장하는 부위인 골단연골, 즉 성장판에 의해 골간과 골단이 분리된다.

뼈는 골막이라 부르는 결체조직층으로 덮여 있다. 골막의 바깥쪽은 섬유질층으로 혈관과 신경이 많이 분포되어 있는데, 이러한 혈관과 신경 중 일부는 볼크만관(Volkmann's canal)을 통해 뼈의 안쪽으로 들어간다. 골막의 내면은 콜라겐다발(Sharpey's fiber)에 의해 뼈에 부착된다. 한편, 장골의 관절면은 골막 대신 관절연골에 의해 덮여 있다.

뼈의 미세구조

골세포와 골세포 주위의 딱딱한 칼슘조직으로 둘러싸인 밀집된 결합조직을 골조직(osseous tissue)이라 하며, 치밀골(compact bone)과 해면골(spongy bone)의 2가지 형태로 나

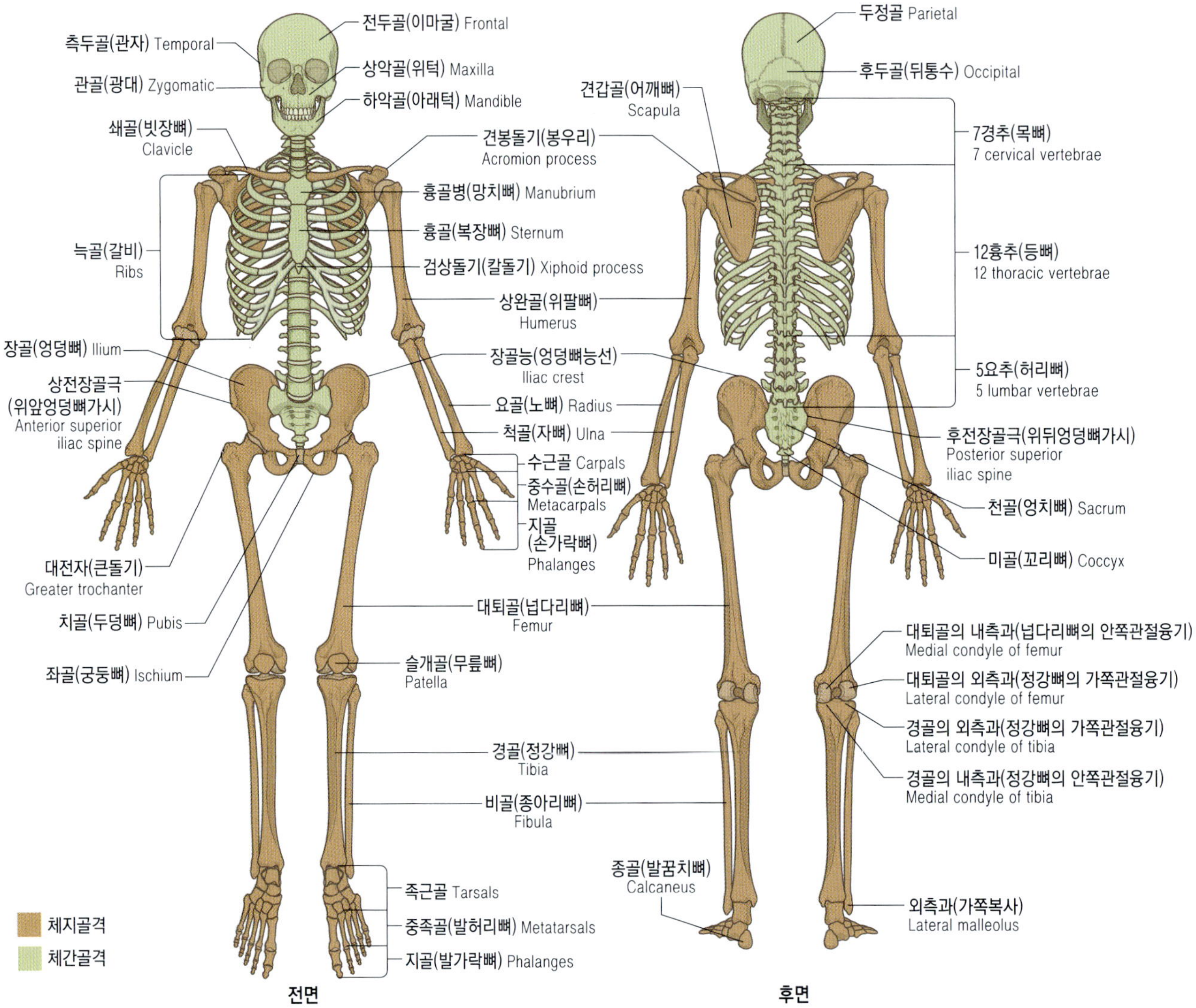

그림 35-1 ■ 성인의 골격

뉜다. 치밀골은 단단하게 구조화되어 있으며, 뼈의 원통구조인 골원(osteon) 또는 하버시안계라 불리는 구조적 단위로 이루어져 있다. 각 골원은 (1) 중심관(혈관이 들어 있음), (2) 동심원 형태를 띤 골층판(lamellae, 뼈의 기질), (3) 골층판 사이의 작은 공간[골소강(lacunae), 골세포가 들어 있음], (4) 골소관(canaliculi)으로 구성되어 있다. 중심관 안에 들어 있는 혈관은 뼈에 영양을 공급하고 노폐물을 운반하는 역할을 한다.

해면골은 치밀골처럼 단단한 구조가 아닌 구멍난 벌집모양으로 되어 있다. 해면골의 골층판은 동심원과 같은 형태로 배열되어 있지 않고, 뼈에 가해지는 최대압력이나 장력과 일치하는 방향으로 배열되어 있다. 또한 해면골에는 골세포들이 분포하는데, 골세포들은 골소강 안에 들어 있는 상태로 존재한다. 골소강은 골소관을 통해 서로 소통하며, 골세포에 대한 혈액공급은 골수강을 통해 이루어진다.

뼈의 구성

뼈는 단백질 복합체와 섬유, 특히 다른 결체조직에서 발견되는 콜라겐과 동일한 성분으로 구성되어 있다. 콜라겐은 뼈가 장력을 갖도록 해서 당겨지거나 비틀려져도 견딜수 있게 하며, 칼슘과 인의 결정체인 무기염(인산칼슘)은 뼈가 압박에 견딜 수 있도록 한다. 뼈는 콜라겐과 무기염의 결합으로 극도의 견고함을 유지한다.

뼈는 세 가지 유형의 세포에 의해 균형과 기능을 유지한다. 골모세포는 뼈를 생성하는 세포이며, 골세포는 골모세포가 성숙한 것으로 골기질을 유지하는 세포이다. 파골세포는 효소로 골기질을 파괴하는 세포이다.

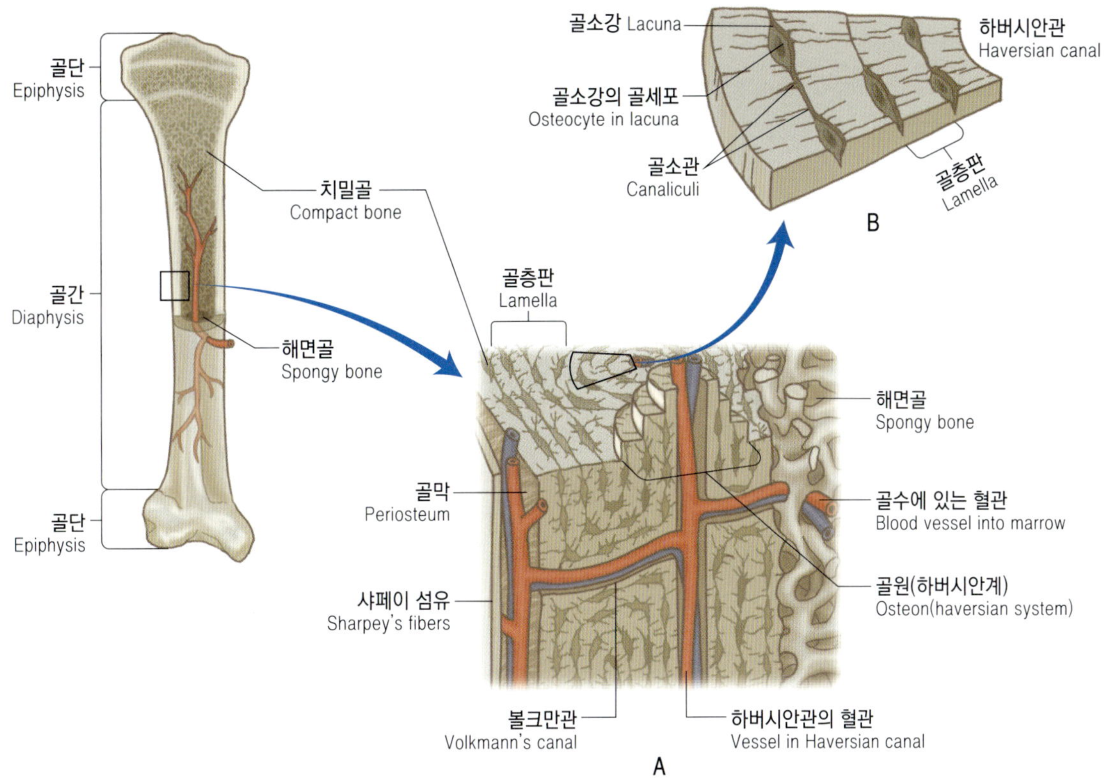

그림 35-2 ■ **장골의 종단면.** **A:** 치밀골의 확대된 면, **B:** 골원부분(하버시안계)

뼈의 기능

지지

뼈는 신체의 모양과 형태를 유지하도록 한다. 팔과 다리의 뼈와 척추는 신체를 지탱하며, 턱뼈는 치아를 지지한다.

보호

뼈는 뇌, 척수, 폐, 심장 및 골반 내 장기를 둘러싸서 보호하는 역할을 한다.

운동

뼈는 건과 근육에 부착하고 관절을 형성하여 신체가 움직일 수 있도록 한다.

조혈

뼈에는 혈구를 생산하는 조혈조직이 있다. 성인의 경우, 혈구는 주로 두개, 척추, 늑골, 흉골, 어깨, 골반 등의 골수강에서 형성된다. 골수는 두 가지 유형인 황색골수와 적색골수로 되어 있다. 지방세포로 구성된 결합조직인 황색골수는 장골의 골간에서 발견되며, 하버시안계까지 퍼져 있다. 하지만 황색골수는 혈구의 수요가 증가하는 시기를 제외하고는 혈구를 생산하지 않는다. 그러나 적색골수는 조혈기능을 가지고 있어 적혈구, 백혈구, 혈소판을 생산한다. 적색골수는 편평골의 망상골수강에 위치한다.

항상성 유지

뼈는 무기질 균형에 매우 중요한데 칼슘, 인, 나트륨, 칼륨, 그 밖의 다른 무기질을 저장한다. 뼈는 세포대사를 위해 무기질을 방출하며, 방출된 무기질은 다른 신체계통에 의해 사용된다. 혈중 칼슘농도가 떨어지면 부갑상샘이 칼슘의 감소를 감지하여 부갑상샘호르몬(PTH)을 분비한다. PTH는 파골세포가 뼈를 흡수하도록 자극하여 칼슘이온을 증가시키며, 칼슘이 뼈에서 세포외액으로 이동하도록 한다. 또한 PTH는 신장으로부터 칼슘이 배설되는 것을 감소시키는 한편, 인의 배설은 증가시키고, 비타민 D_3의 대사적 변환을 증가시켜 칼슘이 장에서 흡수되도록 한다.

뼈의 재형성과 회복

뼈의 질량은 평생 동안 끊임없이 생성과 재흡수의 과정을 거친다. 이렇게 뼈가 순환하는 과정을 재형성(remodeling)이라 하는데, 뼈의 재형성은 인체 내에서 칼슘의 균형이 유지되는 주요기전 중 하나이다. 전체 뼈의 질량 중 15%가 매년 다음과 같은 3단계의 과정을 통해 순환한다.

1단계

호르몬, 약물, 스트레스와 같은 자극이 파골세포의 전구체에 해당하는 세포를 활성화시킨다.

2단계

파골세포가 서서히 뼈를 재흡수하게 되면, 재흡수되는 부위가 하버시안계 또는 골소주(잔기둥, trabeculae) 부위인지에 따라 각각에 적합한 긴 공동이 생긴다(재흡수 공동).

3단계

골모세포에 의해 새로운 뼈가 생성되는 단계로 골모세포는 파골세포의 행로를 따라가며 새로운 하버시안계나 골소주를 형성한다. 이와 같은 모든 과정을 거치는데, 4개월 정도가 소요된다. 뼈의 재형성을 위해서는 칼슘과 인의 정상적인 혈중농도와 비타민 D가 필요하다.

재형성 과정은 약간의 뼈 손상을 회복시킬 수는 있으나, 골절과 창상은 다른 방식으로 치유된다. 우선 뼈는 혈종을 형성함으로써 치유를 시작한다. 혈종의 섬유소가 치유를 위한 일차적인 뼈대의 역할을 할 수 있는 망을 형성한다. 그 다음 육아조직(procallus, 전가골)이 생성되는데, 뼈의 침착이 진행되기에 앞서 섬유연골성 가골의 침착이 먼저 진행된다. 골모세포는 아직 비조직화된 덩어리상태인 뼈의 기질(가골)을 쌓아 나간다. 이때 골소주와 하버시안계가 구분되며, 마지막으로 뼈의 모서리들이 손상을 입기 전의 형태와 크기로 다듬어진다. 가골은 골절된 부위에 형성되며, 치유된 골절 혹은 오래된 골절은 방사선촬영을 통해 알 수 있다.

관절

관절(articulation)은 두 개 또는 그 이상의 뼈를 서로 연결시키는 부위이지만, 모두 움직임이 가능한 것은 아니다. 관절에는 활액성, 섬유성, 연골성 관절이 있다.

활액성 관절

인체에 있는 대부분의 관절은 활액성 관절(synovial joint)이다. 활액성 관절은 자유롭게 움직이는 관절로 관절의 유형에 따라 자세와 움직임의 변화를 가능하게 한다. 활액성 관절은 관절낭에 의해 둘러싸여 있으며, 관절낭의 안쪽에 관절강이 존재한다. 활액막은 활액을 생산하며, 활액은 관절강내의 윤활과 연골의 영양공급을 담당하며, 관절 안에 들어 있는 뼈의 표면은 초자연골(hyaline cartilage)로 덮여 있다. 또한 인대와 건은 관절낭을 강화시켜 움직임을 제한하며, 일부의 활액성 관절은 뼈 사이에 관절원판(discus articularis)이라 부르는 충격을 완충시키는 부가적인 지지구조를 가진다.

섬유성 관절

섬유성 관절(fibrous joint)은 섬유성 결체조직에 의해 뼈들이 서로 연결되어 있는 관절로, 대부분 최소한의 움직임만 가능하다. 섬유성 관절은 다시 봉합성 관절과 인대성 관절로 구분된다. 봉합성 관절(suture joint)에는 두개골이 속하며 장골, 좌골, 치골 사이의 봉합도 이에 해당된다. 인대성 관절(syndesmosis joint, ligamentous joint)은 인대나 막에 의해 서로 연결되어 있다. 인대성 관절은 약간의 움직임만이 가능하며, 경골과 비골의 원위말단 부위에 있는 관절이 이에 해당된다.

연골성 관절

연골성 관절(cartilaginous joint)은 뼈가 연골에 의해 연결되어 있는 관절을 말한다. 약간의 움직임만 가능한 관절로, 두 가지 유형인 연골결합(synchondrosis)과 섬유연골결합(symphysis)으로 나뉜다. 연골결합은 초자연골에 의해 서로 연결되어 있는 것으로, 디스크에 의해 연결되는 추골이 이에 해당된다.

섬유연골결합은 뼈의 관절을 연결시키는 섬유성 연골패드나 원판을 가지고 있는 관절표면을 말하며, 약간의 움직임이 허용된다. 관절내의 표면이 충격을 흡수하는 역할을 한다. 치골은 바로 이 섬유연골결합에 의해 이루어진 관절구조를 가지고 있다.

근육의 구조와 기능

근육의 형태는 소화기관이나 혈관 같은 원통 모양인 장기의 벽을 구성하는 평활근, 심장을 구성하는 심근, 뼈에 부착되어 있는 골격근 등이 있다. 이 장에서는 주로 골격근의 구조와 기능에 대해 다루고자 한다.

골격근의 구조

골격근(skeletal muscle)은 보통 하나 이상의 뼈에 붙어 수의적으로 수축하는 횡문근으로 체중의 40~50%를 차지한다. 대부분의 골격근은 신경계의 수의적 통제하에 있다. 그러나 균형을 유지하는 데 사용하는 일부 골격근은 말초신경계의 체성 구획에 의해 통제를 받는다.

골격근은 근섬유라고 부르는 수많은 근육세포로 구성되어

있으며, 근섬유들은 근막(fascia)이라고 하는 섬유성 결합조직에 의해 서로 단단히 묶여 있다. 또한 근막은 근육 안으로 관통하여 근육을 여러 다발로 나누는데, 이렇게 나눠진 근육의 다발을 소다발(fasciculus)이라 부른다. 골격근은 얇은 근막과 건에 의해서 골격에 부착되는데, 근막보다는 건이 근육과 골격을 더욱 강하게 결합시킨다. 주요 근육군은 그림 35-3을 참조한다.

골격근의 기능

움직임

골격근의 수축은 개별 근섬유를 흥분시키는 자극이 있을 때 발생한다(그림 35-4). 자극, 즉 신경자극은 시냅스의 운동신경 말단으로부터 아세틸콜린이 분비되도록 유도한다. 아세틸콜린은 신경근육 연접부를 가로질러 근육세포막에 존재하는 수용체와 결합함으로써 활동전압을 유도한다(자극성 전기적 흥분). 이러한 활동전압으로 인해 칼슘이 세포내로 분비되고, 이로 인해 근육원섬유마디(sarcomere)의 수축이 시작된다. 신경섬유는 100개 이상의 골격근세포를 지원할 수 있지만, 각 근육세포는 오직 하나의 신경에 의해서만 통제받게 된다. 이러한 설계로 인해서 신경이 움직임을 정확히 통제할 수 있다. 근육의 긴장도는 계속되는 자극에 의해 유지된다. 즉, 근육이 부분적으로 수축된 상태가 유지됨으로써 움직임을 위한 준비 상태에 있게 된다.

칼슘이온은 전기자극을 받으면 방출되어 액틴(actin)을 덮고 있는 트로포닌(troponin)과 결합하여 액틴 단백질의 활동 부위를 노출시킨다. 그 다음 액틴이 미오신과 결합하고, 미오신과 결합한 adenosine 5′-triphosphate(ATP)가 미오신 ATPase에 의해 adenosine 5′-diphosphate와 P로 분해되면서 생성된 에너지에 의해 액틴이 미오신 사이로 이끌려 들어가게 되며 근수축이 발생한다. 근육이 수축하는 중간 중간 근섬유

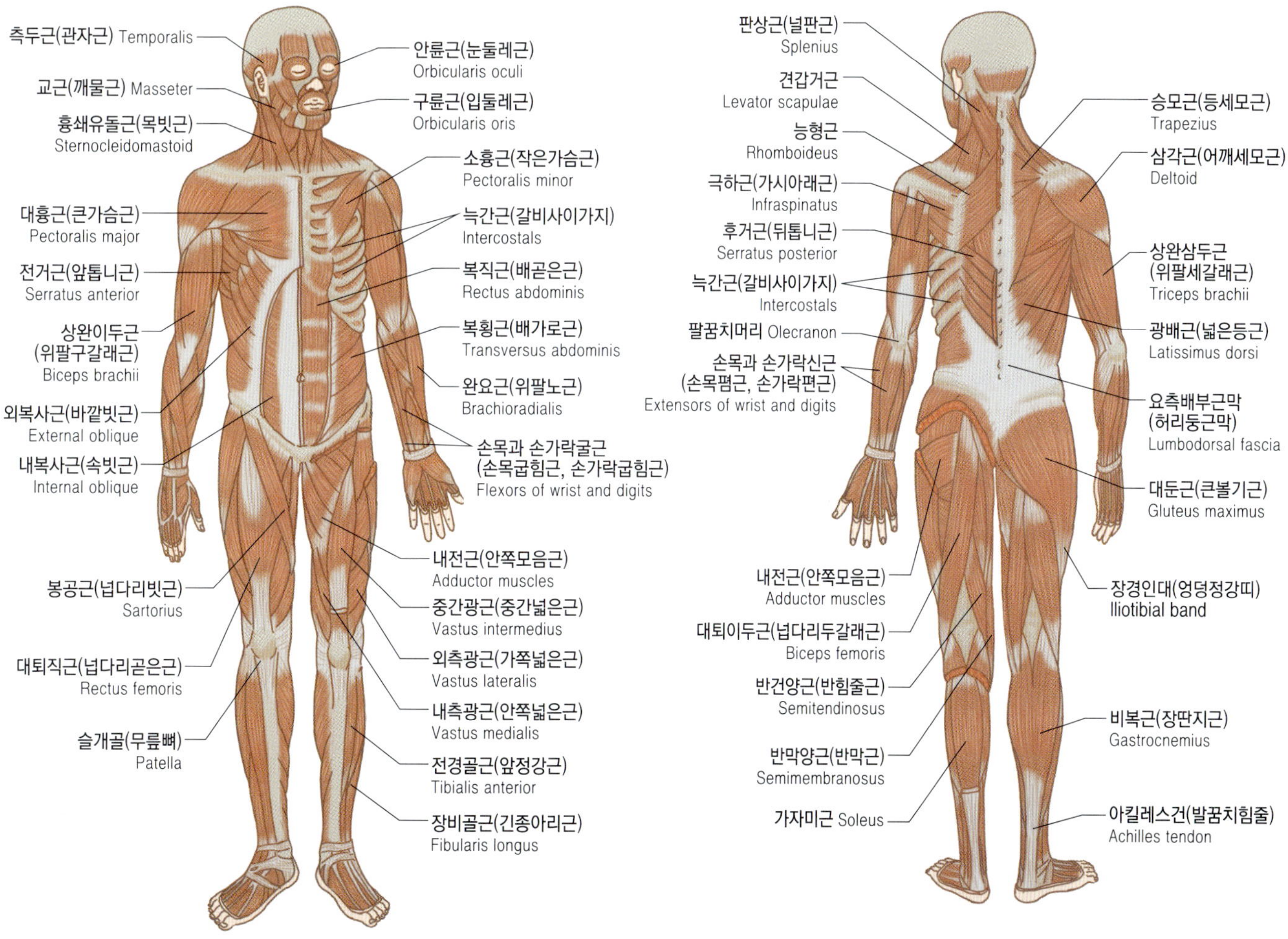

A: 전면 B: 후면

그림 35-3 ■ 주요 근육군

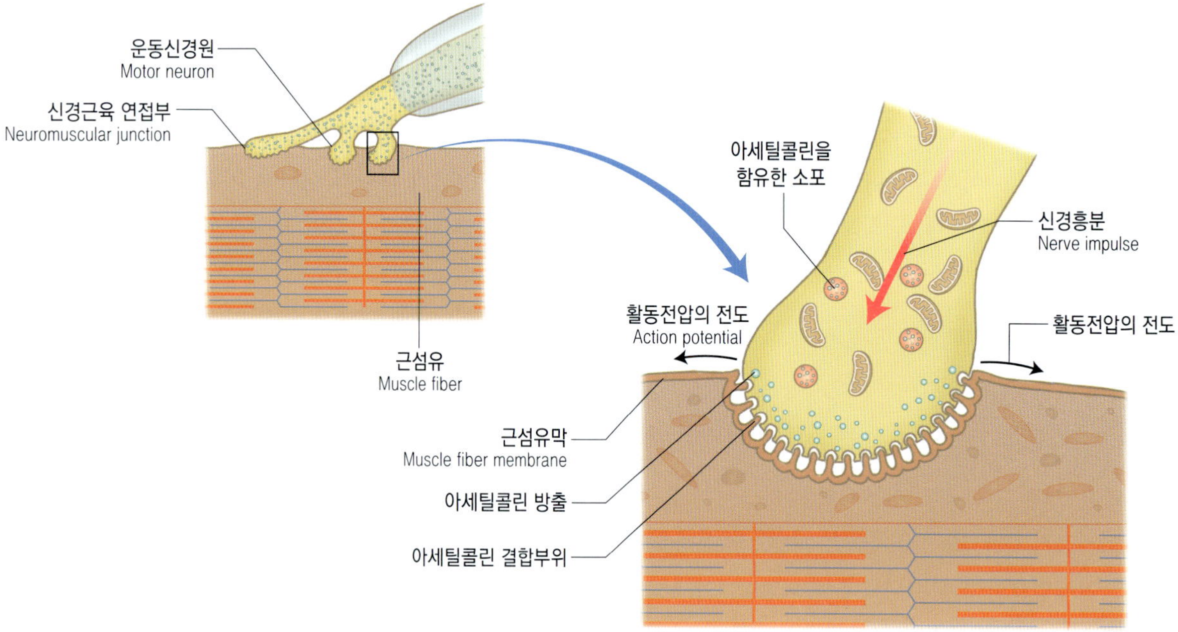

그림 35-4 ■ 신경근육 연접부

신경흥분과 같은 자극이 신경근육 연접부로 이동할 때, 소포에 저장되어 있던 아세틸콜린이 방출된다. 아세틸콜린은 틈새를 통과하여 확산되고, 근수축이 되도록 근육을 자극한다.

가 이완하게 되는데, 이는 활동전압이 발생하는 짧은 기간 동안만 칼슘이온이 유리되기 때문이다. 칼슘은 근육의 근육세포질세망(sarcoplasmic reticulum) 안의 저장 상태로 재빨리 돌아간다. 만약 신경흥분이 빠르게 연속적으로 근육에 도달한다면, 칼슘이 계속 남아 있어서 근육의 수축상태가 지속되는데, 이를 경련 또는 테타니(tetani)라 한다.

근육세포는 힘을 생성하기 위해 많은 양의 산소와 당분이 필요하므로, 근육은 풍부한 혈액을 공급받고 있다. 만약 운동 중에 산소가 근육에 전달되지 않아 근육세포의 즉각적인 대사 요구를 충족시키지 못하면, 산소부족이 발생하게 된다. 운동하는 동안이나 운동 후 발생하는 이러한 산소부족을 완화시키기 위해서는 산소섭취가 증가해야 한다.

골격근에는 긴장-길이 관계가 존재한다. 수축 전 잡아 당겨진 근육은 액틴(굵은필라멘트)과 미오신(가는필라멘트) 단백질 배열에 변화를 초래하는데, 이를 전부하(preload)라 한다(그림 35-5). 수축된 근육에 의해 생성된 최대 긴장도는 액틴과 미오신 단백질 사이의 겹쳐짐이 가장 클 때 나타나는데, 이것은 골격근의 정상적인 휴식 시 길이에 가깝다.

힘을 주지 않아 근육이 짧아지지 않은 상태로 근육을 자극하는 것을 등척성 수축(동일한 길이 수축)이라 하고, 역도에서처럼 역기를 움직이기에 충분할 때까지 근육이 긴장도를 생성하는 것을 등장성 수축(동일한 긴장도 수축)이라 한다.

운동단위는 한 개의 운동신경과 이 신경이 지배하는 모든 골격근 섬유를 의미하는데, 이는 근수축의 기능단위이다. 근육활동의 조절능력은 운동단위에 포함된 근섬유의 수에 의존한다. 손가락 운동과 같은 작은 운동단위는 섬세한 조정이 가능하며, 체간부 근육과 같은 큰 운동단위는 큰 근육의 반응을 조절한다.

수축의 강도는 시간적 · 공간적 가중에 의해 증가된다. 시간적 가중은 개별 운동단위의 활동성을 증가시키고, 공간적 가중은 활성화되는 운동단위의 수를 증가시킨다. 모든 시간적 · 공간적 가중은 골격근의 수축상태가 지속되는 테타니 상태를 초래할 수 있다.

열 생산

골격근의 주요활동은 열 생산인데, 생산된 열의 일부는 체온을 유지하는 데 사용된다. 운동을 하는 동안에는 발한과 혈관이완을 통해 과도한 열이 방출되며, 추울 때는 오한을 통해 열이 생산된다.

혈당 조절

골격근은 다량의 포도당을 흡수하고 저장하여 이용함으로써 혈중 혈당 농도를 안정시키는 역할을 한다. 노인이나 비만 또는 근육이 적은 경우, 포도당 완충기능이 감소하여 제2형 당뇨의 위험이 증가하게 된다.

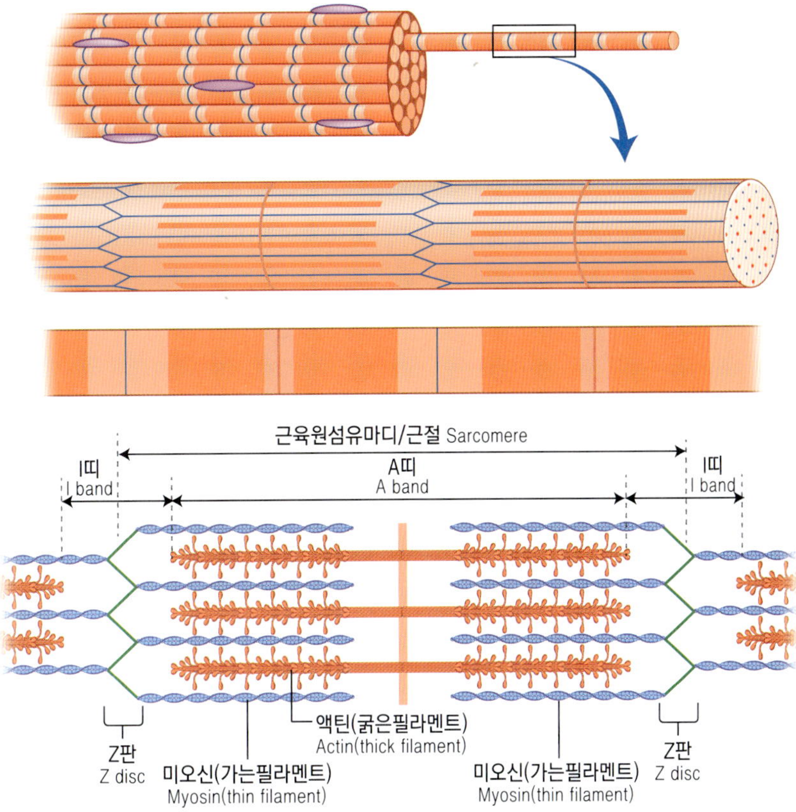

그림 35-5 ■ 근섬유. 액틴과 미오신의 움직임

완충작용과 지지 구조

점액낭과 건초

점액낭(bursa)은 안쪽이 활액막에 의해 둘러싸여 있는 작은 낭을 말하며, 내부는 액체로 가득 차 있다(그림 35-6). 점액낭은 근육이나 건이 뼈와 교차하는 구조를 가진 부위에서 쿠션과 같은 완충역할을 한다. 인체에는 수백 개의 점액낭이 분포되어 있으며 일부는 뼈와 피부 사이, 즉 피하층에 위치하기도 한다. 팔꿈치 돌기와 피부 사이에 위치하는 점액낭이 피하층에 분포되는 점액낭의 대표적인 예이다.

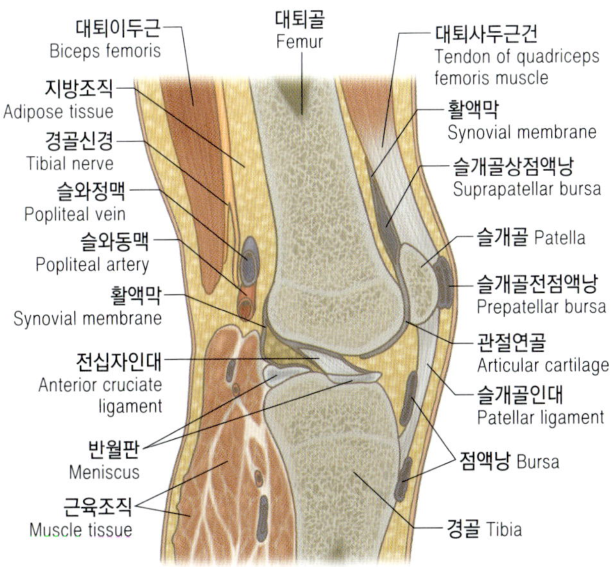

그림 35-6 ■ 활막성 관절(무릎)의 구조

건초(tendon sheath)는 원통 모양의 관절구조로 기능은 점액낭과 유사하다. 건초는 건이 관절을 가로지르는 부위에서 발견되며, 수근관처럼 끊임없이 마찰된다. 건초는 건의 주위를 싸고 있으며 윤활액으로 채워져서 건이 미끌어질 때마다 발생하는 마찰로부터 보호해주는 역할을 한다.

인대

인대(ligament)는 섬유성 조직의 띠와 같은 구조로 뼈가 관절에 단단하게 결합되도록 함으로써 움직일 때 안정감을 준다. 자주 손상을 받는 인대는 어깨의 안정감을 유지해주는 오훼상완(coracohumeral)과 상완관절(glenohumeral) 인대를 들 수 있다. 또한 무릎을 지지하는 내측인대, 측부인대, 슬개인대, 전십자인대, 후십자인대 등도 자주 손상받는 인대들이다(그림 35-7).

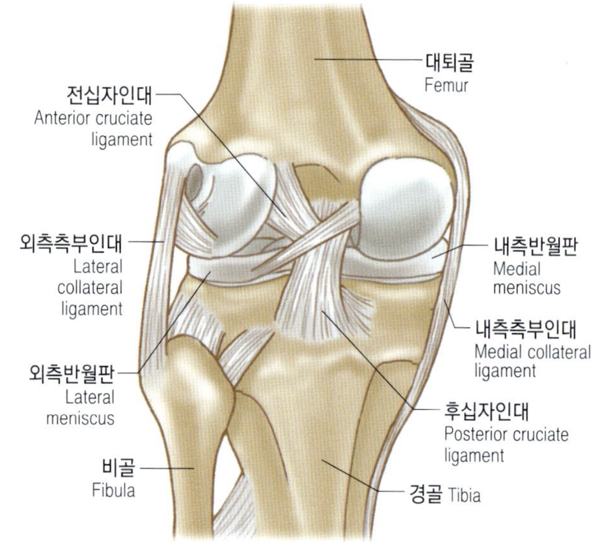

그림 35-7 ■ 무릎의 후면

팽팽한 전십자인대가 과신전을 막는다. 무릎을 굽힐 때는 후십자인대가 경골이 후면으로 미끌어지는 것을 막는다.

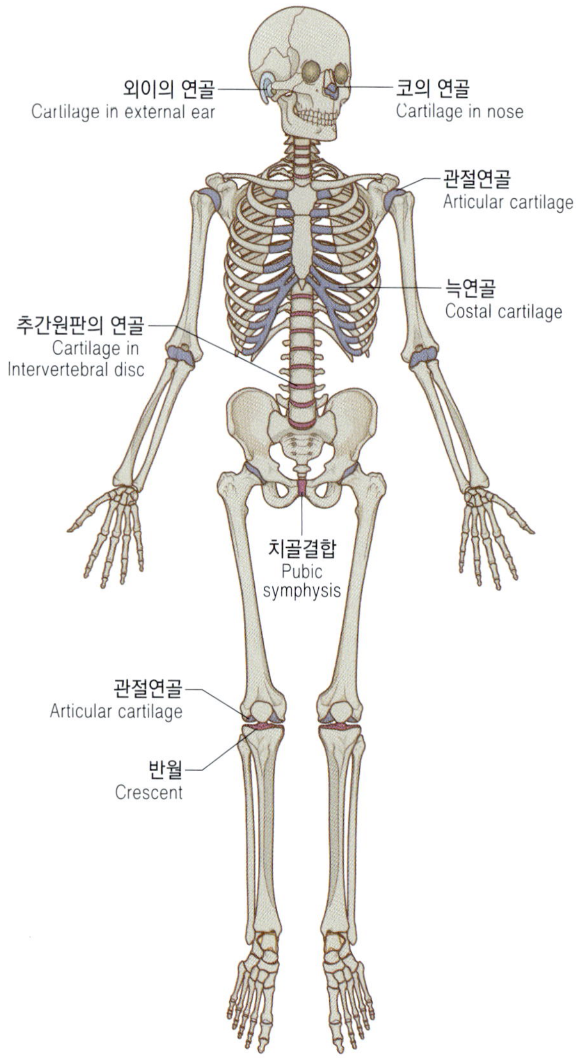

그림 35-8 ■ 연골의 유형

연골

연골(cartilage)은 밀도가 높은 결체조직의 한 유형으로(제2형 콜라겐) 근골격계에 널리 분포한다(그림 35-8).

연골은 다음과 같은 세 가지 유형으로 나눌 수 있다.

- **초자연골**(hyaline cartilage): 늑연골, 후두연골, 기관지연골, 비연골 및 관절내의 뼈말단에 존재
- **섬유연골**(fibrocartilage): 치골결합이나 추간판 등에 존재
- **탄력연골**(elastic cartilage): 외이에 존재

노화에 따른 변화

노화는 골격, 근육, 건 등에 영향을 미친다. 뼈의 성장속도보다 뼈가 마모되는 속도가 더 빠르므로 조직의 소실이 일어나고, 치밀골 내의 하버시안계가 침식되며, 골소강은 커지고 해면골은 얇아지는 한편, 구멍이 많아진다. 노화와 밀접한 관계가 있는 것으로 알려진 골다공증은 칼슘이 감소된 상태로 인해 뼈가 약해져 쉽게 부서지며, 이로 인해 골절의 위험이 높아진다.

또한 노화는 연골이 점차 굳어져 쉽게 손상되며, 근육의 양도 감소시킨다. 근육 감소는 대략 30대에 시작되어 평생 동안 진행되며, 이는 근력의 감소로 이어진다. 근력 감소는 무릎 같은 일부 관절의 스트레스를 증가시키고, 관절염이나 낙상에 취약하게 한다. 근육량과 근력의 감소는 규칙적인 운동을 통해 극복하거나 지연시킬 수 있다.

간호사정

근골격계 사정에는 건강력 조사, 신체검진, 진단검사가 포함된다. 건강력 조사는 이후 근골격계 사정의 방향을 제시하고, 신체검진을 통해 얻은 자료는 근골격계의 건강상태를 판단하는 중요한 정보가 된다. 또한 근골격계 사정은 대상자의 기능상태에 대한 평가, 일상생활활동 능력에 대한 평가 및 자가간호의 요구를 충족시키는 능력에 대한 평가 등으로 이루어지며, 그 밖에도 근골격계 건강을 증진시킬 수 있는 대상자의 운동습관, 여가활동 등에 대한 평가도 함께 이루어진다.

건강력

직업이나 취미와 같은 사회적 관계를 포함한 대상자의 인구학적 자료를 확인한다. 과거력, 수술병력, 알레르기, 약물, 식습관, 사회건강력 및 가족력에 대해서도 조사한다.

과거력

과거의 질병, 외상, 입원, 수술 및 합병증 등에 대한 정보를 수집한다. 또한 대상자가 최근 시도했거나 적용한 대체요법이나 보완요법이 있는지에 대해 조사한다. 이러한 요법 중 어떤 것은 처방된 약물과 상호작용을 나타낼 수 있다. 최근 소비자 관련 문헌에서 상당한 관심을 받은 영양보조제는 글루코사민과 콘드로이틴이다. 이들은 관절액이나 연골에서 발견되는 물질로 일부 문헌에서 통증을 완화시키는 데 다소 효과가 있는 것으로 보고되었으나, 위장계 장애와 같은 부작용을 일으키며 와파린과 상호작용한다는 사실이 제기되었다.

습관적인 약물 사용이나 아스피린, NSAIDs, 스테로이드, 호르몬제 등의 복용 빈도와 기간에 대해 조사하고, 흡연과 음주 정도에 대한 정보도 수집해야 한다.

사회건강력

대상자의 연령과 성별은 대상자의 근골격계 문제가 어떤 원인으로 초래되었는지를 예측하는 데 도움이 된다. 젊은 연령층이나 운동선수의 경우에는 외상이 흔하고, 퇴행성 골관절염은 70세 이상 노인층의 85%에서 나타난다. 골다공증은 폐경기 여성에서 가장 흔히 나타나며, 라이터증후군(Reiter's syndrome)은 20~40세의 남성에서 가장 많다. 40대 이후에 골육종(osteosarcoma)의 발생은 드문 편이며, 파제트병(Paget's disease)은 오히려 40세 이전에 드물게 나타나며 가족력과 관련이 있다. 신장과 체중, 직업적으로 앉거나 서있거나 반복적인 움직임이 있는지 등도 조사한다.

신체검진

근골격계 사정을 위해 (1) 근육의 좌우대칭, 불수의적 움직임, 압통, 긴장도, 강도 (2) 관절의 좌우대칭, 마찰음, 부종, 압통, 통증, 가동범위 (3) 뼈의 변형, 상·하지 길이의 불일치 등을 조사하기 위해 시진과 촉진을 수행한다. 사정은 체계적으로 진행하여 잠재된 문제들을 놓치는 일이 없도록 한다. 대상자의 움직임을 평가하기 위해서는 금기사항이 아닌 한 대상자가 앉거나, 서거나, 걸을 수 있는 충분한 공간을 제공하고 조명은 자연광일수록 더 좋다.

시진

근골격계에 대한 일반적인 검진을 위해 대상자의 걸음걸이, 신체가동성, 자세, 관절운동, 균형 등을 관찰한다. 움직임과 걸음걸이를 관찰하여 불편감, 관절강직, 근육약화, 조정장애, 변형, 다리를 저는 증상 등이 있는지 살펴본다. 다리를 저는 것은 다리 길이가 동일하지 않음을 의미하므로, 신발을 신거나 벗은 상태에서 걸음걸이를 평가하여 조정과 균형상태를 사정한다.

대상자가 앉아 있는 상태에서 머리, 목, 어깨, 상지를 검사하고, 선 상태에서 흉부, 등, 골반 등을 검사한다. 그 밖에도 체격, 신체의 윤곽과 자세, 경추, 흉추, 요추 등을 관찰한다. 똑바로 누운 상태에서는 둔부, 무릎, 발목, 발의 배열, 좌우대칭, 변형 등을 검사하고, 서로 연결된 신체 부위를 관찰한다. 예를 들어 다리와 발, 다리와 둔부, 둔부와 골반 등 연관된 부위들을 서로 관련지어 관찰한다. 척추측만, 척추전만, 척추후만 등과 같은 척추의 변형상태가 있는지 주의하여 살펴본다. 하지에서 O자형 변형(내반슬, genu varum)이나 X자형 변형(외반슬, genu valgum) 등과 같은 비정상적인 상태가 있는지 관찰한다(그림 35-9).

관절과 뼈를 양쪽으로 비교하면서 시진한다. 관절은 발적, 부종, 변형이 없이 좌우가 동일해야 한다. 각 근육을 반대편 근육과 비교한다.

촉진

촉진을 통해 뼈와 관절의 부종과 압통 여부를 사정한다. 관절의 경우는 ROM을 하는 동안 촉진한다. 관절의 움직임이 부드러워야 하며, 마찰음이나 결절이 없어야 한다. 관절에 손상이 있는지 여부를 결정하기 위한 특수사정은 경험이 많은 임상전문가가 시행한다.

근육을 근위부에서 원위부로 촉진해가면서 근육의 긴장도를 사정한다. 근육은 단단하고 부드러우며 압통이 없고, 양측의 크기가 동일해야 한다(**신체사정 소견**). 많이 쓰는 부위의 근육이 다소 많이 발달해 있는 것은 정상이지만, 위축은 비정상적인 것이므로 근육의 양이 현저하게 다르면 줄자를 사용하여 사지의 둘레를 측정한다. 측정결과 1cm 미만의 차이는 정상으로 간주한다.

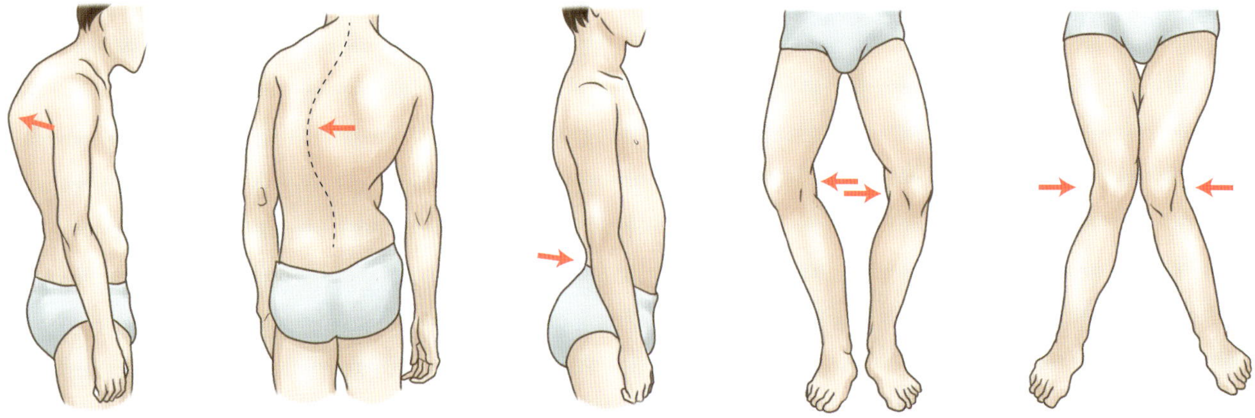

그림 35-9 ■ 근골격계 시진: 신체변형

신체사정 소견

근골격계

시진

- 관절 배열, 곧은 자세, 안정된 걸음걸이를 보인다.
- 사지는 좌우대칭적이고 동일한 길이이다.
- 근육의 좌우대칭, 위축이나 속성연축이 없다.
- 관절에는 홍반, 부종, 변형이 없다.
- 모든 관절의 가동범위가 정상범위이다.

촉진

- 근육군이 단단하고, 좌우대칭적이며, 압통, 덩어리, 경련 등이 없다.
- 관절이 안정되며 압통, 열감, 마찰음, 결절 등이 없다.
- 주요 근육의 근력이 5점 척도에서 5점이다.

근력 사정

근력은 ROM 운동을 하는 중에 대상자가 저항에 대항하여 ROM 운동을 할 수 있는지를 평가함으로써 사정한다. 근력을 사정할 때에는 많이 사용하는 쪽의 근력을 먼저 사정한다(표 35-1). 보편적으로 많이 사용하는 쪽의 근력이 더 강한 편이다. 근력은 0~5점 척도로 측정하는데, 0점은 근육마비가 있음을 의미하며, 5점은 대상자가 저항이나 중력에 대항하여 정상적으로 관절을 움직일 수 있음을 의미한다.

관련 신체계통 사정

신경혈관 사정

신경혈관 사정은 과거에 근골격계의 손상을 받은 적이 있는 대상자에게는 필수적이다. 왜냐하면 이러한 과거력을 가진 대상자들은 환부의 국소빈혈, 변형, 기능소실 등의 위험이 높기 때문이다. 손상관절의 (1) 통증, (2) 창백, (3) 맥박, (4) 체온, (5) 모세혈관 재충혈, (6) 감각이상, (7) 침범관절의 가동성 등을 사정한다. 통증의 정도를 평가하는 것은 통증의 강도 증가를 확인하는데 도움이 되며, 통증 강도가 증가하는 것은 부종이나 신경압박 때문이며, 냉증, 창백증, 청색증 등은 순환장애가 있음을 의미한다. 좌 · 우의 맥박과 모세혈관 재충혈상태를 비교하여 확인하는 것은 혈액공급이 적절한지를 판단하는 데 도움이 된다. 또한 사지의 감각소실이나 운동기능의 변화는 신경손상이 있음을 나타내므로, 만약 이러한 변화들이 갑작스럽게 나타난다면, 반드시 주치의에서 알려야 한다.

말초신경 사정

주요 말초신경의 기능이나 감각에 대한 검사는 환자로 하여금 눈을 감도록 하고 시행한다. 감각이 정상이라면, 가볍게 접촉하는 것도 감지할 수 있다(그림 35-10). 환자는 요구에 따라 특정 관절의 능동 ROM 운동을 할 수 있어야 한다. 모세혈관 재충혈, 색깔, 맥박, 체온 등 말초신경 사정을 수행한다. 만약 사지가 석고붕대, 부목, 드레싱 등으로 움직일 수 없는 상태라면, 환부의 위와 아래쪽의 모세혈관 재충혈, 체온, 관절움직임, 부종 등을 모두 검사한다.

주요증상

대상자의 주요증상 분석은 정확한 진단에 도움이 되는 매우 중요한 자료로 이후에 나타난 변화나 중재 후의 변화와 비교할 수 있는 기초자료가 된다. 주요 증상에는 통증, 관절강직, 감각변화, 부종, 변형이나 가동범위의 제한 여부 및 감염증상

표 35-1 근력의 사정방법

근육	사정방법
삼각근	대상자가 팔을 올리고 있는 상태에서 저항을 주어 이에 대항하여 팔을 내릴 수 있는 정도를 사정한다.
이두박근	대상자의 팔을 완전히 신전시킨 상태에서 저항을 주어 이에 대항하여 팔을 굴곡시키도록 한다.
삼두박근	대상자의 팔을 굴곡시킨 상태에서 저항을 주어 대상자로 하여금 이에 대항하여 팔을 신전시키도록 한다.
팔목과 손가락 근육	대상자로 하여금 손가락을 활짝 펴게 한 다음 검사자가 손가락을 한데 모으는 시도를 하여 대상자가 버티는 정도를 사정한다.
악력	검사자의 두 번째 손가락이나 세 번째 손가락을 대상자로 하여금 쥐도록 한 다음 잡아당겨 본다.
둔부 근육	대상자의 다리를 최대한 신전시켜 다리를 올리지 못하도록 저항을 준 상태에서 이에 대항하여 다리를 들어올릴 수 있는지를 사정한다(대상자는 앙와위로 눕도록 한다).
둔부 근육(외전)	대상자가 다리를 벌리지 못하도록 저항을 준 상태에서 다리를 벌릴 수 있는지 사정한다(대상자는 다리를 신전한 상태로 앙와위를 취한다).
둔부 근육(내전)	대상자의 다리를 한데 모으지 못하도록 저항을 준 상태에서 이에 대항하여 다리를 내전시킬 수 있는 정도를 사정한다(대상자는 앙와위로 누워 다리를 신전시킨다).
슬와근	대상자가 무릎을 구부려 앙와위로 눕게 한 다음 검사자가 무릎을 펴려고 하는 노력에 대해 대상자가 저항할 수 있는 정도를 사정한다.
대퇴근	대상자가 무릎을 일부 편 상태로 앙와위로 눕게 한 다음 검사자가 무릎을 굴곡시키려고 하는 노력에 대해 대항자가 저항할 수 있는 정도를 사정한다.
발목과 발 근육	검사자가 발등의 굴곡을 시도하여 대상자가 이에 저항하는 정도를 사정한다. 검사자가 발바닥의 굴곡을 시도하여 대상자가 이에 저항하는 정도를 사정한다.

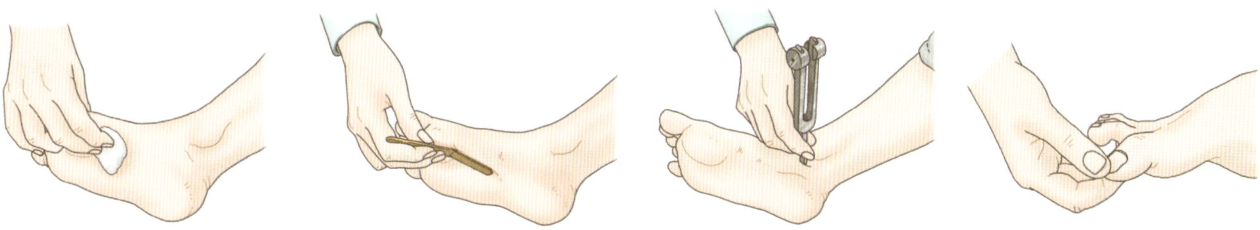

A: 표재성 촉각 B: 표재성 통각 C: 진동감각 D: 관절의 위치감각

그림 35-10 ■ 말초신경감각기능 검사

이 포함된다.

통증

통증은 다섯 번째의 활력징후로 여겨질 정도로 기본적인 사항이다. 통증을 사정하는 방법 중 하나는 환자로 하여금 10점 척도(0=통증 없음, 10=최악의 통증)를 사용하여 자신이 지각하는 통증의 정도를 표현하도록 하는 것이다. 점수가 높을수록 통증의 강도가 높음을 의미한다.

관절강직

관절강직(arthroclisis)은 전신적 또는 국소적으로 나타날 수 있다. 근육약화가 연관되어 있다면, 신경근육장애가 있음을 시사한다. 마찰음, 즉 관절가동범위(range of motion, ROM)로 움직였음에도 맷돌가는 듯한 소리가 나는 것은 관절에 불규칙한 변화가 있음을 나타내며, 관절이 잠긴 것처럼 전혀 움직여지지 않을 경우는 연골이 찢겨지거나 관절의 부정교합이 있음을 의심할 수 있다.

감각 변화

저림, 타는 듯한 감각(작열감), 방사통, 감각소실, 허약 등에 대해 조사한다. 수술 후의 부종, 골절, 종양은 모두 혈관이나 신경에 압력을 가함으로 감각 변화를 초래할 수 있다.

부종

뼈나 근육에 손상을 입은 경우, 흔히 통증과 부종이 동반된다. 석고붕대를 적용하였거나 제거한 경우에 석고붕대를 적용한 부위에 일시적으로 부종이 나타날 수 있으며, 수술 후에 부종이 나타날 수 있다.

변형이나 가동범위의 제한

변형이 일어난 시점의 상황이 중요하다. 변형이 서서히 시작된 경우는 종양과 관련되었을 가능성이 높고, 갑자기 변형된 경우는 골절을 의심할 수 있다. ROM은 관절각도계(goniometer)로 측정한다(그림 35-11).

감염

감염의 임상증상에는 발적, 부종, 발열, 통증, 냄새나는 분비물 등이 있다. 수술을 받은 대상자나 석고붕대 적용 대상자는 감염의 임상증상에 대해 주의 깊게 평가할 필요가 있다. 만약, 석고붕대 안에 통증의 원인이 있는 것으로 의심될 때는 반드시 석고붕대를 제거하고 피부를 살펴보아야 한다. 대상자에게 석고붕대 안에 막대기와 같은 것을 밀어넣지 않도록 교육한다.

진단검사

무릎의 통증과 인대 또는 연골의 손상과 관련된 임상증상을 가진 환자의 신체검진과 진단검사에 대한 설명은 **진단검사의 적용**을 참조한다.

X-선검사

X-선검사는 뼈의 비정상을 발견하기 위해 가장 많이 사용하는 비침습적 검사이다. 그러나 X-선검사는 연조직, 건, 인대의 비정상은 탐지해내지 못한다.

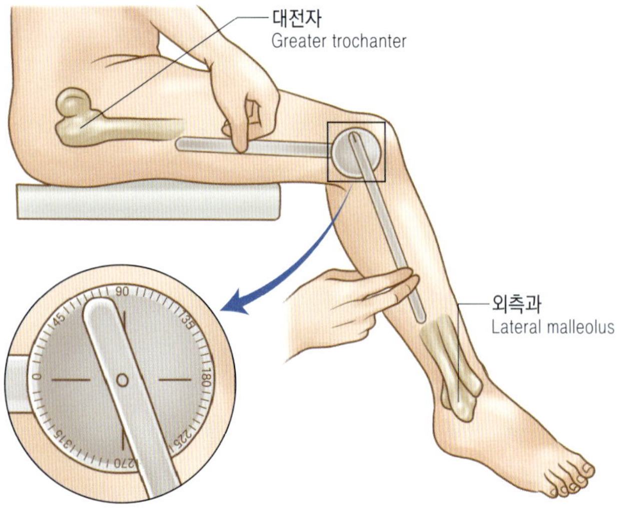

그림 35-11 ■ 관절가동범위 측정을 위한 관절각도계(무릎의 60° 굴곡)

자기공명영상

자가공명영상(magnetic resonance imaging, MRI)은 거대한 자기장을 사용하여 뼈뿐만 아니라, 연조직의 상세한 이미지를 보여주는 검사이다. MRI는 건, 인대, 근육에 발생한 병변을 탐지하기 위해 사용한다.

컴퓨터단층촬영

컴퓨터단층촬영(computed tomography, CT)은 검사하고자 하는 부위의 각 구획에 대한 영상을 제공하며, 연조직의 종양이나 척추골절 등을 진단하는 데 도움이 된다.

골밀도검사

골밀도검사(bone mineral density, BMD)는 뼈의 소실 상태를 측정하는 검사로 골다공증 진단을 위한 검사이다. 검사 방법은 이중-에너지-방사선 흡수측정(dual-energy X-ray absorptiometry, DEXA)과 정량적 초음파(quantitative ultrasound, QUS) 등이 있다.

관절천자

관절천자(arthrocentesis)는 무균적 시술로 주사바늘을 관절내로 삽입하여 관절액을 흡인해내는 검사이다. 관절액을 흡인한 후 코티손(cortisone)과 같은 약물을 주입하기도 한다. 검사를 마친 후에는 압박붕대를 적용하는 것이 일반적이다.

관절조영술

관절조영술(arthrogram)은 관절에 조영제를 주사한 후, 방사선촬영을 시행하는 검사이다. 이 검사는 어깨 회전근개 열상과 무릎의 반월판 열상 등을 진단하기 위해 사용한다.

관절경검사

관절경검사(arthroscopy)는 수술을 통해 관절내로 작은 내시경을 삽입하여 관절내의 구조를 볼 수 있도록 하는 검사이다. 검사와 동시에 수술적 중재를 제공하는 것이 가능한 검사이다.

근전도와 신경전도검사

근전도(electromyogram, EMG)와 신경전도검사(nerve conduction test)는 작은 전도자를 신경경로 안에 삽입하여 검사하고자 하는 근육에 분포된 신경을 자극하는 한편, 해당 근육의 수축 정도를 측정하는 검사이다. 손목터널증후군과 같은

진단검사의 적용

무릎장애

인대 및 연골손상과 관련된 임상증상은 통증, 관절가동범위의 제한, 관절삼출액 등이다. 대상자는 무릎이 잠긴듯한 느낌을 경험하며 불안정한 느낌을 갖는다.

건강력과 손상기전, 관절의 기능이나 안정성에 대한 특별검사 등으로 이루어진 신체검진이 진단을 내리는 데 충분할 수 있다.

라흐만 검사(Lachman's test)는 전십자인대손상을 평가하는 검사이다. 대상자를 복와위로 눕히고 다리를 최대한 신전시킨 상태에서 검사자가 자신의 한 손으로 대상자의 대퇴골을 안정되게 잡고 다른 손으로 경골을 앞쪽으로 당겨본다. 양성이면 경골이 앞쪽으로 밀린다. 라흐만검사는 전십자인대 손상의 가장 좋은 지수이다.

맥머레이 검사(McMurray's test)는 내측과 외측 반월판손상을 평가하는 검사이다. 대상자를 앙와위로 눕히고 손상된 다리를 굴곡시킨다. 검사자가 한 손으로 대상자의 발목을 잡고 다른 손으로는 무릎을 잡아 경골을 내측으로 회전시켜 본다. 같은 방식으로 외측으로도 회전시킨다. 양성은 팝콘 튀기는 소리나 느낌을 감지하며 반월판 열상을 의미한다.

전위징후(Drawer sign)는 인대 안정성을 평가하는 검사이다. 대상자의 무릎을 굴곡시킨 상태로 눕혀 발을 테이블 위에 놓는다. 검사자의 양손을 근위 경골에 놓고 앞쪽으로 잡아당긴다. 6mm 이상 밀리면 전십자인대의 열상을 의미한다. 동일한 방법으로 경골을 뒤쪽으로 밀어보면 후십자인대 손상을 검사하는 것이다.

신체검진결과는 어떤 진단검사가 필요한지를 결정하는 데 도움이 된다.

단순 방사선검사: 전·후방, 측방 촬영을 통해 무릎의 골구조를 볼 수 있다. 방사선검사는 인대나 연골손상에는 유용하지 않다. 손상기전에 따라 관절강에 대한 평가와 관련된 골 비정상성 및 골절에 대한 평가를 가능하게 한다.

MRI검사는 자기장과 복잡한 컴퓨터 기술을 사용하여 뼈나 연부조직에 대한 고해상도의 영상을 제공하는 비침습적 검사이다. 근육, 인대, 연골의 진단에 유용하다. 검사장비 안에 갇혀있어야 하며 소음이 심하여 폐쇄공포증이 있는 대상자에게는 불안을 증가시킬 수 있다. 개방식, 폐쇄식 MRI기계의 사용이 가능하다. 대상자에게 MRI검사에 금기인 금속 임플란트를 가지고 있는지 확인한다.

관절조영술은 조영제를 관절강내에 주입한 후 방사선검사를 시행하는 것이다. 연조직, 인대, 연골에 대한 영상을 제공한다. 만약 신체검진을 통해 이 부위의 열상이 의심되면 MRI검사를 선택한다.

관절경검사는 무릎관절 안에 내시경을 삽입하는 수술적 절차이다. 이 검사는 무릎 안의 구조를 모두 볼 수 있도록 한다. 검사 목적으로나 치료 목적으로 시행될 수 있다.

상태를 진단하는 데 적용한다.

인듐스캔

인듐스캔(indium scan)은 백혈구에 붙인 인듐-111을 주사하는 검사이다. 백혈구는 염증이 있는 부위에 축적되는 속성을 가지고 있기 때문에 이 검사는 골수염이나 인공관절에 발생한 감염을 진단하는 데 유용하다.

뼈스캔

뼈스캔(bone scan)은 방사성동위원소의 주입이 필요하며, 주입 후 전신스캔을 시행한다. 뼈스캔은 악성종양, 스트레스 골절, 골수염 등을 진단하기 위해 사용한다.

혈액검사

근골격계의 주호소를 가진 대상자가 주로 받는 임상검사는 항핵항체(antinuclear antibody, ANA), C-반응 단백(C-reactive protein, CRP), 적혈구침강속도(erythrocyte sedimentation rate, ESR), 류마티스인자(rheumatoid factor, RF) 등이다. 이와 같은 검사를 통해 염증, 감염, 전신적 자가면역질

환을 진단할 수 있다. 전혈구계산(complete blood count, CBC)은 비스테로이드성 항염증제를 복용하고 있는 대상자들에게 빈혈이 발생하였는지를 검사하는 것이다. 무기질대사(칼슘, 인, 알칼리성 인산분해효소)의 비정상적인 결과 또한 근골격계의 장애를 나타낸다. 근육효소, 예를 들면 creatine kinase, lactate dehydrogenase, aldolase A 등의 혈중농도가 상승된 것은 근이영양증을 의미할 수 있다. 표 35-2는 근골격계 장애가 있는 대상자에게 가장 일반적으로 시행되는 임상검사이다.

표 35-2 근골격계의 주요 혈액검사

검사	정상치	유의한 결과
항핵항체(Antinuclear antibody, ANA)	음성이나 역가 ≤1 : 32	• 양성은 전신홍반루프스(SLE), 류마티스관절염, 류마티스열, 레이노드질환과 관련 있음
C-반응 단백(C-reactive protein, CRP)	극미량	• 류마티스관절염과 같은 급성염증질환에서 양성
적혈구침강속도 (Erythrocyte sedimentation rate, ESR)	Westergren 방법 남: 0~15mm/hr 여: 0~20mm/hr Wintrobe 방법 남: 0~9mm/hr 여: 0~15mm/hr	• 관절의 질환, 염증, 감염, 암, 세포나 조직의 파괴 시 대개 상승
무기질 대사(mineral metabolism)		
칼슘	8.0~10.5mg/dL 또는 4.5~5.5mEq/L	• 골연화증, 골다공증에서 감소 • 골종양, 파제트병, 골절 치유 시 상승
알칼리성 인산분해효소(Alkaline phophatase)	30~90units/L	• 악성골종양, 골다공증, 골연화증, 파제트병이 있을 때 상승
인	2.5~4.0mg/dL	• 골절 치유, 골용해성 전이성 종양 시 증가
근육효소(muscle enzyme)		
Aldolase A	1.3~8.2units/dL	• 근이영양증, 피부근염에서 증가
Aspartate aminotransferase	10~50units/L	• 골격근에서는 발견되나 일차적으로 심장과 신장세포에서는 발견되지 않음
Creatinin kinase	15~150units/L	• 외상, 점진적 근이영양증, 다근염에서 증가
Lactate dehydrogenase(LDH4, LDH5)	60~150units/L	• 골격근 괴사, 악성종양, 점진적 근이영양증에서 증가

CHAPTER 36

Musculoskeletal Intervention and Nursing

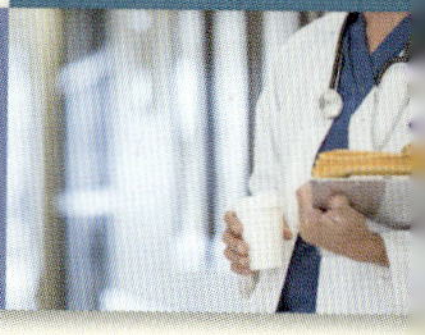

근골격계 중재적 처치와 간호

학습목표

1. 석고붕대, 견인, 부목 및 외부고정기를 적용한 대상자의 건강력 수집 및 신체검진 수행을 통해 간호문제를 사정한다.
2. 석고붕대, 견인, 부목 및 외부고정기를 적용한 대상자에 대한 간호목표를 세우고 간호중재를 계획한다.
3. 석고붕대, 견인, 부목 및 외부고정기를 적용한 대상자에 대한 간호중재를 시행하고 결과를 평가한다.
4. 관절치환술이 필요한 대상자의 치료와 간호를 설명한다.
5. 절단이 필요한 대상자의 치료와 간호를 설명한다.

석고붕대 적용 대상자 간호

석고붕대(cast)는 골절 부위의 고정을 위해 자주 사용된다. 일반적인 석고붕대의 유형과 압박 부위에 대한 내용은 그림 36-1을 참조한다.

석고붕대 적용

석고붕대를 적용하기 전, 간호사는 석고붕대를 적용하는 절차에 대해 대상자에게 상세히 설명한다. 일반적으로 석고실 같은 특수장소에서 석고기사가 석고붕대를 적용한다. 기사는 적용될 부위의 피부를 청결하게 하고 상처가 있는지를 사정하는 피부준비를 마친 후, 석고붕대를 적용할 다리나 팔 전체를 스타키네트로 감싼다. 스타키네트는 석고붕대가 적용될 길이보다 조금 더 길게 잘라, 남은 부분을 석고붕대 위로 접을 수 있게 하여 석고가 피부에 직접 닿지 않도록 한다. 스타키네트를 피부 위에 평평하게 덮어 주름이 잡히지 않도록 한다. 주름은 그 아래 피부조직에 압력을 주는 요인이 될 수 있으므로 주의한다. 골절된 부위 주변에는 패드를 대어 주고, 뼈가 돌출된 부위에는 패드를 덧대준다. 그러나 너무 많은 패드를 대주는 것은 오히려 압박의 원인이 될 수 있으므로 주의한다. 첫 번째 석고붕대는 패드가 당겨지지 않도록 근위부에서 원위부 방향으로 감아주고, 두 번째 석고붕대도 근위부에서 원위부 방향으로 감되, 조금 더 탄탄하게 감는다.

석고붕대를 깨끗한 물에 한 개씩 담갔다가 물기를 어느 정도 제거한 후, 손상된 환부에 돌려가며 감는다. 합성재질붕대는 물에 담글 필요가 없다. 석고붕대를 적용할 때, 옆에서 보조하는 사람은 환부의 밑을 손바닥으로 받쳐준다. 석고붕대를 손가락으로 지지하지 않도록 하며, 표면이 딱딱하거나 뾰족한 곳에 석고붕대를 올려놓고 말리지 않도록 한다. 이는 모두 석고붕대에 변형을 유발하여 후에 피부에 압력을 주는 원인이 된다. 석고붕대를 적용하는 절차가 끝나는 즉시, 피부에 묻어있는 여분의 석고는 씻어낸다.

석고붕대 건조

석고붕대는 건조되어야만 강하고 단단해진다. 합성재질석고는 수분 후면 마르지만, 완전히 굳어 체중부하가 가능해지기

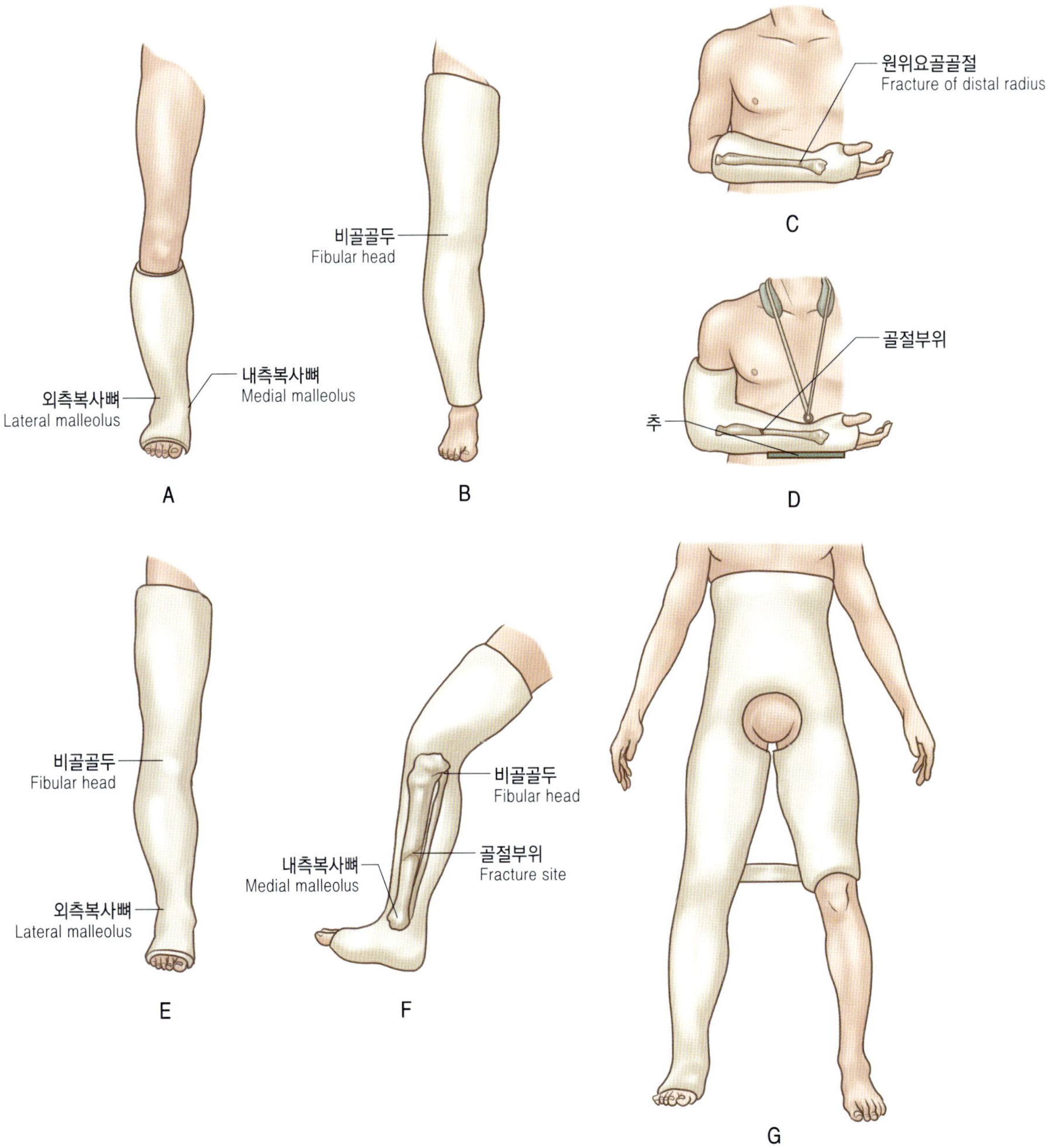

그림 36-1 ■ 석고붕대의 유형과 압박 부위

A: 단하지 체중부하 석고붕대, B: 장하지 체중부하 원통형 석고붕대, C: 단상지 석고붕대, D: 추를 단 어깨걸이 석고붕대(골절부위에 견인 제공), E: 비체중부하 장하지 석고붕대, F: 장하지 석고붕대, G: 고관절 8자형 석고붕대

까지는 30분 정도 소요된다. 석고재질붕대는 즉시 굳기 시작하지만, 완전히 마르기까지는 많은 시간이 소요된다. 하지에 적용한 석고재질붕대는 완전히 마르는 데, 48시간이 걸리며, 넓은 부위에 적용한 경우에는 그보다 더 오래 걸릴 수 있다. 석고붕대와 합성재질붕대가 마를 때, 발산하는 열로 인해 열감이 느껴질 수 있다는 것을 대상자에게 교육한다. 석고붕대는 굳을 때 정상적으로 10~15분 정도 열이 발생한다. 또한 석고붕대가 마르는 동안, 담요나 수건을 덮지 않도록 하고, 대신 여러 장의 수건을 석고붕대 밑에 두어 습기를 흡수할 수 있도록 해준다. 석고가 젖어 있을 때, 대상자가 한기를 느껴 체온저하가 될 수 있으므로, 석고가 마르는 동안 한기를 덜 느끼도록 적절히 보온을 제공하는데, 젖은 석고붕대 주변에 더운 공기가 순환하도록 하는 것도 한 방법이다. 넓은 부위에 석고붕대를 적용한 경우에는 과도한 오한을 피하기 위해 석고붕대를 부분적으로 교대해가며 공기에 노출시킨다. 금기사항이 없는 한, 규칙적으로 자세를 변경하여 되도록 모든 부분이 골고루

공기에 노출될 수 있도록 한다. 헤어드라이어를 사용하여 빠르게 건조시키는 것은 권장하지 않는다. 왜냐하면 석고붕대에 금이 가거나 석고 아래 피부에 화상을 입을 수 있기 때문이다.

석고붕대가 젖어 있는 동안, 적용 부위에서 시큼한 냄새가 나며 두드렸을 때 탁음이 들린다. 그리고 회색빛을 띠며 만졌을 때 찬 느낌을 주지만, 건조되면 더 이상 찬 느낌은 없으며, 무색으로 공명음이 나고 흰색을 띤다. 유리섬유(fiberglass)의 합성재질붕대는 뜨겁고 끈적이는 느낌이 있다.

창문 또는 양측면 개방석고

석고붕대의 양측면을 개방하는 것은 석고붕대의 양쪽을 잘라 위 · 아래로 분리할 수 있게 함으로써 석고붕대 안의 압력을 감소시키기 위함이다. 또한 석고붕대 안의 창상을 확인하기 위해 또는 배액관을 제거하기 위해서 석고붕대에 창문을 낼 수 있다. 그 밖에 맥박측정이나 석고붕대증후군을 예방하기 위해서 창문을 내기도 한다.

양측면을 개방하는 것은 창상관리나 X-선검사를 위해 석고붕대의 반을 제거하는 것이다. 나머지 반쪽 석고붕대는 간헐적으로 제거하거나 적용함으로써 석고붕대를 제거하는 것에 적응하도록 한다. 양측면을 개방한 석고붕대를 재적용할 때에는 양쪽 석고붕대 사이에 피부가 끼이는 일이 없도록 주의한다.

사정

신경혈관 사정

석고붕대는 보호와 치료를 위해 사용되지만, 심각한 합병증을 초래하기도 한다. 석고붕대로 인한 위험을 최소화시키기 위해서는 신중한 간호사정과 신속한 중재가 필요하다. 석고붕대 적용 부위에 다음과 같은 사정을 수행하여 대상자의 신경혈관 상태를 파악한다.

- 냉감, 온감, 석고붕대 아래쪽의 맥박, 모세혈관재충혈(순환기능)
- 원위손가락, 발가락의 움직임, 석고붕대 아래쪽의 가벼운 접촉, 감각의 변화(신경기능)

하지손상으로 인한 위험이 가장 큰 신경은 심부와 표피 비골신경과 경골신경이다. 반면, 상지의 경우는 척골과 요골의 기능을 사정하는 것이 중요하다. 무감각과 저림증이 발생하면, 바로 보고하도록 대상자를 교육한다. 그러나 신경이 압박받는 상황에서도 아무런 증상이 나타나지 않을 수 있다. 손상된 사지의 맥박, 피부색, 열감 등을 반대편 사지와 비교하여 사정한다. 신경혈관 사정은 석고붕대나 부목을 적용한 후, 4시간 동안은 30분마다 시행하고, 그 이후에는 3~4시간마다 한번씩 사정한다. 신경혈관 사정 방법과 기대되는 결과는 **표 36-1**에 제시되어 있다.

통증 사정

통증에 대한 사정은 규칙적으로 이루어져야 하며, 대상자에게 통증의 정도를 잘 표현하도록 권유해야 한다. 또한 진통제의 효과가 부적절할 경우는 담당의사에게 즉시 알려, 약물의 용량을 증가시키거나 조절할 필요가 있다. 완화되지 않는 통증은 구획증후군의 임상증상일 수 있으며, 통증이 점차 심해진다고 호소하는 경우, 손상이나 치료 시에 예측되는 정도를 넘어서는 통증의 경우는 주의해야 한다.

석고붕대 사정

석고붕대 가장자리 피부에 손상이나 부종이 없는지 관찰하고, 석고붕대 자체도 사정한다. 다른 부위에 비해 높은 열감이 느껴지는 것은 석고붕대 아래 조직의 괴사나 감염이 발생했음을 의미한다. 습기가 있는 부위(wet spot)는 석고붕대 아래 배액이 있거나 더 건조시켜야 하는 부위일 수 있다. 석고붕대 위의 얼룩은 창상배액이나 출혈일 수 있는데, 어떠한 얼룩이든 신중하게 측정하고 기록해야 한다. 또한 단하지 석고붕대의 외측복사뼈나 단상지 석고붕대의 상완골내측상과와 같은 부위는 석고붕대에 의해 압박을 받을 가능성이 높은 부위임을 기억한다. 특히 창상을 덮고 있는 부위는 주의 깊게 사정한다.

오래된 석고붕대는 땀과 피부 바깥층에서 정상적으로 떨어져 나오는 비듬이나 딱지 등으로 인해 불쾌한 냄새가 날 수도 있지만, 석고붕대에서 곰팡이 냄새, 즉 심한 악취가 나는 것은 조직괴사나 감염을 의미할 수 있다. 또는 합성재질붕대에서 곰팡이 냄새가 난다면, 붕대가 젖은 다음 완전히 마르지 않았음을 의미한다. 석고붕대를 교체할 필요가 있을 때는 담당의사와 상의한다.

합병증

구획증후군

구획증후군(compartment syndrome)은 폐쇄된 공간내에 압력이 점진적으로 증가하여 순환장애가 발생하는 것을 말한다.

표 36-1 신경혈관 사정

내용	방법	기대되는 결과
순환		
손상 사지의 피부색	손상된 다리, 발, 팔, 손의 색깔을 검사한다. 반대편과 비교한다.	피부색은 동일해야 한다. 손상된 조직이 약간 창백한 것은 정상이다. 절개가 있는 경우, 절개선을 따라 홍조가 나타난다.
손톱의 모세혈관 재충혈	손톱을 압박한 후 색깔이 회복되기까지의 시간을 측정한다.	2~3초가 정상이며, 4~6초 이상 지연되면 보고한다.
양쪽 사지의 부종 시진 또는 촉진	부종이 없어야 한다. 만약 환부에 부종이 있는 경우는 외상, 수술, 정맥염에 의한 것인지를 고려해야 한다.	양쪽에 모두 부종이 있는 경우는 심장질환으로 인한 것임을 고려한다.
발등의 맥박	발등의 맥박을 촉지 또는 발목 내측 복사뼈의 맥박을 촉지한다.	맥박은 양측에서 촉지되어야 한다. 만약 발등의 맥박이 없을 경우, 정상일 수 있으나 맥박의 부재는 부종으로 인한 혈관의 압박을 의미할 수도 있다.
손상부위의 체온	손등을 사용하여 체온을 사정한다.	체온은 양쪽이 동일해야 한다. 냉감이나 온감이 있을 경우는 보고한다.
운동		
손상된 부위의 움직임	대상자에게 "손가락이나 발가락을 움직여 보세요." 하고 요청한다.	움직임은 양쪽이 동일해야 한다. 만약 움직임이 감소되어 있음을 관찰한 경우는 사지를 정상적으로 움직일 수 있는지를 확인하다(만약 대상자가 뇌졸중을 앓고 있는 경우에는 이전부터 움직임의 제한이 있었을 것이다). 만약 대상자가 발가락이나 손가락에 수술을 받은 경우는 통증이나 부종으로 인해 움직임이 제한될 수 있다. 작은 움직임이라도 자세히 관찰한다.
감각		
손상된 부위의 감각	손상된 부위를 만졌을 때 감각이 있는지 확인한다. 핀이나 바늘로 찔렀을때 감각이 있는지 또는 둔감한 느낌이 있는지 사정한다.	감각은 양쪽에서 동일해야 한다. 감각의 변화가 있는 경우는 보고한다.
통증	대상자에게 0~10점 척도를 사용하여 통증의 정도를 사정한다.	통증은 손상받은 부위에서 흔히 나타난다. 통증이 없는 경우, 진통제 복용 여부를 확인한다. 조절되지 않는 통증은 구획증후군의 증상일 수 있으므로 즉시 보고한다.

사지의 골절을 입은 대상자는 손상 후, 첫 일주일 동안 구획증후군에 대한 사정을 규칙적으로 해야 한다. 또한 외상성 손상이나 폐쇄성 정복과 같은 치료를 받은 경우에 부종이 발생할 수 있다. 부종은 손상이나 치료 후 12~24시간 이내에 가장 심해지는 경향을 보인다.

부종이 경미할 것이라는 예상과 달리, 중등도 또는 중증의 부종이 있으면서 통증과 변색이 동반된다면, 비정상적인 상태라고 볼 수 있다. 과도한 부종은 석고붕대가 연조직을 압박하여 구획증후군의 위험을 높이게 된다.

손상을 받은 사지는 손상을 받지 않은 사지와 비교해야 하며, 사정결과는 기초사정 결과와 비교해야 한다. 구획증후군의 임상증상은 국소적 손상을 입은 후 30분 내에 시작될 수 있다. 1차 증상은 통증이 증가되는 것으로, 손상을 입은 정도를 넘어서는 심한 통증을 경험하게 된다. 특히, 환부의 근육을 수동적으로 잡아당길 때 통증이 나타나는 것이 조기증상 중 하나이다. 환부의 저림이나 감각이상, 근육의 강도와 움직임, 모세혈관재충혈, 피부색, 체온 등을 사정한다. 피부의 긴장감과 발적이 증가하는 것 역시 구획압의 증가를 나타내는 지표가 될 수 있다. 만약 구획내 압력이 대상자의 수축기압 이상으로 증가하면 맥박이 소실되고, 모세혈관재충혈이 지연되며, 창백증이 나타난다. 마비는 구획증후군 말기에 나타나는 증상이다. 만약 구획증후군을 감지하지 못하여 조직압을 완화시키지 못하면, 국소빈혈 4~6시간 후에는 비가역적 근육손상이 초래되고, 12~24시간 후에는 비가역적 신경손상이 초래된다. 구획증후군을 나타내는 사정결과는 담당의사에게 신속히 알려야 한다. 추가적으로 사정해야 할 내용은 주요관찰사항을 참조

주요관찰사항

석고붕대 적용 대상자

구획증후군

- 맥박이 소실되거나 약해짐, 손톱의 모세혈관재충혈이 늦어짐 (3초 이상)
- 피부 창백증, 청색증, 차가운 느낌
- 통증, 부종의 증가, 석고붕대 아래의 통증을 동반한 부종, 수동적 관절운동 시 통증
- 감각이상(저림, 쑤심), 감각과민, 무감각, 감각저하(접촉에 대한 감각이 약해짐), 통감저하(무감각)
- 정상이었던 근육의 마비

감염

- 석고붕대 위의 곰팡이 냄새, 불쾌한 냄새
- 석고붕대나 석고붕대 창문을 통한 배액
- 설명되지 않는 갑작스러운 체온상승
- 석고붕대로 덮은 병소에서 열감이 느껴짐
- 새로운 통증 또는 증가된 통증

석고붕대증후군

- 부풀어 오르는 듯한 느낌
- 오래 지속되는 오심, 반복적인 구토
- 복부 팽만, 모호한 복부 통증
- 호흡곤란

한다.

만약, 구획증후군을 발견하지 못해 치료하지 않을 경우, 대상자는 신경과 근육의 기능을 상실할 수 있으며, 여러 가지 임상증상이 발생하게 된다. 급성구획증후군의 일반적인 증상은 통증으로, 특히 근육이 잡아당겨질 때 통증을 느낀다. 근육이 저리거나 화끈거릴 수 있으며 또는 탄탄하고 꽉 찬 느낌일 수도 있다. 둔한 감각과 마비가 발생하면, 세포가 줄어들기 시작한 것이므로 구획 내 압력을 낮추는 것만으로는 기능을 회복시키기 어려워진다.

구획증후군은 임상증상만으로 진단을 내릴 수 있으며, 구획 내 압력은 다양한 모니터로 측정이 가능하다. 정상 구획압은 0~8mmHg으로 구획압이 확장기압보다 10~30mmHg 낮은 경우, 관류압이 근육을 지지하기에 충분하지 않으므로 구획증후군이 있음을 의미한다. 정확한 수치에 대해서는 아직 많은 논란의 여지가 있으나, 30~45mmHg의 구획압은 즉시 치료하지 않으면 조직괴사가 일어나기에 충분한 압력으로 볼 수 있다.

구획증후군의 우선적인 치료는 압력을 완화하는 것으로 지나치게 탄탄하게 감긴 붕대를 풀거나 석고붕대의 경우는 양쪽 측면을 잘라낼 수 있다. 환부는 심장 높이로 유지한다. 심장보다 높게 올리면 국소동맥관류를 감소시켜 추후 혈액순환장애를 유발할 수 있다. 구획증후군이 의심될 때에는 혈관수축을 유도하여 순환장애를 일으킬 수 있으므로 냉찜질을 피한다. 적절한 수분공급은 대상자의 평균 동맥압을 유지하는 데 있어 중요하다.

외부의 압력을 완화시키는 것만으로 구획압이 올라가는 것을 막을 수 없을 경우에는 근막절개술을 시행할 필요가 있다. 피부를 통해 근육구획의 근막을 절개하여 조직을 확장시키고

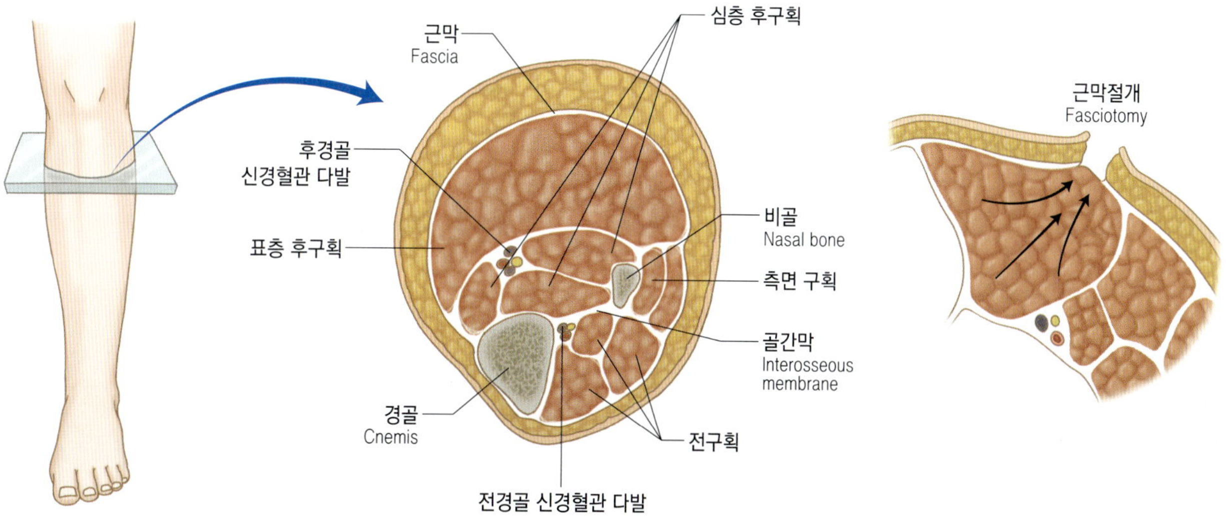

그림 36-2 ■ 하지의 구획

미세순환에 가해지는 압력을 완화시킴으로써 혈액순환을 회복시킨다(그림 36-2).

지방색전

염려, 불안, 흥분, 급성혼동과 같은 저산소증 증상에 유의한다. 또한 흉부, 겨드랑이, 옆구리, 복부, 쇄골, 연구개 등에서 점상출혈이 흔히 관찰된다. 지방색전 대상자는 고열(39.4℃), 호흡곤란, 빠른 호흡, 빈맥 등을 보이며, 산재성 수포음과 나음이 지방색전(fat embolism)의 말기증상으로 나타날 수 있다.

심부정맥혈전

심부정맥혈전(deep vein thrombosis, DVT)의 특징적인 증상은 혈전이 생긴 부위나 그 아래쪽에 주로 발생하는 편측 부종이다. 부종은 정맥의 염증이나 폐쇄로 인해 발생한다. 혈전이 발생한 대상자는 흔히 혈전 부위에 통증과 압통, 발적과 열감 등을 호소한다. 발등굴곡 시 하퇴상부에 불편감이 발생하는 호만징후(Homan's sign)는 심부정맥혈전 대상자의 1/3 미만에서 나타나고, 심부정맥혈전이 없는 대상자의 50% 이상에서 나타나므로 심부정맥혈전에 특징적인 증상으로 간주하지는 않는다. 정맥 초음파검사는 심부정맥혈전의 진단을 위한 표준검사로 민감도가 높고 정확하며 비침습적이다.

감염

대상자는 통증이 있거나 통증이 심해지기도 하며, 석고붕대 아래 열감이 느껴진다고 호소한다. 사정을 통해 발열과 오한, 손상 부위에 악취, 창상 주위의 발적이나 온감, 농성배액, 창상의 치유지연 등을 확인할 수 있다.

석고붕대증후군

석고붕대증후군(cast syndrome)은 체간부 8자 석고붕대를 한 경우에 발생하기 쉽다. 대상자가 석고붕대를 하고 있는 경우에는 오심, 복압상승, 모호한 복부 통증, 부풀어 오르는 느낌, 조이는 듯한 느낌, 심호흡의 어려움 등이 있는지 주의해서 살핀다. 이러한 증상들은 모두 장기간 앙와위 체위를 취하거나, 척추수술을 받은 경우, 체간부 석고붕대를 한 경우에 초래될 수 있는 심각한 합병증인 석고붕대증후군의 증상일 수 있다.

원인으로 석고붕대가 의심될 때에는 압력을 줄여주기 위해 창문을 내거나 석고붕대의 양측면을 잘라 개방시킨다. 장의 감압을 위해 비위관 삽관이 시행되며, 정맥수액이 처방되고 대상자는 금식을 하게 한다. 체간부에 석고붕대를 하고 있는 대상자에게 진토제 복용은 금기이다. 이유는 진토제로 인해 석고붕대증후군의 임상증상이 가려질 수 있기 때문이다. 대상자가 석고붕대를 적용한 상태로 퇴원하는 경우에는 석고붕대증후군과 관련된 임상증상에 대해 알려주고, 이러한 증상이 나타날 때에는 신속하게 연락하도록 교육한다.

간호중재

부종을 완화시키거나 예방하기 위해 석고붕대를 한 후 24~48시간 동안 석고붕대를 적용한 사지 밑에 베개를 대어 심장보다 높여준다. 석고붕대를 팔에 적용한 경우에는 팔걸이를 한 다음, 팔걸이를 정맥수액대에 부착하여 올려 준다. 팔꿈치, 손목, 손 전체를 지지해야 하며 손가락을 팔꿈치보다 높여야 부종을 최소화할 수 있다. 또한 석고붕대 주위에 얼음주머니를 대주고, 대상자로 하여금 손가락이나 발가락을 운동하게 하여 순환을 돕는다. 석고붕대의 끝을 매끄럽게 해주는 작업을 통해서 석고붕대 끝의 압력을 완화시키고 불편한 부위에는 느슨하게 패드를 대준다. 디리에 원통형 석고붕대를 적용한 경우에는 수족(footdrop)을 예방하기 위해 발목을 90°로 굴곡시킨 상태에서 대상자의 발에 부목을 대주거나 지지해 준다.

둔부에 8자 석고붕대나 체간부붕대를 적용한 대상자의 경우에는 배변 시 오물이 묻는 것을 예방하기 위해 엉덩이부분을 노출시키고 적절한 피부관리를 해야 한다. 오물이 묻는 것을 예방하기 위해 대상자가 골절용변기를 사용하기 전에 석고붕대의 모서리 부분을 실금패드(incontinence pad)로 막아줄 수 있다. 또한 침상머리를 올려주는 것은 배변과 배뇨를 용이하게 하지만, 이 자세는 쇼크, 출혈, 척추손상이 없는 경우에 적용될 수 있다. 석고붕대가 젖으면 피부를 자극하는 원인이 되며, 개방창상이 있는 경우에는 감염의 위험이 증가한다. 그러므로 배뇨나 배변 후에는 회음부 간호를 수행한다.

부동으로 인한 합병증을 예방하기 위해 2시간마다 체위변경을 한다. 대상자가 한 자세로 너무 오래 있지 않도록 체위변경 계획을 세우고, 가능하면 대상자에게 활동을 하도록 교육하고, 침상에서 움직일 때에는 필요에 따라 옆에서 보조한다. 활동 시 도움이 필요할 때에는 적절히 대상자를 돕는다. 체간 8자 붕대나 둔부 8자 붕대 적용 대상자의 자세변경을 위해서는 3~4명의 요원이 필요하다. 롤러보드나 기계적 올림장치를 사용할 수도 있다.

손상의 특성과 의사의 처방에 따라 석고붕대를 적용한 대상자는 석고붕대가 마른 후 체중부하를 할 수 있다. 대상자를 이동시킬 때는 체중부하 상태를 확인한다. 안전을 위해 대상자가 침대 밖으로 나올 때에는 이동용 벨트를 사용한다.

쇠약한 노인대상자는 석고붕대의 무게도 감당하기 어려워 처음 활동을 시작할 때 쉽게 피곤해 할 수 있다. 처음 보행을 시도할 때에는 석고붕대를 적용한 다리를 내리는 것이 통증을 증가시킬 수 있음을 교육하고 다리를 내리도록 돕는다. 다리가 증가된 혈량에 익숙해지면, 통증이 감소할 것이라는 사실을 주지시킨다.

대상자의 협조를 위해 대상자에게 통증관리방법들에 대해 교육한다. 통증조절을 위해 진통제를 복용할 수 있음을 알리고, 약물중독과 같이 진통제 사용과 관련된 걱정이 있다면 표현하도록 돕는다. 처방에 따라 진통제를 투여하고, 만약 효과가 없으면 담당의사에게 알린다. 약물 외의 통증관리방법, 즉 전환요법, 심상요법, 마시지 등을 통해 대상자가 이완할 수 있도록 돕는다.

석고붕대가 마른 후에는 흔히 가려움증이 나타난다. 가려운 부위를 긁기 위해 석고붕대 안에 어떤 도구도 삽입해서는 안 됨을 교육한다. 가려운 곳을 긁기 위해 칼, 뜨개질용 바늘, 젓가락 등을 사용하는 것은 피부에 손상을 입힐 수 있고, 파우더는 석고붕대 안에서 뭉칠 수 있다. 가려움증은 석고붕대 안에 시원한 바람을 불어 넣거나 환부를 올려 두거나 또는 얼음주머니를 대거나, 가려운 부위를 부드럽게 두드리거나 경한 진통제나 항히스타민제 등을 복용하여 관리한다.

견인대상자 간호

견인(traction)은 손상을 입은 부위나 사지에 잡아당기는 힘을 적용하는 것으로, 이때 반대방향으로 잡아 당겨지는 대항견인력이 존재한다. 잡아당기는 힘은 손(도수견인)을 사용할 수도 있으나, 추를 사용하여 잡아당기는 방법이 더 많이 적용된다. 견인의 목적은 **박스 36-1**에 설명되어 있다. 근래 수술방법의 발전, 대퇴보철기, 골수강 금속정 등이 개발되어 정형외과적 손상의 치료에 우선적으로 견인을 선택하지는 않는다. 예를 들어 벅스견인이나 러셀견인과 같은 하지견인의 경우, 고관절골절을 입은 대상자의 수술 전 관리를 위해 제한적으로만 적용되고 있다. 그러나 골격견인의 경우는 개방정복과 내부고정을 즉시 받을 수 없는 다발성 외상 대상자들의 치료방안으로 현재도 계속 적용되고 있다. 경추골절의 경우, 다양한 종류의 견인이 수술 전 · 후의 치료방안으로 선택될 수 있다.

박스 36-1 견인의 목적

- 골절정복, 재배열, 골절된 뼈의 치유 증진
- 골절이나 수술적 정복과 함께 동반되는 근육경련 감소
- 연조직 손상의 예방
- 변형의 예방과 치료
- 염증, 질환, 통증이 있는 관절의 휴식을 위해
- 탈구나 아탈구의 예방과 치료
- 구축 예방
- 요통이나 경추의 편타손상과 연관된 근육경련 감소
- 관절경검사나 관절재건술을 위한 관절의 공간 확보

견인의 종류

피부견인

피부견인(skin traction)은 피부 띠, 부츠, 부목과 같은 장치를 사용하여 견인력이 피부에 직접 가해지도록 하는 견인법이다. 피부견인 중 가장 많이 사용되는 벅스견인의 경우, 부츠 형태의 장치를 대상자의 환부에 적용한 다음, 추를 부착시켜 잡아당기는 방법이다. 이 견인법은 고관절골절을 입었으나, 상태가 안정될 때까지 수술을 받을 수 없는 대상자에게 사용한다. 피부견인은 낮은 견인력(2~3kg)으로 적용되기 때문에 견인의 효과는 크지 않으면서 피부손상의 위험이 있기 때문에 임시적으로만 적용한다(그림 36-3A~E).

골격견인

골격견인(skeletal traction)은 뼈에 힘을 적용하기 위해 핀을 사용하는 견인법이다. 골격견인은 뼈에 녹슬지 않는 금속재질의 핀을 삽입하여 견인력이 뼈에 직접 작용하도록 한다. 주로 핀을 삽입하는 부위는 대퇴원위부, 경골근위부, 척골근위부 등이다. 골격견인은 피부견인보다 더 오랜 기간 적용하며, 5kg 이상의 추를 이용한다(그림 36-3F).

적용방식 외에도 견인은 계속적 견인과 간헐적 견인으로 구분할 수 있다. 현수견인은 직접 환부에 견인을 제공하는 방식과 균형 방식, 즉 견인이 제공되는 부위를 부목으로 지지한 상태로 견인력을 가하는 방식 등을 모두 사용할 수 있다.

견인의 주요 단점은 침상안정을 하는 시기가 길어져 부동기간이 연장된다는 점이다. 만약 대상자가 가정간호서비스를 받을 수 있는 상태라면, 견인 때문에 장기간 입원할 필요는 없으나 견인의 종류에 따라 부가적인 외래치료가 필요할 수도 있다.

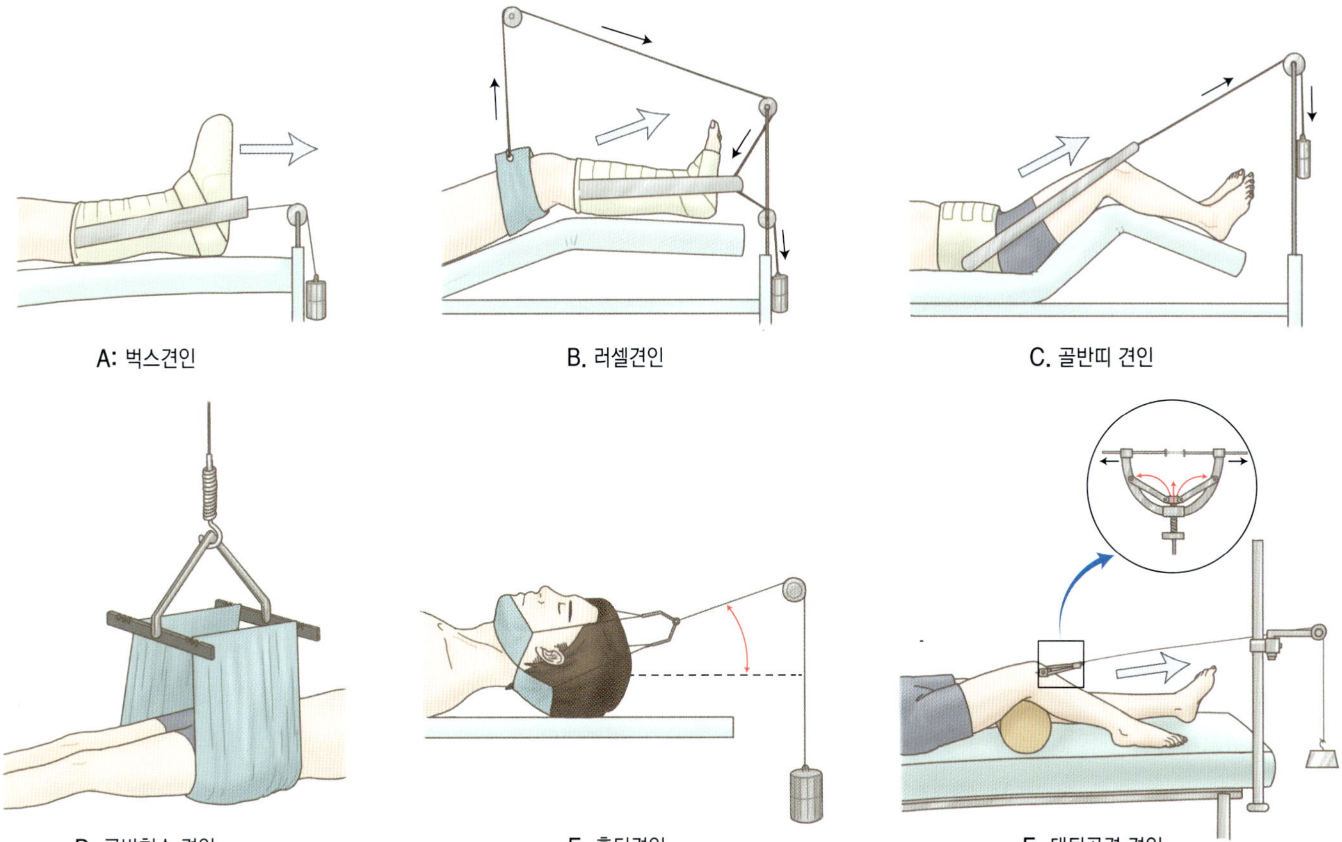

그림 36-3 ■ 견인의 유형

사정

견인장치를 적용하기 전에 당뇨, 관절질환, 피부손상, 정맥혈전질환이 있는 대상자들에게 흔히 나타나는 발과 다리의 감각 변화를 사정한다. 견인이 시작되고 나면, 견인장치와 대상자를 자주 사정해야 한다(박스 36-2).

간호중재

대상자의 영양상태가 우려되는 상황이라면, 영양보조제를 처방받을 수 있다. 할로베스트(halo vest) 적용 대상자의 경우는 소량의 식사를 자주 하는 것이 지나친 포만감을 피하는 데 도움이 되며, 침상머리를 올릴 수 없는 대상자의 경우에는 구부릴 수 있는 빨대나 대상자에게 맞도록 개조된 식기를 사용하는 것이 도움이 된다.

대상자가 편안하게 배설할 수 있도록 골절용변기를 제공하며, 용변기를 사용할 때에는 사생활을 보호해준다. 대상자의 식사에는 특별한 금기사항이 없는 한, 다량의 수분과 섬유질을 포함시킨다. 완하제가 처방된 경우는 규칙적으로 복용하도록 한다. 또한 대상자가 매일 정해진 시간에 배변을 하는지, 정상적인 배변을 위해 사용하는 개인적인 방법이 있는지 사정하여 간호계획에 포함시킨다. 허용하는 범위 내에서 대상자가 독립적으로 활동하도록 권장한다. 대상자에게 체위변경 요령과 침대 위에 설치된 바를 사용하여 침대 옆의 의자로 이동하는 법을 교육한다. 추나 탄력밴드 등을 이용하여 정상 관절을 움직이도록 권유한다.

대상자는 견인을 제거한 직후, 근위축과 기립성 저혈압으로 인해 불안정함과 쇠약함을 느낄 수 있다. 대상자로 하여금 천천히 앉는 자세를 취하도록 하고, 앉는 자세가 견딜만하면 그 다음 서는 자세를 취하도록 한다. 침상에서만 생활하던 대상자의 경우, 앉거나 서는 자세를 취하기까지 며칠이 소요될 수 있다. 대상자가 이렇게 자세를 변화시킬 때에는 적절한 도움과 신체적 지원을 제공한다. 약해진 근육과 경직된 관절로 인해 보행기나 목발과 같은 보조기구가 일시적으로 필요할 수도 있다.

박스 36-2 견인 대상자의 사정

- 근무교대 시마다 견인장비를 확인한다.
  - 각 추와 연결된 견인줄의 배열상태를 확인한다.
  - 견인줄이 과도하게 당겨지거나 풀리지 않아야 한다.
  - 견인줄의 매듭은 단단해야 하므로 테이프로 매듭이 풀리지 않도록 관리한다.
  - 견인줄과 추는 병실 바닥이나 침상에 닿지 않은 상태로 매달려 있어야 한다.
  - 추의 무게가 올바른지 확인한다(10~18kg).
  - 발판, 부목 등이 침상에 닿지 않도록 한다.
  - 침상 위의 틀이나 손잡이에 이상이 없는지 확인한다.
- 대항견인이 적절하도록 침상과 대상자의 신체 선열 상태를 유지시킨다.
- 의사의 처방 없이 추의 무게를 올리지 않는다.
- 체위 변경 후에는 추의 상태를 확인한다.
- 침상에서의 움직임이 쉽도록 침상 위에 삼각대를 설치하지만, 척수손상이나 양쪽 상지손상에서는 금기사항이다.
- 정맥염과 같은 부동으로 인한 2차적 합병증에 대해 사정한다.
  - 변비
  - 무기폐
  - 요로계문제
  - 근력소실
  - 피부손상
  - 우울
- 핀의 삽입 부위에 홍조, 부종, 악취, 출혈, 분비물 등이 있는지 점검한다.
- 핀이 삽입된 부위를 처방에 따라 관리한다. 일반적으로 하루에 2회 실시한다.

부목 대상자 간호

부목(splint)은 석고붕대와 유사하게 근골격계 손상 부위의 움직임을 최소화하기 위해 손상부위를 지지하는 것으로 통증을 감소시키고, 근육과 신경 및 혈관이 더 이상 손상되는 것을 방지하며, 손상부위의 출혈과 부종을 감소시킨다.

부목은 경성부목(rigid splint)과 연성부목(soft splint)으로 나뉘는데, 경성부목은 단단한 부목으로 안정성 유지에 효과적이며, 연성부목은 부드러운 재질로 공기부목, 베개부목 또는 삼각건을 활용할 수 있다. 견인부목은 손상받은 하지에 일정한 견인을 제공할 때 사용되므로 근수축으로 인해 뼈끝이 손상되는 것을 예방할 수 있다.

간호중재

- 손상 원위부의 맥박, 감각, 움직임을 사정한다.
- 골절 부위에 부목고정을 하기 전에 상처드레싱을 실시한다.
- 구부러진 골절 시, 추가로 손상되지 않도록 힘을 가하지 않는다.
- 개방골절 시, 뼈끝을 피부 밑으로 집어 넣으려고 시도하지 않는다.
- 경성부목은 패드를 댄다.
- 손상 부위의 위 · 아래 관절까지 고정한다.
- 부목으로 고정 후에 원위부 맥박을 측정하고, 부종 감소를 위해 상승시킨다.

외부고정기 적용 대상자 간호

사정

외부고정은 광범위한 연조직 손상이 일어난 경우에 적용하기 때문에 신경혈관 손상이나 구획증후군이 발생할 가능성이 높다. 개방골절을 치료하기 위해 외부고정기를 사용할 때도 동일한 사지의 다른 구획에 구획증후군이 발생할 수 있다. 따라서 계속적으로 신경혈관에 대한 사정을 시행하는 것이 중요하다. 현재의 사정결과를 기초자료와 비교하고, 환부에 대한 사정결과는 반대편 사지와 비교한다. 대상자에게 어떤 변화가 있거나 불편사항이 있으면 즉시 보고하도록 교육한다.

외부고정기를 적용한 대상자의 통증과 진통제의 진통 효과를 규칙적으로 사정하여 부적절한 효과를 보일 때에는 담당의사에게 알려 약물의 용량을 증가시키거나 약물을 바꾸도록 한다. 완화되지 않고 계속되는 통증은 구획증후군과 관련될 수 있으므로 통증에 대한 어떤 호소에도 충분한 주의를 기울여야 한다. 통증이 점차 심해지면 특히 주의해야 한다.

핀을 삽입한 부위나 창상이 있는 부위의 감염 증상을 자주 사정하며, 핀이 느슨해졌는지도 사정한다(그림 36-4). 핀을 삽

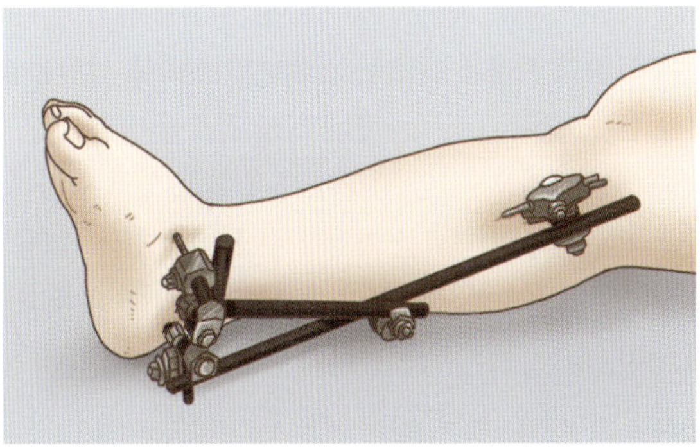

그림 36-4 ■ 경골골절의 외부고정

입한 직후, 소량의 출혈이 있는 것은 정상으로, 이는 경한 압박드레싱으로 조절할 수 있다. 그러나 출혈이 24시간 이상 지속되면 담당의사에게 알려야 한다. 창상 치유과정을 사정하여 기록한다. 핀을 삽입하여 지방조직이 손상되면, 농과 같은 지방배액이 있을 수 있으므로 감염에 주의한다. 감염증상으로는 핀의 불안정함, 불쾌한 냄새의 배액, 핀을 삽입한 부위의 피부 긴장감 또는 함몰 등이 나타날 수 있다. 만약 핀 삽입부위에 함몰이 있는 경우에는 담당의사에게 알린다.

대상자의 영양상태는 뼈와 창상 치유에 큰 영향을 미친다. 대상자의 섭취능력과 연하능력을 사정함과 동시에, 대상자의 음식섭취가 적절한지 여부를 사정한다. 또한 오심과 구토 여부를 확인하고, 영양상태에 대한 검사결과를 확인하여 비정상적인 상태가 있는지를 사정한다.

흡연은 수술이나 손상 후 뼈의 치유를 지연시키거나 억제시킨다는 과학적 근거가 있으므로, 대상자에게 금연을 강조한다.

간호중재

외부고정기를 적용한 후, 48~72시간 동안 예방적인 항생제 투여가 필요하다. 외부고정기 관련 창상치료에는 건습드레싱을 적용하고, 핀이 느슨해진 경우는 즉시 담당의사에게 알려야 한다. 골수염을 예방하기 위해 느슨한 핀은 제거해야 한다.

하지에 설치한 고정기의 무게로 인해 대상자의 균형감각이 달라질 수 있다. 하지에 외부고정기를 부착한 후에는 흔히 체중부하를 제한하라는 처방이 내려지기 때문에 대상자가 체중부하와 관련된 처방을 잘 지키는지를 사정하는 한편, 보행보조기를 올바르게 사용하는지 여부를 확인한다.

오심과 구토 시에는 처방에 따라 진토제를 투여하여 영양결핍이나 흡인의 위험을 감소시키고, 필요에 따라 영양보조제를 사용한다. 외부고정기를 성공적으로 관리하기 위해서는 대상자와 가족에 대한 교육이 중요하며, 퇴원할 때까지 대상자는 외부고정기 사용과 관련된 신체상의 변화를 받아들일 수 있어야 한다. 또한 대상자는 핀과 창상 간호에 대한 자신의 책임에 대해 이해하고, 감염 증상에 대해 알고 있어야 하며, 신경혈관 또는 피부의 변화를 자각할 수 있어야 한다. 대상자에게 담당의사가 처방한 진통제와 항생제의 사용에 대한 교육과 함께 전환, 심상, 마사지와 같이 이완하는 데 도움이 되는 대안적 통증관리방법에 대해서도 교육한다. 외부고정기 위에 입는 옷은 비교적 입고 벗기에 편한 접착식 여밈장치가 달린 것으로 선택한다.

근골격계의 특수 수술

인공관절치환술

인공관절치환술은 1960년대부터 시행되어 지속적으로 발전해 왔으며, 관절의 통증을 감소시키고, 관절운동을 증가시켜 일상생활활동이 가능하도록 하는 수술법이다.

고관절전치환술

적응증

고관절전치환술(total hip arthroplasty, THA)은 관절염 대상자에게 보존적 치료의 실패, 심한 활동장애, 통증 등이 있는 경우에 적용된다. 방사선촬영을 통해 확인되는 관절의 변형보다는 대상자의 주관적 호소가 수술을 결정하는 데 더 중요한 영향을 미친다. 고관절전치환술은 대퇴경부골절로 인해 합병증이 발생하거나 선천성 질환이나 기형 또는 이전에 실시한 고정술이 실패한 경우에도 시행한다.

유형

고관절전치환술에는 시멘트 방식과 비시멘트 방식이 있다. 시멘트 방식은 폴리메틸 메타크릴레이트(polymethyl methacrylate, PMMA)와 같은 인공접착제를 사용하는 것을 말하는데, 이 방식을 적용하는 경우에는 수술과정 중에 대퇴와 관절구를 즉시 고정하는 것이 가능하다. 시멘트, 즉 인공접착제를 사용하는 관절성형술은 노인층 또는 골다공증으로 뼈의 강도가 저하된 대상자에게 적용된다. 그러나 활동적인 젊은 층이나 체중이 많이 나가는 대상자에게 시멘트 방식을 적용하게 되면, 인공접착된 부분이 헐거워져서 문제를 일으킬 확률이 높아진다. 이러한 대상자들에게는 관절구 표면에 구멍이 있는 보철을 사용하면 시멘트, 즉 인공접착제 없이도 고정될 수 있다. 이러한 보철은 구멍이 있는 표면 위로 골세포가 성장하여 서로 얽힘으로써 자연적인 접착이 이루어지는데, 이를 위해서는 수술 후 적어도 수 주 동안 체중부하를 제한해야 한다. 대상자의 요구에 따라 시멘트 방식이나 비시멘트 방식을 적절히 선택할 수 있다.

금기사항

고관절전치환술의 금기사항은 (1) 근래 활동성 관절패혈증을 경험한 경우(염증으로 인한 관절치료는 제외함), (2) 신경영양성(neutrotrophic) 관절, (3) 수술 후의 치료적 요구에 부응할 수 없거나 장기간 관절재활을 받을 수 없는 경우 등이다. 그 밖에 고관절전치환술을 받기 위해서는 대상자의 일반적인 건강상태가 마취, 혈액소실, 외과적 스트레스를 견딜 수 있어야 한다. 심장, 폐, 간, 대사장애가 있는 대상자의 경우는 수술 전에 이러한 상태가 안정되어야만 한다.

수술방법

현재 흔히 사용되고 있는 보철기는 3개 세트로 구성되어 있다. (1) 대퇴경골과 골체에 해당되는 부분, (2) 대퇴골두에 삽입되는 부분, (3) 고정나사를 삽입할 수 있는 구멍을 가진 금속제의 관골 구(acetabulum) 부분(고정나사를 삽입할 수 있는 구멍을 가지고 있지 않은 관절구도 있음) 등이다. 고관절보철기는 다양한 종류의 합금으로 생산되고 있는데, 사용된 합금의 종류가 무엇인가에 따라 무게감과 내구성이 달라진다(그림 36-5).

수술 중의 노출방식에 따라 수술적 접근은 (1) 전측면(anterolateral), (2) 측면(direct lateral), (3) 횡전자(transtrochanteric), (4) 후측면(posterolateral)으로 분류한다. 간호사는 수술 시 취했던 탈구자세를 확인한 후, 수술 후 그 자세를 피하도록 교육해야 한다. 이는 수술 후 탈구를 예방하기 위함이다.

전측면 자세의 경우, 대상자를 수술대 위에 앙와위로 눕게 한 다음, 수술받을 고관절을 외회전과 동시에 신전시키고 무릎은 굴곡시킨다. 후측면 자세의 경우는 대상자를 옆으로 눕게 한 후, 수술받을 고관절을 내회전과 동시에 굴곡시키고 내전되게 한다. 대부분의 정형외과 의사들은 전방과 후방에서의 접근이 가능하도록 후측면 자세를 선호한다.

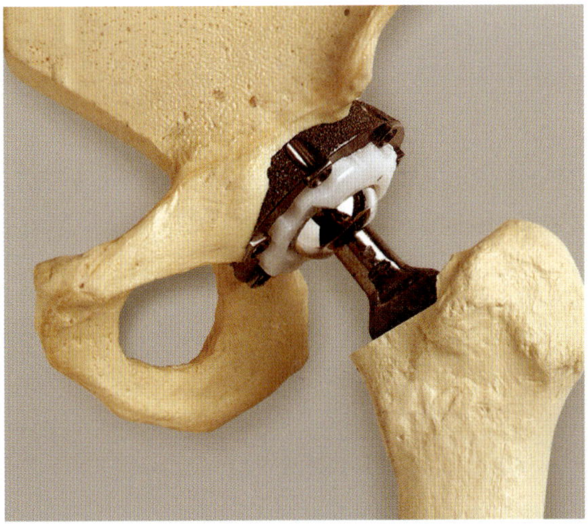

그림 36-5 ■ 고관절보철기

일단 고관절이 노출되고 나면, 대퇴골두에 절골술을 시행하여 관골구를 노출시킨다. 그리고 관골구에 있는 골극과 낭종을 제거하여 보철기가 삽입될 부위를 넓힌다. 다음으로 여러 크기의 보철기를 시험적으로 삽입하여 잘 맞는지를 평가한 후에 대상자에게 맞는 크기의 보철기를 최종적으로 선택한다.

보철기를 눌러서 맞추는 비시멘트형의 경우에는 뼈에 쐐기(peg)와 긴 못(spike)을 사용할 수 있도록 준비한다. 수술 의사는 관골구 컵이 제 위치에 놓이도록 단단히 누른 다음, 컵이 뼈에 밀착되게 놓였는지 평가한다. 시멘트형 보철기를 사용하는 경우에는 장골(ilium)의 연골하골에 드릴로 구멍을 낸 다음, 압력 세척기로 구멍을 낸 부위를 깨끗하게 한 후에 관골구 컵을 제 위치에 놓고 시멘트로 고정한다.

대퇴부위의 골수강을 넓혀 터널을 만드는 것으로 대퇴부위를 준비한다. 시험용 보철기를 삽입하여 고관절을 맞춘 다음에 움직임, 안정성, 길이 등을 사정한다. 사정결과가 양호하면 시험용 삽입기구를 제거한다. 눌러서 맞추는 보철기의 경우는 대퇴골체를 넓혀진 골수강 안으로 눌러서 삽입한다. 또한 시멘트형 보철기의 경우, 대퇴를 깨끗하게 하고 시멘트가 너무 멀리까지 퍼져나가지 못하게 골수강의 아래쪽을 막은 다음, 골수강 내를 인공접착제인 시멘트로 채운 후에 대퇴골체를 삽입하고 대퇴골두도 삽입한다. 그 다음 하지의 움직임, 안정성, 길이를 평가한다.

약 10인치 정도의 절개부위를 봉합하기에 앞서 혈종을 예방하기 위해 Hemovac과 같은 창상밀봉배액관을 삽입하기도 한다. 그러나 이러한 배액관은 혈액소실과 수술부위 오염의 위험을 높이는 반면, 혈종 예방에는 효과가 없다는 사실이 보고되어 최근에는 사용이 감소하고 있는 추세이다. 현재는 제한된 시간 동안, 자가수혈 흡인기구(suctioned autotransfusion device)나 세포저축기구(cell-saving device)를 통해 창상배액을 모으는 방법을 적용하여, 이렇게 모인 혈액을 수술 후, 대상자에게 수혈할 때 사용한다.

최근에는 고관절전치환술 시 절개부위를 매우 작게 하여 수술한다. 이 절차는 통증을 감소시켜 대상자가 조기이상을 할 수 있게 하며, 조기퇴원을 가능하게 한다. 이러한 수술의 적응증은 젊고 마른 체형으로, 건강상태가 좋고, 빨리 회복하고자 하는 의욕이 강한 대상자이다. 그러나 비교적 덜 침습적인 수술방법이 기존의 방법보다 좋다는 근거는 아직 충분하지 않다.

합병증

고관절전치환술의 병원 내 사망률은 0.5% 정도로 낮은 편이다. 대부분의 합병증은 짧은 기간 진행되는 회복가능한 문제이지만, 그중 일부는 수술 후 신체적·심리적 회복에 큰 영향을 미치기도 한다. 가장 흔히 발생하면서 심각한 합병증으로는 정맥성 혈전색전증을 들 수 있다. 만약 항응고요법을 적용하지 않을 경우, 대략 57%의 대상자가 정맥성 혈전색전증을 경험한다. 따라서 심부정맥혈전증(deep vein thrombosis)과 폐색전증(pulmonary embolism)을 예방하기 위해 약물 또는 비약물적 요법과 함께 조기이상이 필요하다.

고관절전치환술 후에는 골수염이 발생할 가능성이 높기 때문에 수술 후의 감염 여부가 주된 관심사이다. 감염을 예방하기 위해 예방적인 항생제 투여는 필수적이며, 수술 직후부터 수술부위에 대한 주의 깊은 사정이 요구된다. 또한 방광과 기타 요로계 감염이 발생할 가능성이 높은데, 이는 수술 후 유치카테터를 삽입하고 있거나 요정체가 발생하기 때문이다. 어떠한 부위에 생긴 국소적인 염증이라도 수술부위로 전파될 수 있기 때문에 감염과 관련된 임상증상에 대한 신속한 감지와 치료가 필수적이다.

수술 후 관절의 불안정성은 탈구 또는 불완전 탈구의 위험을 증가시킨다. 재수술을 시행하는 경우에 이러한 위험성은 더욱 증가하게 되는데, 이는 수술로 인해 광범위한 부위가 노출되며 연조직층의 결손상태가 일어나기 때문이다.

고관절전치환술을 받은 모든 대상자에게 새 관절 주변의 연조직이 치유되는 동안 피해야 할 자세에 대한 교육을 시행한다. 수술절개 부위가 치유되어 관절 주변의 근육긴장도가 향상될 때까지 약 3개월 동안은 자세에 대한 주의를 기울여야 한다.

가장 흔히 적용되는 후측면 접근을 시행한 경우는 지나친 고관절의 굴곡(>90°), 다리의 내전과 내회전 등을 모두 피해야 한다. 수술 후의 적절한 자세는 V자 모양의 베개를 다리 사이에 끼워 다리의 외회전과 외전상태를 유지하면서 고관절을 신전시키는 것이다. 한편 전측면 접근은 많이 적용되는 방법은 아니지만, 이 시술을 받은 경우에는 고관절을 과다굴곡시킨 상태에서 다리를 내전과 내회전시키는 자세를 유지해야 한다. 이 시술을 받은 경우, 90°로 고관절을 굴곡시켜 앉아도 탈구가 일어날 위험은 크지 않다.

수술 후 기대되는 결과

고관절전치환술을 시행하면 통증은 즉시 감소된다. 수술 또는 절개로 인한 통증이 있기는 하지만, 이러한 통증은 골관절염 통증에 비해 덜하므로, 수술 후 진통제를 투여하여 관리한다. 대상자의 기능 상태는 재활과정을 통해 개선되며, 수술 1년 후에는 최적합 수준에 이르게 된다. 강도가 높은 활동은 보철기의 수명을 단축시키지만, 걷기나 하이킹, 수영, 자전거 타기, 스키, 2인조 테니스, 골프, 볼링과 같은 저강도 스포츠 활동은 안전하며, 수술 후 삶의 질을 향상시키는 데에도 긍적적인 효과가 있다.

보철기가 느슨해지거나 기타 다른 합병증, 예를 들어 대퇴골간 골절, 반복적 탈구, 골용해, 이소성 골형성증(heterotrophic bone formation) 등으로 인해 교정수술이 필요할 수도 있다. 그러나 시멘트형 삽입술의 계속적인 발전과 눌러서 맞추는 프레스 피트 보철기의 사용 증가로 보철기가 느슨해지는 경우는 점차 감소하고 있다.

수술 전 간호

대부분의 대상자가 수술 당일에 입원하기 때문에 대상자의 신체적·심리적 상태에 대한 입원 전 사정은 다양한 방법으로 이루어진다. 전화면담을 통해 사정하거나 또는 대상자로 하여금 수술 전에 병원기관을 방문하도록 하여 여러 임상병리검사, X-선검사와 간호사정을 수행하기도 한다.

■ 간호진단

수술(또는 고관절전치환술)에 대한 경험 부족과 관련된 지식 부족

기대결과

대상자는 자신이 받게 될 수술과 수술 후 제한사항과 재활에 대해 말로 표현하고, 수술 후 지침을 잘 지켜서 이를 이해하고 있음을 표현할 것이다.

간호중재

- 고관절전치환술을 받기 위해 입원한 대상자에게 입원과 관련된 상세한 정보를 제공하기 위해 집단교육과 개별교육 등에 참여시킨다. 교육을 통해 대상자들은 수술 전의 근육강화운동, 금식, 수술 후의 통증관리, 식이섭취의 단계 등 다양한 주제에 대한 정보를 얻을 수 있고, 자가수혈이나 기타 다른 수혈방법에 대한 정보도 얻을 수 있다. 또한 대상자는 수술 전에 간호사나 물리치료사의 지도하에 보행기나 목발 사용법을 미리 연습하게 된다.
- 간호사는 수술 후 고관절탈구를 예방할 수 있는 자세에 대해서도 설명해야 한다.

• 충치가 염증의 잠재적 원인이 될 수 있으므로, 수술 전 구강위생 상태를 건강하게 관리하도록 격려한다.

평가

대상자는 수술과 회복을 위해 자신이 해야 할 역할에 대해 설명할 수 있다. 가벼운 불안감은 정보에 대한 수용성을 높여 주지만, 심한 불안감은 오히려 학습장애가 될 수 있다. 교육을 통해 자주 강화를 제공하고, 잘 모르는 것에 대해서는 질문을 하도록 격려한다.

수술 후 간호

고관절전치환술 대상자를 위한 일반적인 간호는 다른 수술대상자의 간호와 크게 다르지 않다. 그러나 고관절전치환술 후에는 대상자가 자유로이 체위변경을 할 수는 없다. 대상자가 측위를 유지할 수 있도록 베개를 사용하여 지지하되, 2시간마다 앙와위로 눕힌다. 의사의 처방 없이 수술부위 쪽으로 돌려 눕도록 해서는 안 된다. 대상자의 움직임이 제한되므로 피부통합성 유지를 위해 주의를 기울여야 한다. 만약 대상자가 허약하거나 영양결핍이 있다면, 압력이 고르게 분포되는 매트리스를 사용하는 등 피부통합성 유지에 더욱 주의를 기울인다.

유치카테터는 감염의 위험 때문에 흔히 사용하지는 않지만, 여성의 경우에는 수술 직후 변기의 사용이 어렵기 때문에 카테터를 삽입하게 된다. 이때 간호사는 회음부 간호와 카테터 관리를 주의하여 시행하는 한편, 대상자의 수술부위 통증과 조심해야 할 자세에 대해서도 잘 인식하고 있어야 한다.

고관절전치환술 후에는 반드시 신경혈관 상태를 자주 사정해야 한다. 양쪽 다리의 피부색, 온도, 모세혈관충혈, 족배(발등) 맥박, 움직임, 감각 등을 사정한다. 수술받은 쪽 다리의 사정결과를 반대편 다리와 비교한 후, 어떠한 이상이 발견되면 즉시 담당의사에게 알린다. 수술의 마지막 절차인 수술부위의 드레싱은 압박을 주어 지혈을 돕기 위한 목적으로 시행되므로, 비교적 드레싱의 부피가 큰 편이다. 드레싱은 대개 수술 2~3일 후 담당의사가 제거하기 전까지 본래 상태를 유지시킨다. 수술부위에 과다한 배액상태가 있는지를 정규적으로 사정한다. 본래의 드레싱이 제거된 후에는 처방에 따라 가벼운 드레싱을 하거나 공기에 노출되도록 개방하기도 한다. 창상을 개방한 경우라도 샤워를 할 때에는 창상을 덮어야 하는데, 이때 투명한 폐쇄드레싱(transparent occlusive dressing)을 사용한다. 과도한 습기는 상처치유에 방해가 되므로 수술 후에는 수분이 드레싱 안으로 새어 들어가지 않도록 주의한다.

그 밖에도 대상자가 수술 후 Hemovac과 같은 밀봉배액관을 가지고 있는 경우, Hemovac을 통한 배액은 보통 8시간당 200mL(또는 24시간당 600mL)를 초과하지 않으나, 과다하게 수분을 공급한 경우에는 배액량이 증가할 수 있다. 배액량을 측정하여 다량의 배액이 있는 경우, 즉시 의사에게 알린다.

■ 간호진단

수술적 절개로 인한 국소조직 손상과 관련된 급성통증

기대결과

대상자는 편안함을 표현할 것이다. 즉, 통증은 견딜만한 정도이며, 진통제를 덜 요구하고, 움직일 때 얼굴을 찡그리지 않으며, 통증 때문에 휴식이나 물리치료에 방해를 받지 않는다고 표현할 것이다.

간호중재

• 수술 직후, 대상자는 심한 통증을 경험하기 때문에 통증조절을 위해 마약성 진통제가 처방될 수 있다. 통증 조절에 흔히 적용되는 중재는 자가조절진통제(PCA) 또는 경막외 진통제(epidural analgesia)이다. 수술 후 24~48시간 후에는 수분섭취가 가능하므로 경구용 진통제를 복용할 수 있다. 대상자는 움직일 때마다 통증이 더 심해지므로 불편감이 증가되는 것이 두려워 활동을 피하려고 하는 경향을 보일 수 있으므로, 샤워나 물리치료를 시작하기 전에 진통제를 투여하고, 수술 후 합병증 위험을 감소시키기 위해 조기이상이 중요함을 강조한다. 고관절전치환술을 받은 후에는 수술한 관절의 통증은 감소되지만, 관절염으로 인한 다른 관절의 만성통증은 남아 있는 상태이다. 수술 후 지혈이 완료되면, 수술받지 않은 관절의 만성통증을 조절하기 위해 대상자가 평상시 복용하던 NSAIDs를 처방한다.
• 마약성 진통제의 부작용을 규칙적으로 사정한다. PCA 또는 경막외진통제를 사용하는 경우, 경구용 마약성 진통제를 사용하는 경우보다 호흡장애가 더 많이 초래되는 경향이 있다. 대상자의 호흡 상태를 사정하기 위해 활력징후를 측정하고, 맥박산소측정기로 산소농도를 측정한다. 변비 또한 고관절전치환술을 받은 대상자에게 흔히 나타나는 건강문제로, 변비는 활동장애, 마약성 진통제의 사용, 정상식이로 이행하는 과정 등과 관련되어 발생한다. 수분과 식이성 섬유를 충분히 섭취하도록 하며 하제를 사용한다. 만약 이전부터 규칙적으로 변의 부피를 크게 하는 하제(bulk-forming laxative)를 사용하였거나, 그 밖에 규칙적인 배변을 위해 사용해온 다른 방법이 있다면, 병원에서도

그 방법들을 사용하도록 돕는다. 흔히 연화제(stool softener)가 처방되기는 하지만, 연화제는 하제가 아니기 때문에 실제적으로 변을 보는데 도움이 되지는 않는다. 정기적으로 배변상태를 사정하고, 장 프로그램을 적용하는 것이 배변과 관련된 대상자의 염려를 최소화시키는 방법이다. 중재를 통해 대상자가 퇴원하기 전에 장의 정상적인 움직임을 회복할 수 있어야 한다.

■ 간호진단

통증 및 움직임에 대한 두려움과 관련된 신체기동성 장애

기대결과

대상자의 신체기동성이 증가한다. 즉, 침상에서 의자로 이동할 때와 침상에서 일어설 때, 도움을 덜 받으며 보행기나 목발을 안전하게 사용하고 50m 정도 걸을 수 있어서 신체기동성이 개선되었음을 확인할 수 있다.

간호중재

고관절전치환술 후의 기동성 장애는 다른 관절의 제한뿐만 아니라, 통증과 움직임에 대한 두려움에 의해서도 영향을 받는다.

- 대상자가 이동하기 전에 체중부하에 제한사항이 있는지 확인한다. 시멘트형 보철기를 사용한 경우는 수술한 부위에 필요한 만큼의 체중을 부하할 수 있다. 이 경우 해당되는 처방은 '견딜 수 있을 만큼의 체중부하(weight-bearing as tolerated, WBAT)' 또는 '최대한의 체중부하(full weight-bearing, FWB)'이다. 절개부위의 통증으로 인해 수술한 다리에 체중을 완전히 부하시키지는 못하지만, 보철기가 손상될 염려없이 안전하게 다리에 체중을 실을 수는 있다. 만약 비시멘트형 보철기를 사용한 경우라면, 체중부하와 관련된 처방은 '체중부하 못함(non-weight-bearing, NWB)', '발가락 접촉 체중부하(toe-touch weight-bearing, TTWB)' 또는 '부분 체중부하(PWB)-25%' 등의 형태이다. 최대한의 체중부하가 가능하지 않은 경우, 이동할 때 다리에 체중이 실리지 않도록 주의해야 한다.
- 어떤 대상자는 수술 후의 제한사항이 아닌, 관절염으로 인한 관절의 통증으로 인해 이동하기 힘들 수 있다. 일반적으로 수술 당일부터 침상운동을 시작하지만, 수술 후 다음날 아침까지도 대상자가 침상 옆의 의자로 이동하려는 준비가 되어 있지 않은 경우가 많으며, 수술 후 처음으로 대상자가 일어서거나 이동할 때에는 적어도 두 사람의 도움이 필요하다. 적합한 기술을 사용하여 대상자를 이동시킴으로써 대상자의 안전을 보장할 수 있어야 하며, 간호사의 허리손상 위험성도 최소화시켜야 한다.
- 수술 후 대상자의 의식이 명료한 경우, 수술한 오후부터 침상운동을 시작하게 된다. 대상자에게 발목펌프운동, 사두근과 둔근의 등척성운동('사두근 힘주기' 또는 '둔근 힘주기')을 교육한다. 물리치료사가 시행하는 이동과 보행운동은 일반적으로 수술한 다음날 아침에 시작한다. 물리치료사는 대상자의 능동적 또는 수동적 관절가동범위(range of motion, ROM) 운동을 돕는다. 퇴원 후에도 대상자는 둔부근육 강화운동이나 ROM 운동을 계속해야 하는데, 이를 위해 가정방문이나 외래를 통해 물리치료를 받기도 한다.
- 노인들은 안정성 때문에 보행기를 많이 사용한다. 만약 대상자가 어깨나 손에 관절염이 있다면, 팔 버팀대가 달린 특별한 보행기를 사용할 수 있다. 또한 보행기는 호흡기질환이 있는 대상자의 에너지 소비를 줄여주기 위해 사용되기도 한다. 만약 균형상의 문제가 없다면, 보행기 대신 목발을 사용할 수도 있다.

■ 간호진단

하지부종이나 체위와 관련된 말초신경혈관 기능이상의 위험

기대결과

대상자는 모세혈관이 3초 이내에 충혈되는 정상적인 말초맥박과 수술한 부위에 감각손상이나 움직임장애가 없는 정상 신경혈관 상태를 보일 것이다.

간호중재

부종이나 비골신경을 압박하는 체위로 인해 초래될 수 있는 구획증후군과 신경손상에 주의한다.

- 적어도 4시간마다 수술한 부위의 신경혈관 상태를 사정하는데, 대상자의 상태에 따라 더욱 자주 사정할 수도 있다. 양측 족배맥박 유무, 맥박의 질, 사지의 피부색과 온도, 발가락의 모세혈관 충혈, 발가락의 감각과 움직임을 사정하며, 족배굴곡과 족저굴곡이 가능한지도 사정한다.
- 운동기능을 사정하기 위해 검사자가 직접 대상자의 발가락을 굴곡 또는 신전시켜 본다. 만약 대상자가 능동적 운동보다 이러한 수동적 움직임에 통증을 더 많이 느낀다면, 구획증후군을 의심할 수 있다.
- 현재 사정된 자료를 수술 전의 기초자료와 비교한다. 대상

자가 창백, 냉감, 무감각 또는 저린감이 느껴지거나 사지를 움직일 수 없다면 즉시 담당의사에게 알린다.

■ 간호진단

보철탈구와 관련된 상해의 위험

기대결과

대상자는 고관절탈구의 위험성에 대해 설명할 수 있고, 침상안정이나 움직일 때 또는 이동할 때의 자세와 관련된 주의사항을 잘 지켜서 고관절탈구의 위험을 감소시킬 것이다.

간호중재

수술 상처부위가 치유되는 동안에는 고관절이 불안정한 상태이므로, 보철기의 탈구 위험이 주요 관심사가 된다. 고관절 자세와 관련된 주의사항에 대한 교육이 필요하다.

- 고관절전치환술 후 대상자의 자세를 자주 사정함으로써 해당 수술방법의 주의사항이 잘 지켜지고 있는지를 확인한다. 침상머리에 주의사항에 대해 안내하는 유인물을 부착하여 대상자로 하여금 주의사항을 기억하도록 한다.
- 둔부근육 등척성 운동과 같이 처방된 운동을 수행하도록 하여 관절 주변의 근육을 강화시키는 한편, 탈구의 위험을 감소시키도록 한다.
- 수술 시 후측면 접근법이 사용된 경우는 대상자에게 고관절을 90° 이상 굽혀서는 안되며 신발끈을 묶기 위해 구부려서도 안됨을 알린다. 대상자가 침상에서 움직일 때나 의자에 앉거나 일어날 때도 특별한 주의가 요구된다. 다리가 굴곡되지 않게 하기 위해 변기를 높일(적어도 50cm 높이) 필요가 있다. 대상자는 다리가 교차되도록 꼬아서는 안 되며, 수술한 다리를 내회전시켜서도 안 된다.
- 수술 시에 후측면 접근을 적용한 경우, 다리 사이에 외전용 V자 모양 베개를 놓고 끈으로 묶어 고정시킨다(그림 36-6). V자 모양 베개는 수술한 고관절의 내전과 굴곡을 예방하기 위해 사용하는데, V자 모양 베개를 고정하기 위해 끈을 사용하는 것은 비골신경에 압박을 줄 위험이 있으므로 끈의 위치에 주의한다. 다리의 외전상태를 유지하기 위해 외전용 베개 대신 무릎 부동기를 사용하기도 한다. 대상자에게 무릎 부동기를 사용할 때에는 수술한 다리의 사용을 제한해야 한다는 것을 다시한번 주지시킨다. 그리고 보행기를 사용할 때에도 발가락이 약간 바깥쪽을 향하게 하여 걷도록 교육한다. 발가락을 바깥쪽으로 향하도록 하는 이유는 내회전을 방지하는 자세이기 때문이며, 수술한 쪽으로 자세를 바꿀 때에도 이러한 자세를 유지해야 한다. 다리를 외회전 상태로 유지해야 한다는 주의사항은 대상자가 똑바로 누웠다가 옆으로 돌아누울 때에도 그대로 적용되는데, 이를 위해 외전용 V자 모양 베개를 다리 사이에 그대로 둔 채 옆으로 돌려 눕히되, 여분의 베개로 등 뒤를 지지하여 편안하도록 한다.
- 수술 시 전측면 접근을 적용한 경우의 자세에 대한 주의사항은 후측면 접근을 적용한 경우와 반대이다. 능동적 외전을 피해야 하므로 다리 사이에 베개를 두지 말고, 두 다리가 나란히 놓이도록 한다. 보행 시에도 발가락과 무릎이 바깥쪽을 향하지 않도록 한다. 또한 수술한 다리가 뒤쪽으로 신전되어서도 안 된다. 전측면 접근의 주의사항을 지키도록 하기 위해 침상 옆 테이블이나 전화를 대상자의 수술한 부위 쪽에 위치하도록 한다.
- 대상자가 고관절 수술 후 주의사항을 지킬 수 있도록 몇 가지 보조기구를 추천한다. 손잡이가 긴 구두주걱이나 양말을 신겨주는 기구 등은 고관절의 굴곡을 피하고, 혼자서 옷을 입을 수 있도록 도와주는 기구들이다. 좌석이 높은 변기나 샤워 의자와 같은 목욕장비들을 마련하여 집에서 사용하도록 교육한다. 대상자에게 이러한 장비들을 사용하는 것이 고관절탈구의 위험을 감소시키는 데, 매우 중요함을 인식시킨다.

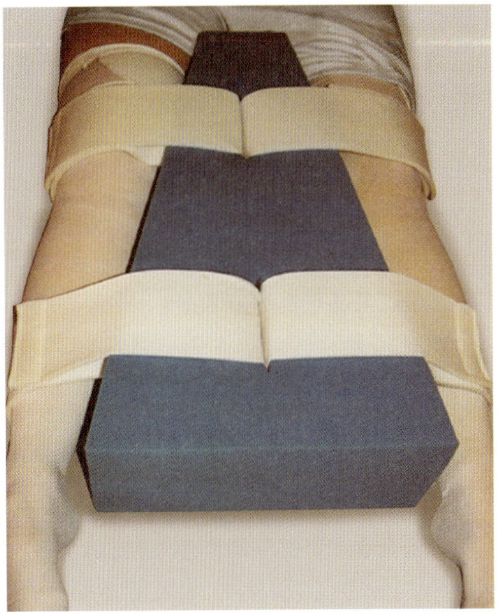

그림 36-6 ■ 고관절전치환술 후 고관절 내전과 굴곡을 예방하기 위한 외전용 V자 모양 베개

■ 간호진단

1차 방어장애와 외과적 시술(고관절전치환술)과 관련된 수술부위 감염의 위험

기대결과

대상자에게 창상감염의 위험이 감소될 것이다. 즉, 정상 체온과 정상 백혈구수치를 보이며, 화농성 배액이 없고 수술부위에 발적이나 염증 없이 상처감염이 나타나지 않을 것이다.

간호중재

- 임상적으로 고관절전치환술 후 감염위험이 높기 때문에 이를 예방하기 위해 수술 직전 정맥주사용 항생제가 처방된다. 일반적으로 첫 용량은 수술시작 60분 전에 투여하며, 수술 후 24시간 동안 지속적으로 투여한다.
- 수술부위의 삼출물을 제거하기 위해 외과적 배액을 하는 경우에는 적어도 매 근무조에 1회씩 무균술을 사용하여 배액을 비운다. 배액에는 많은 종류의 병원균이 있으므로 색깔과 냄새를 기록하고, 비정상적인 내용이 발견될 때에는 즉시 의사에게 알리도록 한다.
- 수술부위의 발적이나 화농성 배액이 있는지를 확인하기 위해 수술부위를 자주 사정한다. 절개부위를 봉합하기 위해 스테이플을 사용하는 것은 감염률을 저하시키기는 하지만, 창상치유가 지연되어 오히려 표재성 감염을 유발할 수 있다. 창상은 무균술을 사용하여 드레싱을 실시한다.
- 대상자의 체온을 규칙적으로 측정하여 발열이 있을 경우 발열의 원인이 무엇인지를 밝히기 위해 주의 깊게 사정한다.
- 표면에 있는 창상이 치유된 후에도 관절통이 계속 증가하는 것은 심부에 감염이 있다는 신호일 수 있다. 대상자에게 이러한 증상이 나타날 경우, 의사에게 신속히 알리도록 교육한다.

■ 간호진단

신체기동성의 감소와 드레싱 교환 시의 테이프 사용과 관련된 피부통합성 장애의 위험

기대결과

대상자는 뼈 돌출부에 욕창이 없으며, 수술 후 드레싱을 고정시키기 위해 사용한 테이프로 인해 피부박리가 일어나지 않은 건강한 피부상태를 보일 것이다.

간호중재

고관절전치환술 후에는 신체기동성이 감소되어 욕창의 위험이 높아진다. 대상자는 다른 사람의 도움 없이 침상에서 체위변경을 할 수가 없으며, 또한 드레싱 교환 시 테이프로 인한 손상의 위험도 있다. 이러한 위험은 (1) 노인에서 발생하는 피부의 변화, (2) 수술 시의 체위 및 연조직 부종을 초래하는 관절에 대한 수술적 조작, (3) 수술 후 드레싱을 위해 사용되는 테이프 유형, (4) 테이프 적용의 방법과 방향 등으로 인한 것이다. 이에 대한 구체적인 간호중재는 다음과 같다.

- 욕창 발생의 위험을 감소시키기 위해 수술 직후부터 규칙적으로 자세를 바꾸도록 돕는다.
- 천추, 미추, 견갑골, 팔꿈치, 발뒤꿈치 등과 같은 뼈 돌출부위의 피부를 주의 깊게 사정한다. 발적, 수포 또는 피부박리 등을 사정하며, 이와 관련하여 적절한 간호가 수행될 수 있도록 장루 및 창상 전문간호사와 협의한다.
- 만약, 항혈전장치를 착용하고 있는 경우라면 발꿈치나 발의 피부를 사정하기 위해 이러한 장치를 잠시 제거해야 한다. 규칙적으로 체위를 변경하는 한편, 압력을 고르게 재분배할 수 있는 매트리스를 사용할 필요가 있는지 사정한다. 수건을 둥글게 말아서 대상자의 아킬레스건 아래 잠시 대주거나 얇은 베개로 하퇴(종아리)를 올려 줌으로써 발뒤꿈치에 가해지는 압력을 경감시킬 수 있다.
- 테이프가 닿는 부위마다 피부봉합드레싱을 하여 피부박리를 예방한다. 탄력테이프를 사용하는 경우에는 수술 후 부종으로 인해 피부가 팽창될 수 있으므로 이를 고려하여 수직으로(위에서 아래로) 붙인다. 테이프를 수평으로 붙이면 부종으로 인한 피부의 팽창을 방해하여 테이프가 부착된 부위에 긴장감이 유발될 수 있다.

■ 간호진단

외과적 시술이나 부동(혹은 다른 확인된 요인)과 관련된 정맥혈전색전증의 위험

기대결과

간호사는 심부정맥혈전증의 조기증상을 관찰한다. 즉, 일측 하퇴나 대퇴부에 통증, 발적, 부종 등이 나타나는지 확인한다.

간호중재

고관절전치환술 후의 가장 흔한 합병증인 정맥혈전색전증은 심부정맥혈전증으로 발현될 수 있다. 위험요인으로는 30분 이상의 외과적 시술, 고령의 대상자, 혈전색전증의 과거력, 정맥정체, 심부전이나 부정맥(dysrhythmia), 하지외상, 비만, 경구용 피임약 사용, 패혈증, 악성종양, 장기간의 부동, 뇌졸중,

임신 등이 있다. 혈액응고는 하퇴(종아리) 부위에서 형성되어 무릎부위를 거쳐 대퇴를 따라 이동한다. 이를 위한 구체적인 간호중재는 다음과 같다.

- 혈전성 정맥염의 증상인 과도한 통증, 편측성 부종, 붉은 정맥자국이 나타나는지를 자주 사정한다. 호만징후(Homan's sign)는 비특이적인 신호에 속한다. 따라서 혈전성 정맥염이 있어도 호만징후가 음성일 수 있다. 반대로 혈전성 정맥염이 없음에도 불구하고, 다른 조건으로 인해 호만징후 양성반응을 보이기도 한다. 예를 들면, 하퇴에 부목을 댄 경우가 그에 해당하며, 혈전이 있음에도 아무런 증상이 나타나지 않는 경우도 많다.
- 심부정맥혈전증의 위험을 감소시키기 위해 여러 종류의 약물 및 비약물적 중재가 적용된다. 조기이상은 심부정맥혈전증의 위험을 감소시키는 주요 요인이다. 대상자로 하여금 정규적으로 발목펌프운동을 하도록 권유한다. 이러한 운동은 장딴지근육을 수축시켜 보행의 움직임을 자극하고 정맥혈의 심장으로의 귀환을 촉진시킨다. 또 함기성 압착기(pneumatic compression)나 탄력성 압박스타킹과 같은 장치를 흔히 사용한다. 이 장치들은 단독으로 사용하거나 병행해서 사용하는데, 정맥귀환이 적절히 증진되도록 돕기 위해서는 양쪽 다리에 같이 적용해야 한다. 함기성 압착기나 스타킹은 대상자가 완전하게 걷는 것이 가능할 때까지 착용해야 하며, 샤워나 피부사정을 할 때에만 잠깐씩 제거한다. 대상자가 의자에 앉을 때에도 하지의 정맥정체를 유발할 수 있기 때문에 함기성 압착기를 적용한다.
- 심부정맥혈전증의 위험을 감소시키는 데, 사용되는 약물로는 저용량의 비분류헤파린(low-dose unfractionated heparin, UFH), 저분자중량헤파린(low-molecular weight heparin, LMWH), 와파린나트륨(warfarin sodium), 합성 선택성 인자Xa 억제제 폰다파리눅스(fonda parinux, Arixtra) 등이 있다. 이 중 저분자중량헤파린과 폰다파리눅스는 임상병리검사를 통한 모니터가 필요하지 않으며, 빠른 항응고반응이 나타난다. 비분류헤파린의 효과는 PPT(partial thromboplastin time)로 모니터해야 한다. 와파린은 치료적 혈중농도에 도달하는 데 시간이 걸리지만, 가격이 저렴하고 퇴원 후 복용이 쉽다는 장점이 있다. 와파린의 효과를 모니터하기 위해 국제표준비율(international normalized ratio, INR)로 결과가 보고되는 프로트롬빈 시간(prothrombin time, PT)을 확인해야 한다.
- 비분류헤파린이나 저분자중량헤파린을 투약받고 있는 대상자는 헤파린 유도성 혈소판감소증의 발생 여부를 모니터해야 한다. 헤파린 유도성 혈소판감소증은 일반적으로 저분자중량헤파린을 5일 이상 투여받은 후에 발생하며, 이전에 헤파린을 투여 받은 경험이 있는 사람의 경우는 이보다 더 일찍 발생하기도 한다. 헤파린 유도성 혈소판감소증은 헤파린으로 인해 항체가 생기고, 이로 인해 혈소판감소증이 야기되는 것을 말한다. 혈소판이 150,000/mm^3 이하이거나 혈소판이 기준수치보다 50% 이상 감소했을 때 또는 다른 분명한 원인 없이 혈소판감소증이 발생한 경우에는 헤파린 유도성 혈소판감소증으로 진단을 내린다. 헤파린 유도성 혈소판감소증의 혈전색전성 합병증에는 심부정맥혈전증, 폐색전, 심근경색, 심혈관마비, 사지동맥의 폐쇄(절단이 요구되기도 함), 장기종말손상 또는 사망 등이 포함된다. 헤파린 유도성 혈소판감소증으로 진단이 내려지면 어떤 유형의 헤파린이든지 즉시 투여를 중지한다. 헤파린 유도성 혈소판감소증을 가진 대상자의 혈전을 예방 또는 치료하기 위해 합성 직접성 트롬빈 억제제인 algatroban이 처방된다. 한편 통증조절을 위해 경막외 도관을 삽입한 대상자에게는 저분자중량헤파린을 투여하지 않는 것이 일반적인데, 이는 경막외혈종을 일으킬 위험이 있기 때문이다.
- 항응고제의 효과를 최대화하고 합병증 발생을 최소화하기 위해 항응고제에 대한 대상자 교육은 필수적이다. 대상자에게 검은 변, 녹빛이나 홍차 색깔의 소변, 토혈, 복부나 옆구리 통증과 같은 내출혈의 증상이 나타날 수 있음을 교육한다. 또한 가볍게 벤 상처로도 오랫동안 출혈이 지속될 수 있으므로 면도를 하다가 베거나 부엌용 칼에 벤 후에는 직접압박을 가하여 지혈하도록 교육한다. 또한 항응고제를 복용하는 경우, 가벼운 외상으로도 심각한 두개내출혈이 발생할 수 있기 때문에 두부손상을 입은 경우는 즉시 정밀검사를 받도록 격려한다. 와파린을 투여받고 있는 경우에는 비타민 K를 함유한 음식(푸른잎 채소)을 지속적으로 섭취하는 것이 중요함을 강조한다. 이 음식들은 영양적으로도 중요하지만, 특히 저지방식이를 하는 심장질환 대상자들의 경우 반드시 비타민 K를 섭취해야 한다. 만약 대상자가 퇴원 후에도 저분자중량헤파린의 투여가 필요한 경우는 입원해 있는 동안, 일찍부터 헤파린 주사방법에 대한 교육을 시작하여 훈련과 교육을 위해 충분한 시간적 여유를 갖도록 한다.

- 만약 혈전이 의심된다면, 즉시 담당의사에게 알린다. 심부정맥혈전증을 진단하기 위해 흔히 다리부위에 정맥조영술이나 도플러 초음파검사를 시행한다. 검사결과, 혈전이 있으면 며칠간 활동을 최소화하고 다리를 올려 정맥귀환을 증진시키며, 국소적인 온찜질을 시행한다. 초기에는 비분류헤파린을 지속적으로 정맥주입하거나 저분자중량헤파린을 피하주사하고 동시에 와파린의 투여를 시작한다. 와파린의 경우, 혈전의 재발을 막기 위해 퇴원 후 오랜 기간 처방될 수 있다. 심부정맥혈전증으로 인해 부종이 생길 수 있으므로 하퇴 둘레 측정이 필요할 수 있다.
- 폐색전증의 위험이 있으므로 대상자의 호흡상태를 자주 사정해야 한다. 다리의 혈전이 떨어져 나와 폐로 이동하면 호흡부전, 불안, 늑막성 흉부 통증을 유발할 수 있다. 폐색전증은 치명적이므로 의심할만한 증상이 있을 경우, 신속한 조치가 필요하다.

대상자의 퇴원교육

고관절전치환술 후 추가적인 재활관리가 필요한 경우가 많으므로, 이후 대상자들은 스스로 독립적인 생활이 가능할 때까지 병원에서 퇴원하여 재활센터나 간호센터로 이송될 수 있다. 대상자는 침대에서 독립적인 이동이 가능하고, 평평한 곳에서 50m 정도를 걸을 수 있으며, 계단을 조심해서 오르내릴 수 있게 되면 집으로 퇴원할 수 있다.

대상자나 회복기간 중 대상자를 도와줄 가족과 대상자에게 퇴원 관련 지침에 대해 알려준다. 대상자는 고관절탈구를 예방하기 위해 수술적 접근법(전방측면 접근, 후방측면 접근)에 따른 고관절 주의사항에 대해 이해해야 한다. 이러한 주의사항은 담당의사가 관절낭 주위 연조직의 회복 정도를 사정하여 회복되었음을 확인할 때까지 수술 후 3개월 이상 지속적으로 지켜야 한다.

보행기나 목발, 욕실설비와 같은 보조설비와 장치들은 대상자가 집에 가는 즉시 사용할 수 있도록 준비되어야 한다. 시멘트형 보철기가 적용된 경우, 수술 후 4~6주 사이에 근육이 강화됨에 따라서 점차적으로 보행기에서 목발로 그리고 지팡이로 바꿀 수 있게 된다. 그러나 비시멘트형 보철기가 사용된 경우, 6주 동안 제한된 정도의 체중부하를 하게 되며, 그 이후 6주 동안은 목발을 사용하여 견딜 수 있을 만큼의 체중부하를 해야 한다.

대상자가 주로 앉아서 업무를 수행하는 경우라면, 6~8주 정도 후에 운전이 가능하며 직장으로의 복귀가 가능하다. 그러나 지나치게 긴 시간 동안 앉아 있는 것을 피하고, 중간에 휴식시간을 갖도록 해야 한다. 물건을 들어올리거나 허리를 굽히는 일에 종사하는 대상자의 경우는 수술 후 3개월이 경과된 후에 직장에 복귀할 수 있다. 그러나 직장에 복귀한 후에라도 무거운 물건을 들거나 구부리는 활동은 삼가해야 하지만, 걷기나 수영 등의 활동은 허용된다.

일반적으로 퇴원 후 샤워를 하는 것은 허용된다. 욕실의 미끄럼방지 매트나 욕조의 손잡이와 같은 안전장치를 설치한다. 샤워는 가능하지만, 절개부위로 물이 들어가면 감염의 위험을 높일 수 있고, 욕조 안으로 들어가거나 나올 때의 자세도 고관절 주의사항에 어긋나므로 욕조 목욕은 삼가하도록 한다.

대상자는 일반식이로 식사를 하되 규칙적으로 배변해야 한다. 성생활의 경우는 고관절 주의사항을 지키면서 성생활을 하는 데 불편감이 없다면 평소의 패턴으로 돌아갈 수 있다.

대상자는 퇴원 후 항응고제와 같은 약물을 복용해야 한다는 것과 추후검사와 외래방문에 대해 이해하고 있어야 한다. 만약 가정간호서비스나 외래를 통한 치료가 처방될 경우, 이러한 서비스를 이용할 수 있는 센터의 전화번호와 위치를 알려준다. 고관절전치환술 후 치과치료를 받거나 경미한 수술을 받는 등 일시적이나마 균혈증이 생길 위험이 있는 경우에는 예방적으로 항생제를 복용하는 것이 권장된다.

욕실 관련 안전지침 외에도 대상자의 회복을 돕기 위해 가정내 집기나 설비의 개조가 필요할 수 있다. 예를 들어 전등스위치의 위치는 출입구에서 쉽게 닿을 수 있는 곳이어야 하며 복층구조의 집에 거주하는 경우에는 회복이 될 때까지 1층에서 생활하도록 권장한다.

슬관절전치환술

슬관절전치환술(total knee arthroplasty, TKA)은 금속이나 폴리에틸렌 보철기로 관절 표면을 만들기 때문에 그동안 관절염 때문에 할 수 없었던 굴곡, 신전, 회전, 외전, 내전 등의 운동이 가능하다. 또한 슬관절전치환술은 통증을 완화시키고 변형을 교정한다.

적응증

골관절염이나 류마티스관절염 또는 다른 손상에 의해 (1) 보행과 같은 일상생활활동을 방해하는 통증이나 강직, (2) 안정 시에도 지속되는 통증, (3) 무릎 변형, (4) 치료되지 않는 만성화된 무릎 염증, (5) 다른 보존적 치료에 실패한 경우에 실시한다.

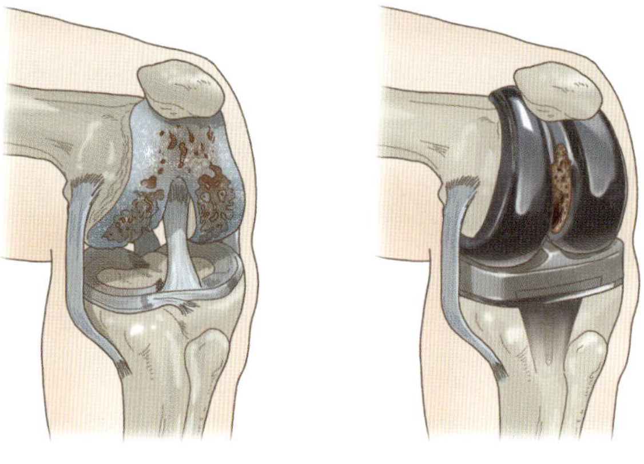

그림 36-7 ■ 슬관절전치환술 보철기

금기사항

슬관절전치환술의 절대적 금기는 무릎 패혈증, 다른 신체부위의 진행성 감염, 신전근의 장애, 중증 혈관질환이 있는 경우 등이다. 그 밖에 마취나 재활이 어려운 경우도 수술대상에서 제외된다. 예를 들어 당뇨병과 비만을 들 수 있는데, 당뇨병의 경우 감염의 위험을 높이고 수술부위의 회복을 지연시키며, 비만인 경우는 수술 후 보행과 회복에 부정적인 영향을 줄 수 있다.

수술방법

무릎보철기는 대퇴부위(femoral component), 경골판(tibial plate), 슬개버튼(patellar button) 등 3개의 요소로 구성되어 있다(그림 36-7). 이 3개의 구성요소는 다양한 크기로 생산되어 모든 대상자에게 정확히 맞도록 되어 있다. 대퇴부위와 경골면은 좌우로 분리되어 생산된다.

슬관절전치환술을 위해 슬개골 위의 약 10~13cm부터 슬개골 아래 5~8cm까지 절개한다. 접근은 내측 슬개골 접근이나 외측 슬개골 접근이 모두 적용된다. 연조직은 관절을 가로질러 균형을 이루게 하며, 근위경골과 원위대퇴부는 보철기가 잘 맞을 수 있도록 다듬는다. 만약 굴곡구축이나 변형이 있으면 이를 교정한다. 절골술을 시행한 후, 보철기가 시멘트형인지, 비시멘트형(눌러서 맞추는 형)인지에 따라 보철기가 삽입되는 뼈의 표면을 준비한다. 슬개골은 슬개골보철기가 무릎의 굴곡과 신전에 따라 정상적으로 작동하는가를 확인한 후, 폴리에틸렌 버튼으로 관절표면을 만든다.

수술부위의 배액을 위해 절개를 봉합하기 전에 배액관을 삽입할 수 있다. 그런 다음, 수술부위에 부피가 큰 압박드레싱을 적용한다. 만약 수술 후, 즉시 계속적 수동운동(continuous passive motion, CPM)을 시행해야 하는 경우라면, 부피가 작은 드레싱을 사용한다.

합병증

슬관절전치환술 후 발생할 수 있는 중증 합병증인 감염의 발생률은 1~3%이다. 감염이 발생할 경우, 정맥혈전색전증으로 인해 사망에 이를 수도 있다. 기타 다른 합병증으로는 슬개골 부분탈구 또는 완전탈구, 수술창상의 치유지연, 무릎경직, 보철기의 파손 등이 있다.

간호

수술 전 사정이나 간호는 고관절전치환술을 받은 대상자와 동일하다. 수술 후 간호 역시 동일하지만, 무릎관절전치환술의 경우는 탈구의 위험성이 높지 않기 때문에 무릎운동이 강조된다는 점이 차이가 있다. 무릎재활의 목표는 근육을 잘 통제함으로써 ROM을 최대한으로 늘리는 것이며, 이러한 목표는 계속적인 물리치료와 계속적 수동관절운동기구를 사용함으로써 성취할 수 있다(그림 36-8). 이 기구는 무릎을 아치 형태로 천천히 움직이도록 하는 장치로 의사의 처방에 따라 운동각도를 설정한다. 장치를 침상에서 약간 외전된 위치에 놓은 다음, 0°(신전상태)에서 10~40°까지 굴곡하는 것으로 운동을 시작한다. 굴곡의 정도는 점차 증가시켜 나가며, 일반적으로 간호사와 대상자가 상호협조하여 90°까지 굴곡하는 목표를 달성하게 된다.

담당의사의 선호도에 따라 달라질 수 있지만, 수동관절운동기구는 대체로 수술 직후부터 사용한다. 그러나 일부 의사

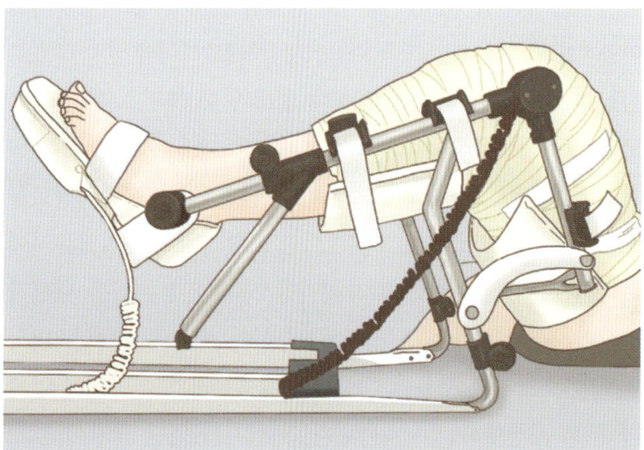

그림 36-8 ■ 계속적 수동관절운동기구의 사용은 조기 ROM 운동을 가능하도록 한다.

는 수술 당일 저녁이나 수술 다음날 아침까지 수동관절운동기구의 사용을 늦추기도 한다. 수동관절운동기구는 최소 하루에 6~8시간 동안 사용해야 하며, 수동관절운동기구를 사용하는 동안 대상자는 앙와위로 눕되, 침상머리는 15° 이하로 올리도록 해야 한다. 식사를 하는 동안은 장치를 제거하고, 만약 대상자가 수면을 취하는 동안 수동관절운동기구 사용을 불편하게 느낀다면, 담당의사와 상의하여 조정하도록 한다.

대상자가 수동관절운동기구 사용을 더 이상 할 필요가 없을 때는 무릎부동기(knee immobilizer)를 처방하여 무릎의 신전을 증진시킨다. 무릎부동기를 사용할 때에는 반드시 대상자에게 적합한 길이인가를 확인하여 발뒤꿈치나 서혜부에 닿아 마찰이 일어나는 일이 없도록 한다. 그리고 침상에 누워있을 때에는 굴곡구축이 초래될 수 있으므로 무릎 아래에 베개를 대지 않아야 한다

ROM 운동이나 근육강화운동은 모두 무릅관절전치환술 후 기능적 회복에 중요하다. 발목펌프운동은 하지에 혈액응고가 생길 위험을 낮추어준다. 물리치료사가 대상자로 하여금 능동 ROM 운동을 하도록 유도히며, 부드럽게 수동 ROM운동을 시행하고 무릎의 굴곡과 신전을 향상시키기 위해 스트레칭을 시행한다. 대퇴근육, 슬와근, 둔부근육을 강화시키기 위한 등척성 운동은 운동치료의 중요한 부분이며, 다리를 똑바로 들어올리는 운동 역시, 근육강화에 도움이 된다. 퇴원 후 ROM 운동이나 등척성 운동을 위한 가정운동 프로그램을 제공하며, 운동의 강도는 관절에 자극을 주지 않고, 대상자가 견딜 수 있는 한 매주 조금씩 증가시킨다.

무릅관절전치환술을 받은 대상자는 수술 후 24시간 이내에 침상에서 의자로 이동하는 것이 허용된다. 간호사는 대상자가 수술받은 부위를 지지한 상태로 일어나 앉아 침상 가장자리로 이동하도록 돕는다. 그런 다음, 대상자로 하여금 손바닥으로 침상 바닥을 힘껏 밀면서 일어나 침대 앞에 놓인 보행기를 잡도록 교육한다. 대상자가 체중부하할 수 있는 정도는 의사의 처방에 따라야 하는데, 체중부하와 관련된 처방은 시멘트형 보철기를 사용하였는지 비시멘트형 보철기를 사용하였는지에 따라 달라진다. 시멘트형 보철기를 사용한 경우에는 대상자 자신이 견딜 수 있는 만큼의 체중부하를 허용하는 반면, 비시멘트형 보철기를 사용한 대상자는 체중부하가 허락되지 않거나 부분 체중부하만이 허락된다. 대상자가 일단 의자에 앉게 되면, 수술한 다리를 약간 들어올리거나 병실 바닥쪽으로 부드럽게 구부리도록 한다. 대상자가 아무런 도움 없이 수술한 다리를 움직일 수 있을 정도로 근육의 힘이 회복된 경우는 목발보행을 시작할 수 있으며, 목발과 같은 보행보조기구는 대상자가 혼자서 걸을 수 있을 정도로 대퇴근육의 기능이 충분히 회복될 때까지 사용할 수 있다.

견관절치환술

다른 체중부하 관절에 비해 견관절에 장애가 있는 경우에는 견관절치환술(shoulder arthroplasty)을 하는 경우가 드물다. 견관절의 안정성은 연조직과 인대에 의해 결정되는데, 특히 회전자근육과 건 단위에 의해 가능하다.

적응증

1차적인 전체 견관절치환술의 적응증은 통증이며, 2차적으로는 기능과 관절운동범위 증진이다.

금기

금기는 감염이 있는 경우와 신체적(신경증 등) · 정신적 문제로 인해 재활치료에 응할 수 없는 대상자인 경우이다.

수술방법

견관절치환술은 상완골두(femoral head)와 표면이 금속과 폴리에틸렌으로 된 인공보철물인 관절와(glenoid)를 교환하는 것이다(그림 36-9).

합병증

합병증으로는 상완총신경마비, 보철물의 헐거워짐, 관절의 탈구나 아탈구 그리고 충돌증후군(impingement syndrome) 등이 있다.

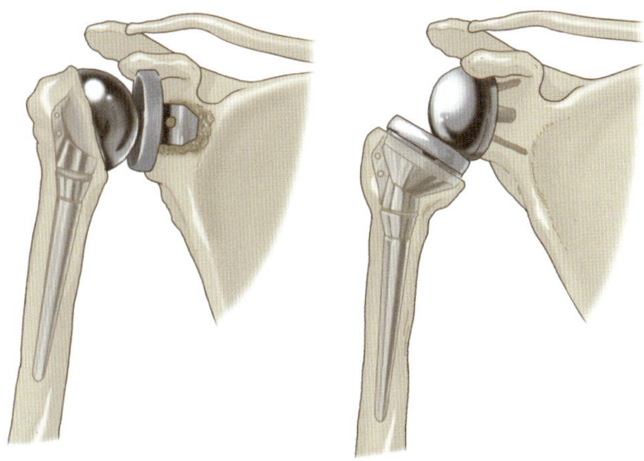

그림 36-9 ■ 견관절치환술

간호

간호사정을 위해 수술 받은 팔의 신경혈관검사를 적어도 4시간마다 시행해야 한다. 또한 근접한 상완신경총으로 인해 충돌증후군과 같은 합병증이 나타나는지를 확인한다(**주요관찰사항**).

수술 후 첫 12시간 동안에는 헤모백(hemovac)을 통해 100mL 이하로 배액되어야 한다. 침상머리를 30°로 높여서 부종을 감소시키고 안위감을 증진시킨다. 극심한 통증은 관리가 필요한데, 특히 견관절치환술은 다른 관절치환술에 비하여 수술 후 24시간 동안 심각한 통증을 호소한다. 이런 경우, 통증자가조절기(patient-controlled analgesia, PCA)가 사용되며, 진통제로 비마약성 항염증제제를 사용한다. 또한 얼음을 어깨에 대어주고 어깨를 편안하게 둔다. 대상자는 편안한 자세로 눕는 것이 쉽지 않다.

견관절의 재활훈련은 수술 후 되도록 빨리 시작하여 6주 정도 지속한다. 견관절만큼 재활이 중요한 관절은 없다. 점점 ROM을 내·외부로 늘려가고, 과도신전을 하며, 마지막으로 저항력을 키우는 운동을 하고 나면 회전자가 치유된다(대략 6주). 대상자는 관절운동을 할 때, 수술하지 않은 팔을 이용해서 수술한 팔을 움직이는 방법을 익힌다.

절단

절단(amputation)은 기록이 남아 있기 이전부터 존재하던 가장 오래된 수술방법이다. 오늘날 절단은 손상이나 암, 사지의 괴저(gangrene) 부분을 없애기 위해서 또는 휴식 시에도 통증을 유발하는 사지의 동맥질환을 치료하기 위해서 시행된다. 사지절단 후에는 어느 정도의 기능을 대신할 수 있는 인공장치로 대치되기도 한다. 그러나 수술로 인한 사지손실은 다른 신체기관을 제거할 때와는 다른 정서적인 요소가 동반된다.

주요관찰사항

수술 후 상완신경총 기능이상

- **정중신경**(median nerve) 상태를 사정하기 위하여 대상자에게 검사자의 손을 잡아보도록 한다. 첫 번째와 두 번째 손가락의 힘을 확인한다. 쥐는 힘이 약한 것은 정중신경의 문제를 의미한다.
- **요골신경**(radial nerve) 상태를 사정하기 위하여 대상자의 엄지손가락을 손바닥 쪽으로 움직였다가 다시 제자리로 오는 것을 확인한다. 이러한 움직임에 문제가 있다면, 요골신경에 이상이 있는 것이다.
- **척골신경**(ulnar nerve)을 사정하기 위하여 대상자의 손가락을 넓게 펼치고 힘을 주도록 한다. 힘을 주지 못한다면, 척골신경의 문제를 의미한다.
- **피부신경**(cutaneous nerve)을 사정하기 위하여 대상자의 팔을 들어 올리게 하여 이두근이 굴곡되는지를 확인한다. 이두근이 잘 굴곡되지 않는다면, 피부신경의 문제를 의미한다.
- **액와신경**(axillary nerve)을 사정하기 위하여 대상자가 팔꿈치를 힘에 대항하여 바깥쪽으로 밀도록 해 본다. 팔을 잡고 어깨의 삼각근이 수축하는지 만져본다. 수축이 약하면 액와신경의 문제를 의미한다.

적응증

하지 절단대상자의 대부분은 말초혈관질환을 가진 대상자들이다. 당뇨는 동맥폐쇄의 주요 원인이며, 사지의 폐쇄성 질환으로 인한 절단대상자의 55% 이상을 차지한다. 또한 외상성 손상은 절단의 흔한 원인 중 하나이다.

간호

절단 전에는 대상자의 다음 사항을 고려해야 한다.

신체적 상태

다음과 같은 신체적 상태를 통해 대상자의 재활가능성을 예측할 수 있다. 나이, 움직일 수 있는 능력이나 기동력, 이해수준, 재활프로그램에 참여하고자 하는 의지, 사전 건강상태(만성적으로 악화되는 정신장애, 신경학적 문제 악화, 만성폐쇄성폐질환, 심부전이나 협심증 등의 심장질환)이다. 이상적으로 대상자가 보조기구를 사용해서 독립적인 기능을 수행할 수 있어야 한다.

절단의 유형

절단에는 개방성 절단, 즉 '기요틴 절단(guillotine amputation)'과 폐쇄성 절단, 즉 '피부판 절단(flap amputation)' 두 가지가 있다. 기요틴 절단은 감염이 심할 때 시행한다. 개방성(기요틴) 절단은 절단부(stump)를 피부막으로 즉시 덮지 않고 열어 두어 상처에서 배액이 잘 되도록 한다. 항생제를 사용하고, 감염이 완전히 근절되었을 때 절단부를 닫는 수술을 한다.

피부판 절단

절단부를 피부막으로 덮어씌우거나 피부로 봉합한다. 이러한 절단은 감염의 징후가 없을 때 즉, 배액을 할 필요가 없을 때 시행한다. 그러나 상처치유를 촉진하기 위해 Jackson-Pratt 배액관을 삽입하기도 한다.

절단범위

사지의 절단은 가능한 말단부위여야 한다. 동맥조영술을 통해 절단의 정도를 결정한다. 무릎 아래를 절단한 대상자가 무릎 위를 절단한 대상자보다 보조기구를 착용한 후, 독립적인 기능을 더 성공적으로 수행할 수 있다. 사지절단의 부위별 분류는 그림 36-10와 같다.

절단에 대한 대상자의 태도

절단에 대한 대상자의 태도는 대부분 대상자의 나이와 성숙도에 달려있다. 젊은 사람은 기능이 좋아진다고 해도 절단하기를 꺼리고, 절단에 대한 생각이 이상적인 자신의 신체상과 충돌하게 된다. 반대로 만성허혈로 인한 통증에 시달리는 대상자들은 절단을 기꺼이 받아들인다. 이들은 신체상이나 기능이 변화하는 것보다 통증이 사라지는 것에 조금 더 중점을 둔다.

진단검사

일반적인 수술 전 혈액검사와 X-선검사를 시행하고, 사지의 혈류를 파악하기 위해 동맥조영술을 시행한다. 도플러를 이용하여 혈류의 속도와 경피적 조직산소 수준을 측정할 수 있다. 이러한 검사결과를 고려하여 가장 효과적으로 치유될 수 있는 절단범위를 결정할 수 있다.

수술 전 간호

간호사정

일반적인 수술 전 건강사정을 시행한다. 절단에 대한 신체적 · 심리적인 준비를 할 수 있도록 대상자의 통증, 고통, 의사결정에 대해 대상자와 가족을 지지한다. 감염 때문에 절단을 한다면, 항생제를 투여하고 패혈증을 모니터한다(의식 수준의 변화, 발열, 오한, 통증 증가, 상처의 악취, 백혈구수치 증가 등). 만약 하지를 절단할 대상자가 감염되었다면, 하지에 상처나 감염이 없도록 하는 것이 중요하다. 발뒤꿈치의 궤양은 위험하며, 발뒤꿈치에 대한 압력을 줄이기 위해 다리를 올려두어야 한다.

당뇨대상자는 감염되면, 혈당조절이 불규칙해지기 때문에 혈당수준을 철저하게 관리해야 한다. 상지의 힘을 유지하고 증진시키는 것은 재활에 도움이 된다. 대상자에게 삼각대나 침상 난간을 이용하여 침대에서 독립적으로 움직이는 방법에 대해 교육한다.

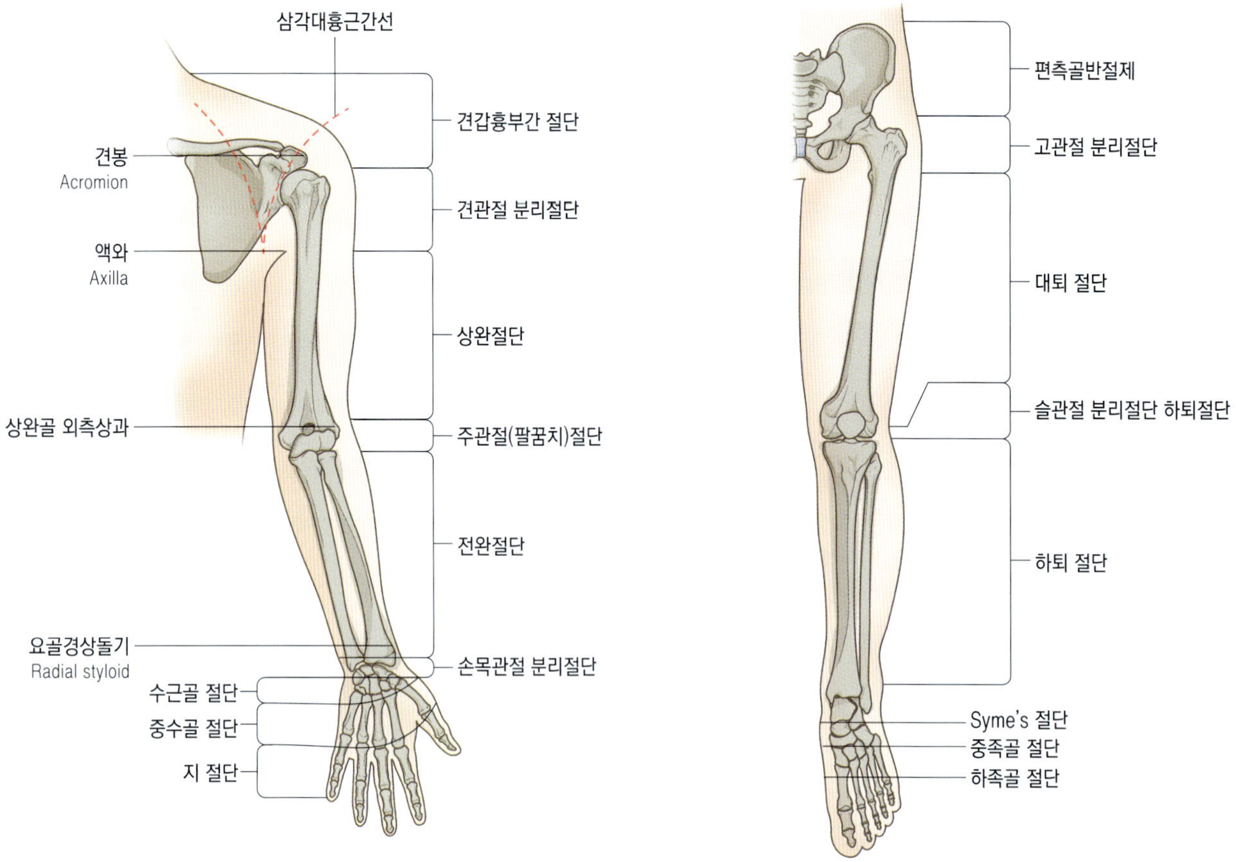

그림 36-10 ■ 절단의 부위별 분류

치유를 위해 영양상태를 개선한다. 노인들은 영양불균형을 일으킬 수 있는 여러 요인이 있을 수 있다. 영양상태를 평가하기 위해 식습관에 대해 질문하고, 필요한 칼로리와 단백질을 섭취하도록 권유한다.

■ 간호진단

수술 전 건강상태와 관련된 수술 후 회복지연

기대결과

수술 후 회복지연과 관련된 위험이 최소화된다.

간호중재

응급절단수술 대상자에게는 건강상태를 안정적으로 유지하기 위한 수술 전 간호가 이루어지기 어렵기 때문에 응급수술 후 회복이 지연될 수 있다.

당뇨가 있는 대상자는 고위험군이므로 수술 전 대사상태를 주의 깊게 사정한다. 하루 네 번 혈당을 검사하여 정상범위로 유지한다. 다리에 궤양이 있거나 골수염이 있는 대상자는 상처를 봉합하고, 항생제를 사용하며, 침상안정 시 다리를 올리도록 한다. 영양상태가 불량한 대상자는 고단백식이나 위관영양을 실시하고, 비타민과 미네랄제제를 섭취하는 것도 좋다. 빈혈이 심한 대상자는 철분 공급이나 수혈이 필요할 수 있으며, 탈수대상자는 수분균형을 맞추기 위해 수술 전 정맥으로 수액을 공급한다.

■ 간호진단

사지를 잃는 것과 활동의 제한 및 통증, 신체상의 변화, 절단 후 느끼는 공포와 관련된 불안

기대결과

대상자는 수술 전에 자신의 감정을 솔직하게 표현하고, 불안이 감소되었다고 표현할 것이다.

간호중재

대상자는 자신의 신체상이 파괴되고 신체적 · 사회적 한계를 경험하게 되며, 자신의 생활이 일시적으로 망가져 버리는 것 같아서 절단을 두려워할 것이다. 이런 공포와 불안은 수술 후 성공적인 회복에 대한 확신이 있으면 해결할 수 있다. 절단을 하게 된 이유에 따라서 대상자의 공포감은 슬픔으로 이어질 수 있다.

솔직하고 개방적인 대화를 한다. 사지절단에 대한 부정적인 감정과 공포에 대해 자유롭게 표현하도록 한다. 가족들에게 그들이 절단에 대해 어떻게 생각하는지, 대상자의 반응을 어떻게 받아들이는지 묻는다.

대상자는 절단 후 예상치 못한 결과나 감각에 대해 불안해 할 수 있음으로 정보를 제공하고 재강화한다. 대부분의 대상자들은 수술 후 어떠한 상황에서 깨어나게 된다는 것을 알면 덜 불안해한다. 대상자에게 환상지 감각(phantom limb sensation)에 대해 교육한다. 절단을 한 많은 대상자들은 절단된 사지가 여전히 남아 있는 것 같은 감각을 경험하게 된다. 이 환상지 감각은 통증이 동반될 수도 있다(박스 36-3).

■ 간호진단

사지의 허혈과 관련된 급성통증

기대결과

대상자는 편안해질 것이며, 이는 대상자가 통증이 감소되었다고 말하거나, 진통제 용량을 조절할 필요가 없거나, 편안하게 움직일 수 있고, 수면이나 휴식을 취하는 것을 통하여 알 수 있다.

간호중재

통증을 완화하기 위해 처방된 진통제를 투여하고, 다른 보조적인 방법을 적용한다. 예를 들어, 손상되거나 허혈된 사지에 압박을 피하기 위해 발 받침대(footboard)나 크레들을 이용하거나 허혈된 사지를 따뜻하게 감싸준다.

■ 간호진단

수술 후 기대와 관련된 지식부족

박스 36-3 환상지 감각

환상지 감각(phantom limb sensation)은 절단된 부위가 여전히 남아 있는 것처럼 느껴지는 것을 말한다. 이러한 감각은 흔히 환상지통(phantom limb pain)이라고 하나 모두에게 나타나는 것은 아니다. 대상자는 특히 절단된 손가락이나 발가락에 온감, 냉감, 소양증, 통증 등을 호소한다. 환상지 감각은 절단부위의 원위부에 뇌와 절단부위 사이에 메시지를 전달하는 말초신경이 정상적이기 때문에 일어나는 것이다. 이 감각은 대부분 수술 직후에 나타나며, 차후 2년 동안 점차 감소한다.

환상지통은 중추성 통증의 한 종류이다. 대상자는 보통 타는 듯한, 쥐어짜는 듯한, 부서지는 듯한, 찌르는 듯한 통증을 호소한다. 환상지통은 환상지 감각보다 널리 알려지지는 않았으나, 대다수의 대상자가 경험한다. 신체적인 요인과 심리적인 요인이 통합되어 나타나는 것으로, 환상지통과 다른 임상적 심리장애 사이에 어떤 관련이 있는지는 밝혀지지 않았다. 환상지통은 보통 절단 전에 사지에 통증을 호소하던 대상자에게 일어난다. 환상지통을 줄이기 위한 중재로는 관절범위운동과 시각이미지요법(visual imaging), 만성통증 조절을 위한 중재 등이 필요하다.

기대결과

대상자는 일반적인 수술 후 치료법에 대해 이해한다고 표현할 것이다.

간호중재

대상자는 수술 후 기대하는 것에 대해 의료인이 설명해 주기를 원한다. 대상자가 재활팀의 중요한 구성원이라는 것을 강조하고, 독립성을 갖도록 대상자에게 다음 내용을 교육한다.

- 하루에 몇 번씩 팔다리운동을 한다.
- 다리절단을 위해서 처방이 있을 때까지 체중부하를 엄격히 제한한다.
- 절단부(stump) 부착물과 보조기 관리에 대해 학습한다.
- 보조기 사용법을 완전히 익힌다.

수술 후 간호

수술이 끝나면, 의사는 절개부위에 드레싱을 한다. 절단부 끝부분에 압력이 가해지지 않도록 한다. 보통 석고붕대 같은 딱딱한 드레싱을 적용하는데, 석고붕대는 절단부가 손상되지 않도록 보호해 주고, 조직을 약간 압박해 줌으로써 부종을 감소시켜 준다. 석고붕대의 원위부는 의족과 닿게 되고, 근위부는 무릎 아래 구멍이나 무릎 위 보조기의 무릎부분과 닿는다. 원위부는 발과 발목 사이에 연결된다. 일반적으로 딱딱한 드레싱은 영구적인 보조기를 착용하기 전에 서너번 교환한다. 절단부는 회복되면 줄어드는 경향이 있기 때문에 처음의 석고붕대는 더 이상 적절하게 압박을 가해 주지 못하므로 교환해 주어야 한다.

부종은 수술 후 처음 24시간 동안 절단부를 올리고 있으면 조절된다. 골반부의 위축을 막기 위해 절단부를 침상 위에 편평하게 놓는다. 절단부를 붕대로 감는 방법에 따라서도 부종이 조절된다. 무릎 아래 절단 시에는 관절의 굴곡을 없애기 위해 무릎을 펴고 있어야 한다. 상박과 어깨근육의 힘을 발달시키기 위해 침상 위에 삼각대(trapeze)와 틀(frame)을 붙인다.

절단 후에는 일반적인 수술 후 간호가 적용된다. 스며드는 출혈인 삼출출혈(oozing bleeding)이 있는지 살피고, 임시 보조기, 착용시간, 드레싱을 포함한 배액을 관리한다. 상처 부위에 배액관이 있다면, 분비물의 양상과 배액량을 잘 관찰한다.

■ 간호진단

절단된 사지의 환상지 감각과 관련된 통증 혹은 불안

기대결과

대상자는 현재 존재하는 감각이 정상적이고, 시간이 지남에 따라 차차 나아진다는 것을 이해하고 표현할 것이다.

간호중재

처방된 진통제를 투여한다. 수술 전에 허혈은 신경을 민감하게 하여 절단 후 조절하기 어려운 통증을 일으킨다. 환상지 감각은 흔하게 있을 수 있고, 시간이 지나면 없어진다는 것을 설명한다. 사지가 없기 때문에 통증이 있을 수 없다고 말하는 것은 대상자에게 도움이 되지 않으며, 수술 후 급성통증 관리는 필수적이다. 수술 후의 급성통증은 다른 수술 후 관리와 유사하다. 통증이 심해지는 것을 막기 위해 절단부위의 배액이나 드레싱을 관찰할 때, 절단부위를 조심스럽게 다룬다.

■ 간호진단

신체상의 변화에 대한 반응과 관련된 비효과적 대처 혹은 독립성 상실에 대한 공포

기대결과

대상자는 신체상의 변화와 독립성 상실에 대한 두려움을 말로 표현할 수 있고, 미래에 대해 낙관적 · 현실적으로 말할 수 있다.

간호중재

당뇨처럼 만성질환을 가진 대상자에게 있어 절단은 큰 상실을 의미할 수 있다. 이들은 분노를 직접적으로 또는 은밀하게 표현할 것이다. 많은 대상자가 절단 후에 우울을 경험하는데, 대상자들은 쉽게 울거나, 적게 먹고, 수면을 취하지 못하거나 아니면 계속 자기만 할 수도 있으며, 다른 사람들과의 관계를 피하기도 한다. 우울은 보통 자신이 다시 걸을 수 없을 거라는 공포에 대한 반응이며, 따라서 빨리 움직이게 하는 것이 효과적이다.

대상자의 말을 주의 깊게 경청하고 재활에 대한 잘못된 이해를 교정한다. 가능하면, 대상자가 다른 절단대상자들과 만날 수 있도록 도와준다. 대상자는 직업이나 여가활동, 친구관계 등 예전의 생활양식으로 돌아갈 수 없음에 대해 표현할 것이다. 대상자들은 보장구 각각의 장점에 따라 기능적 보장구와 미용상의 보장구 둘 다를 사용할 수 있다. 어떤 대상자들은 '절단부'라는 단어를 사용하기 싫어한다. 다른 용어를 사용하는 것도 논쟁의 여지가 있지만, 그러한 단어를 사용함으로 대상자들에게 용기와 지지를 제공해 줄 수 있다. 재활전문가들은 '남아 있는 사지(residual limb)'라는 말을 쓰기도 한다.

■ 간호진단

조직손상과 관련된 감염의 위험

기대결과

대상자는 수술 후 감염이 발생하지 않을 것이다.

간호중재

당뇨나 상처감염, 관류부족 등의 수술 전 상태로 인해 대상자는 감염의 위험성이 높을 수 있다. 수술 후 며칠 동안 상처가 치유될 때까지 광범위 항생제를 사용한다. 수술 후 보통 72시간 정도 대상자와 상처감염의 임상징후를 주의 깊게 관찰한다.

■ 간호진단

절단부 간호, 보조기 사용과 관련된 지식 부족

기대결과

대상자는 보조기를 입고 벗을 수 있음을 표현하고, 시범을 보일 수 있으며, 절단부 상태를 관찰하여 찰과상 같은 이상 유무를 확인한다.

간호중재

하지절단 대상자는 병원이나 집에서 자신의 절단부와 보조기를 관리하는 방법에 대해 알아야 하므로 퇴원하기 전에 교육해야 한다. 하지절단 대상자를 위한 관리를 안내하는 대상자 교육 지침을 참고한다.

보조기 착용

무릎 아래 절단대상자는 슬개건을 받치는 보조기를 사용한다. 보조기 외장은 절단부의 표면 전체와 닿고, 무게중심은 여러 곳으로 분산된다. 무릎 위 절단을 시행한 대상자는 사각형 소켓(quadrilateral socket)이나 좌골억제소켓(ischial containment) 보조기가 사용된다. 상지를 위한 보조기는 후크나 손 보조기, 손에 힘을 쥐게 하는 장비, 부착을 위한 소켓이 있다. 상지를 절단한 대상자가 보조기 사용을 완전히 익히고, 독립성을 가지도록 동기부여가 강화되어야 한다. 재활이 성공적이기 위해서는 보조기가 몸처럼 움직이도록 익숙해져야 한다. 기능성 보조기를 사용하는 대상자가 아니라면 자존감을 높이고 사회적응을 돕기 위해 미용보조기(cosmetic prosthesis)를 사용한다. 미용보조기는 체중부하가 힘들기 때문에 대상자가 이동하거나 움직일 때에는 사용하지 말아야 한다. 보조기구가 항상 처음부터 잘 맞지는 않는다. 그러나 절단 대상자라도 걸을 수 있는 대상자는 수술 후 가능한 한 빨리 일시적인 보조기를 사용해야 한다. 보조기를 맞추는 것이 지연되면, 수술 후 절단부에 탄력붕대를 감거나 절단부 양말을 신도록 한다. 수술 후 2~3주 내에 봉합실을 제거할 때, 붕대나 플라스틱으로 된 일시적인 보장구를 제작하고 영구적 보장구는 절단부가 다 나아서 굳어지면 맞추게 된다(그림 36-11).

> **대상자 교육 지침**
>
> **절단부와 보조기 관리**
>
> **절단부 관리**
>
> - 절단부에 발적이나 물집, 찰과상이 있는지 매일 관찰한다.
> - 거울을 이용해서 절단부의 양옆과 뒷부분도 관찰한다. 절단부의 피부가 손상되면, 보조기 훈련에 방해가 되거나 입원기간과 회복기간이 길어지기 때문에 매우 심각해 질 수 있다. 특히 당뇨가 있으면, 감각이 변화되어 절단부의 통증을 잘 모르기 때문에 피부합병증이 생기기 쉽다.
> - 위생에 세심하게 신경을 쓴다. 절단부는 순한 비누로 씻은 후, 조심스럽게 헹구고 말린다. 목욕 후 아무것도 바르지 않는다. 알코올은 피부를 건조하게 하고 자극이 된다. 반면, 오일이나 크림도 보장구의 안전한 사용에 방해가 될 수 있으므로 너무 많이 바르지 않는다.
> - 절단부를 깨끗하고 편안하게 하기 위해서 양모양말을 신는다. 양모양말은 찬물에서 순한 비누로 세탁해야 줄어드는 것을 막을 수 있다. 늘어지는 것을 막기 위해서는 부드럽게 세탁하고, 수건 위에 편평하게 펴서 말린다. 찢어진 양말은 갈아 신는다. 피부에 자극을 주는 주름이 생기지 않도록 한다.
> - 절단부의 부종을 감소시키기 위해 일어설 때에는 보장구를 즉시 착용하고, 하루 종일 착용한다(상처가 완전히 나을 때까지).
> - 근육쇠약을 예방하기 위해 처방된 운동을 지속적으로 시행한다.
>
> **보조기 관리**
>
> - 보조기 소켓 안에 땀이나 오물은 비누 묻힌 젖은 수건을 이용해서 매일 닦아낸다. 비누를 닦아내기 위해서는 깨끗한 젖은 수건을 이용하고, 보조기 소켓 안을 잘 말린다.
> - 보조기를 임의로 조절하거나 기계적인 조작을 하지 말고 문제가 생기면, 보조기 수족 제작자에게 의뢰한다.
> - 매년 의수족 제작자와 상담하도록 한다.

보행훈련

사지를 절단하면, 정상적으로 배꼽 아래에 위치하는 중력의 중심이 바뀌게 된다. 절단을 한 대상자는 비슷하기는 하지만 보조기는 절단한 사지와 완전히 똑같을 수 없기 때문에 균형을 잡는 방법을 다시 배워야 한다. 중력의 중심부 변화에 대한 적응은 의식적인 균형유지 노력이 무의식적으로 이루어질 때까지 서서히 이루어진다. 대상자는 규칙적인 운동을 통해, 힘이 강해지고 지구력이 증가하며, 상처가 치유될 때까지 체중부하를 조절하고, 기술적이고 자동적으로 보행이 가능해질 때까지 새로운 보조기를 착용하고 걷는 연습을 한다. 물리치료

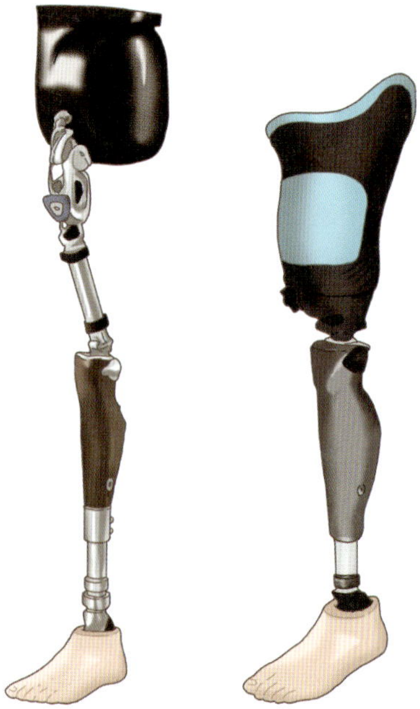
그림 36-11 ■ 보조기

사들은 보통 하루에 두 번 정도 대상자와 함께 근력강화운동과 보행훈련을 한다. 보조기를 착용하지 않는 날에도 신체균형에 재적응하는 훈련이 필요하다.

외상성 절단

절단이 항상 계획적으로 이루어지는 것은 아니다. 어떤 대상자들은 농기계로 인한 사고나 톱으로 인한 사고, 자동차 사고 등으로 인해 사지가 절단되는 경우가 있다. 절단된 사지는 경우에 따라 재이식(replant)이 이루어질 수 있다. 따라서 재이식 전에 절단된 사지를 적절히 보관하고 운반하는 것이 중요하다. 절단된 사지는 천으로 싸거나 플라스틱 가방에 넣고 얼음을 채운다. 조직에 손상을 줄 수 있으므로 팔다리나 손발이 얼음에 직접 닿지 않도록 해야 한다. 대상자에게 절단된 사지가 성공적으로 재이식될 수 있는지에 대해서는 확실히 이야기하지 말아야 한다.

외상으로 인해 사지가 절단된 대상자는 수술 전 상실의 슬픔이나 신체상 변화에 적응할 시간이 없으므로, 슬픔이나 분노를 표현하거나 절단으로 인해 기능이 변화된다는 것을 받아들이지 못할 수 있다. 재이식 후 결과는 손상으로 인해 복잡하게 재건한 경우와 재이식된 조직의 양에 따라 달라진다. 말초신경의 회복은 매우 느린 편이므로, 재활을 위해서는 수개월이 걸릴 수 있다.

CHAPTER 37

Management of Clients with Musculoskeletal Disorder

근골격계 장애 대상자 관리

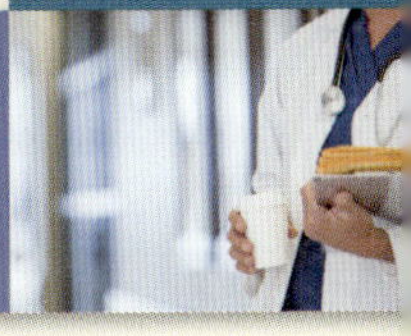

학습목표

1. 근골격계 장애의 병태생리에 대해 설명한다.
2. 근골격계 장애가 있는 대상자의 건강력 수집과 신체검진 수행을 통해 간호문제를 사정한다.
3. 근골격계 장애가 있는 대상자에 대한 간호목표를 세우고 간호중재를 계획한다.
4. 근골격계 장애가 있는 대상자에 대한 간호중재를 시행하고 결과를 평가한다.
5. 근골격계 장애가 있는 대상자에 대한 치료와 간호에 대해 설명한다.

주요 내용

골관절염, 류마티스관절염, 골다공증, 파제트병, 골연화증, 통풍, 통풍성 관절염, 척추측만증, 척추후만증, 척추전만증, 골수염, 골종양, 근이영양증, 횡문근 융해, 전신홍반루프스, 전신성 경화증, 강직성 척추염, 점액낭염

관절염

골관절염

골관절염(뼈관절염, osteoarthritis, OA)은 관절연골이 마모됨으로써 관절 내에 염증이 발생하고, 그 염증이 만성적으로 진행되어 관절구조의 파괴로까지 점진적으로 이어져 활동장애를 일으키는 만성질환이다. 관절 내에서의 변화가 국소적인 염증반응을 일으키고, 이로 인해 일시적인 관절의 삼출이 발생한다. 그러나 골관절염은 전신적인 침범이나 염증을 특징으로 하는 질환은 아니다.

원인과 위험요인

골관절염은 원인불명인 일차성과 이차성으로 구분한다. 원인불명의 골관절염은 관절의 손상, 관절질환 또는 관절염 발생과 연관될만한 질환의 과거력 없이 발생한 경우이다. 골관절염은 65세 이상의 연령층에서 발생빈도가 가장 높은 관절질환으로 남성보다는 여성에서 더 흔히 발생한다. 골관절염은 주로 척추나 체중부하되는 큰 관절에 영향을 미쳐 부가적인 장애를 초래한다. 골관절염은 유전적 질환은 아니지만, 가족력에 의해 영향을 받는 질환이다. 골관절염 사례의 10~60%는 유전자와 연관된 것으로 추정되고 있는데, 유전자 결손이 있는 염색체 열성형질이 존재하는 경우, 조기에 연골파괴가 일어난다. 그 밖에도 성호르몬이나 다른 호르몬 인자들이 골관절염의 발생과 진행에 관여한다.

이차성 골관절염은 여성보다는 남성에게 더 자주 발생한다. 이차성 골관절염은 외상이나 다른 염증성 관절질환, 무혈관성 괴사 또는 Legg-Calve-Perthes 질환과 같은 신경병증적 장애의 결과로 초래된다. 외상성 관절염은 골절이나 관절에 개방성 손상을 입은 후 발생하는 관절염이다. 또는 대상자의 직업으로 인한 반복적인 손상에 의해 발생한다. 예를 들면, 손목관절염은 키보드 조작자에게 흔히 발생하고, 투수는 흔히 어깨증상을 경험한다.

골관절염의 교정이 가능한 위험요인으로 비만을 들 수 있다. 정상 체중인 사람들에 비해 과체중인 사람들에서 무릎 골관절염이 더 많이 발생한다. 물론 과체중인 경우, 고관절 골관절염의 위험 또한 높아지기는 하지만, 그 관련성이 무릎의

골관절염만큼 높거나 일관되지는 않는다. 이와 같이 관절 부위에 따라 위험도가 달라지는 이유는 대상자가 서 있거나 걸을 때 가해지는 힘의 양이 다르기 때문이다. 무릎관절에 가해지는 힘의 양은 체중의 6배에 달하는 반면, 고관절에는 3배의 힘이 가해진다. 따라서 골관절염 발생을 최소화하기 위해서는 체중감소와 유지가 가장 중요하다.

병태생리

건강한 관절연골은 흰색으로 매끄럽고 윤이 난다. 연골은 독특한 점탄성과 압축성을 가지고 있어 충격을 흡수하는 역할을 한다. 관절연골은 뼈의 표면을 보호하는 역할을 하는데, 연골을 생성하는 세포인 연골세포(chondrocytes)가 연골을 계속적으로 재형성함으로써 연골의 통합성이 유지된다. 연골세포는 제2형 콜라겐과 다당단백(proteoglycans)을 생산함으로써 연골기질을 만든다. 특히 다당단백의 친수성 성질(hydrophilic properties)은 과도한 관절사용으로 인한 연골마모를 방지한다.

골관절염은 신체의 복구노력이 효과적이지 못해 연골기질의 퇴화가 일어나는 과정이라 할 수 있다. 초기에는 연골기질 내의 다당단백 성분이 감소하는 병리적 변화가 일어나 연골이 부드러워지고 탄력성이 소실된다. 이를 보상하고자 우선 연골세포가 풍부해져서 다당단백과 콜라겐의 합성이 증가된다. 그러나 리소좀 효소에 의한 연골의 파괴가 생산을 초과하게 되면, 연골의 관절마찰에 대한 민감도가 증가하고 콜라겐 합성에도 변화가 일어난다. 이러한 변화의 원인은 아직 분명하게 밝혀지지는 않았으나, 과도한 사용으로 연골이 마모에 대항할 능력이 상실된 것으로 추론되고 있다.

콜라겐섬유가 파열됨으로써 연골의 표피층에 원섬유화, 미란, 균열 등이 나타나게 된다. 연골은 황색으로 변하며 관절면은 마모되고 관절의 양쪽 끝에서는 뼈가 자라나서 골극(osteophyte)을 형성한다(그림 37-1). 중심부에서의 연골소실과 함께 말단부에서의 연골과 뼈의 생성은 관절면을 매끄럽지 못하게 만드는 원인이 된다. 따라서 관절에 가해지는 압박이 정상적으로 분포되지 못하고, 이로 인해 통증과 운동의 제한이 초래된다. 활액의 과도한 분비로 인해 활액막은 염증반응을 보이고 관절낭은 팽창된다.

임상증상

임상증상의 정도는 관절에 일어난 변화와 반드시 일치하는 것은 아니기 때문에 미국류마티스학회(american college of rheumatology, ACR)에서는 방사선촬영 결과에만 의존하지 않는 골관절염 진단분류기준을 설정하였다. 분류기준은 침범을 받은 관절에 따라 조금씩 달라진다.

골관절염의 특징적인 2가지 증상은 갈수록 악화되는 통증과 운동제한이다. 또한 관절에서 마찰음이 나며 관절이 마모된 부위에 압통이 있고, 활동할 때는 관절의 뻣뻣함이 심해졌다가 휴식을 취하면 감소한다. 일부 관절은 크기가 커져 있다. 한 개 이상의 관절이 침범을 받으며, 양쪽 관절의 불편감이 차

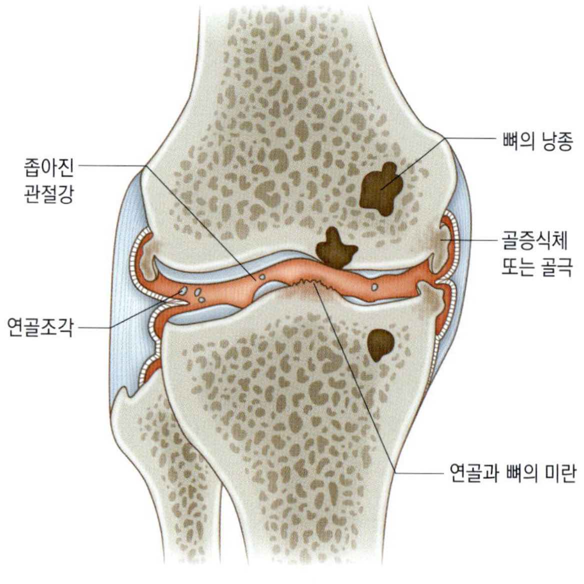

그림 37-1 ■ 골관절염의 병리적 변화

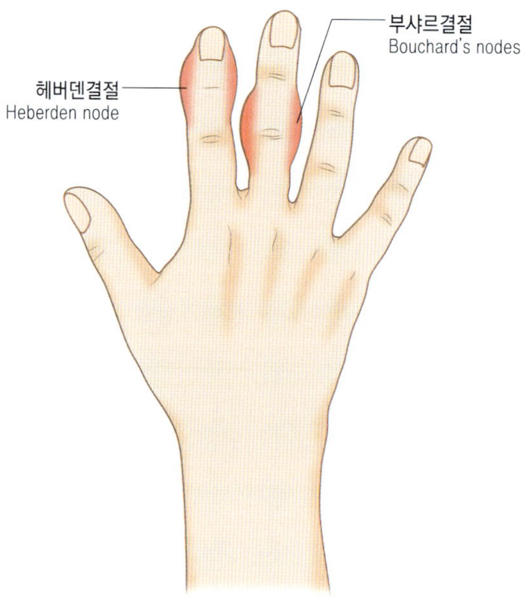

그림 37-2 ■ 근위와 원위손가락관절의 골관절염

이가 난다. 대상자는 질환이 진행될수록 체중부하 관절이 마치 자물쇠로 잠긴 것 같다는 호소를 한다. 손가락관절에 헤버덴결절(Heberden's node, 주로 원위손가락관절에 생김)이나 부샤르결절(Bouchard's node, 근위손가락관절에 생김)이 나타난다(그림 37-2).

무릎은 고관절과 척추관절 다음으로 관절염이 많이 침범하는 부위이다. 보행 시 대상자 체중의 3배에 해당하는 생체역학적 스트레스가 무릎에 전달된다. 계단을 오르내릴 때에는 무릎에 전달되는 힘이 더욱 커져 체중의 4~5배에 달하며, 쪼그려 앉으면 9배 정도로 증가한다. 무릎에 전달되는 힘은 고르게 분포하지 않아서 외측에 비해 내측이 더 많은 스트레스를 받게 된다. 무릎 관절염이 고관절 골관절염에 비해 견디기가 수월하다고 하는 이유는 무릎은 휴식 시에는 통증이 유발되지 않기 때문이다.

진단검사

골관절염에 대한 진단은 1차적으로 과거력과 신체검진 결과에 근거하며, 방사선검사를 통해 골극의 존재와 관절연골의 부식으로 인해 관절강이 좁아진 것을 관찰함으로써 진단한다.

골관절염을 확진할 수 있는 임상검사는 아직 없으나, 관절에 통증이 있는 다른 관절염들, 예를 들어 류마티스관절염, 세균성 관절염, 통풍, 건염, 점액낭염 등과 구별하기 위해 시행되는 일부 특수검사는 있다. 그중에서 특히 골관절염과 류마티스관절염을 감별진단하는 것이 가장 중요하다(표 37-1). 류마티스인자(rheumatoid factor, RF)나 혈중요산검사 등이 여러 유형의 관절염을 감별진단하기 위해 주로 시행되는 검사이다. 그리고 세균감염으로 인한 관절염이나 요산결정체로 인한 관절염, 즉 통풍의 가능성을 제외시키기 위해 관절액을 흡인하여 분석하는 검사가 시행되기도 한다. 한편, ESR의 경우는 전신적으로 관절염 증상이 있을 때 유용한 검사이다. 대상자

표 37-1 골관절염과 류마티스관절염의 차이

	골관절염	류마티스관절염
병리적 변화	• 중심부 연골(골극)의 진행적 파괴 과정 • 말단부 골 성장	• 악화기와 완화기로 나뉘는 진행 경과 • 연골손상과 골파괴가 동반된 활막 염증
침범관절	• 체중이 부하되는 관절(고관절, 무릎관절, 발목관절), 척추, 원위손가락관절, 근위손가락관절 • 비대칭적	• 인대, 건, 관절낭 손상, 소관절(손가락, 발가락), 팔꿈치, 무릎 • 대칭적
관절삼출	• 국소적 염증반응으로 인한 경미한 부종	• 흔함
임상증상	• 국소적 통증, 뻣뻣함, 경미한 부종 • 활동 시 통증과 휴식 시 완화 • 헤버덴결절과 부샤르결절	• 통증, 부종, 압통, 홍조, 열감 • 신전근 표면의 결절 • 빈혈, 피로, 근육통 • 휴식 시에도 통증, 특히 밤에 심함 • ESR 상승, 류마티스인자 검사상 양성반응
다른 계통의 손상	• 없음	• 폐, 심장, 피부
체격	• 과체중	• 평균 체중이거나 평균 이하 체중을 보임
발생 당시의 연령	• 40~50대 연령층	• 청 · 장년층
성별	• 여성 : 남성 = 2 : 1	• 여성 : 남성 = 3 : 1
유전적 소인	• 유전적 소인이 영향을 미침	• 가족력의 경향을 보임
진단검사	• X-선검사	• 류마티스인자(80% 양성반응), X-선검사, 관절액검사, 라임질환 titer(-)
방사선검사 결과	• 골극, 연골하낭종	• 미란, 골다공증
치료	• 운동, 체중조절, 관절보호를 통한 활동수준 유지, 냉온요법, 이완요법, 약물요법 또는 수술	• 염증 감소 • 균형잡힌 식이와 관절보호를 위한 운동 프로그램 • 이완요법, 냉온요법, 약물요법 또는 수술

가 호소하는 증상에 따라 반월판 손상과 구별하기 위해 MRI 검사가 시행되기도 한다. 일반적으로 건강력과 신체검진을 통해 진단이 좀 더 분명해진다.

치료

골관절염의 일차적 관리 목표는 (1) 통증관리, (2) 독립적인 기능 유지, (3) 삶의 질 유지 등이다. 초기단계의 골관절염 대상자들은 여러 방법을 동시에 사용하는 보존적 치료가 효과적이다. 무릎 골관절염의 보존적 치료는 고관절의 경우와 유사하다. 체중감량, 활동조정, 보조기구의 활용, 소염진통제의 사용 등이 모두 질환의 증상을 감소시키는 데 도움이 된다. 냉찜질이나 온찜질 등도 통증 감소에 효과가 있다. 무릎 골관절염에 대한 대체요법 역시 고관절 골관절염에서의 효과와 동일하다.

약물요법

골관절염에 대한 보존적 관리는 통증과 염증을 완화시키는 데 초점을 둔다. 초기단계에서는 통증만 적절히 관리하면, 일상적인 활동을 지속하는 것이 가능하다.

아세트아미노펜

아세트아미노펜(acetaminophen)은 아스피린과는 달리 류마티스관절염과 같은 염증상태로 인해 초래되는 발적, 경직, 부종을 완화시키지는 못한다. 따라서 현재 아세트아미노펜은 단순 진통제, 즉 가벼운 골관절염의 통증완화를 위한 1차적인 치료제로 권장되고 있다. 이 약물은 프로스타글란딘 합성을 억제함으로써 진통효과를 낸다. 그러나 말초에서의 프로스타글란딘 합성을 억제하는 데 있어 경미한 효과밖에 없기 때문에 항염효과는 없는 것으로 알려져 있다. 아세트아미노펜은 진통효과가 높으며, 안전하고 저렴하다는 장점으로 인해 고관절 골관절염과 무릎 골관절염 대상자의 치료 초기에 사용된다. 그리고 다른 비스테로이드성 항염증약(nonsteroidal anti-inflammatory drug, NSAIDs)에 비해 위장계, 간, 신장 등의 손상을 덜 일으키는 것으로 알려져 있다.

아세트아미노펜은 간질환을 가진 대상자들에게는 금기이며, 간질환의 병력이 없는 대상자라 해도 과도한 용량, 즉 24시간 내에 4g 이상을 복용하게 되면, 간독성을 일으킬 수 있다. 관절염 대상자 중에는 고령이 많기 때문에 하루 2g 이하로 조절하는 것이 바람직하다.

관절염 통증을 위해 이 약물을 정규적으로 복용하는 대상자들은 아세트아미노펜이 간에 미치는 영향 때문에 알코올성 음료는 피해야 한다. 왜냐하면 아세트아미노펜과 알코올의 효과가 서로 병합하여 간에 손상을 가져올 수 있기 때문이다. 또한 비처방 약물을 복용할 때에는 반드시 복용지침을 확인하도록 대상자를 교육하며, 감기로 인해 아세트아미노펜을 처방받아야 하는 경우, 관절염 통증을 위해 이미 아세트아미노펜을 복용하고 있음을 의료진에게 알려야 함을 교육한다.

NSAIDs

미국류마티스학회(ACR)의 안내지침에 따르면, 아세트아미노펜의 최대용량으로도 골관절염 대상자의 심한 통증이 지속될 때는 NSAIDs로 바꾸어야 한다고 제시하고 있다. NSAIDs는 사이클로옥시게나제(COX)의 경로를 방해함으로써 프로스타글란딘의 합성을 억제한다. 프로스타글란딘은 혈관확장을 일으켜 많은 양의 혈액이 환부로 이동하게 하므로 발적과 열감을 초래하며 통증을 오래 지속시키는데, NSAIDs는 프로스타글란딘의 합성을 억제함으로써 관절염과 관련된 통증과 염증을 감소시키는 효과가 있다. 위벽의 COX-1 효소는 점액의 생성을 자극하여 위벽을 보호할 수 있도록 프로스타글란딘을 계속 생성한다. 그러나 이부프로펜(ibuprofen)이나 나프록센(naproxen)과 같은 기존의 NSAIDs는 COX-1 효소의 경로를 방해하여 이 약물을 복용하는 대상자들은 위장계 부작용의 위험이 높다.

위식도 역류성 질환이나 소화성 궤양의 과거력이 있는 대상자는 사이클로옥시게나제-2(COX-2) 선택적 항염증제인 세레콕시브[celecoxib (Celebrex)]나 에토리콕시브(etoricoxib)를 사용하는 것이 효과적이다. NSAIDs의 복용으로 인한 위장계 출혈은 노인의 사망원인이 되는 경우가 많다. NSAIDs는 위장계의 부작용을 감소시키기 위해서 misoprostol (Cytotec)과 같은 합성 프로스타글란딘이 같이 처방된다. NSAIDs 복용에 따라 소화기계, 심혈관계, 신장 관련 합병증은 용량에 따라 위험을 높일 수 있으므로 통증을 조절할 수 있는 최소 용량의 NSAIDs를 사용해야 하며, NSAIDs를 병용하는 것은 부작용을 증가시킬 수 있으므로 지양해야 한다.

아편유사제

아편유사제(opioid)는 NSAIDs에 효과가 없거나, NSAIDs 투여가 금기인 대상자에게 투약할 수 있다. 아편유사제는 중추신경계에서 수용체와 결합하므로 구역, 구토, 변비, 요정체, 기면, 호흡억제 등의 부작용이 나타날 수 있다. 대표적인 약물은 코데인과 트라마돌(tramadol)이다. 트라마돌은 중추신경을 억제하여 통증을 조절하기보다는 세로토닌과 노르에피네프린의 재흡수를 억제하여 통증을 조절하므로, 다른 아편유사제에 비해 의존성과 내성이 적은 편이다.

국소 NSAIDs와 캡사이신

손골관절염으로 인한 통증 시 NSAIDs나 캡사이신(capsaicin) 패치나 연고를 사용할 수 있다. 특히 국소 NSAIDs는 경구제제와 통증조절 정도가 유사하면서 전신적 부작용은 적기 때문에 경구 NSAIDs가 금기인 대상자에게 적합하다.

관절강내 주사

무릎이나 고관절에 발생한 관절염의 통증을 조절하기 위해 관절강내로 스테로이드를 주사할 수 있다. 만성통증보다는 4주 이내에 발생한 통증 조절에 효과적이며, 진통효과는 즉각적으로 나타난다. 최대 효과는 1주일 내에 나타나고, 4주 정도 지속된다. 하지만 반복적으로 관절강내 스테로이드를 주사하는 것은 연골부피를 감소시키므로 잦은 투여는 지양해야 한다.

점액성 보충제 또한 골관절염의 특징적인 치료법 중 하나이다. 즉 활액의 주요 구성성분인 다당류의 히알루론(hyaluronan)을 무릎관절 내에 주사하는 것이다. 히알루론은 1주 간격으로 3~5회 주사해야 한다. 이렇게 관절에 주사하는 경우, 수개월 동안 정상 히알루론과 활액을 생산할 수 있다. 이 치료법은 활액의 탄력 점액성을 회복시켜주기 때문에 히알루론은 관절의 통증완화에 효과적이다.

대체요법제제

골관절염의 대체요법으로 여러 가지 건강보조식품이 있는데, 그 중 글루코사민은 연골을 생성하고 회복시키며, 콘드로이틴은 연골의 탄력성에 효과가 있는 것으로 알려져 있다.

허브제품(herbal product)은 관절염 대상자들이 질환을 치료하기 위해 또는 기억력이나 체력회복을 위해 흔히 사용된다. 그러나 널리 사용되는 허브제품의 대부분은 혈소판응집을 감소시켜 출혈시간을 연장시킨다. 또한 허브제품은 관절염을 위해 처방되는 다른 약물들과 상호작용을 한다. 수술을 앞둔 대상자에게는 반드시 허브제품 사용 여부에 대해 확인해야 한다. 허브제품은 대상자의 심장박동, 혈압, 지혈 등에 변화를 가져올 위험이 크기 때문에 수술 전에는 복용을 중단해야 함을 반드시 알려야 한다.

수술요법

보존적 중재가 대상자의 증상관리에 효과가 없을 경우에 수술이 적용된다. 골관절염을 위한 수술에는 (1) 관절경수술, (2) 절골술, (3) 관절고정술, (4) 단일구획무릎성형술, (5) 관절전치환술 등이 있다.

관절경수술

관절경수술(arthroscopic surgery)과 관련하여 무릎의 내측구획에 골관절염을 가진 대상자에게 최근 경골절골술에 대한 대안으로 소개된 방법이 유니스패서(UniSpacer)이다. 유니스패서는 후십자인대나 전십자인대는 정상이면서 다른 임상기준을 충족하는 대상자들에게 관절경검사를 통해 유니스패서를 삽입하여 무릎 내의 배열을 정상적으로 회복시키는 수술이다. 이 수술을 받은 경우, 보통 수술 다음날에 퇴원하게 되며, 다른 침습적 수술에 비해 일상생활로의 회복이 훨씬 빠른 편이다.

절골술

절골술(osteotomy)은 골편을 절제하여 관절에 부담을 주는 요인을 없애거나, 변형을 교정하는 방법으로 무릎관절의 절반만 닳아 있고, 나머지 절반은 비교적 건강한 경우에 시행한다. 경골 절골술의 경우, 무릎 골관절염의 통증을 완화시키는 한편, X자형 변형이나 O자형 변형을 교정하기 위해 시행된다. 근위대퇴 절골술 역시 고관절이 정상이며, 운동기능 또한 정상일 때에 적용한다. 즉, 소전자 부위에서 뼈를 쐐기 모양으로 제거하고, 대퇴경부와 골간의 각도를 재배열한다. 수술부위의 치유를 돕기 위해 수술 후 최소 3개월 동안 부분적으로만 체중을 부하시킨다. 절골술을 받더라도 골관절염의 임상증상은 계속 진행되기 때문에 많은 대상자들은 향후 추가적인 수술이 필요할 수도 있다. 절골술은 40대 연령층에서 많이 시행되는데, 특히 비정상적으로 얇은 관절구를 가지고 있는 대상자에게 적용되며, 거의 모든 대상자들이 절골술을 받은 후 10~20년 내에 관절전치환술을 받게 된다. 절골술은 비교적 젊고 활동적인 대상자의 경우에 적합하다.

관절고정술

관절고정술(arthrodesis)은 감염, 악성종양, 통증이 심한 신경병증 또는 신경부전으로 인한 관절부전 또는 인대의 중증 불균형 등이 있을 경우에 구조적 조치로서 시행한다. 또한 관절고정술은 관절면을 제거하여 뼈의 가장자리를 골절에서와 같이 결합시키는 방법이다. 1차적인 관절고정은 핀, 고정기, 석고붕대 등을 사용하여 시행한다. 관절을 고정시킨다는 것은 치료가 불가능한 관절손상이나 불안정성이 있다는 의미이다. 즉, 관절고정술은 통증은 완화시키는 반면, 움직임을 상실하게 하는 시술이므로 고관절과 같이 큰 관절의 경우, 부작용이 심각한 편이다.

고관절 고정은 계속 진전되는 편측 고관절염, 심한 외상성 관절염, 세균성 관절염을 가진 경우가 고려대상이다. 고관절을 고정하면, 환부가 3~5cm(1~1.5인치) 정도 짧아지므로 정상적으로 걷기 위해서는 수술 후 키높이 신발의 착용과 같은 교정이 요구된다. 이처럼 변화된 걸음걸이로 인해 요통이나 반대편 무릎에 통증이 유발될 수 있다. 무릎 고정은 환측 다리를 0.5인치 정도 짧아지게 하지만, 이러한 차이는 기능상의 장애를 크게 일으키지는 않는다. 무릎 고정은 이렇게 짧아진 상태로 신전시켜 관절이 움직여지지 않도록 고정하는 수술이다.

단일구획무릎성형술

60세 이상의 연령층으로 정상 체중이며, 비교적 비활동적인 생활양식을 가지고 있는 대상자의 경우에는 단일구획무릎성형술(unicompartmental knee arthroplasty, UKA)이 절골술의 대안이 될 수 있다(그림 37-3).

전십자인대가 정상이며 염증이 없고 무릎의 한쪽 구획에만 관절염이 있는 경우, 단일구획무릎성형술이 적용될 수 있다. 단일구획무릎성형술이 소개된지는 30년 이상 되었지만, 최근까지도 많은 논쟁을 불러일으키는 수술방법이다. 대상 대상자에 대한 정확한 선택, 보철기 성능, 발전된 수술기술 등의 전제조건이 갖추어져야만 절골술에 비해 초기 성공률이 높아질 수 있으며, 합병증의 비율을 낮출 수 있다. 이 수술을 적용한 경우, 절골술이나 무릎관절전치환술에 비해 혈액소실량이 적으며 회복 또한 빨라진다.

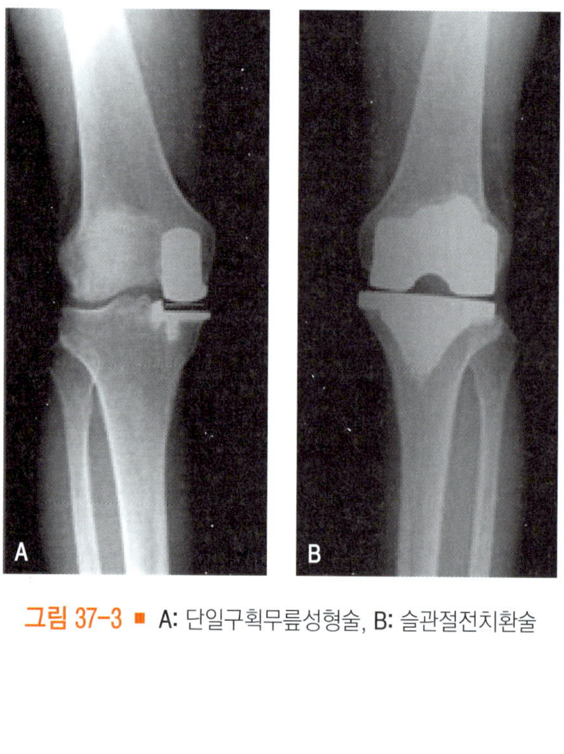

그림 37-3 ■ A: 단일구획무릎성형술, B: 슬관절전치환술

관절전치환술

무릎관절이나 고관절전치환술은 금속이나 플라스틱 보철기로 관절을 교체함으로써 관절운동을 회복시켜 주는 수술이다. 관절전치환술은 중재적 처치에서 자세히 다루었다.

간호

간호관리의 목적은 건강 증진과 골관절염에 대한 대상자의 긍정적인 적응력을 향상시키는 것이다. 교육은 질환의 성공적인 치료를 위한 핵심적인 요소이다. 대상자의 교육을 위해 중요한 영역은 (1) 통증관리, (2) 휴식과 활동의 균형, (3) 영양과 체중감소, (4) 자가간호 전략 등이다.

대상자에게 복용하는 약물에 대해 교육하는 것은 간호사의 중요한 역할 중 하나이며, 이러한 교육은 성공적인 통증관리의 필수 요소이다. 예를 들면 NSAIDs를 복용하고 있는 대상자에게 복부 통증, 혈변, 혈액이 섞인 구토 등과 같은 위장계 출혈 증상이 나타날 수 있음을 알려주고, 이러한 증상이 나타나면 즉시 담당의사에게 알리도록 교육한다. 또한 대상자로 하여금 통증일지를 쓰도록 권장한다. 통증일지는 증상을 확인하고, 휴식과 활동이 언제 필요한지를 파악하는 데 도움이 된다. 또한 보조식품을 사용하는 대상자에게는 보조식품의 부작용과 효과, 처방된 치료제와의 상호작용에 대한 정보를 제공해야 한다.

골관절염에 대한 자가간호 능력이 부족한 대상자의 경우, 작업치료사의 도움으로 드레싱이나 개인위생의 독립성을 유지할 수 있도록 보조적인 도구의 사용을 권유한다. 예를 들면, 단추 대신 접착식 잠금장치를 사용하거나, 지퍼를 쉽게 올릴 수 있도록 돕는 보조장치, 탄력성이 있어 늘어나는 신발끈 등이 대상자가 혼자서 옷을 쉽게 입을 수 있도록 도와주는 도구들이다.

골관절염이 대상자의 성기능에 미치는 영향에 대해서도 고려해야 한다. 통증, 경직, 관절운동의 제한성 등은 자유로운 성 표현에 장애를 초래할 수 있다. 관절기형 역시 신체상에 부정적인 영향을 줌으로써 성욕을 감소시키고 우울증을 초래할 수 있다. 대상자에게 성관계 시 편안한 체위에 대해 알려준다. 그리고 통증이나 경직을 완화시키기 위해 성관계를 갖기 전 온욕을 하거나 진통제를 복용하도록 권한다.

골관절염 대상자들은 운동과 휴식의 균형을 유지해야 한다. 좌식생활은 체중을 증가시켜 관절염 증상을 더욱 악화시킨다. 빠른 걷기와 같은 저강도의 유산소운동은 손상이 있는 관절에 도움이 된다. 걷기는 통증을 완화시키고 관절의 기동성을 개선시킨다. 또한 걷기운동은 근육의 긴장도를 증가시켜 관절의 안정성을 향상시킨다. 운동은 체중 감소에 도움이 되므로 과체중인 대상자의 경우, 운동을 하도록 권장한다. 비만인 대상자일수록 하지의 관절이 더욱 빠르게 파괴되기 때문에 운동이 가장 중요하다.

골관절염 대상자는 관절에 통증이 있을 때는 휴식을 취해야 한다. 고관절과 무릎관절에 심한 통증이 있는 경우, 반대편 손으로 지팡이를 짚으면 관절의 부담을 줄일 수 있다. 합성고무나 탄력 브레이스를 사용하면 통증이 감소되며, 관절이 기능적 자세로 안정을 취할 수 있다. 목, 어깨, 등에 증상이 있는 경우 칼라, 팔걸이, 코르셋 등을 대주는 것이 통증감소에 유용하지만, 이러한 기구들로 신체부위를 부동시키는 것은 관절강직을 초래할 수 있으므로 부동 기간을 1주 이내로 제한해야 한다.

골관절염을 가진 대상자는 규칙적인 운동을 하도록 권유한다. 규칙적인 운동은 다음과 같은 면에서 유익하다.

- 체중부하운동은 관절의 운동성을 증가시키며, 관절을 지지하는 근육, 건, 인대를 강화시킨다.
- 운동은 활액을 연골기질 쪽으로 이동하도록 하여 연골의 성장을 자극한다. 관절연골은 혈관이 부족하기 때문에 관절을 기계적으로 움직이는 과정이 연골의 재생과 관절의 운동성 지속에 필수적이다.
- 운동은 체중조절에 도움이 되므로 간접적으로 관절을 보호한다.

일부 대상자는 관절에 열요법을 적용하는 것이 통증 감소에 효과가 있는 반면, 다른 대상자의 경우는 열요법과 냉요법을 교대로 사용하는 것이 효과적이기도 하다. 열요법은 콜라겐의 탄력성과 유연성을 증가시켜 주므로 관절강직 완화에 도움이 된다. 냉요법은 열요법만큼 자주 사용되지는 않지만, 염증이 급성으로 진행되는 시점, 운동 직후 또는 근육경련이 있는 경우에 적용하면 도움이 된다.

류마티스관절염

류마티스관절염(rheumatoid arthritis, RA)은 만성적이고 전신적인 자가면역의 대표적인 질환으로, 관절의 활액조직에 만성적이고 대칭적인 침식성 염증이 특징적으로 발생한다.

류마티스관절염은 세계적으로 모든 인종과 그룹에서 발생한다. 인생의 어느 시기에서도 발생할 수 있지만, 나이가 들면서 발생률이 증가하여, 30~50대 사이에서 가장 많이 발생한다. 여성이 남성보다 2~3배정도 많다. 류마티스관절염의 발생률은 전 인구의 0.3~0.85%이며, 55세 이후 남성은 2%, 상대적으로 여성은 5%로 추정하고 있다. 류마티스관절염이 있는 사람들은 실질적으로 기대수명이 감소하고 대부분의 경우, 심각한 상태에서 사망에 이르기도 한다.

원인과 위험요인

류마티스관절염의 원인은 아직 명확히 밝혀지지는 않았지만, 유전적 소인, 환경적 요인, 면역학적 이상 등이 연관되어 있는 것으로 생각된다. 유전적 소인과 관련있다는 것은 류마티스관절염 발생이 일란성 쌍둥이에서 이란성 쌍둥이보다 4배 가량 높은 연관성이 있고, 특정 유전자의 검출 빈도가 일반인에 비해 훨씬 높은데, 특히 HLA-DR4가 관련이 있는 것으로 보이며, 대상자의 80% 이상에서 면역글로불린 G (IgG)에 대한 직접적인 자가항체인 류마티스인자가 존재한다는 것을 통해 알 수 있다. 또한 Anti-CCP (cyclic citrullinated peptide) 역시 관련이 있는데, Anti-CCP는 류마티스인자에 비해 특이도가 높아 초기 질환의 진단 시에 유용하다.

환경적 요인은 엡스테인바 바이러스(EBV), human T-lymphotrophic virus 1 같은 바이러스, 박테리아, mycoplasma 감염 등이 있다. 흡연이나 카페인 섭취와 같은 환경적 요인도 염증반응을 자극할 수 있다. 유전적 소인에 환경적 요인이 더해져 T세포를 중심으로 한 자가면역반응이 유발된다.

병태생리

류마티스관절염의 세포학적 변화는 침범된 장기에 따라 다르게 나타난다. 우선 관절의 활막에 침범한다. 자가면역반응이 유발되면 염증세포가 모인다. 그러면 활막에서 염증이 발생하여 판누스(pannus, 지방층)를 형성하거나 뼈 파괴가 발생한다.

자가항체의 하나인 류마티스인자와 IgG가 결합한 면역복합체는 관절의 병변부위에서 호중구를 활성화시켜 염증성 프로스타글란딘 E2나 단백분해효소를 방출시킨다. 활막에 존재하는 세포는 호중구 외에도 림프구, 대식세포, 단핵구, 비만세포, 섬유모세포, NK 세포 등 다양하다. 류마티스관절염은 이런 다양한 세포와 염증 촉진성 사이토카인의 상호작용에 의해 발생한다. 더욱이 이러한 항원-항체 면역반응의 형성은 보체계를 활성화하고, 백혈구에서 리소좀이 방출되도록 하여 염증을 촉진시킨다.

면역복합체의 초기 형성과 더불어 활액막이 붓고 자극을

받고 염증이 생기기 시작하는 활막염으로 진전된다. 면역복합체가 활막이나 관절연골의 표면층에 달라붙기 때문에 이것을 다형핵 백혈구, 단핵구, 림프구가 식균작용을 한다. 식균작용은 면역복합체를 비활성화시키며, 동시에 다른 효소(산소라디칼, 아라키돈산)를 생산하여 충혈, 부종, 종창, 활막선 비후 등을 초래한다. 비후된 활막은 연골, 인대, 관절낭, 건을 포함한 주위조직을 침범한다. 결국, 과립조직이 형성되어 전체 관절연골을 덮어 림프구, 대식세포, 조직구, 섬유모세포 및 비만세포로 구성되어 있고 많은 혈관이 분포되어 있는 섬유성 상흔조직인 판누스(pannus)를 형성한다. 류마티스관절염에서 가장 파괴적인 요소인 판누스는 관절연골을 파괴하여 결국은 연골밑 골미란(subchondral bone erosion), 골낭종, 뼈돌기와 골극의 균열 등을 초래한다. 판누스는 반흔을 남기며 건과 인대를 짧아지게 함으로써 인대이완, 염좌, 경축 등을 초래한다. 류마티스관절염의 병태생리와 치료에 대한 내용은 **개념도**를 참조한다.

임상증상

류마티스관절염은 증상이 경하고 재발성이며 짧은 기간에 일부 관절에 침범할 수 있으나, 심각하게 진행되면 기형과 전신질환으로 발전할 수도 있다. 전반적으로 류마티스관절염은 악화와 완화의 주기를 보이며, 대상자는 그 기간 동안 무기력감과 불확실성을 경험하게 된다. 대상자 중 소수는 심각하게 병이 진행되면서 적극적인 치료에도 반응을 보이지 않는다. 관절질환의 심각성은 시간이 경과하면서 변화하지만 관절파괴, 기형, 장애와 같은 진행성의 다양한 문제를 일으킨다. 연관성이 있는 비관절증상에는 피하결절, 혈관염, 폐결절이나 간질섬유증(interstitial fibrosis), 심낭염 등이 있다.

류마티스관절염의 임상적 특징은 질병과정에 따라 개인마다 매우 다양하게 나타나는데, 갑자기 여러 관절에서 며칠 동안에 급격히 발생할 수도 있다. 류마티스관절염은 보통 몇 주에서 몇 달에 걸쳐 서서히 발생하며 식욕부진, 체중감소, 피로, 근육통, 강직 등의 전신적 증상을 동반한다. 관절통과 부종은 아침강직과 관련이 있으며 몇 시간 동안 지속된다. 침범된 관절은 여러 군데이며, 대칭적이고 손가락, 손목, 무릎, 발 등이다. 류마티스관절염이 주로 침범하는 부위는 그림 37-4와 같다.

손(손목, MCP 관절, PIP 관절)의 양측 대칭적 침범은 류마티스관절염의 특징이다. PIP 관절의 염증은 손가락을 휘어지게 한다. 손가락 건의 굴곡으로 건초염(tenosynovitis)이 흔히 발생하며, 척골돌기에 부종과 압통을 유발한다. 질환 초기에는 손목이 배굴되지 못해 손가락관절이 변형되기보다는 통증이 심하다. 시간이 지나면서 진행되는 활액 손상은 손의 기형을 초래하는데, 중수지관절(metacarpophalangeal joint)에서 척골이 휘어지고 손목의 안쪽이 변형된다. 단추구멍변형(boutonniere deformity, PIP 관절의 굴곡, DIP 관절의 과신전)은 손가락 위의 신전성 건의 파열 때문이다. 백조목변형(swan-neck deformity, PIP 관절의 굴곡과 더불어 MCP 관절의 과신전)은 내부근육과 건의 경축을 초래한다(그림 37-5).

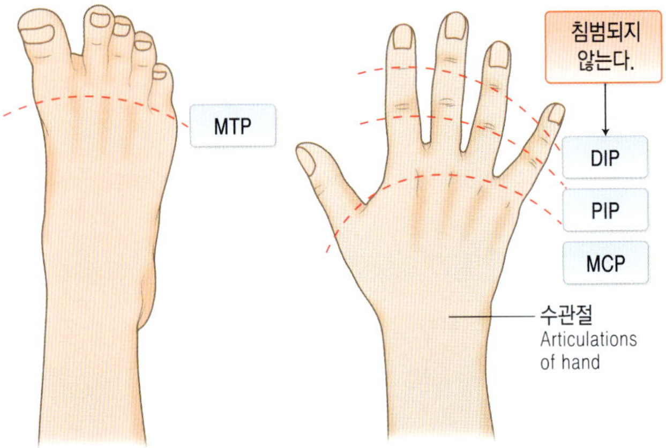

그림 37-4 ■ 류마티스관절염이 주로 침범하는 부위
MTP: Meta-Tarso-Phalangeal joint, DIP: Distal Inter-Phalangeal
PIP: Proximal Inter-Phalangeal, MCP: Meta-Carpo-Phalangeal

수근관증후군(carpal tunnel syndrome)이나 손목의 건초염(tenosynovitis)으로 인한 내부신경의 눌림 등은 류마티스관절염의 흔한 증상이다. 이러한 모든 변화들은 손의 힘과 꽉 쥐는 능력을 감소시킨다.

어깨, 팔꿈치, 척추도 영향을 받는다. 어깨관절염은 말기에 보여지는 반면, 팔꿈치는 초기에 굴곡되고 수축되기 시작한다. 척추의 침범은 대부분 경추에 국한된다. 관절의 아탈구는 압통, 근육경련, 지속적인 머리 기울임, 후두통 등을 초래할 수 있다.

하지의 경우, 류마티스관절염은 발과 무릎에 영향을 미친다. 발가락 끝이 말리는 것은 발등뼈 머리부분의 아탈구로 인한 것이다. 발목의 신전과 굴곡이 제한되기 때문에 걷기가 어려워진다. 활동성 활막염은 슬개골의 중앙과 측면에서 부종이 보이며, 슬와 낭포(Bakers cyst)가 무릎 뒤쪽에서 발생할 수도 있다.

류마티스관절염은 전신질환으로서 모든 신체계통에 영향을 미친다. 류마티스관절염의 관절 외 대표적인 증상은 류마티스관절염에서 흔히 볼 수 있는데, 이는 류마티스결절, 쇼그

개념도

류마티스관절염의 병태생리와 치료

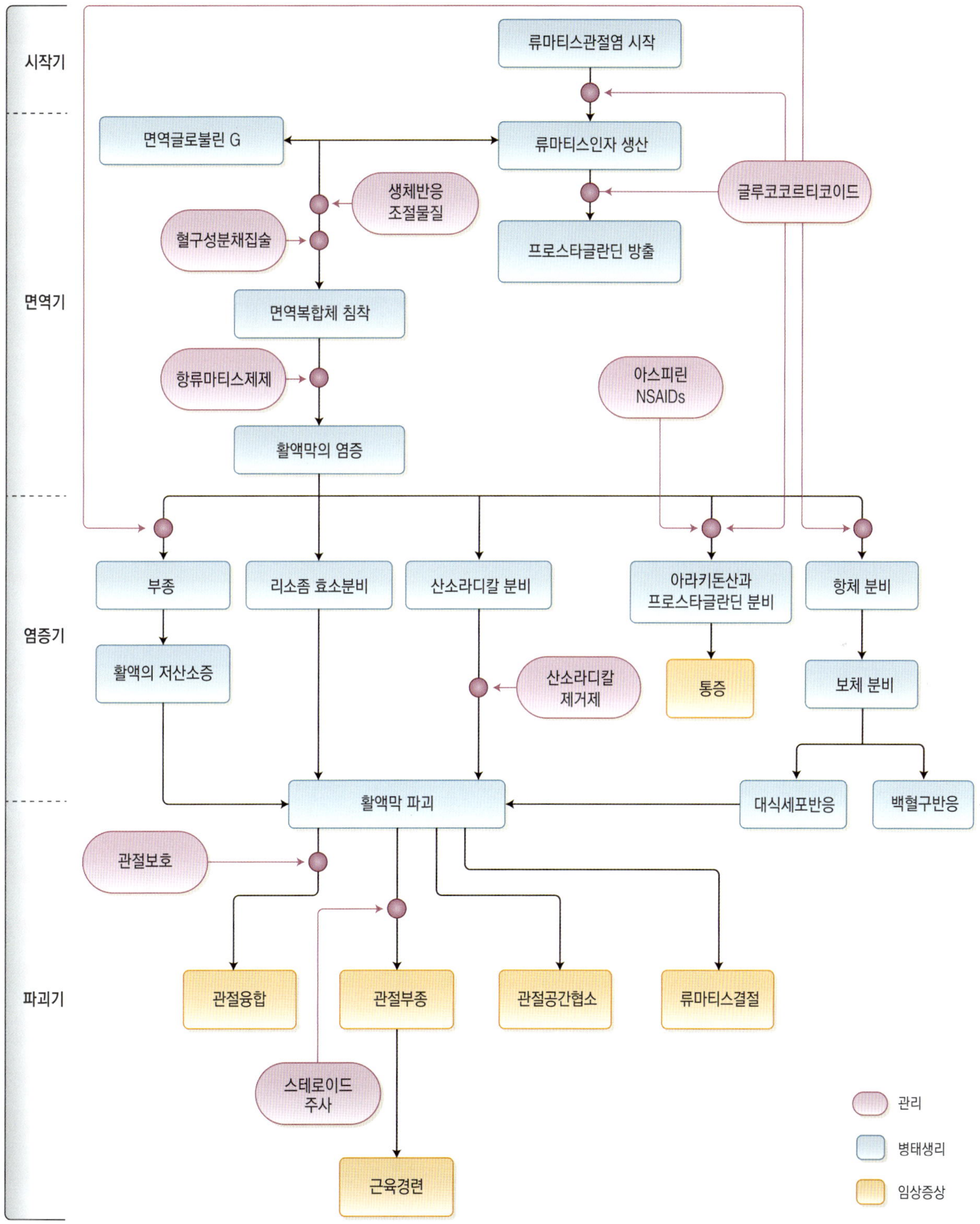

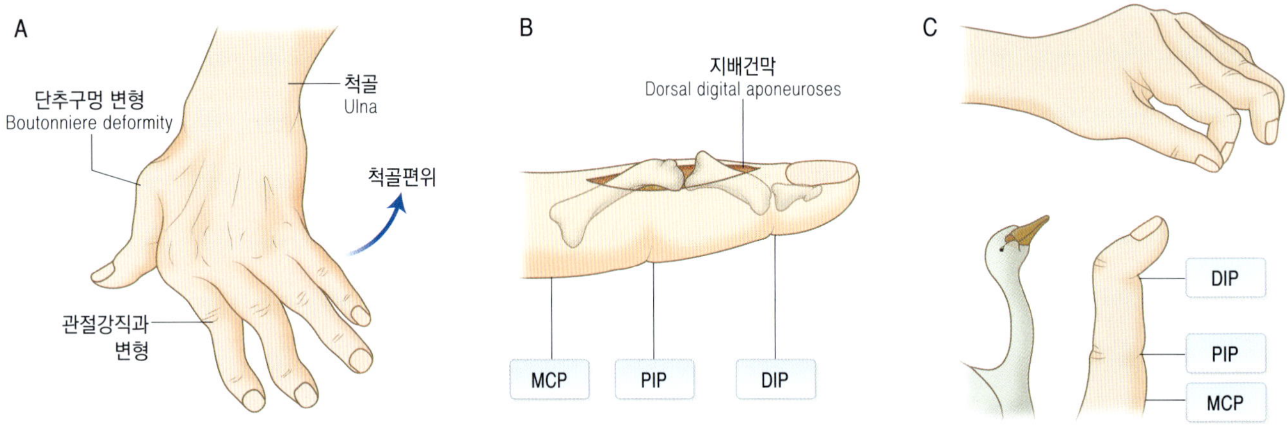

그림 37-5 ■ **류마티스관절염의 대표적인 손 기형.** A: 척골편위, B: 단추구멍변형, C: 백조목변형

MTP: Meta-Tarso-Phalangeal joint, PIP: Proximal Inter-Phalangeal, DIP: Distal Inter-Phalangeal

렌증후군, 펠티증후군이다. 류마티스결절(rheumatoid nodule)은 주위에 작은 혈관들이 발달되어 있는 육아조직형태의 병소로 대상자의 50%가 가지고 있다. 대부분 침범관절에서 높은 류마티스인자 수치를 보인다. 일반적으로 단단하고 움직이며 통증이 없다. 팔꿈치와 손가락과 같은 관절표면에 나타나지만, 폐와 같은 신체의 다른 곳에서 발견되기도 한다.

쇼그렌증후군(Sjögren syndrome)과 건조각막결막염(keratoconjunctivitis sicca)은 대상자의 10~15%에서 나타나는데, 자체로도 발생하지만 전신홍반루프스나 다발성 근염과 같은 다른 질환과 같이 발생하기도 한다. 쇼그렌증후군을 가진 대상자들은 눈물샘과 침샘의 분비물이 감소하므로, 눈이 따갑고 모래가 들어간 것 같다고 호소하며, 눈물과 광감성이 감소한다.

펠티증후군(Felty's syndrome)은 본래는 류마티스관절염, 비장비대, 백혈구감소증과 다리 궤양을 결합하여 설명한다. 이 증후군은 림프샘질환, 혈소판감소증 및 HLA-DR4 일배체형(haplotype)과 관련이 있는 것으로 밝혀졌다. 펠티증후군은 결절이 형성되어 있는 중증 류마티스관절염 대상자에게서 주로 발생한다.

1987년 미국류마티스협회에서는 류마티스관절염의 분류기준(**표 37-2**)을 마련하였고, 전세계적으로 널리 사용되었다. 가장 대칭적 침범이 높은 범위는 손목, 중수수지(metacarpophalangeal, MCP)관절, 근위지절(proximal interphalangeal, PIP)관절이다. 원위지절(distal interphalangeal, DIP)관절은 류마티스관절염이 드물며, 골관절염이 흔히 더 발생한다. 7개의 분류 범주 중에서 4개 이상이면, 류마티스관절염이라고 분류한다. 앞의 네 가지가 적어도 6주 이상 나타나야 하며, 2번째 범주에서 5번째 범주(부종과 피하결절)가 의사에 의해 관찰되어야 한다. 그러나 이 분류기준은 항 CCP검사 같은 혈청검사를 반영하고 있지 않아 2010년 미국류마티스협회와 유럽류마티스학회가 공동으로 개정한 분류기준을 제시하였다. 이 기준에는 침범된 작은 관절의 수, 혈청 류마티스인자와 항 CCP검사, ESR, CRP (C-reactive protein) 같은 혈청검사, 증상의 발생기간(6주 이상)을 기준으로 10점 만점에 6점 이상일 때 류마티스관절염으로 진단한다. 그러나 분류기준이 명백한 진단기준은 아니다. 임상병리검사, 방사선 결과, 활액분석 등의 소견을 종합하여 진단을 내리게 된다.

표 37-2 류마티스관절염의 분류기준 (ACR 1987년 개정)

범주	설명
1	1시간 이상 지속되는 아침 강직
2	3개 이상 관절의 연조직 부종
3	손목, 근위지절관절, 중수지관절의 부종
4	2번째 범주에 제시된 관절의 대칭적인 관절부종
5	피하 류마티스결절
6	류마티스인자 양성
7	손이나 손목의 X-선검사에서 골미란이나 골감소증 소견

진단검사

임상검사

류마티스관절염에서는 일반적으로 혈청과 소변화학검사를 실시한다. Anti-CCP (cyclic citrullinated protein antibodies)

가 진단표식자이며, 앞으로 류마티스관절염으로 진행될지 여부를 예측할 수 있다. 류마티스인자 만큼이나 예민하지만 더 특수하다. 적혈구침강속도(ESRs)와 C반응단백(C-reactive protein)의 상승은 전형적으로 활동성 질환에서 나타나며, CRP 수치가 염증에서 보다 더 정확한 지표이다. 혈액검사에서는 혈소판감소와 더불어 정상혈구이며, 저색소성 빈혈이 발견된다. 또한 철분결핍성 빈혈은 헤모글로빈이 10g/mL 이하이면서 페리틴수치가 낮을 때 나타난다. 낮은 호산구수치는 질병의 활동성을 증가시키며, 과립구감소증은 펠티증후군을 의미한다. 가끔 단백뇨와 미세혈뇨는 신장에서 아밀로이드가 침착된 결과로 나타난다.

항핵항체(ANAs)와 류마티스인자를 포함한 류마티스관절염의 진단을 확진하기 위해 혈청검사를 한다. 항핵항체역가는 대상자들의 15~20%에서, 펠티증후군의 절반 이상에서 보인다. 류마티스인자는 류마티스관절염 대상자의 약 80%에서만 양성이다. 혈중 류마티스인자의 양이 많은 경우는 병이 진행된 경우, 혈관염을 동반하는 경우, 파하결절을 동반하는 경우 및 고령자인 경우일 수 있다. 류마티스인자가 양성인 경우는 전신홍반루프스, 피부근육염 및 전신성 경화증 등의 류마티스 질환과 간질환 및 폐질환에서도 나타난다. 류마티스인자 검사 결과, 양성이 아니더라도 전형적인 임상적 특징을 가진 대상자들에게 류마티스관절염 진단이 내려질 수 있다. 그러나 혈청검사에서 류마티스인자 음성인 대상자들은 결과가 더 좋으며, 관절 이외의 부위에 침범되는 경우가 드물다.

방사선검사

방사선소견은 질환의 활동성을 확인하고, 치료결과를 모니터할 수 있도록 돕는다. 초기에 연조직의 부종은 침범받은 관절 주변 X-선 상에서 음영이 증가되어 있는 것으로 나타난다(그림 37-6). 전체 관절에서 많은 조직의 부종은 관절내 골다공증과 같은 파괴적인 변화를 보이는 것이며, 과립조직의 침범으로 인해 연골하낭종으로 발전할 수 있다. 질병과정으로 인해 연골하골침식이 발생하여 결국 관절공간이 좁아진다. 질환이 경증인 경우 침식은 6~12개월 동안 진행되지 않을 수 있다. 초기에는 관절낭이 부착되어 있는 관절의 가장자리에서 발생하는데, 침식은 골밀도가 적은 손과 발의 작은 관절에서 처음 나타난다. 관절의 아탈구와 뒤틀림이 X-선에서 보이며, 이는 신체검사상에서 보여지는 파괴적 변화를 반영하고 있다. 질병이 진행되면서 연골하 골파괴와 산재성 골다공증이 나타난다.

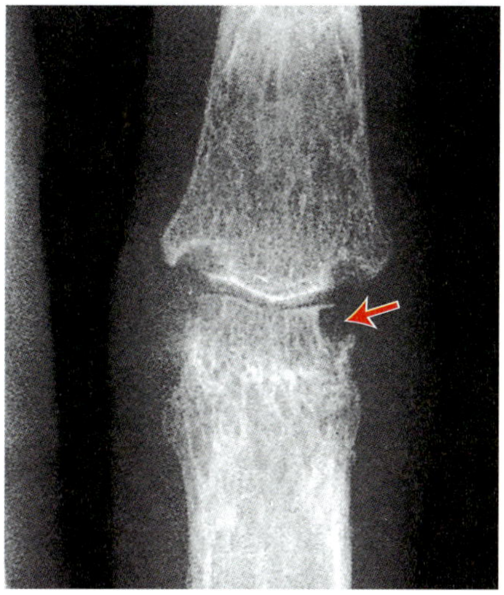

그림 37-6 ■ 류마티스관절염 방사선사진

화살표는 주머니모양의 미란을 보여준다. 주머니 모양의 미란은 뼈 속으로 퍼질 수 있으며 뼈의 표면을 약화시킨다. 관절공간도 좁아지며 연조직의 부종도 있다.

기타 검사

활액분석에서는 정상적인 투명한 색깔에서부터 우윳빛의 혼탁하고 진한 노란색을 띤 활액의 변화가 나타난다. 관절경검사는 전형적으로 창백하고 비후되어 있으며 부어있는 활막융모와 연골파괴 및 섬유성 반흔(판누스)을 보여준다. 뼈와 관절의 스캔은 초기관절의 변화를 알아보기 위해 또는 확진하기 위해서 실시된다.

치료

류마티스관절염의 치료 목표는 (1) 통증, 염증 및 강직의 증상을 완화하고, (2) 관절의 기능과 ROM을 유지하고, (3) 전신으로 침범되지 않도록 하며, (4) 질병의 진행을 늦추고, (5) 파괴되었거나 변형된 관절을 재건하는 것이다. 류마티스관절염의 효과적인 관리는 약물, 휴식, 운동 및 관절보호 방법 등을 병행하는 것이다.

약물요법

통증과 염증의 감소에는 주로 약물요법이 사용되어 왔는데 비스테로이드성 항염증제(NSAIDs)와 질병 조절 항류마티스약물과 생체반응 조절물질(DMARD/BRMs)이 병용되고, 단기적으로는 경구 글루코코르티코이드가 사용된다. 단독약물의 사용은 류마티스관절염의 치료에 제한적이며, 병용치료는 류마티스관절염 진단 후 첫 2년 동안 매우 효과적이다. Methotrexate (MTX)와 BRMs의 병용은 시너지 효과를 나타낸다.

류마티스관절염 치료에 쓰이는 약물에 대한 내용은 **표 37-3**을 참조한다.

진통제

아세트아미노펜[acetaminophen (Tylenol)]은 진통제로, 아스피린 같은 해열제의 속성을 가지고 있기 때문에 통증 완화를 위해서만 투여한다. 그러나 아세트아미노펜은 항염작용이나 항류마티스작용을 가지고 있지는 않으므로 류마티스관절염의 염증과 부종을 줄이는 데는 도움이 되지 않는다.

비스테로이드성 항염증제

비스테로이드성 항염증제(NSAIDs)는 아스피린, Ibuprofen (Mortin, Advil), meloxicam (Mobic), nabumetone (Relafen), diclofenac (Voltaren)이며, 염증과 부종을 치료하는데 사용된다. 이러한 약물들은 염증과정에서 주요 역할을 하는 프로스타글란딘 합성을 억제하여 염증을 감소시킨다. NSAIDs의 가장 흔한 부작용은 오심, 위장관 자극, 위와 십이지장의 궤양 등이다. NSAIDs는 관절손상을 예방하거나 질병의 진행을 느리게 하지는 않기 때문에 류마티스관절염의 과정에 변화를 주지는 않는다.

Cyclooxygenase는 NSAIDs에 의해 차단되는 프로스타글란딘의 생성에 주요 역할을 하는 효소이다. 이 효소에는 Cyclooxygenase-1 (COX-1)과 Cyclooxygenase-2 (COX-2)의 두가지 유형이 있다. COX-1은 모든 세포에 항상 존재하며, 정상 세포과정을 조절하는 프로스타글란딘을 합성하는 것이 목적이다. 이 효소를 차단하는 약물을 비선택적 비스테로이드성 항염증제라고 한다. COX-2는 대부분 염증에 반응한다. COX-2는 관절과 활액막에서 프로스타글란딘을 생성한다. 이러한 약물을 선택적 비스테로이드성 항염증제라고 한다. Celecoxib (Celebrex)는 현재 유일한 COX-2 NSAIDs이며, 전통적인 NSAIDs보다 위궤양과 위장관 자극을 덜 일으킨다.

COX-2 NSAIDs와 전통적 NSAIDs은 동일하게 관절염의 통증을 완화하고 수분정체, 고혈압, 심부전 및 일부 대상자에서는 간과 신장의 문제를 야기하는 부작용을 갖는다고 알려져 있다. 모든 약물에서와 마찬가지로 대상자는 가장 적은 용량으로 효과를 낼 수 있도록 약물을 사용해야 한다. 일부 COX-2 NSAIDs에서 또 다른 중요한 부작용은 특히 고용량을 사용했을 때, 심장마비와 뇌졸중의 위험성이 크다는 것이다.

항류마티스제와 생물학적반응조절제

질병조절 항류마티스제제(disease-modifying antirheumatic drugs, DMARDs)는 관절의 파괴를 줄이며 질환의 진행을 느리게 하지만, NSAIDs보다 독성이 강해 세심한 감시가 필요하다. 골파괴가 본격화되기 전에 가능한 빨리 투여해야 한다. 현재는 약 10종류의 DMARDs가 시판되고 있으며, 대표적인 제제는 금(gold)제제, 설파살라진(salazosulfapyridine, Azulfidine), D-페니실라민(D-penicillamine)과 이와 유사한 부시라민(bucillamine), methotrexate (MTX), leflunomide (Arava), 항말라리아제제인 hydroxychloroquine (Plaquenil)

표 37-3 류마티스관절염 치료에 쓰이는 약물

분류		기능	주의해야 할 부작용	일반명
비생물학적	면역조절제	• 정상적인 면역에 영향을 주지 않고 비정상적인 면역기능을 바로잡는다.	• 신장장애(bucilamine으로 일어남) • 피부발진 • 간장애 • 백혈구 감소	• 시라졸설파피리딘(SASP) • 부실라민(bucillamine)
	면역억제제	• 면역기능을 비특이적으로 억제한다.	• 간질폐렴 • 골수억제	• 메토트렉세이트(methotrexate, MTX) • 레플루노미드(leflunomide)
생물학적 DMARDs	항류마티스 생물학적제제	• 단백질제제로 류마티스관절염에 관여하는 사이토가인(TNF-α, IL-6 등)을 저해한다.	• 감염증(폐렴, 결핵의 재발) • 중화항체 생산에 의한 효과와 감소(메토트렉세이트 병용으로 예방)	• 인플릭시맙(infliximab) • 에타넬셉트(etanelcept) • 아다리무맙(adalimumab) • 토실리주맙(tocilizumab)
NSAIDs		• 염증과 통증을 억제한다.	• 위장장애(위궤양 등, PPI 등의 병용으로 예방)	• 록소프로펜나트륨(loxoprofen sodium)
스테로이드		• 염증과 통증을 강력하게 억제한다. • 장기적인 복용에 의한 부작용 문제가 있다.	• 감염증 등(가능한 한 소량을 단기간에만 사용해야 한다.)	• 프레드니솔론(prednisolone)

등이다. MTX는 DMARDs 중에서도 첫 번째로 선택되는 약물이다. 왜냐 하면, 효능이 좋고 비교적 안전하며 저렴하므로 류마티스관절염에서 광범위하게 사용되기 때문이다.

DMARDs와 더불어 사용되고 있는 생물학적반응조절제제(biologic response modifiers, BRMs)는 단백질제제로 류마티스관절염에 관여하는 사이토카인(TNF-α, IL-6 등)을 저해하는 제제이다. 우리나라에서 사용되고 있는 약제는 infliximab (Remicade), adalimumab (Humira), etanercept (Enbrel), tocolizumab, golimumab이다. MTX와 비교해 높은 효과성, 특히 골파괴의 억제효과가 있지만, 질환 자체를 완치시키는 제제는 아니다. 또한 부작용으로 인해 감염이 발생할 수 있는데, 감염은 초기에 알아차리기 어려워 심각한 경우, 패혈증을 일으키기도 한다. Infliximab은 구조의 1/4을 쥐 성분, 나머지 3/4를 사람 성분이 차지하는 키메라(chimera) 단백인데, 반복 투여 시에 이 제제에 대한 중화항체가 생산되어 효과가 약화되므로 MTX를 병용해야 한다.

BRMs를 포함한 모든 DMARDs는 간, 신장, 위장관, 골수와 눈을 포함한 여러 신체장기에 독성을 가지고 있으므로 세심하게 감시해야 한다. 이러한 약물들은 골수를 억압하므로 감염, 빈혈 및 출혈의 위험성이 있다.

글루코코르티코이드

글루코코르티코이드는 류마티스관절염 대상자들에게 즉각적이고 엄청난 항염증반응을 가져온다. 저용량의 글루코코르티코이드는 우선 면역억제작용보다 항염작용을 나타낸다. 고용량에서 이러한 약물들은 도움T세포에 대해 큰 억제효과를 나타내어 면역억제작용을 한다. 고용량은 악화된 류마티스관절염의 급성 증상을 빠르게 완화시킨다. 저용량의 프레드니손(prednisone)은 NSAIDs 치료로 성공하지 못한 대상자들에게 느리게 작용하는 DMARDs에 대한 효과가 나타날 때까지 투여하는 중간 제제로 사용된다.

프레드니손의 장기간 사용은 심한 감염, 골절과 골다공증, 요로결석증을 유발할 수 있는 소변내 칼슘농도의 증가 등과 같은 여러 부작용을 유발한다. 칼슘흡수장애는 매일 1,500mg의 칼슘보충제와 비타민 D 800단위를 투여하여 치료한다. 골다공증의 치료에는 biphosphonate (alendronate sodium, risedronate)가 흔히 사용된다.

글루코코르티코이드를 사용하고 있는 대상자가 수술을 결정하는 것은 매우 중요한 의미를 지닌다. 류마티스관절염 대상자의 약물력을 조사하는 것은 글루코코르티코이드 사용을 위해서 필요하다. 언제부터 사용하기 시작했는지, 용량과 중단한 날짜 등을 조사해야 한다. 스테로이드 의존의 위험성이 있는 대상자는 정기적으로 관절내 스테로이드 주사를 맞은 사람, 건선으로 피부에 국소적으로 또는 많은 부위에 스테로이드를 사용하는 사람, 정기적으로 스테로이드 관장을 사용하는 염증성 장질환 대상자 등이 포함된다. 전신마취를 해야 하는 스테로이드 의존 대상자들에게는 수술 도중의 쇼크를 예방하기 위해 글루코코르티코이드를 증가하여 투여해야 한다. Hhydrocortisone (100mg/회)을 3회 즉, 수술 전 · 중 · 후에 정맥으로 투여한다.

수술요법

수술은 통증을 감소시키고 기능을 증진시키며 기형을 교정시키기 위하여 사용된다. 과거에는 수술이 관절염치료의 가장 마지막 방법으로 관절이 심하게 파괴되거나 기형이 발생한 경우에 사용되었다. 하지만 현재는 기형 예방을 위하여 조기 수술이 시행되고 있다.

건전이술과 절골술

건전이술(힘줄전이, tendon transfer)은 근육의 경련으로 인해 점진적으로 생기는 기형을 예방한다. 이 수술로 결절과 양성 골종양(exostoses)이 제거되어 굴곡과 경련이 외과적으로 해결된다. 또한 뼈를 절개하거나 잘라내는 절골술(osteotomy)은 관절기형이나 사지의 기능을 증진시킨다. 예를 들면 고관절 절골술은 관골구(acetabulum)와 대퇴골두 사이에 접촉면적이 감소되어 고관절에 압력이 증가되었을 때 관골구나 대퇴골 절골술로 고관절 관절면의 일치도를 높여 관절연골에 가해지는 부하를 줄여준다. 수술 후 간호는 관절치료에 따라 다양하며, 수술 후 물리치료는 매우 중요하다.

활막절제술

주로 팔꿈치, 손목, 손가락이나 무릎에서 활막을 제거하는 수술인 활막절제술(synovectomy)은 류마티스관절염 대상자의 관절기능유지를 위하여 시행된다. 류마티스관절염 대상자에게 있어서 관절파괴는 활막에서부터 시작되며, 그 후 뼈나 연골과는 다른 구조로 진행된다. 따라서 활막의 조기절제는 계속 진행되는 염증을 예방할 수 있다. 수술 후에 단기간의 부동이 요구된다.

관절고정술

관절고정술(arthrodesis)은 관절의 뼈를 접합시키는 수술로 주로 관절염이나 종양, 근골격계 손상과 마비 이후 골손실을 보이는 대상자를 위하여 실시된다. 또한 류마티스관절염이나 퇴행성관절염 대상자의 기동성 회복을 위해서도 실시된다. 주로 금속성 나사와 판금을 관절에 융합시켜 관절을 고정시킨다. 관절고정술이 관절의 운동성을 줄이기는 하지만, 이 수술을 통하여 통증을 완화시킬 수 있고, 대상자의 기동성을 증진시킬 수 있다. 관절고정술을 하게 되는 부위는 주로 발목이며, 사고로 인한 관절염 후에 무릎이나 고관절에 적용된다.

관절고정술은 제한된 이점에도 불구하고 단점이 있다. 관절 주위의 뻣뻣함이 증가되며, 활동을 위하여 많은 노력이 필요하다. 관절고정술을 받은 관절은 후에 관절치환술(arthroplasty)을 받을 수 있다. 나사나 판금이 관절고정술을 위하여 좋은 대안이 아니라고 평가된 경우나 관절고정술을 받은 후에 관절융합이 잘 안 된 경우에는 골이식을 선택할 수 있다. 수술 후 사지는 석고붕대를 하게 되며, 간호는 석고붕대를 하고 있는 대상자를 위한 간호와 동일하다.

관절치환술

관절치환술(arthroplasty, joint replacement)은 손상받은 관절이나 관절성분을 인공관절이나 관절성분으로 내체하는 것이다. 수술로 관절의 움직임과 관절을 조절하는 근육, 인대 및 기타 연조직의 기능을 되찾도록 하는 것이다. 보철물은 대상자, 건강관리자와 논의하여 선택하며 대상자의 나이, 성별 및 침범된 관절에 따라 결정한다. 관절의 인공보철은 금속성 부분과 폴리에틸렌 부분이 복합된 것을 사용하고, 금속부분은 강하고 기법게 합금이 된 것으로 cobalt–chromium과 titanium–aluminum–vanadium이 사용된다. 관절염이 이환된 관절의 양쪽 표면을 교체한다(36장 참조).

간호

류마티스관절염 대상자를 위한 간호목표는 대상자의 건강증진과 긍정적 삶의 과정을 수용하도록 하는 것이다. 이러한 목표를 달성하기 위하여 간호사는 안위, 자가간호, 조절, 대처의 네 가지 반응영역에 초점을 맞춘다.

간호사의 역할은 사정, 교육, 치료의 조정, 가정적응 능력 증진, 주기적인 평가와 대상자옹호 등이다. 만성 통증에 대처할 수 있도록 정보를 제공하는 것과 치료에 순응하고 만성질환에 대처할 수 있도록 도와주는 것은 류마티스관절염 대상자를 관리하는 데 있어서 가장 중요한 문제이다. 간호사는 정보를 제공하고 지지해 줌으로써 대상자의 자가간호능력을 유지시킨다. 이때 사용할 장비나 운동을 선택할 수 있는 기회를 제공하며, 가능한 자가간호 방법들을 소개한다.

류마티스관절염의 성공적인 관리를 위한 교육은 중요하다. 대상자와 가족이 질병과정에 대해 교육받고, 가족들은 대상자가 질병을 효과적으로 관리하도록 도와야 하며, 대상자들은 가장 최상의 기능을 발휘할 수 있어야 한다.

간호사정

간호사정은 대상자의 관심과 요구를 확인하면서 시작한다. 사정내용에는 임상증상이 발현된 기간과 대상자가 사용한 통증완화 방법(대상자가 견딜 수 있는 통증의 정도도 함께 사정), 증상관리방법 등이 포함된다. 대상자의 류마티스관절염에 대한 이해도와 기존에 통증과 피로관리를 위하여 사용해 왔던 대처전략을 확인하는 것 역시 중요하다.

또한 대상자의 관절보호를 위한 전략을 확인해야 한다. 더불어 각 관절의 부종과 통증 정도를 사정하고, 침범된 관절의 개수를 확인한다. 침범된 관절의 갯수, 임상검사결과, 방사선결과에 기초한 질환의 심각 정도를 사정한다. 걷기능력, 악력, 굴곡, 신전 등의 관절가동범위에 대한 사정은 질환의 예후를 평가하는 데 중요한 자료가 된다.

대상자의 눈, 심장, 폐와 말초신경의 현재 임상증상을 사정한다. 다양한 증상 및 증상의 변화를 기록하는 것은 중요하다. 또한 대상자의 삶의 질에 대한 인지, 가족의 역할 및 사회참여 등을 평가한다. 신체적 변화는 자아존중감을 감소시킬 수 있다.

■ 간호진단

주변조직의 압력으로 인한 염증과 부종, 관절기형, 관절파괴와 관련한 통증, 강직, 관절기형과 관련된 신체기동성 장애

기대결과

대상자의 통증은 일상생활을 수행할 수 있는 정도로 조절될 것이다. 또한 대상자는 원하는 활동을 할 수 있는 높은 수준의 기동성을 유지할 것이다.

간호중재

적정수준의 안위유지 및 통증조절과 활동을 유지하기 위한 중재들이 요구된다.

약물교육

약물과 증상 감시에 대한 대상자교육은 중요한 간호사의 책임이다. 대상자들은 약물투여의 목적, 용량, 횟수와 예측할 수 있는 부작용 등에 대한 정보를 제공받아야 한다. 대상자들은 부작용 발생이나 용량을 잘못 투여했을 때 취해야 할 조치에 대해 명확히 이해하고 있어야 한다. 또한 자가주사로 약물을 투여할 경우의 교육도 필요하다. 대상자들은 자신에게 투여되는 약물의 종류, 투여시작 날짜, 용량, 중단 날짜, 약물중단 이유 등을 기록하여 필요시 의료인에게 제공할 수 있어야 한다.

비약물치료를 통한 안위증진

관절통증 경험에 대한 대상자의 반응을 기록하는 것은 통증관리의 또 다른 중요한 원칙이다. (1) 과거에 대상자가 어떤 일에 종사했는지에 따라 그들을 편안하게 하고, (2) 대상자의 말을 경청하고 배우며, (3) 불안을 감소시키고, (4) 가족과 지역사회의 지지자원을 확인하는 것은 류마티스관절염의 통증이 있는 대상자들에게 필요한 중재이다. 모든 류마티스관절염 대상자가 같은 통증과 동일한 경험을 하는 것이 아니므로 대상자의 개인적인 현상을 이해하는 것은 매우 중요하다. 기타 비약물 통증관리 전략은 매우 유용할 수 있다. 이는 통증을 완화해줄 뿐 아니라, 불안을 감소시켜 전반적인 안위와 통제감을 향상시킨다.

대상자의 자세를 잡아줄 때, 사지를 똑바로 지지해주고 열과 냉의 사용을 강화하는 것은 안위를 증진시키는 중요한 방법이다. 일부 대상자들은 플란넬 천으로 된 잠옷, 담요, 보온내의 등이 통증과 강직을 줄이고 보온을 유지하는 데 도움이 되는 방법이라고 한다. 회상, 자기최면, 호흡조절 등의 다양한 이완요법도 가능한 안위증진법이다. 점진적 이완요법은 류마티스관절염 대상자들에게 주의깊게 적용되어야 한다. 왜냐하면, 근육이 지나치게 긴장될 수 있으므로 관절과 근육의 통증이 더 악화될 수 있는 위험성이 있기 때문이다.

강직관리

안위증진 활동에서는 강직관리와 수면증진이 포함된다. 대상자들은 통증과 강직을 구별하도록 교육받아야 한다. 류마티스관절염의 가장 중요한 진단적 범주(다른 심한 관절염질환에서도 마찬가지로)로서 아침강직은 질환의 활동 정도에 따라 기간과 양상이 다양하다. 전형적으로 아침강직이 있는 대상자들은 움직이기 전까지는 편안함을 느끼며 깬다. 아침강직이 1시간 이상 지속되거나 감소될 기미가 보이지 않는다면, 추가적으로 휴식과 수면 외에도 약물 변경이 필요하다. 운동은 아침강직, 통증 및 피로를 줄일 수 있다. 대상자들은 자유로운 활동을 위해서 운동 전에 진통제를 사용할 수 있다.

강직이 심하다면, 가족들은 아침 일찍 대상자를 도와 하루를 준비할 수 있도록 해야 한다. 다른 방법으로는 가능한 한 대상자들이 자기 전에 많은 일을 하도록 하여 불안감 없이 완전한 일상생활을 할 수 있는 시간을 주는 것이다. 낮에도 강직이 발생할 수 있으나, 잦은 자세변경과 활동을 규칙적으로 하므로써 경감시킬 수 있다.

강직의 또 다른 측면은 강직은 장애현상이며, 다른 가족들이 이해하지 못한다는 것이다. 완전한 활동을 할 때까지 시간이 필요하다는 것을 대상자와 가족이 이해하도록 도와 천천히 움직이는 것에 대한 가족의 좌절과 대상자의 불안을 감소시켜야 한다.

수면과 휴식 증진

류마티스관절염 대상자들은 관절통, 심한 피로나 강직, 일반화된 근골격의 통증으로 인해 수면에 방해를 받는다. 다른 주요한 원인으로는 불안과 불량한 수면 위생이다. 먼저 간호사는 수면장애 유형, 예를 들면 잠들기 어려움, 밤에 자주 깨거나 이른 아침에 깨는 것 등을 조사할 필요가 있다. 그 다음 첫번째 중재로는 규칙적인 수면스케줄 유지하기, 자기 전 카페인이나 알코올 금하기, 가벼운 활동하기 등과 같은 좋은 수면습관을 강화하는 것이다. 수면장애를 가진 류마티스관절염 대상자들을 위한 다른 중재 방법은 예를 들면, 관절통증을 완화하기 위해 자기 전에 침대를 따뜻하게 하거나 목욕을 하는 것이다. 자기 전 30분 전에 우유나 가벼운 간식과 함께 처방된 NSAIDs를 복용하는 것도 관절통증을 완화하므로 잠들기가 편안해질 수 있다. 대상자들이 통증이나 강직으로 인해 잠에서 깬다면 작은 베개, 침대판, 가벼운 담요 등을 사용할 필요가 있다. 또한 걱정이나 여러 불안 때문에 잠들기가 어려운 대상자들은 이완-회상 요법을 적용하면 좋다. 자기 전에 독서와 같은 가벼운 활동을 하는 것도 도움이 된다.

전체적인 신체휴식은 관절의 염증과 통증을 줄일 수 있다. 하루 동안 활동과 휴식을 교대로 하는 것은 기동성을 유지하고 통증을 조절하는 데 도움이 된다. 또한 오후의 낮잠도 피로를 줄이는 데 도움이 된다.

휴식 · 운동요법

적당한 휴식과 운동을 통해 적절히 기능을 유지해야 한다. 운동은 다음 날까지 통증이 남지 않을 정도로 실시한다. 치료적 운동은 관절가동범위(ROM)운동, 근력강화운동, 저항운동이 전형적으로 권장된다. ROM의 목적은 관절의 움직임을 향상시키는 것이다. ROM 운동에는 수동적 · 보조적 · 능동적 운동이 있다. 대상자의 노력없이 다른 사람에 의해 수행되는 것이 수동적 운동이다. 이는 대상자가 근력이 없거나 수의적 조절이 되지 않을 때 행해진다. 수동적 ROM의 목적은 관절이 경축으로 진행될 위험이 있을 때, 관절의 움직임을 유지하도록 하는 것이다. 대상자에게 지속적인 저항운동은 질병의 악화나 관절의 통증없이 근력, 통증 및 피로를 유의하게 향상시키는 중요한 역할을 한다. 어떠한 유형의 운동이 처방되었더라도 대상자는 관절에 염증이 있거나 갑자기 재발되었다면, 이러한 운동을 할 수 없다. 대상자들이 치료적이고 오락적인 운동을 즐길 수 있다고 해도 다른 활동이나 일상생활활동(ADL)이 ROM 프로그램을 대체할 수는 없다.

근력강화운동은 근육의 능력을 유지 · 증진시키는 것으로 두 가지 유형인 등척성(isometric)과 등장성(isotonic) 운동이 있다. 등척성 운동은 관절을 움직이지 않고, 근육을 5~6초간 수축시킨다. 일반적인 등척성 운동기술에는 둔근 접기와 사두근 힘주기 등이 있다. 등장성 운동은 반복적인 관절움직임이 필요하기 때문에 류마티스관절염 대상자는 조심스럽게 실시해야 한다. 그러나 관절통과 염증이 조절된 후의 대상자는 등척성 운동, 역동적이고 낮은 저항운동을 적절히 실시해야 한다. 류마티스관절염 대상자를 위한 저항이 낮은 운동에는 자전거 타기, 수영, 골프, 탁구, 댄스 등이 있다.

기능유지를 위한 물리치료도 효과적이며, 심한 염증이 있는 관절에는 부목을 사용한다. 열 · 냉치료도 운동이나 재활프로그램과 같이 실시하면 좋다. 표면열치료에는 뜨거운 찜질팩, 수치료, 파라핀 목욕 등이 있으며, 심부열은 투열요법이나 초음파로 할 수 있다. 표면열치료는 차가운 관절에 국소적으로 혈류를 증가시키는 반면, 심부열은 관절내부의 온도를 높인다. 결과적으로 표면열이 일반적으로 심부열보다 선호된다. 열은 경한 부종이나 염증이 있는 만성질환의 치료에 더욱 유익하고 스트레칭운동에도 효과적이다.

많은 대상자들은 통증과 강직의 완화를 위해 냉요법을 실시한다. 그러나 차가운 찜질은 레이노증후군, 냉 민감성, 한성글로불린혈증 등이 있거나 냉요법을 선호하지 않는 대상자들에게는 사용할 수 없다.

■ 간호진단

복잡한 약물스케줄, 약물의 높은 부작용 위험성, 건강유지 및 자가간호와 관련된 자가간호 증진을 위한 준비

기대결과

대상자는 류마티스관절염 관리에 대한 적절한 결정으로 질환이 있음에도 불구하고 만족스러운 삶의 질을 이끌어나갈 것이다. 또한 만성질환을 극복할 수 있는 능력을 보여줄 것이다.

간호중재

자가간호에는 처방된 약물복용, 운동과 휴식을 통한 기동성 유지, 좋은 영양상태 유지 등이다. 또한 자가간호에는 대상자가 만성질환을 가졌음에도 불구하고 건강과 안녕을 증진하는 것을 이해하고 행하는 모든 활동 등이 포함된다. 열, 운동, 휴식, 자세 또는 관절보호 등과 같은 약물 이외의 다른 방법들은 이러한 활동의 예이다.

균형잡힌 영양증진

류마티스관절염은 활동이나 기동성 감소로 인해 과체중이 될 수 있고, 만성질환으로 인한 식욕부진, 약물의 부작용과 구강점막의 변화로 인해 저체중이 될 수도 있다. 또한 다이어트는 충분한 철분을 공급하지 못하여 만성질환에서 빈혈을 초래한다.

대상자들은 적정체중에 도달하는 것만큼이나 영양학적으로 건강한 다이어트가 중요하다는 것을 이해할 필요가 있다. 식욕부진이 있는 대상자들에게 영양을 증진시키는 전략은 식사 전 · 후에 좋은 구강위생 유지, 식사는 소량씩 자주 공급, 고칼로리 간식 등이 있다. 구강건조증(xerostomia) 대상자들은 수분이 많은 음식을 먹거나 식사와 수분을 함께 섭취하도록 한다. 양념이 많거나 산성 음식은 피하고, 식사 때는 똑바로 앉도록 하며, 약물은 충분한 물과 함께 복용하도록 하는 것이 위장장애를 일으키지 않는다. 강직이나 손의 기형이 있는 대상자들은 스스로 음식을 먹거나 포장을 뜯는 것을 도와주는 보조기구가 필요하다.

의사결정증진

질병의 특정 원인을 확인할 수 없는 대상자들은 감정을 조절하기가 어려워 무력감에 빠지기 쉽고, 무력감은 대상자들에게 신체적 · 정신적으로 나쁜 영향을 미치며 불안, 우울, 절망감 등을 초래한다. 무력감을 위한 주요한 중재는 약물치료시기, 일상생활활동 수행방법 등 가능한 한 여러 선택에 대상자를 적극적으로 참여시키는 것이다. 앞서 말한바와 같이 질병과 적극적인 파트너십을 갖도록 대상자를 도와 감정조절을 증진시킨다.

류마티스관절염에 대한 교육은 대상자가 자신의 간호에 대한 의사결정을 할 수 있는 정보를 제공해 준다. 질병에 대한 지식, 과정, 적절한 치료와 안녕을 증진시키기 위해 무엇을 할 수 있는지 등은 중요한 내용이다. 이러한 교육은 질병의 불확실성을 감소시켜 조절을 향상시킨다.

희망증진

희망을 갖는다는 것은 무력감에 대항한 강력한 대응법이다. 희망을 증진하기 위한 간호중재에는 거짓된 확신주지 않기, 현실적인 목적을 설정하도록 돕기, 비록 작은 것이라도 모든 목적을 달성하도록 칭찬하기, 적극적으로 듣기 등이 포함된다. 특히 글루코코르티코이드치료를 받고 있는 대상자의 감정이나 정서 변화에 민감하게 반응하는 것이 중요하다. 대상자들이 스테로이드치료를 받는 경우, 미래에 대한 견해가 희망적이고 긍정적인 것에서 우울하고 절망적인 것으로 바뀔 수 있다. 약물변경이 불가능하거나 용량 조절로 우울이 완화되지 않는다면, 정신과 의사에게 의뢰하여 도움을 받아야 한다.

대처증진

성공적인 대처전략은 류마티스관절염을 가진 대상자들이 질병을 일상생활로 통합하도록 돕는 것이다. 대처전략은 긍정적이고 건강한 접근이나 또는 전략적인 회피가 있을 수 있다. 건강한 접근전략에는 정보와 도움 구하기, 영적 도움을 통한 강점 찾기, 감정과 걱정 말하기, 목표 설정하기, 긍정적인 생각을 표현하고 현실적으로 독립성 유지하기 등이 있다. 적응하지 못하고 회피하는 전략에는 부정, 지나친 수면, 기타 수동적인 행위, 우울 등이 있다. 우울은 통증 수준, 기능장애 및 건강관리서비스 이용의 증가와 관련이 있다.

다른 만성질환 대상자와 마찬가지로 항우울제 치료는 대처를 향상시키고 통증을 조절한다. 또한 우울과 통증의 관계는 적응 또는 비적응 대처전략과 자신들의 통증을 조절할 수 있다는 대상자들의 신념에 의해 영향을 받는다. 건강한 대처전략과 부정적 행위의 재조정에 대해서는 간호사가 주도하는 대상자 지지그룹에서 논의되고, 설정되고, 안전하게 검증되어야 한다.

대사성 골장애

뼈의 대사과정이 부적절한 기능을 보이게 되면, 뼈의 물리적 구조나 화학적 구조에 변화가 생긴다. 골형성 과정의 불균형과 뼈의 마모에 영향을 미치는 장애들은 주로 에스트로겐 호르몬의 결핍, 부갑상샘의 비정상적 기능, 비타민 결핍, 흡수장애, 활동부족 등이다.

골다공증

골다공증(뼈엉성증, osteoporosis)은 골격계의 전신적 장애로 골질량(bone mineral content, BMC)과 골단위 면적당 골질량의 정도를 의미하는 골밀도(bone mineral density, BMD)가 감소하는 것이 특징이며, 뼈가 약해져 골절의 위험이 커진 상태를 말한다. 골다공증이 있는 뼈에 낙상이나 외상과 같이 그 뼈가 견딜 수 있는 것보다 더 큰 힘이 가해지면, 골절이 발생한다. 뼈의 강도를 구성하는 요소로는 뼈의 밀도와 뼈의 성분을 들 수 있다(그림 37-7).

원인과 위험요인

골다공증은 유전적 요인과 환경적 요인이 영향을 미친다. 골밀도 측정계로 측정하여 BMC 또는 BMD로 보고되는 뼈의 질량이 골다공증의 중요한 위험요인이다.

골질량의 정점은 골질량이 도달할 수 있는 최고점을 말한다. 뼈의 길이 성장은 20세로 끝나지만, 뼈의 경화는 그 이후에도 계속되어 남성이나 여성 모두 골질량이 정점에 달하는 연령은 30세이다. 이는 정점 골질량을 증가시키기 위한 중재가 효과를 볼 수 있는 시기가 30세까지라는 의미이다.

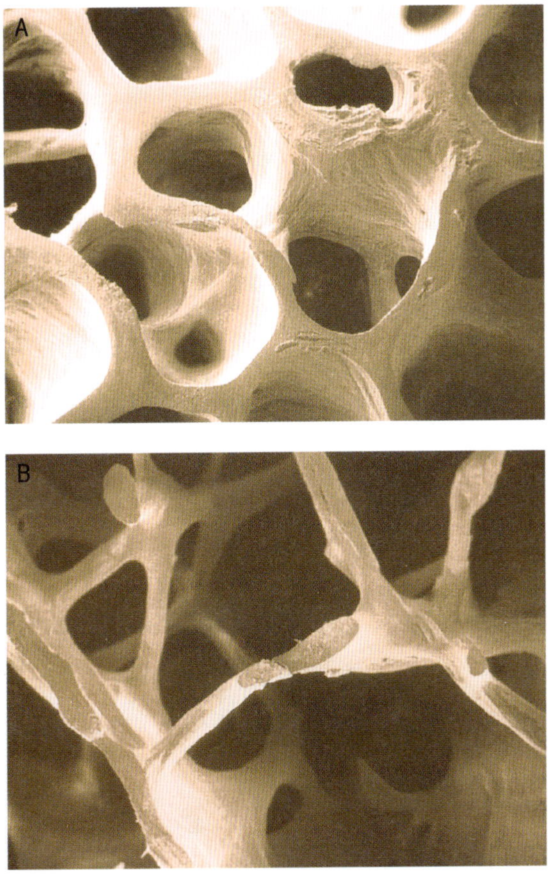

그림 37-7 ■ A: 정상, B: 골다공증

30세와 폐경기 사이에 여성의 골밀도에 어떤 일이 일어나는가에 대해 확실히 밝혀진 바는 없다. 폐경기까지 골밀도는 일직선의 형태를 띠거나, 다소 감소하는 양상을 보일 것으로 추론될 뿐이다. 고관절에서의 골소실은 빠르면 20세부터 시작된다. 언제 자연적인 골소실이 시작되는가에 대한 논란의 여지가 많으나, 여성의 골소실은 폐경기 무렵 에스트로겐 호르몬 분비의 자연적인 감소로 인해 현저하게 가속화된다. 마지막 생리를 하기 1.5~2년 전부터 골소실이 일어나기 시작하여 마지막 생리가 끝난 1.5년 후까지 급속히 소실되는 양상을 보인다. 즉, 여성은 폐경기 무렵 총 골밀도의 15%가 소실되며, 이후에는 골소실이 일어나는 정도가 느려져서 1년에 약 1%씩 소실된다. 난소의 기능이 멈춘 경우, 역시 골소실이 급속히 일어나며, 난소암과 유방암 치료를 받는 시기에도 골소실이 급속히 일어난다.

남성의 골격은 여성보다 더 크고 강함에도 불구하고, 남성 또한 나이가 들수록 현저한 골소실이 일어나 골절이 되기 쉽다. 남성의 골소실은 늦게 시작되어 서서히 진행된다. 남성은 여성처럼 급속한 골소실은 경험하지 않는다. 남성에게 골소실이 일어나는 데에는 몇 가지 원인이 있는데, 대표적인 것이 남성호르몬 즉, 테스토스테론의 감소이다. 더불어 에스트로겐 또한 남성의 뼈 건강에 중대한 역할을 한다.

최고 골밀도에 도달하지 못한 사람은 골소실이 시작되는 경우, 저장량이 적어 더 취약해진다. 따라서 골소실량뿐만 아니라, 골밀도가 정점을 이루는 시기에 달성된 골밀도의 정도도 골다공증 관련 골절을 일으키는 결정인자가 된다. 이러한 이유로 골다공증은 아동기장애로 설명되기도 한다. 성인의 견고한 골격은 아동기에 형성되기 때문이다.

골다공증 관련 골절위험의 60~80%는 유전적 소인과 관련이 있다. 직계가족 내 골절의 과거력은 대상자의 골다공증 관련 골절을 예측하는 위험요인이 된다. 유전적 소인 외에 골다공증과 관련있는 요인들은 박스 37-1에 제시되어 있다.

골다공증은 다른 질환이나 치료에 의해서도 발생될 수 있는데, 대표적으로 갑상샘과다증, 부갑상샘과다증, 거식증, 쿠싱증후군, 갑상샘호르몬, 항응고제, 푸로세미드(furosemide)와 코르티코스테로이드의 장기복용 등이다.

병태생리

뼈는 역동적 조직으로 오래된 뼈가 새로운 뼈로 교체되는 지속적인 재형성 과정을 거친다. 뼈의 재형성에는 두 가지 기본적인 기능이 있다. 첫 번째, 오래된 뼈를 새로운 뼈로 대체함으로써 골격의 생체역학적 속성이 계속적인 사용으로도 손상되지 않는다. 두 번째, 칼슘이나 기타 이온을 골격 저장소에 보관하거나 내어 주므로써 무기질 평형에 중요한 역할을 한다.

박스 37-1 골다공증의 위험요인

주요 위험요인
- 성인기 골절 과거력
- 직계가족의 비외상성 골절 과거력
- 저체중
- 흡연
- 경구 스테로이드제제를 3개월 이상 복용

부가적 위험요인
- 시각손상
- 에스트로겐 결핍(모든 연령대)
- 치매
- 건강상태 불량 또는 허약
- 신체활동 저하
- 칼슘섭취 부족
- 혈중 비타민 D의 농도 저하
- 과다 음주

뼈의 재형성 과정은 파골세포가 활성화되면서 시작되는데, 파골세포가 활성화되면 뼈의 일부분이 비교적 짧은 기간 동안(7~10일 동안) 흡수된다. 그런 다음 골모세포가 유기체적 기질을 형성함으로써 뼈형성이 일어나게 되며, 이후 연속해서 유기체적 기질에 무기질화가 일어난다.

최고점의 골밀도와 골소실의 정도와 기간 등은 골절을 초래하는 정도를 비롯하여 골격 통합성이 손상받을지를 결정하는 중요한 요인이 된다. 그 밖에 골조직이 소실되면서 일어나는 골격의 다른 변화들, 예를들면, 뼈구조의 변화, 뼈조직의 노화, 미세한 손상의 축적 등이 골절위험에 영향을 미친다.

임상증상

골격을 지지하는 구조가 약해져 작은 스트레스에도 골절이 초래된다. 골다공증으로 인해 초래되는 척추골절은 주로 서 있는 자세의 체중을 견디지 못해 1개 또는 그 이상의 척추가 붕괴됨으로써 압박골절이 일어나게 되는 것이다. 많은 사람들이 골절을 입은 후, 특히 척추압박골절을 입은 후에 골다공증 진단을 받게 된다. 척추압박골절의 임상증상으로는 중증의 요통이 갑자기 시작되는 것을 들 수 있는 데, 이때 요통은 움직이면 더욱 심해지고 휴식을 취하면 완화되는 특징을 보인다. 이러한 급성통증은 2~6주 후에 사라지기 때문에 압박골절은 대부분 일상적인 X-선검사를 통해 우연히 발견된다. 척추변형이 진행되어 키가 작아지며 진행성 척추후만증이 나타난다. 이러한 척추변형은 결국 아래쪽 늑골을 장골능선(iliac crest)에 맞닿게 함으로써 아래쪽 복부내장에 압박이 가해지게 되어 복부팽만과 팽창이 일어난다. 또 폐의 팽창에 제한이 가해져 호흡장애가 나타난다.

골소실은 하악골에서도 일어날 수 있으며, 이 경우 얼굴 윤곽이 변할 뿐 아니라 치아가 빠지거나 의치가 잘 맞지 않는 경우가 생긴다. 폐경기여성의 팔목골절이 종종 골다공증 관련 골절로 인식되지 못하는 경우가 있다. 골다공증에 의한 골절의 호발부위는 그림 37-8을 참조한다.

진단검사

골밀도 측정을 위한 가장 좋은 표준은 이중에너지방사선흡수법(dual-energy X-ray absorptiometry, DXA)검사이다. 이 검사는 위험도가 낮으며 검사를 마치는 데, 몇 분밖에 소요되지 않는다. DXA에서 가장 자주 측정되는 부위는 척추와 고관절이다. 골밀도검사는 'T-점수' 혹은 'Z-점수'로 환산하여 보고되는데, Z-점수는 같은 성별의 동일한 연령 집단의 평균값에서 표준편차 단위로 얼마나 차이가 나는지를 기준으로 한다. T-점수는 동일한 성별의 젊은 성인층의 정상 골밀도와 해당 대상자의 골밀도 사이의 차이를 보여주는 값이다. 젊은 성인의 정상 값과 대상자의 점수 차이는 평균에서 몇 표준표차 이상인가 또는 이하인가로 표현된다. 세계보건기구에서는 50세 이상의 남성, 폐경 후 여성에서 T-점수가 −2.5 이하인 경우 골다공증으로 진단하며, 이는 같은 성별의 젊은 성인의 평균보다 2.5 표준편차 이상이라는 의미이다. T-점수가 −1.0 이상인 경우를 정상, −2.5~−1 사이값인 경우는 골감소증으로 진단한다. T-점수가 2.5보다 차이가 나면서, 1개 이상의 골절이 동반되면 중증 골다공증으로 분류한다. 골밀도검사에 대한 안내지침은 박스 37-2에 제시되어 있다.

DXA는 2차원적인 면적밀도를 측정하는 데 비해 정량적 전산화단층촬영(quantitative computed tomography, QCT)은 3차원적 용적밀도를 제시한다. QCT는 L1-3에서 측정해야 하며, 2개 이상의 척추를 평가해야 한다.

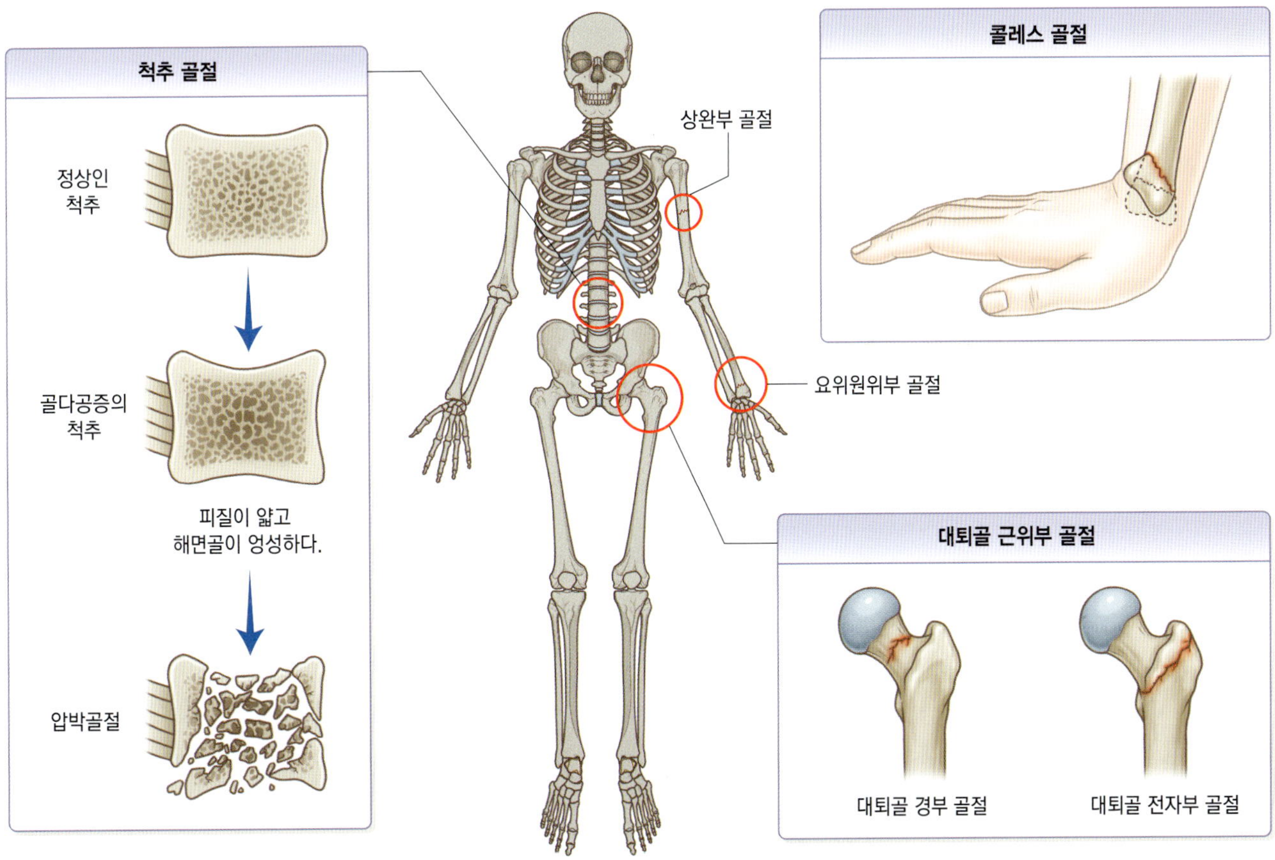

그림 37-8 ■ 골다공증에 의한 골절의 호발부위

박스 37-2 골밀도검사 안내지침

18세 이상 성인의 골밀도검사 급여기준은 다음과 같다.

- 65세 이상의 여성과 70세 이상의 남성
- 고위험 요소가 1개 이상 있는 65세 미만의 폐경 후 여성
- 고위험요소: 저체중(BMI < 18.5)
  - 비외상성 골절의 과거력이 있거나 가족력이 있는 경우
  - 외과적 수술로 인한 폐경 또는 40세 이전의 자연 폐경
- 비정상적으로 1년 이상 무월경을 보이는 폐경 전 여성
- 비외상성(fragility) 골절
- 골다공증을 유발할 수 있는 질환이 있는 경우
- 골다공증을 유발할 수 있는 약물을 복용중이거나 장기간(3개월 이상) 투어 계획이 있는 경우
- 기타 골다공증 검사가 반드시 필요한 경우

출처: 건강보험심사평가원(2019)

말초 골밀도측정계는 골밀도를 발뒤꿈치나 손가락과 같은 말초 부위에서 측정할 수 있도록 개발된 장비이다. 양적 초음파(quantitative ultrasound, QUS)기기와 말초 이중에너지 방사선흡수법 기기 등이 모두 이 부류의 장비에 포함된다. 이 기기들은 DXA 전신 테이블검사에 비해 크기가 작을 뿐 아니라, 비용이 적게 들며 특히 QUS의 경우는 방사선에 대한 노출이 전혀 없다. 그러나 말초 골밀도측정계의 결과를 해석하는 기준은 현재까지 잘 개발되어 있지 않다.

임상병리검사는 2차적 골다공증이나 다른 대사성 골질환을 감별·진단하기 위해 시행한다. 이러한 검사에는 혈구검사, 요칼슘검사, 혈중 알칼리성 포스파타제 농도, 혈중 37-hydroxy vitamin D 농도, 부갑상샘호르몬 농도, 이온화된 칼슘 농도, 요단백 전기이동법, 혈중단백 전기이동법, 갑상샘기능 검사 등이 포함된다. 치료의 효과를 모니터하기 위한 목적으로 요콜라겐 크로스링크(urinary collagen crosslink)와 같이 뼈의 재형성 생화학적 표식자검사가 DXA나 QUS검사와 함께 적용된다. 그러나 생화학적 표식자검사를 단독으로 수행하여 골다공증을 진단하거나, 향후 골절의 위험도를 예측하는 것은 적절하지 않다.

치료

치료의 목표는 골소실과 골절을 예방하는 것이다. 생활양식은 칼슘과 비타민 D 섭취와 같은 식이에 초점을 맞춰야 하며, 골소실을 예방하기 위해 체중부하운동이 필요하다. 폐경기여성이라면, 호르몬대체요법을 고려해 볼 수 있으며 금연과 금주 또한 권장된다.

약물요법

골다공증 치료를 위한 주요 약물로는 에스트로겐제제, 선택적 에스트로겐 수용체 조절제, 프로게스테론제제, 활성형 비타민 D_3제제, 비타민 K제제, 비스포스포네이트(bisphosphonate) 제제, 칼시토닌제제, 부갑상샘호르몬제제 등이다. 골다공증의 약물요법에 대한 내용은 **표 37-4**를 참조한다.

알렌드로네이트(alendronate), 리세드로네이트(risedronate), 이반드로네이트(ibandronate), 졸레드론산(zoledronic acid) 같은 비스호스포네이트제제의 경구용은 흡수가 잘 안 되므로, 아침 식사 전에 충분한 양의 물과 함께 복용한 다음 30~60분간 공복상태를 유지해야 한다. 약물을 복용한 후에는 역류와 식도점막의 자극을 피하기 위해 30~60분 동안, 바른 자세로 앉아 있어야 한다. 이반드로네이트와 졸레드론산은 정맥주사용의 경우, 3개월에 1회 또는 1년에 1회 주입한다. 정맥주사용 칼슘제제는 대상자가 비스포스포네이트 경구용 제제를 복용하기 어려울 때 사용한다. 골다공증으로 인해 약물치료를 받고 있는 대상자에게 식이섭취와 활동 또한 치료의 중요한 부분임을 교육해야 한다. 치료는 이미 골절을 입은 대상자로 제한되는 것이 아니라, 골다공증 골절의 위험이 높은 경우도 포함된다.

칼슘과 비타민 D 섭취

균형된 식이에서 뼈선상에 중요한 요소는 칼슘이다. 2015년 한국인 영양소 섭취기준에 따르면, 50세 미만의 성인 남성은 1일 800mg, 여성은 700mg, 50세 이상인 성인 남성은 750mg, 여성은 800mg의 칼슘 섭취를 권장하고 있지만, 실제로 하루 약 1,000mg 정도의 칼슘을 섭취해야 한다. 특히 최대 골질량이 형성되기 이전의 성장기, 임부, 폐경 후 여성은 하루 1,500mg 이상의 충분한 양의 칼슘을 섭취해야 한다. 식이칼슘의 주된 공급원은 유제품이지만, 그 밖에도 다양한 식품을 통해 얻을 수 있다(**표 37-5**).

유당 락토오스로 분해하는 락타아제효소의 결핍으로 인해 우유를 소화시키지 못하는 사람들도 유산균 우유, 요구르트, 경성 치즈 등은 소화시킬 수 있으며, 우유를 적은 양으로 나누어 마시는 것도 소화에 도움이 되는 방법이다. 저콜레스테롤 식이를 유지해야 하는 사람들에게는 탈지유나 저지방 요구르트를 권유한다. 유제품이 많이 포함된 식사는 결코 비만을 초래하지 않으며, 많은 연구를 통해 우유의 칼슘이 비만의 위험

표 37-4 골다공증의 약물요법

분류	일반명(상품명)	효과 및 기전	주요 부작용
에스트로겐제제	• 결합형에스트로겐(프레마린) • 에스트리올(에스트릴) • 에스트라디올(에스트라나, 페미에스트)	• 골흡수 억제 작용, 골형성 촉진 작용, 골염량 증가 작용	• 출혈, 발암, 혈전
선택적 에스트로겐 수용체 조절제	• 라폭시펜 염산염(에비스타) • 바제독시펜 초산염(비비안트)	• 폐경에 따른 골흡수의 항진을 억제	• 정맥혈전색전증
프로게스테론제제	• 메드록시프로제스테론 초산 에스테르 (히스론, 프로베라)	• 강력한 황체호르몬 작용	• 혈전증
활성형 비타민 D_3제제	• 알파칼시돌(원알파, 알파롤) • 칼시트리올(로칼트롤) • 엘데칼시톨(에디롤)	• Ca^{2+} 골대사 개선 작용	• 과잉증(고칼슘혈증, 고칼슘뇨증)
비타민 K제제	• 메나테트레논(그라케)	• 골형성 촉진작용, 골흡수 억제 작용	• 소화기 증상
비스호스포네이트제제	• 에디드론산디나트륨(다이드로넬) • 알렌드론산 나트륨 수화물(보나론, 포사막) • 리세드론산 나트륨 수화물(베넷, 악토넬) • 미노드론산 수화물(보노테어, 리칼본)	• 파골세포의 억제작용, 골흡수 억제 작용	• 상부 소화관장애, 간기능 장애
칼시토닌제제	• 엘카토닌(엘시토닌) • 연어칼시토닌(사모토닌, 칼시토란)	• 골흡수 억제 작용, 혈중 Ca^{2+} · P 저하 작용	• 쇼크
부갑상샘호르몬제제	• 테리파라티드(포르테오)	• 리모델링 촉진, 해면 골량의 증가, 피질골 폭 증가, 피질골 외경확대	• 현기증, 하지경련

을 낮추는 것으로 보고되었다. 유제품을 통한 칼슘섭취가 일반적으로 선호되는 방법이지만, 만약 식이를 통해 적절한 칼슘섭취가 어렵다면 칼슘보조제를 복용해야 한다. 모든 칼슘보조제는 음식과 함께 복용해야만 흡수력을 높일 수 있으며, 씹어 먹는 칼슘제가 삼키는 것에 비해 선호된다. 칼슘을 많이 섭취하게 되면, 신장결석이 초래되는 것으로 알려져 있으나 연구결과에 따르면, 고칼슘식이는 오히려 체내 결석형성을 방지하는 것으로 보고되었다. 비타민 D는 칼슘흡수와 골대사에 중요한 역할을 하며, 태양광선을 받으면 피부에서 만들어지거나 비타민 D 강화우유와 같은 식이에서 얻을 수 있다. 태양광선에 노출되는 것이 피부의 비타민합성을 위해 필요하기는 하지만, 오래 노출된다고 합성되는 양이 많아지는 것은 아니다. 위도 40° 이하인 곳에서는 여름의 경우, 오전 10시~오후 3시 사이에 하루 평균 15분 정도 팔이나 손에 태양광선을 쐬는 것으로 충분하다. 자외선차단제의 사용은 자외선으로 인한 노화현상이나 피부암의 위험을 감소시키지만, 태양광선을 차단함으로써 피부를 통한 비타민 D의 합성을 방해한다. 비타민 D의 보충(1000 IU/day)은 특히 의료기관에 입원하고 있는 노인들, 북위 또는 남위 지방에 거주하는 사람들, 태양에의 노출이 제한된 사람들에게 권장된다.

나트륨을 많이 섭취하는 경우, 소변으로 칼슘소실이 증가되므로 나트륨의 섭취가 많은 사람들은 칼슘의 섭취도 증가시켜야 한다. 카페인 역시 소변으로 칼슘이 배설되는 것을 다소 증가시키지만, 단백질이나 나트륨으로 인한 소실과 비교할 때는 무시할만한 정도이다. 한 잔의 커피를 마실 때마다 식이에 40mg의 칼슘을 추가한다면, 카페인으로 인한 칼슘의 소실을 상쇄할 수 있다. 인의 섭취는 주로 탄산음료를 마셔서 이루어지는데, 칼슘의 균형에는 유의한 영향을 미치지 못한다. 그러나 탄산음료를 많이 마시는 사람들은 우유를 덜 마시게 될 가능성이 있다.

단백질 섭취의 저하는 고관절 골절을 일으키거나 고관절 골절로 인한 합병증을 유발하는데 결정적인 역할을 한다. 대부분의 노인들은 단백질을 부적절하게 섭취하는 경향이 있다. 단백질 섭취를 정상화하는 인산칼슘제나 경구영양보조제를 매일 복용하면, 고관절 골절 후 회복에 도움이 된다. 단백질 보조제는 고관절 골절이 있는 노인들에서 골소실이 진행되는

표 37-5 칼슘의 급원식품 및 함량

급원식품	구분	섭취량 (mg)[1]	칼슘 함량 (mg/100g)[2]
멸치	멸치, 대멸치, 자건	23.51	1,905
미꾸리	미꾸리, 생것	5.26	736
치즈	치즈, 가공치즈	9.21	503
깨	들깨, 생것	7.78	276
김	김, 조선김, 마른 것	4.87	265
대두	대두, 노란콩, 마른 것	7.17	245
깻잎	들깻잎, 생것	4.46	221
미역	생것, 자연산	8.39	149
아이스크림	아이스크림, 바닐라맛	7.98	113
요구르트	요구르트(호상, 탈지, 가당)	11.75	107
김치	김치, 열무김치	4.88	99
커피	원두	8.41	98
상추	상추, 적상추, 생것	3.43	95
우유	우유	78.34	91
된장	된장, 재래된장	4.75	84
새우	대하, 생것	4.83	74
달걀	달걀, 생것	14.50	52
콩나물	콩나물, 생것	4.76	48
두부	대두 가공(두불), 두부	10.13	44
시금치	시금치, 생것	3.52	40
액상요구르트	요구르트, 액상	3.43	39
무	무, 재래(조선무), 뿌리, 생것	6.36	26
파	파, 생것	10.27	25
고구마	고구마 생것	3.58	24
빵	밀 가공(빵류), 식빵	7.60	22
양파	양파, 생것	4.02	16

1) 질병관리본부, 2014
2) 농촌진흥청 국립농업과학원, 2011
자료출처: 보건복지부 · 한국영양학회, 2015 한국인 영양소 섭취기준

것을 예방한다.

간호

골다공증은 예방이 가능하다. 예방을 위한 방법은 골밀도가 정점에 이르는 아동기부터 시작하고, 평생 뼈 건강을 위한 행동을 생활화하는 것이 가장 효과적이다. 골밀도를 유지하거나 최대화시키는 간호중재에는 칼슘과 비타민 D의 섭취 권장, 규칙적인 체중부하운동, 금연이나 금주 등이 포함된다.

간호사정

골절위험이 있는 대상자의 활동 정도와 식이의 적절성에 대해 사정하고, 골절을 예방하는 데 필요한 교육을 시행한다. 대상자의 낙상위험도도 사정한다. 그 밖에 시력, 현기증을 일으키는 약물의 복용여부, 기립성 저혈압의 여부, 균형 및 조정장애, 안전에 위협이 되는 가정환경 등에 대해서도 사정한다.

■ 간호진단

활동저하, 불건전한 생활양식과 관련된 신체기동성 장애

기대결과

대상자는 안위수준을 향상시키기 위해 생활방식을 수정해야 한다. 특히, 근력과 골밀도의 증가를 위해 체중부하운동을 규칙적으로 해야 한다.

간호중재

골밀도를 유지하기 위해 삶의 방식을 수정해야 한다. 만약 골밀도 감소로 인한 골절이 발생하면, 신체기동성을 포함하여 삶의 모든 부분에 영향을 미치게 된다.

체중부하운동

신체를 사용하지 않으면, 골소실이 초래되기 때문에 걷기나 뛰기 같은 체중부하운동은 골밀도를 유지하는 데 필수적이다. 수영이나 자전거 타기는 골밀도를 유지하는 데 효과가 없는 것으로 보고되었는데, 이는 체중부하운동이 아니기 때문이다. 비활동적인 노인은 골소실이 증가되어 고관절 골절의 위험이 높아진다. 노인의 경우, 규칙적인 운동을 하면 고관절 골절의 위험이 최소 1/2 정도 감소한다. 체중부하운동은 골밀도를 유지시킬 뿐 아니라 근육의 힘, 안정성, 반응시간, 균형감, 조정력 등이 모두 향상됨으로써 체력을 향상시킨다.

이 모든 요인들은 낙상 위험을 감소시킴으로써 골절의 위험을 낮추어준다. 운동요법과 근력강화훈련은 90세 이상 노인들의 근력도 강화시킨다. 운동이 뼈와 전반적인 건강에 미치는 긍정적인 효과를 고려하여 간호사는 모든 대상자들에게 규칙적인 운동을 권장한다. 매일 최소 30분 이상의 신체적 활동을 하도록 계획한다. 걷기, 등산, 정원 가꾸기, 자전거 타기 등의 운동은 하루의 에너지소비를 증가시키고 근력, 유연성, 조정력, 지구력 등을 증진시킴으로써 궁극적으로 낙상의 횟수와 낙상의 중증도를 감소시킨다.

금주와 금연

음주와 흡연은 골다공증의 위험을 높인다. 현재 흡연을 하는 사람은 고관절 골절을 입을 확률이 비흡연자에 비해 2.1배나 높다. 만약 여성이 금연을 하게 되면, 고관절 골절의 위험을 40%정도 낮출 수 있다. 과도한 음주는 골밀도를 감소시키고 낙상의 위험을 높인다.

■ 간호진단

만성 요통, 골절 후 통증과 관련된 신체기동성 장애

기대결과

통증이 감소하고 기동력과 근력을 회복하며 치유를 증진하고 골소실을 감소시킴으로써 추후의 골절을 예방할 것이다.

간호중재

통증 관리

골다공증 관련 골절 대상자에게 가장 중요한 중재는 통증관리이다. 척추에 압박골절을 입은 경우 요통이 나타나는데, 이때 대상자를 5~7일간 절대 안정시켜야 통증을 완화하고 통증기간을 단축시킬 수 있다. 대상자는 앙와위를 취하거나 옆으로 눕는 자세로 침상안정을 취한다. 5~7일간의 휴식 후 서서히 활동 정도를 높이도록 교육한다.

통증 감소를 위해 1~2주 동안 비마약성 진통제를 사용한다. 비스테로이드성 항염증제가 처방된 경우, 음식과 함께 복용하거나 제산제를 함께 복용함으로써 위궤양이 생기지 않도록 보호한다.

접착식 여밈장치가 달린 신축성이 있는 코르셋을 착용하는 것이 요통이나 피로감 완화에 도움이 된다. 중요한 것은 이러한 코르셋이 골소실이나 척추변형과 같은 근본적인 문제를 교정하지는 못한다는 점이다. 코르셋은 침상에 누워있을 때에도 착용해야 하지만, 대상자가 서 있을 때 착용하는 것이 가장 도움이 된다.

만성요통 관리에서 물리치료는 매우 중요하다. 흔히 만성요통은 ROM의 저하, 근력약화, 근육경련, 자세변화, 근육의 압통, 지구력 저하 등과 관련이 있다. 물리치료는 참상안정을 취할 때부터 시작하는데, 침상에서 ROM 운동이나 낮은 단계의 사지저항운동을 시작한다. 그 밖에 열요법, 냉요법, 초음파, TENS 등이 통증을 감소시키기 위해 적용된다.

기동력과 근력 회복

급성통증이 가라앉으면 대상자는 특별히 처방된 스트레칭운동이나 강화운동을 수행해야 한다. 수중 유산소운동은 아직 체중부하운동이 어려운 대상자들에게 조기부터 적용할 수 있는 운동이다. 장기적인 물리치료에는 강화운동 및 유연성운동과 함께 체중부하운동과 유산소운동이 포함되어야 한다. 골다공증 대상자들은 골절을 입을 위험이 높으므로 신체적 활동을 유지하거나 증가시키는 안전한 방법에 대해 교육해야 한다.

치유 증진

영양섭취는 골절의 치유를 증진시키기 위해 권장되어야 할 사항이다. 최적의 칼슘과 비타민 D의 섭취가 중요하며, 특히 노인의 경우에는 식이를 통한 적절한 단백질의 섭취에 대해 관심을 기울여야 한다. 단백질 섭취가 저하된 대상자들은 칼슘과 인 보충제를 복용할 것을 고려해야 한다.

추후 골절에 대한 예방

골절을 입은 후에도 다른 뼈들의 골밀도를 유지하고 향상시키기 위해서 골다공증을 예방하기 위한 치료와 약물은 계속 사용한다. 낙상 예방법에 대해서 논의하는 것도 중요하다. 간혹 현기증을 느끼는 대상자는 누운 상태에서 일어날 때 서서히 일어나되 일어나기 전에 먼저 침상 옆으로 이동한 후 앉도록 교육한다. 대상자의 안경은 새로 처방을 받아 조정하도록 한다. 지팡이나 보행기 같은 보행 보조기구를 사용할 때에는 낙상에 주의한다. 가정환경을 변화시키도록 격려한다. 즉, 욕실에 손잡이를 설치하고 바닥에 깔린 카펫을 없애며 조명기구를 늘리는 등 집안환경을 개선한다.

파제트병

파제트병(Paget's disease)은 변형성 골염이라고도 하며, 주로 40세 이상의 성인에서 나타나는 진행성 골질환이다. 파제트병은 1개 이상의 뼈에 비정상적인 재흡수가 급속히 일어나는 질환으로 정상 뼈가 구조적으로 약한 비정상적인 뼈로 대체되므로 골절이 쉽게 일어난다.

원인과 위험요인

어린시절의 슬로우바이러스(slow virus) 감염과 유전적 요인이 관련된다고 생각되지만, 아직 원인은 확실하게 밝혀지지 않았다. 오래 전에 감염된 바이러스가 느리게 진행됨으로써 발생하는 것으로 보이며, 유전적 소인도 영향을 미치는 것으로 추론되는데, 그 이유는 가족력이 있는 경우 더 많이 발생하기 때문이다. 발병률은 1.5~8%이지만 연령이나 지역에 따라 다소 차이가 있으며, 현재는 감소 추세에 있다. 남성에서 여성보다 많이 발병하는 경향이 있으며, 40세 미만에서 발병하는 경우는 드문편이다.

병태생리

뼈의 일부에서 골모세포와 파골세포의 기능이 항진되어 뼈가 파괴되고 재형성되는 속도가 증가하게 되면서 뼈가 비대해지거나 구조적으로 비정상적이고 약한 뼈가 형성되므로 병리적 골절이 발생하기 쉽다. 뼈의 비정상적인 재형성이 과도하게 나타나는 것이 특징이다.

임상증상

10~20% 대상자는 증상을 경험하지 않는다. 파제트병은 대퇴골, 경골, 하부 척추, 골반, 두개골 등에 통증이 동반된 변형을 초래한다. 증상을 보이는 파제트병의 경우는 뼈의 통증, 골격기형(술통 모양의 흉곽, 대퇴골과 경골의 O자 모양 변형), 척추후만증, 피부온도의 변화, 병리적 골절, 신경압박과 관련된 증상 등이 나타난다. 병변이 있는 뼈가 뇌신경을 압박하게 되면 두통, 현기증, 이명을 동반한 청각소실, 시각장애 등이 나타나고, 합병증으로는 골관절염, 강직성 척추염, 통풍 등이 발생할 수 있다.

진단검사

외상을 입거나 X-선검사에서 뼈가 변화되어 보임으로써 파제트병으로 진단받게 되는 경우가 대부분이다. 그 중 10~20%는 아무런 증상을 경험하지 못한다고 한다. 증상이 나타난 경우, 뼈가 모자이크 형태를 띤다(그림 37-9). 파제트병을 진단하는 데 가장 효과적인 방법은 골스캔이다. 그 밖에 혈중 알칼리성 포스파타제(alkaline phosphatase), 요중 디옥시피리디놀린(deoxypyridinoline)과 hydroxyproline, 혈중 디옥시피리디놀린, N-telopeptide, C-telopeptide 등 골대사를 나타내는 검사지표들도 진단에 참고가 된다.

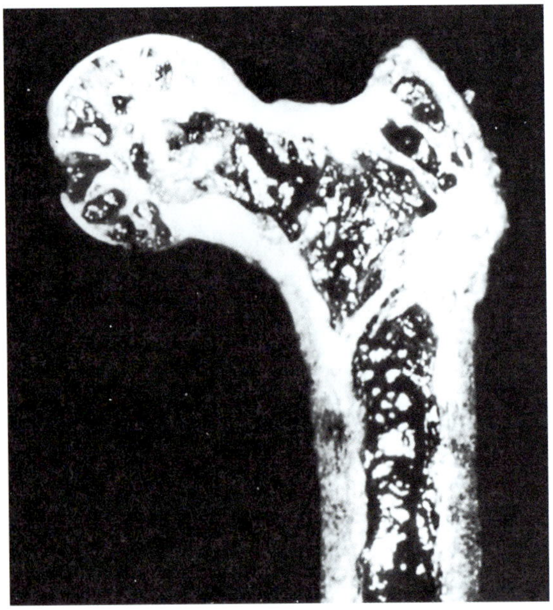

그림 37-9 ■ X-선검사 상 파제트병(모자이크 패턴)

치료

치료의 목표는 통증을 줄이고 골절과 기형을 예방하는 것이다. 통증조절에는 이부프로펜(ibuprofen)과 같은 비스테로이드성 항염증제가 사용된다. 통증은 열요법, 마사지, 고정기(brace)의 착용으로 완화되기도 한다. 그 밖에 중증 관절염, 하지의 심한 변형, 병리적 골절 등을 위한 정형외과적 치료방법이 파제트병을 치료하기 위해 적용될 수 있다.

현재는 파제트병을 치료하기 위해 3개 이상의 비스포스포네이트계 약물을 사용하고 있다. 즉, 파미드로네이트[pamidronate (Aredia)], 아렌드로네이드[alendronate (Fosamax)], 리제드로네이트[risedronate (Actonel)] 등이 많이 사용되고 있으며, 그 밖에 에티드로네이트[etidronate (Didronel)]나 티루드로네이트[tiludronate (Skelid)]도 일부 대상자에게 사용되기는 하지만, 흔히 사용되는 약물은 아니다. 치료가 끝나면 60~70%의 대상자는 혈중 알칼리성 포스피더제와 같은 골대사 지표가 정상으로 돌아오는데, 이는 비정상적인 뼈의 대사가 억제되었음을 나타내는 것이다. 그러나 이러한 약물로 변형이나 청각소실은 교정되지 않는다. 그리고 뼈의 대사상태를 나타내는 검사결과들이 정상치를 벗어나면, 재치료를 받아야 한다.

간호

간호사는 대상자와 가족에게 질병의 경과, 합병증, 약물복용, 치료 등에 관한 정보를 제공해 주어야 한다. 서 있거나 걷는 등의 체중부하운동을 규칙적으로 지속하도록 장려하고, 고칼슘혈증을 예방하기 위해 가능한 침상안정은 삼가하도록 해야 한다. 중증의 고칼슘혈증이 발생한 경우, 정맥수액과 이뇨제를 투여하여 칼슘배출을 증가시킨다. 병리적 골절이 발생할 수 있으므로 낙상이나 손상을 예방하는 안전지침을 교육한다. 또한 신체상이 변화될 수 있으므로 정서적 지지를 제공한다.

골연화증

골연화증(뼈연화증, osteomalacia)은 성인기에 발생하는 영양결핍 질환의 한 종류로 골기질에 무기질이 침착되지 않아 뼈가 연화되는 질환이다. 비타민 D의 결핍으로 인해 칼슘과 인의 균형이 깨짐으로써 뼈가 비정상적으로 부드러워진다.

원인과 위험요인

골연화증은 주로 여성에게 많이 발생하며, 유당과민성과 알레르기로 인해 우유를 적게 마시는 아시아 지역에서 많이 발생한다. 골연화증의 가장 흔한 이유는 비타민 D의 흡수불량이나 식이를 통한 섭취 부족이다. 그리고 서구지역에 사는 회교도 여성들에게도 나타나는데, 그 이유는 여성들이 입는 의복이 비타민 D 합성을 위한 태양광선을 막아서 비타민 D를 적절하게 공급받을 수 없기 때문이다. 그 밖에 임신을 자주하거나 모유수유를 하는 여성도 이 질환의 이환율이 높다. 골연화증은 아동에서 발생하는 구루병과 유사하기 때문에 성인 구루병이라 부르기도 한다. 질환을 일으키는 추가적 원인은 항경련제의 장기 사용, 신장부전이나 신장질환, 갑상샘기능항진증으로 인한 골감소증, 인 섭취 부족으로 인한 인 결핍증 등이다.

병태생리

비타민 D 결핍과 태양광선이 부족하면 1,37-dihydroxy cholecalciferol의 생성장애가 발생하고, 혈액내 칼슘 농도가 저하된다. 이는 부갑상샘호르몬의 생성 증가를 자극하고 혈중 칼슘농도를 상승시키기 위해 장에서 칼슘흡수가 증가되며, 뼈에서 혈중으로 칼슘과 인산염이 유리되고, 결국 새로 형성되는 뼈에 무기질 침착을 위한 칼슘과 인산염이 부족하게 된다. 골연화증은 뼈의 탈석회화가 진행되면서 특히 척추, 골반, 하지 등의 뼈가 부드러워지고 뼈가 변형되기 쉬운 상태가 된다.

임상증상

뼈가 부드러워지면 쉽게 구부러지고 편평해지며, 이로 인해 척추측만이나 후만 또는 경골과 대퇴골이 구부러지는 등의 체중부하되는 뼈에 변형이 오거나 병리적 골절이 일어난다. 대상자는 피로, 허약, 광범위한 뼈의 통증과 압통을 호소한다. 중증의 경우는 근육약화도 나타난다.

진단검사

혈중 칼슘과 인의 농도가 감소되어 있고, 알카라인 포스파타제는 중등도로 상승되어 있다. 방사선촬영을 통해 전신적인 무기질 소실이 보이고, 특히 망상골의 골소실이 나타난다. 흔히 가성골절(우유맨증후군)과 낭포형성이 발생한다. 골생검을 하는 것이 진단에 도움이 되지만, 필수적인 것은 아니다.

치료와 간호

비타민 D 흡수불량의 원인적 치료가 필요하다. 골연화증을 위한 중재는 치유가 시작될 때까지 식이를 통해 비타민 D를 섭취해야 하고, 일단 치유가 시작되면, 그 이후는 저용량을 유지해야 한다. 단백질, 칼슘, 인을 적절히 섭취해야 하며, 태양광선과 인공일광요법도 도움이 된다.

통풍과 통풍성 관절염

통풍(gout)은 단백질의 일종인 퓨린대사(purine metabolism)가 변화되어 체내에 요산이 축적되는 뼈의 대사성 장애로, 심한 발작성 관절통을 유발하는 질환이다.

원인과 위험요인

통풍은 1차성 통풍과 2차성 통풍으로 구분된다. 1차성 통풍은 선천적 퓨린대사의 결함으로 인해 신장의 배출이 증가되거나 감소된 것을 말한다. 통풍 대상자의 85%가 이에 해당되며, 이환되는 대상자 중 95%는 남성이다. 통풍의 최초 발작은 주로 30~40대에 일어난다.

2차성 통풍은 다발성경화증, 진성적혈구증가증과 백혈병 같은 조혈장애, 신장장애로 인해 발생한 것을 말한다. 조혈장애가 있는 경우, 세포의 전환과 요산의 생성이 증가한다. 그 밖에 화학요법이나 방사선요법이 급속하게 유도됨으로써 세포의 대량파괴가 일어날 때 통풍이 발생하기도 하며, 신장의 장애로 요산 배출이 감소하는 경우에도 발생한다. 고요산혈증은 아스피린, 티아지드(thiazide), 수은이뇨제(mercurial diuretics), 결핵치료제 등을 복용함으로써 야기되기도 한다. 알코올 남용이나 기아상태는 젖산 산혈증이나 케톤증으로 신장에서의 요산 배출을 억제함으로써 혈중 요산의 농도를 높인다. 그 밖에 음주는 퓨린의 파괴를 자극하여 요산의 생성을 증가시킨다. 이뇨제나 레보도파(levodopa), 니코틴산(nicotinic acid), 저용량 살리실레이트(salicylate) 등의 약물을 장기간 사용하는 경우에도 요산 배출이 감소됨으로써 통풍이 발생할 수 있다.

병태생리

요산은 조직효소의 파괴와 식이를 통해 섭취된 퓨린에 의해 생성된다. 고요산혈증은 퓨린이 과도하게 생산되거나 배출되지 않아서 발생한다. 혈액에 축적되는 것 외에도 요산은 관절액, 심근, 신장, 귀 등에 축적된다. 요산은 일정한 수준을 넘으면 결정체가 만들어지며, 이렇게 만들어진 결정체(tophi)는 활막, 인대, 연골하부, 관절면에 부착되어 염증을 유발하게 된다(그림 37-10).

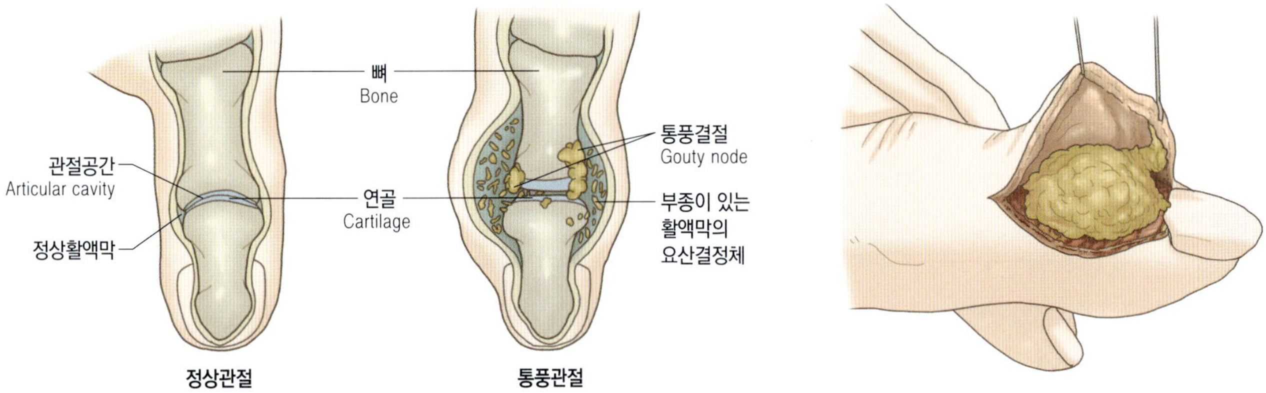

그림 37-10 ■ 정상관절과 통풍관절의 비교

임상증상

혈중 요산 농도가 급격히 증가하면서 통풍발작(gouty attack)이 발생한다. 통풍은 엄지발가락 같은 하나의 관절을 침범하며, 침착된 요산에 의해 급성 염증이 진행되고 관절연골이 손상된다. 관절부위의 염증으로 발적, 종창 및 심한 통증이 발생한다. 일반적으로 첫 발병 후, 수년 내 통풍결절(gouty node)이 생긴다. 통풍의 단계별 증상은 **표 37-6**과 같다.

진단검사

관절액을 흡인하여 요산결정체가 존재하는 것을 확인하는 것이 통풍을 확진하는 방법이다. 혈중 요산 농도에 의존하여 통풍을 진단하는 것은 신뢰할 만하지 않다. 왜냐하면 인구의 5~8%는 요산이 상승되어 있지만(>7mg/dL), 그 중 5~20%만이 통풍으로 발현되기 때문이다.

표 37-6 통풍의 단계별 증상

단계	증상
I단계	무증상의 고요산혈증
II단계	발적, 부종, 한 관절(발가락, 손가락, 팔꿈치, 발목, 무릎, 기타 관절)의 극심한 압통으로, 엄지발가락이 가장 흔한 부위이다. 첫 번째 발작은 밤 동안 진행된다. 열, 빈맥, 쇠약감, 식욕부진 등이 나타나며, 급성발작은 1주일 이내에 사라진다. 부종이 가라앉고 나면, 가려움증이나 피부가 벗겨지는 증상이 나타날 수 있다.
III단계	발작과 발작 사이의 기간을 말한다. 이 기간 동안, 관절은 정상적으로 돌아온다. 수년 동안 무증상상태를 보일 수도 있지만, 그러다가 결국 또 다른 발작이 발생한다.
IV단계	여러 관절에 영구적인 변화가 초래되어 움직임이 제한된다. 토파이가 귀, 손, 팔꿈치, 발, 무릎 등에서 발견된다. 신장과 심장 장애 또한 발생한다. 요산으로 인한 신결석, 신장 통증, 고혈압 등이 나타나며, 대상자의 50%에서는 동맥경화증이 발생한다.

치료

통풍 대상자의 치료 목표는 (1) 급성발작 관리, (2) 추가적 급성발작 예방, (3) 고요산혈증에 대한 장기적 관리의 세 가지 측면으로 진행된다.

약물요법

급성발작은 비스테로이드성 항염증제, 코르티코스테로이드, 콜히친(colchicine, 전통적 치료방법이나 현재는 많이 사용하지 않음)으로 통증과 염증을 감소시킨다. 치료약제의 선택은 대상자가 앓고 있는 신부전과 같은 다른 건강문제에 따라 달라진다. 금기사항이 없는 한, 거의 모든 대상자들이 비스테로이드성 항염증제를 치료제로 사용한다. 코르티코스테로이드는 비스테로이드성 항염증제나 콜히친을 사용할 수 없는 대상자에게 투여한다. 약물은 경구, 비경구, 관절내 투여방식을 적용하거나 부신피질자극호르몬을 통한 간접 투여방식이 사용되기도 한다. 콜히친은 급성발작 후, 12~24시간 내에 사용하는 것이 효과적이지만, 염증기간이 길어질수록 약물의 효과는 떨어진다. 또한 투여를 받은 대상자의 80%에서 설사나 구토와 같은 위장계의 부작용이 나타난다. 콜히친의 초기용량은 0.6~1mg이며, 그 이후는 통증이 완화되거나 독성 증상이 발현될 때까지 시간당 0.5mg을 투여한다. 치료적 용량이 독성용량에 근접하기 때문에 콜히친을 투여할 때에는 주의가 필요하다. 독성 증상으로는 오심, 구토, 설사 등을 들 수 있다. 이러한 경우에는 indomethacin이나 naproxen과 같은 다른 비스테로이드성 항염증제를 사용한다. 또한 염증이 일어난 관절에 얼음찜질을 하는 것도 통증을 완화시키는 데 도움이 된다.

Allopurinol과 probenecid 등 요산 농도를 낮추어주는 약물을 사용하는데, allopurinol은 요산의 생성을 차단하고, probenecid는 요산 침전물의 재흡수와 요산 배출을 증진시킨다. 1년에 통풍 발작이 2회 이상 일어나는 대상자나, 2차적 형태의 통풍을 가진 대상자 또는 고요산혈증이 지속되는 대상자들에게는 장기간의 약물복용이 필요하다. 살리실레이트(아스피린)는 요산 배출제에 대해 길항작용을 하므로 두 약물을 동시에 사용하지 않는다.

수술

통풍결절(tophi)이 크면, 외과적으로 제거할 수 있다.

간호

통풍 대상자의 간호관리는 통증조절이다. 대상자는 통증이 사라질 때까지 침상안정을 취해야 하며, 보행해야 할 경우는 안정적인 걸음을 위해 목발이나 보행기를 사용하는 것이 좋다. 그 밖에 식이제한, 수분섭취 권장량, 장기적인 자가관리에 대해 교육한다.

통풍의 식이요법에 대한 견해는 다양하다. 과거에는 식이에서 단백질을 제한하기 위해 저퓨린 식이가 적용되었다. 식이를 통한 조정은 혈중 요산 농도를 1mg/dL 밖에는 개선시키지 못하므로 차후의 통풍발작 예방에 충분하지 못하다. 요산 배출을 증진시키기 위해 수분섭취(2,000~3,000mL/day)가 권장된다. 증류된 형태의 알코올을 중등도로 마시는 것은 통풍발작을 촉진시키지는 않으나, 맥주나 포도주 등은 통풍발작을 촉진시킨다. 어떤 유형의 알코올이든 과다음주는 피해야 한다. 중증 음주자의 경우는 allopurinol로 치료를 받으면 통풍발작이 더 많이 재발하는 경향이 있다.

1차 통풍발작이 일어난 후에는 체중을 점진적으로 줄여 나가도록 격려한다. 체중감소만으로도 통풍발작의 발생이나 혈중 요산 농도를 감소시킬 수 있다. 그러나 갑작스러운 체중감소는 세포 파괴로 인해 요산이 많이 분비되어 오히려 통풍발작을 일으키는 요인이 될 수 있다.

통풍의 조기증상을 감지한 경우, 즉시 콜히친이나 indomethacin을 복용함으로써 발작의 위험을 피할 수 있다. 이러한 약물의 장기복용으로 인한 부작용(탈모, 골수억제, 간손상 등)은 드물게 일어나기는 하지만, 대상자에게 반드시 교육해야 한다.

척추변형

태아기나 아동기 초기에 S자형 척추측만증이 발생한다. 비정상적으로 척추가 휘는 것은 뼈, 근육, 신경의 결함으로 발생할 수 있기 때문에 모든 척추문제는 정형외과적 측면과 신경학적 측면에서 살펴보아야 한다.

척추측만증

척추측만증(척추옆굽음증, scoliosis)은 경추, 흉추, 흉요추, 요추 등 척추의 어떤 부위에서든 척추가 S자나 C자 모양으로 옆으로 굽은 상태를 말하며, 척추굴곡이 구조적 원인 때문에 일어났는지, 아니면 비구조적 원인 때문에 일어났는지를 구별하는 것이 중요하다. 구조적 원인으로 인한 굴곡은 굴곡과 반대로 힘을 주어 구부린다고 해서 스스로 교정되지 않으며, 척추체의 회전이 나타난다. 반면, 비구조적 굴곡은 앙와위를 취하거나 힘을 가해 구부림으로써 쉽게 교정되며 척추체의 회전은 없다.

원인과 위험요인

원인불명의 척추측만증이 가장 흔한 유형이며, 다른 건강문제가 없이도 성장하는 아동에서 나타날 수 있다. 그 외에 척추와 흉곽의 선천성 기형, 소아마비나 뇌성마비로 인한 근육마비, 하지 길이 차이, 시력이나 청력장애 및 자세이상 등으로 발생할 수 있다. 척추측만증은 흔히 사춘기 이전이나 청소년기에 발생한다. 한때는 여성 청소년의 건강문제로만 여겨졌는데, 경미한 굴곡이 일어나는 빈도는 남녀 청소년 모두에서 동일한 것으로 나타났다. 굴곡이 발생한 청소년의 굴곡이 더 이상 진행되지 않는다는 것이 확인될 때까지 계속 관찰해야 한다. 성인의 척추측만증은 아동기에 진단을 받지 못하거나 치료를 받지 못했던 상태인 대상자가 성장하면서 계속 진행된 것일 수 있다. 또는 골다공증이나 관절염 같은 척추의 퇴행적 변화로 인해 발생한 경우일 수도 있다.

병태생리

척추측만증은 선천성이거나 신경근육성일 수 있다. 선천적 척추측만증은 척추골 부위의 기형으로 초래되는데, 척추골 부위의 기형은 척추골의 한 부분이 결여되어 있거나, 척추골 사이가 정상적으로 분리되지 못하는 등의 이유로 발생하게 된다. 신경근육성 척추측만증은 뇌성마비, 척수공동증, 소아마비, 척수수막탈출증, 척추근위축, 척수종양, 외상, 근이양증 등과 연관된 척추변형이다.

임상증상

청소년기에는 특별한 증상이 없는 경우가 많으며, 성인의 경우에는 요통과 다리로 이어지는 통증이 나타난다. 바른 자세로 서있을 때 어깨 높이가 비대칭이거나 견갑골 한쪽이 더 튀어나온다. 또는 서있을 때 한쪽 갈비뼈가 더 튀어나와 보이고, 허리를 구부렸을 때 한쪽 등이 더 튀어나와 보인다. 좌우 골반 높이가 다르거나 다리 길이에 차이가 날 수 있다. 골격계가 성숙된 후까지도 굴곡이 계속 진행되어 굴곡의 정도가 40~45° 를 초과하게 되면, 심폐장애와 통증이 발생하며 병원치료가 반드시 필요하다.

진단검사

척추변형에 대한 가족력과 임상증상이 중요한 정보이기는 하지만, 척추측만증에 대한 진단은 후전방과 측방의 방사선촬영을 시행하여 10° 이상의 굴곡이 발견되는 경우, 진단이 내려진다(그림 37-11A). 10° 이하의 굴곡은 척추측만증보다는 척추비대칭 상태인 것으로 판단한다. 방사선촬영은 척추변형을 알 수 있는 유일한 검사방법이다. 다른 비침습적 검사로 무아레 지형도(Moire topography)와 통합적 형태-화상체계(integrated shape-imaging system, ISIS)를 들 수 있는데, 이 검사들은 등 표면의 모양을 이미지화해주는 검사이다. 등 표면의 이미지화는 그 아래에 존재하는 척추골의 변형과 상관도가 높은 것으로 알려져 있다.

치료

골격계가 성숙된 대상자의 경우, 20° 이하의 굴곡은 특별한 치료가 필요하지 않다. 반면, 골격계가 아직 성숙되지 않은 경우는 20~40°의 굴곡 시 보조기를 착용해야 하며, 45° 이상의 굴곡일 경우에는 수술적 중재를 고려해야 한다.

수술은 보존적 치료의 실패뿐만 아니라, 다른 추가적 요인을 고려하여 결정한다. 즉, 대상자의 정서적 상태와 수술 절차를 견딜 수 있는지 등을 고려하여 수술을 결정한다. 일반적으로 궁극적인 수술목표는 척추융합인데, 이 수술은 골이식을 통해 근접한 척추골들을 서로 융합시켜 척추의 굴곡이 성인기까지 진행되지 않도록 하는 방법이다. 변형이 일어난 위치에 따라 후방접근과 전방접근을 적용하여 수술이 시행된다. 흉요추에 중증의 척추측만증이 일어난 성인의 경우에는 전방과 후방을 병합한 접근이 점차로 많이 적용되고 있는 추세이다.

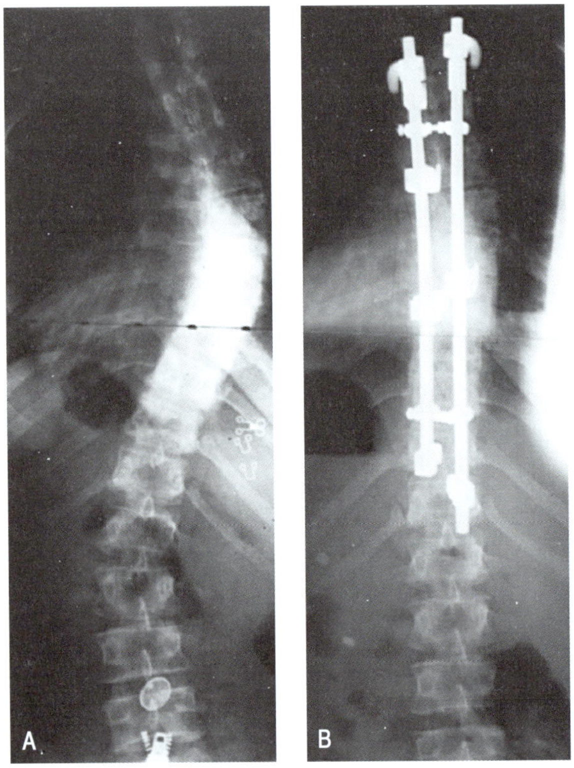

그림 37-11 ■ A: 척추측만증, B: 교정 후(코트렐-듀보 세트)

척추를 안정시키고 변형을 교정하기 위해 여러 종류의 기구를 사용할 수 있는데 진단, 굴곡의 정도, 굴곡의 유연성, 대상자의 나이, 선천적인 뼈의 강도, 수술 후 부동기를 착용할 수 있는지 등을 고려하여 선택해야 한다. Cotrel-Dubousset (CD), Texas Scottish Rite Hospital (TSRH), Moss-Miami, Luque systems 등이 후방접근법에서 흔히 사용되는 기구들이다(그림 37-11B). 그 밖에 1960년대에 개발된 해링톤 로드 체계(Harrington rod system)의 경우, 구하기 쉽고 많은 의사들에게 익숙하다는 장점 때문에 현재도 많이 사용되고 있다. 한편, 전방접근에서 흔히 사용되는 기구는 Zielke and Harris system이다.

간호

수술 후 간호는 다른 수술을 받은 후의 간호와 동일하다. 수술 과정 중에 신경과 근육이 잡아당겨지므로 하지 운동과 감각기능에 대한 사정을 자주 시행하는 것이 중요하다. 또한 척추가 움직여지지 않도록 유지하는 것도 중요하다. 수술 직후부터 퇴원 후 3개월까지 허리를 구부리거나 비틀거나 물건을 들어 올리는 일은 삼가해야 한다. 의료진에 따라 주의사항을 잘 지키도록 돕기 위해 고정기를 처방하기도 한다.

수술 후 합병증이 발생하지 않도록 주의깊게 관찰하고 관리해야 한다. 척추측만증 수술 후에 올 수 있는 합병증으로는 신경장애, 감염, 호흡기장애, 척수액 누출, 정맥염, 과도한 출혈, 삽입기구의 문제, 가성관절 등을 들 수 있다. 가장 치명적인 합병증은 마비와 사망이다.

척추후만증

척추후만증(척추뒤굽음, kyphosis)은 일명 '곱사등(hump-back)'이라고도 부르는데, 흉추의 후방 쪽으로 척추골이 둥그렇게 튀어나온 것을 말한다(그림 37-12A). 어느 정도 후만이 일어난 것은 정상으로 간주하나, 굴곡이 45° 이상일 경우에는 과도한 것으로 판단하며, 원인에 대한 추가적 평가가 요구된다. 방사선촬영상 구조적인 변화가 없으면서 대상자가 의식적으로 척추를 과도신장하여 굴곡을 교정할 수 있는 후만의 경우는 자세에 의한 척추후만증이라 한다. 척추후만은 골다공증이나 골연화증과 같은 대사성 장애에서도 흔히 발생하며, 뇌성마비나 근이영양증과 같은 신경근육장애에서도 동반된다. 심각한 굴곡은 심폐기능이나 위장계 기능에 영향을 미치기 때문에 교정이 필수적이다.

척추후만의 경우, 척추를 곧게 하기 위해 고정기를 적용하고, 근력이나 인대를 강화시키는 운동도 격려한다. 굴곡이 심하며 진행성이고 신경학적 증상이 있으며, 다른 치료에 대해 적절한 반응이 나타나지 않을 때에는 척추융합술을 고려한다.

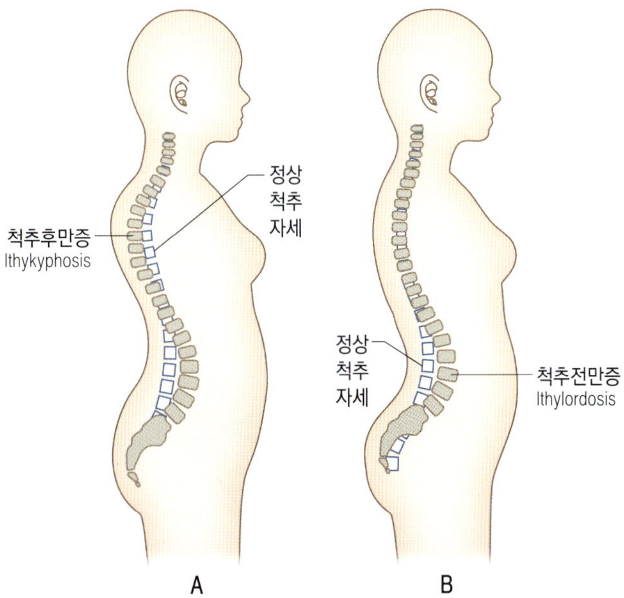

그림 37-12 ■ A: 정상 척추만곡과 척추후만증, B: 척추전만증

척추전만증

척추전만증(척추앞굽음, lordosis)은 요추의 안쪽으로 굴곡이 과도하게 발생한 것을 말하는데, 간혹 임신한 여성, 비만인 또는 복부에 큰 종양을 가지고 있는 사람들에게 나타난다(그림 37-12B). 척추전만증이 과도하게 일어나면 척추만곡증으로 이어질 수 있는데, 요천추의 심한 굴곡과 함께 흉요추의 후만증이 나타나는 것을 말한다. 척추전만증은 흔히 밑으로 처진 어깨, 골반의 과다각도, 하지의 내측회전 등으로 나타난다. 치료방법으로는 고정기, 척추융합술, 절골술 등이 있다. 한편 아동이나 사춘기 전의 소녀들에게 나타나는 전만증은 스스로 교정이 가능하다. 이 시기에 전만증이 나타나는 이유는 골격의 빠른 성장속도를 연조직의 성장이 따라가지 못함으로써 발생하는 것으로 추측된다.

골수염

골수염(osteomyelitis)은 뼈와 그 주변조직에 중증의 화농성 감염이 생긴 것을 말한다. 뼈는 대식세포나 항체들이 접근하기가 어렵기 때문에 감염이 발생하게 되면, 중증의 감염으로 진행되므로 치료가 쉽지 않다. 적은 수의 미생물조차도 심각한 감염을 일으키기에 충분하며, 기능소실은 물론 사망을 초래할 수도 있다.

원인과 위험요인

골수염의 일반적인 원인균은 박테리아지만, 바이러스나 진균에 의해서도 발생할 수 있다. 황색포도상구균에 의해 가장 많이 발생하며 그 밖에 대장균, 폐렴균, 크렙시엘라균, 살모넬라균, 프로테우스균 등에 의해서도 발생한다.

골수염은 외상으로 인해 여성보다 남성에서 더 많이 발생한다. 약물의 정맥주입, 당뇨, 면역손상질환, 혈행감염(hematogenous infection)의 과거력 등이 있는 경우, 감염에 대한 감수성이 증가한다. 골수염은 욕창이나 만성적 개방창상이 있는 경우에도 발생한다. 영양불량, 알코올중독, 간부전의 경우에는 골수염의 전파를 차단하기가 매우 어렵다.

병태생리

체내에 침입한 미생물은 혈액으로 유입되어 뼈로 전달된다. 감염은 수술로도 발생하며, 핀이나 보철기를 삽입할 때 특히 발생하기 쉽다. 이러한 이유로 간호사는 창상간호를 게을리 해서는 안 되며, 감염을 나타내는 임상증상에 대해 민감해야 한다.

감염 초기에 골수조직에서 충혈과 부종이 있으며, 백혈구가 증가한다. 단백질 분해효소로 조직이 괴저되면, 약 3일 이내에 화농이 발생한다. 특히 저항에 약하고 혈행이 느린 골간단부(metaphysis)에 세균은 쉽게 서식하며, 골막하 농양(periosteal abscess)을 형성한다. 골막하 농양으로 인해 골막이 박리되면, 골막하에 신생골이 생기고 이것이 골막 내면에 부착되어 피막(involucrum, 괴사성 골의 부식된 골편을 싸고 있는 것과 같은 덮개)을 형성하며, 농이 피막 사이 틈새를 통해 흐르게 된다(그림 37-13). 결국, 골조직이 혈전증으로 괴저되고 분리되어 패혈 상태가 되면서 부골(sequestrum, 사골)이 생긴다.

임상증상

임상증상은 어느 부위에 감염이 발생하였는가에 따라 다양하게 나타난다. 골수염은 대퇴, 경골, 천골, 발뒤꿈치 등에서 자주 발생한다. 장골에 생긴 감염은 국소적 통증, 홍조, 배액 등의 증상이 동반되며, 최근에 보철기를 삽입하거나 외상의 과거력을 가지고 있는 경우가 많다. 그러나 대상자가 매우 쇠약하거나 당뇨를 앓고 있거나 골수염이 발에 생긴 경우는 통증이 나타나지 않는다. 그 밖에 발열과 허약감을 호소하며 척추골에 감염이 발생한 경우에는 통증과 활동장애가 초래된다. 척추골에 골수염이 발생한 대상자 중에는 요로생식기의 감염이나 약물남용의 과거력이 있는 경우가 많다.

진단검사

임상병리검사, 방사선검사, 골스캔 등이 골수염을 확진하는 데 중요하다. ESR 수치 상승은 일반적으로 나타나지만, 백혈구 증가는 나타나기도 하고 나타나지 않기도 한다. 임상증상과 임상병리검사 결과에 근거하여 초기진단을 내리고 조기치료를 시행하는 한편, 혈액배양이나 골수흡인 검사를 실시한다. 조기 골수염은 technetium 뼈스캔이나 MRI를 통해 진단을 내리는데, 이러한 검사는 감염이 시작된 후, 24~72시간 내에 병소를 탐지해 낼 수 있다. 또한 감염이 시작된 지 3~4주가 지나 상당히 진행된 경우에는 방사선촬영으로 진단을 내릴 수 있다.

치료와 간호

급성골수염의 치료목표는 감염 원인균의 제거이다. 신속한 치료는 골변형이나 손상이 더 이상 진행되는 것을 예방하며, 대상자를 편안하게 하고 기동성 장애로 인한 합병증을 감소시킨다. 골수염을 앓는 성인 대상자에게는 수술을 시행하는 것이 효과적일 수 있는데, 이는 사멸조직을 제거하고 배액시키며, 사강(dead space)을 없애주고 연조직이 적절히 덮이도록 하기 때문이다. 성인의 경우, 항생제만으로 감염을 치료하기가 쉽지 않으나, 외과적 처치 후에 항생제를 투여하면 효과적으로 작용할 수 있다. 고용량의 항생제가 골조직 내에서 살균 수준에 도달할 때까지 4~8주 동안 비경구적인 경로를 통해 투여된다. 이후 4~8주 동안 계속적으로 경구 항생제를 투여받는다. 약물의 효과를 평가하기 위해 항생제가 투여되는 기간 동안 지속적으로 뼈스캔과 ESR검사를 시행한다. 배액이 있는 개방창상은 거즈로 덮어 배액이 잘 배출되도록 한다. 항생제와 외과적 사멸조직 제거의 보조치료로 고압산소요법이 적용되기도 한다. 초기치료가 지연됐거나 부적절한 경우에는 괴

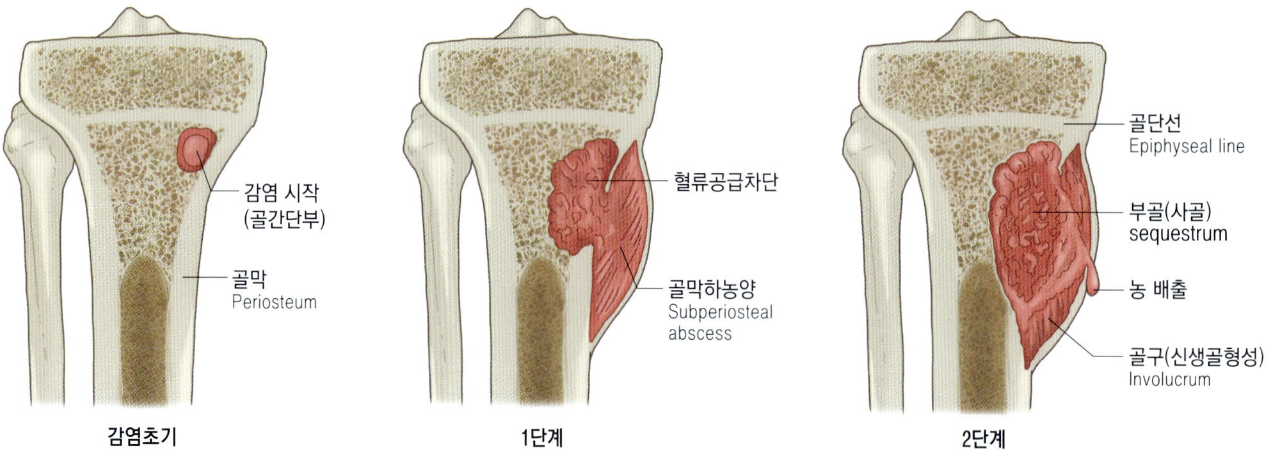

그림 37-13 ■ 골수염의 진행 단계

사된 뼈가 정상적인 뼈로부터 분리되어 부골을 형성하게 되는데, 부골은 미생물이 자랄 수 있는 배지의 역할을 하여 만성골수염으로 이어지게 된다.

만성골수염인 경우, 항생제 용액으로 상처 부위를 세척한다. 또한 수술을 실시할 수 있는데, 상태가 양호하고 부골의 위치가 분명하면 부골절제술(sequestrectomy)을 실시하고, 골편들이 광범위하게 퍼져 있을 때는 상흔 조직, 감염된 조직, 경화된 뼈 등을 광범위하게 제거하는 배형성형술(saucerization)을 실시한다. 수술 후 hemovac 배액 같은 폐쇄적 방법으로 삼출액을 계속 제거하게 된다.

골수염은 장기간의 항생제 사용으로도 치료가 어렵기 때문에 감염증상에 대해 즉시 파악하는 것이 중요하다. 감염을 늦게 발견하고 부적절하게 치료한 경우는 통증, 만성배액, 기능상실, 절단, 심하면 사망까지 이어질 수 있다.

골종양

골종양(bone tumor)에는 양성과 악성이 있다(표 37-7). 양성골종양은 통증을 유발하지 않기 때문에 진단이 쉽지 않아 대상자가 낭종과 같은 다른 증상에 대한 검진을 위한 방사선촬영 시, 우연히 발견하는 경우가 많다. 그러나 양성골종양이라도 공격적으로 성장하는 경우에는 뼈의 통증, 약화, 파괴 등을 초래할 수 있다.

악성골종양

골세포나 뼈의 내부에서 형성되는 1차성 악성골종양은 비교적 드문 편으로, 전체 악성골종양의 1% 미만이다. 골육종, 섬유육종, 연골육종, 유잉육종(Ewing's sarcoma) 등이 악성에 속하는 골종양이다.

표 37-7 1차성 골종양과 연골종양

유형	설명
양성연골종양	
내연골종	성숙된 연골의 병변. 연골육종의 조직학적 특징은 보이지 않음. 손, 발, 상박, 늑골, 대퇴 등에서 발견됨. 연령 범위: 20~40대
골연골종	가장 흔한 골종양. 뼈의 표면에 연골로 덮인 뼈 돌출부가 있음. 장골의 metaphyses, 특히 근위경골과 원위대퇴부위에서 발생함. 연령범위: 출생 후~30대
양성골종양	
유골골종양	반동성 골형성과 경계가 뚜렷한 1cm 이하의 작은 골모세포성 병변. 대퇴와 경골에서 주로 발생함. 연령범위: 10~20대
골모세포종	유골골종양과 유사하지만, 크기가 2cm 이상임. 척추, 장골, 손에서 주로 발생함.
거대세포종 (파골세포종)	불룩한 방추형 세포와 많은 거대세포로 구성되며, 풍부한 혈관조직을 가진 공격성의 양성 골종양. 원위대퇴, 근위경골, 근위상완에서 주로 발생함. 연령범위: 20~40대
악성연골종양	
연골육종	종양세포에 의한 연골형성. 연골종에 비해 다형태성이며 세포성이 높음. 대퇴, 골반, 늑골, 견갑골에서 주로 발생함. 연령범위: 30~60대
악성골종양	
골육종	1차성 악성종양 중 가장 흔한 유형임. 종양세포에 의한 골 또는 유골 형성, 골간단, 특히 원위대퇴, 근위경골, 근위상완, 골수강부위도 침범됨. 연령범위: 10~30대
유잉육종	둥근 핵을 가진 치밀한 작은 세포들로 구성됨. 발열, 빈혈, 백혈구증, ESR 증가 등으로 인해 골수염과 혼돈을 일으킴. 장골이나 평편골의 간부, 연령범위: 5~15세
섬유육종	콜라겐 세포가 번갈아 있는 방추형 종양세포를 형성함. 다른 종류의 조직학적 특징이 존재하지 않음. 대퇴, 경골에서 주로 발생함. 연령범위: 5~80대

원인과 위험요인

1차성 골종양의 정확한 원인은 아직 밝혀지지 않았으나, 여러 요인들이 종양의 발생과 관련있는 것으로 알려져 있다. 대표적으로 외상과 관련된 과거력과 석면, 다이옥신, 라듐과 같은 발암물질에 대한 노출이 있다. 골종양은 골내연골종증(enchondromatosis)이나 신경섬유종증(neurofibromatosis)과 같은 질환 또는 파제트병, 대사성 장애와 연관되어 나타나기도 한다. 악성종양 대상자 중 가족력을 가지고 있는 경우는 5% 이하이다.

전이성 골종양은 육종보다 빈도가 높은데 유방, 전립샘, 폐, 신장 같은 부위에 발생한 1차성 암종으로부터 전이된다. 그 밖에 갑상샘, 방광, 자궁, 직장결장, 질의 암에서 뼈로 전이되기도 한다. 암세포는 체강 내에서 직접 전파되기도 하고, 혈행이나 림프순환을 통해 전파되기도 한다.

병태생리

골육종(osteosarcoma)은 원발성 악성종양으로 아동이나 청년 특히 남성의 대퇴골, 경골, 비골의 골간단(metaphyses)에서 발생한다. 유잉육종은 장골의 골간(diaphysis)에서 발생하는 청소년기의 흔한 악성 종양이다. 골육종과 유잉육종은 빠르게 자라며, 폐로 전이가 잘 된다. 종양으로 인한 병리적 골절이 발생한 후, 종양이 발견되는 경우도 있다.

임상증상

악성종양을 가진 대상자는 특히 밤에 통증이 심하며 경미한 외상에도 쉽게 골절이 일어난다. 종양이 생긴 부위에 덩어리나 병소가 느껴지기도 한다. 그 밖에 체중감소, 발열, 오한, 호흡기 증상 등이 나타난다.

진단검사

전체혈구계산(CBC), 혈중칼슘농도, 요중칼슘농도, 적혈구침강속도(ESR) 등의 검사수치가 도움이 되지만, 이러한 검사만으로 진단을 내리지는 못하므로 다른 검사들을 종양 진단에 사용하기도 한다. 예를 들어, 혈중 알칼리성 포스파타제가 상승된 경우는 골모세포종에 주의해야 하고, lactate dehydrogenase(LDH)는 유잉육종이 진행되고 있음을 나타낸다. 초기 진단에는 전방 또는 후방으로 촬영한 방사선검사가 실시되며 CT, MRI, 골스캔 등의 검사들도 수행된다. 골생검은 전이성 암을 확진하기 위해 필요한 검사이다.

치료

1차 종양의 치료목표는 종양을 근절하고 생존기간을 연장하는 것이다. 화학요법은 1차 종양으로 진단받은 대상자의 생존율을 크게 높일 수 있다. 방사선요법은 암과 방사선 생물학이 발전함에 따라 더욱 안전해졌다. 즉, 피부의 민감성을 감소시킬 수 있는 방사선요법기기가 사용됨으로써 대상자가 방사선요법을 견디는 것이 더욱 쉬워졌다. 방사선요법은 종양의 크기를 감소시키고 뼈의 강도를 향상시키며, 통증을 관리하기 위해 사용한다. 방사선요법은 단독으로 적용되기도 하지만, 수술과 병행하여 적용되기도 한다.

수술은 종양을 포함하여 주변의 넓은 부위를 절제하거나 절단함으로써 종양을 근절하기 위한 것이다. 종양을 절제하면 결손부위가 생기게 되는데, 이때에는 관절보철기를 삽입하거나 골이식을 한 후 내부고정기로 고정하여 결손부위를 채운다. 골이식은 대상자의 다른 부위에서 채취하거나 사체로부터 동종이식을 하기도 한다.

전이된 골종양을 가진 대상자의 치료목표는 증상완화와 생명연장이다. 통증을 관리하기 위해서는 대상자, 가족, 의료팀 요원들의 협동적인 노력이 필요하다. 전이된 골종양은 심한 통증과 골절을 초래할 가능성이 크기 때문에 장골에 종양이 발생한 경우에는 절제를 한 후 뼈의 약한 부분을 안정시키기 위해 골수강 내에 금속보철을 삽입한다. 이때, PMMA 시멘트가 뼈의 안정성과 기능회복을 위해 사용된다.

전이성 종양 대상자는 통증관리를 위한 완화요법으로 척수시상로 절단술과 같은 신경외과적 수술를 받게 될 수도 있다. 이 수술은 전측방 척수경로를 절단하여 환부의 통증완화를 유도하는 외과적 방법이다. 수술에 적합하지 않은 대상자는 기대수명이 제한되어 있거나, 심각한 건강문제를 가지고 있는 경우 또는 병소가 작아 방사선요법만으로도 치료가 가능한 경우 등이다.

간호

수술 후에는 통증관리가 중요하므로 약물의 효과를 자주 사정해야 한다. 진통제는 PCA 펌프나 경막외 도관을 통해 주입한다. 경구투여는 전이성 종양을 가진 대상자의 가정간호에 편리하지만, 위장계 문제가 있는 대상자의 경우에는 경피 또는 정맥으로 진통제를 투여한다. 그 밖에 아세트아미노펜과 같은 진통제나 소염제도 통증관리를 위해 사용된다. 통상적으로 항우울제나 항응고제 등의 보조약물은 진통제의 효과를 증가시키기 위해 처방된다. 통증관리의 핵심은 모든 진통제를 필요에 따라 투여하지 않고, 정확한 시간에 투여해야 한다는 것이다.

잦은 자세변경과 종양이 없는 부위를 온요법, 냉요법, 마사지 등으로 자극하는 것도 도움이 된다. 또한 비약물적 방법인 음악치료, 심상요법, 이완요법 등은 진통제 투여와 함께 보조적으로 제공하면 통증완화에 큰 도움이 된다. 수술 후 간호에는 감염, 심부정맥혈전, 골이식의 불유합과 같은 수술 관련 합병증에 대한 관리가 포함된다.

근육장애

근이영양증

근이영양증(근육퇴행위축, muscular dystrophy, MD)은 근육섬유에 점진적으로 퇴행성 변화가 오는 유전질환군을 지칭하는 용어이다.

원인과 위험요인

근이영양증은 유전질환으로, 장애와 변형을 동반하는 골격근의 진행성 약화와 소모가 나타난다. 근이영양증은 침범받는 근육군, 발병연령대, 진행속도, 유전되는 방식에 따라 여러 유형으로 나눌 수 있다(표 37-8). 듀시엔(pseudohypertrophic, Duchenne) 근이영양증이 가장 흔한 중증 유형이며, 특히 남성에게 나타나는 성염색체 연관 열성유전질환으로 비정상적인 *Xp21* 유전자 자리와 관련이 있다.

병태생리

근이영양증의 기본적인 발생기전은 모두 유사하다. 근육세포막 단백질인 디스트로핀(dystrophin)의 부족으로 세포의 퇴행과 괴사가 발생한다. 골격근 섬유는 지방과 섬유성 결합조직으로 대체되어 근육이 비대된 것처럼 보이며, 점차 근육의 기능은 소실된다.

임상증상

듀시엔형 근이영양증은 3세 전·후에 운동기능이 저하되고 퇴행이 시작된다. 골반지대(pelvic girdle)에서 근허약이 시작되어 뒤뚱거리며 걷고, 계단을 오르기 힘들고, 바로 선 자세를 유지하기도 힘들다. 근허약은 점차 증가하여 얼굴이나 호흡근, 견갑대 등 모든 근육에 침범된다. 척추후측만증 같은 척추기형이 나타나고, 호흡부전과 감염이 흔히 발생한다.

진단검사

유전검사, 크레아틴키나아제(creatine kinase, CK), 근전도, 근생검으로 진단한다. 보인자는 혈중 결합있는 디스트로핀으로 발견가능하며, 임신 12주에 융모막검사를 통해 진단할 수 있다.

치료와 간호

현재는 근이영양증을 위한 치료법이 없기 때문에 증상을 완화하는 방법들이 적용된다. 치료의 목적은 변형을 교정하기 위한 수술을 시행하거나 척추나 하지를 위한 고정기를 사용함으로써 대상자의 기능이나 안락감을 높이는 것이다. 또한 호흡부전을 예방하기 위한 호흡운동이 권장된다. 호흡부전이 있을 경우, 인공호흡기를 사용하여 생명을 유지할 수 있다. 듀시엔형 근이영양증의 경우, 10대 후반이나 20대 초반에 호흡부전이나 심장부전으로 사망에 이르기도 한다.

횡문근융해

횡문근융해(rhabdomyolysis)는 독성 세포물질이 전신순환계로 유출되어 근육섬유가 파괴되는 질환이다.

원인과 위험요인

외상과 근육의 허혈상태가 횡문근융해의 가장 흔한 원인이 된다. 외상에는 둔기손상, 전기손상, 광범위한 화상, 오랜 기간 지속된 부동 상태 등이 속한다. 건강한 사람에서도 과도한 운동 후에 횡문근융해가 발생될 수 있다. 비외상성 원인으로는 알코올 남용, 대사성 장애, 약물중독, 감염, 경련 등이다. 드물기는 하지만, 고지혈증 치료제인 스타틴(statin) 계통의 약물 복용시에도 발생할 수 있으므로 고지혈증약을 복용하는 경우, 이러한 약물의 위험성을 인지할 필요가 있다.

병태생리

근육이 손상되면, 초기에 나트륨과 수분이 근육세포내로 유입되어 부피가 증가하며, 세포내 나트륨을 배출시키기 위해 칼슘이 세포내로 유입된다. 또한 수분이 손상된 근육부위에 축적되어 근육의 부종이 발생하며, 상대적으로 혈액량이 감소된다. 크레아틴키나아제, AST, LDH, 미오글로빈, 칼륨, 인 등의 세포내 성분은 세포외로 유출된다. 미오글로빈의 분해산물이 사구체를 손상시켜 급성 신부전 증세를 일으킬 수 있다.

표 37-8 근이영양증의 구분

종류	유전	발병시기	분포	진행
듀시엔형	X염색체 열성 유전(남성에게 발병)	2~3세	골반, 하지, 견갑대(상행성)	급속히 진행
벡커형	X염색체 열성 유전	5~15세	듀시엔형과 유사하나 얼굴은 드물게 침범	서서히 진행
근긴장형	상염색체 우성유전(19번 염색체 이상)	생후~50세	얼굴, 손	느리게 진행
안면견갑상완형(어깨위팔형)	상염색체 우성유전	20세 이전	어깨, 목, 얼굴	느리거나 보행으로 진행
지대형(팔다리이음)	상염색체 열성유전	모든 연령층	어깨, 골반	다양한 형태로 진행

임상증상

증상이 흔히 나타나지는 않으며, 근육 증상은 약 10~50% 대상자에서 발생한다. 근육의 손상으로 인해 근육 통증, 경직, 근무력감, 암갈색의 진한 소변 등이 나타날 수 있으며, 근손상이 심한 경우에 근육허약이 나타난다. 횡문근융해 대상자의 약 10~30%에서 급성신부전이 발생하며, 외상이나 경련 같은 다른 이유로 병원을 방문하여 진단받는 경우가 많다.

진단

혈중 크레아틴키나아제는 정상보다 5~10배 정도 높으며, 소변에서 헤모글로빈과 미오글로빈이 발견되기도 한다. 손상 근육에서 퓨린과 칼륨이 유출되어 심한 고요산혈증과 고칼륨혈증이 나타난다.

치료와 간호

원인을 찾아 치료하는 것이 가장 중요하다. 응급치료로 헤모글로빈이나 미오글로빈 분해산물로 인해 신장이 폐색되는 것을 예방하고 신부전, 신세뇨관 괴사 등의 합병증을 예방하기 위해 다량의 수액을 정맥으로 주입한다. 고칼륨혈증과 저칼슘혈증 같은 전해질불균형이 나타나므로, 이에 대한 교정이 필요하며, 신장투석이 필요할 수도 한다.

결합조직질환

전신홍반루프스

전신홍반루프스(systemic lupus erythematosus, SLE)는 비정상적인 면역계와 관련된 여러 신체계통을 침범하는 만성 염증성 질환이다. 전신홍반루프스는 1차적으로 젊은 여성에게 나타나는 질환이다. 20~40세 사이의 젊은 여성에서 가장 많이 나타나며, 여성 대 남성의 비율은 10:1 정도로 여성에서 훨씬 많이 발생한다.

원인과 위험요인

유전적 소인, 환경요인, 면역이상, 성호르몬, 바이러스 등이 관여하는 것으로 추정된다. 유전적 소인은 일란성 쌍둥이가 이란성 쌍둥이 비해 발병률이 높다는 것과 특정 HLA 항원(HLA-DR2, DR15, DQW3 등)과의 관련성이 시사되고 있기 때문이다. 환경요인에는 신경내분비계에 영향을 미치는 스트레스, 감염 및 염증을 유발하는 식사, 항원을 변화시키거나 세포 변성을 초래하는 자외선, 약물 등이 포함된다. 가임기 여성에서 발병률이 높은 것으로 보아 성호르몬, 특히 에스트로겐이 관여되는 것으로 보인다.

병태생리

전신홍반루프스의 병리적 소견은 전신에서 볼 수 있다. 염증, 혈관병변, 혈관염과 면역복합체의 침전물을 총망라하여 혈관에서 비정상이 나타난다. 전신홍반루프스는 자신의 조직, 세포와 혈청단백질에 대해 비정상적인 반응을 초래한다. 즉, 자가면역질환으로 자기내인성이 감소되는 특징이 있다. 전신홍반루프스 대상자는 자기항원과 비자기항원 모두 증가되어 있으며, 이는 B세포의 고활동성을 의미한다. 인터루킨-6(interleukin-6)는 B세포의 고활동성에서 중요한 역할을 한다. 다른 항원인 IgG 유형의 항 DNA는 LE세포 안에 있는 LE체(LE body)를 발달시킨다. 혈청 LE요인과 전신홍반루프스에서 발생하는 병리적 변화와의 관계는 명백하지는 않다. 그러나 LE요인이 없으면, 질환이 발현되지 않는다. 항이중나선구조 DNA(anti-double-stranded DNA, anti-dsDNA) 항체의 증가는 전신홍반루프스를 가지고 있는 대상자의 질병활동성이 증가하는 것과 관련이 있다.

임상증상

전신홍반루프스는 사구체신염(glomerulonephritis), 광과민성(photosensitivity), 피부발진, 중추신경계질환, 쿰스검사가 양성반응인 용혈성 빈혈, 백혈구감소증, 혈소판감소증 등을 포함한 다양한 혈구감소증이 나타난다. 임상증상은 열, 피로, 권태감 등의 일반적인 호소에서 관절의 부종, 통증 및 피부병변으로 인한 심리적 스트레스까지 매우 다양하게 나타난다. 피부병변으로는 코와 뺨을 중심으로 나비모양의 발진, 두피, 귀, 얼굴이나 목에 영구 반흔을 남기는 원반형 홍반, 일시적인 탈모, 통증이 없는 구강 궤양, 피부에 분포된 혈관성 병변 등이 나타난다. 햇빛은 국소적인 피부염을 유발하기도 한다. 혈청, 면역, 항원의 다양한 비정상뿐 아니라 신장, 심장과 폐의 전신증상도 나타날 수 있다. 전신홍반루프스에서 나타나는 신체 변화는 그림 37-14와 표 37-9를 참조한다.

진단검사

전신홍반루프스의 가장 특수한 검사는 이중나선 구조 DNA(double-stranded DNA)에 대한 항체, anti-Smith(Sm) 항체, 리보소말 P 단백질에 대한 항체검사이다. C반응단백(CRP) 측정은 루푸스 발적과 감염을 구별하기 위한 검사로 유용한데,

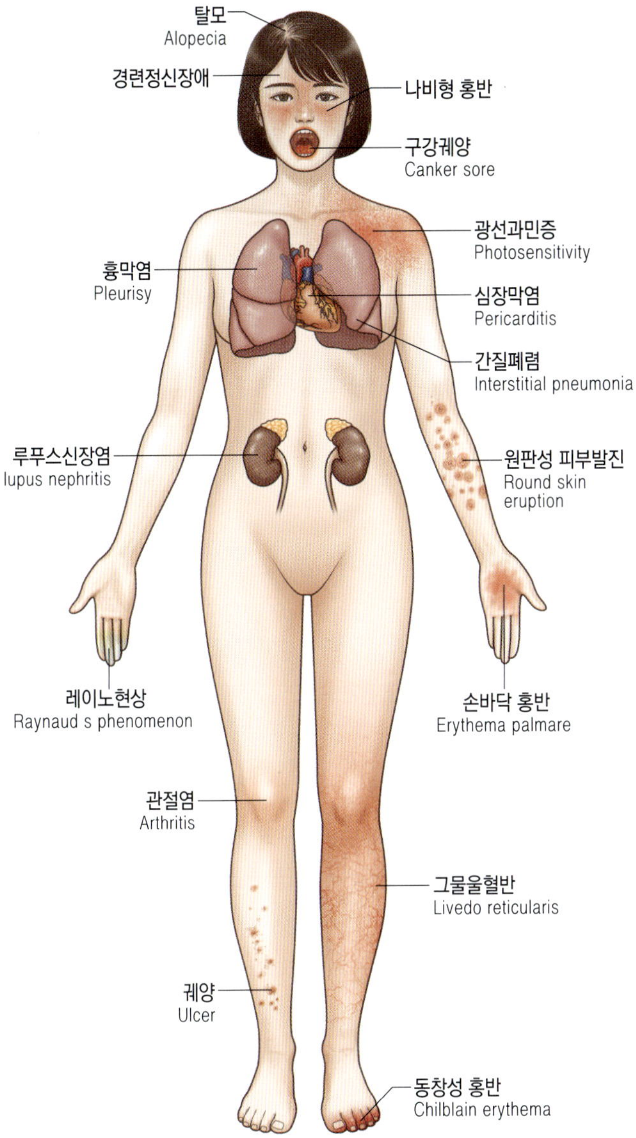

그림 37-14 ■ 전신홍반루프스의 침범 부위

표 37-9 전신홍반루프스 발병에 따른 신체계통의 변화

계통	영향
피부	면역복합체의 침전, 피부와 상피 연결부위의 염증, 혈관염
위장관	콜라겐 퇴화, 혈관염으로 점막궤양 유발, 장기의 경색 및 괴사
근골격	활막 표면에 섬유소(fibrin) 침전물 증가, 동맥과 정맥, 건의 염증, 그로 인한 근섬유의 괴사, 퇴화 및 섬유화
폐	늑막염, 간질성 폐렴, 폐고혈압
심혈관	산재성 혈관염, 방실결절과 동방결절의 염증 및 반흔조직형성
신장	사구체 기저막에 면역복합체 침전
신경	면역복합체 침전, 항신경항원의 활동으로 뇌염, 발작, 유기성 뇌증후군 및 말초신경염

루푸스 발적에서는 정상이지만, 감염에서는 증가한다. 전신홍반루프스의 가장 민감한 검사는 비특이적 형광항핵항체검사(ANA)이다. 거의 모든 전신홍반루프스 대상자들이 ANA를 가지고 있지만 감염, 노화, 류마티스관절염, 특정 약물복용 등과 같은 다양한 상황에서도 나타난다. 보체 C3, C4와 CD50은 질환의 활동성을 측정하는 데 유용하다.

관찰기간 동안, 대상자가 10개의 범주 중 순차적으로 또는 동시에 4개의 범주에 해당된다면, 전신홍반루프스로 진단한다(박스 37-3).

치료

약물요법

전신홍반루프스의 1차적인 관리는 장기의 염증을 억제하고 면역기능을 방해하는 약물을 사용하는 것이다. 급성 전신홍반루프스의 치료는 진통제, 스테로이드 사용, 면역억제제 등이 기본이다. 이러한 대상자들의 관리에서 중요한 것은 고혈압, 감염, 발작, 고지혈증, 골다공증과 같은 동반질환을 인지하고 적극적으로 치료하는 것이다.

박스 37-3 전신홍반루프스의 진단기준

1. 얼굴(뺨 부위) 홍반
2. 원반 모양 홍반(discoid rash)
3. 광선과민증(photosensitivity)
4. 구강궤양(oral ulcers): 무통성으로 입안, 코, 이후 등에 나타남
5. 비미란성 관절염(2개 이상 관절 침범)
6. 장막염(serositis): 흉막염 또는 심장막염
7. 신장장애(nephropathy): 경련 또는 정신장애
8. 혈청이상(hematologic disorder)
   - 용혈빈혈
   - 백혈구감소증(< 4,000/μℓ)
   - 림프구감소증(< 1,500/μℓ)
   - 혈소판감소증(< 100,000/μℓ)
9. 면역이상(immunologic disorder)
   - 항-ds DNA 항체 형성
   - 항-Sm 항체 형성
   - 항-phospholipid 항체 형성
     ① IgM 또는 IgG anticardiolipin 항체의 이상치
     ② 루프스 항응고인자(anticoagulant) 양성
     ③ 매독 혈청반응 생물학적 위양성(biological false-positive)
10. 항핵항체(anti-nuclear Ab) 양성

*상기 범주 중 4범주 이상을 충족시키는 경우, 전신홍반루프스(SLE)으로 진단한다.

NSAIDs

근골격계 증상과 경한 장막염이나 열을 감소시키는 데, 비스테로이드성 항염증제(nonsteroid antiinflammatory drugs, NSAIDs)가 사용된다. 전신홍반루프스가 있는 대상자에게 NSAIDs를 사용하는 경우에는 그에 따른 간호를 해야 한다. NSAIDs는 신장내에 있는 프로스타글란딘의 합성을 억제하며 신장혈류를 방해한다. 루푸스신장염(lupus nephritis) 대상자는 특히 민감한데, 신장기능을 유지하기 위해 프로스타글란딘의 의존도가 높아져 사구체 염증이 악화되기 때문이다. 대상자가 처방없이 NSAIDs를 사용하지 않도록 해야 한다. NSAIDs에 의한 신장 이상, 특히 신장기능장애가 발생할 수 있기 때문이다.

글루코코르티코이드

글루코코르티코이드(glucocorticoid)는 혈소판감소성 자반증, 용혈성 빈혈, 심근염, 심낭염, 발작, 신장염 등과 같은 심각한 합병증을 조절할 때 사용된다. 프레드니손은 일반적으로 저용량(15mg/day), 보통 용량(16~40mg/day), 고용량(120mg/day)을 경구로 투여한다. 동일한 용량을 아침에 한 번 두여하는 것보다 나누어 투여하면, 항염증작용이 오랫동안 지속되고 루푸스 억제작용이 더 증가한다.

일단 질환이 조절되면, 점차적으로 서서히 줄여야 한다. 매일 여러 약제를 복용하는 대상자는 실제적인 약물 용량을 줄이기 전에 아침에 한 번 복용하는 것으로 우선 바꾸어야 한다. 약물을 복용한 기간은 악물을 줄이는 기간에 직접적으로 영향을 미친다. 일반적으로 매주 10mg의 용량을 줄이는 방법이 사용된다.

경구용 고용량 글루코코르티코이드 사용의 대안으로는 정맥내 스테로이드 충격요법이 있다. 활동성 신장염, 심한 중추신경계질환과 혈액질환을 가진 대상자에게 보통 1~1.5g의 methylprednisolone을 3일 동안 투여한다. 이러한 치료기간 후에 일반적으로 경구용 글루코코르티코이드(프레드니손 60mg/day)를 투여한다.

기타 면역억제제

면역억제제는 전신홍반루프스가 급하게 진행되거나, 스테로이드에 저항성인 경우에 스테로이드와 병용해서 사용된다. 저용량의 methotraxate(7.5~15mg/day)는 관절염, 피부발진, 장막염 및 다른 임상증상에 효과적이다. Azathioprine (Imuran) 또는 cyclophosphamide (Cytoxan) 등은 사구체염의 진행을 차단하거나 신장질환을 덜 악화시킨다. Azathioprine, 정맥주사용 cyclophosphamide, hydroxychloroquine (HCQ)도 투여할 수 있다.

투석과 신장이식

루푸스신장염 말기에 있는 대상자들은 투석이나 신장이식으로 치료를 한다. 투석을 받는 루푸스 대상자에서 감염발생이 증가할 수 있다. 급성악화기에 있는 전신홍반루프스 대상자의 신장이식은 결과가 좋지 않을 수 있으므로 동종이식을 한 루푸스신장염의 재발은 이식한 신장에서 2~4% 정도이다.

간호

전신홍반루프스의 관리에서 약물요법이 중요하기는 하지만 신체적 · 정신적 휴식과 식이와 영양, 피부보호 또한 중요하다. 간호사는 만성질환에 대처하기 위해 일상의 스트레스를 관리하는 방법을 교육해야 한다.

전신홍반루프스로 확진되었거나, 의심되는 사람의 간호력은 자가면역질환에 동반되는 증상을 철저히 조사하여 확인해야 한다. 열, 체중감소, 피로 등의 일반적인 문제와 에너지 수준의 변화 등에 대해 질문한다. 대상자교육과 질환이 약물로 인한 것이 아니라는 것을 확인하기 위해 자세한 약물력을 조사하는 것은 필수이다. 대상자에게 현재 복용하는 약물의 이름, 용량, 목적, 부작용, 복용기간 등을 반드시 확인한다. 대략 25가지의 약물이 루푸스와 유사한 증후군을 일으키는 것으로 알려져 있지만, 극히 일부 약물(hydralazine, procainamide, isoniazid)만이 자주 투여할 때, 이 질환을 유발할 수 있다.

피부 변화에 대한 질문은 분명히 해야 한다. 발진의 존재여부, 위치, 특성뿐 아니라 햇빛이나 형광빛에 노출되었는지도 조사되어야 한다. 손톱의 변화, 탈모, 구강이나 비강의 궤양 등도 확인한다.

전신홍반루프스는 일반적인 뇌염의 특징을 가지고 있기 때문에 신경정신상태를 주의 깊게 살펴본다. 발작이 발생한다면, 긴장성-간대성(tonic-clonic) 대발작이다. 대상자에게 시각장애, 현훈, 얼굴마비, 두통이 있는지도 확인한다. 불안, 불면증, 지남력 상실, 기분 변화 등의 정서적 상태의 변화는 질환과 스테로이드 치료로 인해 자주 발생한다. 또한 대상자는 정신이 멍해짐과 반응시간이 길어지는 것과 같은 인지손상을 호소한다.

신체사정

피부와 근골격계의 신체사정을 실시한다. 이는 전신홍반루프스 대상자들이 피부, 근육, 관절에 많은 신체적 변화를 보이기 때문이다. 신체 전체를 자세히 시진하고, 피부와 혈관 병변의 특성과 크기를 기록한다. 특히 햇빛에 노출된 이후에 어느 부위에서 발진이 나타났는지를 확인한다. 흥미롭게도 코와 양 뺨의 고전적인 나비모양의 발진은 전신홍반루프스 대상자의 절반 이하에서 나타난다. 원형의 홍진은 얼굴, 목과 팔에 각질이 일어난 부위가 위축된 것처럼 보이며, 각질이 심할 수도 있다. 또한 손톱판 아래에 홍반이나 손가락괴사가 생길 수도 있다. 질병이 진행되면서 경하거나 중간 정도의 탈모가 발생할 수 있으며, 점상출혈, 자반성병변, 레이노증후군 등의 혈관 병변이 나타날 수 있다.

활동성 활막염이 있거나 없는 상태에서의 관절증상은 대상자의 90% 이상에서 나타난다. 레이노현상과 더불어 이러한 증상은 질병 초기에 나타난다. 그러므로 근골격계 검진은 모든 관절의 ROM을 철저히 사정하는 것에 초점을 맞추어야 하며, 활막염의 위치와 존재 여부, 산재된 부종, 관절과 근육의 통증과 강직 등을 파악해야 한다. 전신홍반루프스에서 관절은 대칭적으로 침범되지만, 기형은 미란성 변화보다는 연조직의 문제로 인한 결과로 발생한다. 흔한 기형 중의 하나가 Jaccoud 관절병변으로, 이는 전신홍반루프스 대상자의 약 10%에서 보이는 손의 기형이다. 이때 중수지관절(MCP)은 아탈구되며, 척골의 이탈이 진행되고, 근위지관절은 과신전되어 있는 것을 관찰할 수 있다.

감염성 합병증 관리

감염성 합병증이 전신홍반루프스 대상자의 절반에서 나타나는 데, 특히 피부나 호흡기 및 요로의 세균성 감염이 발생한다. 이 기간 동안의 간호는 급성상태 관리, 발작 예방, 피부통합성 유지, 추가적인 감염방지, 신장기능의 평가, 폐질환이나 과 감염과 관련된 가스교환장애 등에 초점을 둔다.

급성기에는 염증과 질환의 활동성이 증가하므로 피로, 관절통, 강직 등이 증가한다. 대상자들의 독립성을 유지하고 자아존중감과 신체기능 모두를 향상시키도록 돕는 것이 가장 중요하다. 대상자들은 한 가지 업무를 완전히 수행하는 데 시간이 더 걸릴 것이므로 간호중재는 대상자들이 에너지를 유지하고 자가간호활동을 잘 하도록 돕는 데 초점을 둔다.

지남력 증진과 의사결정

급성기에 있는 사고과정장애를 가진 대상자들을 간호하는 것이 혼란스러울 수 있다. 중추신경계 염증의 증가와 고용량 스테로이드 투여로 인한 정신증 등의 간호진단을 내리는 데 몇 가지 요인들이 영향을 미친다. 긴장성-간대성 대발작이 동반되는 지끈거리는 심한 두통이 일반적으로 나타난다. 판단장애, 부적절한 말과 행동, 집중하거나 간단한 지시사항을 이해하기 어려움, 단기기억손상 등을 보인다. 질환이 진행되면서 성격변화가 초래되며, 의도적인 활동을 수행하는 능력이 떨어진다. 사고과정장애가 있는 대상자들은 조용한 환경에서 간호를 받아야 하는데, 특히 두통이 있는 경우는 더욱 그렇다. 지남력을 돕기 위해 시계와 달력을 제공해야 한다. 의사소통은 애매모호함과 불안을 줄이기 위해서 명확하고 정확하게 해야 한다.

발작 예방

대상자가 발작으로 인해 엎드려 있다면, 전조증상이나 발작을 일으킬 수 있는 특수활동을 관찰해야 한다. 발작 동안, 대상자에게 담요와 패드를 대어주어 움직이는 위험한 물체로부터 보호해 주고, 근육경련 후에 대상자를 옆으로 돌려서 질식의 위험을 막아준다. 발작 동안에는 억제대를 사용하지 않는다. 이는 강렬한 근육경련으로 인해 골절을 입을 수 있기 때문이다.

수분상태 감시

질병의 악화기간 동안 간호의 또 다른 초점은 말초부종을 보이는 수분과잉을 관리하는 것이다. 소변량과 소변비중을 2~4시간마다 조사하여, 수분섭취와 전해질을 감시하고 의식수준의 변화를 평가하여 최적의 신장기능을 유지하도록 한다.

피부통합성 유지

스테로이드에 의존적인 전신홍반루프스 대상자의 피부는 특징적으로 얇고 손상받기 쉬워서 말초부종이 있는 대상자들은 조심스럽게 다루어야 한다. 피부표면 아래의 높은 삼투압으로 인해 최소한의 힘으로도 피부가 쉽게 벗겨질 수 있다.

대처와 자아존중감 증진

만성질환기 대상자들은 외모상으로는 큰 차이가 없기 때문에 심한 좌절을 경험할 수 있다. 극도의 악화기 동안, 쇠약감과 피로에 직면하고 이로 인해 무력감, 부적절한 대처, 자아개념장애 등이 초래된다. 루푸스 대상자들은 극심한 피로, 기동성

장애, 배우자와 부모 역할의 책임으로 인해 집안에서만 지낸다. 이러한 상황에서 전화나 인터넷 네트워크를 사용하는 것은 강력한 간호전략이 될 수 있다. 네트워크는 사회적 지지와 가정상담을 동시에 제공할 수 있으며, 또한 긍정적인 대처 기술을 가진 다른 전신홍반루프스 대상자와 연결해 주거나 개인적 성장을 격려할 수도 있다. 간호사는 교육과 지지를 통해 이러한 네트워크의 유형을 설정하도록 돕는 데 중요한 역할을 한다.

산과적 문제 논의

완화기 동안 대상자들은 자신들이 안전하게 임신할 수 있는지를 궁금해 한다. 대부분의 대상자들이 가임여성이기 때문에 이는 당연한 관심사이다. 임신기간 동안에 전신홍반루프스가 재발할 수 있으나, 유산의 위험성이 증가한다는 결과는 찾아볼 수 없다. 약 22~55%가 임신기간 동안 재발한다고 보고되었다. 그러나 대부분 질병악화 때는 프레드니솔론(prednisolone)의 용량을 늘려 투여하므로 잘 조절될 수 있다. 적은 양의 에스트로겐이 들어 있는 구강피임약은 경한 루푸스 대상자에게는 안전하지만, 심한 루푸스의 경우에는 질환을 악화시킬 수 있으므로 조심해야 한다. 전신홍반루프스 여성의 미숙아 발생률이 높기는 하지만, 건강한 신생아를 출산하는 경우가 대부분이다.

전신성 경화증

전신성 경화증(systemic sclerosis, SSc)은 '딱딱한(scleros) 피부(derma)'라는 뜻으로 내부 장기는 침범하지 않고 피부증상만 존재하는 국한성 경피증(localized scleroderma)과 내부 장기에 침범하는 미만성 경화증이 있다.

전신성 경화증은 잘 알려진 류마티스질환 중의 하나이다. 피부가 두꺼워지고(경피증), 많은 양의 결합조직(특히, 콜라겐) 침전물로 인해 결국에는 심한 섬유증을 초래하는 여러 계통의 염증성 질환이다. 심장, 폐, 신장 및 위장관과 같은 내부 장기의 미세혈관구조를 따라 피부, 혈관, 활액막, 골격근에 침범된다. 광범위한 혈관에 침범하여 초기에 병리적 변화를 유발하는 것이 전신성 경화증의 주요특징이다. 전신성 경화증은 남성보다 여성에게서 훨씬 많이 발생하며, 특히 40대에 가장 많이 발생한다.

원인과 위험요인

자가면역, 세포성장인자, 사이토카인, 콜라겐 대사, 유전자, 혈관장애 등이 관여한다. 콜라겐의 과잉생성과 피부섬유조직이 두꺼워지는 것은 플라스틱, 석탄, 규소분진을 다루는 직업의 환경요인과도 관련이 있으며, 다량의 알코올섭취도 위험요인이다. 약 90%의 대상자에서 항핵항체가 양성이지만, 이 항체 자체가 경화에 직접 관여하는 것은 아니다.

병태생리

전신성 경화증은 섬유모세포(fibroblasts)에 의한 콜라겐 과잉생성의 결과이다. 피부 밑에 림프구가 축적되는데, 이러한 세포들은 거의 T림프구이며, 림포카인(lymphokine)을 생성한다. 림포카인은 많은 양의 프로콜라겐(콜라겐 전단계 물질)을 만들기 위해 섬유모세포를 자극하게 된다. 프로콜라겐이 세포에서 분비된 후에는 성숙하고 비교적 물에 녹지 않는 콜라겐을 생성하기 위해 교차결합된다. 피부는 섬유성 변화가 진행되어 탄력성과 기동성을 상실하게 된다.

혈관 변화는 전신성 경화증의 진행에 있어 아주 중요하다. 혈관의 내피세포가 손상을 입으면, 손상된 혈관은 혈관 활성화 물질을 분비하여 콜라겐과 mucopolysaccharides를 많이 생성하도록 자극한다. 결합조직의 증식으로 인해 섬유조직이 비후되고, 직경이 좁아져 조직 허혈이 일어난다. CREST(-Calcinosis, Raynaud's syndrome, Esophageal hardening, Sclerodactyly, Telangiectasias)를 가진 소수의 대상자에서 폐고혈압과 장관의 흡수장애로 진전되어 사망의 원인이 되기도 한다.

임상증상

전신성 경화증의 두 가지 주요 유형은 피부와 전신의 침범 정도에 따라 분류된다. 첫 번째 유형은 미만성 경피증으로 사지, 얼굴, 몸통의 피부가 대칭적으로 넓게 두꺼워지는 것이다. 질병 초기에는 손가락, 얼굴, 다리 등에 양쪽이 대칭적으로 부종이 나타나며, 피부는 두꺼워지고 주름이 없어진다(그림 37-15).

질환이 진행되면서 피부는 더욱 두꺼워지고 반들거린다. 색소침착(과색소침착과 저색소침착)의 변화는 정상 피부주름의 상실과 관련이 있다. 원위부가 근위부보다 더 두꺼워지므로 얼굴보다는 사지에서 더 많은 변화가 나타날 수 있다. 결국 얼굴은 가면처럼 변하고 입은 경직되어 전체적인 표정이 둔화되거나 움직일 수 없게 된다. 미만성 대상자들은 초기에 위장관, 심장, 폐와 신장에 문제가 발생하는 경향이 있는데, 특히 식도가 침범된다. 초기에 내부장기로 진전되기 때문에 진행과

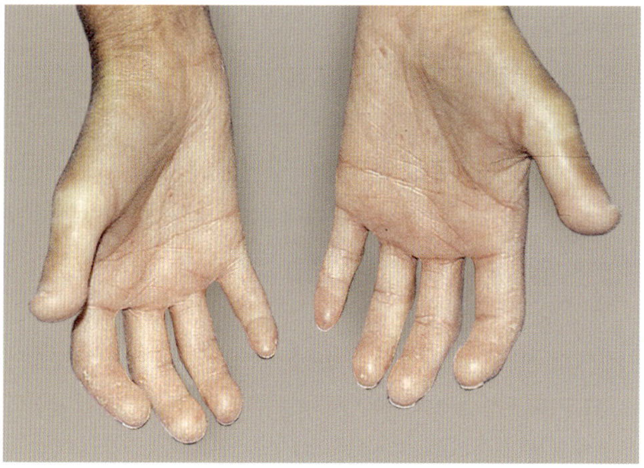

그림 37-15 ■ 전신성 경화증 대상자의 손

정과 합병증이 빠르게 나타난다. 전신성 경화증 증상을 나타낸 그림 37-16을 참조한다.

두 번째 유형은 국한성 피부경피증이며, 손가락과 사지의 원위부와 얼굴에 피부변화가 나타난다. 일반적으로 피부변화는 미만성보다는 느리게 진행되고, 체간부의 경피증은 없다. 내장의 변화(심한 폐동맥고혈압, 담도경화증)는 드물어 질병 말기에나 볼 수 있다. 국한성 피부경피증 대상자는 'CREST' 증후군을 나타내는 경우가 있다.

- 석회증(Calcinosis): 조직에 칼슘침착
- 레이노증후군(Raynaud's syndrome): 손가락 끝의 간헐적 경련
- 식도경화(Esophageal hardening): 식도의 경화증
- 수지경화증(Sclerodactyly): 손가락의 경화증
- 모세혈관확장증(Telangiectasias): 얼굴, 입술, 손가락에 있는 모세혈관의 확장

CREST 증상의 존재는 예후가 나쁨을 의미하는 지표로 진단 후 10년 생존율은 약 65%정도이다. 일반적으로 양측성 혈관경련질환인 레이노현상은 전신성 경화증의 중요한 예측인자이다. 레이노증후군에서 침범된 손가락의 색깔은 혈관수축을 동반하며, 창백(흰색)하다. 이어서 말초혈액에 산소가 충분하지 않아 청색증(청색)이 발생하며, 2차적으로 혈관확장으로 충혈(적색)이 뒤따른다. CREST 증후군이 동반된 대상자는 손가락 끝이나 만성혈관 문제로 인한 석회증이 있는 부위에 통증이 있는 궤양이 생긴다. CREST 증후군은 아니지만, 대부

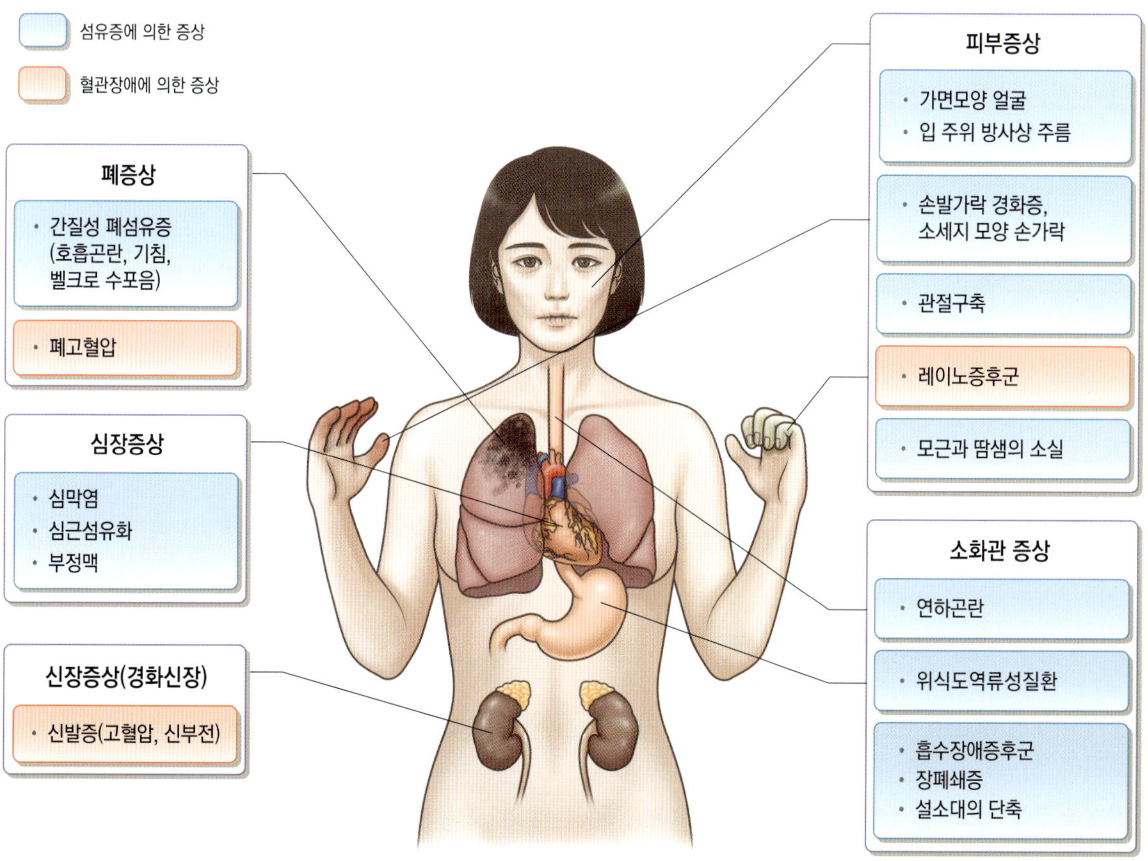

그림 37-16 ■ 전신성 경화증의 증상

분의 대상자에서 폐 증상이 동반되며, 국한성 피부경피증이 있는 일부 대상자에서 폐동맥고혈압이 발생한다.

진단검사

전신성 경화증 대상자의 경우, 임상검사는 비교적 정상이다. 경한 용혈성 빈혈이 적혈구의 기계적 손상으로 인해 발생한다. 경한 고감마글로불린증(IgG)과 류마티스인자가 약 30%에서 발견된다. ESR은 약간 상승하고, 신장의 침범으로 인해 단백뇨가 나타난다. 대부분의 대상자들은 항핵항체(antinuclear antibody, ANA) 양성역가를 나타낸다. 국한성 피부경피증을 가지고 있는 대상자의 80%에서 주된 항핵항체로 항중심절항체(anticentromere antibodies)가 있으며, 혈청내 항중심절항체를 가지고 있는 대상자들은 예후가 다소 좋다. 항국소이성화효소[anti-topoisomerase(항Scl-70)]에 대한 항체는 미만성 전신성 경화증 대상자의 35%에서 발견되지만, 국한성 경피증과 CREST증후군이 있는 대상자에서는 거의 발견되지 않는다.

폐섬유증은 흉부 X-선검사를 통해 확인하고 심부진, 심장기능상실, 전도장애는 심전도검사를 통해, 심장기능과 폐고혈압을 확인하기 위해서는 심장초음파를 실시할 수 있다. 심근장애가 있는 경우, 심근 섬광조영술(scintigraphy)에 의해 조기에 파악할 수 있다. 하부식도 확장과 연동운동의 저하, 식도내압의 저하는 상부 소화관조영을 통해 확인한다. 크레아티닌 청소율은 징기적으로 측정하여 신장기능을 사정하고, 고혈압이 있는 경우, 혈압이 정상일지라도 신장기능장애가 있으면 반드시 혈장레닌활성도를 검사한다. 피부생검을 통해 진피에서 콜라겐의 팽창과 증식을 확인할 수 있다.

치료

전신성 경화증의 치료는 만성질환관리와 약물치료를 적용한다. 건강관리자는 대상자에게 전신성 경화증의 특성, 과정, 치료 및 레이노현상을 조절하기 위한 방법으로서 냉을 피하는 것과 스트레스 관리기술의 중요성, 손가락 경축과 얼굴경직의 예방, 설사와 변비, 이상적인 체중을 위한 영양학적 관리, 손상 예방 등에 대해 교육해야 한다.

장갑이나 따뜻한 양말을 신어 손가락을 보호하고, 차가운 온도는 피하며, 금연하는 것은 중요한 자가간호이다. 또한 대상자가 질병을 극복하도록 돕기 위한 행동수정이 필요하다.

약물요법

염증, 경화증과 혈관경련 감소를 위한 약물요법

많은 약물이 전신성 경화증에 사용되지만, 단독 약물로는 효과적이지 않다. 치료와 합병증 예방이 현재 목표이다. (1) 혈관활성제, (2) 항염증제, (3) 면역억제제가 전신성 경화증 치료에 사용되어 왔다.

레이노증후군에서는 칼슘통로차단제가 널리 처방되는데, 니페디핀(nifedipine) 10~20mg를 하루 세 번 투여하는 것이 효과적이다. 손가락 궤양과 경색은 손가락 교감신경절단술로 성공적으로 치료된다.

주요 관절과 근육에 침범되었거나 광범위한 피부질환이 있는 전신성 경화증에 사용되는 주요 항염증제는 글루코코르티코이드이다. 저용량의 스테로이드치료(프레드니손 10mg/day 또는 격일로 투여)가 선호된다. 전반적으로 면역억제제(azathioprine, cyclophosphamide, cyclosporine, methotrexate)는 전신성 경화증 치료에 지속적인 효과가 없다는 것이 증명되었다. Cyclophosphamide는 진행성 폐섬유증일 때 사용되기도 한다.

콜라겐의 교차연결(cross-linking)을 방해하는 페니실라민(penicillamine)은 경피증을 치료하는 데 널리 사용된다. 그러나 모든 대상자들이 전신성 경화증의 치료제로 페니실라민을 사용하는 것은 아니다. 처음에는 저용량(125mg/day)으로 시작하여 점차 용량을 증가시킨다. 장기간 투여해야 피부상태가 개선되므로 대상자들이 페니실리민 치료를 받는 동안, 적절한 지지와 감시가 필요하다. 루푸스 유사증후군, 중증성 근무력증, 사구체신염, 천포창(pemphigus), 과도한 피부주름, 혈액과 간 질환 같은 많은 독성작용이 나타날 수 있다. 페니실라민을 복용하는 대상자들은 피부발진, 화상, 출혈, 목의 궤양이나 열 등이 있으면 보고하도록 교육받아야 한다. 간호사와 의사는 간, 신장 및 신장기능의 주기적인 추후관리를 위한 임상검사의 중요성을 설명해야 한다.

기타 다른 약물들도 많이 사용되는데, minocycline은 흡수장애로 인한 설사치료에 효과적이다. 이 약은 metalloprotease를 차단하여 염증을 완화한다. 양성자 펌프억제제는 역류성 위염의 산도를 낮추기 위해 투여한다.

신장합병증 감소를 위한 약물요법

신장위기와 고혈압은 전신성 경피증(systemic scleroderma)의 가장 무서운 합병증이다. 안지오텐신 전환효소억제제(ACE)가 고혈압과 고레닌혈증을 조절하기 위해 투여되어 신장위기를 개선시킨다. ACE로 치료하지 않은 사람들의 1년 생존율이 15%인 것에 반해, 이 약을 투여한 대상자들의 1년 생존율은 80%이고, 5년 생존율은 60%로 나타났다.

폐동맥고혈압 치료 약물

폐동맥고혈압(pulmonary arterial hypertension, PAH)은 전신성 경화증의 사망원인이다. PAH를 가진 대상자의 2년 생존율은 40~55%이다. 폐혈관질환은 단독으로 발생하거나 미만성 또는 국한성 경피증의 합병증으로 인한 간질성 폐질환 말기에 나타난다. 처음에 내피세포가 손상을 받아 비정상적으로 혈관을 재활성화시키며, 이는 내피세포의 혈관수축물질 분비, 내피세포의 혈관이완물질인 prostacyclin과 nitric oxide (NO)의 상실 등과 관련이 있다.

새롭게 승인된 약물에는 epoprostenol (Flolan), bosentan (Tracleer)와 terprostinil (Remodulin) 등이 있다. 이 세 가지 약물들은 운동능력과 폐혈역동학에 좋은 효과가 있다고 알려져 있다.

간호

대상자들은 질병에 대한 공포와 신체상의 변화를 가지고 있으므로 매우 조심스럽게 면담해야 한다. 전신성 경화증의 첫 번째 증상은 손가락과 발가락의 부어오름(puffiness)이며, 국한성 경피증에서는 레이노현상이다. 대상자의 경험에 대해 조심스럽게 질문한다. 말초혈관의 주기적인 경련으로 인한 창백, 청색증, 홍반 등이 있었는지 물어본다. 또한 신체 어느 부위에 발생하였는지도 묻는다. 레이노현상은 주로 손과 발가락에서 보이지만 귓불, 코, 혀에서도 나타난다. 어떠한 상황에서 나타났는지(추위, 스트레스 등)를 확인하는 것도 중요하다.

대상자에게 피부상태에 대해 질문한다. 더불어 간호사는 피부 변화가 광범위하기 때문에 신체부위에 따른 변화를 살펴보고 판단해야 한다. 대상자의 손가락 끝부분 아래에서 보이는 피하결절에 대해서도 확인한다.

위장관을 포함하여 다른 계통의 변화도 살펴본다. 음식을 삼키는 데 문제가 있는지 물어본다. 세균의 과잉성장으로 인한 설사나 흡수장애 여부, 장의 운동성 저하로 인한 변비, 오심과 구토, 복부팽만 등이 발생했는지 질문하고 질병의 발생, 심각성, 지속기간, 악화 또는 완화요인 등을 알아내야 한다. 또한 호흡기계가 침범받아 간질성 폐섬유증이 발생할 수 있으므로 기침, 짧은 호흡, 활동 시의 호흡곤란 등이 있는지 대상자에게 질문한다. 또한 근골격계에 대한 질문도 해야 하는데, 양측 대칭의 관절통증이나 부종, 일상생활에서 근력의 변화 등이 있었는지 알아보아야 한다.

신체사정

발, 몸통, 복부를 포함한 전체 피부를 주의 깊게 사정한다. 얼굴과 입술(손가락, 손바닥, 손톱까지 포함하여)에 모세혈관확장증이 있을 것이다. 손에 부종이나 두껍고 딱딱한 피부가 보이는지, 피부주름의 여부 등을 시진하고 촉진한다. 손가락에 석회성 피하결절, 모세혈관이나 정맥의 확장 또는 손톱 끝에 궤양이 있는지 살펴보고 만져본다. 손톱판의 외형변화와 손톱의 변형이 있는지를 본다.

얼굴, 팔다리와 체간부의 피부변화는 미만성 경피증에서 볼 수 있다. 그러므로 그 부위에 부종 또는 두껍거나 조이는 피부상태를 사정한다. 얼굴표정의 움직임과 입을 벌릴 수 있는지를 살펴본다. 전신성 경화증 대상자는 질환이 진행됨에 따라 입을 잘 벌릴 수가 없다. 두꺼워진 피부는 과잉색소침착이나 과소색소침착을 동반할 수 있으며, 이러한 변화는 사지와 가슴에서 흔하게 관찰된다.

근골격계 사정에는 ROM의 전반적 평가를 포함시켜야 하는데, 전신성 경화증의 특징이 관절가동성 감소와 다발성 관절염이기 때문이다. 마찰음 여부를 알아보기 위해 건의 굴근과 신전근을 촉진한다. 섬유소침착으로 인한 염발음(crepitus, 딱딱 부딪치는 소리)이 건이 움직일 때 들릴 수 있다. 이는 티넬징후(Tinel's sign)나 손목터널증후군을 확인하는 데 유용하다. 전신성 경화증은 근위부 근육에 침범하여 다발성 근염형태의 근육병변을 유발하므로 근력의 등급을 사정해야 한다. 호흡기계는 흉부의 문제 정도와 호흡곤란 유무, 비정상적인 폐음 등을 포함하여 사정해야 한다. 심장은 리듬의 변화와 심부전 증상이 있는지를 조사한다. 전신성 경화증에서는 신장질환과 관련하여 급성으로 악성고혈압이 나타날 수 있으므로 혈압을 면밀히 감시해야 한다.

근육과 관절움직임의 용이성 증진

대부분의 전신성 경화증 대상자는 주요근육과 관절이 침범되어 관절통, 근육통 및 건의 섬유증을 가지고 있다. 이는 경축이 진행되면서 피부의 섬유성 변화 때문에 나타나는 것이다. 근육과 관절의 변화는 류마티스관절염 대상자가 직면한 문제들 즉, 관절통, 강직, 피로, 자가간호결핍, 신체기동성 장애 등을 유발한다. 따라서 간호사는 옷입기나 화장하기 같은 일상생활능력 및 관절가동범위 향상을 위한 중재를 제공하고 교육해야 한다.

피부통합성 유지

급성대상자의 경우에 모든 손가락과 사지를 매우 조심스럽게 다루어야 한다. 가능하다면, 대상자 스스로 움직이고 자세를 변경하도록 하여 불편감을 최소화하도록 한다. 허약하거나 스테로이드 의존 대상자 또는 정형외과 수술을 받은 대상자들은 피부보호를 위해 압력감소 침대나 공기침대를 사용해야 한다. 드레싱은 조심스럽게 떼어내어 추가적인 손상이 일어나지 않도록 한다. 드레싱을 쉽게 제거할 수 없다면, 멸균 식염수를 부어 축축하게 한 다음 떼어낸다. 테이프는 정맥주사 바늘을 고정시키기 위한 것과 같이 꼭 필요한 경우에만 사용한다. 항상 정맥주사 부위에 섬유증이나 경피증이 있는지 잘 살펴야 한다. 거칠고 두꺼운 피부와 경피증이 있는 정맥은 천자하기가 어렵다. 가능하다면 국소감염을 일으킬 수 있는 바늘천자를 하지 않도록 한다.

교육 제공

레이노현상을 새롭게 진단받은 대상자는 추운 날씨와 에어컨이 있는 환경에서 어떻게 입고 벗는지에 대한 지침이 필요하다. 장갑 착용뿐만 아니라 머리, 귀, 입술, 발 등도 보호해야 한다. 체내 중심부를 항상 따뜻하게 유지해야 하며, 알코올이나 카페인과 같은 혈관수축물질을 사용하지 않도록 건강행위에 변화를 가져야만 한다.

적절한 영양공급

전신성 경화증 대상자는 연하곤란, 식도염, 장운동의 저하로 인해 체중유지의 어려움을 겪게 된다. 간호사는 삼키기 쉽고 고칼로리인 간식 제공을 위해 영양사에게 의뢰할 수 있다. 영양사는 식도염과 역류성 위염에 좋지 않은 음식들을 피하도록 식사계획을 세울 수 있다. 식사 후에 1~2시간 동안 똑바로 앉아 있도록 하여 역류성 식도염을 예방한다. 많은 양의 간식은 피하도록 하며, 큰 베개로 머리와 어깨를 상승시키거나 침대머리를 상승시킨다. 씹거나 삼키는 능력과 고기나 빵과 같은 밀도 높은 음식을 먹을 수 있는지 평가한다. 이러한 음식들은 목에 걸릴 수 있는 반면에 육즙, 소스, 젤리와 함께 수분이 있는 음식들은 쉽게 삼킬 수 있다.

구강위생은 매우 중요하다. 경피성 피부변화로 인해 대상자들은 완전하게 입을 벌리기가 어렵다. 수분부족과 양치질을 잘 하지 못하기 때문에 구강점막에 염증과 궤양이 생길 수도 있다. 작은 칫솔을 사용하여 이러한 문제를 해결한다. 얼굴과 입의 강직을 예방하기 위하여 얼굴운동을 하도록 재강화하는 것이 간호의 1차적인 우선순위이다.

장배설 촉진

만성변비와 설사는 또 다른 문제이다. 만성변비는 전신성 경화증이 동반하는 장운동저하와 관련이 있다. 간호중재는 삼키기 쉬운 음식섭취, 많은 수분과 함께 고식이섬유 음식섭취, 운동 등이다. 설사는 흡수장애와 관련이 있으므로 설사를 유발하는 음식은 피하고 천연 항설사제를 식사와 함께 준다. 감염성 미생물이 있다면, 항생제인 테트라사이클린(tetracycline)을 처방한다.

합병증 감시

간호계획에는 잠재적인 문제를 감시하고 발견하는 것을 포함한다. 간질성 폐섬유증이 있을 때에는 가스교환장애의 가능성이 존재한다. 호흡곤란, 활동내인성의 변화, 호흡의 깊이와 횟수 증가 등을 기록한다. 폐음의 청진으로 미세한 나음을 알 수 있다. 산소는 지지요법으로 투여하며 대상자들은 폐 상태를 악화시키는 요인(꽃가루, 흡연, 습도)에 대한 교육을 받아야 한다.

강직성 척추염

강직성 척추염(ankylosing spondylitis, AS)은 염증이 있는 척추(spondylitis)의 융합(ankylosing)을 의미한다(그림 37-17).

강직성 척추염은 남성에서 더 흔하지만, 말초 관절의 침범은 남성보다 여성에서 더 흔하다. 이 질환은 보통 20~30대에 발생하며, 중증도는 다양하고 완화와 악화가 반복된다. 대상자 대부분이 통증과 요추에 제한적인 움직임을 보이는 천장관절염(sacroiliitis)을 앓고 있다. 큰 관절의 말초관절염은 엉덩이와 어깨에서 발생하며, 무릎은 드물고 강직성 척추염을 가진 대상자의 20~30%에서 발생한다. 작은 관절에서는 보이지 않는다. 늑골척추관절염이 있는 경우, 흉부가 잘 팽창되지 않는다. 50~60대 대상자에서 경추보다 요추부위가 먼저 진행된다. 강직성 척추염을 치료하지 않으면 악화와 완화를 반복하면서 요추강직 말기와 흉부 척추후만증(kyphosis)으로 진행되어 목이 굴곡된 상태로 남게 되며 수명이 짧아진다.

원인과 위험요인

원인은 아직 완전히 알려져 있지 않지만, 유전과 관련되는 자

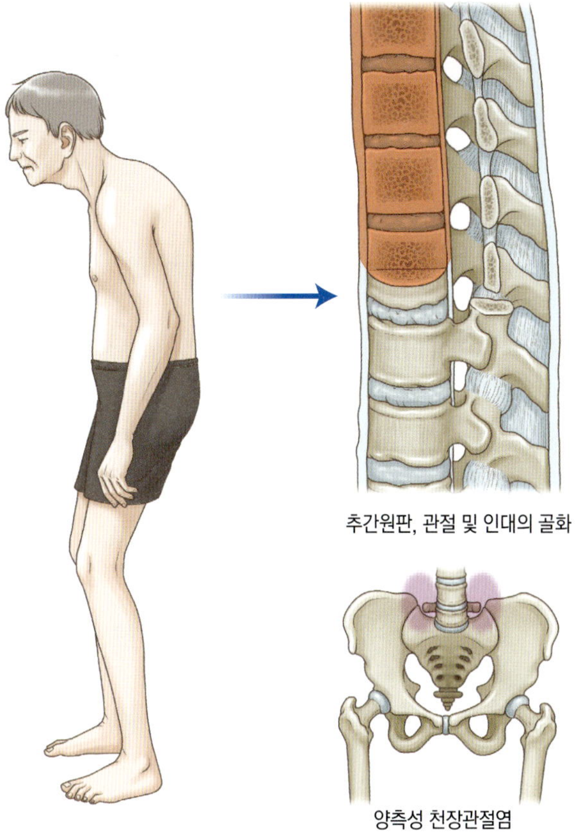

그림 37-17 ■ 강직성 척추염 대상자의 전형적인 자세와 침범 부위

가면역질환으로 추정되며 대부분의 대상자 혈청에서 HLA-B27 항체가 존재한다. 강직성 척추염과 관련한 위험요인은 성별(3:1에서 4:1로 여성에 비해 남성이 우세), 청소년과 젊은 성인(15~35세), 성관련 호르몬이 주요 요인으로 보인다.

병태생리

제일 먼저 척추관절 특히 천장관절에서 염증이 시작되어 척추를 따라 올라가게 된다. 섬유화와 석회화 또는 관절융합이 나타나며 정상 척추만곡이 소실되고 강직되어 척추후만증이 진행된다. 골다공증이 흔하며, 척추의 병리적 압박골절도 발생할 수 있다. 결국 관절이 강직되거나 고정되어 기동성이 소실된다. 더 진행되면 늑골척추관절의 석회화로 늑골의 움직임이 감소하여 폐확장이 제한된다.

임상증상

젊은 성인기에서 초기에 아침 요통과 강직이 나타난다. 요통과 강직은 움직이면 완화되지만, 활동을 하지 않으면 다시 나타난다. 척추 전체에서 통증이 있으며 수면장애와 장과 방광의 실금, 이상감각(paresthesia), 저린 감각 등의 신경학적인 변화가 나타난다. 포도막염(uveitis), 폐섬유증, 염증성 장질환, 대동맥폐쇄부전증 등의 증상도 나타난다. 포도막염은 강직성 척추염 대상자의 25%정도에서 발생할 수 있으며, 특히 말초관절염 대상자는 HLA-B27이 양성이지만, 발생률은 척추염의 심각성 정도와 관련이 없어 보인다.

장의 염증은 척추관절증 대상자에서 흔히 볼 수 있으며, 1/4은 크론병의 초기증상을 보인다. 대동맥폐쇄부전증은 강직성 척추염 대상자의 5%에서 볼 수 있고, 전형적인 이완기 잡음을 동반하며 대동맥판막대치술을 실시해야 한다. 그러나 심장 문제는 흔히 발생하는 문제는 아니다.

진단검사

강직성 척추염의 진단은 과거력과 신체검진 이외에도 방사선 소견의 결과를 토대로 내려진다. 신체검진에서 양성으로 나타나는 소견은 천장관절염(sacroiliitis), 척수의 근육경련, 골반 움직임 장애 등이 있다. 흉부팽창 감소는 질환의 후기에 발생한다. 증상이 있는 천장관절염인 경우, 방사선검사에서 천장관절의 변화가 확인되는 것은 질병 초기에 매우 중요한 소견이다. 초기에는 방사선검사에서 비정상을 볼 수 없으나, 나중에는 천장관절염으로 진행하여 관절 주변이 경화증으로 진행되는 전형적인 변화를 볼 수 있다. 질환 말기에 완전한 척추융합(대나무 척주)과 천장관절의 융합이 모든 인대구조의 골화 과정을 따라 발생한다.

일반적으로 임상검사는 강직성 척추염을 진단하는 데 도움이 되지 않는다. HLA-B27 항원이 강직성 척추염 대상자의 90%에서 발견되지만, 질환이 없는 사람의 10%에서도 보인다. 대부분의 대상자에서 ESR이 상승하지만, 심한 질환을 가진 사람에서 정상으로 나타나기도 한다. 다른 소견으로는 크레아틴키나아제와 알카리성 포스파타제 수치가 상승하지만 이것으로 질환을 확진하지는 않는다.

치료

강직성 척추염 치료의 목적은 기동성을 유지하고 염증을 줄이며 통증을 조절하는 것이다. 다른 만성질환과 마찬가지로 대상자가 건강증진과 다른 자가간호활동에 대한 책임을 가지고 치료에 참여할 때 더욱 성공적이다.

약물요법

다른 만성관절질환과 마찬가지로 성공적인 통증관리는 염증과 강직을 줄이는 것이다. NSAIDs는 염증을 줄이기 위해 사용되며, 열(따뜻한 샤워나 목욕)의 적용은 아침 통증과 강직을 완화하는 데 도움이 된다. Sulfasalazine과 methotrexate는 효과가 있지만, 강직성 척추염의 진행을 느리게 하거나 정지시키며 척추관절염에 높은 효과를 보이는 종양-괴사-알파 요인(tumor-necrosis-factor alpha, TNF-α) 차단제가 승인되어 사용되고 있다. Etanercept와 infliximab은 강직성 척추염 치료제로 FDA의 승인을 받았다.

간호

건강력 조사를 위한 질문은 관절 이외의 침범부위를 조사하는 것 외에도 통증, 강직, 피로 등의 전형적인 임상증상과 일상생활에 미치는 영향에 초점을 맞춘다. 통증의 특성, 발생, 위치, 지속기간, 통증의 질 등을 질문한다. 효과가 있었던 통증-강직-피로의 대처방법으로 사용한 자가간호방법(열과 냉 사용, 샤워나 목욕)에 대해 질문한다.

통증부위가 허리, 흉부 또는 경추인지 확인한다. 무릎, 엉덩이, 어깨 등과 같은 다른 큰 말초관절은 불편감을 유발한다. 강직성 척추염 초기에는 엉덩이와 대퇴로 방사되는 요통을 호소한다. 강직성 척추염 대상자의 수면은 정상수면과는 다르므로 수면양상을 파악해야 한다. 대상자의 통증이 악화되는지, 그것이 아침강직과 관련이 있는지 그리고 활동이 줄었는지를 확인하고 요통이 있었던 기간도 확인한다. (1) 불편감의 발생, (2) 40세 미만, (3) 3개월 이상 불편감 지속, (4) 아침강직, (5) 운동 시 호전됨의 5가지 특징은 염증성 척추질환임을 강력하게 시사한다.

대상자에게 피로, 체중감소, 미열 등이 있는지 조사한다. 진행된 질환에서 척추골절로 인해 척수압박이 발생할 수 있으므로 운동활동 감소, 이상감각, 저린감, 장과 방광의 실금 등과 같은 신경학적 변화에 대한 정보를 알아내는 것이 매우 중요하다. 관절 이외의 질환이 있을 가능성이 있으므로 눈과 호흡기상태 및 심장에 대해서도 질문한다.

- **눈:** 흐릿한 시야, 시력저하, 통증, 많은 양의 눈물, 광선공포증(photophobia) 등의 여부
- **호흡기:** 기침, 객담, 호흡곤란, 짧은 호흡, 흡연 경력 등
- **심혈관:** 잡음, 빈맥, 비정상 심음 등

신체사정

질병 초기의 척추사정은 정상으로, 천장관절을 깊이 촉진하면 압통이 있을 수 있다. 상부척추로 질병이 진행함에 따라 정상적인 요추전만 자세가 없어지면서 굴곡과 신전이 감소되고, 측면의 움직임이 저하된다. 대상자에게 허리를 구부리도록 하여 요추가 편평해짐을 관찰하여 요추전만 자세가 없어지는지 확인한다. 요추전만 자세가 감소되면서 척추구조를 따라 압통과 경련이 발생하는 것을 볼 수 있다.

요추의 굴곡을 알아보는 유용한 방법은 Schober검사이다. 대상자를 똑바로 서게 한 다음, 간호사는 L5-S1에 표시를 하고, 위로 10cm에도 표시를 한다. 대상자가 최대한 앞으로 구부리면 정상적으로 두 표시의 간격이 15cm 이상 늘어난다. 그러나 강직성 척추염에서는 이러한 방법이 유용하지는 않다. Schober검사는 주로 젊은 성인에게 사용되는 방법으로, 척추의 굴곡은 나이가 들면서 일반적으로 감소하기 때문이다. 상대적으로 강직성 척추염을 검사할 때는 대상자의 손가락이 발끝에 닿도록 하여 바닥과의 거리를 측정한다. 굴곡이 감소된 대상자는 손가락과 바닥 사이의 간격이 멀다. 강직성 척추염에서 척추후만 자세는 흉부팽창을 감소시키는 경향이 있다. 흉부팽창을 사정하기 위하여 유두 위치에 측정테이프를 붙인 다음, 폐를 완전히 팽창시켜 흉부 측정거리를 기록한다. 다른 신체적 증상과 함께 거리가 3cm 미만이면 강직성 척추염으로 진단한다. 질병이 진행되면서 목의 ROM이 감소하고, 고정된 척추후만증을 유발하는데, 이는 시각능력을 손상시킬 수 있다. 대상자의 머리에서 벽까지의 길이를 측정하여 경추후만증 정도를 확인한다.

강직성 척추염 대상자에게는 두 가지의 근골격계 변화가 나타난다. 첫 번째 변화는 말초관절의 염증인데 특히 엉덩이, 무릎, 어깨에 침범한다. 이러한 관절 양쪽으로 ROM에 변화가 있는지, 통증, 압통, 활막염 등을 사정한다. 또한 청소년기에서 흔히 볼 수 있는 근육부착염(enthesitis) 증상이 있는지도 관찰한다. 근육부착염은 발바닥과 발꿈치(아킬레스건염), 무릎 등에 침범한다. 근골격계 외에도 눈, 폐, 심장 등에 잠재적인 문제가 있을 수 있기 때문에 기초검사를 하면서, 이러한 부위도 주의 깊게 사정한다.

교육제공

간호사는 건강증진활동, 운동, 통증관리에 대해 대상자를 교육시키는 주요한 역할을 한다. 간호사는 대상자의 변해가는 외모에 대해 긍정적이고 조건 없는 관심을 갖어야 한다. 질병이 빠르게 진행하거나 근골격의 변화가 나타날 때까지 아무 도움을 받지 못하는 경우, 대상자는 매우 자의식이 강해지며 외모에 대해 우울해질 수 있다. 대상자는 외모의 변화로 인해 직업이나 사회적 활동을 꺼리게 된다. 따라서 신체상의 변화

나 사회적으로 격리된 대상자를 돕는 것은 의미가 있는 일이며, 치료적 관계를 설정하는 데 매우 중요하다. 그룹 참여와 상호작용을 통해 격려하고, 긍정적이고 조건없는 간호사의 관심을 보여 주어 자신을 재통합할 수 있도록 돕는다. 대상자의 1/3이 우울을 경험하며, 남성보다 여성에게서 더욱 그렇다.

기동성 유지

척추의 스트레칭과 신전을 증진시키는 운동을 통해 좋은 자세를 갖도록 격려한다. 수영은 통증 없이 척추를 신전시키는 데 효과적인 운동이다. 간호사는 다루기 힘든 가구나 장비에 대한 문제를 해결하여 척추신전을 강화하도록 도와줄 필요가 있다. 컴퓨터 작업대의 위치를 교정하거나 인체공학적인 의자를 선택하는 것도 좋은 방법이고, 적절한 수면자세도 중요하며 특히 경한 경추굴곡이 있는 대상자는 두 개의 베개를 사용하는 것이 좋다. 자는 동안 척추의 신전을 최대화하며 단단한 매트리스 위에서 자거나 침대 밑에 딱딱한 판을 대고 똑바로 눕고 베개 없이 자도록 한다. 대상자가 베개를 원하면, 가능한 낮은 것을 사용하도록 한다.

효과적인 호흡증진

또 다른 주요한 간호중재는 효과적인 호흡양상 유지와 적절한 산소화이다. 흉부팽창 사정을 계속하면서 심호흡운동을 교육하고 금연과 호흡억제제는 최상의 호흡을 유지할 수 있도록 돕는다고 설명한다. 호흡곤란이 있다면, 입술을 오므리고 호흡하기(pursed-lip breathing)를 하도록 교육한다. 경추가 침범된 대상자가 수술을 받는 경우 마취과에 연락한다. 경추에 강직성 척추염이 있는 경우에는 기관내삽관에 문제가 있을 수 있다.

특발성 염증성 근육증

근육의 염증성 질환은 근육쇠약과 골격근의 비화농성 염증이라는 특징이 혼합된 질환이다. 다발성 근염(polymyositis, PM)과 피부근염(dermatomyositis, DM)을 합하여 특발성 염증성 근육증(idiopathic inflammatory myopathy)이라고 한다. 특발성 염증성 근육증은 드문 질환으로, 인구 1백만 명당 0.5~8.4명이 발생한다고 추정된다. 다발성 근염과 피부근염이 모든 연령층에 침범될 수 있지만, 대부분 10~15세 사이와 40~60대 사이에서 가장 많이 발생하며, 여성이 남성보다 두 배 더 많다. 인종차이는 뚜렷한데, 일본인에게서 제일 드물고, 흑인에게서 발생률이 가장 높다.

원인과 위험요인

특발성 염증성 근육증은 환경적 요인에 의해 유발되는 면역중개질환이라고 할 수 있다. (1) 다른 자가면역질환이나 결합조직질환과 관련성이 있고, (2) 순환하는 항체가 매우 증가되어 있다는 두가지 관찰사항이 이를 뒷받침하고 있다. 근염 특수 자가항체(myositis-specific autoantibodies, MSAs)를 포함하여 PM-DM과 관련이 있는 자가항체들이 이러한 질환에서 대부분 발견되고 있다.

PM-DM을 유발하는 요인에 대해서는 아직 명확히 밝혀지지는 않았지만, 바이러스가 가장 유력한 원인으로 예상되어 왔다. 또한 유전적 요인도 중요한 역할을 한다. HLA-DR3을 가지고 있는 사람은 이러한 염증성 근육질환으로 발전될 가능성이 높다. 신체 근육염은 HLA-DR1, HLA-DR6, HLA-DQ1과 관련이 있는 것으로 보인다.

병태생리

삼각근이나 사두근의 조직생검(tissue biopsy)으로 질환의 병리에 대한 유용한 정보를 얻을 수 있다. 림프구와 대식세포의 염증성 침윤으로 인한 국소적 또는 광범위한 근섬유의 퇴화 등을 포함한 몇 가지 변화를 볼 수 있다. 일부에서는 근섬유의 전체 또는 부분에서 괴사가 발생한다. 그러나 근섬유는 다시 재생된다.

임상증상

다발성 근염과 피부근염은 산재성 · 전신성 · 염증성 결합조직 질환이다. 이 질환은 급성으로 발생하여 빠르게 진행된다. 대상자들은 점차적으로 몇 달에 걸쳐 체중감소, 피로, 쇠약 등을 보이며, 때로는 변화가 시작되었다는 것조차 모르는 경우가 있다. 두 가지 질환 모두에서 사지를 지지하는 근위부 근육이 대칭적으로 쇠약해지며 때로는 사지, 목, 인두 등에 근위축이 발생한다. 근력 약화가 골반지지근육에서 처음 발생하므로 하지, 어깨, 팔의 근력 감소가 발생한다. 급성기에는 근육에 압통이 있으며 붓고 창백해진다. 다발성 근염은 피부의 변화와 관련이 있으므로 피부근염(dermatomyositis)으로 분류한다. 다발성 근염과 피부근염이 포함된 특발성 염증성 근육증에는 (1) 다발성 근염, (2) 피부근염, (3) 근위축성 피부근염, (4) 청소년 피부근염, (5) 신생물과 관련있는 근염, (6) 교원혈관질환과 관련있는 근염, (7) 전신근염 등 7가지 질환이 포함된다.

염증성 근육증을 가진 대상자의 일부는 근허약과 더불어

악성종양으로 발전한다. 악성종양은 근허약 전 · 후에 발생한다. 어린이에게서는 거의 볼 수 없으나, 모든 연령층에서 발생하며, 관련 악성종양은 피부근염을 가진 대상자에게서 더 흔하다.

진단검사

진단을 위해 (1) 연하곤란이나 호흡기 근쇠약을 동반하거나 또는 동반하지 않는 근위부의 대칭성 근허약, (2) 혈청근육효소 수치의 상승, (3) 근전도의 변화, (4) 근육생검에서 근육염의 증거, (5) DM에서 전형적인 피부발진 등 PM과 DM의 진단을 위한 범주를 활용할 수 있다.

중증성 근무력증, 근위축성 축삭경화증, 길랭바레증후군, 다발성 근육통 등과 같은 신경근육질환을 제외한 후에 진단을 내려야 한다.

가장 중요한 임상검사는 근육효소인 크레아틴키나아제(전에는 creatine phosphokinase라고 했음)이다. 크레아틴키나아제의 상승은 근육손상을 의미하지만, PM-DM에서는 특수한 것이 아니다. 크레아틴키나아제의 상승은 근육주사, 근육생검, 운동 후에도 나타나고, 크레아틴키나아제 수치는 질병의 활동성에 따라 변한다. 대부분의 경우에서 aldolase, ALT, AST, LDH 등을 포함한 다른 근육효소들도 상승한다. ESR은 대상자의 50%에서 정상이다.

근전도(EMG)에서는 비정상적인 결과를 나타나는데, 자연세동과 함께 조주파가 보이며, 휴식 시에는 양성스파이크가 나타난다. 근육생검은 진단이 의심될 때 시행하며, 위축되지 않은 침범부위의 근육에서 실시한다. 근육생검으로는 근육재생뿐 아니라 괴사나 퇴화와 관련된 변화를 알 수 있고, 섬유증도 확인할 수 있다.

치료

PM-DM의 치료는 매일 고용량의 코르티코스테로이드를 투여하는 것으로 시작한다. 프레드니손(1~2mg/kg/일)은 상승된 근육효소가 정상으로 떨어질 때까지 투여하며, 대상자는 ADL을 수행하는 능력이 향상된다. 심한 경우에 용량을 나누어 투여하거나 methylprednisolone을 정맥으로 투여한다. 일부 대상자에서 스테로이드 용량을 줄이면, 질환이 재발할 수 있기 때문에 장기간 고용량의 스테로이드를 사용해야만 한다. 스테로이드에 반응을 보이지 않거나, 고용량의 스테로이드를 대상자가 견딜 수 없다면, 면역억제제인 azathioprine (50~150mg/day)을 매일 투여하거나, 매주 methotrexate(구강으로 7.5 mg, 정맥주사로 0.8mg/kg)를 투여한다. 다른 면역억제제들도 스테로이드에 내성이 있는 대상자에게 사용되어 왔는데, Cyclophosphamide, 6-mercaptopurine, chlorambucil, 전신 방사선조사, 면역글로불린의 정맥주사 등이 사용되었다. Hydroxychloroquine은 근육염에는 효과가 없지만, 피부근염 치료에는 사용된다.

간호

PM-DM의 대상자들은 몇개월에 걸쳐 일어나는 비특이적인 변화, 즉 피로 증가, 체중감소, 권태감 등으로 인해 건강관리를 받는다. 피로의 특성과 그것이 일상생활활동(ADL) 수행능력에 어떠한 영향을 미치는지에 대해 질문한다. 대상자들은 근육허약으로 인해 업무수행에 지장이 있다고 말한다. 큰 근육을 사용하는 데 필요한 ADL 수행능력에 변화가 있는지 질문한다. 근육통의 발생, 기간, 위치 및 양상을 질문한다. 질병 초기에 근육통과 압통은 나타날 수 있지만, 그렇지 않을 수도 있다. 대상자가 머리를 빗거나 머리 위로 물체를 들어 올리거나, 옷을 입거나 반복적인 집안 일을 할 때, 어려움이 있는지 확인한다. 골반 주변에 근허약이 있었다면 팔걸이가 없는 의자에서 일어나거나, 자동차에서 내리거나, 계단을 오르거나 자전거를 탈 때 어려움이 있는지 확인한다. 많은 대상자에서 관절염과 관절통이 겹쳐서 발생할 수 있기 때문에 관절통과 관련하여서도 질문한다. 일부 대상자들은 균형과 관계없이 넘어지는 경향이 있다고 보고되므로, 걸음걸이 양상에 변화가 있는지 확인한다. PM-DM 대상자들에서 얼굴과 인두의 근허약이 있기 때문에 씹거나 삼키기 어려움, 얼굴부종 또는 쉰 목소리가 있는지 확인한다.

PM-DM은 전신질환이기 때문에 피부, 폐, 심혈관계 등을 포함하여 질문해야 한다. 대상자가 피부근염의 전형적인 증상인 피부나 손톱의 변화(발진, 발적, 각질 등)가 있는지 파악한다. 또한 PM-DM의 흔한 호흡기 합병증은 흡인성 폐렴(약한 기침과 인두근육의 쇠약 때문에)과 간질성 폐질환이다. 대상자에게 호흡기계 질환의 병력, 특히 폐렴과 인플루엔자 질환을 앓았는지 확인하고 어떻게 회복되었는지에 대한 정보를 수술 전 · 후 호흡기간호를 위해 외과간호사에게 제공한다. 부정맥과 승모판탈출증에 대한 질문을 통해 대상자의 심장 관련 병력도 조사해야 한다.

신체사정

PM-DM 대상자의 사정에는 피부와 손톱판에 발적, 반점의 발진, 플라그, 각질, 결절 등이 있는지 철저히 조사해야 한다. 대상자의 얼굴에 연보랏빛 발진이 있다면, 목과 머리를 안전하게 잡고 검진 탁자 아래로 내리거나 침대 옆으로 내리게 한다. 이러한 방법은 얼굴을 빨개지게 하므로 발진의 적청색을 뚜렷이 구별할 수 있다.

근육허약을 처음 검사할 때, 대상자에게 걸어보게 하고, 팔걸이 없는 의자에서 일어나게 하거나 무거운 책을 들어올리게 하여 조사를 한다. 악력의 상실은 악력검사로 파악하고, 어깨를 들어올리도록 하여 어깨의 근허약을 평가한다. 모든 근육을 대칭적으로 위축, 통증이나 압통과 경축 등이 있는지 확인하기 위하여 촉진해 본다. 위축은 질병말기에 나타나지만, 경축은 근허약이 심한 경우 질병 초기에 나타난다. 근육을 사정하면서 크고 작은 관절에 홍반, 통증, 활막염, ROM의 제한 등이 있는지 살펴본다.

피부계와 근골격계 외에도 질병의 전신적 특성상 심폐기능도 철저하게 사정해야 한다. 흉곽이 대칭적으로 팽창하는지 사정하는 것은 호흡근육에 어떠한 문제가 있는지를 파악하는 데 도움이 된다. 호흡양상, 간단한 활동에도 호흡곤란이 있는지, 기침 등은 근육질환과 함께 급·만성호흡기 문제가 있음을 의미한다. 폐음의 양상을 사정하여 미세한 나음이 있는지 주의 깊게 사정해야 하는데, 흡인성 폐렴은 진행된 PM-DM의 흔한 합병증이기 때문이다.

투약교육 제공

고용량의 스테로이드치료를 받는 대상자들의 투약교육은 프레드니손의 장기사용으로 인한 잠재적인 부작용에 초점을 두어야 한다. 감염의 위험성이 있기 때문에 미열, 오한, 관절통을 잘 관찰하고 보고해야 한다. 다른 장기적인 부작용으로는 안면부종, 식욕항진, 당뇨로의 진전, 골다공증, 무혈관성 괴저 등이 있다.

대상자들은 프레드니손 치료를 받는 동안, 용량을 임의로 바꾸지 않도록 해야 한다. 스테로이드는 고용량을 사용하였거나 장기간 사용한 경우, 서서히 용량을 줄이며 끊어야 하는데, 이유는 신체가 코티솔 수치의 변화에 즉각 반응을 할 수 없기 때문이다. 고용량의 스테로이드를 투여받는 동안에는 시상하부-뇌하수체-부신피질이 억제되므로 코티솔의 자연생성 능력이 저하된다. 스테로이드에 의존적인 대상자가 갑자기 치료를 중단하면, 애디슨 위기(순환장애, 구토, 심한 무력감이 특징)와 스트레스를 경험하게 된다.

질식 예방

인두와 호흡기근육이 침범된 대상자들은 질식성 폐렴을 예방하기 위해 주의 깊게 모니터해야 한다. 대상자들이 잘 삼키도록 하고, 삼키는 기능을 유지하도록 도와서 질식을 줄일 수 있다. 식사 전에 휴식을 취하고 쉽게 삼킬 수 있는 음식, 식사 동안에는 똑바로 앉기 등이 도움이 된다.

낙상예방

PM-DM 대상자들은 근육쇠약, 걸음걸이의 변화, 고용량의 프레드니손 치료로 인해 낙상의 위험성이 있다. 보조기구의 사용과 더불어 균형 있는 근육강화 프로그램과 안전한 이동에 대해 교육하여 대상자들이 손상을 입지 않도록 한다.

점액낭염

점액낭염(bursitis)은 여러 관절의 뼈, 근육, 건 및 인대와 연관된 점액낭에 생긴 염증이다. 관절공간을 감싸고 있는 점액낭이 액체로 가득 차 있는 통증이 있는 염증이다. 성인인구의 3% 정도가 통증이 있고, 증상이 있는 점액낭염을 가지고 있는 것으로 추정된다. 40~50대에서 가장 많으며, 어깨관절에서 가장 흔하고 팔꿈치, 무릎, 엉덩이 순이다. 점액낭염이 상체에 침범되는 경우에는 보통 많이 쓰는 팔에서 나타난다.

원인과 위험요인

가장 흔한 원인은 야구에서 반복적으로 공을 던지는 동작이나 엎드려서 걸레질을 하는 것처럼 특정 관절 주변의 점액낭을 물리적으로 자극하는 반복적 동작이나 자세를 취하는 것이다. 위험요인은 전형적으로 기계를 반복적으로 다루는 직업에서 나타나는 급·만성 외상이며, 다른 원인으로는 류마티스관절염과 같은 관절질환, 통풍, 종양 및 노화와 관련한 퇴행성 변화 등이 있다.

병태생리

점액낭은 점액낭 속의 활액이 윤활제 역할을 하여 주변조직(건과 뼈 또는 건과 인대)의 마찰을 감소시켜 준다. 신체에는 대략 150개의 점액낭이 있다. 점액낭염은 이러한 관절의 점액낭에 염증이 생긴 것이다. 점액낭 내에 액체가 채워져 종창이 발생하기 때문에 관절의 움직임이 제한되고 통증이 있다. 급성과 만성으로 분류될 수 있다.

임상증상

점액낭염의 증상은 관절의 종창, 홍조, 통증, 경직 및 관절을 움직일 때 발생하는 통증이다. 점액낭염을 가진 대상자는 침범부위에 국한된 통증을 호소하며, 압통이 있고 큰 불편감을 가지게 된다. 그 부위에 연결되어 있는 건에 궤양이 발생할 수 있다. 점액낭염의 부위에 따라 수면장애, 보행장애, ADL 수행의 어려움 등을 호소할 수 있다.

진단검사

점액낭염의 진단은 과거력과 신체검진의 결과를 기초로 한다. 급성점액낭염에서 방사선소견은 정상으로 나올 수 있는 반면, 만성에서는 칼슘이 침착되어 있는 것을 볼 수 있다. 임상검사와 윤활액 분석검사를 통해 점액낭이 감염되어 있는지 확인할 수 있다.

치료와 간호

급성점액낭염은 침범 부위의 휴식과 부동, 비마약성 진통제와 ROM 운동으로 치료한다. 일반적으로 급성점액낭염의 통증은 NSAIDs로 조절한다. 대상자 교육은 점액낭염의 원인, 재발 예방(일정한 마찰이나 압력을 일으키는 활동을 피함), 습열의 적용, 약물, 운동 등에 중점을 둔다.

간호사는 대상자에게 적절한 용량과 뜻하지 않은 부작용뿐만 아니라, 항염증약물의 목적에 대해 교육해야 한다. 통증은 관절을 움직이지 않고 휴식을 취하게 하거나 부종을 조절하기 위하여 그 부위를 상승시킴으로써 완화된다. 대상자에게 얼음과 열을 적용하는 정확한 방법을 알려주는 것은 통증을 완화하기 위한 방법으로 중요하다.

급성점액낭염 대상자는 일시적으로 자기돌봄결핍이 있다. 질환이 만성화 되면, 점점 더 움직이기 어렵고 특히 어깨나 팔꿈치가 침범된 경우에 더 그렇다. 큰 옷을 입는 것이 편하고 긴소매나 통이 넓은 바지를 입도록 한다. 셔츠는 앞에 단추가 있는 것이 도움이 된다. 대상자들은 옷을 입을 때는 침범된 쪽의 팔을 먼저 넣고, 벗을 때는 침범된 쪽의 팔을 나중에 빼도록 하여 어깨나 팔꿈치의 통증을 최소한으로 줄이도록 한다.

CHAPTER 38

Management of Clients with Musculoskeletal Trauma or Overuse

근골격계 외상 · 과다 사용 대상자 관리

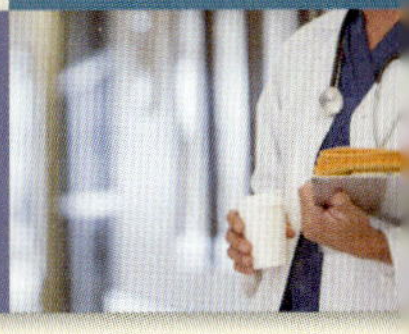

학습목표

1. 염좌, 탈구와 아탈구, 골절 같은 근골격계 외상의 원인과 종류 및 치료를 설명한다.
2. 근골격계 외상 · 과다 사용 대상자의 건강력 수집과 신체검진 수행을 통해 간호문제를 사정한다.
3. 근골격계 외상 · 과다 사용 대상자에 대한 간호목표를 세우고 간호중재를 계획한다.
4. 근골격계 외상 · 과다 사용 대상자에 대한 간호중재를 시행하고 결과를 평가한다.

주요 내용

염좌, 탈구, 아탈구, 골절

활동제한과 보조적 기구는 치유과정을 촉진시키는 한편, 합병증을 유발하기도 한다. 이 장에서는 염좌, 탈구와 아탈구, 골절의 유형 및 흔히 일어나는 연조직 손상과 이러한 손상과 관련된 의학적 관리와 간호관리에 대한 내용을 다룬다.

염좌와 좌상

염좌(삠, sprain)는 인대가 늘어나 관절에 부상을 입는 경우를 말한다(그림 38-1). 건이나 근육이 손상되는 것은 좌상(strain)이라고 한다. 염좌가 가장 많이 발생하는 부위는 손과 발목 부위이며, 인대와 건은 관절내 뼈를 지지하고 있는데, 과도한 힘이 관절에 주어지는 경우에는 쉽게 손상될 수 있다. 인대나 건이 뼈 부착부위에서 완전히 떨어지는 경우를 박리(avulsion)라 한다. 염좌와 좌상은 통증을 유발하고 압통, 심한 종창, 혈종 형성에 의한 변색을 동반한다. 관절낭내의 출혈은 치유를 지연시키고, 근력과 관절가동범위(range of motion, ROM)를 제한시킨다. X-선검사를 통해 골절과 구별할 수 있고, 손상 정도도 확인할 수 있다. 건이나 인대가 다시 정상으로 회복되기 위해서는 약 6주 정도가 필요하며, 손상이 심한 경우는 수술로 교정해야 한다.

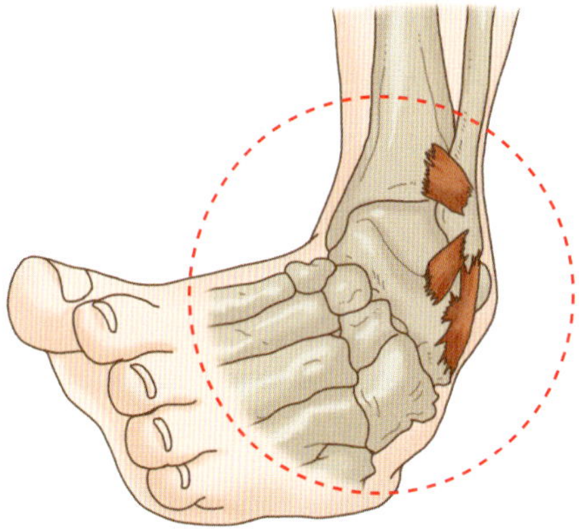

그림 38-1 ■ 염좌

탈구와 아탈구

탈구(어긋남, dislocation)는 관절에 있는 두 개의 뼈가 분리되어 관절부위 뼈의 표면이 서로 맞닿아 있지 않는 상태를 말한다(그림 38-2). 아탈구(불완전탈구, subluxation)는 관절부위 뼈의 표면 중 일부만 맞닿아 있고, 나머지는 분리되어 있

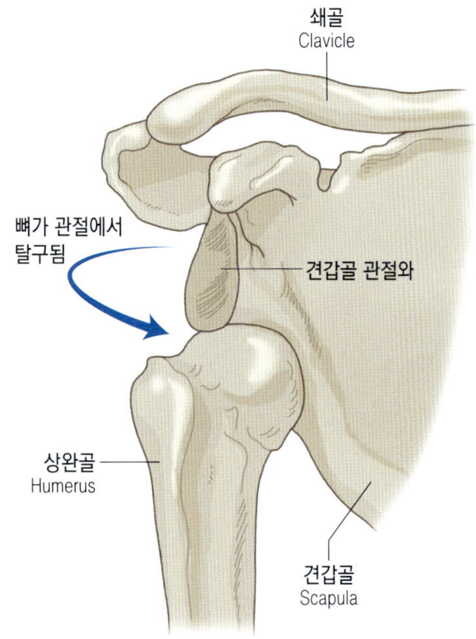

그림 38-2 ■ 탈구

는 것을 말한다. 두 손상 모두 낙상, 강타, 근육의 강한 수축 등으로 인대나 건에 변형을 초래할만한 힘이 가해져서 손상이 발생한 것이다. 예를 들어, 대상자가 계단에서 굴러 떨어지는 것을 막아보려고 계단 난간을 꽉 잡은 경우, 어깨관절의 탈구가 일어날 수 있다. 또 다른 원인으로는 근육질환이나 류마티스관절염(rheumatoid arthritis) 또는 인대파열(desmorrhexis)과 같은 질환으로 인해 탈구가 발생할 수 있다.

성인의 경우, 어깨관절의 상완전방 탈구가 흔하다. 무릎전방 탈구는 하지에서 가장 많이 일어나는 탈구이며, 이 경우 신경혈관 손상이 동반될 수 있기 때문에 응급상황이 될 수 있다. 성인의 고관절은 비교적 안정적인 관절에 속하지만, 심한 외상을 입은 경우 탈구가 일어날 수 있다. 탈구는 또한 고관절 전치환술을 받은 후 운동에 대한 주의사항을 잘 지키지 않았을때 발생하는 경우도 있다.

뼈가 관절 밖으로 탈구되면, 대상자는 움직일 때마다 심한 통증을 느끼게 된다. 관절 위와 아래쪽에 부종이 나타나며, 관절 기능이 소실되고, 육안으로 변형이 관찰되며, 사지의 길이가 달라진다. X-선검사를 통해 확진하며, 흔히 관절표면의 골절이 동반된다. 탈구는 혈관손상, 순환장애, 신경손상, 인대파열, 근육파열 등을 일으키기 때문에 환부의 신경혈관상태를 주의 깊게 사정해야 한다. 염증이나 경련이 심해지기 전에 정복을 하는 것이 가장 좋지만, 만약 즉시 정복을 시행하는 것이 어렵다면, 정복을 시도하기 전에 진통제나 근육이완제를 투여한다. 탈구 후, 4~8주 동안 부목이나 패드를 사용하거나, 통증이 감소될 때까지 또는 근육 기능이 탈구의 재발을 적절히 지지할 수 있을 때까지 사용한다. 대상자는 탈구가 발생하는 상황을 인지하고 재발되지 않도록 위험한 행동을 자제해야 한다.

아탈구가 발생한 경우, 대상자는 다양한 강도로 통증을 경험하게 되며, 관절이 제자리에서 잠깐씩 바깥쪽으로 빠지는 듯한 느낌을 받는다. 관절부위가 약하게 느껴지며 움직일 때마다 통증이 심해진다. 아탈구는 방사선촬영에서 정상으로 나타나기 때문에 의료진은 염좌, 좌상, 근육열상, 골절 등과 감별진단을 해야 한다. 근육강화운동을 통해 추후 아탈구가 일어나는 것을 예방할 수 있다. 또한 어깨고정과 같이 관절 움직임을 제한하는 것도 도움이 된다.

골절

골절(fracture)이란, 뼈의 연속성에 붕괴가 일어난 것을 말한다. 골절이 발생하게 되면 주변의 연조직 또한 손상된다. 뼈의 손상은 방사선촬영을 통해서 확인할 수 있으나 근육, 인대, 신경, 혈관 등의 파열과 같이 회복이 어려운 상태는 확인할 수 없다. 외상성 장애로 인한 골절의 발생비율은 높은 편이다. 골절이 발생하면 활동의 제한, 불구, 경제적 손실 등으로 개인의 삶의 질에 중대한 변화가 생긴다. 골절을 입은 대상자를 위한 간호는 손상에 대한 정확한 이해로부터 시작된다.

원인과 위험요인

골절은 뼈에 과도한 스트레스가 가해진 경우에 발생하게 된다. 즉, 기계적인 과부하로 인해 초래된다. 뼈의 속성에 따라 골절이 일어나게 되는 힘의 양은 다르다. 예를 들어 골다공증과 같은 골대사성 장애를 가진 대상자는 경미한 외상으로도 골절을 입을 수 있는데, 이는 이미 대상자가 가지고 있는 장애로 인해 뼈가 약해져 있기 때문이다. 골절은 움직이는 물체가 뼈 위를 강타하는 것과 같은 직접적인 힘에 의해 초래되기도 하지만, 근육의 강한 수축이 뼈를 잡아당기는 것과 같은 간접적인 원인에 의해 초래되기도 한다. 그 밖에 뼈가 역학적 힘을 견디는 능력이 저하되어 작은 스트레스나 피로만으로도 골절이 유발되는 경우도 있다. 뼈의 유형에 따라 역학적 부하에 반응하는 양상이 달라지는데, 피질골(바깥쪽의 치밀층)의 경우는 횡적으로 주어지는 스트레스보다는 종적으로 주어지는 스트레스를 더욱 잘 견디는 경향이 있다. 뼈의 안쪽에 있는 해면골(스폰지골, cancellous, spongy)의 구조는 망상형태로, 적색골수가 공간을 채우고 있어 피질골보다 힘을 더욱 잘 흡수할 수 있다. 해면골은 공간을 분리시키는 뼈의 돌기(trabeculae)가 스트레스에 따라 선을 이룬 배열 때문에 한층 더 단단해진다.

골절을 일으키는 선행요인으로는 스테로이드 사용이나 쿠싱증후군으로 인한 골감소증 또는 골모세포가 불완전한 콜라겐을 생성하는 선천성 골질환인 골형성 부전증과 같은 상태를 들 수 있다. 이러한 상태에 있는 경우, 뼈는 쉽게 부서지거나 골절된다. 골종양 역시 뼈를 약화시켜 골절을 일으킬 수 있다. 폐경기의 에스트로겐 호르몬 소실이나 단백질 영양결핍도 골밀도를 감소시켜 골절의 위험을 높인다. 뼈가 건강한 사람의 경우는 스케이트나 스키, 암벽등반 같은 활동적인 여가활동이나 직업과 관련된 활동 등으로 인해 골절이 발생한다. 외상성 손상으로 치료를 받는 사람들 중에는 가정폭력에 의한 경우도 있다.

병태생리

골절의 심각성은 골절을 일으킨 힘에 따라 달라진다. 가해진 힘이 골절을 일으킬 수 있는 정도를 약간 초과한 경우라면, 완전히 골절되기보다는 금이 가는 정도의 손상이 생긴다. 그러나 만약, 자동차 충돌이나 총상과 같이 극도로 큰 힘이라면 뼈는 여러 조각으로 부수어진다. 골절이 일어나면, 뼈의 양쪽에 부착되어 있는 근육이 손상되고, 근육은 경련을 일으켜 골절된 뼈가 제 위치에서 이탈되도록 잡아당기게 된다. 근육군이 큰 경우는 대퇴골과 같은 큰 뼈도 변위시킬 수 있을 정도로 심한 경련이 일어난다. 골절된 뼈의 근위부가 제자리에 남아 있더라도 골절의 원인이 되었던 힘과 주변 근육의 경련으로 인해 원위부에 변위가 일어날 수 있다. 이 때문에 골절편이 외측으로 이탈되거나 각도가 어긋나거나 또는 골절편이 서로 중첩될 수 있으며, 골절된 뼈가 회전되거나 갈라질 수도 있다.

그 밖에 골막과 골절된 뼈의 피질이나 골수강 내에 분포하는 혈관과 연조직이 손상된다. 연조직과 손상된 뼈 부위에서 출혈이 일어나 골절된 뼈와 골막 사이에 혈종이 형성된다. 골절부위 주변의 뼈조직이 사멸되고, 이로 인해 심한 염증반응이 초래되어 혈관확장, 부종, 통증, 기능소실, 혈소판과 백혈구의 삼출, 백혈구의 침윤 등이 발생한다. 그러나 이러한 병태생리적 반응은 골절 치유의 초석이 된다.

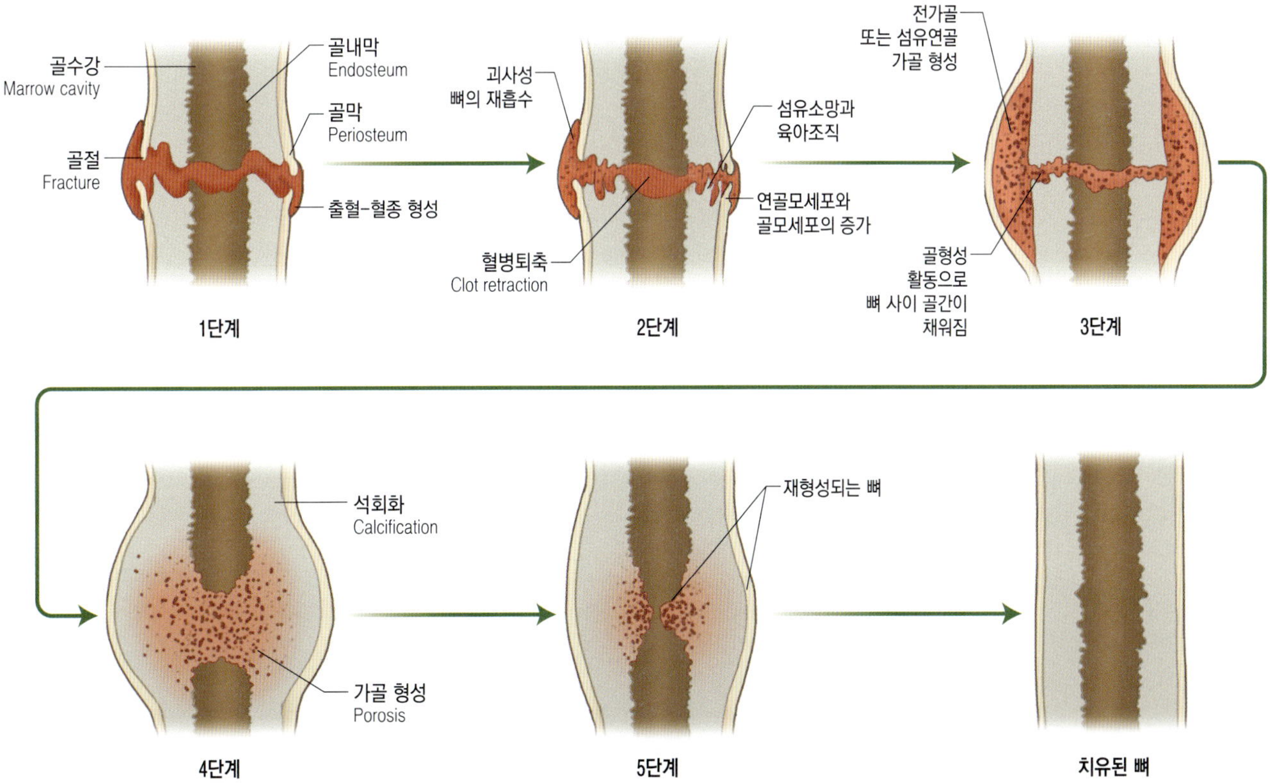

그림 38-3 ■ 골절의 치유 과정

I단계: 혈종 단계, 1~3일, **II단계:** 육아조직 단계, 3일~2주, **III단계:** 전가골 단계, 2~6주, **IV단계:** 골화 단계, 3주~6개월, **V단계:** 재형성 단계, 6주~1년

인체에서 흉터를 형성하지 않고 재생을 통해 치유되는 조직은 극소수이다. 뼈의 정상적인 성장과 유지를 위해 작동하는 골 형성기전, 즉 새롭게 합성된 뼈의 기질에 무기질화가 일어난 후, 성숙된 뼈로 재형성되는 과정이 골절의 회복에서도 동일하게 일어난다.

골절은 혈종, 육아조직, 전가골, 골화, 재형성의 5단계를 거쳐 치유된다(그림 38-3). 골절의 치유과정은 독립적으로 일어나는 것이 아니라 서로 중복되어 일어난다. 만약 골절의 치유과정 중 어느 한 단계에서라도 문제가 생기면, 골절유합에 장애가 발생한다.

골절이 발생하면 치유 1단계로 즉시 혈종이 형성된다. 혈종은 뼈, 주변 연조직 및 혈관 손상 정도에 따라 크기가 달라진다. 골절편 사이의 혈액이 응고되어 약간의 안정감을 제공하지만, 손상부위에 혈액공급이 소실됨으로써 주변 뼈에 괴사가 일어나며, 괴사는 측부순환이 시작되는 부위까지 확대된다. 만약 골절 부위의 혈액공급이 적절하지 못하면, 1단계의 치유는 크게 손상된다.

2단계에서는 급성염증의 결과로 섬유모세포, 골모세포, 연골모세포가 골절 부위로 모여 들어 섬유성 연골을 형성한다. 혈종 조직이 2단계의 뼈와 조직치유에 있어 기초가 된다. 골막손상에 의해 자극을 받아 골모세포의 활동이 일어나게 되며, 이로 인해 뼈의 형성이 빠르게 일어나게 된다. 골막이 뼈로부터 융기되며, 수일 내에 골막의 융기와 과립성 조직의 형성이 조합을 이루어 옷깃처럼 각 골편 말단부위를 둘러싸게 된다. 이 옷깃 형태의 조직이 자라나 골절 부위를 연결하는 다리를 형성한다. 이러한 초기 섬유성 조직의 형성을 1차 가골이라 부르며, 골절 부위의 안정성을 점차적으로 높여간다.

3단계에서는 새로 형성된 연골과 골기질이 1차 가골을 통해 분산됨에 따라 과립성 조직은 전가골(procallus)로 성숙된다. 전가골은 크기가 크며 느슨한 구조를 가지고 있는데, 손상된 뼈의 일반적인 직경보다 더 넓다. 전가골은 골절편을 안전하게 연결하며 골절 부위 주변까지 연장되어 일시적인 부목의 역할을 하지만, 정상 뼈에 비해 힘은 약한 편이다. 만약 세포에 혈액공급이 적고, 산소분압이 상대적으로 낮을 경우 연골이 형성된다. 과립성 조직의 콜라겐망 구조에 칼슘이 침착되면 섬유성 뼈가 형성된다. 3단계 동안에는 적절한 뼈의 배열이 필수적이다. 이 단계는 성공적인 치유가 일어나도록 하는 가장 중요한 단계이다. 만약 치유가 늦어지거나 방해를 받게 되면, 이후의 두 단계가 일어나지 않아 지연유합이나 불유합이 초래된다.

4단계에서는 영구적인 가골이 골막과 골편 피질 사이의 골절간극을 가로질러 연결된다. 수질부위 또한 가골이 형성되어 골수강 사이를 연결한다. 그리고 스트레스 선을 따라 기둥뼈가 점차 가골을 대체한다. 골절 부위에 직접적으로 압력을 주어 압통이 없으며, 부드럽게 스트레스를 주었을 때 움직임이 없으면 골유합이 일어난 것으로 간주하며, 이는 방사선촬영으로 확인할 수 있다. 하지골절의 경우, 골유합이 일어난 후에는 체중부하를 하여도 통증이 없다.

5단계에서는 불필요한 가골은 재흡수되거나 치유된 뼈로부터 제거된다. 뼈의 재흡수와 스트레스 선을 따라 일어나는 침착과정은 뼈로 하여금 뼈에 가해지는 부담을 견딜 수 있도록 한다. 재형성 과정의 기간은 근육이나 체중부하 및 연령에 의해 뼈에 부가되는 스트레스에 따라 달라진다.

골절 치유에 영향을 미치는 요인

골절 치유(fracture healing)에는 여러 요인들이 관여한다. 골절 직후 혈액순환과 골절편의 고정을 적절히 유지하는 것이 치유에 중대한 영향을 미친다. 전신적 질환 및 골질환의 이환 여부, 연령과 대상자의 건강상태, 골절의 유형, 치료 등도 치유의 속도와 성공에 영향을 미치는 요인이다. 예를 들어 감입골절의 경우, 수 주 내에 치유가 일어나지만, 변위골절의 경우는 치유되는 데 수개월에서 수년이 걸릴 수도 있다. 요골과 척골의 치유는 3개월 이내에 이루어지지만, 경골과 대퇴골의 경우에는 6개월 이상의 기간이 필요하다. 영아의 골절은 4~6주 내에 치유되지만, 동일한 골절이라도 청소년은 6~10주의 기간이 필요하다. 골절 치유의 긍정적 요인과 부정적 요인은 박스 38-1을 참조한다.

골절의 형태

골절은 분류방법에 따라 150개 이상의 종류로 구분된다. 원위 대퇴부에 발생한 복합과 횡골절이라는 설명이 그 예가 될 수 있다(표 38-1). 가장 단순한 분류는 폐쇄골절과 개방골절의 구분이다. 폐쇄골절은 골절된 부위의 피부가 정상인 경우를 말하고, 개방골절은 골절을 입은 부위의 피부가 손상된 것을 말한다. 개방골절의 경우, 조직의 손상부위가 크며 조직의 손상 정도는 중증도에 따라 다음과 같이 분류된다.

- **1등급.** 창상의 크기가 1cm 이하이며, 오염된 정도는 경미하다.
- **2등급.** 창상의 크기가 1cm 이상이며, 중등도의 오염상태를 보인다.

박스 38-1 골절 치유에 영향을 미치는 요인

긍정적 요인
- 위치
  - 뼈 말단부위까지 혈액공급이 원활한 위치
  - 평편골
- 최소한의 연조직 손상
- 해부학적 정복이 가능함
- 효과적 부동
- 장골의 체중부하

부정적 요인
- 골절편이 분리된 정도가 넓음
- 골절편이 견인에 의해 빗나감
- 중증 분쇄골절
- 연조직의 중증 손상
- 손상이나 외과적 절제로 인한 골소실
- 부적절한 고정으로 인한 골절부위의 움직임과 회전
- 감염
- 1개 이상의 골절편의 혈액공급 장애
- 위치
  - 혈액공급이 감소된 부위
  - 체간부위
- 흡연이나 음주와 같은 건강습관

- **3등급.** 창상의 크기가 6~8cm 이상이며, 광범위한 연조직, 신경, 건의 손상이 있고 오염 정도도 높다. 창상이 외부환경에 노출되어 있기 때문에 감염의 위험이 높다.

임상증상

국소적 출혈로 인한 종창이 골절 부위에 변형을 일으킨다. 근육경련은 환부의 길이를 짧아지게 하거나 회전변형, 각형성(두 개의 골절편에 각도가 생기면서 중첩됨) 등을 초래하고 손상되지 않은 반대쪽 부위와 비교할 때, 골절 부위는 변형된 상태를 보인다. 비정상적인 기동성과 마찰음이 있고, 골절 부위에 종창, 점상출혈(멍), 근육경련(골절과 함께 동반되는 불수의적 근육경련이 골절 부위의 움직임을 감소시켜 자연적인 부목의 역할을 수행), 통증(신경이 정상적이라면 골절로 인해 통증 발생: 통증은 근육경련, 골절된 부위의 중첩, 주변조직의 손상 등으로 발생), 압통 및 기능상실이 초래된다. 기능상실은 골절로 인한 통증이나 환부의 지렛대 기능이 소실되어 발생하고, 마비는 신경손상으로 인해 발생한다. 말초신경이나 주변 혈관의 손상으로 신경손상이 발생할 수 있으며, 골편이 혈관을 손상시켜 출혈이 심하게 발생하면, 쇼크로 이어질 수도 있다.

진단검사

골절의 진단은 임상증상, 과거력, 신체검진, 방사선촬영 결과에 기초한다. 방사선촬영은 골절을 진단하는 일반적인 검사이다. 골절이 의심되는 부위를 적절히 평가하기 위해서는 올바른 각도에서 전후방촬영과 측방촬영을 시행한다. 또한 골절이 의심되는 부위 위쪽과 아래쪽의 관절을 모두 촬영해야만 추가적으로 일어난 탈구나 아탈구를 발견할 수 있다. 손상으로 인해 뼈가 움직여서 발생한 연조직의 부종이나 공기의 변위 등이 관찰되면, 이는 비정상적인 결과이다. 방사선촬영을 통해 골절된 뼈를 살펴보면 뼈의 정상적인 윤곽이 변화되어 있으며, 관절과의 정상적인 연결도 붕괴되어 있다. 골절된 부위는 방사선 투과성이 높아진다(그림 38-4). 골절정복을 하기 전, 정복 후, 뼈가 치유되는 동안 주기적으로 방사선촬영을 실시한다.

컴퓨터단층촬영(CT) 또한 골절 여부를 판정하기 위해 시행된다. 컴퓨터단층촬영의 장점은 혈관이나 다른 구조의 혈종과 같은 비정상을 발견할 수 있다는 점이다.

치료

골절의 치료 목표는 즉각적이면서도 면밀한 사정을 통해 모든 손상 부위를 발견하고, 손상 부위 고정을 통해 골절의 완치, 안정성 확보, 합병증 관리, 기동성 회복과 재활에 이르도록 하는 것이다.

손상 시의 응급처치

- 기도를 유지하고 쇼크의 징후를 관찰한다.
- 골절 부위 골절편의 움직임에 의한 연조직 손상을 예방하기 위해 골절 부위에 부목을 적용하여 고정한다.
- 바른 신체 선열을 유지한다.
- 부종을 감소시키기 위해 손상된 신체 부위를 상승시킨다.
- 출혈, 부종, 통증을 감소시키기 위해 냉요법을 적용한다.
- 손상된 부위의 색깔, 감각, 혈액 순환, 움직임과 온도를 관찰한다.

골절의 정복

변위성 골절관리의 첫 번째 단계는 정복(reduction)이다. 정복이란 뼈의 배열, 위치를 회복시키고 골절된 부위가 원래 모양에 근접하도록 조정하는 것이다. 정복은 잡아당겨진 혈관이나 신경에 가해진 압박을 완화시킨다. 정복은 통증을 유발하므로 진정제나 국소마취 또는 전신마취 등이 필요하다.

표 38-1 일반적인 골절유형

설명	예제	설명	예제
파열골절: 여러 조각의 뼈로 분리되는 것이 특징이다. 골말단이나 척추에서 흔히 발생한다.	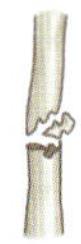	**종골절:** 골절선이 뼈의 종축방향으로 길게 연장되어 있다.	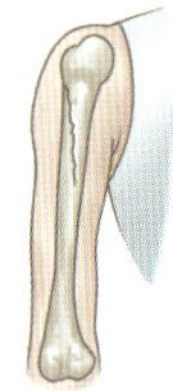
분쇄골절: 1개 이상의 골절선이거나 2개 이상의 골절편 또는 조각으로 나뉘거나 분쇄된다.	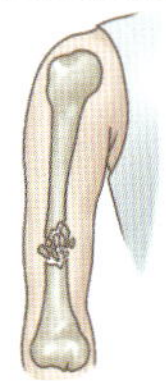	**비변위골절:** 골절편이 골절된 부위에 원래 배열상태를 유지하고 있다.	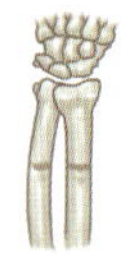
완전골절: 골절선이 뼈 전체를 완벽하게 관통하여 골절편으로 분리된다. 흔히 골절편의 변위가 있게 된다.	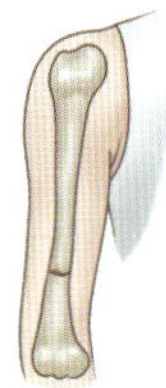	**나선형 골절:** 골절선이 나선형으로 형성되어 있다.	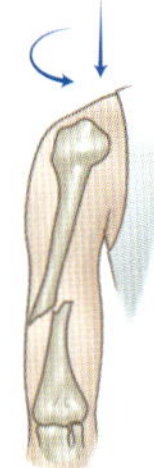
변위골절: 골절편이 정상 위치로부터 이탈된다.	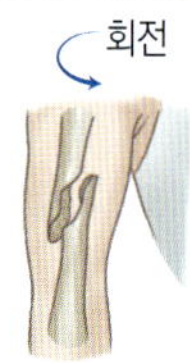	**사선골절:** 골절선이 뼈의 세로축과 약 45° 각도를 이룬다.	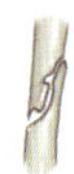
불완전골절: 골절이 골피질의 한 부분에서만 발생. 변위는 일어나지 않는다.	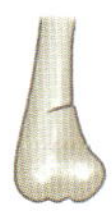	**방사형 골절:** 골절선이 중심점에서 방사되는 형태로 형성되어 있다.	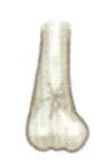
선골절: 골절선이 정상임. 뼈에 직접적으로 가해진 경미하거나 중등도의 힘에 의해 골절이 발생한다.	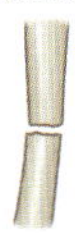	**횡골절:** 골절선이 뼈의 종축으로부터 90° 각도를 이룬다.	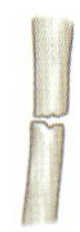
박리골절: 골절편이 인대나 건의 부착부위에서 뼈의 몸체로부터 멀리 찢겨져 나간 골절을 말한다.	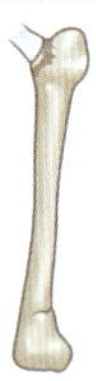	**유연골절:** 피질의 한쪽은 골절이 일어났으나, 반대편은 정상인 불완전골절이다.	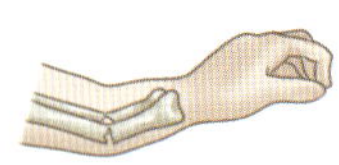
압박골절: 뼈가 종축으로 가해지는 부담으로 인해 비틀리거나 부서진 골절을 말한다.	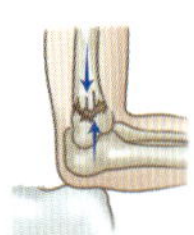	**감입골절:** 한쪽 골절편이 다른 쪽으로 파고 들어간 골절을 말한다.	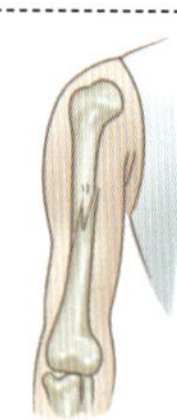
특정 부위 골절 **콜리스골절:** 원위요골의 몇 인치 이내의 골절로 원위골절편이 등쪽 변위와 내측 이탈 형태를 띠고 있다.	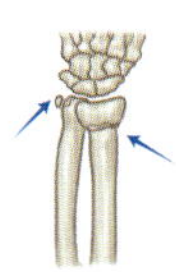	**포트골절:** 경골관절과 비골관절의 붕괴가 일어난 원위비골 골절. 내측 복사뼈가 내외측 인대의 파열로 인해 여러 조각으로 나눠져 있다.	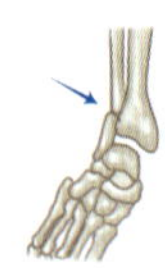

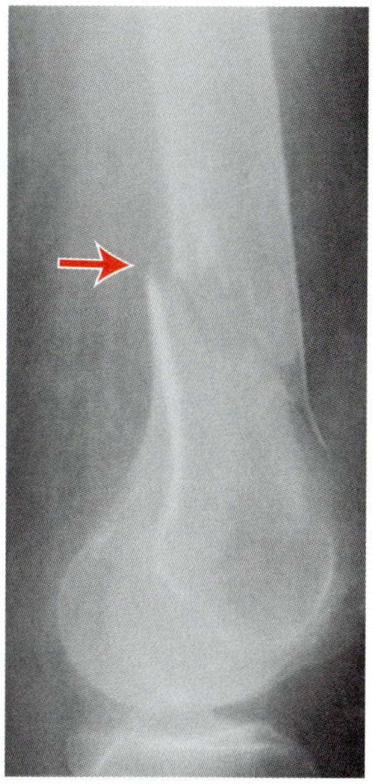

그림 38-4 ■ 대퇴과 상부골절

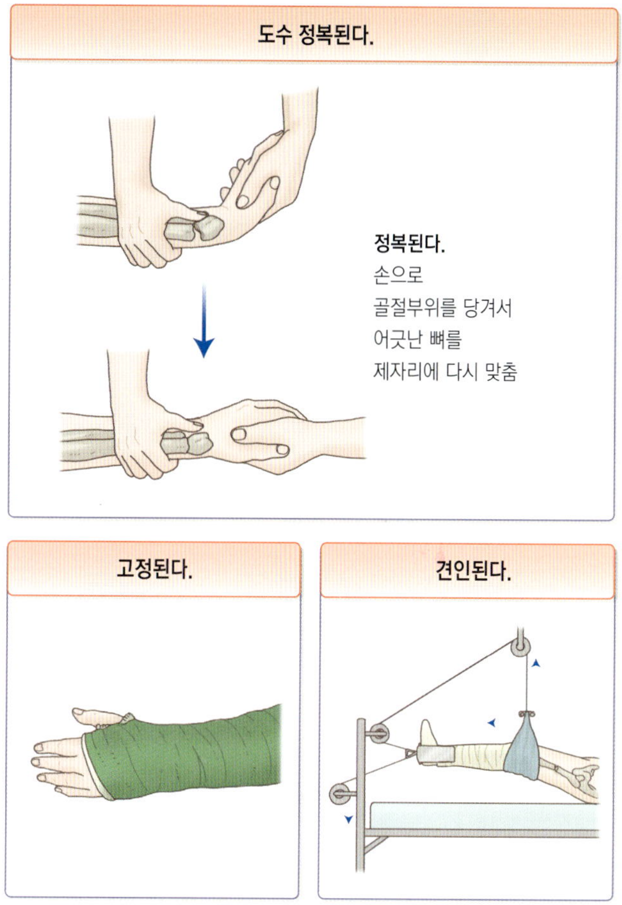

그림 38-5 ■ 폐쇄정복

모든 골절에 정복이 필요한 것은 아니다. 비변위성 골절은 이미 적절한 배열상태이므로 부목이나 석고붕대를 적용하여 골절 치유가 일어날 때까지, 그 배열상태를 유지하도록 한다. 그 밖에 원위손가락 같은 일부 부위의 골절은 부목을 대기가 어려워 치유가 일어날 때까지 환부를 휴식하게 함으로써 치료하기도 한다.

사지의 골절이 두 개의 골절편으로 나누어졌을 때는 골절편을 체간부에서 더 가까운 부위인 근위부와 체간부에서 더 먼 부위인 원위부로 구분한다. 근위골절편은 근육부착이나 위치 때문에 정복을 위해 조작되거나 움직일 수 없으므로, 원위골절편을 움직여 근위골절편과 재배열되도록 한다.

폐쇄정복

폐쇄정복(closed reduction)은 도수견인으로 골절편을 움직여 뼈의 배열상태를 복구시키는 것이다(그림 38-5). 손상 후 가능한 한 빨리 폐쇄정복을 시행하면, 대상자의 기능장애가 감소되고, 외상성 관절염의 발생을 예방 또는 지연시키며, 손상으로 인한 변형을 최소화한다. 그러나 골절정복은 응급처치를 요하는 사안이 아니므로 너무 이른 정복을 시도하여 대상자의 생명을 위험에 빠뜨리면 안 된다.

중력이나 체중부하, 근육수축 등으로 인해 골절편이 다시 움직일 수 있기 때문에 X-선촬영을 통해 뼈의 배열상태가 확인된 후에는 고정기구를 사용해야 한다. 폐쇄정복 후 골절 부위를 부동시키기 위해 가장 많이 사용되는 방법은 석고붕대이다. 석고붕대는 유리섬유, 열가소성 중합체 또는 파리석고(무수황산칼슘)와 같은 합성물질로 만든 것을 말한다. 석고붕대는 고정 외에도 변형 예방 및 교정, 뼈의 재배열 상태의 보호, 지지, 유지 등 여러 목적으로 사용되어 치유를 증진시켜 조기에 체중부하 보행이 가능하도록 한다. 석고붕대는 병원 응급실, 수술실 또는 대상자의 침상에서 적용된다.

합성재질의 붕대는 강하고 가벼우며, 5분 내에 준비될 수 있다. 합성재질의 석고는 다양한 색깔과 패턴으로 생산되므로 젊은 층이나 노인 대상자의 자아존중감을 지켜줄 수 있다. 합성석고붕대는 붕대가 젖어 있을 경우에도 형태와 단단함을 유지할 수 있으나, 피부가 짓무르는 것을 예방하기 위해서는 완전히 마를 때까지 기다려야 한다. 만약 석고붕대 아래 피부에 절개 부위가 없다면, 합성재질의 석고붕대를 낮은 온도의 헤어드라이어로 건조할 수 있다. 그러나 석고붕대를 완전히 건조하기 위해서는 수 시간이 필요하다.

파리석고붕대(plaster of paris bandage)는 뻣뻣한 천에 석고를 입힌 붕대이다. 다양한 크기로 생산되며, 어느 부위에 석고붕대를 적용하는가에 따라 붕대의 양이 결정된다. 석고붕대는 합성재질보다 마르는 데, 최소 24시간 정도 오래 걸리며 다시 물에 젖으면 형태를 유지할 수 없다.

개방정복과 내부고정

뼈가 잘게 부수어지는 골절을 입어 신경혈관의 손상이 의심되거나 폐쇄정복으로 완전한 선열을 유지할 수 없는 경우, 개방정복(open reduction)을 한다. 개방정복이란, 수술을 통해 골절편이 재배열되도록 하는 것을 말한다. 대퇴와 관절골절의 경우에는 개방정복과 내부고정(open reduction with internal fixation, ORIF)이 병행되는데, 여기에는 나사, 금속판, 핀, 철사, 못 등이 골절편의 배열상태를 유지하기 위해 사용된다(그림 38-6). 뼈의 옆쪽을 고정하기 위해 또는 골수강 내에 직접 삽입하기 위해 금속물질이 사용될 수도 있다. 내부고정은 부동이나 변형 예방에는 도움이 되지만, 뼈의 치유를 대치할 수는 없다. 만약 적절한 치유가 일어나지 않는다면, 내부고정기는 결국 스트레스로 인해 느슨해지거나 파손될 것이다.

외부고정

대상자의 상태나 의료진의 판단에 따라 외부고정기가 골절편의 부동을 위해 사용될 수 있다(그림 38-7). 연조직 손상에서는 석고붕대를 사용할 수 없기 때문에 골절 부위의 부동을 위해 외부고정기를 사용한다. 외부고정기는 불완전골절과 약한 근육의 위치를 유지시키며, 조직이나 뼈의 감염부위를 지지한다. 또한 외부고정기는 환부의 부동상태를 유지하면서 인접한 관절의 움직임은 가능하도록 한다. 외부고정은 일정한 시간이 경과된 후에도 치유가 성공적이지 않은 골절, 즉 불유합상태일 경우에도 적용을 고려한다. 외부고정기를 사용하는 일반적인 부위로는 얼굴, 턱, 사지, 골반, 늑골, 손가락, 발가락 등이다. 외부고정기의 경우, 치료부위에 따라 핀의 개수, 길이, 두께가 달라진다.

외부고정기를 적용한 후, 치료지시에 대한 불이행이 있다면 고정핀이 느슨해지거나, 골절 부위의 안정성이 상실되거나, 감염이 발생할 수 있다. 외부고정기를 적용한 후, 어느 정도의 활동이 가능한지에 대한 처방이 내려져야 하는데, 특히 골반이나 하지에 외부고정기가 적용된 경우에는 체중부하와 관련하여 특별한 주의가 필요하다.

간호

대상자가 응급실에 도착하면, 신경계 상태나 활력징후를 세심하게 모니터하고 수술이 필요할 경우를 대비하여 음식이나 수분섭취를 제한한다. 간호사는 손상된 부위를 주의 깊게 검사하고 대상자의 과거력을 조사한다. 예를 들어 대상자가 자동차 사고를 당한 경우, 앞좌석이나 뒷좌석 중 어디에 앉았었는지, 안전벨트를 하고 있었는지, 어떤 각도에서 충격을 받았는

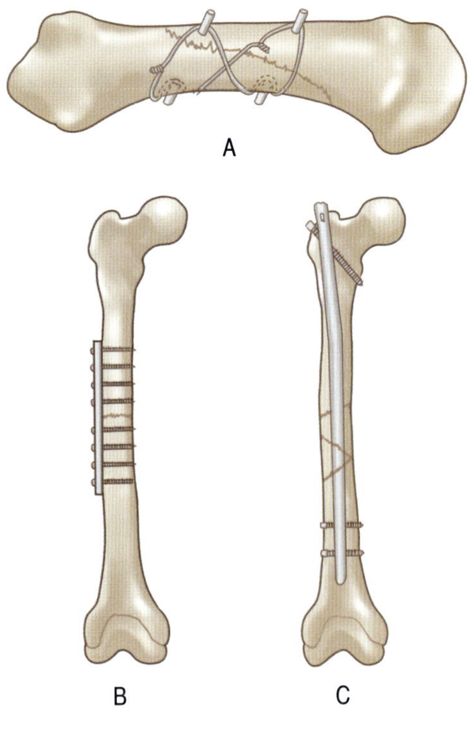

그림 38-6 ■ 다양한 종류의 내부고정기

A: Kirschner wire를 이용한 손가락 골절의 고정, B: 대퇴외측골절 정복을 위한 나사 및 압박 금속판 고정, C: 슬라이딩 고관절 나사고정

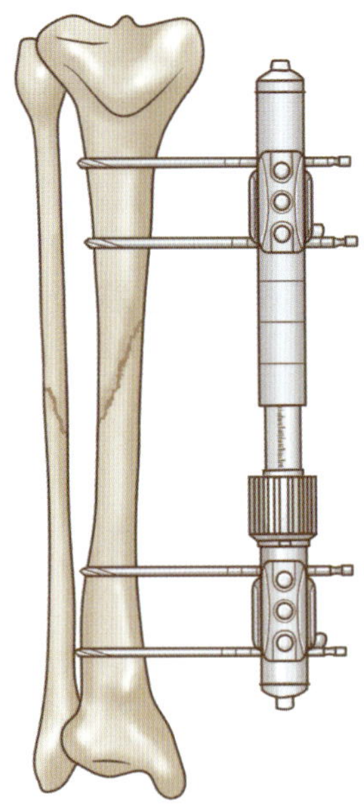

그림 38-7 ■ 경골골절의 외부고정

지, 충돌 후 대상자를 자동차에서 끌어서 옮겼는지, 둔부로 낙상하였는지, 아니면 팔을 최대한 뻗은 상태에서 손상을 입었는지 등은 대상자의 상태를 정확하게 파악하기 위한 중요한 정보이다.

동맥손상은 골절 후 초기에 나타나는 합병증이다. 동맥이 좌상이나 열상을 입을 수 있으며, 붕대나 석고붕대가 지나치게 탄탄하게 감겨서 동맥이 좁아질 수도 있다. 동맥이 손상된 경우에는 다양한 형태의 맥박, 맥박결손, 모세혈관 환류장애, 손상부위 아래쪽의 청색증과 창백증, 통증, 감각이상 또는 정맥순환장애로 인한 사지의 냉감 등이 나타난다. 대퇴나 골반에 골절을 입은 경우에는 심한 출혈로 인해 초기에 저혈량성 쇼크가 일어날 수도 있다.

폐쇄골절인 경우에도 출혈이 광범위하게 일어나 응급수술이 필요할 수 있다. 골절 부위의 혈액공급이 중지되면, 골괴사가 일어난다. 변위성 골절의 경우에는 큰 혈관이 손상됨으로써 연조직에 혈종이 형성될 수 있다. 또한 어떤 개방골절이라도 연조직에 감염의 위험성을 높인다. 따라서 손상 후 가능하면 빨리 항생제 치료를 시작해야 한다.

골절 후 합병증 관리

골절 후에는 여러 가지 합병증이 발생한다. 합병증 발생은 손상의 종류, 대상자의 연령, 다른 건강문제 및 와파린, 스테로이드, NSAIDs와 같이 출혈에 영향을 미치는 약물의 복용 등에 따라 달라진다. 합병증의 발생 여부를 알기 위해 신경혈관 상태에 대한 계속적인 사정과 함께 합병증에 대한 신속한 중재 또한 부작용을 최소화시키는 데 매우 중요하다.

신경손상

손상과 관련된 골절편과 조직부종은 신경손상을 야기할 수 있다. 환부의 냉감, 창백증, 손가락과 발가락 또는 사지 움직임의 변화, 감각이상, 통증 증가 등에 주의를 기울인다.

구획증후군

골절 때문에 발생한 부종은 구획내의 압력을 높여서 모세혈관 관류를 감소시켜 국소빈혈을 초래한다. 계속적인 국소빈혈은 해당 근육에서 히스타민을 분비시켜, 이로 인해 부종이 심해지고 조직관류가 더욱 감소된다. 젖산 생성의 증가는 더 많은 혐기성 대사가 일어나도록 하며, 그로 인해 혈액량이 증가되어 조직압을 높이게 되는데, 이것은 다시 구획압력을 높이는 악순환을 초래하게 된다. 구획증후군은 신체의 어느 부위에서나 발생할 수 있으나, 하지나 전박에서 가장 자주 발생한다.

볼크만 구축

볼크만 구축(Volkmann's contracture)은 구획증후군이 경감되지 않은 경우, 초래될 수 있는 사지의 변형 상태를 말한다. 오랜 기간 지속되는 압력은 국소빈혈을 초래하기 때문에 근육은 점차 섬유조직으로 대체되며, 건과 신경은 대체된 섬유조직에 끼이게 된다. 경골골절 후의 구획증후군은 통증과 함께 감각이 둔해지며, 다리의 기능장애와 발의 변형을 초래한다.

상지의 볼크만 구축은 팔꿈치나 전박의 골절 후, 전박의 분쇄손상 후, 또는 탄탄하게 감긴 붕대나 석고붕대로 인해 나타날 수 있다. 상지의 볼크만 구축은 손이나 팔이 영구적으로 경직되어 독수리 발과 같은 변형을 초래할 수도 있다(그림 38-8). 구획증후군 증상을 조기에 발견하여 처방에 따라 부목을 대거나 구획감압술 등을 시행하여 구축이 오는 것을 예방해야 한다.

지방색전증후군

지방색전은 지방에 의해 색전이 발생하는 것이며, 골절 환자에서 주로 발생하는 것으로 증상은 폐색전과 유사하다. 지방색전의 90% 이상이 대퇴, 경골, 늑골, 비골, 골반과 같은 장골에 골절을 입은 후 나타난다. 관절전치환술을 받은 대상자도 지방색전의 위험이 높은 집단에 속하는데, 양쪽으로 관절성형술을 받은 경우에는 더 위험하다. 지방색전이 생기면, 골절 후의 사망률이 10~20% 정도 상승한다.

폐순환계의 지방색전은 성인호흡곤란증후군(adult respiratory distress syndrome, ARDS)과 유사한 증상을 급격하게 일으킬 수 있다. 즉, 지방덩어리에서 방출된 지방산에 의해 혈관내피가 손상되어 수분이 간질강 내로 유출되며, 그로 인해 관류압이 증가되고 폐혈관은 팽창되며, 폐가 탄력성이 떨어져 단단해지고 우측 심장의 부담이 증가한다. 또한 폐순환을 폐쇄시킨 지방소구체는 자유지방산으로 분해되어 모세혈관의 투과성을 증가시키며, 폐계면활성제를 활성화시킨다. 이로 인해 출혈성 폐부종과 폐포허탈이 일어나서 중증 저산소증을 일

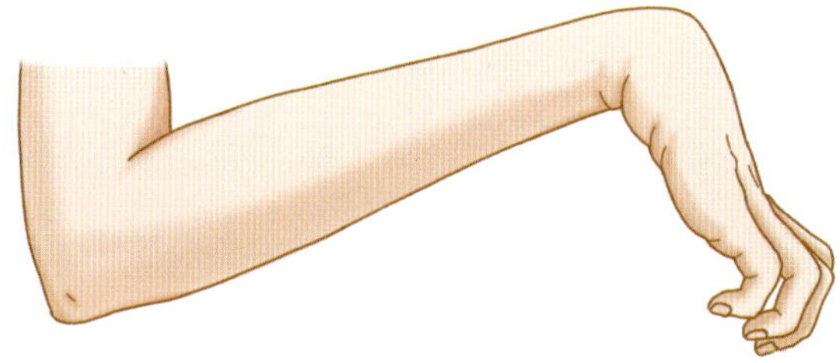

그림 38-8 ■ 볼크만 구축

으킨다.

1차 임상증상은 손상 후 24~72시간 내에 발생하는데, 증상으로는 환기관류 비정상으로 인해 야기되는 지속적 빈맥, 설명되지 않는 빈맥, 호흡곤란, 저산소증 등이 있다. 매일 열이 나고 손상 후 24~36시간 내에 적갈색의 점상출혈이 상체 전체, 특히 겨드랑이 부위에 나타난다. 점상출혈은 20~50%의 대상자에게서 나타나며, 빠른 시간 내에 완화된다. 흥분성 섬망상태가 자주 나타나며, 혼미 또는 경련을 일으키거나 혼수상태에 빠져 저산소증 교정에 반응을 보이지 못할 수도 있다. 급성지방색전은 손상 후, 수 시간 내에 발생하여 급속히 죽음으로까지 진행될 수 있다.

지방색전을 예방하려면, 장골골절을 신중하게 치료해야 한다. 즉, 손상된 부위를 조심스럽게 다루고 적절하게 부목을 대며, 불필요한 조작을 피하는 것 등이 모두 지방색전을 예방할 수 있는 사항들이다. 손상 후 신속한 수술적 고정(24~48시간 이내)이 매우 중요하다. 위험한 환자의 경우, 계속적으로 맥박과 산소포화도를 측정하여 조기에 산소포화도 감소를 감지하는 것이 신속한 치료에 도움이 된다. 20μm 필터를 통해 수혈을 하고, 패혈증을 예방하는 것 또한 표준적 예방간호에 해당한다.

만약 지방색전이 발생하게 되면, 대상자의 호흡기능을 유지하기 위한 보완적 치료가 시행되어야 한다. 즉, 산소를 투여하고, 필요시 기관내삽관과 지속적 양압호흡을 실시한다. 스테로이드의 사용은 아직 논란의 여지가 있으나, 지방산이 폐포모세혈관(alveolar-capillary membrane)에 미치는 염증효과를 감소시키기 위한 시도로 고려될 수 있다.

심부정맥혈전과 폐색전

정형외과적 손상을 입은 대상자는 심부정맥혈전(deep vein thrombosis, DVT)이나 폐색전(pulmonary embolism, PE)과 같은 혈전상태의 위험이 매우 높은데, 그 이유는 정맥혈 흐름의 정체, 응고력 증가, 혈관손상 때문이다. 장기간의 침상안정이나 부동은 혈액을 정체시키고, 조직의 파편, 콜라겐 또는 정맥 내 지방 또한 혈액의 응고를 증가시킨다. 정형외과적 외상을 입게 되면, 응고인자가 혈액으로 방출된다. 또한 골절편으로 인해 정맥이 손상되면, 세포간의 소통이 차단되고 혈액응고를 증가시키는 물질이 방출된다.

심부정맥혈전의 1차적 목표는 예방이다. 경구 항응고제나 저분자중량헤파린[low-molecular-weight heparin, LMW heparin(일정 용량이나 대상자의 체중에 따라 조절된 용량)]과 같은 약물을 투여하는 등 응고 예방을 위한 대비책이 권장된다. 환자의 상태에 따라서 DVT 예방을 위한 간헐적 공기압박기기나 항혈전스타킹(antiembolic stocking)과 같은 신체역학적 장치를 사용할 수 있다.

염증

염증은 개방성 골절을 입었거나 골절 치료를 위해 수술을 받은 환자에게 많이 발생한다. 병원균은 개방성 골절로 인한 창상을 통해 또는 수술을 받는 동안 유입될 수 있다. 수술창상감염은 수술 후 황색 포도상구균이나 표피 포도상구균에 감염되어 발생한다. 또한 뼈 자체에 심각한 염증이 일어나는 골수염도 발생할 수 있다.

골절의 장기적 합병증

관절경직과 외상성 관절염, 무혈성 괴사, 부정유합, 지연유합, 불유합 같은 유합장애가 발생할 수 있다. 손상이나 오랜 부동 후에는 관절의 경직이 일어나 관절구축, 인대의 단축, 근육위축 등으로 이어질 수 있다. 환자가 견딜 수 있는 범위까지 능동적 관절가동범위 운동을 시행해야 한다. 또한 수동적 관절가동범위 운동을 수행하여 경직의 위험을 감소시킨다.

대퇴골두의 무혈성 괴사(AVN)는 1차적으로 대퇴경부 근위부에 골절을 입었을 때 발생하는데, 그 원인은 국소순환장애이다. X-선검사 상 대퇴골두가 손상된 형태로 나타나며, 대상자는 골절이 회복된 후에도 수개월에서 수년에 걸쳐 통증을 호소하기도 한다. 대퇴골두를 보철기로 대체하는 치료가 필요한데, 무혈성 괴사를 예방하기 위해서는 골절 직후 신속하게 수술로 골절을 치료하는 것이 가장 좋은 방법이다.

부위별 골절

고관절골절

노인층 낙상의 3~5%가 골절로 이어진다. 특히 고관절골절(hip fracture)은 노인 연령층의 이환율과 사망률의 주된 원인 중 하나이다. 매년 40만 명 이상이 고관절골절로 인해 병원에 입원하며, 낙상으로 인해 사망에 이르는 사람의 60% 이상이 75세 이상의 노인들이다. 젊은 연령층의 고관절골절 대상자와 비교하여 75세 이상의 고관절골절 대상자들은 1년 이상 장기의료기관에 입원할 가능성이 4~5배 이상 높아진다. 따라서 고관절골절은 건강관리와 관련된 비용에도 중요한 영향을 미친다. 대퇴경부와 전자부 골절 환자의 병태생리와 간호 개념도를 참조한다(그림 38-9).

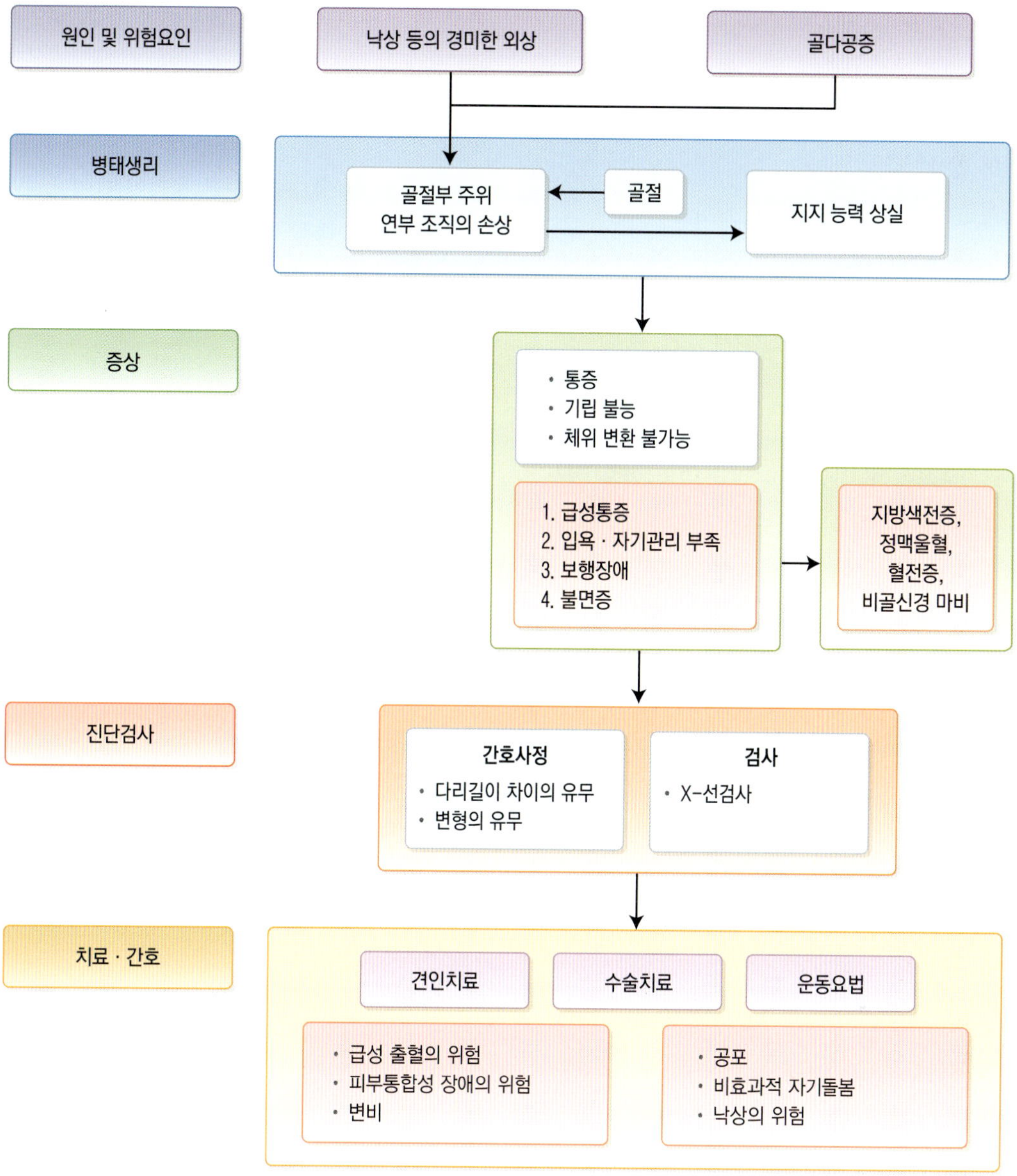

그림 38-9 ■ 대퇴경부와 전자부 골절 환자의 병태생리와 간호 개념도

원인과 위험요인

골밀도 저하와 연령 증가는 고관절골절 위험성을 증가시킨다. 골밀도 저하에 영향을 미치는 요인으로는 (1) 저체중, (2) 신체활동 저하, (3) 식이를 통한 칼슘섭취의 부족, (4) 혈중 비타민 D의 저하, (5) 흡연, (6) 알코올 섭취, (7) 유전적 소인 등을 들 수 있다.

90% 이상의 고관절골절이 낙상으로 인해 발생한다. 고관절골절을 일으키는 낙상에 영향을 미치는 요인으로는 수면제나 벤조디아제핀과 같은 약물의 복용 외에도 기립성 저혈압, 시력저하, 사지의 기능저하, 신경장애 등이 있다. 또한 환경적 위험도 노인들의 낙상 원인이 된다. 카펫, 미끄러운 바닥, 어두운 조명, 미끄러운 욕조나 샤워실, 편평하지 않은 도로 등이 낙상을 일으키는 환경적 요인이 될 수 있다.

병태생리

고관절골절은 낭내골절(관절낭 안의 골절)과 낭외골절(관절낭 외의 골절)로 구분되며, 근위고관절 4개의 해부학적 부위 중 어떤 위치에서 골절이 발생했는지에 따라 세분화된다(그림 38-10). 대퇴경부골절은 허약한 노인, 특히 여성에서 가장 흔히 발생하며, 골다공증과 관련된 경우가 많다. 대퇴경부와 대전자 사이의 골절인 전자간골절(intertrochanteric fracture)과 전자하골절(subtrochanteric fracture)이 매우 활동적인 남성에서 가장 흔히 발생하는 골절이다. 이러한 골절들은 매우 심한 외상으로 인해 발생한다.

고관절의 혈류는 골절 치유에 중요한 영향을 미치기 때문에 손상 후 혈액순환장애가 있는 고관절부위에 지연유합이나 불유합이 발생한다. 대퇴골두 골절은 국소적 순환장애로 인한 무혈성 괴사로 인해 치유되지 않을 가능성이 높다.

임상증상

고관절골절은 가정에서의 낙상과 같이 별로 크지 않은 외상, 즉 의자에서 바닥으로 미끄러지는 정도의 낙상으로도 일어날 수 있다. 낙상 직후 대상자는 손상을 입은 다리 쪽으로 체중을 부하하는 것이 힘들어진다. 객관적 증상으로는 다리가 짧아져 있으며 외회전되어 있으며, 변위골절이라면, 고관절의 외측에 변형이 온다. 고관절의 반상출혈은 전자하골절일 때 가장 많이 발생한다. 통증 부위는 골절 부위에 따라 다르다. 대퇴경부골절은 서혜부와 둔부에 통증이 있는 것이 특징이다. 전자간골절은 대퇴의 대전자 위에 심한 통증이 동반되는 반면, 전자하골절의 경우는 근위대퇴부에 통증이 발생한다. 두부나 손의 열상과 같은 추가적인 조직외상 또한 골절의 증거가 될 수 있다.

진단검사

간호사는 대상자가 걸을 수 있으며 외상 과거력, 국소적 통증, 하지의 단축, 회전이상 변형 등이 없더라도 특히 65세 이상의 연령층으로 다리에 비특이성 불편감을 보이거나, 체중부하가 어렵다고 호소할 때에는 고관절골절의 가능성을 고려해야 한다. 고관절골절을 입은 대상자 중 일부는 정상적으로 보행할 수 있으나 둔부, 무릎, 대퇴, 서혜부 등에 모호한 통증이 있다고 호소하는 것이 전부인 경우도 있다.

고관절골절은 임상증상, 외상 과거력, 방사선촬영을 통해 진단한다. 다른 검사들이 병행될 수도 있지만, 골절 여부는 흔히 전-후방 방사선촬영을 통해 확인한다. CT, 골스캔, MRI 등의 검사가 골절 부위 확인을 위해 실시될 수도 있다.

치료

비수술적 요법

일부 대상자에서는 비수술적 요법이 가장 좋은 고관절골절의 치료법일 수 있다. 즉 전신마취를 감당할 수 없거나 골절을 입기 전에 이미 보행이 어려웠던 환자의 경우, 골격견인이나 8자 붕대 등을 이용하여 치료한다.

수술

고관절골절 후에는 광범위한 출혈이 발생할 수 있는데, 특히 다른 내과적 상태를 가진 노인들에서 출혈이 나타날 수 있다. 만약 대상자를 침상안정 상태로 두면, 상태가 급속도로 악화될 수 있으므로 신속한 수술적 중재와 조기활동이 성공적인 재활의 핵심이 될 수 있다. 수술적 치료의 목표는 골절편의 안정적 정복과 내부고정을 통해 조기보행을 돕는 것으로 나사, 금속판, 핀, 보철기 등으로 고정시키는 방법을 사용할 수 있다(그림 38-10B, D, F, H). 이러한 내부고정의 목표는 골절의 완전한 유합(4~8개월), 고관절, 무릎, 발의 변형과 구축 예방 및 필요 시 보조기구를 사용한 체중부하 보행의 회복, 통증과 두려움의 완화, 합병증 예방과 최적의 생리적 기능을 유지하는 것이다.

골다공증으로 인해 대상자의 골밀도가 저하된 경우라면, 해부학적으로 완벽한 정복이나 고정은 어렵다. 만약, 골절의 유형이 분쇄골절이거나 대퇴골두가 파괴된 경우라면, 대퇴골두 전체를 인공보철기로 대체하는 수술이 필요하며, 관골구골절이 동반된 경우라면, 고관절전치환술을 받아야 한다.

간호

대상자가 부동상태를 유지하는 동안(8~12주) 부동으로 인한 부정적 효과를 감소시키는 간호계획을 마련해야 한다. 예를 들어, 욕창의 위험을 감소시킬 수 있는 피부간호가 반드시 제공되어야 한다. 노인의 경우, 부동을 시작하기 전에도 피부손상의 위험이 증가될 수 있기 때문에 압력을 재분배하는 매트리스 이용과 발뒤꿈치를 올려주는 간호가 필수적이다. 발뒤꿈치, 천추, 견갑골, 척추와 같이 뼈가 돌출한 부위를 자주 주의깊게 사정한다. 또한 대상자에게 혈전이나 색전의 가능성을 감소시키는 다리운동에 대한 교육이 필요하며, 공기압박기구나 항응고제 등이 혈전형성 가능성을 낮추기 위해 사용된다. 욕창 위험이 높은 부위의 피부 상태를 확인하여 기록한다.

수술 전 간호

고관절골절로 수술적 정복과 고정이 필요한 대상자는 응급실에서 바로 수술실로 옮겨진다. 치료가 지연되면 부동으로 인한 위험뿐만 아니라, 골절편으로 인한 혈액공급 장애로 인해 무혈성 괴사가 발생할 가능성이 높아지게 된다. 일반적인 수

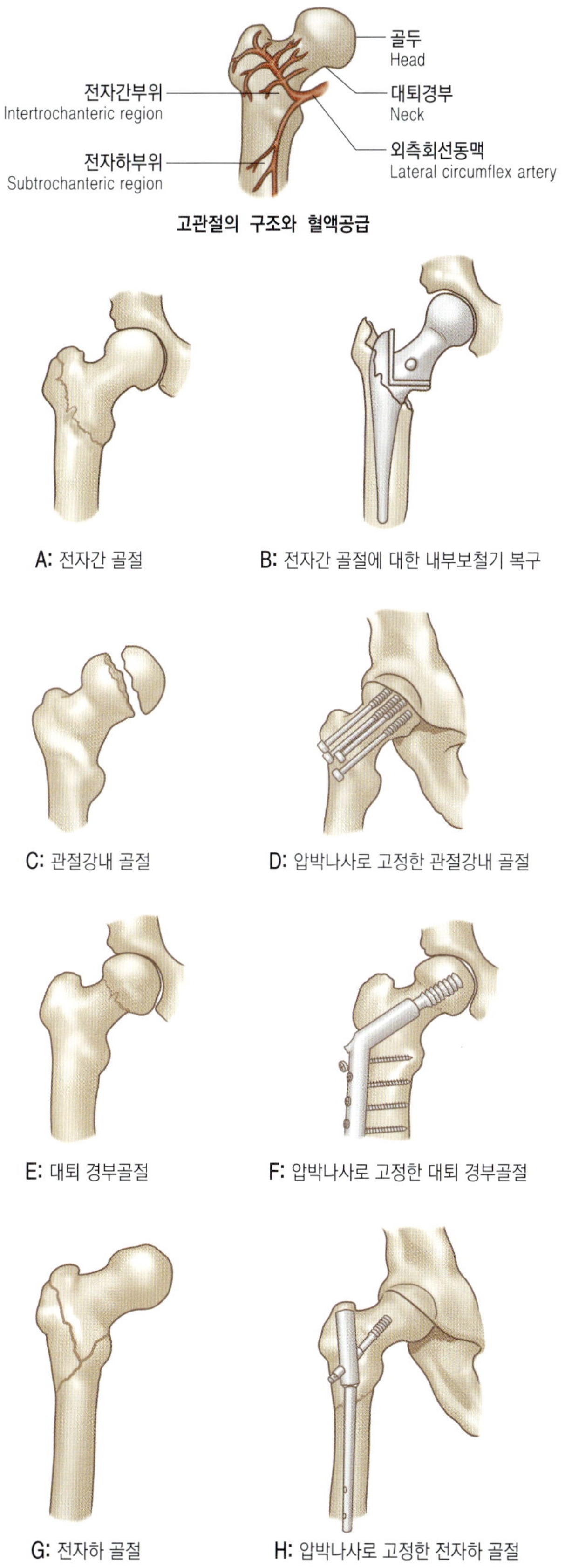

그림 38-10 ■ 고관절의 해부학적 구조와 혈액공급 및 골절유형과 외과적 교정

술전 검사를 시행하고, 대상자의 체중을 측정한다. 침상용 체중기를 사용하면 대상자의 불편감을 최소화시킬 수 있다.

수술을 위해 준비하기 전, 대상자의 내과적 상태를 안정시킬 필요가 있다. 반드시 심부전, 영양불량과 같은 장애를 평가하여 사전에 조절해야 한다. 이러한 장애를 조절하는 동안, 고관절 주변의 통증성 근육경련을 감소시키기 위해 벅스견인과 같은 피부견인을 적용한다. 견인으로 인해 부동상태인 대상자의 피부를 관찰한다. 특히 발뒤꿈치와 천추-미골부위를 세밀히 확인한다.

수술 전 사정을 수행한다. 고관절골절 환자를 위한 수술 전 사정에는 손상받기 전의 기능상태가 포함된다. 평상시 활동 정도, 독립적으로 보행할 수 있는 능력, 낙상 과거력 등에 대한 자료를 수집한다. 수술 전의 기능상태가 수술 후 대상자가 기대할 수 있는 기능 정도이지만, 골절이 회복된 후 일부 기능이 소실될 수 있다.

성공적인 재활을 위해 중요한 요인 중 하나는 대상자의 과거 사회적 기능이다. 대상자가 이전에 독립적이고 활동적이었으며 다양한 모임을 즐기던 사람이라면, 손상을 받기 전 매우 제한적인 활동만을 했던 사람에 비해 온전히 회복할 가능성이 더 높아진다.

수술 후 간호

개방정복과 내부고정 후에 수행해야 하는 기본적 간호사정은 다른 수술 후와 동일하다. 환부의 말초맥박을 손상 받지 않은 부위와 비교하여 사정해야 하며, 신경혈관장애와 관련된 비정상적인 자료를 신속히 감지하여 조기중재를 제공할 수 있도록 한다. 대상자가 재활치료를 받는 단계가 되면, 물리치료사나 작업치료사와 협조하여 대상자의 활동 정도와 자가관리 욕구를 사정한다.

고관절 후의 잠재적 합병증은 지방색전, 감염, 심부정맥혈전, 욕창, 급성혼동 등이다. 급성혼동은 대상자의 집중력, 인지능력, 심동적 활동(psychomotor activity) 또는 수면-각성 주기에 일시적인 변화가 갑작스럽게 나타나는 것이 특징이다. 혼동의 관련 요인은 친숙하지 않은 환경, 감각과부하(sensory overload)나 박탈감, 통제감 상실과 불확실한 미래, 일상생활의 변화, 부동과 통증, 배설 양상의 변화 등이다. 항콜린성 제제의 사용이 혼동과 연관되어 있는 것으로 보고된 바가 있으므로 모든 약물의 사용은 주의 깊게 관찰해야 한다. 대상자의 집중력, 기억력, 지남력, 심동적 행위, 수면-각성 주기 등에 대한 사정이 필요하다. 적절한 수분공급과 산소공급, 관류 등을 유지함으로써 혼동에 대한 위험을 줄일 수 있다. 통증관리, 영양요구량 충족, 대사불균형에 대한 교정에 주의를 기울여야 한다. 안경, 보청기, 그 밖의 기능적 보조기구들을 대상자 가까이에 두어 대상자가 쉽게 사용할 수 있도록 한다. 또한 주변 환경에 대해 일관되게 알려주며, 일상적인 주간 리듬이 깨지는 것을 최소화시키고 시간에 대한 지남력을 갖도록 돕는다.

■ 간호진단

수술적 절개나 다른 손상으로 인한 국소 조직손상과 관련된 급성통증

기대결과

수술 후 대상자는 움직일 때 얼굴을 찡그리지 않고, 처방보다 더 자주 진통제를 요구하지 않으며, 매일 사용하는 진통제의 양이 감소하고 통증이 견딜만하며, 물리치료나 휴식을 크게 방해하지 않는다고 표현함으로써, 수술 후 편안함을 보일 것이다.

간호중재

급성통증은 고관절 개방정복과 내부고정술 후에 나타난다. 대상자는 고관절골절을 일으킨 낙상으로 인해 좌상이나 찰과상도 동반된다.

수술 직후 통증을 조절하기 위해 비경구 또는 경막상 진통제를 투여한다. 통상적인 중재는 자가조절진통제(patient-controlled analgesia, PCA)나 경막상 진통제 투여이다. 수술 창상 위에 얼음주머니를 적용하는 것 역시 대상자의 안위감을 높일 수 있다.

대상자는 24~48시간 이내에 수분을 섭취할 수 있으며, 경구 진통제를 복용할 수 있다. 대상자는 움직일 때마다 통증이 심해지기 때문에 활동을 하지 않으려 할 수 있으므로, 물리치료 전이나 침상 옆의 의자로 이동하는 등의 활동을 하기 전에 진통제를 복용하도록 하며, 수술 후 합병증을 감소시키기 위해 보행의 중요성을 강조한다. 비마약성 진통제의 사용은 급성통증, 근육경련, 기타 관절염과 같은 만성적 건강문제의 관리에 도움이 된다. 그러나 신부전이 있는 노인 환자의 경우, NSAIDs 사용에 주의해야 한다.

대상자가 마약에 중독될 수 있다는 걱정을 한다면, 이러한 우려에 대해 개방적으로 논의해야 한다. 통증을 불필요하게 참는 것은 회복을 지연시킬 수 있다. 마약성 진통제 중독이 일어나는 일은 매우 드문 일임에도 중독에 대한 대상자들의 두려움은 클 수 있다.

마약성 진통제를 사용하는 경우, 부작용이 나타나는지를 자주 사정해야 한다. 노인의 경우, 혼동과 진정반응을 보일 수 있으며, 호흡억제는 경구용 마약성 진통제보다 PCA나 경막외 진통제 주입 시 더 많이 일어나는 경향이 있다. 마약성 진통제의 효과를 중화하기 위해서 드물지만, 날록손(naloxone)이 필요한 경우도 있으므로 가까운 장소에 보관해야 한다. 또한 고관절골절 후 자주 변비가 발생하는데, 이는 운동장애와 마약성 진통제를 사용하기 때문이며, 정상 식이로 전환이 지연되기 때문이다.

■ 간호진단

통증, 경련, 움직임에 대한 두려움과 관련된 신체 기동성 장애

기대결과

대상자는 이동 시 도움을 덜 필요로 하며, 목발이나 보행기를 안전하게 사용하고, 50m 정도의 거리를 보행할 수 있을 것이다.

간호중재

고관절골절로 인해 개방정복과 내부고정을 받은 후의 기동성은 다른 관절의 가동장애, 통증, 움직이는 것에 대한 두려움 등에 영향을 받는다. 과거에 기동성 제한으로 낙상이 발생했다면, 수술 후 기동성에 더욱 큰 문제가 발생한다.

고관절 개방정복과 내부고정 후 활동에 대해 대상자나 간호사 모두 많이 불안할 수 있다. 처음 대상자가 움직일 때는 간호사가 옆에서 돕게 되므로, 대상자가 이동하기 전 체중부하와 관련된 제한이 없는지 의사의 처방을 확인한다.

노인들은 균형감각이 저하되어 체중부하의 제한을 유지하는 것이 어렵기 때문에 담당의사는 대상자가 다리에 체중을 부하하지 않은 채, 발을 바닥에 놓아 균형을 잡는 발가락접촉 체중부하방법이나 발바닥접촉 체중부하방법을 처방한다. 간호사는 대상자가 이동할 때, 수술받은 부위를 관찰하여 대상자가 체중부하 관련 지시를 잘 지키는지를 확인한다. 대상자가 안전하게 이동하기 위해 얼마의 도움을 필요로 하는지 기록한다. 이러한 정보는 기동성 증가와 관련된 목표가 달성되고 있는지를 평가하는 척도가 될 수 있다.

대상자는 수술 후 운동 제한뿐 아니라, 관절염 때문에 다른 관절에 통증이 있거나 이전에 앓았던 뇌졸중으로 인한 잔여효과를 경험할 수 있다. 이러한 상태는 통증을 증가시키고 대상자의 활동에 영향을 미치게 된다. 대상자로 하여금 활동을 시작하기 전, 이른 아침에 아세트아미노펜과 같은 진통제를 복용하도록 한다. 대상자가 처음으로 서거나 이동할 때는 두 명 이상의 도움이 필요하다. 대상자가 안전하게 이동할 수 있도록 적절한 기술을 사용한다.

■ 간호진단

기동성 장애로 인한 목욕/위생, 의복 착용/단장과 관련된 자기돌봄결핍

기대결과

대상자의 자기돌봄 능력이 손상받기 전의 수준으로 회복될 것이다.

간호중재

대상자는 고관절 개방정복과 내부고정 후에 다리, 등, 둔부 등의 목욕을 위해 도움이 필요할 수 있다. 물리치료사는 보행과 근육을 강화시키는 것을 돕고, 층계를 오르고 차를 타고 내리는 것을 교육한다. 또한 물리치료사는 키가 높은 양변기나 보행기와 같이 독립적인 기능을 도와주는 기구에 대한 정보도 제공한다. 작업치료사는 대상자에게 목욕하는 기술이나 의복 착용 방법 등을 교육한다. 즉, 앉아서 목욕할 수 있는 욕조 벤치와 긴 손잡이가 달린 목욕 스펀지를 사용하도록 교육하며, 옷을 입을 때 다른 사람의 도움을 최소화할 수 있도록 양말 착용 도우미나 멀리 있는 물건에 쉽게 닿도록 하는 긴 손잡이가 달린 보조기구에 대해 소개한다. 간호사는 이러한 기술과 보조기구를 활용하도록 적극 권장한다.

■ 간호진단

활동제한 또는 드레싱 교환을 위한 테이프 사용과 관련된 피부통합성 장애의 위험

기대결과

대상자의 피부가 건강하여 뼈가 돌출된 부위와 발뒤꿈치에 궤양이 없으며, 드레싱 위에 사용한 테이프 부착 부위가 벗겨진 부분이 없다.

간호중재

수술 후의 활동제한과 통증은 피부통합성 장애의 위험성을 높일 수 있다. 손상을 받기 전의 영양불량과 탈수상태는 수술 후 더욱 악화되며, 이로 인해 피부손상이 초래된다. 노인이나 스테로이드를 장기간 복용하는 대상자들은 특히 피부층이 얇아져서 피부가 손상을 입거나 열상을 입을 가능성이 높아진다. 수술 후 드레싱에 사용하는 테이프 종류나 적용방향, 방법 역시 피부의 수포 발생에 영향을 미친다.

고관절 개방정복과 내부고정 후 대상자는 2시간마다 체위변경을 해야 하며, 양쪽을 교대로 돌려 눕되 베개로 수술을 받은 다리를 받친 상태로 수술을 받지 않은 부위 쪽으로 돌아눕는 것이 편하다. 천추, 미골, 견갑골, 팔꿈치, 발뒤꿈치 같은 돌출된 부위의 피부를 사정한다.

피부가 벗겨진 곳이 발견되면, 그 부위를 면밀히 관찰하고 기록한다. 심부조직 손상의 증상(보라색으로 변색된 피부)이 있는지를 주의 깊게 관찰한다. 또한 대상자가 얼마동안 부동상태에 있어야 한다면, 해당기관의 지침에 따라 욕창을 관리한다.

계획에 따라 체위변경을 실시하며, 압력을 감소시키는 매트리스를 사용한다. 종아리 아래에 베개를 받치거나 부드러운 부츠를 신게 하여 발뒤꿈치가 침상에 닿지 않도록 하며, 대상자를 침상에서 옮길 때마다 부츠가 잘 맞는지를 사정한다. 발뒤꿈치의 압력을 완화시키기 위해 아킬레스건 아래 수건을 감아 잠시 동안 받쳐주고, 피부에 발적이 생긴 경우에는 피부관리 제품으로 환부를 부드럽게 마사지한다. 수술 후 부종을 관리하고 발적, 수포, 벗겨진 피부 등을 사정하며, 대상자에게 적합한 간호를 위해 창상 전문간호사에게 의뢰한다. 피부층이 얇은 대상자는 피부에 테이프를 사용하는 대신 거즈로 감아준다.

■ 간호진단

영양불량과 1차 방어체계의 소실과 관련된 감염의 위험

기대결과

대상자는 감염의 증상을 보이지 않을 것이다. 즉 (1) 백혈구 수치가 정상 범위에 있으며, (2) 열이 없고, (3) 창상에서 농이 배출되지 않으며, (4) 창상 통증이 증가되지 않고, (5) 72시간 후 창상의 염증상태가 관찰되지 않을 것이다.

간호중재

대상자는 수술 중과 수술 후 즉시 예방을 위해 항생제를 투여하며 개방정복과 내부고정 후, 첫 번째 드레싱 교환은 담당의사가 직접 수행한다. 이후 계속되는 드레싱 교환을 위해 엄격한 무균술을 적용하며, 드레싱 교환 시 창상을 주의 깊게 사정하여 치유 또는 감염의 증상이 있는지 확인한다.

■ 간호진단

하지의 부종 및 자세와 관련된 말초신경혈관 기능 이상의 위험

기대결과

대상자의 신경혈관 기능은 정상이다. 모세혈관 재충혈이 3초 이내에 이루어지고, 말초맥박이 적절하며, 수술부위에 운동약화나 감각손상이 관찰되지 않는다.

간호중재

부적절한 자세는 근접한 신경에 압력을 가할 수 있다. 수술부위의 신경혈관 기능을 적어도 4시간마다 또는 처방에 따라 사정하며, 그 결과를 수술을 받지 않은 부위와 비교한다. 수술 후 어떤 관절이라도 말초신경 또는 혈관손상의 위험이 있는지 확인한다. 사정 내용에는 양측 발등의 맥박, 피부색, 사지의 체온, 발톱의 모세혈관 재충혈, 발가락의 움직임과 감각상태, 발등-발바닥 굴곡 등이 포함된다. 창백, 차가운 느낌, 감각마비, 저림 및 사지의 움직임이 어려울 경우에는 즉시 담당의사에게 알린다.

■ 간호진단

신체운동손상과 마약성 진통제의 부작용과 관련된 변비의 위험

기대결과

대상자는 적절한 수분과 고섬유성 식이를 섭취하고, 적어도 2~3일마다 배변함으로써 규칙적인 배변양상을 유지하게 될 것이다.

간호중재

운동손상과 마약성 진통제의 사용은 변비를 유발할 수 있다. 변비의 위험은 이미 입원 전 활동장애가 있었거나 완하제를 복용해 온 노인층에서 더욱 높다.

규칙적인 사정과 장운동 프로그램의 적용이 매우 중요하다. 대상자의 식사에는 특별한 금기사항이 없는 한, 많은 양의 수분과 섬유질을 포함시켜야 한다. 마약성 진통제의 사용으로 위장계의 연동운동이 느려져 있기 때문에 연화제(stool softener)의 효과가 감소될 수 있으므로 오히려 완하제(laxative)의 사용은 도움이 될 수 있다. 또한 대상자가 변비에 자신만의 효과적인 방법을 가지고 있다면, 그 방법을 사용하도록 돕는다. 대상자가 변의를 느낄 때 화장실에 갈 수 있도록 돕거나, 침상 옆의 변기를 사용할 수 있도록 돕는다. 침상에서 움직일 수 없는 대상자의 경우, 침상에서 골절용 변기를 사용하도록 하며, 배변 동안 사생활을 지켜준다.

■ 간호진단

오심과 고관절골절 후 식욕감소와 관련된 영양불균형: 신체요구량보다 적음

기대결과

대상자는 적절한 영양섭취를 유지할 것이다. 즉, 물리치료를 받을 수 있을 정도의 에너지를 보유하며, 창상이나 뼈에 적절한 치유가 이루어질 것이다.

간호중재

수술 후 대상자는 오심과 구토가 있어 정상 식이로의 이행이 늦어질 수 있고, 활동감소는 식욕감소로 이어질 수 있다. 출혈이 있었던 경우 역시 영양결핍상태가 된다.

적절한 치유가 이루어지기 위해서는 고탄수화물과 고단백 식이가 중요함을 강조한다. 그리고 대상자가 필요한 음식을 선택하도록 돕는다. 식욕이 저하된 상태가 지속되면, 소량의 식사를 자주 섭취하도록 한다. 균형 잡힌 섭취가 이루어지도록 식사 때마다 모든 음식을 조금씩이나마 골고루 섭취하도록 격려한다. 대상자에게 출혈 후 고철분식이와 철분제제에 대한 복용의 필요성을 교육하고, 철분제제 복용 시에 변이 검은색으로 변할 수 있음을 알려준다.

■ 간호진단

골다공증과 골절 등의 새로운 진단으로 인한 칼슘보충과 관련된 지식 부족

기대결과

대상자는 뼈의 건강을 유지하고 위험한 행동을 변화시킴으로써 어떻게 낙상에 의한 골절의 위험이 감소될 수 있는지를 설명한다.

간호중재

고관절골절을 예방하기 위해 골다공증과 같이 교정이 가능한 위험요인을 규명하고, 이를 치료하는 것이 매우 중요하다. 대상자의 기존 지식과 이전의 교육내용을 얼마나 잘 따르는가를 파악한다. 골밀도의 감소나 뼈가 약해지는 원인에 따른 치료방법은 다양하다. 고관절골절을 예방하기 위한 지침은 **박스 38-2**를 참조한다.

골반골절

골반은 피질골이 얇고 대부분 망상골로 이루어진 둥근 모양(ring)의 구조이다. 골반은 강한 힘을 가지고 있어 구조적 기반을 제공하며, 복부장기를 보호할 수 있는 충격흡수장치로서의 역할을 한다. 골반골절(pelvic fracture)은 자동차 충돌이나 총상과 같이 강한 힘에 의한 외상으로 인해 발생한다. 대부분의 골반골절은 교통사고로 일어나게 되는데, 자동차에 탑승한 경우보다 보행자로서 사고를 당한 경우에 더 많은 손상을 입는다.

박스 38-2 고관절골절의 예방지침

- 뼈의 건강상태를 유지한다.
  - 칼슘, 비타민 D, 비스포스포네이트(bisphosphonate) 등을 복용하여 골다공증을 예방한다.
  - 선택적 에스트로겐 수용체 조절제, 칼시토닌 등의 적정 수준을 유지한다.
- 체중부하와 근력강화를 위한 규칙적인 운동을 실시한다.
- 금연을 실시한다.
- 낙상의 위험을 감소시킨다.
  - 욕실, 계단, 욕조 등에 손잡이, 미끄럼 방지 스텝이나 매트 등을 설치하여 낙상을 예방한다.
  - 편평하고 바닥이 단단한 신발을 착용한다.
- 보조적 기구를 사용한다.
- 지나치게 활동적이고 위험한 활동은 피하고, 물건을 움직이거나 들어올릴 때 도움을 요청한다.
- 시력검사를 실시하여 적절한 안경을 착용한다.
- 어지럼증과 같은 약물의 부작용에 주의하고, 어지러울 경우는 천천히 일어난다.

골절에 대한 관리는 손상의 심각성에 따라 달라진다. 대부분의 경우, 전후방 방사선촬영으로 진단을 내릴 수 있다. 불안정골절의 징후가 있는 경우는 방광-요도조영술이나 정맥내 신우조영술을 시행하여 하부 요로계나 신장의 손상을 사정한다.

방광 손상은 골반골절과 연관되어 발생하거나 합병증으로 발생할 수 있다. 골반은 4L의 혈액을 보유하고 있기 때문에 골반이 손상된 환자의 75%에서 출혈이 발생한다. 골반 출혈은 골절을 안정시키는 즉시, 골반 주위를 붕대로 감거나 외부고정기를 활용하여 치료한다.

불안정골절은 금속판과 나사 등의 내부고정기를 활용하여 치료하고 있으며 외부고정기 역시 사용된다. 가벼운 골반골절의 경우에는 침상안정만으로 치료하기도 한다. 골반골절 대상자는 지방색전이나 혈전성 정맥염과 같은 합병증, 신경혈관 장애에 대한 사정뿐 아니라, 통증에 대해서도 적절하게 관리해야 한다.

하지골절

관절구골절

관절구(condyle)는 대퇴원위부에 위치한 뼈돌기를 말한다. 관절구골절(condylar fracture)은 젊은 연령층의 경우, 흔히 강한 충격을 받았을때 발생하지만, 노인의 경우는 골다공증 상태에서 약한 충격을 입은 경우에도 흔히 발생하게 된다. 관절구골절은 교통사고로 초래되는 여러 손상들 중 하나로 무릎을 구부린 상태에서 자동차의 계기판에 강하게 부딪혔을때 발생한다. 가벼운 관절구골절은 무릎 고정기구나 석고붕대로 치료하고, 심한 골절의 경우는 개방정복과 내부고정을 시행한다. 분쇄골절인 경우에는 골이식이 고려된다. 골절 후에는 흔히 무릎운동기능을 잃게 되며, 뼈의 배열상태를 향상시키기 위한 수술적 교정이 필요하다. 통증과 장애가 심할 경우에는 관절고정술이나 관절성형술이 필요할 수도 있다.

슬개골골절

슬개골골절(patellar fracture)은 그 부위에 직접 강한 충격을 받았을 경우에 발생한다. 슬개골의 분리나 분열은 다양한 형태로 일어나며, 골절과 연관된 신전기전의 손상과 통증으로 인해 대상자가 무릎을 완전히 펴지 못할 수도 있다. 슬개골골절은 전 · 후방 방사선촬영보다 측방 방사선촬영을 통해 더욱 분명하게 관찰할 수 있다. 별 모양의 골절(골절편의 이탈없이 슬개골에 금이 간 상태)인 경우는 수 주일 동안 장하지 석고붕대를 적용하여 보존적으로 치료한 후 운동을 시작한다. 굴곡상태로 낙상한 간접 외상의 경우, 횡골절이 초래될 수 있다. 이후 필요한 무릎운동 장애나 연골연화증의 발생을 최소화시키기 위해 개방정복과 내부고정을 시행한다. 분쇄골절의 골절편은 정확하게 정복하는 것이 어려울 수 있다. 그럴 경우, 슬개골을 제거하는 것이 최선이다. 이때 대퇴건이나 무릎건과 같은 신근에 대한 복구수술이 필요할 수도 있다.

경골골절과 비골골절

비골의 단독골절은 다양한 원인에 의해 발생할 수 있다. 다리 바깥 표면에 직접적인 손상을 입은 경우에는 횡골절이나 분쇄골절이 일어나며, 비틀림 손상을 입은 경우에는 나선골절이 발생한다. 또한 장거리를 달리는 것과 같이 반복된 스트레스로도 골절, 즉 피로골절이 초래되며, 이러한 경우에 하부 경비골 인대 바로 윗부분에 골절이 발생한다. 피로골절의 경우, 부동이 필요하며, 비변위 비골골절의 경우에는 발목을 부동시키기 위해 석고붕대를 적용할 수 있다.

비골은 정상이며 경골에만 단독골절이 일어날 수 있다. 골절은 직접적인 외상에 의해 일어나며, 반복적인 스트레스로 인해 경골 상부의 1/3 지점과 중간지점이 만나는 부위에 피로골절이 초래될 수 있다. 경골의 피로골절은 마라톤 선수, 허들

선수, 과도한 점프를 하는 발레리나 등에서 주로 발생한다.

비틀림 손상이 경골과 같은 장골에 골절을 일으키는 일은 드물다. 경골골절은 정복한 후, 석고붕대나 내부고정과 외부고정을 통해 치료한다. 비골이 정상이면 도움이 되는 것으로 보일 수 있으나, 손상을 받지 않은 비골에 의해 경골의 말단 부위가 분리될 수 있으므로 경골의 배열이 만족스러운 상태를 유지하도록 비골을 절제할 필요가 있다. 교통사고나 운동으로 인한 손상은 경골과 비골에 동시에 골절을 일으키는 경우가 대부분이다. 경골골절의 경우, 골절편이 정복된 상태로 유지되도록 서혜부에서 발가락까지 석고붕대를 적용한다. 불안정 골절이나 다발성 골절일 경우에는 내부고정이 선택되며, 창상이 지저분하거나 피부소실이 있는 경우에는 외부고정이 필요할 수도 있다.

경골골절에는 4가지 유형이 있다. (1) 외측경골플래토골절은 수직으로 분리된 유형(젊은 층에게 흔함), (2) 부분경골플래토는 아래쪽으로 밀려서 함몰골절이 생성된 유형(노인이나 골다공증 환자에게 흔함), (3) 위 두 가지가 동시에 발생한 유형, (4) 플래토 전체가 함몰된 유형이 있다. 방사선촬영으로는 전체 범위의 손상이 분명히 보이지 않기 때문에 CT촬영이나 MRI가 필요할 수 있다. 경골에서 분리된 큰 골절편의 경우에는 나사를 사용해 원래 자리에 고정하여 뼈의 윤곽이 회복되도록 한다. 함몰된 골절편은 뼈의 표면이 복원될 수 있도록 위로 올리고, 골절 아래 생긴 공동은 망상골 이식으로 채우게 된다. 경골플래토에 생긴 함몰이 경미한 경우에는 조기운동과 함께 보존적 치료를 하는 것이 적절하다.

발의 골절

발의 골절은 낙상, 높은 곳에서의 점프, 달리기, 비틀기, 자동차 사고 또는 발에 물체를 떨어뜨림으로써 발생하게 된다. 다른 손상에서와 마찬가지로 개방골절을 입은 경우에는 수술을 통해 사멸조직을 제거하고(데브리망) 복구해야 한다. 그러나 폐쇄골절의 경우는 석고붕대, 교정기, 보행신발 등을 통해 보존적으로 치료할 수 있다. 체중부하는 대상자 상태에 따라 점진적으로 증가시켜야 한다.

상지골절

상완골절

노인의 외상성 손상은 근위상완골절(fracture of the proximal humerus)의 주요원인이 된다. 골다공증이 있는 경우는 심한 낙상이 아니더라도 상완골절이 발생할 수 있다. 노인들은 주로 사용하는 오른쪽 팔에 손상을 입기 때문에 운동장애가 일어나며, 매사에 의존적이 될 수 있다. 팔을 사용하지 못하기 때문에 균형감각이 저하되어 골절 후 낙상의 위험이 높아진다. 골절이 비변위성이거나 경하게 변위된 경우라면, 팔걸이를 사용하여 부동시킨다. 그리고 손상 후 2~3주가 지나 어깨의 불편감이 사라지면, 가벼운 관절가동범위 운동을 시작한다. 변위골절은 개방정복과 내부고정으로 치료하고, 관절내 골절이거나 분쇄골절인 경우에는 인공관절대치술이 적용되기도 한다. 신속하고 적절하게 치료하여 상완골두의 무혈성 괴사 위험을 감소시킨다.

상완간부골절(fracture of the humeral shaft)은 자동차 충돌, 총상, 기계에 의한 압착손상에서와 같이 팔에 직접적인 강한 충격을 받았을 때 발생한다. 상완간부골절은 손을 활짝 편 상태에서 낙상을 하거나 팔꿈치로 넘어진 경우와 같이 간접적인 손상에 의해서도 일어난다. 대부분의 상완간부 골절은 초기에 U자모양 부목으로 부동시켜 치료한다. 부종이 가라앉으면, 상완골절 고정기를 팔걸이와 병행하여 사용한다. 무거운 팔 걸기 석고붕대는 골절의 불유합상태를 초래할 수 있으므로 가능하면 피한다. 수술은 개방골절 시 사멸조직 제거를 위해 시행되고, 혈관손상이 동반된 골절의 경우도 수술을 통한 안정이 필요하다.

팔꿈치골절

팔꿈치관절 내의 손상에는 관절구, 주두, 요골두, 요골경 골절 등이 있다. 이러한 손상은 흔히 낙상으로 인해 발생하거나 팔꿈치를 직접 강타당했을 때 발생한다. 3개의 주요 말초신경인 요골신경, 척골신경, 정중신경이 한꺼번에 손상될 수 있기 때문에 신경혈관에 대한 사정이 매우 중요하다. 팔꿈치관절내 골절 후에는 구획증후군이 발생할 가능성 또한 높다. 대부분의 비변위성 골절은 부동으로 치료한다. 그리고 불편감이 사라진 1주일 후부터 관절가동범위 운동을 시작하며, 장상지 부목과 어깨걸이가 적용되기도 한다. 변위골절의 경우, 특히 관절구 위쪽 골절의 경우에는 개방정복과 내부고정을 시행한다. 또한 외상 후 상완동맥의 복구술이 필요할 수도 있다. 수술 후에는 팔꿈치 부목이나 석고붕대, 견인 등을 적용하여 부동시키게 된다.

요골골절과 척골골절

요골(radius)과 척골(ulnar)의 간부골절은 교통사고나 팔을 뻗은 채로 낙상하는 경우와 같이 전박에 직접적으로 힘이 가해짐으로써 발생한다. 전박골절에서는 신경(정중신경, 척골신경, 요골신경)이나 혈관(요골동맥, 척골동맥)의 동반손상이 일어날 가능성이 높다. 전박골절의 초기에 고정을 하기 위해 각설탕 집게형(sugar-tong) 부목이 적용된다. 초기 치료단계에서는 석고붕대로 부동시키는 방법이 권장되지 않는다. 이는 골절로 인한 부종이 석고붕대에 둘러싸여 여유 공간이 사라짐으로써 구획증후군으로 이어질 가능성이 높기 때문이다. 전박의 회전을 통제하기 위해 손목과 팔꿈치를 모두 부동시켜야 한다. 성인의 개방골절이나 변위골절인 경우에는 수술적 요법을 고려하게 된다.

근위 상완골절과 마찬가지로 원위요골 골절은 노인에게 흔히 발생하는 골절이다. 노인들의 경우, 변형이 남더라도 치료결과는 좋은 편이다. 왜냐하면 노인들의 일상활동은 사지의 완전한 사용이 필요하지는 않기 때문이다. 그러나 젊은 층의 경우, 변형과 관절의 변화로 인해 자신이 현재 종사하고 있는 직업을 유지하지 못하게 될 수도 있다. 콜리스골절(Colles' fracture)은 흔히 일어나는 골절로 원위요골의 골절편이 손등 쪽으로 변위된 골절을 말한다. 골절정복은 정맥내부위차단(Bier block)과 같은 신경차단을 사용함으로써 크게 향상될 수 있다. 이 골절은 2주 동안 부목을 적용하였다가, 이후 3주 동안 단상지 석고붕대를 적용하여 치료한다. 분쇄골절이 일어난 경우에는 외부고정이나 골이식 개방정복과 내부고정으로 치료한다.

손의 골절

중수골(metacarpal)이나 지골(phalange)의 골절 대부분이 작업과 관련된다. 진단이 늦어지면 골절정복이 어려워진다. 그 이유는 손 골절의 경우, 7~10일 이내에 가골이 형성되기 때문인데, 그 이후는 조작이 어려워진다. 치료는 우선 골절정복을 정확히 한 후, 손상을 입지 않은 손가락들을 움직여 경직이 오지 않도록 하며, 팔을 올려 부종을 감소시킨다. 또한 안정된 골절일 경우는 버디테이핑(buddy taping)이나 부목과 같은 단순한 치료로 충분하지만, 분쇄골절이나 개방정복이 필요한 골절인 경우에는 유합이 일어나는 데, 오랜시간이 걸리며 운동이 가능하기까지 많은 시간이 소요될 수 있다. 손의 골절 후의 재활을 위해서는 대상자의 동기화가 매우 중요하다. 대상자가 의지를 가지고 재활에 참여해야만 단기간의 물리치료를 통해서도 기능이 많이 향상될 수 있다. 폐쇄골절 또는 변위가 일어나지 않은 골절의 경우에는 손상 후 21일이 지나면 손의 운동을 시작할 수 있다.

신경혈관 사정은 상지에 골절을 입은 모든 대상자에게 매우 중요하다. 환부의 색깔, 온감, 움직임, 감각, 모세혈관 재충혈 등에 대해 손상을 입지 않은 부위와 비교한다. 손상을 입은 부위는 부종을 예방하기 위해 높인다. 밤에는 수면 중 자세 변경시 대상자의 팔이 압박되는지 확인하기 위해 자주 관찰한다. 석고붕대나 부목을 적용한 경우에는 가족을 대상으로 석고붕대 관리와 구획증후군의 증상에 대해 교육한다.

침해증후군과 회전낭대 근육열상

어깨는 매우 복잡한 구조로 이루어져 있어 넓은 범위의 운동을 가능하게 하는 반면, 안정성은 그다지 크지 않다. 어깨관절에 속한 구조들이 잘 작동하면, 어깨의 움직임이 자유롭고 통증은 전혀 없다. 대부분의 어깨손상은 연조직에 발생하게 되는데, 주로 어깨 위로 물체를 던지는 것과 같은 활동을 반복함으로써 초래된다. 어깨지대(shoulder girdle)에는 흉쇄골관절(sterno clavicular joint), 견봉쇄골관절(acromio clavicular joint), 상완와관절(gleno humeral joint), 견봉하공간(sub-acromial space), 견갑붕대 공간(scapulo thoracic space) 등이 포함된다. (1) 견갑하근(전방, subscapularis), (2) 극상근(supraspinatus), (3) 극하근(infraspinatus), (4) 소원근(후방, teres minor)의 4개의 근육 역시 어깨의 다양한 움직임이 일어나도록 하는 역할을 하며, 회전낭대(rotator cuff)를 형성한다. 대부분의 열상은 극상근에서 일어난다.

정상적인 어깨 움직임은 회전낭대 근육의 평탄하면서도 통증이 없는 활동으로 이루어진다. 그러나 과도한 관절운동이 반복적인 외상으로 이어지거나 외부의 힘에 의해 근육이 손상을 입을 수 있다. 보통은 견봉과 회전낭대 사이에는 충분한 여유 공간이 있어 팔을 올렸을 때, 건이 견봉 아래로 쉽게 미끌어질 수 있다. 그러나 매번 팔을 올릴 때마다 건에 약간의 마찰이 있게 되며, 건과 견봉 사이의 점액낭에도 마찰이 생긴다. 이러한 마찰을 침해(impingement)라고 부른다. 팔을 어깨 위로 올리는 일상적인 동작으로 초래되는 침해는 모든 사람에게 어느 정도는 일어난다. 그러나 팔을 머리 위로 올리는 일이나 기타 다른 동작을 반복적으로 하게 되면, 침해는 점차 건강문제가 된다.

침해증후군은 어깨 전반에 통증을 발생시킨다. 그리고 팔을 옆으로 뻗은 후 들어올리거나 또는 몸의 앞쪽에서 들어 올릴 때 통증을 유발한다. 대부분의 대상자는 통증으로 인해 수면을 취하기 어려워지는데, 특히 자면서 아픈 어깨 쪽으로 돌아누우면 통증이 심해진다. 침해증후군의 가장 대표적인 증상은 뒷주머니에 손을 넣으려 할 때 통증이 나타나는 것이다. 질환이 진행되면, 불편감이 더욱 증가하고 관절이 경직된다. 1차 보존적 요법은 쉬면서 운동을 줄이거나 직업을 조정하는 것이다. 팔걸이는 어깨부동으로 인해 유착성 낭염을 일으킬 수 있기 때문에 사용하지 않는다. NSAIDs와 얼음팩은 통증완화에 도움이 되며, 초음파와 음성영동법(phonophoresis), 이온삼투요법(iontophoresis) 등이 사용된다. 또한 견봉하에 진통제나 스테로이드를 주사하는 것도 도움이 된다.

회전낭대 근육에 열상을 입은 경우, 대상자는 어깨의 외전과 외회전을 전혀 할 수 없게 된다. 상완와 관절의 활동 역시 통증과 함께 장애가 발생한다. 방사선촬영, CT, MRI, 관절조영술, 관절경검사 등이 문제를 확인하는 데 도움이 된다.

회전낭대 근육 손상의 치료는 휴식과 팔을 어깨 위로 올리는 활동제한, 어깨걸이 등의 보조적인 접근으로 시작한다. NSAIDs를 투여하여 불편감을 완화시키며, 의사에 따라 관절내에 진통제나 스테로이드를 주사하기도 한다. 급성증상이 가라앉으면, 관절가동범위 운동이나 회전낭대 근육을 강화시킬 수 있는 능동적인 운동을 시작해야 한다. 매일 유연성을 높일 수 있는 장비(테라밴드)를 사용하여 운동하도록 한다. 운동시작 전 열요법을 시행하고, 운동 후 불편감을 감소시키기 위해 얼음팩을 대주는 것도 도움이 된다.

비수술적 요법으로 증상이 완화되지 않으면 수술이 고려된다. 또한 작업이나 스포츠를 위해 팔을 많이 사용해야 하는 사람에서 열상이 급성적으로 진행되고 통증이 심한 경우는 수술을 고려한다. 대상자가 통증이나 오심과 구토가 심해 짧은 기간 동안 입원해야 하는 경우를 제외한 수술은 외래통원치료를 통해 이루어진다. 수술 후 어깨고정 기구의 사용과 어깨진자운동(pendulum shoulder movement)에 대해 교육한다. 수술한 팔의 신경혈관 상태를 규칙적으로 사정해야 하며, 사정결과를 수술을 받지 않은 팔과 비교한다. 통증을 관리하는 것 또한 수술 후 간호에 있어 중요한 부분이다.

무릎 손상

전방십자인대 손상

전방십자인대(anterior cruciate ligament)는 전방경골플래토(anterior tibial plateau)와 후방대퇴과간절흔(posterior femoral intercondylar notch)을 연결하는 폭이 넓은 인대이다. 전방십자인대는 경골이 앞쪽으로 움직이는 것을 막는 역할을 한다. 전방십자인대 중간 지점의 열상이 가장 흔한 손상으로 과신전, 내측 회전, 극도의 외측 회전, 감속 등에 의해 초래된다(그림 38-11). 전방십자인대 손상시 무릎 안에서 펑하는 소리가 나며, 손상 후 몇 시간 이내에 부종이 심해진다. 무릎은 불안정하게 느껴지며, 특히 회전이나 신전이 어렵다. 무릎의 안정도는 라흐만(Lachman)검사로 판정한다. 대상자는 앙와위로 누워 손상된 무릎을 20~30° 구부린 상태로 휴식을 취하도록 한다. 검사자의 한 손을 대퇴원위부에 놓고, 다른 손은 경골근위부를 잡고 전방과 후방으로 위치를 변화시켜 본다. 만약 전후방으로 밀리는 느낌이 있으면 양성반응을 보인 것이다. 전위검사(anterial drawer test) 역시 전방십자인대 손상을 위한 진단적 검사이다. 검사자가 무릎관절 바로 아래의 경골 부위를 두 손으로 잡고, 앞쪽으로 당겨서 경골이 얼마나 움직이는지를 사정한다. 건강한 전방십자인대는 경골이 몇 mm 이내로만 밀렸을때 정상이다. 전방십자인대가 손상을 입은 경우, 밀리는 정도가 커지며 관절의 움직임에 따라 흔들흔들한 느낌을 준다. 전방십자인대 손상의 진단을 위해 방사선촬영이 이루어지지만, 진단이 어려운 경우 MRI검사가 유용하다. 무릎장애를 진단하기 위한 가장 중요한 검사는 관절경검사이다. 이 검사로 전방십자인대가 손상을 받은 정도, 관절 구조내 손상의 범위까지도 확인할 수 있다. 관절경은 전방십자인대 재건을 위한 수술적 방법으로도 선택된다.

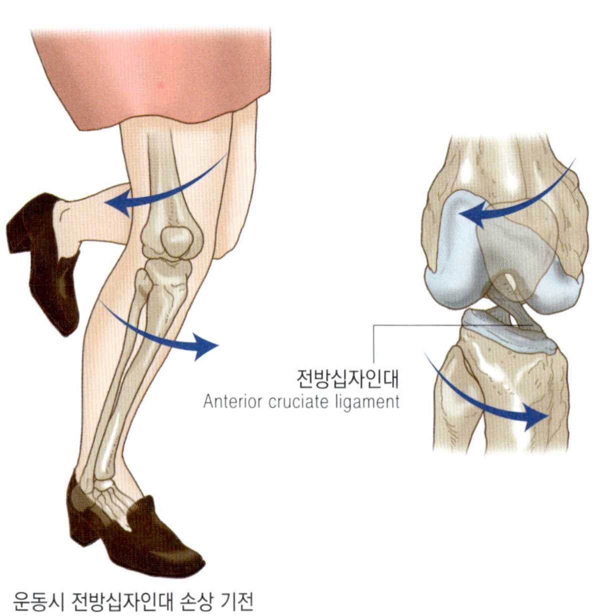

그림 38-11 ■ 전방십자인대 손상 기전

초기부동은 관절에 더 이상의 손상이 진행되는 것을 막고 통증과 부종을 감소시킨다. 손상을 받은 후 수주일 이내에 전방십자인대 재건이 이루어지며, 관절기능과 안정성을 되찾을 수 있다. 인대재건은 대상자의 무릎건의 일부분을 사용하여 실시한다. 전방십자인대 재건 후, CPM(continuous passive motion) 장비를 사용하여 빠르고 만족스러운 무릎의 가동성을 성취할 수 있도록 돕는다.

CPM 장비는 회복된 부위에 적용하며, 최소한 하루에 8시간을 사용하거나 또는 완전한 관절가동범위가 달성될 때까지 적용한다. 무릎을 굴곡시킨 상태로 고정하는 장하지 고정기가 사용되기도 하며, 고정기와 CPM 장비가 각기 단독으로 사용되기도 하지만, 병행해서 사용하기도 한다. 전방십자인대 재건 후 대상자에게 사두근 세팅(quadriceps setting) 운동이나 무릎운동, 발운동과 같은 등척성 운동을 교육한다. 운동은 이후 4~6개월 동안 실시한다.

반월판 손상

반월판(meniscus)은 경골과 대퇴골 사이에 놓여 있는 섬유성 연골로 무릎의 충격을 흡수하는 역할을 한다. 반월판의 열상은 전방십자인대만큼 자주 일어나지는 않으나, 반월판의 종적 열상은 전방십자인대손상이나 내측측부인대손상과 함께 발생한다(그림 38-12). 반월판은 혈액공급이 잘 안 되기 때문에 손상으로 인한 치유가 매우 느린 편이다. 반월판 손상은 무릎을 굴곡시켜 체중부하를 한 상태에서 발이 고정된 채로 회전이 일어난 경우에 발생한다. 이 경우, 압력과 회전력이 병합되어 반월판에 가해진다. 반월판 손상이 일어나면, 가벼운 부종이 나타나며 관절선을 따라 통증이 발생한다. 특히 연골의 한 부분이 찢어져 무릎 관절낭 내에서 부유하는 경우에는 펑하는 느낌이나 미끄러지는 느낌 등이 나타난다. 반월판 손상에 대한 검사로는 맥머레이검사(McMurray test)가 가장 널리 이용된다. 대상자를 앙와위로 눕힌 후, 손상된 무릎을 90° 로 굽히도록 한다. 검사자가 대상자의 발을 한 손으로 잡고, 다른 손을 내측 관절선에 놓는다. 내측반월판을 압박하기 위해 무릎에 내반슬 스트레스를 준 상태에서 하퇴, 발목, 발을 하나의 단위로 하여 전체적으로 회전시킨다. 그런 다음, 내측 관절선을 촉지하면서 대상자의 무릎을 신전시킨다. 검사가 이루어지는 동안 대상자가 내측과 외측 관절선에서 국소적인 통증을 호소하거나, 딸깍하는 느낌이 감지되거나 소리가 들리는 것 역시 양성반응을 보이는 것이다. 진단을 위해 흔히 MRI 검사를 실시한다. 관절경검사 또한 진단과 반월판 손상을 치료하기 위해 적용된다. 수술 후 다리를 올리고 얼음팩을 대준다. 통증관리가 우선적인 과제이다. 대퇴사두근을 강화시키기 위한 운동 프로그램과 무릎관절 가동범위를 높이기 위한 운동 프로그램을 제공한다.

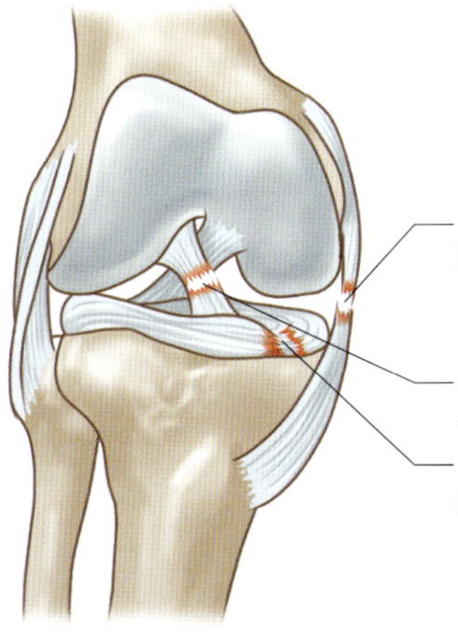

그림 38-12 ■ 일반적인 무릎손상

내번과 비틀림으로 인해 내측측부인대가 찢어진다. 내측반월판손상은 비틀림으로 무릎이 외번되어 흔히 발생한다.

과다사용증후군

과다사용증후군(overuse syndrome)은 흔히 발생하는 스포츠 관련 장애이다. 이 증후군은 미세외상(microtrauma)으로 인해 잠행적으로 시작된다. 과다사용증후군의 위험이 가장 높은 사람은 운동선수, 초보운동선수, 손상에서 회복된 사람 등이다. 근골격계 구조에 반복적으로 스트레스를 주면 부종, 압통, 통증 등의 증상이 나타나게 된다. 스트레스 손상에 대한 비수술적 치료에는 항상 휴식이 중요하다. 달리기 선수에게 충격이 가해지는 활동은 제한하되, 자전거를 타거나 수영장 물속에서 달리는 것은 허용한다. 손상과 관련된 염증을 감소시키기 위해 얼음찜질(부종이 발생한 경우)과 NSAIDs를 적용한다. 예방은 관절 유연성을 유지하기 위해 스트레칭과 관절운동이 중요함을 강조하는 것이다. 스트레칭운동은 정적이어야 한다(근육의 잡아당김과 이완을 반복하기보다는 근육을 잡아당긴 자세로 얼마 동안 유지해야 함). 정적인 스트레칭은 과도한 신장이나 조직손상의 위험성을 감소시키며, 동적인 스트레칭에 비해 근육의 통증이 덜하다. 크레아틴보조제 또한 근육의 강화에 도움이 된다. 과다사용증후군에 의해 흔히 발생하는 손상에 대한 내용은 표 38-2를 참조한다.

표 38-2 과다사용증후군에 의한 손상

손상 유형	정의	고위험집단	임상증상	치료
좌상(strain)	• 좌상은 근육이나 건이 비틀리거나, 잡아당겨지거나, 열상을 입은 것을 말한다. • 직접 또는 간접 외상으로 인해 관절이 과도하게 움직인 상태로 고정되었거나 과도신장 혹은 심한 경우에 인대가 파열됨으로써 초래된다. • 만성좌상은 과도사용, 즉 근육이나 건의 반복적 움직임이 오래 지속된 경우에 발생한다.	• 운동선수, 좌상이나 염좌의 과거력을 가진 사람, 비만한 사람, 불량한 신체조건을 가진 사람들이 해당된다. 특히 대상자가 팔을 과도하게 펼친 상태로 낙상하였거나, 발의 옆쪽으로 점프나 착지를 한 경우, 고르지 못한 지면을 달린 경우 • 만성좌상은 집중적인 훈련을 받는 동안, 적절하게 중간휴식을 하지 않았거나 자신이 들어 올릴 수 있는 것보다 초과하여 역기를 들어 올렸거나, 복부근육이 약한 경우	• 급성근육경련, 통증, 근육약화, 임상증상의 중증도는 손상의 정도와 관련된다. • 중증좌상의 경우는 반상출혈과 부종이 현저하게 나타나며, 움직임의 범위가 매우 제한된다. • 중증좌상의 경우, 근육이나 건이 부분적 또는 완전히 파열되며, 대상자는 전혀 움직이지 못하게 된다. • 중증좌상은 근육이나 건이 과도신장되거나 경미하게 찢어진 경우로 일부 근육기능이 소실된다.	• 골절의 가능성을 배제하기 위해 방사선검사가 시행된다. • 첫 24~48시간에 휴식, 냉요법, 압박, 상승(rest, ice, compression, elevation, RICE)을 실시한다. • 건과 뼈가 만나는 부위에서 파열이 있으면, 수술적 복구가 필요하다. • 손상 후 치유가 일어나는 동안(4~6주), 손상된 부위의 움직임을 최소화해야 한다. • 활동은 통증 또는 부종과 같은 임상증상이 발생하는 지점까지 진행하지 않는다. 흉터조직이 형성된 후, 손상된 부위를 점진적으로 운동시킨다. • 재활기간 동안 과도한 활동은 절대적으로 피해야 한다.
염좌(삠, sprain)	• 염좌는 뼈의 한쪽 끝을 다른 쪽과 묶어 주는 결체조직 심유성 밴드인 인대가 늘어나거나 찢어진 것을 말한다.	• 아마추어운동선수나 프로운동선수 또는 일반인 • 염좌나 좌상의 과거력을 가진 사람, 과체중, 불량한 신체조건을 가진 사람들	• 관절 안에서 찢어지거나 팝콘이 터지는 듯한 느낌이 있다. • 통증, 멍, 부종 등이 나타난다. • 중증염좌는 손상의 순간, 즉 인대가 완전히 끊어져 뼈로부터 분리된 순간 극도의 통증이 발생한다. 관절이 느슨해짐으로써 관절의 기능은 소실된다. • 중등도 염좌는 인대가 부분적으로 파열된 것으로 관절의 불안정성과 부종을 일으킨다. • 경증염좌는 인대가 늘어나기는 하였으나, 관절이 느슨해 지지는 않은 상태를 말한다.	• 방사선검사는 골절의 가능성을 확인하기 위해 시행된다. • 휴식, 냉요법, 압박, 상승(RICE)을 실시한다. • 운동은 근력, 발목 움직임, 고유수용체 회복에 집중한다. 재활의 3단계에는 대상자가 스포츠에 완전히 참여할 수 있을 때까지 활동 관련 훈련을 실시한다. • 만약 완전한 인대파열로 수술저 복구가 시행된 경우, 석고붕대나 브레이스(brace)를 4~6주 동안 적용한다. • 일단, 석고붕대나 브레이스가 제거되면, 손상된 발목에 공기 석고붕대를 적용하여 발목의 측면운동은 제한하되, 발등굴곡과 발바닥굴곡이 가능하도록 한다.
스트레스 골절(stress fracture)	• 근육이 피로하여 더 이상 반복되는 충격을 흡수할 수 없어 뼈에 작은 금이 간 것을 말한다. 흡수할 수 없게 되면 근육은 스트레스를 뼈로 전달하기 때문에 뼈에 금이 가거나 골절이 일어나게 된다.	• 육상경기, 농구, 기계체조, 발레, 테니스와 같은 고강도 스포츠선수 • 뼈가 충분히 단단하지 않은 청소년층과 비정상적 생리주기 또는 생리주기 소실 등으로 골밀도가 감소될 수 있는 여성 운동선수 • 군인	• 체중부하가 필요한 활동이 증가하면 통증이 점차 증가하였다가 휴식을 취하면 사라진다. • 발등과 바깥쪽 발목의 부종, 골절 부위의 압통이 나타난다.	• 발을 보호하는 보호장치를 2~4주 동안 착용한다. 발바닥이 단단한 신발, 발바닥이 나무로 만들어진 샌들, 탈착용이 가능한 짧은 길이의 골절고정신발(short leg fracture brace shoe)을 착용한다. • 일부 골절에서는 석고붕대, 목발, 수술 등이 필요할 수 있다.

표 38-2 과다사용증후군에 의한 손상 (계속)

손상 유형	정의	고위험집단	임상증상	치료
발바닥 근염 (plantar fasciitis)	• 발바닥의 아치형 부분을 지지하는 발바닥근막에 반복적인 좌상이 부하되어 발생한다. • 근막은 뒤꿈치의 발바닥 표면에 부착되어 있으며, 발 앞쪽을 부착시키기 위해 근막섬유가 부채처럼 펼쳐져 있다.	• 달리기선수나 점프선수. 비만한 사람, 당뇨병 환자, 하루의 대부분을 걷는 사람, 발바닥의 아치형이 심하거나 평발인 사람	• 발의 심한 통증이 체중부하를 할 때 더욱 심해진다. 통증은 활동과 더불어 점차 사라진다. 환자들은 발꿈치의 전-중앙부에 통증과 멍이 심하다고 호소한다.	• 발꿈치 감싸개와 같은 보철기와 걷기나 뛰기를 증진시킬 수 있는 야간운동, 냉요법, 항염증제 등이 적용된다. 가끔 스테로이드 주사가 필요한 경우도 있다.
하퇴 부목 또는 내측경골 스트레스증후군 (shin splint or medial tibial stress syndrome)	• 하퇴 부목은 후측경골 근육의 과도한 좌상으로 인해 발생하며, 운동 관련 통증을 일으킨다.	• 달리기선수, 에어로빅선수, 군인, 마당발, 무릎관절의 고정 또는 O자형 다리 • 훈련의 갑작스런 변화 (장시간, 먼 거리 훈련). 콘크리트 바닥에서의 달리기, 낡은 신발 착용	• 활동으로 인한 통증, 달리기, 기타 다른 반복적 활동 후 수일 동안 해당 근육에 잔여압통이 지속된다. 경골의 내측 모서리 바로 뒤에 통증이 있다.	• 몇주 동안 휴식을 취한다. • 훈련은 매우 낮은 강도에서 시작하여 천천히 증가시키며, 통증이 있으면 멈춘다. • 근력강화. 배열상태에 문제가 있는 경우는 교정기로 교정하고 좌상을 감소시킨다. 훈련 후에는 적절한 스트레칭을 한다.
무릎 건 부전증 [점퍼 무릎, patellar tendinopathy (also known as jumper's knee)]	• 점프로 인해 무릎뼈나 대퇴건에 반복적인 스트레스가 가해짐으로써 발생한다.	• 점프를 하는 스포츠선수 (농구, 배구, 높고 긴 점프)	• 통증, 압통, 부종, 무릎 하부의 근위 1/3 무릎 건에서 가장 흔히 발생함. 통증은 부가적 점프를 하는 경우에 심해진다.	• 휴식, 냉요법, 스트레칭, 근력강화, 관절운동범위와 운동역학사정, 운동감각훈련을 실시하고, NSAIDs를 투여한다.
테니스 팔꿈치 (tennis elbow, lateral humeral epicondylitis)	• 팔꿈치 신전근과 굴곡근의 반복적 사용으로 인해 팔꿈치에 전박과 상완의 근육을 부착시키는 건에 작은 열상이 생긴다.	• 손을 가지고 일하는 사람 (배관공, 페인트공, 정원사, 목수, 간호사 등) • 운동선수 또한 위험이 높음	• 통증은 물건을 들어 올릴 때 팔꿈치 바깥쪽에서 전박 아래로 방사된다.	• 보존적 요법과 점진적 스트레칭, 등척성 운동을 권장한다. 근육이 최대한 팽창하는 것을 억제하거나 손상된 조직에 긴장감을 저하시키는 교정기를 착용한다.
손과 손목의 건염과 건활막염 (tenosynovitis)	• 팔꿈치관절 주변의 건에 염증이 생긴다.	• 주먹쥐기(gripping), 꼬집기(pinching), 잡아당기기, 들어올리기 등 팔목을 반복적으로 사용하는 움직임	• 염증 주변의 통증과 주변 연조직의 부종이 발생한다.	• 팔목 부목, 냉요법, 항염증제, 스테로이드 주사를 적용한다.

UNIT 8

신경계 장애

CHAPTER 39

Assessment of Neurologic System

신경계 사정

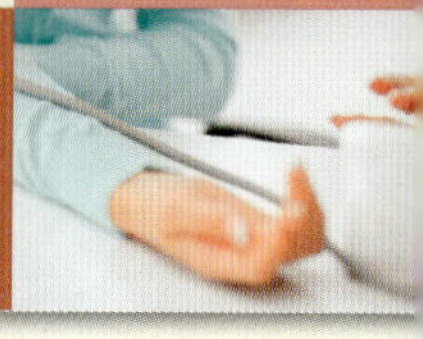

학습목표

1. 신경계에 속하는 구조와 기능에 대해 설명한다.
2. 신경계 기능장애를 확인하기 위한 신체사정 내용과 방법에 대해 설명한다.
3. 신경계 기능장애로 발생하는 주요 증상과 징후 및 기전을 설명한다.
4. 신경계 기능장애 조사를 위한 진단검사를 기술하고, 그 결과의 의미와 간호적용을 설명한다.

신경계는 신체에서 가장 조직화된 구조와 기능을 지닌 복잡한 체계로 주로 신체적인 기능에 영향을 미치지만, 정신적인 기능에도 영향을 미친다. 신경계는 중추신경계와 말초신경계로 구분된다. 중추신경계에는 뇌와 척수가 포함되고, 말초신경계에는 뇌신경과 자율신경계를 비롯한 나머지 신경들이 포함된다(그림 39-1).

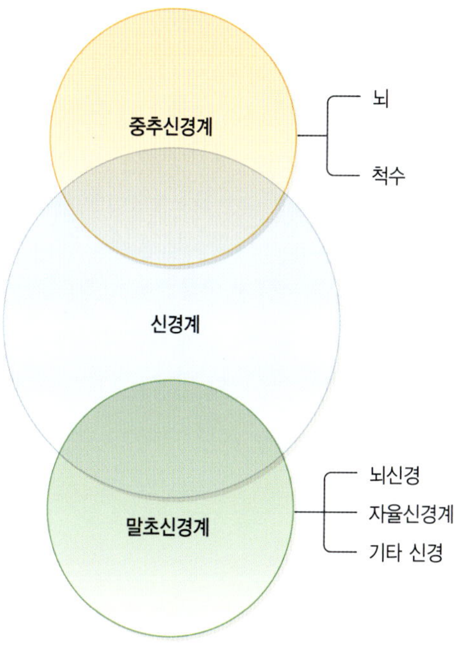

그림 39-1 ■ 신경계

구조와 기능

중추신경계에 포함되는 뇌와 척수는 분리되지 않고 계속 이어지는 구조로 뇌는 두개골에 의해, 척수는 척추에 의해 보호되고 있다. 중추신경계에 분포하는 신경원의 경우, 손상을 입으면 재생되지 않는 것이 특징이다.

뇌

뇌는 신경계 중에서 가장 크고 복잡한 장기로 1천억 개 이상의 신경원과 연합섬유로 구성되어 있다. 뇌는 대뇌, 간뇌, 뇌간, 소뇌 등 4개의 영역으로 구분되는데, 간뇌에는 시상과 시상하부가 포함되고 뇌간은 중뇌, 뇌교, 연수로 구분되며 각 영역은 고유의 기능을 가지고 있다(그림 39-2).

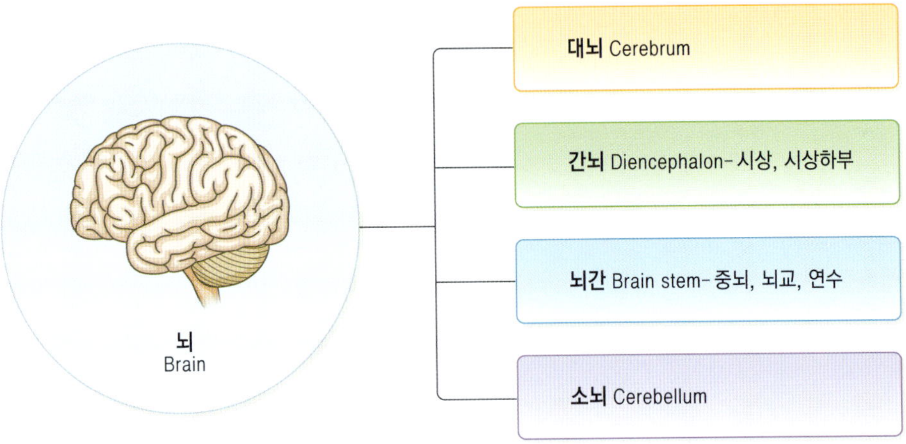

그림 39-2 ■ 뇌의 구조

대뇌

대뇌의 가장 바깥층은 대뇌피질(cerebral cortex)로, 두께는 2~5mm 정도이다. 대뇌피질에는 신경원의 구조 중 주로 세포체와 수상돌기가 분포하는데, 뇌에 분포하는 신경원의 세포체 중 약 75%가 대뇌피질에 집중되어 있으므로 대뇌피질은 세포체로 인해 어두운 색을 띄게 되므로 회백질층이라 부른다(그림 39-3).

대뇌피질은 안쪽으로 들어가 있는 주름인 구(surci)에 의해 4개의 엽인 전두엽, 두정엽, 후두엽, 측두엽으로 나뉜다(그림 39-4). 전두엽(frontal lobe)은 가장 넓은 부위를 차지하며, 담당하는 기능에 따라 3개의 세부영역인 운동영역(motor area), 전운동영역(premotor area), 전전두영역(prefrontal area)으로 구분된다(표 39-1).

운동영역은 중심엽의 앞쪽에 위치한 세부영역으로 주로 자발적인 운동기능과 관련이 있기 때문에 운동피질이라 불리기도 한다. 운동기능과 관련된 신경섬유들은 대부분 연수에서 교차한 후 척수로 하행하게 되는데, 외측피질척수로(lateral corticospinal pathway)가 대표적인 교차 신경통로에 해당된다. 따라서 뇌졸중이나 기타 손상으로 인해 오른쪽 전두엽에 기능부전이 있는 경우, 왼쪽에 마비와 같은 운동장애가 나타나며, 왼쪽에 기능부전이 있는 경우는 오른쪽에 운동장애가 나타나게 된다.

전운동영역은 운동영역 앞쪽에 위치하고 있으며, 이 영역 역시 자발적인 운동과 관련이 있다. 전운동영역의 앞쪽과 외측구(lateral sulcus)의 위쪽으로 브로카영역(Broca's area)이 위치하는데, 이 영역은 입, 혀, 후두의 복잡한 근육활동을 조정함으로써 소리내어 말을 할 수 있도록 한다. 따라서 이 영역이 손상되면 대상자는 말을 하지 못하게 되는데, 이를 브로카실어증(Brocas aphasia) 또는 운동실어증(motor aphasia)이라고 한다.

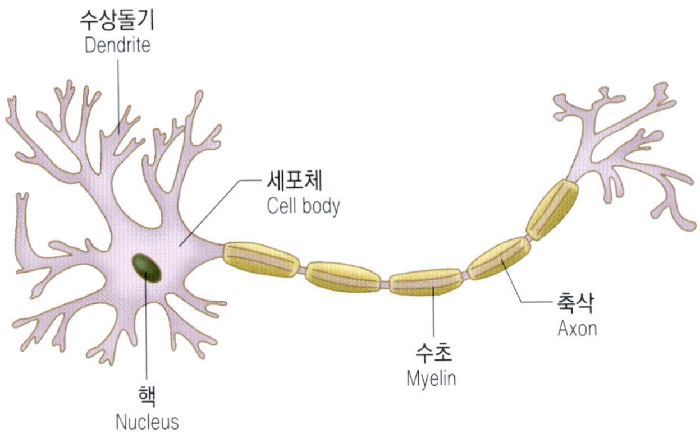

그림 39-3 ■ 신경원

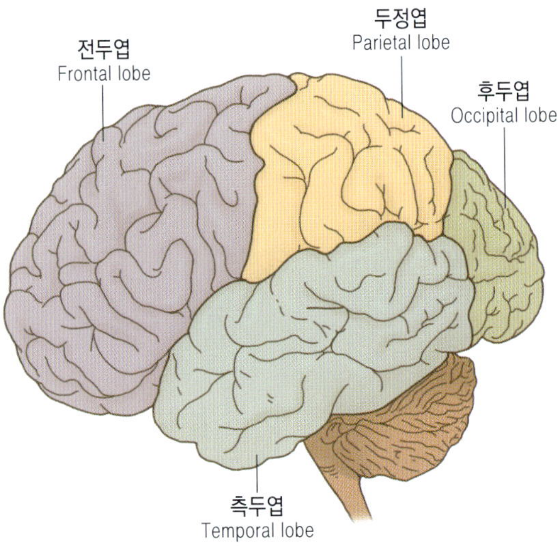

그림 39-4 ■ 대뇌피질의 영역

표 39-1 전두엽의 세부영역별 기능

영역	내용
운동영역	• 중심엽 앞쪽에 위치함 • 자발적인 운동기능과 관련이 있음 • 운동피질로 불리기도 함 • 뇌졸중이나 기타 손상으로 인해 운동영역에 기능부전이 있는 경우, 마비와 같은 운동장애가 나타남 • 운동정보를 전달하는 하행신경로의 경우, 대부분 연수에서 교차하므로 오른쪽에 기능부전이 있는 경우, 왼쪽에 장애가 나타남
전운동영역	• 운동영역 앞쪽에 위치함 • 자발적인 운동과 관련이 있음 • 운동영역의 앞쪽과 외측구의 위쪽에 브로카영역이 있어 소리내어 말하는 것을 가능하게 함 • 이곳에 손상을 입으면 운동실어증이 나타남
전전두영역	• 전두엽의 가장 앞쪽 부위를 말함 • 주의집중, 동기화, 실행능력, 합리적 사고, 문제해결적 사고 등 인지기능을 담당함 • 변연부를 억제하여 정서적인 안정화에 기여함

전전두영역(prefrontal area)은 전두엽의 가장 앞쪽 부위를 말하며, 전두엽 중 가장 넓은 부위를 차지한다. 주의집중, 동기화, 목표설정, 계획, 실행능력, 자기-감찰 등 사고나 인지와 관련된 기능을 담당하며, 합리적 사고와 문제해결적 사고도 관장하고 대뇌의 변연부를 억제함으로써 정서적인 안정화에도 기여한다.

두정엽(parietal lobes)은 중심구(central sulcus of Rolando)의 후방에 위치하며, 일차 체성촉각수용영역과 체성촉각연합영역으로 이루어진다. 일차 체성촉각수용체에서는 온도, 접촉, 압력 등의 촉각에 대한 해석을 담당한다. 일차 체성촉각수용체를 제외한 나머지 두정엽 부위를 연합영역이라 하는데, 이곳에서는 개념형성과 추상성을 담당한다. 그리고 우측 두정엽은 공간, 크기, 형태(실체감각), 신체의 위치(고유수용성) 등에 대한 지각을 담당하며, 좌측 두정엽은 좌우에 대한 감각을 담당하는 한편, 수학적인 사고를 하는데 조력한다.

후두엽(occipital lobe)은 일차 시각수용영역과 시각연합영역으로 이루어진다. 일차 시각수용영역은 양쪽 조거구(calcarine sulcus)에 위치하며, 이를 제외한 나머지 후두엽 부위를 시각연합영역이라 한다. 일차 시각수용영역은 시각정보를 해석하는 기능을 하며, 시각연합영역은 시각적 기억의 저장, 시각적 인식, 주변 환경에 대한 인식 등의 기능을 담당한다.

측두엽(temporal lobe)은 양쪽 외측구 아래(미측부)에 각각 위치한다. 측두엽은 일차 청각수용영역과 이차 청각연합영역으로 이루어진다. 일차 청각수용영역에서는 청신경을 통해 전달된 정보를 해석하는 기능을 담당한다. 한편, 언어적 기억은 좌측 측두 연합영역에 저장되며, 언어를 제외한 나머지 소리인 음악, 동물 소리, 기타 소음 등에 대한 기억은 우측 측두 연합영역에 저장된다. 측두엽에 손상이 일어나면 말과 글을 이해하는 것이 가능하지 않으며 음악이나 다른 환경적 소리를 인식하는 것이 불가능해진다. 언어를 이해하는 기능을 하는 세포가 집단으로 모여 있는 부위를 베르니케 영역(Wernicke's area)이라 한다(표 39-2).

해마

내측 측두엽에 위치하는 해마(hippocampus)는 기억 과정에 필수적인 역할을 한다. 기억은 매우 복잡한 현상으로 3개의 단계인 단기기억, 중기기억, 장기기억으로 나뉜다. 단기기억은 몇 초나 몇 분 사이에 사라지는 기억을 말하며, 중기기억은 며칠 또는 몇 주간 유지되다가 사라지는 기억이고, 장기기억은 저장되어 평생 남는 기억을 말한다.

기억의 생리적 기전에 대한 이론에서는 신경원의 반향적 메시지가 단기기억을 유발하며, 신경원 구조에 구조적 변화가 일어나면 중기기억과 장기기억으로 전환되는 것으로 설명

표 39-2 두정엽, 후두엽, 측두엽의 구조와 기능

영역	내용
두정엽	• 중심구의 후방에 위치함 • 일차 체성촉각수용영역과 체성촉각연합영역으로 구성됨 • 일차 체성촉각수용영역에서는 온도, 접촉 압력 등에 대한 해석을 담당함 • 체성촉각연합영역에서는 개념 형성과 추상성을 담당함
후두엽	• 일차 시각수용영역과 시각연합영역으로 구성됨 • 일차 시각수용영역에서는 시각정보를 해석함 • 시각연합영역은 시각적 기억의 저장, 시각적 인식, 주변 환경에 대한 인식 등을 담당함
측두엽	• 양쪽 외측구 아래에 각각 위치함 • 일차 청각수용영역과 이차 청각연합영역으로 구성됨 • 일차 청각수용영역에서는 청신경을 통해 전달된 정보를 해석함 • 언어적 기억은 좌측 측두연합영역에 저장되며, 언어를 제외한 나머지 소리는 측두연합영역에 저장됨 • 언어를 이해하는 기능을 담당하는 부위를 베르니케영역이라 부름

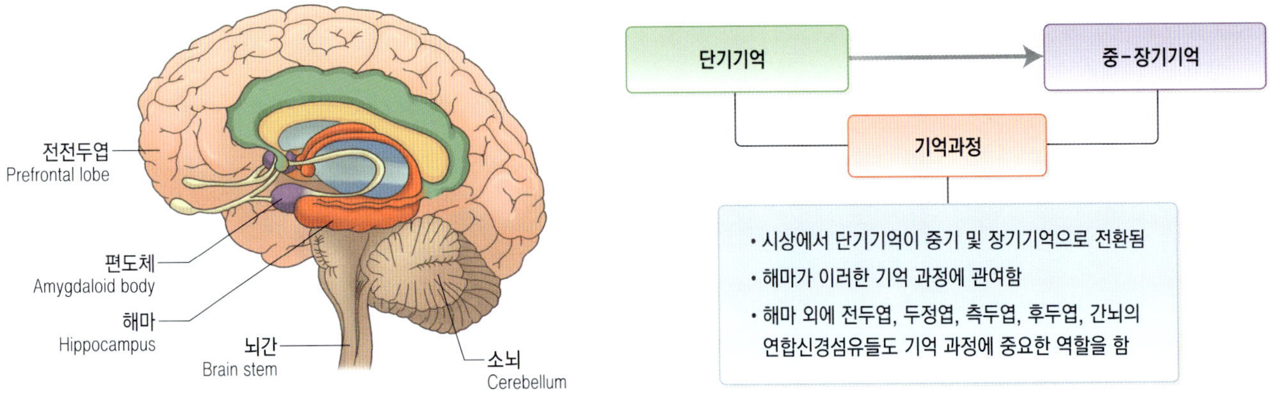

그림 39-5 ■ 해마의 구조와 기억 과정

하고 있다. 해마는 시상에서 단기기억이 중기나 장기기억으로 전환되도록 돕는 역할을 하며, 그 외 전두엽, 두정엽, 측두엽, 후두엽 그리고 간뇌의 연합신경섬유 역시 장기기억으로 전환되는데 중요한 역할을 한다(그림 39-5).

기저신경절

기저신경절(basal ganglia)은 대뇌반구에 깊이 묻혀 있는 몇 개의 피질하 회백질 구조로 구성되어 있다. 이 구조에는 미상핵(caudate nucleus), 피각(putamen), 담창구(globus pallidus), 흑질(substantia nigra), 시상하핵(subthalamic nucleus)이 포함된다(그림 39-6). 기저신경절은 대뇌피질을 시상핵과 연결해주는 중간 역할을 하며, 피질척수로와 연합하여 복잡한 운동을 조절하는 기능을 한다.

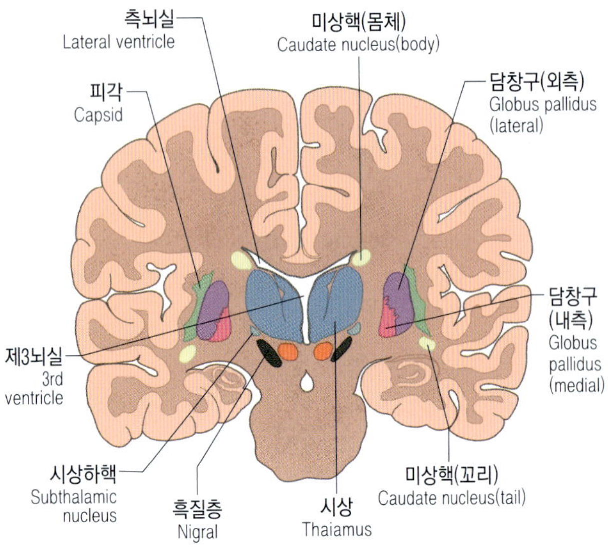

그림 39-6 ■ 기저신경절

간뇌

간뇌(diencephalon)는 시상과 시상하부로 구성되어 있다. 시상(thalamus)은 대뇌반구와 상부 뇌간 사이에 위치한다. 간뇌의 회백질은 제3뇌실(third ventricle)의 측면을 둘러싸고 있으며, 시상하부(hypothalamus)는 제3뇌실의 기저를 형성한다. 간뇌에 위치한 중요한 구조로는 시삭(optic tracts), 시신경교차(optic chiasm), 뇌하수체(pituitary gland), 송과체(pineal gland) 등이 있다.

시상은 감각정보를 전달하는 모든 상행통로를 각각의 정보를 해석하는 피질세포로 연결시키는데 후각정보는 제외된다. 시상하부는 심장박동, 혈압, 수분과 전해질의 균형, 위와 장의 움직임, 선상 활동, 체온, 배고픔, 체중, 수면이나 각성과 같은 자율신경계(autonomic nervous system, ANS) 기능을 조절한다. 또한 뇌하수체호르몬의 분비를 자극하거나 억제하는 인자들을 분비함으로써 뇌하수체의 기능을 조정하는 역할을 한다.

변연계

변연계(limbic system)는 내측 전두엽, 내측 측두엽(해마), 시상, 시상하부, 기저신경절 등에 분포하는 신경핵으로 구성되는 연합체계로 감정표현(공포, 분노, 즐거움, 애통)을 조절하는 감정중추로 알려져 있다. 또한 측두엽 쪽의 변연계는 후각구(olfactory bulbs)로부터 신경섬유를 받아들여 냄새를 해석하는데 중요한 기능을 한다.

뇌간

뇌간(brain stem)은 중뇌, 뇌교, 연수로 구성되어 있으며, 간뇌 바로 아래 쪽에 위치하는 뇌의 일부분이다(그림 39-7). 뇌

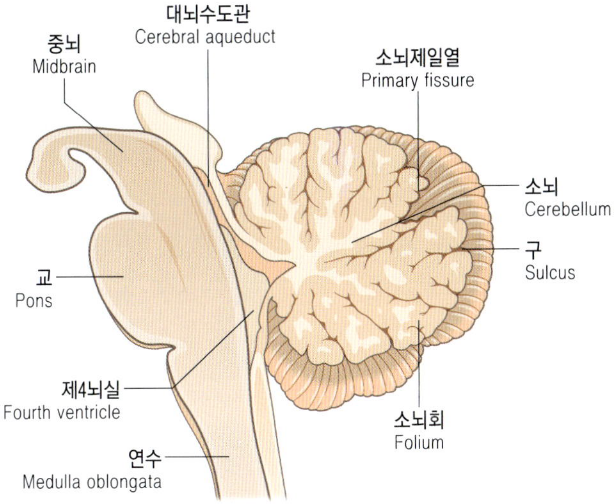

그림 39-7 ■ 뇌간, 제4뇌실, 소뇌의 시상면

간은 상행신경로, 하행신경로, 망상체(reticular formation), 뇌신경의 핵, 하행자율신경로로 구성된다. 뇌간에는 12개의 뇌신경 중 10개의 뇌신경이 기시한다. 즉, 중뇌에는 3번 동안신경(oculomotor nerve)과 4번 활차신경(trochlear nerve)이 위치하며, 뇌교에는 5번 삼차신경(trigeminal nerve), 6번 외전신경(abducens nerve), 7번 안면신경(facial nerve), 8번 내이신경(vestibulocochlear nerve)이 위치하고, 연수에는 9번 설인신경(glossopharyngeal nerve), 10번 미주신경(vagal nerve), 11번 부신경(accessory nerve), 12번 설하신경(hypoglossal nerve)이 위치한다(표 39-3). 특히 연수는 뇌교와 척수 사이의 약 1인치 정도의 길이에 해당하는 부위로 호흡중추가 위치하며, 운동신경로인 하행신경로와 감각신경로인 상행신경로가 모두 연수의 추체로(pyramidal tract)에서 교차하

표 39-3 뇌간에서의 뇌신경 분포

뇌간	뇌신경
중뇌	3번 동안신경(oculomotor nerve), 4번 활차신경(trochlear nerve)
뇌교	5번 삼차신경(trigeminal nerve), 6번 외전신경(abducens nerve), 7번 안면신경(facial nerve), 8번 내이신경(vestibulocochlear nerve)
연수	9번 설인신경(glossopharyngeal nerve), 10번 미주신경(vagal nerve), 11번 부신경(accessory nerve), 12번 설하신경(hypoglossal nerve)

게 된다.

망상체

망상체(reticular formation)에는 신경핵이 모여 있는 회백질층, 상행신경로, 하행신경로 등이 복잡한 신경연결망을 이루고 있다. 망상체의 신경핵들은 아래로는 척수 상부에서부터 위로는 간뇌까지 확대되어 있다. 망상체는 골격운동과 척수반사를 조정한다. 또한 망상체는 척수로부터 대뇌피질로 올라오는 감각정보를 여과하는 역할을 하는데, 약 99%에 해당하는 감각정보가 망상체에서 걸러지게 된다.

망상체의 신경핵들이 기저신경절, 대뇌, 소뇌와 소통하는 체계를 이루는 것을 망상체활성화계(reticular activating system)라 부른다(그림 39-8). 망상체활성화계는 특히 수면과 각성을 조정하며, 의식을 명료하게 유지하는데 중요한 기능을 담당한다.

소뇌

소뇌(cerebellum)는 회백질과 백질로 구성되며, 소뇌의 피질은 대뇌피질과 마찬가지로 얇은 회백질층으로 이루어져 있다. 소뇌는 신체의 균형과 자세를 유지하기 위해 필요한 위치와 관련된 감각정보를 통합하고, 골격근운동을 조정하며 근육긴장을 조절한다. 세 쌍의 신경로(소뇌각)가 신경로에서 소통할 수 있도록 하는데, 하소뇌각(inferior cerebellar peduncle)은 척수와 연수로부터 나온 감각성(구심성) 통로이며, 신체의 자세와 관련된 정보를 소뇌로 전달하는 역할을 한다. 중소뇌각(middle cerebellar peduncle)은 대뇌피질로부터 받은 정보를 수의적인 운동을 통제하는 효과기 세포로 전달한다. 소뇌

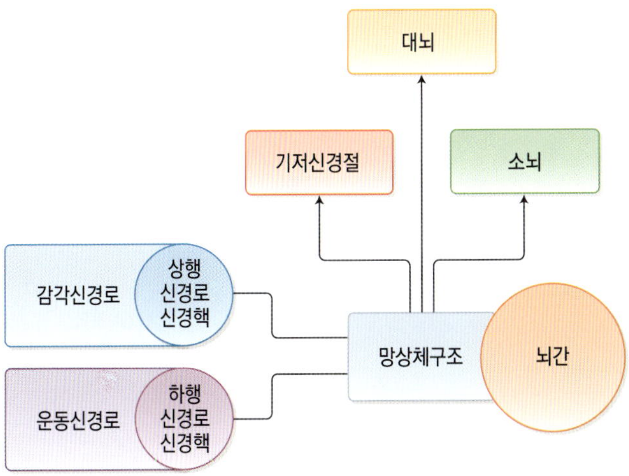

그림 39-8 ■ 망상체활성화계

는 또한 근육, 건, 관절, 눈, 내이의 수용기로부터 전달된 감각정보를 받아 통합하여 상소뇌각(superior cerebellar peduncle)을 통해 뇌간과 척수로 보내 신체 부위를 교정하도록 한다(표 39-4).

척수

척수(spinal cord) 또한 중추신경계에 속하는 구조로, 척수는 척추에 의해 둘러싸여 있고 보호되고 있다(그림 39-9). 척수는 연수로부터 이어져 척주관의 상부 2/3, 즉 첫 번째 요추(L1)와 두 번째 요추(L2) 사이에 있는 추체 모양의 척수원뿔(conus medullaris)에서 끝난다. 척수는 경수, 흉수, 요수, 천수(척수원뿔)로 구분된다.

표 39-4 소뇌의 신경로(소뇌각)

구분	내용
상소뇌각	근육, 건, 관절, 눈, 내이의 수용기로부터 전달된 감각정보를 통합하여 뇌간과 척수로 보냄으로써 신체부위를 교정하도록 함
중소뇌각	대뇌피질로부터 받은 정보를 수의적인 운동을 통제하는 효과기 세포로 전달함
하소뇌각	척수와 연수로부터 나온 감각통로이며 신체의 자세와 관련된 정보를 소뇌로 전달함

척수 내에서 나비 모양의 회백질이 백질에 의해 둘러싸여 있으며, 회백질에 분포하는 축삭돌기는 수초가 없으나 백질에 분포하는 축삭돌기는 수초에 의해 싸여 있다. 백질은 상행로와 하행로로 구성되어 있는데, 이 신경로들은 뇌와 중추신경계 바깥쪽의 세포 사이에 신경흥분을 전달하는 역할을 한다. 회백질에 분포하는 세포체는 핵과 판(laminae)의 집합체로 이루어지며, 백질층의 신경로들은 후열, 외측열, 전열 등 세 쌍으로 정렬되어 있다.

상행신경로와 하행신경로

상행신경로는 감각정보를 전달하며 대뇌와 소뇌피질에서 끝난다. 한편, 뇌로부터의 운동정보는 하행신경로를 통해 전달되며, 근육에서 끝나게 된다(표 39-5). 예를 들어, 감각신경로인 척수시상로(spinothalamic tract)는 척수에서 시작하여 시상을 거쳐 두정엽에서 끝나고, 피질척수로(corticospinal tract)는 대뇌피질의 전두엽에서 시작하여 척수를 통해 근육세포에서 끝난다. 전두엽에서 시작하여 피질척수로를 통해 이어지는 이러한 운동성 신경원들을 상부운동신경원(upper motor neurons)이라 부르며, 하부운동신경원(lower motor neurons)은 척수의 전각(anterior horn)에서 시작하여 척추신경들과 소통하는 운동 신경세포들을 말한다.

대뇌피질과 소통하는 경로 중 많은 경로가 교차하지만,모두 같은 위치에서 교차하는 것은 아니다. 대측(contralateral)

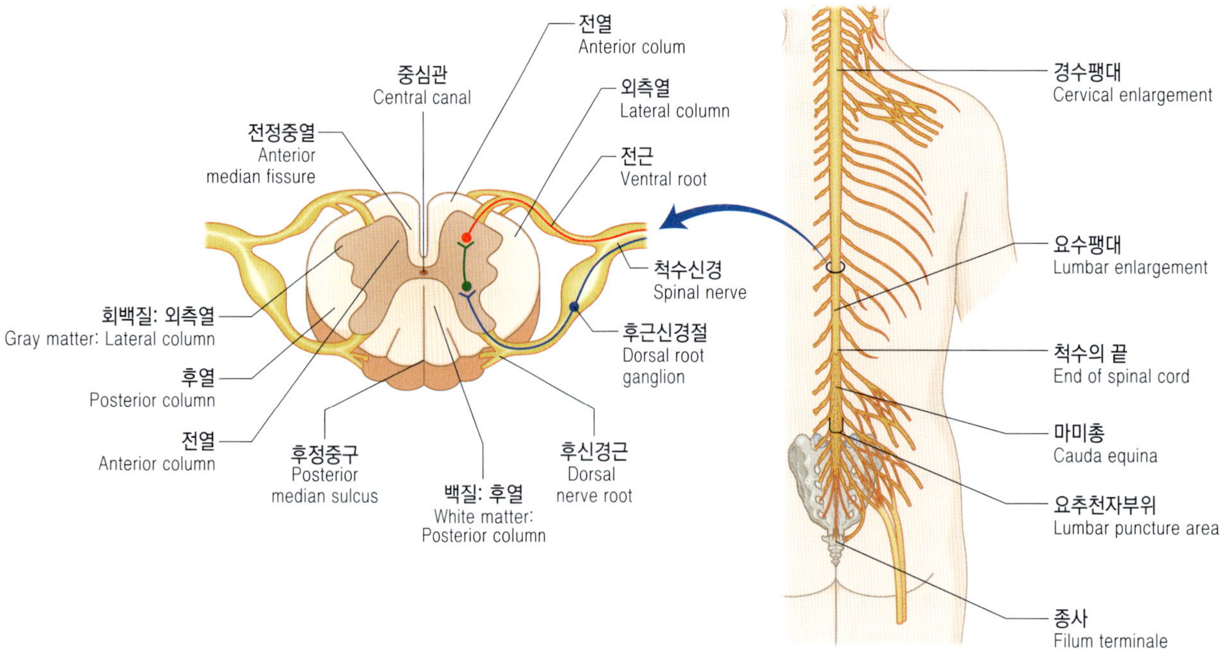

그림 39-9 ▪ 척수의 구조

표 39-5 척수의 주요 신경로

경로	위치	기능
상행로		
박속	후주	촉각, 압력, 신체의 움직임, 위치
설상속	후주	통증, 온도
척수시상로	외측주와 전주	가벼운(가공하지 않은) 촉각
척수소뇌로		
후	외측주	근육 움직임의 조정력
전	외측주	
하행로		
피질척수로		
외측	외측주	수의성 운동
전측	전주	수의성 운동
망상척수로		
외측	외측주	자율신경계 섬유
전측	전주	근육긴장도, 땀샘
내측	전주	
적핵척수로	외측주	근육 움직임의 조정력

은 연수에서 교차하여 신체의 반대쪽으로 상행 또는 하행하는 경로를 지칭하는 용어이며, 교차하지 않는 신경로는 동측로(ipsilateral)라 부른다. 예를 들어, 전척수시상로(anterior spinothalamic), 후척수소뇌로(posterior spinocerebellar tract), 전척수소뇌로(anterior spinocerebellar tract)와 같은 감각신경로는 연수에서 교차한 후 대뇌피질로 상행한다. 그러므로 이 감각신경로들은 대뇌피질에서 신체 반대쪽 감각자극을 해석하게 된다.

외측 피질척수로(lateral corticospinal tract)는 추체로(pyramidal tract)라고도 불리는데, 대뇌피질의 전두엽으로부터 내려오다 연수에서 교차한 후, 척수로 하행하게 된다. 한편, 후척수소뇌로는 교차하지 않는 동측로이므로 동일한 쪽의 근육기능을 조절한다.

보호와 영양을 위한 구조

두개와 척주

두개는 8개의 뼈로 구성되어 있다. 초기 아동기에 이러한 뼈들 사이에 유합이 일어나며, 이렇게 유합된 부위를 봉합(suture)이라고 한다. 두개는 뇌구조를 보호하는 기능을 한다. 두개의 바닥(cranial vault), 즉 기저판(basal plate)에는 안으로 함몰된 부분이 3개 있는데, 이를 와(fossa)라고 부른다. 전두개와(anterior fossa)에는 전두엽이 놓이게 되며, 중두개와(middLe fossa)에는 측두엽과 간뇌의 기저 부위가 놓이고, 후두개와(posterior fossa)에는 소뇌가 위치하게 된다.

척주는 비교적 유연성이 있는 구조로 내부에 있는 척수를 보호한다. 척주는 7개의 경추, 12개의 흉추, 5개의 요추, 5개의 천추(천골 및 미골)로 구성되어 있다. 추골은 인대에 의해 지지되고 추골들 사이에는 디스크가 위치함으로써 추골들 사이의 직접적인 마찰을 방지한다. 한편, 척수는 L1과 L2 사이에서 끝나게 된다.

뇌수막

뇌수막(meninges)은 뇌와 척수를 둘러싸 보호하는 기능을 하는 막으로 연막(pia mater), 지주막(arachnoid), 경막(dura mater)의 3층으로 이루어져 있다.

연막은 결합조직으로 이루어진 혈관층이며, 뇌와 척수를 직접 덮고 있고 대뇌의 깊은 주름인 구(surci)와 그리고 열까지 둘러싸고 있다. 연막은 뇌와 척수에 분포되어 있는 혈관이 제 위치에 고정되도록 지지하며 또한 연막은 성상교세포(astrocytes)와 함께 혈액뇌장벽(blood-brain barrier, BBB)의 일부를 형성한다.

지주막은 결합조직으로 이루어진 얇은 막으로 대뇌의 튀어나온 주름인 회(gyrus)를 덮고 있으나, 깊이 들어가 있는 안쪽 주름인 구(surci)와 열은 싸고 있지 않다. 지주막과 연막 사이의 공간을 지주막하강이라 하며, 이 공간을 통해 뇌척수액(cerebrospinal fluid, CSF)이 순환한다.

뇌경막은 단단하고 신축성이 떨어지는 막으로 2개의 층으로 된 혈관막이다. 외층 경막은 두개골막(pericranium)의 역할을 하며, 내층 경막은 두 개의 대뇌반구를 구분하고(대뇌겸), 대뇌와 뇌간 그리고 소뇌(소뇌천막)와 소뇌반구(소뇌겸)를 구분하는 판을 형성한다. 소뇌천막은 뇌의 영역을 구분하기 위해 사용하는 경계지표를 나타내는 용어인데, 흔히 천막(tentorium)이라 불리기도 한다. 천막상(supratentorial)은 대뇌를 비롯하여 소뇌천막 위에 있는 모든 구조를 의미하며, 천막하(infratentorial)는 소뇌천막 아래의 구조, 즉 뇌간과 소뇌를 의미한다.

한편, 내경막과 지주막 사이의 공간인 경막하강과 경막과 두개골막 사이의 공간인 경막외강은 두부외상일 경우, 출혈된 혈액이 고이게 되는 잠재적 공간이다.

척수를 직접적으로 덮고 있는 연막은 실 같은 구조인 원추(conus)에서부터 추골의 끝까지 이어지는데, 추골의 끝은 미골의 후방인대에 의해 단단히 고정되어 있다. 임상실무자들에 의해 주로 사정되는 공간은 지주막하강과 경막외강이다. 또한 지주막하강은 진단을 위해, 경막외강은 약물주입을 위해 임상적으로 활용되는 공간으로, 척추의 지주막하강은 척수가 끝나는 부위 아래에서 두 번째 천골까지 연장되는 공간이며, 경막외강은 경막초와 추골 사이의 공간을 말한다.

반사기전

내적 자극과 외적 자극에 대해 무의식적으로 자동반응을 보이는 것을 반사반응이라 하는데, 반사반응은 항상성 유지기능을 한다. 척수가 반사중추인 것으로 알려져 있지만, 척수만이 반사반응을 조정하는 것은 아니다. 심장박동, 호흡, 혈압, 연하, 재채기, 기침, 구토를 조절하는 복잡한 반사반응들은 뇌간에서 일어난다.

척수의 내적 반사회로 중 일부는 신전이나 굴곡과 같은 움직임의 패턴을 형성하며, 이러한 움직임의 패턴은 자세를 취하거나 앞으로 진행하는데 있어 기초가 된다. 그 외 다른 반사회로들은 척수반사의 기초가 되는데, 척수반사에는 근신전반사, 굴곡위축반사, 교차신전반사, 신전기 공격반사 등이 포함된다. 체성내장반사 또한 운동신경원을 흥분시키거나 억제시킴으로써 근육긴장도를 변화시키고, 근육의 움직임까지 변화시키게 된다.

신경근육방추는 근육이 늘어나는 것을 모니터한다. 근육이 늘어나면, 신경근육방추의 흥분이 증가되어 동일한 부위의 근육을 수축시키는데, 이러한 반응은 슬개반사를 통해 관찰할 수 있다(그림 39-10). 골지힘줄기관(Golgi tendon organ)은 감각신경종말을 말하는데, 근육이 수축할 때 과도한 힘이 발생하는 것을 예방한다.

단순반사는 2~3개의 신경원이 관여하는 반사를 말하는데, 슬개반사의 경우, 감각신경원과 운동신경원이 각 한 개씩 관여한다. 철회반사는 신체의 일부가 해로운 물체에 닿을 때 조직 손상이 일어나는 것을 방지하거나 감소시키기 위해 나타나는 반사를 말한다.

뇌척수액과 뇌실계

뇌척수액(CSF)은 맑은 무색의 액체로, 약 100~160mL의 뇌척수액이 뇌실과 지주막하강을 통해 순환한다. 수평자세로 누워 있을 때, 평균 뇌척수액의 압력은 100~180mmH_2O이다.

뇌척수액의 약 2/3가 4개의 뇌실에 분포하는 맥락총에서 생성되는데, 주로 측뇌실에서 만들어진다. 그 외 상의세포, 지주막세포, 기타 뇌세포에 의해 소량의 뇌척수액이 생성된다. 맥락총은 뇌실의 벽과 맞닿아 있는 연막에 혈관이 그물망처럼

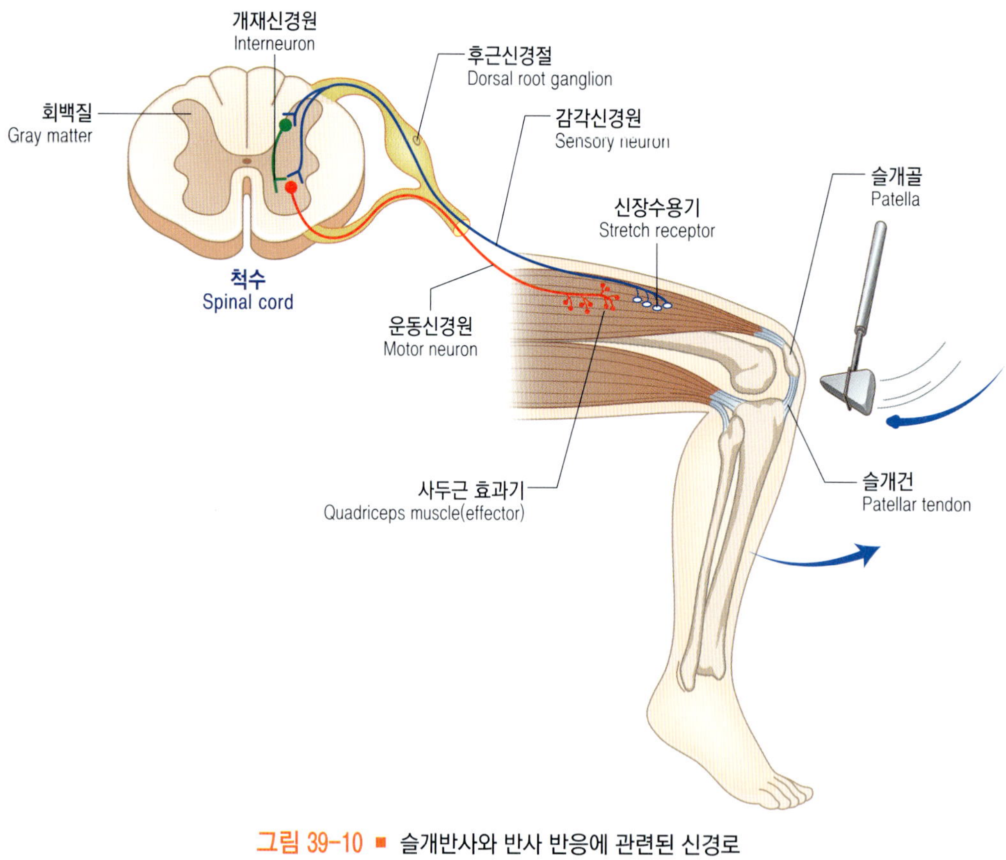

그림 39-10 ■ 슬개반사와 반사 반응에 관련된 신경로

분포되어 있는 것을 말하며, 모든 뇌실의 맥락총에서 하루에 생성하는 뇌척수액은 약 500mL이다. 뇌척수액이 지주막하강 내에 축적되면, 압력이 높아져 뇌손상이 초래될 수 있다. 뇌척수액은 정상적으로 혈액에 흡수됨으로써 배설된다.

뇌실계는 뇌 안에 있는 일련의 공간이다. 뇌척수액은 측뇌실로부터 뇌실간공(interventricular foramen)을 통해 제3뇌실로 흐르는데, 제3뇌실은 대뇌겸 바로 아래의 중앙선에 있다. 뇌척수액은 제3뇌실로부터 중간뇌수도관(aqueduct of sylvius)을 통해 제4뇌실로 배액된다. 제4뇌실은 소뇌의 바로 앞에 있는 뇌간에 위치한다(그림 39-11). 제4뇌실로부터 뇌척수액은 3개의 구멍(2개의 외측공과 1개의 정중공) 중 하나를 통해 뇌조(cistern)라고 불리는 커다란 지주막하강에 모이게 되며, 뇌조는 연수의 후방, 소뇌 아래 쪽에 위치한다. 뇌조는 지주막하강으로 이어지므로 뇌척수액은 뇌조로부터 지주막하강을 통해 뇌와 척수 주위를 순환하게 된다. 그리고 순환을 마친 뇌척수액은 상시상동에 분포하는 지주막융모(arachnoid villi)를 통해 흡수된다.

혈액뇌장벽

뇌에는 3개의 뇌장벽(혈액-뇌, 혈액-뇌척수액, 뇌-뇌척수액)이 존재하며, 뇌장벽은 신경원을 위한 최적의 안정된 화학적 환경을 조절하고 유지하는 기능을 한다. 뇌장벽은 물리적 장벽이자 생리적 과정이다.

정상적인 혈액뇌장벽(blood-brain barrier, BBB)은 일부 약물이 뇌로 들어가는 것을 차단하므로 신경계장애로 인해 약물을 처방할 때는 이를 고려해야 한다. 희석저나트륨혈증, 급성고혈압, 고용량 마취제, 혈관확장, 탄산과잉증 등은 혈액뇌장벽의 차단 기능을 약화시킨다.

혈액공급

뇌는 심박출량의 20%를 공급받고 체내 산소의 20%를 소모하는데, 회백질이 백질보다 대사요구가 더 높다. 분당 750~900mL의 혈액이 뇌로 유입되는데, 뇌로 공급되는 혈류량은 대사산물인 이산화탄소에 의해 조절된다. 신경원의 대사가 증가되면, 이산화탄소 농도가 증가되고, 이는 국소적 혈관확장으로 이어지게 된다. 뇌에 혈액을 공급하는 주요 동맥으로는 추골동맥(vertebral arteries)과 내경동맥(internal carotid arteries)이 있다(그림 39-12).

동맥 공급

추골동맥은 쇄골하동맥(subclavian arteries)에서 분지하여 경추의 횡돌기공(transverse foramen)을 지나 대후두공(foramen magnum)을 통해 두개관(cranial vault)으로 들어간다. 추골동맥은 연수의 전외측 표면에 위치하며, 연수와 뇌교가 만나는 부위에서 2개의 추골동맥은 한 개로 합쳐져 기저동맥(basilar arteries)을 형성한다. 기저동맥은 다시 중뇌에서 2개의 후대뇌동맥으로 분지된다. 추골동맥은 뇌간, 소뇌, 간뇌의 하부 그리고 대뇌의 측두엽과 후두엽의 내측 하부영역에 혈액을 공급한다.

내경동맥은 총경동맥에서 분지하여 두개의 기저부에 있는

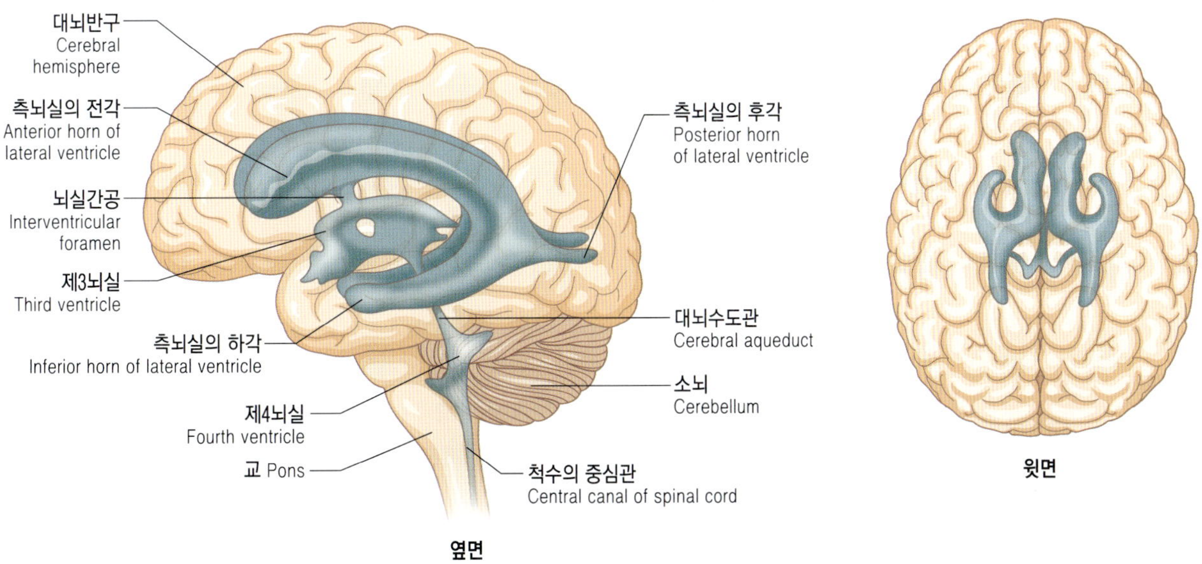

그림 39-11 ■ 뇌실과 뇌척수액의 생성

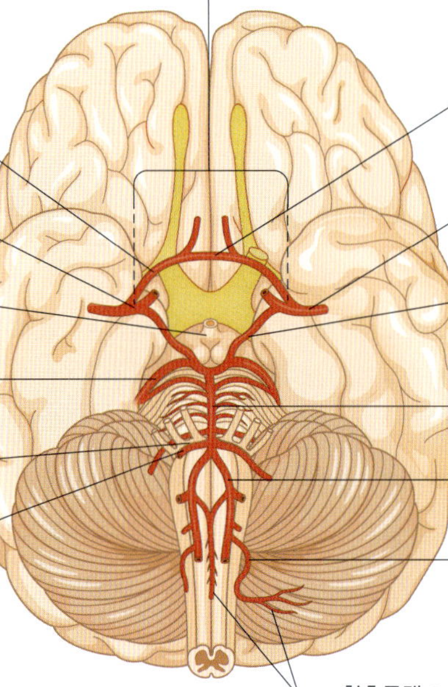

그림 39-12 ■ 뇌순환의 하면

경동맥관을 통해 두개골 안으로 들이긴다. 내경동맥은 전대뇌동맥과 중대뇌동맥으로 갈라진다. 이렇게 분지되는 부위 가까이에 후대뇌동맥, 전대뇌동맥, 후교통동맥, 내경동맥, 전대뇌동맥, 전교통동맥 분지들로 형성된 윌리스환(circle of Willis)이 있다. 내경동맥은 간뇌의 상부, 기저신경절, 대뇌의 측부, 즉 측두엽, 후두엽, 두정엽, 전두엽의 측부에 혈액을 공급한다. 중대뇌동맥은 전두엽, 두정엽, 측두엽, 후두엽, 도엽의 큰 부분과 기저신경절, 내낭, 시상에 혈액을 공급한다. 전대뇌동맥은 전두엽과 두정엽의 중간 부분과 기저신경절의 상부와 내낭에 혈액을 공급한다.

척수는 추골동맥, 상행경동맥, 심부경동맥, 늑간동맥, 요추동맥, 천골동맥 등의 큰 동맥에서 분지하는 작은 척수동맥으로부터 혈액을 공급받는다. 이 동맥들과 분지들은 척수의 주요 동맥을 형성하는데, 전방 척수동맥과 한쌍의 후방 척수동맥 등 3개의 동맥이 이에 해당된다. 이 주요 동맥들은 척수를 따라 길게 위치한다.

정맥 공급

두부에서 나오는 대부분의 정맥혈은 내경정맥, 외경정맥, 추골정맥을 통해 심장으로 귀환한다. 척수의 정맥분포는 동맥분포와 유사하다. 정맥계는 경막과 척주의 골막 사이에 위치한 정맥동으로 배액한다.

신경계세포

구조

신경조직은 신경교(neuroglia)와 신경원(neuron)으로 구성되어 있다. 신경원은 소통하는 기능을 하며, 신경교는 이러한 신경원의 활동을 돕고 지원하는 기능을 한다.

신경교

신경교라 부르는 교세포는 구조를 만들고 신경원을 지원하는 역할을 담당한다. 교세포와 신경원의 구성 비율이 50 : 1에 이를 정도로 교세포의 양이 매우 많다. 교세포는 세포외공간에서 이온농도를 조절하고, 신경원과 혈관 사이 또는 신경원과 뇌척수액 사이에 영양소, 가스, 노폐물 등의 교환이 일어나도록 돕는다. 뇌에 발생하는 종양으로 교세포의 과잉증식으로 인해 초래되는 경우가 있다(그림 39-13).

- **성상교세포(astrocytes)**는 신경원에 영양소를 공급하며 특별히 연막-신경교막의 혈관과 연합하여 혈액뇌장벽을 형성한다. 성상교세포는 반흔조직을 형성함으로써 뇌외상에 반응하는 중추신경계 세포인 것으로 추론되고 있다.
- **희돌기교세포(oligodendrocytes)**는 말초신경계에 존재하는 슈반세포와 동일한 기능을 한다. 이 세포들은 축삭 주위를 감싸는 나선형의 막을 이루는데, 이것을 수초(myeline)라 부른다. 슈반세포의 가장 바깥쪽 부분이 신경초(neurilem-

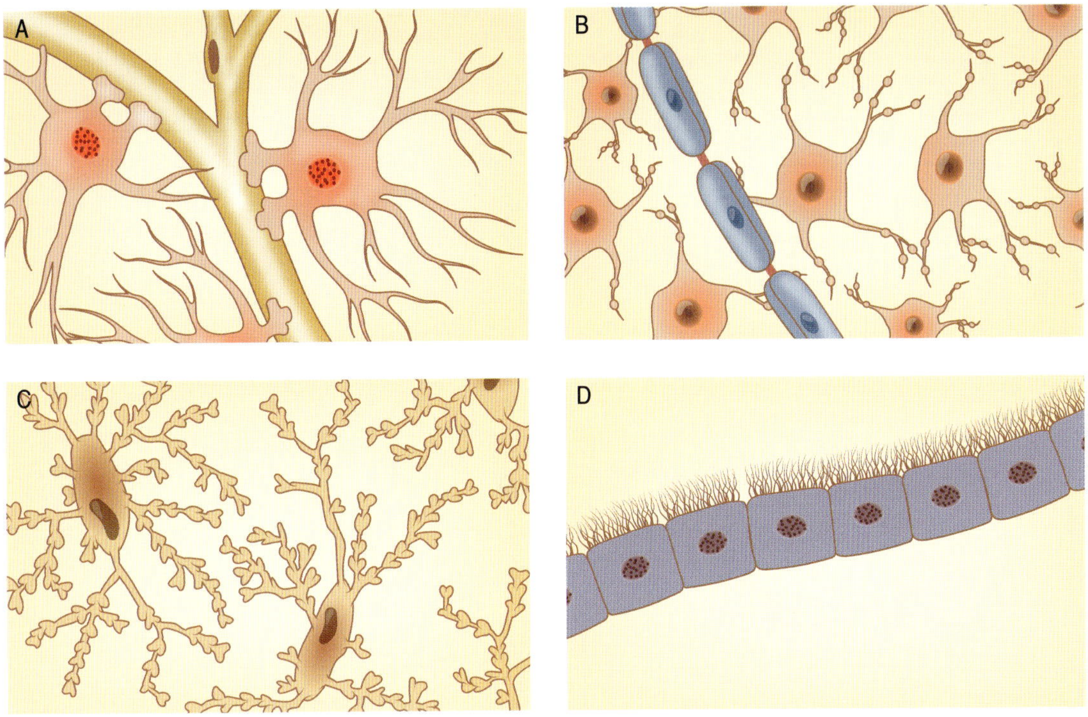

그림 39-13 ■ 신경교세포

A: 모세혈관에 따른 성상교세포, B: 신경원의 축삭에 따르는 희돌기세포, C: 소교세포(식세포), D: 뇌의 액강을 둘러싸는 상피로부터의 상의세포

ma)를 형성하는데, 이것이 수초를 둘러싸게 된다. 신경초는 신경재생을 위해 필수적인 구조이다.

- **소교세포(microglia)**는 식작용을 하는 세포로 대식세포(macrophages)와 관련이 있다. 식소교세포는 손상된 신경원에서 나오는 물질을 식균하는 작용을 한다.
- **상의세포(ependymal cells)**는 뇌실, 맥락총 그리고 척수를 통해 뻗어 있는 중심관을 둘러싼다. 이 세포는 단세포 층으로 된 막을 형성하여 간질내액과 뇌척수액 사이에 물질이 확산되는 것을 조절하는 기능을 한다.

신경원

신경원의 세포체는 다른 세포와 같은 세포기관을 가지고 있다. 신경원에는 신경원섬유(neurofibrils)와 같은 독특한 구조도 포함되어 있는데, 이 구조는 실과 같은 모양의 구조들이 연결망을 이루어 다른 구조들을 지원하는 기능을 한다. 니슬소체(Nissl bodies)는 거친 세포질세망(endoplasmic reticulum)에서 짙은 색으로 보이는 부분으로 신경원에만 존재한다.

나무와 같은 형태의 수상돌기는 외부로부터 메시지를 신경세포체 내로 전달하며, 축삭은 이렇게 전달된 메시지를 신경세포체 밖으로 전달하는 역할을 한다(그림 39-14). 인체에는 일극성, 다극성, 양극성 3종류의 신경원이 존재한다. 일극성 신경원은 신경세포체로부터 오직 하나의 신경섬유가 나가는 신경원을 말하며, 일반적 감각신호를 전달한다. 다극성 신경원은 여러 개의 구심성 시냅스와 축삭으로 이루어져 다차원적 시냅스가 형성되는 것을 말하며, 대뇌피질에 많이 분포되어 있다. 양극성 신경원은 눈, 코, 귀와 같은 고유 감각체계의 정보 전달을 위해 많이 활용되는 신경원이다.

신경계의 기능을 위해 매우 중요한 시냅스(synapse)는 신경원과 표적(다른 신경원, 근육, 내분비샘 등) 사이에 존재하는 작은 공간을 말한다. 메시지가 신경원을 통해 전달되는 과정에서 시냅스에 도달하게 되면, 이 공간을 점프하여 다음 신경원으로 전달된다. 시냅스에는 화학적 시냅스와 전기적 시냅스의 2가지가 있는데, 그 중 화학적 시냅스가 우세하다. 전기적 시냅스의 경우, 전시냅스 세포와 후시냅스 세포 사이의 작은 틈을 통해 전기적 신경자극이 직접 전달되며, 이러한 시냅스는 평활근과 심근세포에서 발견된다. 한편, 화학적 시냅스의 경우, 신경전달물질이라 불리는 화학물질이 시냅스 사이의 작은 공간에 분비되고, 이러한 화학물질을 통해 다음 신경원으로 메시지가 전달된다.

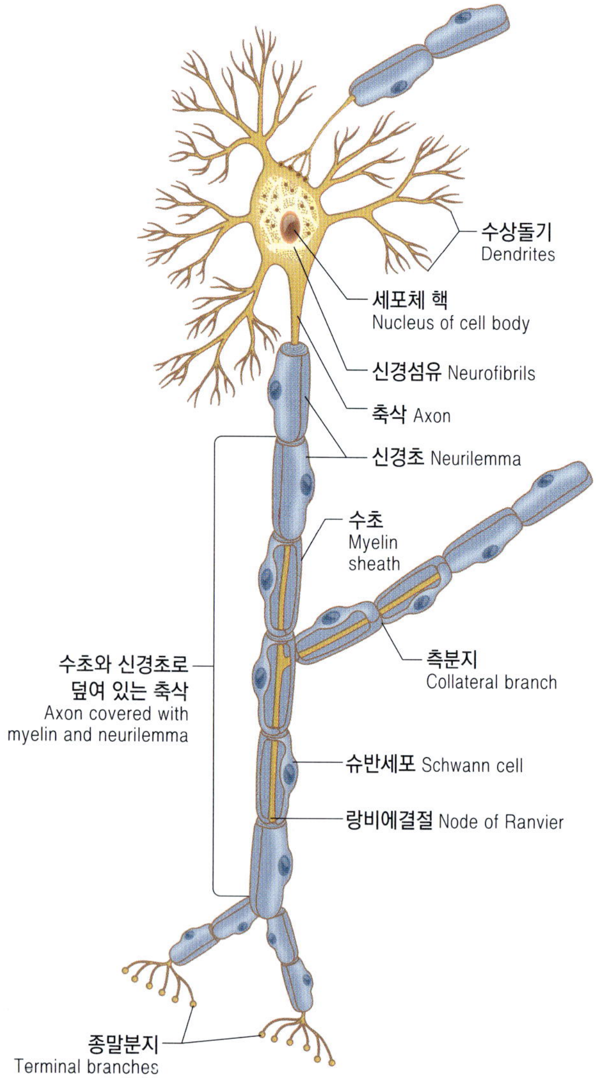

박스 39-1 신경전달물질과 신경펩티드

신경전달물질	신경펩티드
• 아세틸콜린	• 시상하부방출호르몬(갑상샘자극호르몬, 황체형성호르몬, 성장호르몬)
• 도파민	• 뇌하수체호르몬
• 노르에피네프린	• β-엔도르핀
• 에피네프린	• 엔케팔린
• 히스타민	• 물질 P
• 세로토닌	• 가스트린
• 감마아미노산	• 인슐린
• 글리신	• 글루카곤
• 글루타민산염	• 콜레시스토키닌
• 아스파라긴산염	• 앤지오텐신 II
• 산화질소	• 브레디키닌
	• 칼시토닌

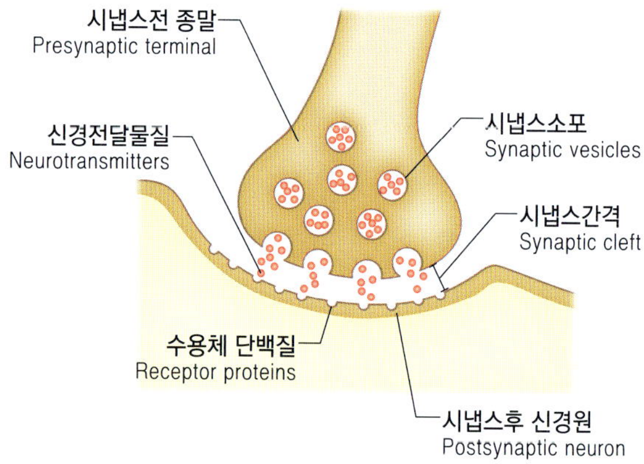

그림 39-14 ■ 신경원과 화학적 시냅스

신경전달물질은 세포체에서 생산되어 신경원의 말단부위로 전달되며, 전시냅스 신경원에 분포되어 있는 소포에 저장되었다가 소포로부터 시냅스 공간으로 분비된다. 이 신경전달물질이 후시냅스 신경원의 막에 있는 각각의 수용체와 상호작용함으로써 후시냅스 신경원에 흥분, 억제 또는 교정된 신호가 전달된다. 인체에는 100개 이상의 신경전달물질이 존재하는 것으로 알려져 있다(박스 39-1).

신경흥분 전도

휴식기 전위

신경흥분을 전달하지 않는 신경원을 휴식기 신경원이라 한다. 그러나 휴식기 동안도 신경원은 흥분할 수 있는 잠재성을 유지하고 있는데, 이러한 잠재적 흥분성은 신경원 내부와 신경원 외부 간질액 사이의 전기적 차이로 인해 생성된다(그림 39-15). 신경세포의 내부는 음성 전기를 띄며, 간질액은 양성 전기를 띈다. 휴식기 동안 신경원 내부의 음성 전기와 신경원 외부 간질액의 양성 전기 사이의 차이로 측정되는 전기적 잠재성을 휴식기 막전위차(resting membrane potential, RMP)라 부르며, 단위는 밀리볼트(mV)이다. 신경원의 휴식기 막전위차는 −45~−75mV이다. 일반적으로 신경원에서의 RMP는 −70mV이고, 심장과 골격세포에서는 −90mV이다.

세포의 탈분극 상태는 나트륨이온의 유입으로 막전위차가 양성으로 변화되면 일어나게 된다. 즉, 휴식기로부터 벗어나게 된다. 대부분의 세포는 근접한 세포로부터 전기적 자극이 전달됨으로서 탈분극 상태를 보이게 된다. 탈분극기간 동안, 막전위차가 상승하면서 역치에 이르게 되면, 흥분된 세포

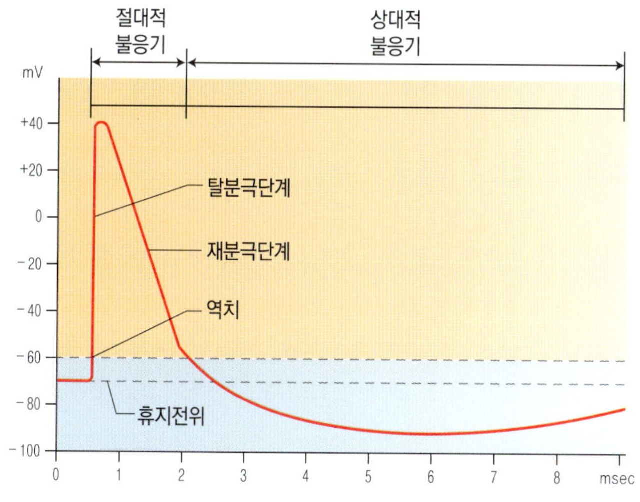

그림 39-15 ■ 신경흥분 전도

는 충분 활동전위를 보이게 되는데, 이는 세포가 실무율반응(all-or-none phenomenon)을 따르기 때문이다.

한편, 재분극은 막전위차가 원래 상태로 복귀하는 것을 말하며, 이는 나트륨-칼륨 펌프의 작동으로 인해 나트륨과 칼륨의 농도가 본래 상태로 돌아갔음을 의미한다. 그리고 활동전위가 생성된 후, 짧은 기간 동안(<1msec) 신경섬유의 어느 한 부분도 활동전위를 전달할 수 없는 상태를 보이게 되는데, 이 기간을 절대적 불응기라고 부른다. 이 기간 동안 나트륨과 칼륨이 본래의 수준으로 돌아가며, 신경세포내로 나트륨이 유입되지 못하게 된다. 절대적 불응기의 다음 단계를 상대적 불응기라 부르며, 이때는 평상시보다 강한 자극이 올 경우에만 활동전위를 생성하게 된다. 휴식기 전위로 다시 돌아가는데 걸리는 시간은 평균 10~30msec이다.

신경흥분

신경원은 체인 형태로 배열되어 있기 때문에 신경전달이 한 신경에서 다른 신경으로 빨리 일어날 수 있다. 신경세포에서의 자극전달은 축삭으로부터 시작되는데, 활동전위가 전시냅스의 수상돌기에 도달하면, 칼슘이온에 대한 막의 투과성이 증가하여 칼슘의 유입이 증가된다. 칼슘은 막에 분포되어 있는 소포의 용해를 증진시켜 신경전달물질이 분비되도록 한다. 일부 신경전달물질은 소포내로 재흡수되지만, 다른 신경전달물질들은 효소 과정에 의해 분해된다. 예를 들어, 아세틸콜린에스테라제는 후시냅스막에서 아세틸콜린으로 분해된다.

수초

수초(myelin)는 가장 큰 신경섬유를 둘러싸고 있으며, 랑비에 결절(nodes of Ranvier)에 의해 분리된다. 활동전위는 오직 결절에서만 생성되므로 전체 막을 분극화시키기보다는 결절 사이를 건너뛰게 한다. 이 특징적인 점프를 '도약전도(saltatory conduction)'라 하는데, 도약전도는 신경전달이 매우 빠르게 일어나도록 한다. 축삭이 수초로 덮여져 있는 신경원은 유수신경섬유(myelinated nerve fibers)라 하고, 수초가 거의 없거나 전혀 없는 신경원은 무수신경섬유(unmyelinated nerve fibers)라고 한다. 중추신경계의 유수신경섬유는 뇌와 척수에서 백질을 구성한다. 회백질은 수초가 없는 세포체로 구성되어 있다. 신경흥분 전도의 속도 또한 섬유의 직경과 관련이 있다. 직경이 크면 클수록 신경흥분의 전도 속도가 빨라진다.

수용체

수용체(receptors)는 신경흥분의 전기적 에너지를 만들기 위해 한 형태의 에너지(기계적, 전기적, 화학적 열 또는 빛 등) 자극을 사용하는 생물학적 변환기이다. 감각수용체가 하나 이상의 에너지에 의해 자극될지라도, 각 수용체는 특별한 형태의 에너지에만 민감하다.

수용체는 적응(adaptation)이라는 현상을 보여주는데, 이는 지속적인 자극에 대한 반응에서 수용체의 민감성이 감소된 것을 말한다. 느리게 적응하는 수용체는 몇 분에서 몇 시간 동안 아주 낮은 비율로 유지할 수 있다. 빠르게 적응하는 수용체는 자극의 발발 후 1초도 안 되어서 폭발적인 흥분이 끝난다. 적응의 기전은 알려지지 않았다.

수용체는 지속적인 자극보다 변화에 대해 좀 더 효과적으로 반응한다. 이러한 신경 피로의 특징은 보호적 작용이다.

말초신경계

말초신경계(peripheral nervous system, PNS)는 뇌와 척수에 있는 것 외의 모든 신경원을 말한다. 말초신경계는 중추신경계와 신체에 있는 모든 외부 구조 사이의 신경섬유로 구성되어 있다. 말초신경계에는 12쌍의 뇌신경과 31쌍의 척수신경이 있다. 뇌와 척수로 흥분을 전도하는 신경들은 감각(구심성, afferent) 신경원이라 하고, 뇌와 척수에서 흥분을 전도하는 신경은 운동(원심성, efferent) 신경원이라 한다. 대부분의 신경들은 감각성과 운동성이 모두 있는 혼합성 신경이다.

척수신경

척수신경(spinal nerves)은 척수근(spinal roots)과 같이 외

측으로 모아진 일련의 신경근(nerve rootlets)에서 발전한다. 각각의 척수신경은 후(감각)근과 전(운동)근으로 구성된다. 후근은 후외측속(posterolateral cord)에서 기시되며, 전근은 전외측속(anterolateral cord)에서 기시된다. 척수신경은 31쌍(경신경 8쌍, 흉신경 12쌍, 요신경 5쌍, 천신경 5쌍, 대개 1쌍인 미추신경)이며, 각 후근에 대한 감각수용의 특수영역은 감각성 피부분절이라 한다(그림 39-16).

맥락총으로 형성되는 말초신경에는 아래와 같이 세 가지의 주요 맥락총이 있다.

1. **경신경총:** 목의 근육과 피부에 분포하며, 그 가지는 횡격막신경을 형성하여 횡격막에 분포한다.
2. **완신경총:** 어깨, 액와, 팔, 전완, 손의 근육과 피부에 분포한다. 이것은 척골신경, 정중신경, 요골신경을 형성하기 위해 분지한다.
3. **요천골신경총:** 회음, 둔부, 허벅지, 다리, 발의 근육과 피부의 감각과 운동성 흥분을 공급한다. 요천골신경총은 음부, 둔부, 대퇴, 좌골, 경골, 총비골 신경 등의 많은 분지로 나뉜다.

뇌신경

뇌신경(cranial nerve)은 12쌍으로 뇌에서부터 나온다. 감각 흥분만을 전달하는 일부 뇌신경을 제외하고, 대부분의 뇌신경은 운동신경원과 감각신경원으로 구성되어 있다(그림 39-17). 후신경과 시신경을 제외하고, 모든 다른 뇌신경의 핵은 뇌간에 위치한다. **표 39-6**은 12쌍의 뇌신경의 기능과 유형을 보여준다.

자율신경계

자율신경계(autonomic nervous system, ANS)는 내장의 기능, 평활근과 심근의 변화, 선의 반응과 같은 불수의적인 활동을 조정하는 말초신경계의 일부이다. 독립적으로 기능할 수는 있지만, 1차적 조절은 뇌와 척수에서 받는다. 자율신경계는

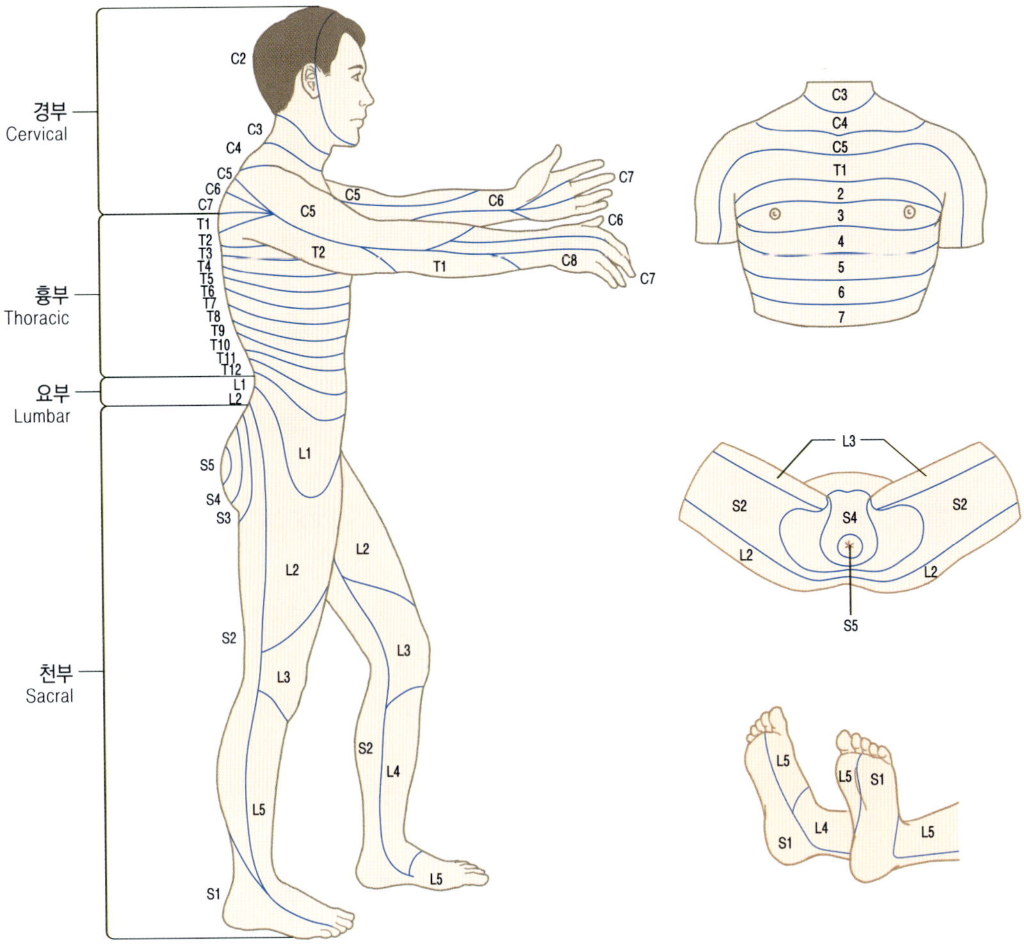

그림 39-16 ■ 척수 영역과 피부분절

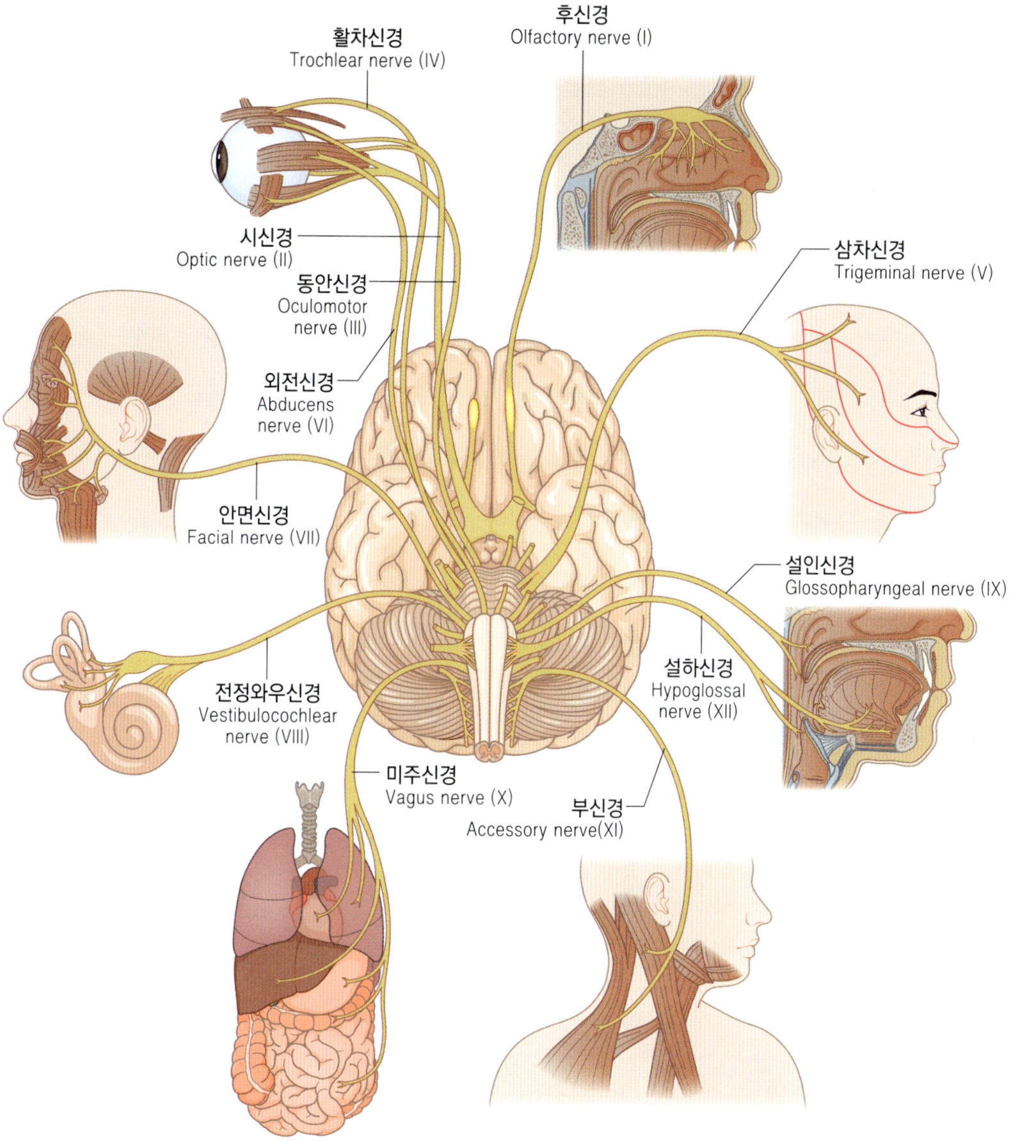

그림 39-17 ■ 뇌신경과 뇌신경 부착부위

표 39-6 뇌신경의 기능과 유형

	이름	기능	유형
I	후신경	후각(냄새)	감각
II	시신경	시각	감각
III	동안신경	외안운동 안검거상 동공수축	운동 운동 부교감
IV	활차신경	외안운동	운동
V	삼차신경 안신경 상악신경 하악신경	각막, 비점막, 안면의 체성감각 안면, 구강, 혀의 앞쪽 2/3, 치아의 체성감각 안면하부의 체성감각 저작	감각 감각 감각 운동
VI	외전신경	외측안구 운동	운동
VII	안면신경	얼굴 표정 맛, 혀의 앞쪽 2/3 타액	운동 감각 부교감
VIII	전정신경 와우신경	균형 청각	감각 감각
IX	설인신경	맛, 혀의 뒤쪽 1/3, 인두감각 연하	감각 운동
X	미주신경	인두, 후두, 외이의 감각 연하 흉부와 복부내장, 부교감신경계 활동	감각 운동 부교감
XI	부신경	목과 어깨운동	운동
XII	설하신경	혀운동	운동

교감신경계와 부교감신경계의 두 가지로 구분한다. 원심성 자율신경계 섬유는 일부 뇌신경과 척수신경내에서 운반된다. 이러한 두 체계는 통합되어 있고 안정적인 내부환경을 유지하기 위하여 각각의 다른 것들과 상호작용을 한다.

대체로 중추신경계를 근육이나 선으로 연결하는 단일 신경원인 체성신경원과는 달리 자율신경계에는 효과기 앞에 두 신경원 사슬이 있다. 첫 번째 신경원의 종말은 중추신경계에 위치하며, 세포체가 자율신경절내에 있는 신경섬유와 시냅스를

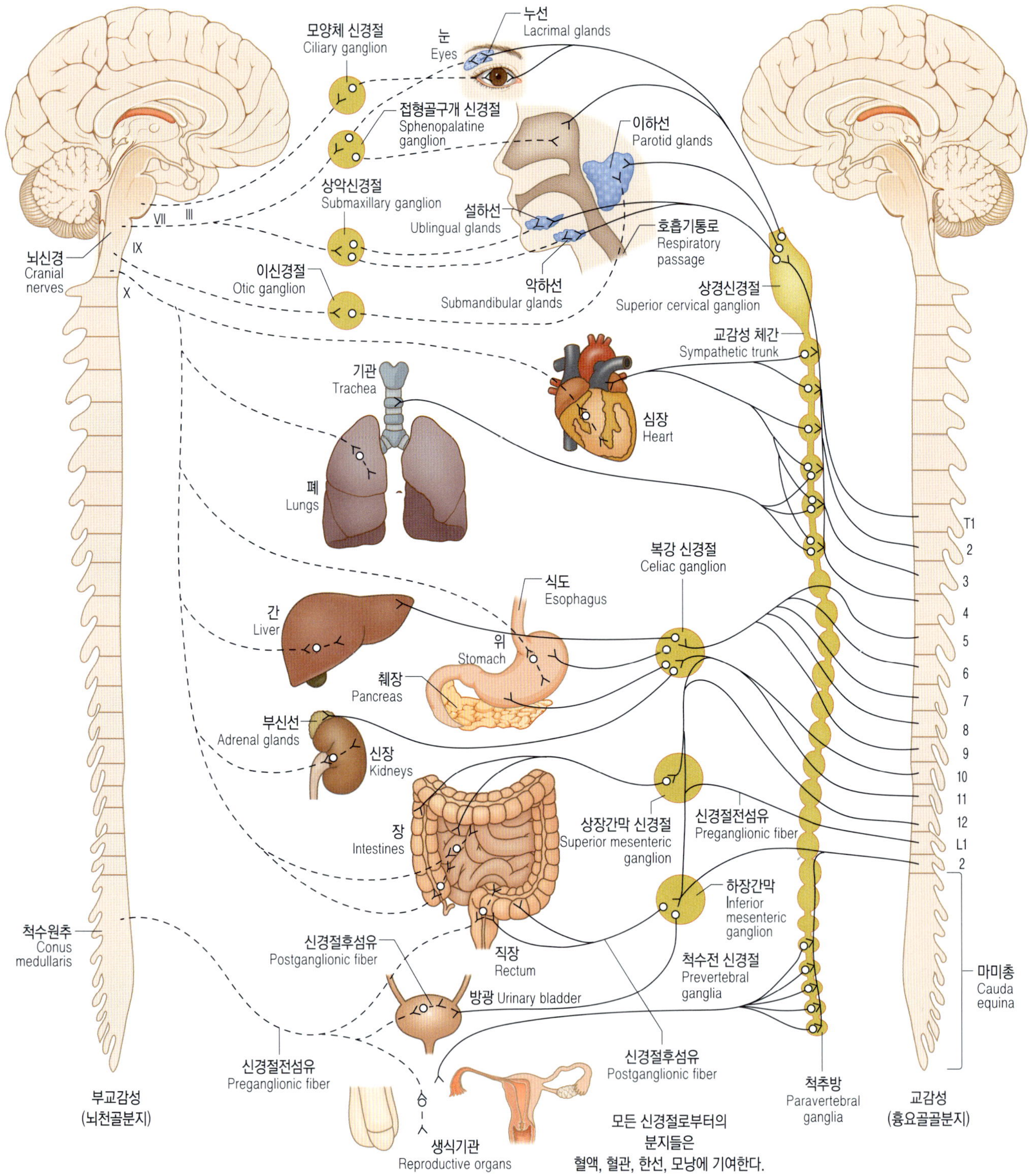

그림 39-18 ■ 자율신경계

이룬다. 두 번째 신경원의 축삭(신경절후섬유)은 표적기관으로 흥분을 운반한다. 다만, 부신수질은 직접적으로 신경절전섬유에 신경이 분포하므로 예외이다. 수질은 실제 아드레날린이 몰려드는 동안, 아드레날린을 혈류로 분비하는 신경절후 신경원으로 구성된다.

교감신경계(sympathetic nervous system)는 스트레스에 적응하기 위한 활동을 조절하는데, 전체적으로 활동조정 기간이 짧은 편이다. 교감신경계의 신경절전 신경원은 척수에서 시작하여 흉수와 2개의 요수(T1~L2)의 운동근(전근)을 통한다(그림 39-18). 신경절전 축삭은 짧지만, 신경절후 축삭은 길다.

부교감신경계(parasympathetic nervous system)는 에너지 저장의 보존이나 복구와 관련이 있으며, 오랜 시간 동안 국소적 · 직접적으로 활동하도록 조정한다. 신경절전섬유는 뇌신경을 통한 뇌간과 S2~4에 있는 천수신경을 통한 척수신경에서 기시한다. 이 신경절전섬유는 신경이 분포되는 기관에 가까운 또는 그곳에 위치한 신경절전 신경원과 연접하는 긴 축삭을 가진다. 각각의 신경절후신경원은 상대적으로 축삭이 짧다. 몇몇을 제외한 대부분의 기관계는 교감신경과 부교감신경의 분포를 가진다. 대략 75%의 부교감신경 섬유가 미주신경에 있다.

각 기관에 대한 교감신경계와 부교감신경계의 효과는 표 39-7에 제시되어 있다. 이러한 기능과 반응은 방출되는 신경전달물질의 유형과 관련이 있다. 교감신경과 부교감신경의 신경절전섬유와 부교감신경의 신경절후섬유는 아세틸콜린을 방출하고, 교감신경의 신경절후섬유는 노르에피네프린을 분비한다. 아세틸콜린을 분비하는 섬유는 콜린성 섬유라고 하고, 노르에피네프린을 분비하는 섬유는 아드레날린성 섬유라고 한다.

교감신경성과 부교감신경성 반응의 복잡성은 신경전달물질과 결합하는 수용기의 유형에 따라 좌우된다. 교감신경계의 수용기에는 α1, α2, β1, β2의 네 가지 유형이 있다. 부교감신경계는 무스카린성과 니코틴성 수용기를 가진다.

신경계 손상의 영향

재생

오랫동안 신경세포체는 재생(regeneration)할 수 없는 것으로 생각되었으나, 중추신경계 피질 신경원이 재생을 시도하는 것으로 보인다. 말초신경계의 경우, 축삭만이 손상되었다면 재생이 일어날 수 있다. 재생과정은 손상된 축삭의 끝에서 새로운 혈장막이 형성되고 싹이 나온다. 말초신경의 싹은 근접한 줄기로 들어가 신경초 삭과 접촉한다. 축삭의 재생속도는 하루 4mm 정도이다. 그 후 신경초 세포가 재생신경섬유를 둘러싸며 시간이 지남에 따라 축삭과 수초는 모두 두꺼워진다(그림 39-19).

중추신경계내의 축삭도 싹이 나고 그 끝이 성장하지만, 축삭의 끝이 척수손상 후와 같이 손상된 부위에 형성된 신경교 반흔을 통과할 수 없어 광범위한 재생에 필요한 대사성 반응을 지속할 수는 없는 것으로 보인다. 손상되지 않은 축삭은 인접한 곳의 신경지배가 제거된 신경초 삭으로 들어가는 랑비에 결절에서 외측분지를 낸다. 외측신경의 재생은 말초신경계와 중추신경계 양쪽 모두에서 발생하는데, 예를 들어 말초신경 외상 후나 벨 마비와 같은 말초신경 감염에서 볼 수 있다.

노화에 따른 변화

신경원은 노화된다. 노화는 세포내와 세포에서 그리고 생화학적인 변화에서도 일어난다. 신경원이 노화되면, 리포푸신이 세포에 축적되고 신경섬유매듭(neurofibrillary tangle)과 노인성 반점이 발생한다. 30세 이후에는 신경원의 수가 감소하고, 신경교세포는 크기와 수가 증가한다. 노인인구의 사후검사 시 수상돌기의 수는 감소하지만, 정상 뇌의 해마영역에서 내재적 수상돌기의 변화는 꽤 다양하다. 수상돌기 길이, 안정성, 성장의 변이들은 수상돌기의 죽음에 대한 보상적인 반응에서 기인된다.

노화는 감각성과 1차적 기억에 거의 영향을 끼치지 않지만, 단기기억 회복에 오랜 시간이 걸리는 것과 범주화, 주기적 기억을 포함한 작업기억의 감소를 일으킨다. 수상돌기의 변화는 알츠하이머병과 같은 병리학적 상태에서 꽤 뚜렷하다. 또한 축삭은 정상 노화에서도 변화하는데, 직경이 가늘어지고 수용체의 수는 감소한다.

간호사정

신경계에 초래된 장애는 일차적으로는 생존을 위협할 수 있으며, 일상생활을 영위하는 능력을 유지하는데 중대한 영향을 미치게 되므로 신경계에 대한 사정은 지속적으로 이루어져 한다. 신경계 사정은 건강력에 대한 조사, 신경계에 대한 일반적

표 39-7 기관에 대한 교감신경계와 부교감신경계의 효과

기관	교감성 자극의 효과	부교감성 자극의 효과
눈		
동공	확장(α)	수축
모양체근	약간의 이완(원시)	수축(근시)
선	혈관수축과 약간의 분비	풍부한 분비 자극(효소-분비선을 위한 많은 효소 포함)
비선		
누선		
이하선		
악하선		
위선		
췌장선		
한선	땀의 증가(콜린성)	손바닥의 땀
아포크린선	탁하고 발향성의 분비	없음
심장		
근육	증가된 박동률(β_1)	느린 박동
	증가된 수축력(β_1)	감소된 수축력(특히, 심방)
관상동맥	확장(β_2), 수축(α)	확장
폐		
기관지	확장(β_2)	수축
혈관	가벼운 수축	확장
장		
관강	감소된 연동운동과 긴장도(β_2)	증가된 연동운동과 긴장도
괄약근	증가된 긴장도(α)	이완(대부분의 시간)
간	포도당신생, 당원 분해(β_2)	약간의 글리코겐 합성
담낭과 담관	이완	수축
신장	감소된 양과 레닌 분비	없음
방광		
배뇨근	이완(약간)(β_2)	수축
삼각근	수축(α)	이완
음경	사출(사정)	발기
전신성 소동맥		
복부내장	수축(α)	없음
근육	수축(α)	없음
	확장(β_2)	
	확장(콜린성)	
피부	수축	
혈액		
응고	증가	없음
포도당	증가	없음
지질	증가	없음
기초대사	100%까지 증가	없음
부신수질 분비	증가	없음
정신활동	증가	없음
기립근	수축(α)	없음
골격근	증가된 당원 분해(β_2)	없음
	증가된 강도	
지방세포	지방분해(β_1)	없음

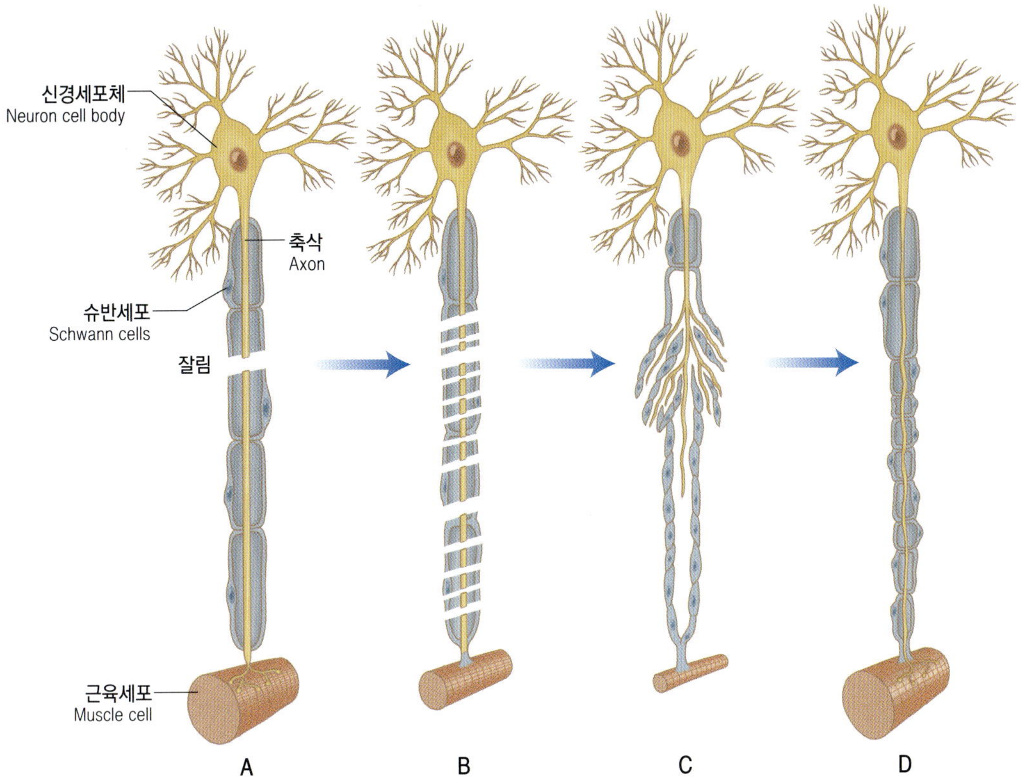

그림 39-19 ■ 말초신경 조직의 재생

A: 손상은 신경절단을 초래한다. B: 손상 후 즉각적으로, 축삭의 근위부에서 수초가 하는 것처럼 재생한다. C: 남아 있는 신경초세포는 손상된 점에서 효과기로 통로를 만들고, 축삭의 재성장을 위한 길을 유지시켜주는 이 통로 내에서 새로운 슈반세포가 자란다. 그 동안 여러 성장하는 섬유들이 이 통로에 도달한다. D: 신경원이 다시 부착된다.

인 사정 및 특수 사정 등으로 구성된다.

건강력

건강력은 신경계 사정과 신경학적 진단검사가 어디에 초점을 맞추어야 하며, 어떠한 방향으로 나아가야 하는지에 대한 기본적인 정보를 제공해 준다. 건강력에는 주호소와 임상증상, 병력, 생활양식 등이 포함된다. 신경계 문제를 가진 대상자의 경우, 의식상태가 명료하지 않아 자가-보고에 의해 대상자의 건강력을 파악하기 어려울 수 있으므로 가족이나 대상자를 간병하는 사람의 도움을 받아 간접적으로 정보를 수집할 수 있다.

과거력

아동기 병력. 아동기 병력이 현재 초래된 신경계 문제와 관련이 있을 수 있으므로 이에 대한 조사가 필요하다. 신경학적 후유증과 관련된 아동기 병력으로는 풍진, 홍역, 사이토메갈로바이러스 감염, 단순포진, 인플루엔자, 뇌막염 등이 해당된다. 그 외 아동기 예방접종을 시기별로 모두 이행했는지 여부를 조사한다.

아동기 성장과 발달. 아동기에 성장과 발달이 정상적으로 이루어졌는지를 알아보는 것은 출생 후 신경학적 기능부전이나 병력 여부를 확인하는 데 도움이 된다. 대상자의 출생력도 파악할 필요가 있는데, 대상자가 미숙아로 출생했는지 출생 직후 인공호흡기를 적용받았는지를 등을 조사한다. 인공호흡기를 사용한 경우, 부적절한 산소화와 두개내출혈로 인해 신경학적 손상의 위험이 높아지며, 난산이었던 경우는 저산소증의 위험이 높아진다. 그 외 태아의 만출을 돕기 위해 진공장비(vacuum)나 겸자(forceps)를 사용한 경우도 뇌와 말초신경에 손상을 입을 위험이 크다.

기저질환 병력. 당뇨병, 악성빈혈, 암, 감염, 고혈압, HIV, 결핵 등과 같은 기저질환이 신경학적인 중요한 변화를 초래할 수 있다. 심장판막질환이나 심방세동 등과 같은 심혈관질환이 일과성 뇌허혈발작(transient ischemic attacks, TIA)이나 뇌졸중과 관련이 있는 것으로 알려져 있으며, 당뇨와 고혈압 역시 뇌졸중의 위험요인으로 알려져 있다. 그 외 간질환과 신질환은 대사성 장애, 수분과 전해질 불균형, 산-염기 변화를 초래하여 의식이나 정신기능에 영향을 줄 수 있다. 또한 두부외상, 발작, 뇌졸중, 압궤 손상과 같은 문제로 치료를 받은 적이 있는지에 대해 조사해야 하며 뇌파검사(EEG), 근전도검사(EMG), 중추신경계 컴퓨터단층촬영(CT)과 같은 신경학적 진단검사를 받은 경험이 있는지도 확인해야 한다.

신경계 수술력. 중추신경계나 말초신경계와 관련된 수술을 받은 경험이 있는지를 조사한다. 그 외 신경계 합병증을 초래할 수 있는 수술을 받은 경험이 있는지, 척수마취 또는 경막마취를 받은 경험이 있는지, 그리고 이러한 마취로 인한 합병증이 나타난 적이 있는지를 조사한다.

약물 복용력. 처방 약물인지, 비처방 약물인지에 관계없이 대상자가 복용하는 약물을 모두 조사한다. 특히 현재 또는 과거에 아스피린, 항응고제, 항경련제, 항우울제, 항고혈압제, 경구피임약, 식이조절 약물과 같은 중추신경흥분제, 아편과 같은 중추신경억제제, 항생제, 항균제, 항류마티스질환제제, 정온제, 진정제 등과 같은 약물을 복용하였는지를 조사하고, 한약이나 허브와 같은 약용 또는 건강보조 식품의 복용 여부도 조사한다.

많은 약물들이 중추신경계에 부작용을 초래하여 혼돈, 진정, 흥분 등의 증상이 나타날 수 있으며 교감신경계와 부교감신경계에 부작용을 가져올 수 있기 때문에 약물 복용력을 조사 하는 것이 중요하다. 예를 들어, 다이어트를 위한 약물 중 일부는 뇌졸중 발병과 관련이 있으며, 스테로이드는 근육병변을 유발할 수 있고, 항암제는 신경병변과 관련이 있는 것으로 알려져 있다. 또한 말초신경에 손상을 초래하는 약물들도 많이 존재한다.

가족력

신경계질환 중에 유전적인 소인에 의해 영향을 받는 질환들이 있기 때문에 신경계질환에 대한 가족력에 대해 조사한다. 가족력을 확인해야 하는 신경계질환으로는 뇌전증, 무도병, 근위축측삭경화증, 근위축, 고혈압, 뇌졸중, 정신지체, 정신질환 등을 들 수 있다. 또한 뇌와 척수의 종양 및 기타 종양에 대한 가족력도 조사한다(그림 39-20).

생활양식

개인의 생활양식에 대한 사정도 신경계 문제를 파악하는데 도움이 된다. 신경계 문제와 관련된 생활양식으로는 음주와 흡연 습관, 수면양상, 운동, 취미, 여가활동, 직업, 스트레스 정도 등을 들 수 있다. 또한 대상자의 평상시 식이습관을 조사하는 것도 필요한데, 곡류와 시리얼의 섭취가 적절한지, 비타민과 무기질을 적절히 섭취하는지에 대해서도 조사한다. 비타민 B_{12}의 결핍은 다발성 신경염과 같은 중추신경계의 문제를 일으킬 수 있으며, 비타민 B_1, B_2, B_3, B_5, B_6 등 비타민 B 복합체의 결핍은 말초신경의 문제를 가져올 수 있다. 수분 섭취량과 카페인 섭취량에 대해서도 조사할 필요가 있고, 당뇨는 신경계질환과 관련이 있으므로 당뇨병 대상자의 경우는 식이조절과 혈당조절 상태를 확인하는 것이 중요하다. 그 외 장기간 신경독성물질이나 화학물질에 노출되는 것도 신경계 문제의 원인이 될 수 있으므로 살충제, 페인트, 접착세(아교)와 같은 신경독성물질 혹은 화학물질에 노출된 경험에 대해 확인하며, 환기가 되지 않는 장소나 작업장에서 근무하고 있는지를 조사한다. 또한 불법약물을 사용한 경험이 있는지, 만약 사용한 경험이 있다면 약물의 종류와 사용 기간에 대해 상세하게 조사한다.

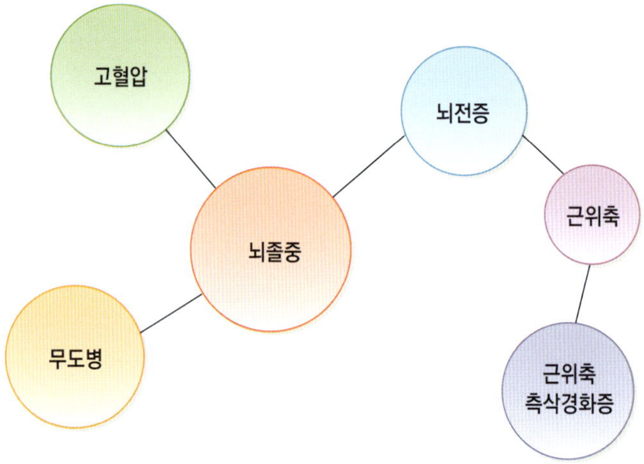

그림 39-20 ■ 가족력 조사가 필요한 신경계질환

신체검진

비정상적인 신경학적 기능을 발견하기 위해 신체사정을 시행한다. 대상자 병력, 연령, 신체적 조건, 의식 변화 등에 따라 신체검진이 얼마나 세밀하게 이루어지는가가 결정되며 신경계 기능을 파악하기 위해서는 포괄적인 사정이 요구된다.

활력징후 사정

신경계 문제는 활력징후의 변화로 나타날 수 있으므로 활력징후에 대한 사정이 우선적으로 이루어져야 한다. 예를 들어, 경추에 손상을 입은 경우에 교감신경계의 기능장애와 관련하여 저혈압, 서맥, 저체온 등의 변화가 나타날 수 있다.

활력징후의 변화는 뇌압(ICP)이 상승된 경우에도 나타난다. 뇌압이 상승된 경우, 뇌의 혈액공급이 어려워지므로 뇌의 혈류량을 증가시켜 뇌에 산소와 포도당을 적절히 공급하려는 보상기전이 작동된다. 이로 인해 수축기압의 상승, 맥압의 증가, 서맥 등의 활력징후의 변화가 나타나게 되는데, 이를 쿠싱 트리아드(Cushing triad)라 부른다. 그러나 뇌압상승으로 인해 나타나는 이러한 활력징후의 변화는 주로 뇌압이 상승된 말기에 나타나게 된다. 그 외 뇌압상승으로 뇌간이 영향을 받은 경우, 호흡수와 리듬의 변화가 초래될 수 있다.

의식과 인지기능 사정

의식 상태는 신경계의 변화를 가장 민감하게 알려주는 지표이다. 의식은 각성과 환경에 대한 반응 능력을 의미한다. 자극을 사용하여 의식 사정하기에 앞서 자발적인 행동을 통해 대상자의 의식 상태를 평가한다. 의식에 변화가 초래된 대상자에 대한 사정 내용에 기초한 진단검사는 그림 39-21에 제시되어 있다.

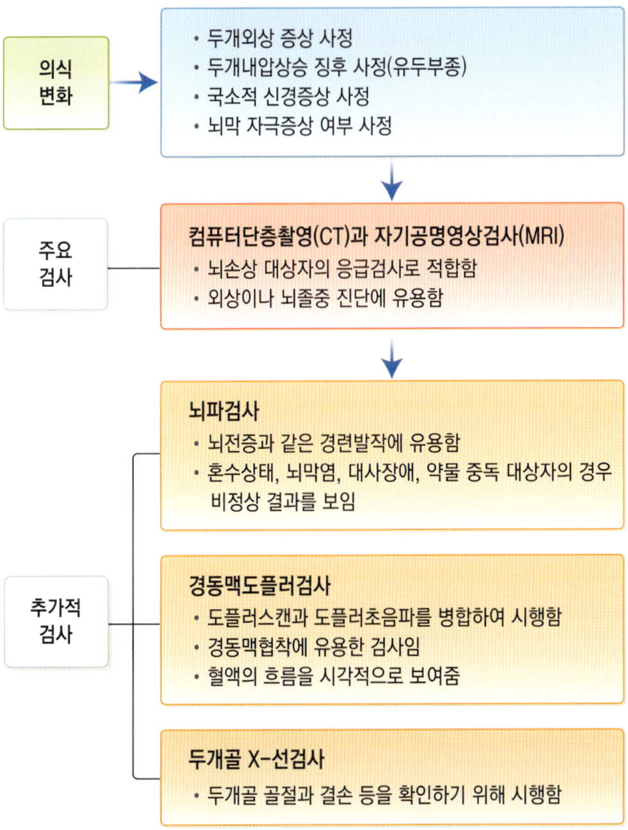

그림 39-21 ■ 의식변화 대상자의 사정 및 진단검사 과정

임상에서 널리 사용되는 의식 사정도구로는 글라스고우혼수척도(Glasgow coma scale, GCS)를 들 수 있다. 이 도구는 간편하고 타당도가 우수한 것으로 알려져 뇌손상 대상자뿐 아니라, 다른 내과적 문제로 의식의 변화가 초래된 대상자의 의식 상태를 평가하기 위해서도 흔히 사용된다. 글라스고우혼수척도는 대상자가 검사자의 지시에 따를 수 있는지를 평가하는 도구이다(그림 39-22). 즉, 대상자가 지시에 따라 눈을 뜰 수 있는지, 지시에 따라 말을 할 수 있는지, 지시에 따라

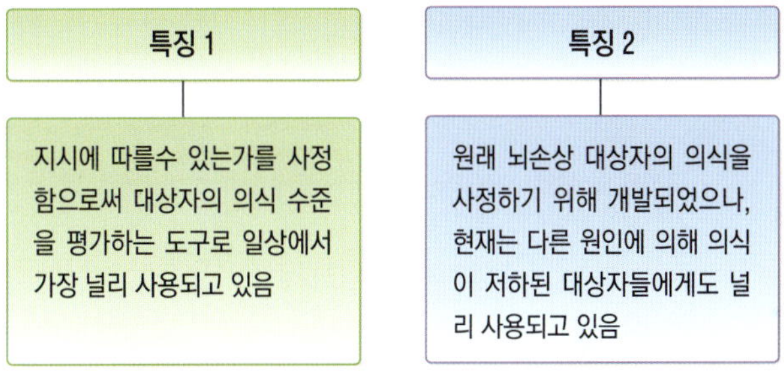

그림 39-22 ■ 글라스고우혼수척도(GCS)의 특징

표 39-8 글라스고우혼수척도(GCS) 점수 체계

눈뜨기	점수
자발적으로 눈을 뜸	4
언어적 지시에 따라 눈을 뜸	3
통증에 대한 반응으로 눈을 뜸	2
전혀 눈을 뜨지 못함	1
말하기	**점수**
지남력 정상임	5
혼돈을 보임	4
단어만 나열함	3
소리만 낼 수 있음	2
전혀 못함	1
운동	**점수**
지시에 따라 움직임	6
자극을 밀쳐냄	5
자신의 몸을 피함	4
비정상적 굴곡 반응	3
비정상적 신전 반응	2
전혀 반응이 없음	1
총점	**/15점 만점**

사지를 움직일 수 있는지를 사정하여 점수화함으로써 의식 상태를 평가하도록 고안된 도구이다(표 39-8).

의식은 정상적으로 각성할 수 있는지를 사정하는 것이며, 인지기능은 대상자의 사고의 내용이 정상인가를 평가하는 것이다. 대상자의 의식이 명료하더라도 사고의 내용, 즉 인지기능이 정상이 아닐 수 있다. 신경계 손상을 입은 대상자의 경우, 급성기와 아급성기에는 의식이 명료한가를 사정하는 것이 중요한 반면, 후급성기에는 인지기능을 사정하는 것이 중요하다. 인지기능에는 지남력, 기억력, 집중력, 판단력, 실행능력, 언어소통력 등 다양한 영역이 포함된다(그림 39-23). 각 인지기능에 대한 사정 방법은 표 39-9에 요약되어 있다.

지남력

시간, 장소, 사람에 대한 대상자의 지남력을 사정한다. 일반적

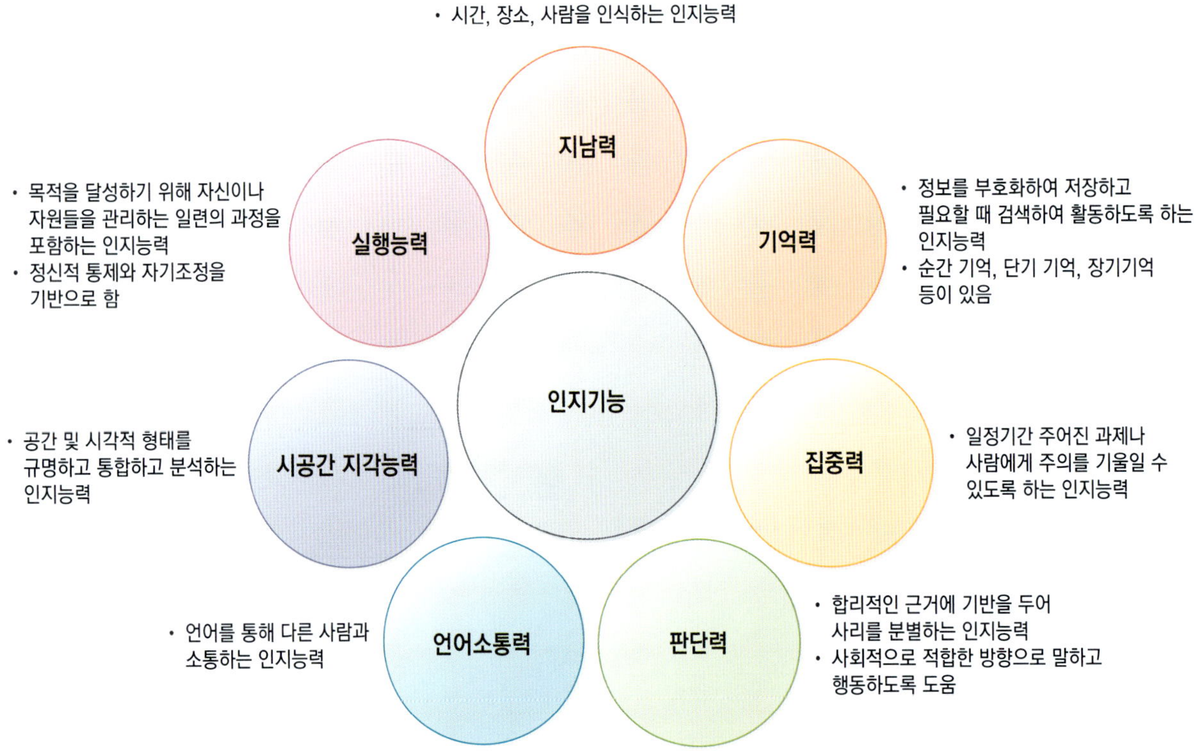

그림 39-23 ■ 인지기능의 영역과 정의

표 39-9 인지기능에 대한 사정 방법

분류	방법
지남력	• 시간, 장소, 사람에 대한 질문으로 사정함
기억력	• 장기기억은 과거병력을 말해보도록 하여 사정함 • 단기기억은 짧은 단어를 3개 보여주고, 5~10분 경과 후 기억하도록 함
집중력	• 숫자를 거꾸로 세어보도록 하여 사정하거나 100에서 7씩 빼기를 하도록 하여 사정함
판단력	• 합리적 사고를 요하는 질문을 통해 사정함. 예를 들어, "왜 세금을 내야 합니까"라는 질문을 하고 논리적으로 답하는지를 평가함
언어소통력	• 언어를 이해하는 것에 장애가 있는지, 아니면 언어는 이해하나 구음장애가 있는지를 사정함
시공간지각능력	• 벽시계의 시간을 말하도록 하여 사정함 • 오각형을 그대로 그릴 수 있는지를 관찰하여 사정함
실행능력	• 해결해야 할 과제나 문제적 상황을 주고 해결과정이 잘 시작되고 진행되어 완결되는지를 사정함. 예를 들어, "현금지급기에서 돈을 찾으려면 어떻게 해야 하나요" 등의 질문을 사용함

으로 시간에 대한 지남력이 가장 먼저 소실되고 사람에 대한 지남력은 늦게까지 유지되는 것으로 알려져 있다.

기억력

간단한 테스트로 장기기억 또는 단기기억에 장애가 있는지를 사정한다. 장기기억의 경우, 대상자에게 과거에 앓았던 질병을 질문함으로써 평가가 가능하며, 단기기억은 최근 대상자에게 일어난 일이나 주변 사람에게 일어난 일을 말해보도록 함으로써 평가할 수 있다.

집중력

주어진 과제를 완수하는데 산만하지 않고 적절한 집중력을 보이는지 여부를 사정한다. 숫자를 100에서부터 거꾸로 세어보도록 하거나, 100에서 7씩 빼기를 하도록 하여 집중력이 저하되었는지를 평가한다. 다만 교육 정도에 의해 영향을 받을 수 있으므로, 이를 확인하여 적절한 과제를 제공하고 평가한다.

판단력

판단력에 손상이 일어난 사람은 사회적으로 부적절한 말이나 행동을 하며 자신에 대해 비현실적으로 평가하는 경향을 보이고, 다른 사람의 말이나 행동을 쉽게 오해한다. 이러한 경향을 보이는지 여부를 평가한다. 판단력을 사정을 할 때는 대상자의 집중력이 정상적으로 유지되는지, 쉽게 산만해지는지를 주의해서 관찰할 필요가 있다.

실행능력

어떤 행동을 실행에 옮길 수 있는지에 대해 사정한다. 실행능력이 정상이려면, 행동을 시작하고 적절한 시점에서 행동을 멈추는 것이 가능해야 하며, 자신의 행동을 감찰하는 능력이 정상이여야 한다. 운동화 끈을 묶는 것과 같은 과제를 주고, 이를 완수할 수 있는지를 사정한다.

언어소통력

언어와 의사소통에 대한 사정은 대상자가 자신의 환경이나 주변을 이해하고 표현할 수 있는지를 평가하는 것이다. 말을 시작하는데 어려움이 없는지, 표현이 유창한지, 적절한 단어를 구사하는데 어려움이 없는지를 사정한다. 언어장애가 있다면 말을 이해하는 것에 어려움이 있는지, 아니면 말은 이해하지만 소리를 내는데 어려움이 있는지를 구분한다. 전자는 실어증이고 후자는 구음장애이다. 말 뿐 아니라 글을 이해하는데 어려움이 있는지도 조사한다.

만약 실어증이 있다면, 먼저 '예/아니오'로 대답할 수 있는 간단한 질문으로 시작하며 '예/아니오' 이상의 언어 반응을 보일 수 있다면 다음으로 언어적 표현력을 평가한다. 즉, 말의 흐름, 단어의 선택, 문장의 완결성 등을 평가한다. 글에 대한 이해를 평가할 때는 글로 질문하고, 글로 답하도록 하는 방식을 적용하여 사정한다.

두부, 목, 등의 사정

시진, 촉진, 타진, 청진을 사용하여 두부, 경부, 척추를 사정하며, 이러한 과정을 통해 이 부위의 종양, 혈관장애, 외상, 척추 문제 등이 발견될 수 있다.

시진

시진을 통해 두부의 크기, 형태, 윤곽, 대칭 상태를 사정한다. 눈 주위나 귀 뒤에 반상출혈이 있는지 사정한다. 기저두개골의 전방와(anterior fossa)에 손상이 일어난 경우, 안구 주위에 반상출혈이 일어나 너구리 눈과 같은 모습을 보이며, 이와 함께 비공으로부터 뇌척수액 누출이 일어난다. 기저두개골의 중간와(middle fossa)에 손상이 있는 경우는 귀의 유양돌기 주변에 반상출혈이 일어나며, 이와 함께 양쪽 귀로부터 출혈이나 뇌척수액의 누출이 일어나게 된다. 그 밖에 척추와 등의 좌우대칭 상태, 피부의 태그, 지방종, 반점 등이 있는지 관찰하고, 척추를 따라 피부동 경로가 있는지 사정한다.

촉진

두개골을 촉진하여 결절이나 덩어리가 만져지는지 확인한다. 두개골은 매끄럽고 단단해야 정상이며, 함몰된 부분이 있다면 비정상이다. 목 부위를 촉진할 때 덩어리가 있는지 확인하고 촉진할 때 대상자가 압통을 느끼는 부위가 있는지 조사한다. 대상자로 하여금 목을 구부려 턱이 가슴에 닿도록 한 후, 뇌막자극 증상인 목의 강직이 있는지 확인한다. 그 외 척추의 정렬 상태를 촉진 또는 시진하여 정상 만곡에서 벗어난 부분이 있는지를 확인하며, 척추 주변 근육을 촉진하여 덩어리, 통증, 경련이 있는지를 사정한다.

타진

척추의 극상돌기를 부드럽게 타진하여 통증이나 압통이 유발된다면, 비정상적인 상태임을 의미한다.

청진

주요 경부혈관과 기타 혈관을 청진했을 때, 잡음이 들린다면 비정상 상태임을 의미할 수 있다. 경동맥은 청진기의 벨(bell)을 사용하여 청진한다. 경동맥잡음은 혈액의 흐름이 원활하지 못하여 나타나게 되는데, 만일 경동맥의 청진시 잡음이 들린다면, 동맥경화성 질환을 의심한다.

뇌신경 사정

뇌신경(cranial nerve)은 말초신경계에 속하며, 각 뇌신경의 기능과 관련된 이름으로 부르거나 로마 숫자로 명명한다(그림 39-17). 뇌신경 사정은 두 가지 이유에서 중요하다. 첫 번째 이유는 전체 뇌신경 중 뇌간에 위치하는 제3뇌신경부터 제12뇌신경까지가 정상인지를 사정함으로써 뇌간과 뇌간의 신경로 기능이 정상인지를 확인할 수 있다. 두 번째는 뇌신경 중 일부는 인체의 주요 생리적 보호반사인 각막반사, 구개반사, 기침반사를 담당한다. 만약 뇌신경이 정상적으로 기능하지 않는다면, 인체의 보호반사 또한 정상적으로 일어나지 않을 것이고, 그렇게 되면 눈과 기도를 보호하는 기능이 작동되지 않음으로써 대상자에게 위중한 상태를 초래할 수 있다. 따라서 뇌신경의 기능을 사정하는 것은 신경계 손상 대상자 간호에 있어 매우 중요한 부분이 된다. 뇌신경반사가 정상적으로 일어나는지를 확인하기 위해서는 적절한 자극을 제공해야 한다. 뇌신경은 좌우 한쌍이 존재하지만, 기능 소실은 양쪽 모두에서 나타날 수도 있고 한쪽에서만 나타날 수도 있다. 뇌신경 사정에 대한 구체적인 내용은 표 39-10에 제시되어 있다.

운동계 사정

운동계 사정을 위해서는 다양한 세부사항에 대한 사정이 필요하다. 우선 운동이 정상으로 일어나려면, 근육의 상태가 정상이여야 하므로 근육 상태에 대해 사정해야 하고, 그 외 걷기나 움직임 같은 항목에 대해서도 상세한 사정이 필요하다.

근육량

주요 근육들을 중심으로 좌우가 대칭인지, 또는 근비대나 근위축이 일어난 부위는 없는지를 시진한다.

근력

주요 근육들을 중심으로 저항에 대항하여 움직일 수 있는 정도를 사정한다. 근력은 다른 쪽 근육의 근력과 비교함으로써 사정하며, 5점 척도를 사용하여 평가하되 모든 사지에 대해

표 39-10 뇌신경과 관련된 일반적인 사정내용 및 방법

구분	뇌신경	사정방법
후각	후각신경I	• 다양한 냄새, 예를 들어, 커피, 식초, 향수 등으로 사정함 • 단 하나의 냄새라도 정상적으로 맡으면 정상으로 판정함
시각과 시야	시신경II	• 시각표를 가지고 시각을 사정함 • 볼 수 있는 범위, 즉 시야도 정상인지 사정함
동공반사	동안신경III	• 빛에 대한 동공이 수축되는지 사정함 • 빛에 대한 반사가 즉각적인지 사정함 • 동공이 편측 또는 양측으로 확대되어 있으면 비정상임
안검하수	동안신경III	• 동공이 확되대고 안검이 밑으로 내려오며 눈이 외측으로 이탈되어 있는지 사정함
외안움직임	동안신경III 활차신경IV 외전신경VI	• 안구가 위쪽 오른편, 위쪽 정면, 위쪽 왼편, 정면 오른쪽, 정면 앞쪽, 정면 왼쪽, 아래쪽 오른편, 아래쪽 정면, 아래쪽 왼편 등 모든 방향으로 움직이는 것이 가능한지 사정함
각막반사	삼차신경V(감각) 안면신경VII(운동)	• 소독된 면봉으로 속눈썹을 부드럽게 건드려서 눈이 빠르게 깜박이는 반응을 보이는지 사정함
안면마비	안면신경VII	• 양쪽 얼굴 근육이 동일하고 코 옆의 주름이 깊으며 침을 잘 삼키고 눈물이 나는지 그리고 혀 전방부위의 미각이 정상인지 사정함
구역반사	설인신경IX(감각) 미주신경X(운동)	• 설압자를 사용하여 혀 안 깊숙이 자극하여 사정함 • 구역 반응을 보이면 정상임

사정한다. 비정상적인 근력은 한쪽 상·하지, 양쪽 하지, 양쪽 상·하지에서 모두 나타날 수 있다.

다음으로 상·하지에 약함을 보이는 부위가 있는지 검사한다. 상지의 경우는 대상자로 하여금 손바닥을 위쪽으로 한 상태에서 팔을 앞쪽으로 뻗게 한 다음, 눈을 감고 그 자세를 유지하도록 한다. 한쪽 팔이 회내하면서 다른 쪽 팔보다 아래로 떨어진다면, 회내이동(pronator drift)이 있다고 할 수 있다. 하지의 경우에는 배측굴곡(dorsiflexion), 장측굴곡(plantiflexion), 균형 등을 사정하기 위해 대상자로 하여금 발뒤꿈치로 걸은 다음 발끝으로 걷도록 한다.

만약 근육의 비대칭 상태가 관찰되었다면, 그런 상태가 언제부터 진행되었는지 조사한다. 근력에 대한 사정 결과는 대상자의 연령, 신체조건, 좌우 어떤 손을 주로 쓰는지를 고려하여 판단한다.

근육긴장도

대상자의 사지를 수동적 운동범위로 움직이게 하여 근육의 긴장도를 사정한다. 근육은 휴식을 취하고 있을 때에도 어느 정도의 긴장상태를 유지하기 때문에 단단하게 느껴지는 것이 정상이다. 근육이 부드럽고 흐늘거리며 이완되어 있으면, 저긴장 상태(hypotonicity)가 있는 것이며 근육의 움직임에 저항감이 있으며 뻣뻣하게 경직되어 있고 경련도 일어나면 과다긴장(hypertonicity)이 있는 것이다. 또한 비정상적인 자세(비정상적 굴곡 자세나 신전 자세)가 나타나는지에 대해서도 관찰하고 기록한다. 비정상적인 자세는 의식이 심하게 저하된 대상자에서 주로 나타나므로 비정상적인 자세에 대한 사정은 의식 상태를 확인하는데도 유용하다.

근육조정력

근육조정력에 대한 사정은 빠른 교대운동(alternating movement), 점대점 운동(point-to-point maneuver), 몸통의 균형 유지, 머리 위치 유지 등으로 이루어진다. 빠른 교대운동은 대상자로 하여금 자신의 엄지손가락을 다른 손가락에다 빠르게 대어 보도록 함으로써 검사한다. 또는 대상자의 손바닥과 손등으로 대퇴부를 교대로 두드리는 동작을 빠르고도 반복적으로 시행하도록 하는 방법을 적용할 수도 있다.

점대점 운동검사는 대상자의 한쪽 집게손가락을 대상자로부터 약 50cm 떨어트려 놓은 후, 다른 쪽 집게손가락을 자신의 코에 대었다 50cm 떨어져 있는 집게손가락에 대었다 하는 동작을 빠르고도 반복적으로 시행하도록 한다. 집게손가락의 위치를 바꿔가면서 검사를 반복하며, 오른손과 왼손을 모두 사정한다. 하지에 대한 조정력 검사는 대상자로 하여금 발뒤꿈치를 반대쪽 무릎 아래에 놓게 하고, 엄지발가락까지 발뒤꿈치로 밀어 내려가도록 함으로써 시행하며 양쪽 다리를 모두 검사한다.

몸의 균형(truncal balance)에 대한 사정은 대상자로 하여금 앉도록 한 다음, 몸을 지지하지 않은 상태에서 똑바른 자세를 유지할 수 있는가를 검사하거나 대상자의 자세를 약간 기울어지게 한 상태에서 똑바른 자세로 되돌아올 수 있는지를 검사한다. 머리 위치 유지에 대한 검사는 대상자가 검진자의 움직임에 따라 머리를 움직일 수 있는가를 사정하는 것을 말한다. 근육조정력에 문제가 있는 경우는 소뇌 또는 척추 후방의 병변을 의심할 수 있으며 소뇌에 손상이 있는 경우 운동실조증, 의도된 떨림(물체를 가까이 가져가면 떨림이 유발됨), 안구진탕증, 안구운동장애(물체를 응시하지 못함) 등이 나타날 수 있다.

걷기와 서있기

대상자로 하여금 가만히 서있도록 하거나 걷도록 하여 걷기에 대해 사정한다. 또한 일렬로 걷기(한 발을 일직선으로 다른 발 앞쪽에 놓는 것)를 사정하는 것도 필요하다. 보행이 가능하려면 운동력, 감각, 조정력이 모두 정상적으로 기능해야 한다. 즉, 조정력과 자기수용성(신체의 위치에 대한 감각)이 정상이여야만 두 발로 서 있는 것이 가능하다. 만약 대상자가 서 있는 것을 어려워할 경우에는 신경계 문제 때문인지 아니면 체력적으로 쇠약하기 때문인지 확인할 필요가 있다. 서있는 것이 어려운 대상자를 사정할 때는 대상자가 넘어지지 않도록 주의한다.

움직임

근육에 비정상 움직임이 있는지를 사정한다. 근육의 일부분에서 미세한 뒤틀림을 보이는 것은 비정상적인 반응이며, 이를 속성연축(fasciculations)이라 부른다. 이러한 증상은 하부운동신경원에 장애가 있을 때 나타나게 된다.

모든 관절의 움직임도 사정한다. 관절의 움직임은 수동적 가동범위(passive range of motion)로 사정한다. 수동적 가동범위를 사정할 때 통증, 수축, 근육저항 등이 나타나면 비정상적인 반응이다.

한편, 쇠약함이나 마비가 없음에도 불구하고, 학습된 활동을 수행할 수 없는 것을 실행증(apraxia)이라 한다. 실행증은 신발 끈을 묶거나 머리를 빗는 것과 같은 활동과제를 주고, 시행할 수 있는지를 사정한다. 대상자가 사지에 마비가 없으며 다른 지시는 잘 따를 수 있음에도 불구하고 위에서 제시된 활동과제를 수행하지 못하면 실행증을 보이는 것으로 판정할 수 있다.

무의식 환자의 운동성 검사

대상자가 정상적으로 운동을 할 수 있는지에 대한 사정은 검사자의 지시에 따라 운동을 할 수 있는가로 사정하면 되는데, 만약 무의식 환자일 경우는 이러한 사정이 가능하지 않다. 이러한 경우에는 통증자극에 대한 대상자의 운동반응으로 대상자의 운동성을 평가하게 된다. 무의식 환자의 경우, 통증에 대해 제피질 자세(decorticate posture)나 제뇌 자세(decerebrate posturing)와 같은 비정상적인 자세를 보이는 경우가 많다(그림 39-24). 그 외 의식이 저하된 대상자의 운동반응은 글라스고우혼수척도의 운동하부척도를 사용하여 사정할 수도 있다.

감각기능 사정

감각기능에 대한 사정은 촉각, 통증, 진동, 위치(자기수용성), 판별 등으로 이루어진다. 그 외 청각, 시각, 후각, 미각도 감각기능 사정에 포함된다. 감각사정을 통해 피부분절(dermatome) 중 감각이 정상인 곳, 감각이 없는 곳, 감각이 감소된 곳, 감각이 과다한 곳, 감각이 지연되는 곳 등을 파악하게 된다. 감각에 대한 사정은 대상자가 지시에 따를 수 있어야 하므로 의식이 저하된 대상자에게는 사정이 가능하지 않다. 감각을 사정할 때는 대상자에게 눈을 감도록 하며, 대상자로 하여금 긴장을 풀도록 한 상태에서 사정했을때 정확한 결과를 얻을 수 있다.

표재감각

각 피부분절에 따른 부위의 피부를 자극하되, 좌우 양쪽을 모두 자극함으로써 표면감각을 사정한다. 우선 면봉을 꺾은 후 대상자로 하여금 눈을 감도록 하고 솜이 붙어 있는 부위와 꺾인 부위를 사용하여 교대로 자극을 줌으로써 통증이 존재하는지를 검사한다. 즉, 어떤 자극이 사용되었는지 예측할 수 없도록 무작위로 자극을 준 후에 날카로운 자극인지, 무딘 자극인지를 구분하도록 한다. 촉각에 대한 사정은 피부를 솜으로 가볍게 접촉한 후, 접촉된 것을 지각할 수 있는지를 사정한다. 촉각의 경우도 좌우 양쪽을 모두 사정한다. 온도감각에 대한 사정은 통증과 촉각에 대한 검사가 비정상일 경우에만 시행한다. 더운물로 채워진 시험관과 찬물로 채워진 시험관을 사용하여 차이를 구분할 수 있는지를 사정한다. 감각장애에 대한 구체적인 예제는 그림 39-25에 제시되어 있다.

반사활동

반사활동에 대한 검사는 특정한 운동신경로과 감각신경로 사이에 정상적인 통합이 이루어지고 있는지를 평가하는 것이다. 따라서 반사활동에 대한 사정은 신경계 사정의 일부이며, 이를 통해 신경계 장애의 특성, 위치, 진행 등에 대해 파악할 수 있게 된다. 반사는 심부건반사와 표재반사로 나뉜다. 심부건반사와 표재반사의 사정방법, 정상반응, 해당신경에 대한 구체적인 내용은 **표 39-11**을 참조하고, 심부건반사의 사정방법은 그림 39-26을 참조한다.

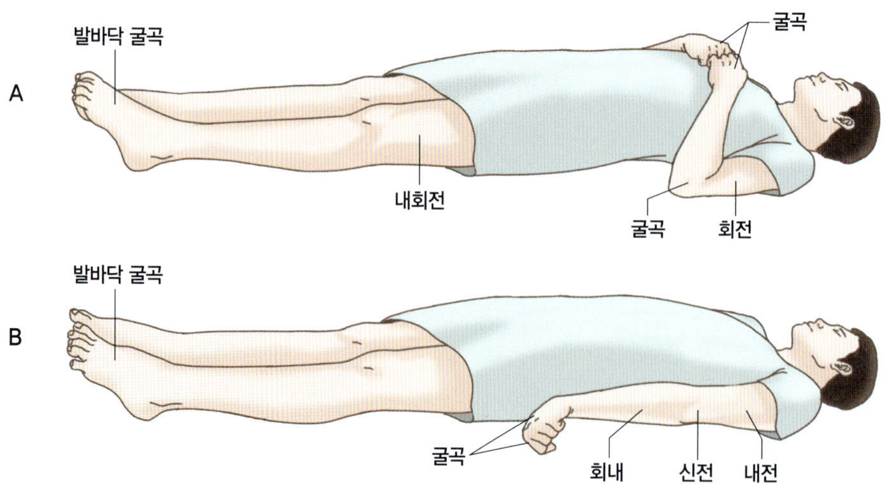

그림 39-24 ■ 무의식 환자의 비정상적인 자세. A: 제피질 자세, B: 제뇌 자세

심부건반사

심부건반사(deep tendon reflex)는 심부에 위치하는 건(tendon)이 자극을 받음으로써 나타나는 반사이다. 심부건반사는 해당 부위와 관련된 척수가 정상인가를 파악하기 위해 사정한다. 각 심부건반사는 해당 건이 근육에 부착되는 부위를 검진용 해머로 가볍게 쳐서 검진하다. 심부건반사에는 발목건반사(아킬레스건), 슬개건반사, 이두근반사, 삼두근반사 등이 포함된다.

표재반사

표재반사(superficial reflex)는 피부나 점막이 자극을 받음으로써 나타나는 반사를 말한다. 예를 들면, 복부반사, 족저반사, 각막반사, 인두(구토)반사, 고환거근반사, 항문반사 등은 추체로에 장애가 있는 경우에 나타나지 않는다.

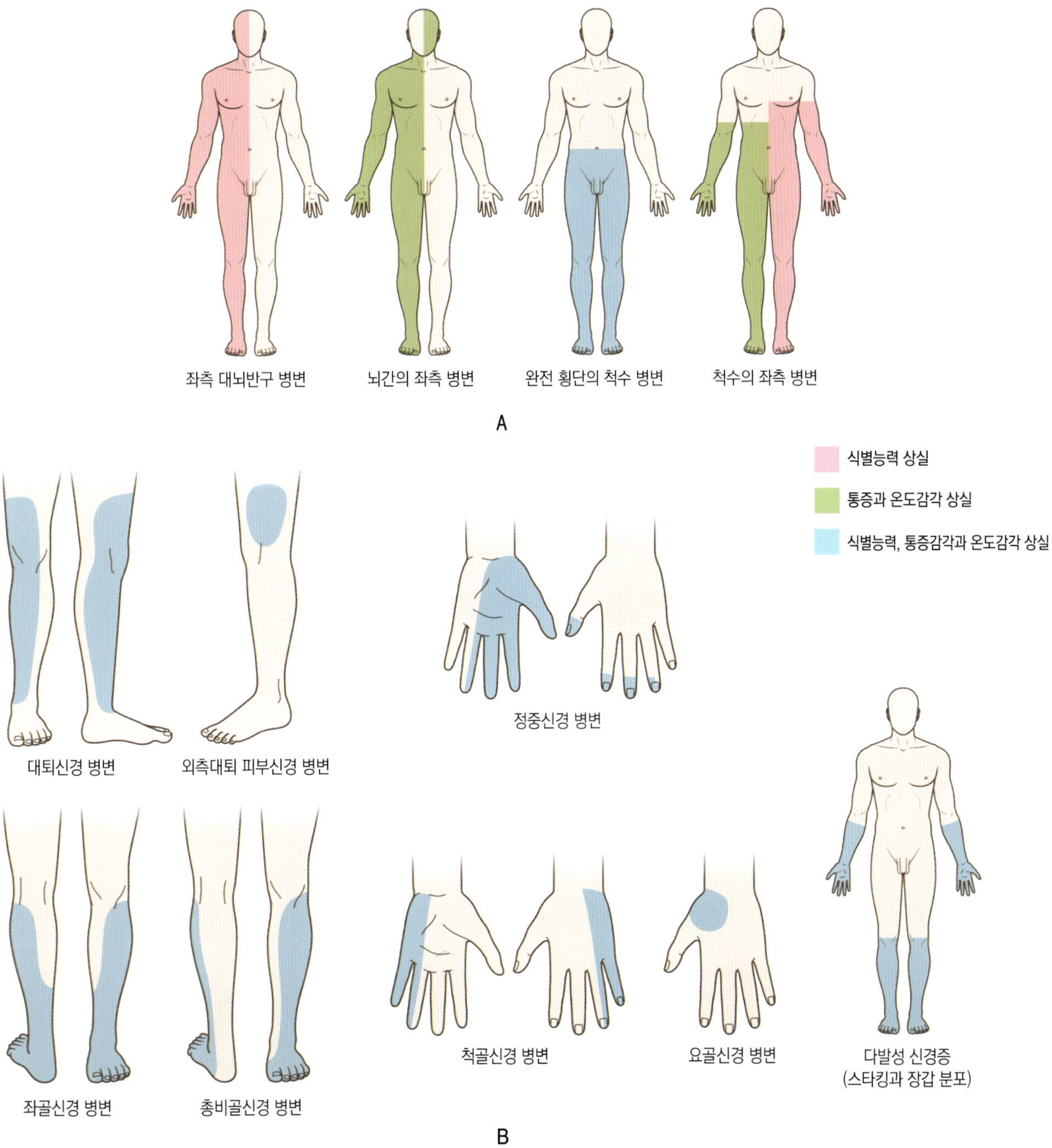

그림 39-25 ■ 뇌손상과 척수손상에서 나타나는 증상. A: 감각소실 양상, B: 말초신경 병소

표 39-11 심부건반사와 표재반사의 사정방법, 정상반응, 해당신경

반사	사정방법	정상반응	해당신경
심부건반사			
이두근반사	이두박근 위에 검사자의 엄지손가락을 대고, 그 위를 검사용 해머로 살짝 두드림	팔꿈치에서 굴곡반응을 보임	C5~6
삼두근반사	주두 위의 삼두박근을 검사용 해머로 가볍게 두드림	팔꿈치에서 신전반응을 보임	C6~8
슬개건반사	무릎건 위를 검사용 해머로 가볍게 침	다리의 신전반응이 나타남	L2~4
발목건반사	발목 뒤쪽을 검사용 해머로 가볍게 침	발바닥 굴곡반응을 보임	L1~2
표재반사			
각막반사	면봉을 사용하여 속눈썹을 가볍게 건드림	눈을 깜박이는 반응을 보임	5, 7번 뇌신경
구토반사와 인두반사	면봉을 사용하여 구개와 인두를 자극함	구역반응을 보임	9, 10번 뇌신경
복부반사	복부의 상부, 중앙, 하부를 배꼽을 향해 건드림	자극을 향해 복부의 벽이 수축함	상부: T7~9 중앙: T9~11 하부: T11~12
족저반사	발바닥에 가벼운 자극을 줌	발가락이 발바닥 쪽으로 구부러지는 반응을 보임 엄지발가락이 발등굴곡을 보이면서 다른 발가락을 펴게 되면 비정상적인 반응, 즉 바빈스키반사를 보이는 것임	L4~S2

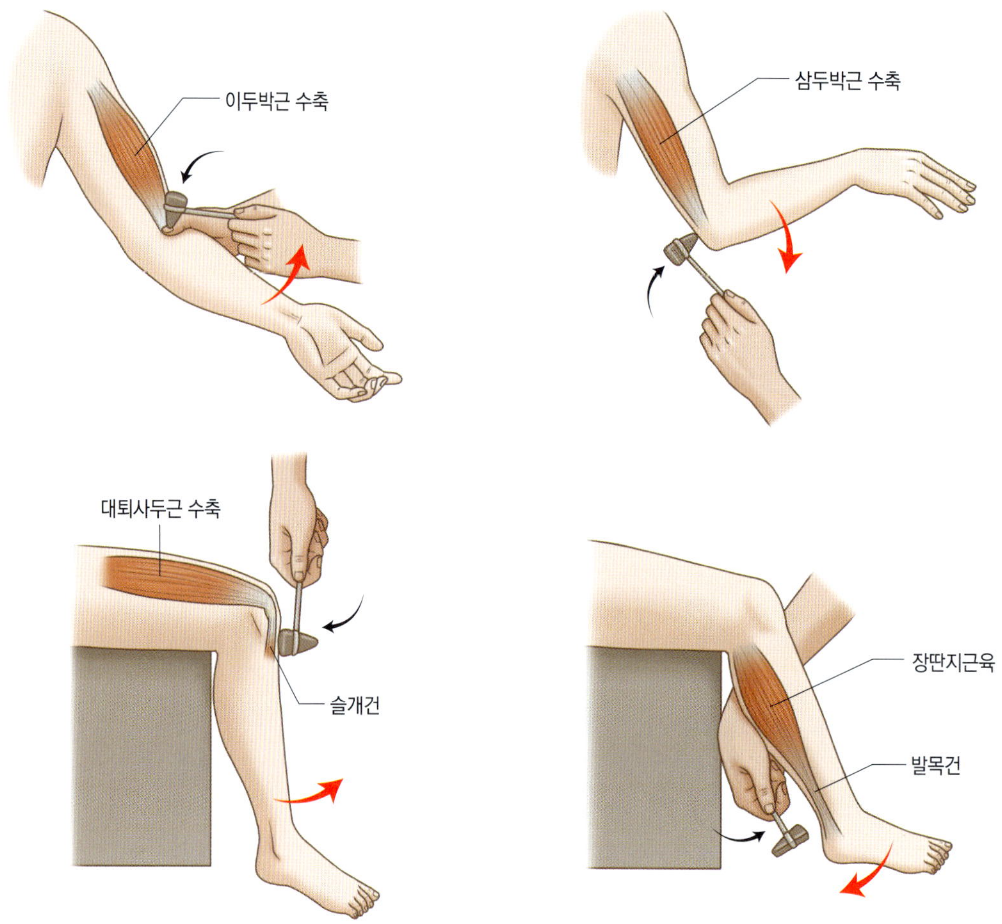

그림 39-26 ■ 심부건반사의 사정 방법

기타 정상반사

골격근과 관련된 반사 외에도 정상적으로 나타나는 반사반응이 있다. 호흡과 혈압을 정상범위로 유지하는 것도 정상적인 반사에 속하며, 음식의 맛을 보거나 냄새를 맡은 후 타액이 분비되는 것도 정상적인 반사반응이고, 눈에 빛을 비추면 양쪽 동공이 수축되는 것도 정상적인 반사반응이다.

비정상적인 반사

비정상적인 반사는 병리학적인 반사라고도 부르며, 이러한 비정상적인 반사반응이 나타나는 것은 척수 또는 고위중추에 신경학적 결손상태가 있음을 의미한다. 비정상적인 반사로는 바빈스키반사, 턱반사, 손바닥–볼반사, 코반사, 미간반사, 간대성경련, 먹이찾기반사, 빨기반사, 파악반사, 저작반사 등이 해당되며, 이에 대한 구체적인 내용은 **표 39-12**에 제시되어 있다.

바빈스키반사

심부건반사가 과도하게 나타날 때, 표재반사는 대개 감소하거나 소실되고 바빈스키반사(Babinski reflex)와 같은 비정상적인 반사가 동반될 수 있다. 바빈스키반사에 양성 반응을 보인다는 것은 상위운동신경원에 병변이 있음을 의미한다. 바빈스

표 39-12 비정상적인 반사의 유형과 반응

비정상적인 반사	반응
턱반사	• 하악반사라고 불리기도 함 • 대상자로 하여금 입을 살짝 벌린 상태로 이완하게 한 후, 입 아래쪽 턱을 부드럽게 건드리면 턱이 수축되면서 입을 다무는 반응을 보임 • 턱반사는 없는 것이 정상이지만, 피질연수에 병소가 있는 경우 나타남
손바닥–볼반사	• 손바닥에서 엄지손가락 가까이를 빠르고 강하게 자극하는 경우, 볼의 근육이 자극을 준 방향으로 올라가는 반응을 보임
코반사	• 입 아래나 위의 중간 지점을 빠르게 두드리면 입술을 오므리는 반응을 보임 • 신생아에서는 정상반응이지만, 어른에서 나타나면 비정상임
먹이찾기반사	• 얼굴의 한 부분을 어루만지면, 입을 열고 자극이 있는 쪽으로 고개를 돌림 • 신생아에서는 정상반응이지만, 어른에서 나타나면 비정상임
빨기반사	• 입술을 건드리면 혀, 입술, 턱이 움직임 • 신생아에서는 정상반응이지만, 어른에서 나타나면 비정상임
미간반사	• 두 눈썹 사이를 사볍게 두드리면 안검이 닫힌 상태가 지속됨
파악반사	• 물체를 손바닥에 놓으면 손가락을 오무려 꽉 잡으려는 반응을 보임
저작반사	• 압설자를 치아 사이에 넣으면 턱을 강하게 닫으려는 반응을 보임

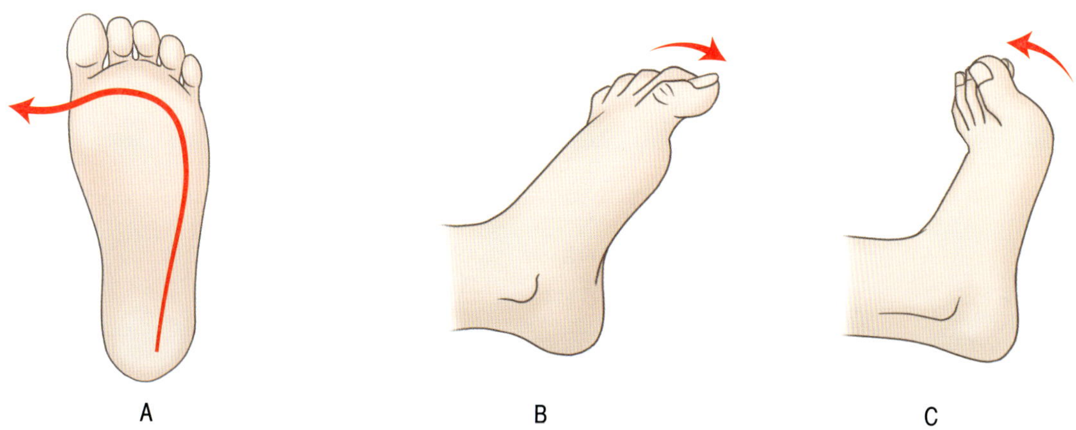

그림 39-27 ■ 바빈스키 반사
A: 발바닥을 자극함, B: 정상반응(바빈스키 음성반응) C: 비정상 반응(바빈스키 양성반응)

키반사는 대상자의 발바닥을 무딘 물체로 부드럽게 긁음으로써 검사한다. 정상적인 반응은 발가락의 족저굴곡이 일어나는 것이며(음성 반응), 만약 엄지발가락이 배측굴곡을 보이면서 활짝 피는 반응을 보이면, 비정상적인 반응(양성 반응)이 있는 것으로 판정한다(그림 39-27).

간대성경련

당겨진 근육에 지속적으로 리듬성 수축이 일어남으로써 관절의 굴곡과 신전이 교대로 빠르게 나타나는 것을 말한다. 사정 방법은 대상자의 다리를 이완하도록 하고, 검사자의 손으로 무릎을 지지한 다음, 대상자의 발을 빠르게 굴곡시키고 굴곡된 자세를 잠시 동안 유지하게 한다. 간대성경련이 있는 경우, 발의 굴곡이 장딴지 근육을 당겨지도록 하는 원인이 되므로 다리 관절의 굴곡과 신전이 교대로 나타나는 현상을 보이게 된다.

자율신경계

자율신경계는 교감신경과 부교감신경을 통해 많은 장기에 분포되어 있기 때문에 전신적인 신체사정을 통해 평가해야 한다. 자율신경계로 인해 발생한 다른 체계(심장계, 비뇨기계, 소화기계, 생식기계, 내분비계)에 일어난 장애들은 각 체계의 해당 장을 참조한다. 자율신경계의 영향으로 일어나는 반응의 예로는 (1) 증가되거나 감소된 심장박동, (2) 말초혈관수축 또는 혈관확장, (3) 기관지수축 또는 기관지확장, (4) 증가 또는 감소된 연동운동, (5) 동공의 수축 또는 확대 등이 해당된다. 그러나 부교감신경계와 교감신경계에 관련된 부작용을 가지고 있는 약물들이 많기 때문에 이러한 반응을 보이는 경우, 우선 대상자가 복용하는 약물에 대한 조사가 이루어져야 한다.

주요 증상

대상자가 어떤 문제를 주호소로 병원에 오게 되었는지, 어떠한 임상증상이나 건강문제를 경험하였는지에 대해 조사하고, 이러한 증상이나 건강문제가 발생한 상황에 대해 상세하게 조사하여 기록한다. 그리고 대상자에게 자료를 수집할 때, 개방적인 질문을 사용하면 대상자 스스로 자신의 상태에 대해 표현하게 함으로써 더 많은 정보를 얻을 수 있다.

임상증상에 대해 사정할 때는 증상의 발현, 순서, 진행과정 등을 조사한다. 증상은 대상자가 자신의 언어로 표현하도록 하며 체계적 분석을 통해 질환의 특징적인 증상 외에도 증상의 특성이나 진행 과정에 대한 정보를 수집한다(그림 39-28).

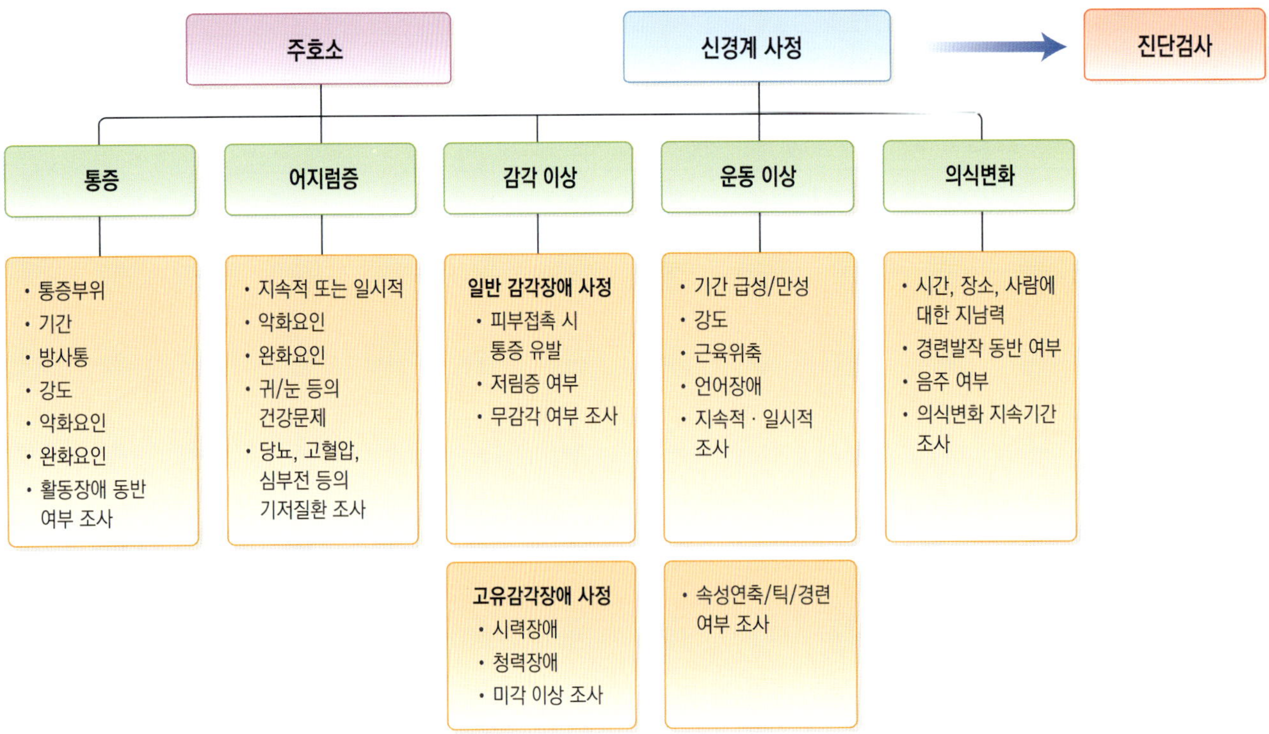

그림 39-28 ■ 신경계 주호소에 대한 사정 내용

통증

통증은 신경계에 건강문제를 가진 대상자에서 나타나는 대표적인 증상이다. 통증이 나타나는 부위(두통, 요통, 팔다리 등), 유형(급성통증, 진행성 통증, 만성통증), 특성(둔통, 날카로운 통증, 화끈거리는 통증, 쑤시는 듯한 통증 등), 발생 빈도, 지속시간에 대해 구체적으로 조사한다. 또한 방사통 여부, 촉진요인과 완화요인에 대해서도 조사한다. 통증의 촉진요인에 대한 조사에는 통증의 전조증상이 있는지, 신체활동과 관련하여 통증이 나타나는지 등을 확인한다. 완화요인에 대한 조사로는 특정한 약물을 복용하는 경우에 통증이 완화되는지, 휴식을 취하면 완화되는지, 스트레칭이나 냉온 찜질로 통증이 완화되는지를 확인하는 것이 포함된다. 두통을 호소하는 경우에는 오심이 동반되는지를 조사하고, 요통을 호소하는 경우는 근육경련이 동반되는지를 조사한다. 그 외 과거에 신경계 손상이나 외상을 입은 경험이 있는지 여부를 파악한다.

어지럼증

신경계 문제를 가진 대상자들은 흔히 어지럼증이 나타날 수 있으므로 어지럼증 여부를 조사하고, 자세의 변화에 따라 어지럼증이 달라지는지를 조사한다. 자세의 변화에 따라 어지럼증이 변화되는 것을 체위성 현훈이라고 한다. 또한 어지럼증이 머리의 위치와 관련이 있는지, 침대에서 자세를 바꾸는 정도로도 어지럼증이 심해지는지를 조사하며 어지럼증과 함께 시력장애, 청력장애, 이명이 동반되는지를 조사하고 눈을 감으면 어지럼증이 완화 또는 악화되는지 눈을 고정시키는 것이 도움이 되는지 등을 상세히 조사한다. 그 외 어지럼증의 원인이 되는 질환, 예컨대 심부정맥, 공황장애, 당뇨병, 귀의 감염 등의 병력이 있는지도 확인한다.

감각이상

신경계 문제를 가진 대상자는 시력, 청력, 후각, 미각 등의 특수감각에 변화가 나타날 수 있으며 그 외 촉각, 진동감각, 압력감각, 통각, 온도감각 등의 일반감각에도 변화가 나타날 수 있다. 신경계 문제가 있는 경우, 가장 흔히 나타나는 감각이상으로는 통증, 저림증, 화끈거림, 둔한 감각 등을 들 수 있다. 대상자가 감각이상을 호소하는 경우에 발생 부위, 발생시기(급성, 만성), 빈도, 지속 시간 등에 대한 구체적인 사항을 조사한다. 그 외 완화요인에 대해서도 조사하는데, 예컨대 휴식을 취하거나, 자세를 변경하거나, 특정한 약물을 복용하는 경우 완화되는지에 대해 조사한다.

운동이상

운동이상에는 균형 장애나 보행 장애와 같은 조정 장애, 진전이나 틱과 같은 수의운동장애 그리고 허약감 등이 포함된다. 대상자가 운동이상을 호소하는 경우에 발생 부위, 발생 시기(급성, 만성), 지속 기간, 완화요인과 악화요인 등을 포괄적으로 조사한다.

의식과 정신상태 변화

신경계 문제를 가진 대상자의 경우, 흔히 의식 변화가 초래된다. 의식의 변화가 초래된 경우, 의식 변화가 급성 또는 만성적으로 일어났는지, 의식 변화가 지속된 기간 등을 조사한다. 대상자의 의식이 명료하지 않은 경우는 가족, 친지, 응급요원을 대상으로 조사한다. 의식의 변화가 두부외상과 관련이 있는지를 조사하여 만약 두부외상과 관련이 있으면 언제 외상을 입었는지, 즉 병원으로 이송되기 직전인지 아니면 최근 6주 이내인지 등을 조사하며 외상의 유형(낙상, 둔기 손상, 교통사고, 기타 스포츠 손상)에 대해서도 확인한다.

또한 의식 변화와 함께 사지의 비틀림이나 실금이 있었는지를 조사하며 외상, 감염, 발열, 전조 등과 같은 유발요인이 있었는지를 조사하고 당뇨, 알코올중독, 약물중독, 정신병, 간질과 같은 병력이 있는지도 확인한다. 신경계 장애는 의식변화, 행동변화, 기분변화, 경련발작, 두통, 어지럼증, 현기증, 기억력장애, 언어장애, 운동장애(균형장애, 자세 불안정, 보행장애, 틱, 진전), 감각장애(시각변화, 통증, 감각감퇴, 저림, 마비 등) 등 다차원적인 변화를 초래할 수 있으며 연하곤란, 목소리의 변화, 발기부전, 성욕감퇴와 같은 문제도 야기할 수 있다.

진단검사

비침습적 구조검사

두개 X-선검사와 척추 X-선검사

두개 X-선검사(skull X-ray studies)를 통해 두개골의 크기와 형태, 봉합 분리(영아의 경우), 골절이나 뼈결손, 미란, 석회화, 터어키안 미란, 송과체 변위(12세 미만) 등을 확인할 수 있다. 한편 척추 X-선검사로는 골절, 탈구, 압박, 만곡, 미란, 척추 협착, 퇴행성 변화 등을 관찰할 수 있다.

컴퓨터단층촬영검사

컴퓨터단층촬영(computed tomography, CT)을 하는 일차적

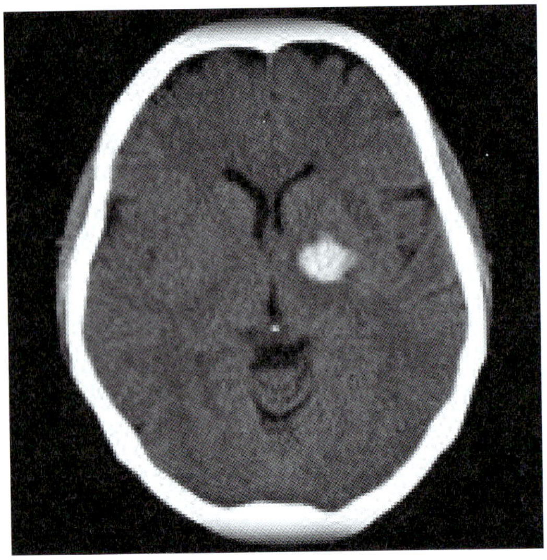

그림 39-29 ■ 컴퓨터단층촬영(뇌출혈)

인 목적은 뇌출혈, 공간점유병소, 뇌부종, 뇌구조 이탈 등을 발견하기 위함이다(그림 39-29). 특히 CT는 비용 대비 효과가 높기 때문에 임상적으로 매우 유용한 검사이다. CT는 두개골 절과 지주막하출혈의 진단을 위해서도 자기공명영상(MRI) 검사보다 더 유용한 검사로 알려져 있다.

의료기술이 발전함에 따라 CT 검사의 적용성도 확대되었다. CT 형광투시검사(fluoroscopy)는 CT 촬영과 실시간 영상이 조합된 검사로 수술할 때나 척추에 약물을 주입할 때 매우 유용한 검사이다. 나선형 CT는 조영제를 투입한 후 빠르게 영상을 스캔하여 뇌혈관을 통한 조영제의 움직임을 볼 수 있게 한다. 제논(Xenon) CT는 혈류로 흡수되는 제논 가스를 들이마시도록 하여 국소적 뇌혈류 상태에 대해 명확하게 관찰하는 것을 가능하게 한다. CT 혈관조영술(angiography)은 뇌혈관을 2차원 또는 3차원의 형태로 볼 수 있도록 하는 비침습적인 검사로 기존의 혈관조영술에 대한 대안적 검사이다. 이 검사를 통해 제공되는 영상은 360° 회전이 가능하다.

한편, CT 스캔은 정위적(stereotactic) 절차를 위해서도 사용된다. 두개골에 핀을 박아 고정하는 틀을 사용하여 머리를 고정한 후 스캔을 시행한다. 치료 위치를 안내하기 위해 스캔 영상 위에 컴퓨터로 참고 부호를 표시한다.

자기공명영상검사

자기공명영상(magnetic resonance imaging, MRI)은 자기파(radiofrequency wave)와 자기장(magnetic field)을 사용하는 검사이다(그림 39-30). MRI는 수초의 소실에 의해 야기

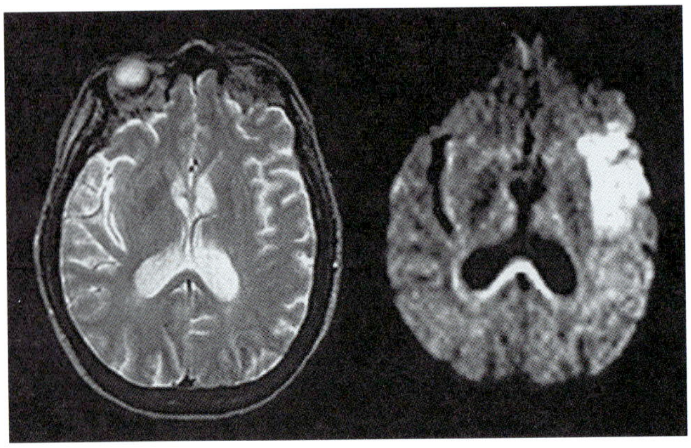

그림 39-30 ■ 자기공명영상(뇌)

되는 백질의 장애를 CT보다 더 잘 보여주는 장점이 있으며, MRI는 뇌경색 발생 후 수 시간 이내부터 뇌경색을 파악하는데 도움이 된다. 반면, CT의 경우는 뇌경색 발생 후, 수 일이 지나야 변화를 알 수 있다. 또한 MRI는 선천성 뇌기형과 척수 병변을 진단하는데 있어서도 유용한 검사이다. 조영제를 사용하여 MRI 검사를 시행할 경우, 뇌혈관을 통한 혈류의 상태를 CT보다 더 세밀하게 보여주며 인공심박동기(pacemaker)와 같은 금속기구를 신체 내부에 가지고 있는 경우에도 검사가 가능하다.

비침습적 기능검사

뇌파검사

뇌파검사(electroencephalogram, EEG)는 대뇌피질의 표재층(superficial layer)에서 발생하는 전기적 활동을 측정하는 검사이다. 즉, 뇌신경원의 활동으로 인해 파동 형태로 발생하는 전기변위를 기록하는 검사이다.

뇌파검사는 경련 발작 사정에도 사용된다. 그 외 대사장애, 중독, 혼수, 치매, 감염(뇌막염과 뇌염), 기면발작증(narcolepsy), 불면증 등이 있는 경우에도 비정상적인 뇌파검사 결과가 나타날 수 있다. 뇌파검사는 머리나 목의 혈관에 대한 수술을 시행하는 중에 뇌의 활동을 모니터하기 위해 사용된다. 뇌파검사를 통해 뇌파가 관찰되지 않는 것, 즉 편평파(flat wave)가 관찰되는 것은 뇌사를 의미한다. 이러한 이유로 뇌파검사 결과가 뇌사 판정을 위한 기준들 중 하나로 적용되기도 한다.

유발전위검사

뇌파검사는 아무런 자극을 제공하지 않은 상태에서 뇌파를 관

찰하는 반면, 유발전위검사(evoked potential studies, EP)는 다양한 자극을 제공하면서 유발전위 또는 뇌의 전기적 반응을 측정하는 검사이다. 이 검사는 시각장애, 청각장애 및 뇌간손상을 확인하기 위한 목적으로 시행되며, 검사를 위해 제공되는 자극은 주로 빛(시각자극), 벨소리(청각자극), 말초신경자극(감각자극) 등이다. 이러한 자극을 사용하여 뇌파검사와 동일한 방식으로 시행한다.

신경심리학적 검사

신경심리학적 검사(neuropsychological testing)는 대뇌피질의 기능을 평가하는 일련의 검사들을 말한다. 즉, 인지, 지각, 언어, 시공간 지각(visuospatial) 등 다양한 인지기능의 영역을 상세하게 사정하는 검사이다. 정서 또는 인성에 대한 검사[미네소타 다면적 성격 측정도구(Minnesota Multiphasic Personality Inventory)]뿐만 아니라, 지능을 측정하는 도구[웨슬러 성인지능검사(Wechsler Adult Intelligence Scale)]도 사용된다. 검사 결과는 인지손상의 정도와 그러한 손상이 대상자의 기능적 능력에 미치는 영향에 대한 정보를 제공해 줄 수 있으며, 의사결정 능력을 확인하는 데에도 도움을 줄 수 있다. 또한 신경심리학적 검사는 인지재활이나 직업재활이 필요한 부분을 파악하는 데 도움이 되며, 재활치료를 제공한 후 치료의 효과를 평가하는 데도 활용될 수 있다.

자기공명분광술

자기공명분광술(magnetic resonance spectroscopy, MRS)은 체내의 화학물질과 분자들의 분포를 검사하는 비침습적 MRI 방법이다. MRS는 정상적으로는 존재하지 않아야 하는 화학물질들(분자 또는 표식자)의 존재 여부나 그러한 물질의 분포량이 비정상적인지를 확인하는데 도움이 되는 검사이다. 이러한 특정 분자나 표지자(marker)의 존재는 다발성 경화증(multiple sclerosis), 무도병, 치매, 미토콘드리아 장애와 같은 신경계 퇴행성 질환들과 관련이 있다. MRS는 현재 임상적인 목적보다는 주로 연구를 위해 활용되고 있다.

기능적 자기공명촬영법

기능적 자기공명촬영법(functional magnetic resonance imaging, fMRI)은 강한 자기장과 자기파(radiofrequency wave)를 이용하여 영상을 얻는다는 점에서 MRI와 유사하다. MRI에서는 대상자는 조용히 누워있는 상태로 검사를 하는 반면, fMRI의 경우는 대상자에게 인지, 운동, 감각과 관련된 과제를 주고, 이를 수행하도록 하면서 검사가 이루어진다. 이러한 과제를 수행하는 동안, 뇌의 특정부위가 활성화되는데 fMRI는 해당 부위의 정맥혈 산소화와 혈류의 변화를 탐색함으로써 그 부위가 활성화되었는지를 확인한다. fMRI는 현재 진단적 목적보다는 연구를 위한 목적으로 더 많이 사용되고 있다. 특히 뇌졸중, 저혈당증, 신경계 퇴행성 질환 등이 뇌의 특정부위에 미치는 영향을 이해하는데 도움이 된다. 이 검사는 수술 전 뇌지도화(brain mapping)에 활용됨으로써 수술로 인한 다른 부위의 손상을 최소화하는 데도 도움을 준다.

양전자방출 단층촬영

양전자방출 단층촬영(positron emission tomography, PET)는 (1) 특정한 신체조직에 흐르는 혈액량을 조사하기 위한 목적, (2) 조직이 적절하게 혈액이나 산소와 같은 영양소를 사용하는가를 밝히기 위한 목적, (3) 약물과 신경전달물질의 고유수용체(specific receptors)를 지도화(mapping)하기 위한 목적으로 사용된다. PET는 뇌혈류, 뇌의 혈당대사, 산소추출(oxygen extraction)을 측정하기 위해 사용할 수 있다. 또한 뇌졸중, 뇌종양, 간질의 진단을 내리기 위해 사용하며 알츠하이머병, 파킨슨병, 두부손상, 조현병, 조울증의 진행 상태를 파악하기 위해 활용된다.

단일광자방출전산화단층촬영(single photon emission computed tomography, SPECT)은 PET를 수정하여 개발된 검사이다. SPECT는 PET보다 비용효용성이 더 높은 동위원소를 사용하여 검사하게 된다. SPECT의 영상은 PET에 비해 덜 세밀하며 대사활동보다는 뇌혈류를 측정하는데 더 안정적이다. SPECT는 허혈성 뇌졸중, 지주막하출혈, 편두통, 알츠하이머병, 간질, 파킨슨병과 같은 신경퇴행성 질환을 가진 대상자의 혈류 분석에 이용된다.

혈관에 대한 비침습적 검사

도플러초음파

도플러초음파(doppler ultrasonography)는 안와위의 혈류(방향과 속도)를 측정하기 위해 사용한다. 내경동맥의 폐쇄 또는 협착이 있을 경우, 안와위동맥에서 혈류의 방향이 변경되는데(반대 방향의 흐름이 일어남) 초음파검사로 그 변화를 감지할 수 있다. 경뇌도플러검사(transcerebral doppler studies)는 윌리스환과 그 주요 분지들의 동맥 흐름을 평가하기 위해 시행된다.

도플러스캐닝

도플러스캐닝(doppler scanning)은 도플러초음파와 심장초음파검사(pulsed-wave echocardiography)를 병합한 검사이다. 혈류의 움직임에 대한 시각적인 자료를 제공하기 때문에 일반적으로 경동맥을 통한 흐름을 사정하기 위해 사용한다.

침습적 구조검사

요추천자

척추천자(spinal tap)라고도 불리는 요추천자(lumbar puncture, LP)는 척수가 끝나는 아래쪽 요추 부위의 지주막하강 내로 주사바늘을 삽입하여 뇌척수액을 빼내거나 약물을 주입하기 위해 시행된다.

요추천자를 통해 채취된 뇌척수액은 백혈구, 적혈구, 염소, 당, 단백질, 젖산 탈수소효소(lactate Dehydrogenase, LDH) 등의 성분을 조사하거나 그 외 매독(syphilis) 검사, 글루타민, C-활성 단백질, 다양한 세포검사 등을 시행한다. 또한 요추천자는 뇌척수액의 압력을 측정하기 위해 시행되며, 마취제나 신정세, 진동제, 항임제 등을 투여하기 위한 치료적 목적으로도 시행된다.

척추조영술

척추조영술(myelography)은 조영제를 척추의 지주막하 내로 주입한 후, 척추강을 X-선으로 촬영하는 검사이다. 지주막하 내로 조영제를 주입하기 위해 먼저 요추천자를 실시한다. 척수조영술은 MRI를 실시할 수 없는 대상자의 경막내 신경근(intradural nerve root)을 시각적으로 확인하기 위해 사용한다.

뇌혈관조영술

뇌혈관조영술(cerebral angiography)은 동맥류(aneurysm)와 동정맥기형(arteriovenous malformation, AVM)의 진단을 위해 적용되는 검사이다. 뇌내혈류를 시각적으로 볼 수 있도록 조영제를 동맥에 주입한 후, X-선촬영을 시행한다. 혈관조영술은 동맥류, 동정맥기형, 혈관의 변위(displacement), 혈관폐색(vascular occlusion), 혈전(thrombus)을 시각화하기 위해 가장 많이 사용되는 방법이다.

중재적 뇌혈관조영술

중재적 뇌혈관조영술(interventional angiography)은 뇌혈관조영술을 통해 종양 및 동정맥기형에 혈액을 공급하는 혈관을 폴리머 아교나 미세풍선을 사용하여 인위적으로 폐쇄시키는 즉, 인공적으로 색전시키는 시술을 시행하는 것을 말한다. 뇌혈관조영술을 통한 혈관색전은 종양 및 동정맥기형의 크기를 줄이거나 종양이나 동정맥에 혈액을 공급하는 혈관의 크기를 감소시키는데 유용하다. 이러한 시술을 통해 수술을 하지 않고, 종양이나 동정맥기형을 제거할 수 있으며 수술이 불가피한 경우는 사전에 이러한 시술을 함으로써 수술 후 합병증을 감소시킬 수 있다. 중재적 혈관조영술은 동맥경화증으로 인해 협착이 일어난 뇌혈관에 풍선을 삽입하여 혈관을 확장시키는 혈관성형술을 시행하기 위해서도 적용된다.

디지털정맥혈관조영술

디지털정맥혈관조영술(digital venous angiography)은 컴퓨터화된 디지털 비디오 공제시스템을 사용하여 혈관의 구조를 시각화하는 검사이다. 조영제는 중심정맥관(central venous line)을 통해 투여되는데, 뇌혈관조영술에 비해 조영제는 매우 적은 양을 사용한다. 디지털정맥혈관조영술은 (1) 간헐적 허혈성 발작의 사정, (2) 경동맥협착의 후속 사정, (3) 두개내 종양의 사정, (4) 동맥류의 수술 후 사정, (5) 두개내-두개외 측부순환 시술 후 추후 평가, (6) 경막정맥동 사정 등을 위해 적용된다.

침습적 기능검사

온도눈떨림검사

안구전정반사(oculovestibular reflex) 또는 온도눈떨림검사(caloric testing)는 제8뇌신경의 전정 부위와 중뇌 및 뇌교에 분포되어 있는 신경로들의 정상 여부를 판단하는데 도움이 되므로, 뇌간의 병변을 진단하는데 도움이 된다. 이 검사는 뇌간의 기능이 남아있는지를 확인하기 위해 무의식 환자에게만 시행한다. 검사를 시행하기 전 중이관이 개방되어 있는지, 고막이 정상인지를 먼저 확인한 후에 얼음물(ice cold water)을 귀안으로 주입한다. 만약 뇌간 기능이 정상이라면, 양쪽 눈동자가 함께 얼음물이 주입된 쪽으로부터 멀어지다가 다시 중앙으로 되돌아오는 반응을 보인다. 뇌간이 손상된 경우는 이러한 안구진탕증의 반응이 나타나지 않는다. 안구전정반사에 대한 검사는 고막이 천공되었거나 급성 미로질환이 있는 대상자에게는 시행하지 못한다.

말초신경검사

근전도검사

근전도검사(electromyelography, EMG)는 골격근에서 생성되는 전류인 근육활동전위(muscle action potential)를 측정하여 기록하는 검사이다. 근전도의 원리는 작은 바늘 전극들을 근육에 삽입한 다음, 각 근육에서 발생하는 전위들을 증폭시켜 오실로스코프(oscilloscope)로 전송하고, 이를 스크린을 통해 볼 수 있도록 한다.

근전도검사는 다양한 신경근육장애를 위한 객관적인 정보를 제공한다. 원발성 근육질환과 신경지배의 차단으로 인해 발생한 이차적 질환을 구별하는 것을 가능하게 한다. 즉, 중증근무력증(myasthenia gravis)과 같이 신경근접합부에서의 전달 결손이 나타난 질환을 확인하는데 도움이 된다. 또한 일차성 말초신경질환과 전각세포질환을 구별하는데도 도움이 된다.

신경전도 속도검사

신경전도 속도검사(nerve conduction velocity study, NCV)는 운동신경과 감각신경의 흥분성과 전도 속도를 평가하기 위해 근전도검사와 함께 수행되며, 말초신경질환을 진단하는데 도움이 된다. 검사하고자 하는 신경(상하지 신경)에 자극을 주는 전극과 기록하는 전극을 놓은 후, 자극에서 기록까지 신경흥분이 전달되는데 걸리는 시간을 정확하게 측정함으로써 신경전달 속도를 산출한다.

근육 또는 신경생검

근육 또는 신경생검(nerve biopsy)은 다른 검사로 진단을 내리기 어려울 때 적용하며, 근육의 병리적 상태와 신경의 병리적 상태를 구별하기 위해 시행된다. 근전도검사(EMG)를 통해 비정상적인 근육의 위치를 파악하여 그 부위에서 생검을 시행한다. 그러나 생검을 위한 조직을 채취할 때는 손상의 위험이 있으므로 근전도검사를 위해 바늘전극을 삽입했던 부위는 피한다. 조직을 채취하기 위해 개방절개(open incision)나 침생검(needle biopsy) 등의 다양한 방법이 적용된다.

세포검사

염색체 분석과 유전검사는 최근 그 중요성이 점차 증가하고 있다. 현미경검사를 위한 염색체는 말초혈액, 골수 또는 피부에서 얻은 세포를 조직 배양하여 준비한다. 염색체 분석 결과는 비정상적 신경계질환의 진단을 위해 보조적인 자료로 활용되며, 선천성 신경계 기형 또는 선천성 신경계질환이 있는 가족의 유전 상담을 위한 기초 자료가 된다.

CHAPTER

40

Management of Common Neurologic Disorder

신경계 일반적 건강문제 관리

학습목표

1. 두개내압 상승, 무의식, 두통의 병태생리 과정에 대해 설명한다.
2. 두개내압 상승, 무의식, 두통이 있는 대상자의 건강력 수집 및 신체검진을 통해 간호문제를 사정한다.
3. 두개내압 상승, 무의식, 두통이 있는 대상자에 대한 간호목표를 세우고 간호중재를 계획한다.
4. 두개내압 상승, 무의식, 두통이 있는 대상자에 대한 간호중재를 시행하고 결과를 평가한다.
5. 두개내압 상승, 무의식, 두통이 있는 대상자의 치료에 대해 설명한다.

두개내압상승

두개골(skull) 안은 뇌조직, 뇌척수액, 두개내 혈액으로 구성된 뼈로 이루어진 단단한 저장실이다. 이러한 세 구성물 간의 균형으로 두개내압(intracranial pressure)이 유지된다. 몬로-켈리 가설(Monro-Kellie doctrine)에 따르면 두개골 안의 뇌, 뇌척수액, 혈액은 항상 일정한 부피를 유지한다. 두개골은 신축성이 전혀 없는 딱딱한 구조물이기 때문에 한 성분의 부피증가는 다른 성분의 부피감소, 나아가 뇌압상승을 초래한다. 즉, 두개골은 뇌와 뇌척수액이 들어 있는 단단한 그릇으로서 그 용량이 정해져 있다. 그 안에 보통 체적의 뇌와 뇌척수액이 존재한다면 문제는 없지만, 어떤 원인에 의해 내용물의 체적이 증가하면 두개내압상승(intracranial hypertension)이 발생하게 된다.

두개내압(intracranial pressure, ICP)은 뇌조직, 뇌척수액, 혈액에 의해 측정되는 압력이다(그림 40-1). 두개내압은 뇌실, 뇌실질, 지주막하공간(subarachnoid space)에서 측정된다. 정상 두개내압은 5~15mmHg이고, 20mmHg 이상은 두개내압상승으로 분류되는데, 이는 뇌관류에 심각한 손상을 입힌다.

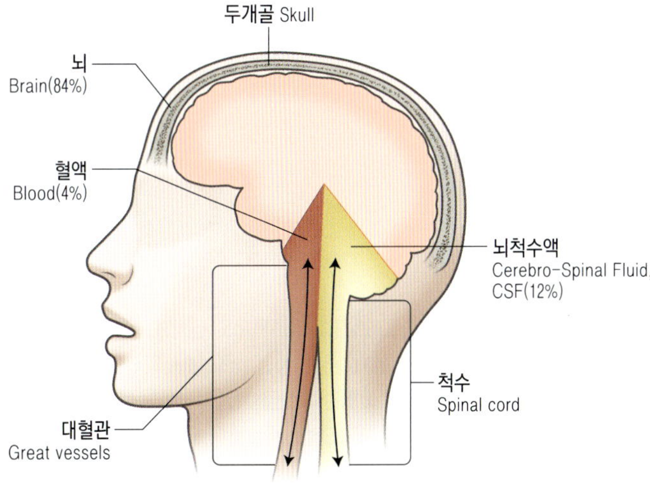

그림 40-1 ■ 두개강 내 요소

뇌관류압(cerebral perfusion pressure, CPP)은 뇌대사를 위해 적절한 산소와 포도당을 공급하도록 해주는 체순환의 혈류량이다. 평균동맥압(mean arterial pressure, MAP)은 혈액을 체순환계로 밀어내는 평균압력을 말하며, 이완기혈압 + 1/3(수축기압 – 이완기압)이다. 뇌관류압을 계산하는 공식은 다음과 같다.

$$CPP = MAP - ICP$$

평균동맥압(MAP)과 두개내압(ICP)이 같을 때 뇌관류압(CPP)은 없으며, 뇌관류는 중단된다. 그러므로 두개내압을 유지하고 평균동맥압을 조절하는 것이 중요하다.

원인과 위험요인

두개내압상승의 원인과 위험요인은 다음과 같으며, 더 자세한 내용은 **박스 40-1**과 **40-2**를 참조한다.

- 뇌실질의 증가: 뇌부종, 뇌종창
- 뇌순환 혈액량의 증가: $PaCo_2$의 상승으로 인한 뇌혈관 확장
- 뇌척수액의 증가: 뇌척수액의 흡수 저하(정맥동혈전증 등), 뇌척수액의 통과 장애(수두증 등)
- 두개내 공간 점유성 병변: 종양, 혈종, 농양 등
- 기타: 전신 고혈압, 증가된 흉곽내압 등

박스 40-2 뇌부종과 뇌종창의 구분

뇌부종(cerebral edema)과 뇌종창(brain swelling)은 혼용되어 사용되지만 동일한 의미는 아니다. 뇌부종과 뇌종창은 두개내압상승을 일으키지만, 뇌혈량의 증가에 의해 발생한 뇌용적의 증가를 뇌종창이라 하고, 뇌부종은 뇌세포 자체, 세포외공간, 뇌수질과 같은 뇌조직을 싸고 있는 조직액의 증가를 의미한다. 따라서 이에 따른 간호중재를 구분해야 한다.

뇌부종

뇌의 백질, 세포내 · 외 공간에 수분 용량이 증가된 상태로, 보통의 부종은 세포간질에 수분이 저류하지만, 뇌부종에서는 세포간질뿐만 아니라 세포 자체에도 수분이 저류하는 경우가 있어 뇌조직의 양이 증가한다. 부종액은 뇌손상 후 단백질과 전해질이 포함되어 48~72시간에 최고에 달하고, 뇌척수액을 통해 전신순환으로 흡수된다. 보통 삼투성 이뇨제와 스테로이드 치료가 이루어진다.

뇌종창

뇌종창은 뇌혈관확장, 점상출혈, 뇌좌상 등으로 인해 뇌의 혈액량이 증가된 상태로, 뇌용적의 증가를 말한다. 뇌종창은 뇌혈관확장으로 혈액량이 증가되어 발생하기 때문에 기계적 환기를 통한 과호흡을 유도하여 혈관을 수축시킴으로써 치료할 수 있다.

박스 40-1 두개내압상승의 원인

두개내압(ICP)은 세 가지 구성요소인 뇌조직(70~80%), 뇌척수액(9~10%), 혈액(4~10%)에 의해 영향을 받는다. 두개골은 팽창될 수 없으므로 두개강내 세 가지 구성요소 중 한 가지라도 증가되면 두개내압은 상승한다.

뇌척수액의 동력학

- 뇌실질 자체만으로도 75~80%의 수분을 함유하고 있으므로, 두개척수강의 80~90%를 차지하는 것은 결국 물이다. 그러므로 두개척수강에서 물의 분포가 곧 두개내압의 가장 중요한 결정인자라고 할 수 있다. 뇌부종이나 수두증에서의 뇌압상승은 그 좋은 예이다.
- 정상 두개내압는 5~10mmHg 사이에서 변동하는데, 상한치는 15mmHg이며, 뇌압이 계속해서 15~20mmHg 이상으로 지속되는 경우를 뇌압상승이라고 한다.

뇌혈류의 조절기전

- 성인의 뇌는 체중의 2~3%를 차지하면서도 심박출량의 15~20%에 해당하는 혈액을 공급받으며, 몸에서 사용하는 산소의 20%를 소모하는 기관이다. 만일, 이러한 체계에 문제가 발생하면 20초 내에 의식소실이 발생하고, 4~8분 내에 비가역적인 중추신경계의 손상을 받게 된다. 따라서 뇌는 일정한 혈류를 유지하기 위해 뇌혈관 지름을 자동적으로 변화시키는데, 이를 자동조절기전이라고 한다. 즉, 뇌는 전신동맥압의 변화와 관계없이 스스로 대사요구에 반응하여 혈류를 조절하는 능력이 있다. 예를 들면, 뇌는 일정한 혈류를 유지하기 위해 혈압이 내려가면 뇌혈관을 확장시키고, 혈압이 올라가면 뇌혈관을 수축시킨다.
- 이산화탄소(CO_2)는 뇌혈류(cerebral blood flow)와 뇌혈관 저항에 강력한 영향을 미친다. 동맥혈 CO_2가 증가하면 뇌혈관이 확장되고, 뇌혈관 저항을 감소시켜 뇌혈류가 증가한다. 반대로 동맥혈 CO_2가 감소하면 뇌혈관수축과 뇌혈관 저항 증가로 뇌혈류가 감소한다.

뇌관류압

- 뇌조직으로 혈액을 보낼 수 있는 압력의 크기를 뇌관류압(CPP)이라고 한다. 평균동맥압(MAP)에서 두개내압(ICP)을 뺀 값이다(CPP = MAP – ICP).
- 정상범위는 70~100mmHg이며, 100mmHg 이상 증가하면 두개내압이 상승한다. 반대로 뇌관류압이 50mmHg 이하로 감소하면, 뇌허혈 상태가 되고 40mmHg 이하로 낮아지면 비가역적인 뇌허혈과 뇌경색이 발생하고, 불충분한 뇌관류압이 지속되면 치명적인 산소부족으로 사망에 이를 수도 있다.
- 두개내압이 상승되면, 대뇌동맥과 대뇌정맥이 점점 더 압력을 받아 뇌관류를 감소시킨다. 이러한 뇌관류 감소는 이산화탄소 분압을 상승시키고, pH가 감소되어 대뇌혈관을 확장시켜 두개내 혈액의 용적을 증가시킴으로써 두개내압을 더욱 상승시킨다.

병태생리

뇌조직, 뇌척수액, 두개내 혈액의 구성 성분 중 1개 이상이 증가하면, 나머지 2개의 양을 줄여 전체 양과 압력을 일정하게 유지하려고 한다.

초기 보상기전은 척수강 내로 뇌척수액의 이동이 나타난다. 두개내압의 증가 없이 상승된 압력에 적응하기 위한 뇌의 능력을 순응(compliance)이라 부른다. 대뇌 외부로 뇌척수액을 이동시키는 첫 번째 보상기전으로 어느 정도까지는 뇌용량 증가를 조절할 수 있다. 순응이 과도하면, 두개내압이 오르고 임상증상이 나타나며 압력을 감소시키기 위한 보상성 노력이 시작된다.

보상의 두 번째 형태는 뇌에서 혈류량을 감소시키는 것이다. 혈류가 40%까지 감소되면, 뇌조직은 산증에 빠진다. 혈류의 60%를 손실하면 뇌파(EEG)가 변화하기 시작한다. 이러한 보상단계에서는 결국 뇌조직의 허혈과 저산소증을 초래하여 뇌대사를 변화시킨다.

보상의 마지막 단계는 가장 치명적인 뇌조직 전위로, 대뇌겸(falx cerebri) 아래의 천막을 가로지르는 전위 또는 대후두공을 지나 척수강으로의 전위이다. 이 과정을 탈출(herniation)이라 하는데, 때로는 뇌간을 압박하여 사망에 이르기도 한다(그림 40-2).

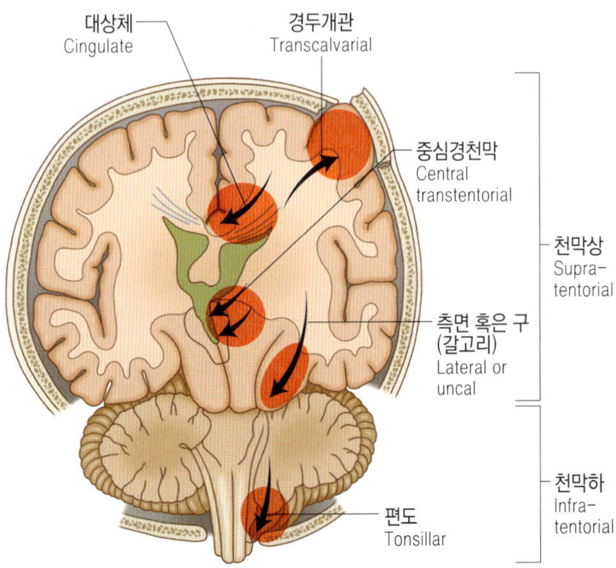

그림 40-2 ■ 두개내 탈출의 세 가지 형태

경두개관 탈출에서 부종이 있는 뇌조직은 두개를 통해 돌출된다. 중심경천막 탈출에서 병변은 두개에 중앙 윗부분에 위치하고, 이는 중앙과 중뇌구조의 압박에 기인한다. 측면 혹은 구의 탈출은 병변이 두개내 측면에 위치하고, 중뇌에 압박을 가할 수 있다. 대상체 탈출은 두개내 전두엽 사이에서 발생한다. 뇌는 대뇌겸 아래에서 압박을 받는다. 소뇌편도 탈출에서는 소뇌의 일부가 대후두공으로 밀려나가 뇌간을 압박한다.

두개내압이 유지될 때, 뇌관류압이 변하는 동안 뇌로 일정한 혈류량을 유지하기 위해 뇌혈관 직경을 자동적으로 변화시키는 뇌혈류의 자동조절(autoregulation)이 일어난다. 그러나 두개내압이 상승되면 자동조절은 사라진다. 뇌용량의 증가가 작더라도 두개내압은 급격히 상승하고, 원상복구가 되려면 더 많은 시간이 필요하다. 두개내압이 전신 혈압만큼 상승하면 뇌관류는 감소하고, 뇌는 심각한 저산소증과 산증에 빠지게 된다.

임상증상

두개내압상승 초기에는 안절부절못하고 불안정과 혼돈 등의 의식수준 변화가 나타나는데, 이는 글래스고혼수척도(Glasgow coma scale, GCS)를 통해 평가한다.

아침 두통이 나타나기도 하는데, 수면 중 혈액의 이산화탄소 농도 증가로 인한 뇌혈관 확장 때문이며, 간헐적이다. 구토는 연수에 있는 구토중추가 압박되어 메스꺼움 없는 투사성 구토가 발생한다.

현저한 두개내압상승으로 유두부종이 나타나고 마지막에는 양측 동공이 확대된다. 유두부종은 뇌압상승으로 망막중심정맥에 압력이 가해져 정맥울혈을 일으키기 때문이며, 흔히 양측성과 대칭성으로 나타난다. 또한 동공반사 변화도 관찰된다. 동안신경과 시신경에 대한 압박 때문인데, 동공반응이 느려지는 것을 시작으로 시간이 지날수록 무반응, 수축, 확대, 고정 등 다양한 동공반응이 나타난다. 따라서 양쪽 동공크기와 빛반사를 주기적으로 사정하고 비교해야 한다.

두개내압상승으로 인해 정맥이 눌리게 되고 혈액이 뇌 바깥으로 잘 빠져나가지 못하므로 뇌관류압이 저하되어 뇌간 부위의 허혈이 나타난다. 이로 인해 수축기혈압 상승, 서맥, 호흡 변화의 세 가지 활력징후에 변화가 나타나는데, 이를 쿠싱반응(Cushing reaction) 또는 쿠싱반사(Cushing reflex)라고 한다(그림 40-3). 쿠싱반사로 인해 혈관이 수축하면 수축기압이 180~200mmHg 이상으로 상승되며, 뇌압 상승에 대항하여 충분한 혈류를 보내기 위해 맥박은 강하고 천천히 뛰는 서맥이 나타난다.

뇌압 상승은 뇌간의 호흡중추를 압박하여 호흡에도 변화가 나타난다. 호흡중추는 뇌간의 여러 구조가 관여하므로 뇌압상승으로 압박되는 부위에 따라 증상도 다르게 나타난다. 중뇌와 간뇌 부분이 압박되면 교대성 무호흡이 나타나는 체인스토

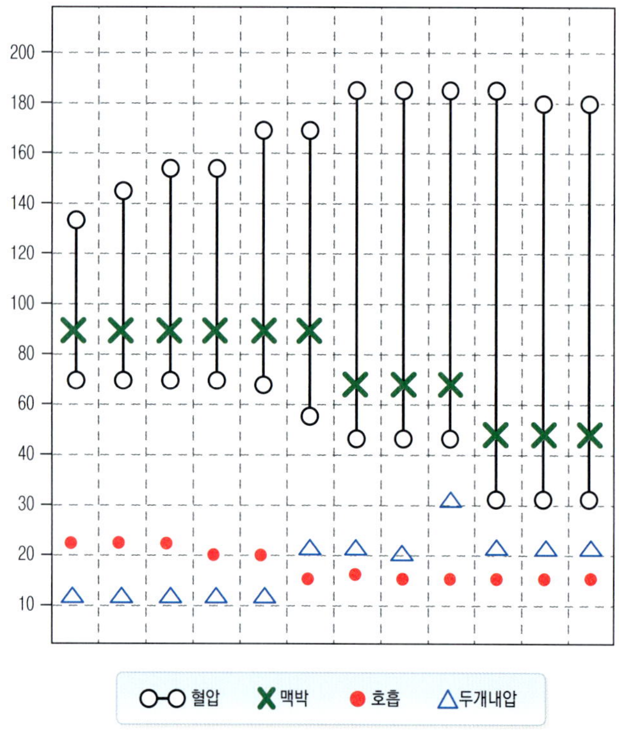

그림 40-3 ■ 활력징후

증가된 두개내압에 대한 후기반응인 쿠싱의 세 징후(쿠싱반응)인 서맥, 수축기압 증가, 맥압의 증가는 연수압박의 결과이다. 호흡양상의 변화도 쿠싱의 세 징후에 동반된다.

크스호흡(Cheyne-Stokes respiration)이 나타나고, 중뇌와 뇌교(pons)가 눌리면 지속적 과호흡(sustained hyperventilation)이 나타나며, 연수가 압박되면 빠르고 얕은 호흡이 나타나고, 말기에는 호흡실조(ataxic respiration)가 나타난다.

일반적으로 고체온증은 두개내압상승으로 시상하부가 첫 번째로 영향을 받았을 때 나타나며, 이후 뇌압 상승에 따라 저체온증이 나타난다.

탈출증후군(herniation syndrome)은 두개내압상승 시 혈액, 뇌조직, 뇌척수액을 통해 정상 뇌용량과 압력을 유지하기 위한 신체의 마지막 시도로 비교적 늦게 나타난다(**박스 40-3**). 탈출은 어떠한 형태이든지 응급상황이므로 두개내압상승으로 인한 악화상태를 나타내는 모든 증상은 즉시 의사에게 보고해야 한다.

진단검사

두개내압상승의 진단검사로 대개 두개골 방사선검사, 컴퓨터단층촬영(CT), 핵의학검사, 자기공명영상(MRI), 뇌혈관조영술 등이 실시된다.

박스 40-3 뇌 탈출증후군

천막상탈출증후군

경두개관탈출

경두개관탈출(transcalvarial herniation)은 뇌조직이 개방성 뇌손상일 때 두개 골절 부위로 돌출되어 나타난다.

중심경천막탈출

중심경천막탈출(central transtentorial herniation)은 천막절흔에서 간뇌 아래 쪽으로 탈출한 경우이다. 뇌피질이나 뇌경질 바깥쪽에 위치한 병변이나 손상에 의해 야기된다. 초기증상은 의식수준의 변화이다. 압력이 증가할수록 호흡양상의 변화가 관찰된다. 먼저 체인-스토크스 호흡이 나타나고, 다음으로 중추신경계 과호흡, 무호흡성 호흡, 비오호흡(Biot's respiration) 등이 나타나며, 마지막으로 무호흡에 이르게 된다. 동공은 작지만 반응이 있고, 진행이 되면서 확장되고 고정된다. 바빈스키징후와 같은 병리적 반사가 나타나기 시작하고, 비정상적인 굴곡에서 비정상적인 신전자세로 진행된다. 뇌간 기능이 남아있다면, 인형안구반사(doll's eye reflex)와 온도눈떨림검사(Caloric test)에서 양성반사가 나타나지만, 뇌간의 기능이 죽으면 소실된다.

일측경천막탈출

일측경천막탈출(lateral transtentorial herniation)은 측두엽의 혹이나 병변의 변화로 인해 발생한다. 탈출이 진행됨에 따라 동공은 처음에 빛에 대해 느린 반응을 보이다가 이후에는 반응이 사라진다. 반응의 소실은 중뇌 수준에서 제3뇌신경의 압박으로 동측성 동공에서 대칭성 동공으로 바뀐다. 더 진행된 다른 임상증상으로는 의식수준의 감소(혼미에서 혼수), 체인-스토크스호흡과 뒤이은 중추신경성 과호흡, 비정상적 굴곡에서 비정상적 신전으로의 진행 등이 있다.

대상회탈출

대상회탈출(cingulate herniation)은 대뇌의 전두엽이 압박되어 나타난다. 증상으로는 뇌동맥 압박의 결과로 허혈, 울혈, 부종, 두개내압상승 등이 있다.

천막하탈출증후군

소뇌탈출이라고도 알려져 있는 편도탈출(tonsillar herniation)은 소뇌편도가 이동하여 척추강에서 연수와 척수 윗부분을 압박할 때 나타난다. 흔히 소뇌출혈이 발생한다. 증상은 일반적으로 신속히 진행되고, 일정하지 않은 혈압, 맥박, 호흡과 의식수준의 감소, 둥글고 경직된 목, 사지마비 등이 나타난다.

요추천자는 뇌척수액의 압력이 뇌보다 척수에서 낮을 때 뇌간 탈출의 위험이 있고, 요추에서의 뇌척수액압은 뇌실질내 뇌척수액압을 항상 정확하게 반영하지 않으므로 흔하게 이루어지지는 않는다.

CT는 척추나 척수, 두개골과 뇌의 횡단면을 여러 각도에서 촬영하는데, 대부분 처음에는 조영제 없이 촬영하고, 이후에는 조영제를 주입하여 촬영한다.

MRI는 방사선을 이용하지 않고, 인체의 구성성분인 수소와 자기장을 이용하여 두개내 영상을 얻는 방법인데, 다른 검사보다 조기에 두개내의 비정상 상태를 확인할 수 있다.

두개내압 감시(ICP monitor)는 두개내압상승의 위험이 있거나 상승되어 있을 때, CT scan에서 비정상 소견이 있을 때, GCS 점수가 8점 이하일 때 실시한다.

치료

보존적 치료

체위

금기가 아니라면, 두부를 30° 정도 상승시킨 앙와위 자세를 취하고, 두부와 목은 일직선을 유지하여 정맥유출이 적절히 이루어지고 뇌관류압이 유지되도록 한다. 복위나 심한 목 굴곡, 고관절 굴곡은 피한다.

과호흡

두개내압상승 억제에 가장 효과적인 방법은 뇌혈류량과 뇌혈액 용적을 감소시키는 것이며, CO_2는 뇌혈관을 확장시키기 때문에 과호흡(hyperventilation)을 통해 CO_2를 배출시켜 뇌혈류량과 뇌혈액의 용적을 감소시킨다. 효과적인 호흡 유지를 위해 호흡수, 호흡양상, 호흡음을 관찰하고, 호흡 시 보조근을 사용한다. 또한 불안정하거나 청색증이 나타나면 즉시 인공호흡기를 제공한다.

혈압 조절

고혈압인 경우는 뇌부종이 발생하기 쉽고, 저혈압인 경우는 뇌허혈이 발생할 수 있으므로 뇌관류압을 60~70mmHg 정도 유지할 수 있도록 수축기압이 100~150mmHg가 되도록 혈압을 조절한다.

경련 조절

경련은 뇌대사율을 증가시켜 뇌혈류량과 두개내압을 상승시키므로 예방적으로 항경련제를 투여한다. 항경련제의 경우, 지속적으로 약물의 치료적 혈중농도를 측정하여 적절한 수준을 유지해야 한다.

치료적 저체온요법

체온이 높아지면, 뇌의 산소요구량이 높아지므로(1℃마다 13% 증가), 체온을 35.5℃ 이하로 유지하여 뇌의 당과 산소 대사, 뇌혈류량을 감소시킴으로써 두개내압을 낮춘다.

약물요법

고장액

고장성 용액을 투여하여 체액이 뇌조직에서 혈관으로 이동함으로써 전체 두개내액량 감소로 두개내압이 감소한다.

만니톨

만니톨(mannitol)은 삼투성 이뇨제로 혈액뇌장벽(blood–brain barrier, BBB)을 통과하지 못하므로 혈액뇌장벽 사이에 삼투압 차이를 만들어 뇌조직에서 혈관내로 물을 이동시켜 뇌압을 감소시킨다. 또 다른 효과로 혈액점도의 감소, 혈관수축으로 인한 뇌혈류량 감소 및 척수액 감소의 효과도 가지고 있다. 만니톨 같은 삼투성 용액의 가장 큰 부작용은 수분과 전해질 불균형(탈수, 저칼륨혈증 등)이며, 반동 뇌압상승(rebound IICP)의 부작용도 나타난다. 만니톨은 시간이 지남에 따라 뇌에 축적될 수 있으므로 지속적 주입보다는 보통 bolus 용량으로 사용한다.

글리세롤

글리세롤(glycerol)은 뇌혈류를 개선시키고 부종을 감소시킨다. 만니톨보다 투여 효과는 늦지만, 반동현상이 적고 탈수나 전해질 불균형 위험이 적으므로 만니톨을 점차 줄여나갈때 사용한다.

코르티코스테로이드

고용량의 스테로이드는 신경보호 효과가 있고, 뇌종양에서 혈관성 뇌부종에 효과가 있다. 일반적으로 덱사메타손(dexamethasone)을 사용하며, 하이드로코르티손(hydrocortisone)은 짧은 시간에 약물 효과가 필요한 경우에 사용한다. 부작용으로 위장관계 출혈, 감염 증가, 상처치료 지연 등이 있다.

제산제, H_2 수용체 차단제

스테로이드제제로 인한 위장 자극, 출혈과 두개내압상승으로 인한 쿠싱궤양을 예방하기 위하여 히스타민 수용체 차단제(cimetidine), 프로톤펌프 억제제(omeprazol)를 사용한다.

이뇨제

Loop 이뇨제(furosemide, Lasix)를 사용하여 신장에서 Na^+과 수분의 재흡수를 억제함으로써 혈청 삼투성 증가를 일으키지 않으면서 뇌압을 감소시킨다. 만니톨 같은 고삼투성 제제는 혈액뇌장벽이 정상일 경우에만 효과가 있으나, loop 이뇨제는 혈액뇌장벽이 비정상인 경우에서도 뇌부종을 감소시킬 수 있다.

근육이완제

근육수축은 뇌의 산소와 대사 요구량을 증가시키므로 이의 예방을 위해 근육이완제를 투여한다.

바비튜레이트

다른 치료로 두개내압상승이 조절되지 않을 때, Barbiturate 혼수요법을 실시한다. Barbiturate (phentobarbital)는 뇌대사율을 감소시키고 뇌혈류량과 부종을 감소시켜 뇌압을 감소시킨다.

변 완화제

변비로 인한 발살바 수기(Valsalva's maneuver)는 복강과 흉곽내 압력을 증가시켜 두개내압상승을 일으킬 수 있으므로 변 완화제(ducosate sodium)를 투여한다.

외과적 요법

내감압술

혈종이나 종양 등의 공간점유 병소를 제거하여 두개내압을 감소시킨다.

외감압술

두개골을 절제하여 뇌조직이 신장할 공간을 확보한다.

뇌실외배액술 또는 뇌실복강 단락술

뇌실외배액술

뇌실외배액술(extraventricular drainage, EVD)은 뇌척수액의 통과 또는 흡수장애를 초래하는 종괴에 의한 두개내압상승의 경우, 뇌실 밖으로 뇌척수액을 배액시킨다.

뇌실복강단락술

뇌실복강단락술(ventriculoperitoneal shunt, VP shunt), 뇌실-심방단락술, 요추-복강단락술 등을 시행하여 뇌척수액을 복강이나 다른 곳으로 배액시킨다.

간호

간호사정

글래스고혼수척도

글래스고혼수척도(Glasgow coma scale, GCS)는 가장 흔하게 사용되는 신경계 사정도구로서, 의식수준 평가 시에 의식장애의 수준을 눈뜨기, 언어, 운동의 3가지 기능마다 4~6단계로 나누어 기재하는 방법이다.

점수는 최저 3점에서 최고 15점으로, 일반적으로 8점 이하는 혼수상태를 의미한다(표 39-8 참조).

GCS 점수는 대상자가 반응하고 의사소통할 수 있는 능력에 기반을 두기 때문에 GCS가 의미 없는 경우는 다음과 같다.

- 기관삽관이 되어 있거나 말을 할 수 없는 경우
- 부종으로 인해 눈이 감겨져 있거나 시각장애로 보지 못하는 경우
- 언어 차이로 의사소통을 할 수 없거나 언어장애로 말을 못하는 경우
- 청각장애로 인해 듣지 못하는 경우
- 마비 또는 편마비가 있는 경우

의식수준

두개내압상승으로 뇌조직 관류가 변화된 대상자에게 가장 먼저 나타나는 변화는 의식수준이다. 의식장애가 발생하면 의식은 명료(alert), 기면(lethargy), 혼미(stupor), 반혼수(semi-coma), 혼수(coma) 순서로 진행된다(그림 40-4).

동공

동공의 변화는 동공의 크기, 좌우의 동등성, 빛에 대한 반사작용 등으로 평가하며, 12쌍 뇌신경의 1/2 정도가 눈과 안구의 움직임에 관여하기 때문에 두개내압상승에 따른 뇌간의 기능상태를 알아보기 위하여 사정한다. 동안신경이 압박되면 동공 크기와 모양이 변화한다.

동공크기

- 정상: 정상적인 동공의 크기는 2~6mm(평균 3.5)이며, 양안은 같은 크기이다.
- Pinpoint pupil: 뇌교피개(pontine tegmentum) 병변 시 강한 광자극에만 반응하는 축소된 동공으로, 이 경우 아편 중독 또는 부교감신경계 약물 중독을 배제한다.
- Small reactive pupil: 간뇌(diencephalon) 병변시기로, 반응이 적은 동공이다.
- Dilated unreactive pupil: 중뇌(midbrain) 병변시기로, 동공이 산대되었지만 반응이 없고, 홍채는 미미한 띠로 보이거나 동공만 크게 보인다.
- Wide dilated fixed pupil: 연수(medulla oblongata) 병변시기로 최대로 산대되어 고정된 동공으로, 심각한 산소결핍증의 말기상태 또는 사망 시에 확인된다.

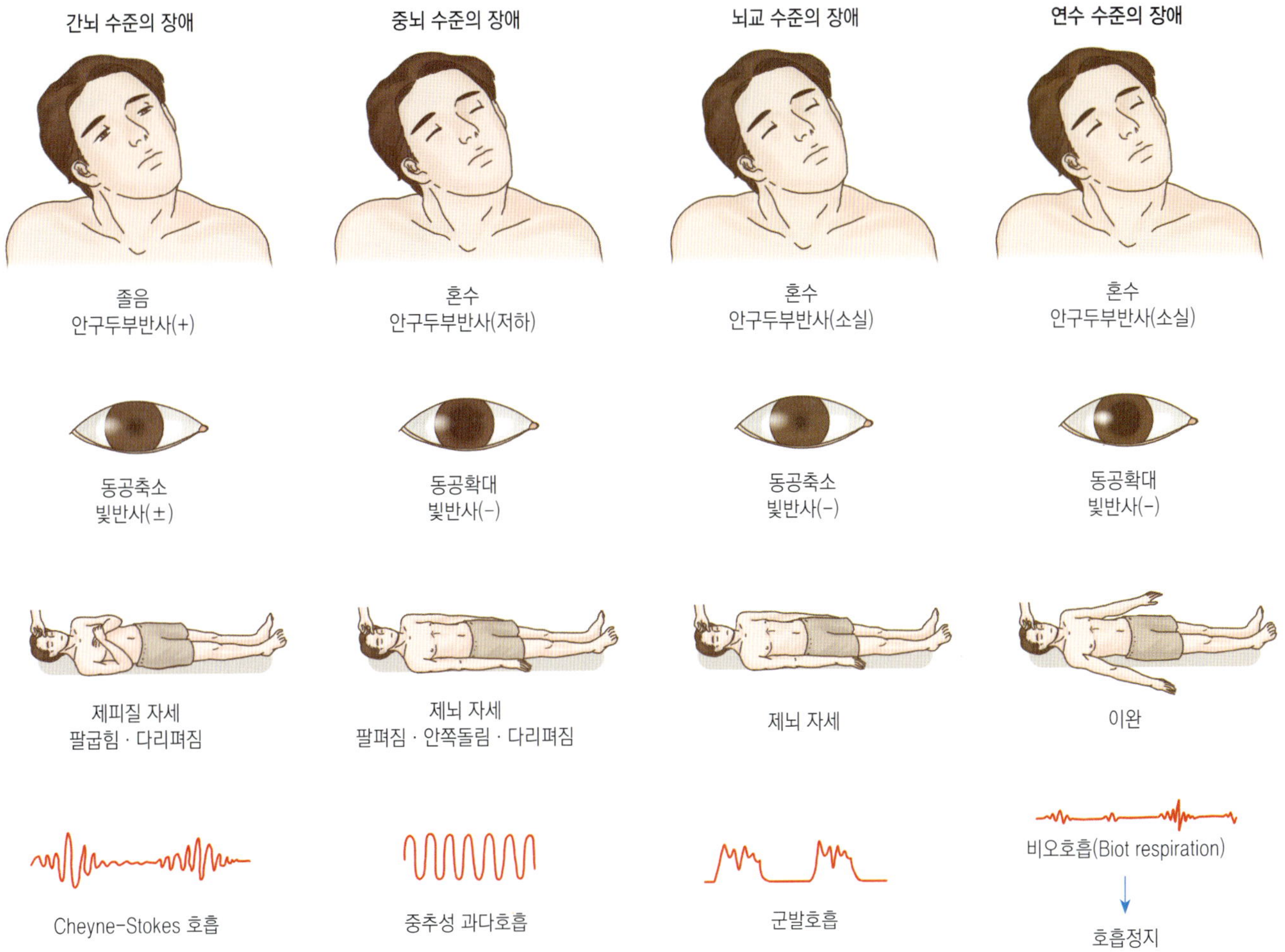

그림 40-4 ■ 의식장애의 감별

동공모양

정상의 경우 동공은 양측이 둥글다. 타원모양의 동공은 두개내압상승을 의미한다.

동공반응

- **정상:** 정상의 경우, 대광반사에 의해 동공은 빠르고 신속하게 반응한다.
- **동안신경 압박:** 한쪽 동공이 다른 쪽보다 크며, 대광반사가 없다.
- **양측성 간뇌손상:** 동공이 작고, 양쪽 크기가 일치한다. 대광반사시 즉시 반응하며 빛을 주면 수축하고, 제거하면 산대된다.
- **호르너증후군(Horner's syndrome):** 교감신경 이상으로 얼굴의 한쪽에만 영향을 주어 동공수축, 안검하수, 무한증, 안구함몰이 나타난다. 시상하부의 손상이나 경천막탈출의 조기 증후이다.
- **중뇌 손상:** 대광빛반사가 소실된다
- **뇌교(pons) 손상:** 동공이 매우 작고 반응이 없다. 뇌교출혈(pontine hemorrhage)이나 약물 남용의 경우 관찰된다.
- **산동 무반응 동공(dilated unreactive pupils):** 동공이 산동된 채 반응이 없다. 심한 저산소증, 허혈의 말기, 사망, 아트로핀(atropine)계통의 약물이 산동을 초래한다.

안구 움직임

동공을 사정할 때 안구의 위치도 함께 관찰한다. 안구는 동시에 움직인다. 동시에 움직이지 않는다면 의사에게 보고한다.

자세

두개내압상승이 되면, 자세이상이 나타난다. 양측 대뇌반구의 광범위한 장애에서는 통각자극에 대하여 제피질 자세(decorticate posture)가 나타나는데, 팔꿈치, 팔목, 손가락관절이 굴곡되고, 다리는 무릎과 발목에서 신전된다.

뇌압상승으로 뇌간부위가 압박되면, 제뇌 자세(decerebrate posture)가 나타나는데, 이는 다리 부분은 제피질 자세와 같지만 팔은 팔꿈치에서 신전되고 팔목은 굴곡되며 등은 활처럼 휘어지고 목도 신전된 상태가 된다.

활력징후

초기 활력징후는 대상자가 안정될 때까지 15분마다 측정한다. 체온은 2시간마다 측정한다. 저체온이나 고체온이 있다면, 2시간보다 더 자주 지속적으로 측정해야 한다.

일단 활력징후에 변화가 나타났다는 것은 이미 의식수준 감소 등 신경학적 상태의 변화가 진행되었다는 것을 의미하므로 활력징후 변화를 지속적으로 확인해야 하며, 아주 사소한 변화라도 의사에게 보고해야 한다.

특히 대상자의 호흡양상을 주의깊게 관찰해야 한다. 뇌의 어느 부위에 장애가 발생했는지에 따라 간뇌수준의 장애에는 교대성 무호흡이 발생하는 체인스토크스호흡(Cheyne-Stokes respiration), 중뇌장애에는 중추성 과다호흡, 뇌교장애에는 5~6회 깊은 호흡을 한 후에 갑자기 호흡이 정지되었다가 다시 깊은 호흡을 하는 군발호흡(cluster breathing), 연수장애에는 4~5회 규칙적인 호흡과 불규칙적인 무호흡기간이 교대로 나타나는 비오호흡(Biot respiration)을 보인다.

■ 간호진단

뇌부종으로 인한 두개내압상승과 관련된 비효과적 뇌조직 관류의 위험

기대결과

대상자는 정상 뇌관류를 유지할 것이다.

- 의식수준이 안정되고 향상된다.
- GCS 점수가 향상된다.
- 두개내압이 15mmHg 이하이다.
- 안절부절못함, 불안정, 두통 등이 없다.
- 동공의 변화, 경련, 맥압 증가, 불규칙한 호흡, 고혈압, 서맥 등이 없다.

간호중재

뇌부종 감소(삼투성 이뇨제)와 경련 예방(항경련제)을 위해 처방된 약물을 투약하고, 약물에 대한 대상자의 반응을 감시한다. 두개내압상승의 초기 증상이 호전되지 않고, 더 악화되거나 경련을 한다면 의사에게 보고한다.

체위

금기(척추손상, 뇌동맥류)가 아니라면, 동맥과 정맥의 흐름을 용이하게 하기 위해 머리를 중립으로 위치하고, 머리쪽을 30° 상승시킨 앙와위를 취한다. 사지의 회전과 목을 굴곡시키는 체위는 경정맥을 압박하고 두개내압상승을 유발하므로 피한다. 엉덩이 굴곡 또한 복강과 흉곽내 압력을 증가시켜 두개내압상승을 유발할 수 있으므로 피한다.

가벼운 혼수, 지남력이 없거나 호전적인 대상자는 적절한 체위를 유지하기 어려우므로 필요하다면 억제대를 사용하지만, 두개내압을 상승시킬 수 있다. 대상자의 신경학적 상태가 호전되기까지 좌우로 돌아눕지 못할 경우, 신체면의 압력 재분포를 고려하여 대상자의 자세를 잡는다.

기도유지

증가된 두개내압에서도 기도는 유지되어야 한다. 흡인은 분비물과 이산화탄소를 제거하여 두개내압상승을 억제한다. 기도삽관이 되어 있는 대상자의 경우, 흡인 전후에 적절한 산화가 이루어져야 한다. 흡인은 한 번에 10초를 넘기지 않아야 한다. 비강흡인은 뇌수막염 위험 때문에 금기이다.

체액균형

과거에는 뇌부종을 감소시키기 위해 수액 제한이 권장되었으나, 현재는 수액을 제한하는 것이 혈액량과 뇌순환을 감소시킬 수 있다고 보고되었다. 체액량의 감소는 혈액의 점도를 높여 순환을 느리게 하고, 영양소와 노폐물의 교환을 감소시키기 때문이다. 따라서 수액을 제한하기보다는 수액균형을 맞추어 주는 것이 중요하다. 수액균형을 사정하기 위해 1~4시간마다 섭취량과 배설량을 측정한다.

체온조절

고체온은 대사요구를 증가시켜 두개내압을 상승시키므로 의사에게 즉시 보고하여 처방된 해열제를 투여하고 저체온 담요를 사용한다. 전신 오한은 대사율과 두개내압을 상승시키기 때문에 주의깊게 관찰해야 한다. 특히 피부가 얇은 대상자는 장시간의 차가운 담요의 사용으로 인해 피부통합성 장애가 있는지 잘 살펴야 한다.

두개내압 감시

두개내압은 15mmHg 이하, 평균동맥압은 80mmHg 이상, 뇌관류압은 60mmHg 이상을 유지한다. 두개내압이 20mmHg 이상이면 두개내압을 감소시키기 위한 중재가 시작되어야 한다.

두개내압 감시에서 대상파(A파)는 두개내압이 50mmHg 이상일 때 나타나고, 5분 이상 유지될 수 있다. 지속적인 압력이 보이면 영향요인을 사정하고 적절한 중재가 이루어져야 한다. 예를 들어 목과 엉덩이 굴곡, 기도분비, 인공호흡기 튜브의 과도한 수분, 경정맥을 압박하는 기관내 튜브의 고정 등은 두개내압을 상승시키는 영향요인이다. 대상자의 두개내압이 상승되지 않을 때 체위변경 등의 간호중재를 계획하고 수행한다. 대상자를 움직이거나 침상머리를 낮추기 전에 항상 두개내압 감시 조절장치(stopcock)를 잠근다.

두개내압 감시를 위한 일반적 중재는 **박스 40-4**를 참고한다.

평가

대상자가 호전됨에 따라서 치료에 대한 대상자의 반응을 매 15분, 1시간, 2시간, 4시간, 8시간으로 주기를 늘려서 평가한다. 일단 의사가 대상자의 임상상태가 최적화되었다고 판단하면, 평가에 대한 빈도와 양은 더 줄어들 수 있다.

무의식

원인

무의식의 원인은 크게 두 가지로 나눌 수 있다.

- **구조적 원인:** 뇌종양, 두부손상, 혈관질환(뇌경색, 뇌내출혈, 지주막하출혈), 감염(뇌막염, 뇌염, 농양)
- **대사성 원인:** 저산소성 뇌증, 당뇨에 의한 저혈당 또는 케톤산증, 요독증, 중독(중금속, 일산화탄소, 진정제, 알콜),

박스 40-4 두개내압 감시

- 두개내압 감시(ICP monitoring)는 장치를 통해 두개골 안의 압력을 지속적으로 측정하는 것을 말한다.
- 두개내압 감시는 실제적 · 잠재적인 두개내압상승 위험이 있거나 두개내압상승과 관련된 대상자의 임상상태(두부외상, 수술 전 혹은 수술 후 뇌동맥류, 뇌종양)가 있을 때 시행한다.
- 두개내압 감시의 목적은 조기에 두개내압상승을 확인하고, 비정상의 정도를 수치로 확인하며, 두개내압상승의 적절한 치료와 뇌척수액의 채취와 배액, 치료 효과의 평가를 위해서이다.
- 두개내압 감시는 침습적 절차이므로 감염, 출혈, 폐쇄의 위험이 있으며, 특히 감염에 주의해야 한다. 감염위험성 때문에 5일 이상 측정하지 않는다. 또한 예방적 항생제 투여와 두개내압 감시 기간 설정 및 정해진 부위에서 뇌척수액을 모니터링함으로써 감염의 위험성을 최소화한다.

두개내압 감시 방법과 종류

뇌실내 도관(intraventricular catheter)

드릴로 burr hole을 만들어 측뇌실에 관을 삽입하여 뇌실의 압력을 직접 측정한다. 뇌척수액의 수집과 배액, 뇌실내 약물 주입 혹은 진단적 시약 투여가 가능하지만, 뇌실의 전위가 있거나 허탈된 경우에는 장치 삽입이 매우 어렵다.

지주막하/경막하 나사(subarachnoid/subdural bolt)

탐침을 burr hole을 통해 지주막하강으로 삽입하는 경우로 뇌실내 도관 삽입이 어려운 경우에 실시한다. 뇌실내 도관보다 감염의 위험이 낮으나, 혈종 같은 뇌손상의 위험이 있고 두개외상이나 전위가 있는 경우, 나사가 돌출될 위험이 있다.

경막상 장치(epidural device)

공기 흐름을 감지하는 탐침을 경막과 두개골 사이에 삽입한다. 경막이 보존되므로 뇌손상이나 감염의 위험이 낮고 뇌척수액 유출 위험이 없다. 하지만 두개내압상승 시 분석을 위한 뇌척수액 수집이 어렵고 탐침이 경막 위에 있어 이동할 수 있기 때문에 정확도가 낮으며 경막 감염 위험이 있다.

광섬유 변환장치(fiberoptic device)

뇌실내, 지주막하강, 경막외, 뇌실질 부위에 직접 측정하기 위해 사용한다. 도관 끝에 있는 센서가 압력에 민감한 막으로 반사된 빛의 양에 따라 압력이 측정된다. 정확한 두개내압 곡선을 나타내고 뇌실질 조직까지 장착할 수 있으나, 삽입 후 눈금을 재조정할 수 없으며, 약한 유리섬유이기 때문에 쉽게 깨지거나 전위될 수가 있다.

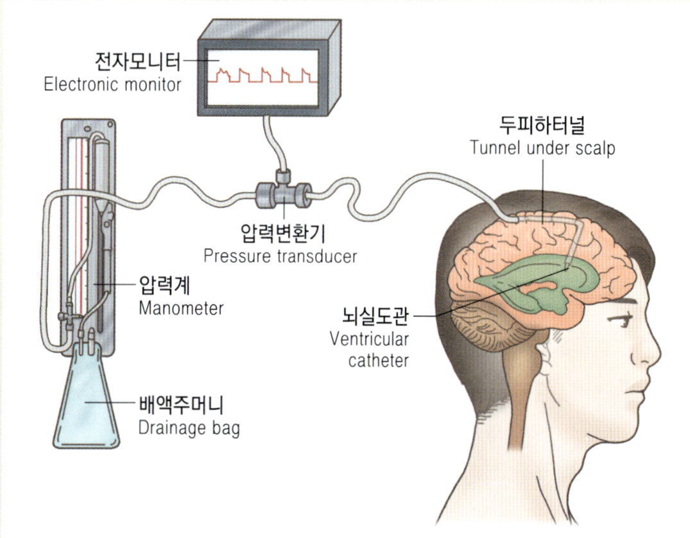

박스 40-4 두개내압 감시(계속)

두개내압 파형

파동의 모양은 심박동과 호흡 그리고 두개내압에 의해 영향을 받는다.

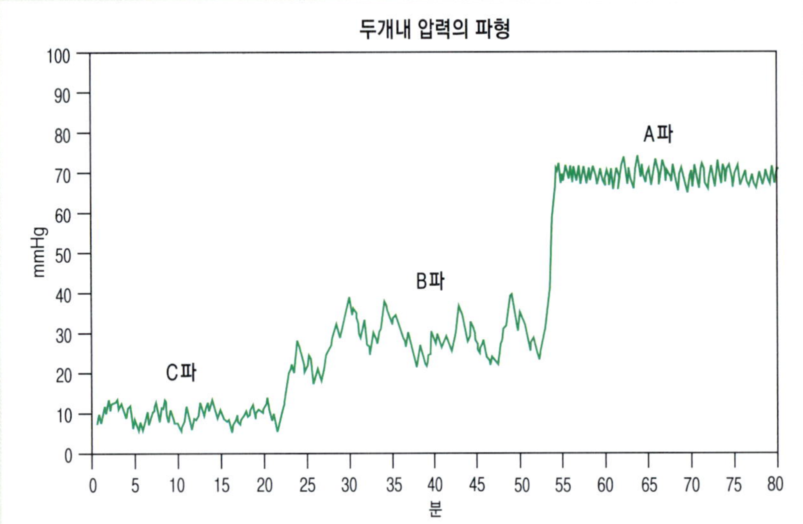

C파(정상 두개내압 파장)
분당 4~8회 발생하며, 동맥압 변동을 반영한다.

B파(비정상 두개내압 파장)
50mmHg까지 두개내압이 증가할 때 나타나며, 30초 내지 2분 간격으로 발생한다. A파의 전조가 될 수 있다.

A파(병리적 두개내압 파장)
두개내 용적이 증가할 때 가장 명확하다. 대상파(plateau wave)라고도 불리는 A파는 100mmHg까지 상승된 두개내압을 의미한다. A파는 기침이나 긴장에 의해 발생할 수 있지만, 재발이나 지속될 경우는 뇌의 보상능력 저하를 의미한다.

두개내압 감시를 위한 일반적 중재

- 두개내압의 변화는 대상자의 신경계에 대한 기본 상태를 나타내는 중요한 지표이므로 지속적으로 모니터한다.
- 두개내압 감시 기구는 철저하게 무균적으로 다루어야 하며, 감염증상이 나타나는지 주의 깊게 살펴야 한다.
- 4.3m 이상의 튜브가 사용되면 판독이 부정확할 수 있으므로 4.3m 이상 길이는 사용되지 않는다.
- 튜브가 꼬이지 않도록 주의한다.
- 측정부위는 앙와위에서 귀의 상부 2.5cm로서, 몬로공의 높이에 상응하는 지점에 변환기를 두어 측정한다.
- 제품의 권고에 따라 장치를 0으로 하거나 조정한다.
- 침상의 두부가 낮으면, 뇌실로 배액되므로 배액장치를 잠근다.
- 출혈, 배액, 뇌척수액의 누출은 측정치에 변화를 줄 수 있으므로 삽입부위를 감시한다.
- 파동이 멎으면(진폭이 늘어지면) 의사에게 보고한다.
- 부정확한 판독이 나타나면 다음을 확인한다.
  장치에서 튜브 누출, 장치와 변환기 높이의 차이, 튜브의 꼬임, 발살바 조작과 같은 대상자의 활동이나 행동, 폐색을 확인한다.

체온변화(일사병, 저체온증), 간질성 경련

간호

간호사정

- 의식수준, 사지의 수의적 움직임과 근 긴장도 그리고 몸의 자세
- 동공의 크기, 대광반사, 양측 동공 비교, 안구 운동 등
- 얼굴, 입술, 사지, 몸체의 피부색깔과 감각변화
- 활력징후

간호중재

기도 개방성 유지

적절한 기도유지와 환기가 가장 중요하다. 무반응이나 비효과적인 호흡양상을 보이면, 기관내삽관을 하고 산소를 투여한다. 필요시 흡인한다.

척추손상을 입지 않았으면 측위나 반복위를 취해주고 얼굴을 측면으로 돌려준다. 침상머리를 30° 이상 높여 기도로 흡인되지 않도록 한다. 무의식이 장기화되면 기도유지를 위해 기관절개술이 필요하다.

순환 유지

정상적인 뇌관류압 유지를 위해 혈압을 모니터하고, 수축기압을 100~160mmHg로 유지한다. 목의 심한 회전 및 굴곡을 피하여 정맥배액을 원활하게 한다.

피부통합성 유지

체위변경은 최소한 2시간마다, 규칙적으로 자세를 변경하여 피부에 압력이 가해지지 않도록 한다. 깨끗하고 건조한 피부를 유지하고, 압박부위 피부를 자주 관찰한다. 여성 대상자의 경우 회음부 간호를 제공한다. 또한 공기 매트리스를 사용하거나 마사지로 혈액순환을 촉진하여 욕창을 예방한다.

구강간호 유지

구강이 건조되고 점액이 고갈되지 않도록 구강관찰과 구강간호를 3회 이상/1일 실시한다. 입술에 윤활제를 발라 가피형성, 건조, 갈라지는 것을 예방한다.

영양 유지

첫 24~48시간 동안은 정맥주입으로 영양균형을 유지한다. 이후 비위관 또는 위루술을 시행하여 관을 통해 영양을 공급한다.

운동과 자세 유지

규칙적인 체위변경을 통해 위치감각과 평형감각의 자극을 제공한다. 좋은 신체선열(기능적 체위)을 유지하고 수동적 관절운동으로 관절구축을 예방한다.

Hand roll, arm splint, foot tennis shoes를 사용하여 경축을 예방한다. 고관절 지지용 trochanter roll로 대상자의 바른 자세를 유지한다.

수액과 전해질의 균형

정확한 배설량과 섭취량을 기록하고 발한, 다뇨, 설사, 구토 증상을 사정한다. 두개내압상승이 초래될 가능성이 있으므로 정맥주사나 수혈 시 천천히 주입한다.

눈 간호

각막반사가 없어 각막염이나 각막궤양의 위험성이 있다. 인공눈물을 2시간마다 점적하거나, 안대나 거즈를 사용하고, 안와부종 시 찬물 찜질을 제공한다.

배설장애 관리

관장은 두개내압상승을 초래하므로 주의해야 한다. 정체도뇨관 삽입시 요로감염 등의 원인이 되므로 가능한 한 조기에 제거한다.

두통

두통(headache)은 신경과에서 가장 많이 호소하는 증상이다. 두통은 머리에서 느끼는 심부통 또는 투사통을 말한다. 매우 일반적임에도 발병 원인이나 상세한 기전에 대해서는 완전히 밝혀져 있지 않으며, 정신적 요소가 많이 관여하는 증상으로 생각되고 있다.

가장 흔한 통증인 두통은 심한 질환의 증상으로 나타나기도 하지만, 아무런 기질적 질환이 없이도 나타날 수 있다. 대부분의 두통은 일시적이며, 강도는 중등도이거나 조금 심한 정도이다. 그러나 몇 가지 유형의 두통은 수 개월에서 수 년에 걸쳐 중증이면서 계속 재발하는 만성적인 양상을 보이기도 한다. 두통은 질환이기보다는 다른 질환의 증상으로 나타나는 것이므로 적절한 치료를 위해서는 우선 두통의 정확한 원인을 밝혀야 한다.

두통에 대한 치료는 보통 처방 없이 살 수 있는 약물로 자가치료를 한다. 대부분의 두통은 심한 질환이 있음을 의미하지 않으나, 일부 두통은 더 상세한 사정이 필요할 수 있다(**주요관찰사항**). 두통을 일으키는 심각한 질환으로는 두개내 종양, 출혈, 중추신경계 감염, 급성 전신성 감염, 중증 고혈압, 눈 · 귀 · 코의 급 · 만성질환 등이 있다.

주요관찰사항

두통은 가장 흔한 통증의 유형이며, 대부분의 두통은 편두통이나 긴장성과 같이 일차적 원인에 의해 나타난다. 그러나 다음과 같은 경우에 두통이 나타날 때는 좀 더 구체적인 검사가 필요하다.

- 통증의 양상이나 진행에 중요한 변화가 있다.
- 눈 위나 관자놀이와 같은 특정한 부위에만 통증이 반복적으로 재발한다.
- "이전에 경험하지 못했던 최악의 두통"이라고 표현한다.
- 갑자기 시작되는 매우 심한 통증으로, 두통 때문에 잠에서 깬다.
- 두통과 함께 목의 경직 또는 발열이 있다.
- 대상자가 최근 머리에 손상을 입은 경험이 있다.
- 대상자가 의식을 잃거나 1시간 이상 지속되는 신경계 변화가 있었다.
- 시각의 변화가 있다.
- 종양, 면역억제, 임신 대상자에게 두통이 발생한다.

두통에 대한 사정에는 상세한 과거력, 심리사회적 사정, 신체검진 등이 있으며 특히 신경계 사정이 중요하다. 신경계 진단검사로는 CT, MRI, EEG, 요추천자를 통한 뇌척수액검사 등이 포함된다.

과거력으로 (1) 통증부위, 강도, 방사경로, (2) 두통의 특징(날카로운 통증, 둔통, 박동성 통증), (3) 두통의 시작, 기간, 빈도의 양상, (4) 두통 치료법, (5) 압통 여부 (6) 두통 촉진요인 (7) 가족 내의 두통 등을 조사한다.

분류

긴장성 두통

긴장성 두통(tension headache)은 근육의 수축으로 인해 초래된다(그림 40-5A). 고무밴드로 조이는 듯한 불편감이 지속적으로 이어진다. 통증은 서서히 시작되며 강도에 있어 변동이 심하고 수일 이상 지속되기도 한다. 유발인자로는 피로와 스트레스를 들 수 있다. 두통이 한 달에 15일 이상 발생할 때 진단을 내린다(표 40-1).

정신적인 요인이 크므로, 일부 대상자에서는 긴장성 두통과 함께 불안과 우울증이 같이 나타난다. 치료에는 휴식과 마사지, 근이완제와 정신안정제 등의 약물이 사용된다.

군발성 두통

군발성 두통(cluster headache)은 편두통의 한 유형으로(그림 40-5B), 편두양 신경통(migrainous neuralgia)이라고도 한다. 남자에게 많으며 주로 청년기와 장년기에 발생하고, 하루에 수회씩, 기간은 6~8주 정도로 특정한 기간에 집중적으로 발생한다.

증상은 전구증상 없이 갑자기 발생하고, 하루에 수회 발생하며 수분에서 2시간 정도 지속된다. 특히 발작성 야간두통이라고도 불릴 만큼 야간에 갑자기 증상이 나타나 잠에서 깨며, 대개 2시간 이내에 사라진다. 특징적으로 한쪽의 안와부에 격통이 일어나며 눈물, 콧물, 결막충혈을 동반한다. 명확한 원인은 아직 밝혀지지 않았지만, 음주, 스트레스, 고도 차이 등으로 인해 유발되는 것으로 알려져 있다.

가장 효과적인 치료는 군발성 두통 예방약물을 발작이 끝날 때까지 투여하는 것이다. 효과적인 예방약물은 프레드니손(prednisone), 리튬(lithium), 에르고타민(ergotamine), 베라파밀(verapamil) 등이다. 특히 리튬은 만성형 군발성 두통에 유용한 약물이다. 프레드니손을 7일간 투여한 이후 양을 급속히 감소시키면서 10일간 투여할 경우 발작 기전을 차단하는 것으로 알려져 있다. 통증 발작을 방해하는 것으로 알려져 있다.

급성 군발성 두통의 발작에는 산소흡입(느슨한 산소마스크로 9L/분 흡입)이 가장 효과적인 방법이다. 100% 산소를 15분간 흡입하고, 비강 주입용 리도카인(4% 연고 또는 2% 점액)을 하부 비갑개의 꼬리부분에 자가투여하여 신경절을 차단하는 것이 두통 발작을 멈추는 데 효과적이다.

편두통

편두통(migraine headache)은 머리의 한쪽에서 나타나는 두통으로, 일측성·박동성 통증이 일정 시간 이상 지속되고, 구역, 구토 및 빛이나 소리 공포증이 나타나는 특징적인 두통을 말한다.

편두통은 혈관경련과 두개내 혈관의 국소빈혈로 인해 통증이 유발되는 '혈관성' 두통인 것으로 알려져 있다(그림 40-5C). 이 두통은 주로 사춘기에 시작되며, 생리주기에 따른 호르몬의 변화와 연관되어 있어 여성에서 가장 흔히 발생하는 두통

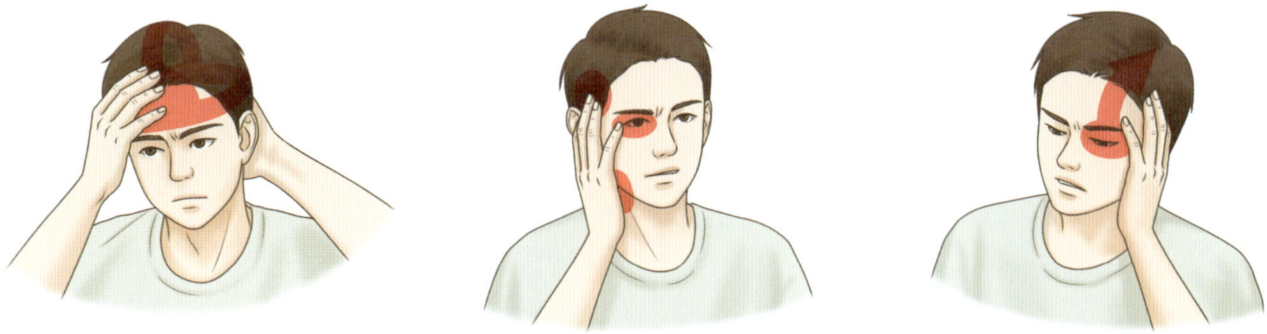

그림 40-5 ■ 두통의 유형. A: 긴장성 두통, B: 군발성 두통, C: 편두통. 붉게 표시된 부위는 가장 통증이 심한 부위임

표 40-1 두통의 분류

	긴장성 두통	군발성 두통	편두통
원인	• 정신적 · 신체적 스트레스 • 불안, 우울증 • 운동부족, 엎드린 자세 • 눈 피로 • 턱관절 이상	• 발작의 기전은 아직 밝혀지지 않았음 (시상하부 발생원설, 삼차신경과 혈관의 관계설, 내경동맥 주위 발생원설 등)	• 혈관의 이상반응 • 신경의 과다흥분
병태	• 비박동성으로 경도에서 중등도의 두통 • 1차성 두통 중에서 가장 많음	• 20~40대 남성, 애주가와 애연가에서 많이 발생 • 반복성 군발 두통과 만성 군발 두통	• 주기적으로 편측성, 박동성 두통을 나타냄 • 20~40대의 젊은 여성에게 많이 발생 • 비교적 가족성을 나타냄
증상	• 아침보다 저녁에 통증이 강함 • 양측성으로 조이는 듯한 지속적인 통증 • 비박동성, 양측성	• 편측 안와부위에서 관자놀이에 걸쳐 도려내는 듯한 격렬한 통증 발작 • 눈물흘림, 결막충혈 • 코막힘, 콧물 • 호르너증후군(Horner's syndrome)	• 발작 전이나 발작에 동반하여 시각성 · 소화기성(오심, 구토) 증상이 나타남 • 두통 발작 후에 팔 · 다리 등에 마비가 남을 수 있음 • 빛, 소리, 후각에 대한 과민증상 및 구역질과 구토 동반
치료	• 두통의 원인인 스트레스 제거 • 약물요법 • 진통제, 예방제 투여 • 스트레칭, 두통체조, 인지행동요법	• 금주 • 트립탄 제제 피하주사 • 100% 산소 흡입 실시 • 예방제(칼슘길항제) 투여	**발작** • 약물요법: 트립탄 제제, 에르고타민 제제, 진통제(NSAIDs, 아세트아미노펜) 투여 • 비약물요법: 악화요인을 피하고 어둡고 조용한 장소에서 안정을 취함 **비발작 시** • 생활지도 • 예방제(칼슘길항제) 투여

이다. 편두통의 66%는 가족력이 있다.

편두통은 중간에 통증이 없는 휴식기가 있는 상태로 4~72시간 이상 지속된다. 두통은 일측성으로 나타나며, 다음 두통 발작 시에는 다른 쪽에 나타날 수 있다. 편두통은 박동성 통증으로 빛과 소리의 공포, 식욕부진, 오심, 구토, 국소적 신경계 증상 등이 동반되기도 한다.

일부 대상자는 두통이 시작되기 10~60분 전(보통 20분) 시각성 전구증상을 경험한다. 시각성 전구증상의 가장 일반적인 형태는 암점 혹은 섬휘암점(teichopsia, 시야에 모서리가 지그재그형인 빛의 형태)으로, 섬휘암점은 편두통 특유의 증상이라고 할 수 있다. 두통 발작이 시작되기 12~24시간 전 다행감, 피로, 하품, 단 음식을 갈망하는 등의 전구증상이 나타날 수 있다.

편두통의 유발원인은 아직 명확히 밝혀지지 않았지만, 머리로 가는 혈류 증가로 혈관이 확장되어 뇌의 신경섬유를 압박하여 두통이 발생한다는 혈관가설이 있으나, 전구증상의 발생에 대하여는 설명하기 어려운 부분이 있다. 편두통 대상자의 경우, 가족력을 보이는 경향이 있어 유전적 요인과의 연관성을 고려해 볼 수 있다.

효과적인 치료로 적절한 급성기 약물요법으로 통증을 완화시키면서 예방요법을 병행한다. 편두통 발작이 시작되면 즉시 급성기 약물을 투여하는데, 시기가 빠를수록 더 효과적이다.

아스피린이나 아세트아미노펜 같은 일반적인 진통제로 통증이 완화되지 않으면 부탈비탈(butalbital), 카페인(caffeine), 이부프로펜(ibuprofen), 나프록센(naproxen) 등을 추가한다. 복합 이소메텝텐(isometheptene) 1~2캡슐을 복용하는 것이 경증 또는 중등도의 편두통에 효과적이다. 이러한 방법으로 효과가 없으면, 에르고타민의 직장투여, 수마트립탄(sumatriptan)의 피하 또는 비강투여, 졸미트립탄(zolmitriptan)의 설하투여, 디하이드로에르고타민(dihydroergotamine)의 비경구투여, 클로프로마킨과 프로클로페라진(prochlorperazine)의 정맥주사 등을 시도한다. 마약성 진통제는 가능한 한 피한다. 비약물적 치료법으로는 편두통을 유발하는 요인들을 피한다(대상자 교육 지침).

대상자 교육 지침

편두통 유발요인

- 편두통을 유발하는 원인에는 많은 것들이 있다. 무엇이 편두통을 유발하는지를 알아내어 피한다. 만약 피하는 것이 가능하지 않다면 의사와 상담하여 약물의 용량을 조정한다.
- 생리나 배란이 유발인자라면 의사와 상담하여 약물용량을 조정한다.
- 알코올은 임시적으로 혈관을 확장시켜 편두통을 유발할 수 있다.
- 초콜릿, 치즈, 감귤류, 커피, 돼지고기, 유제품 등에는 편두통을 유발하는 물질이 들어 있다.
- 소량의 식이섭취는 저혈당을 유발하여 편두통이 나타날 수 있다. 소량씩 자주 섭취하여 이러한 위험을 낮춘다.
- 스트레스 관리는 필수적이다. 피로, 밝은 태양 빛, 열, 습도 등에 노출되는 것이 감소되도록 일상생활을 조정한다.

요추천자 후 두통

요추천자 후 두통은 요추천자의 가장 흔한 합병증이다. 요추천자로 인해 뇌척수액이 소실되는 것은 뇌의 지지적 쿠션이 감소하였음을 의미한다.

강도가 일정한 두통(constant headache)이 나타나는데, 보통 요추천자 후 48시간 이내에 시작되나, 12일이 경과된 후에 나타나기도 한다. 발생 후 7~14일 이내에 저절로 소실되며, 이는 요추천자 바늘에 의해 손상받았던 경막이 다시 봉합되고 뇌척수액의 균형이 다시 형성되기 때문이다.

요추천자 후 두통은 자세와 밀접한 관련이 있다. 똑바로 앉거나 선 자세에서는 악화되고 누우면 감소된다. 머리를 흔들거나 경정맥이 압박을 받을 경우 두통이 더욱 심해진다. 일반적으로 전두부와 후두부의 압박성 또는 박동성 통증을 호소하며 목과 어깨로 방사되기도 한다. 오심과 목의 경직이 두통과 동반되며 때로 흐릿한 시야, 수명, 이명, 현훈 등이 나타나기도 한다. 통증은 며칠 후에 사라지지만, 때로 수주에서 수개월 동안 지속되기도 한다.

보존적 치료로 비스테로이드성 소염진통제 또는 항구토제를 사용할 수 있다. 카페인벤조산나트륨(caffeine sodium benzoate)을 정맥으로 주사하면 대부분의 경우 두통이 멈춘다.

요추천자 후 두통이 오랜 기간 지속되거나 조절이 힘든 경우, 경막외혈액봉합술(epidural blood patch, EBP)이 효과적이다. 경막외혈액봉합술은 뇌척수액 누출이 예상되는 부위의 경막외 공간에 15mL의 자가혈액(autologous blood)을 주사하여 혈액응고를 유발하므로써 혈괴로 경막의 구멍을 막아 뇌척수액 누출을 방지한다. 이외에 경구 혹은 정맥내로 수분을 보충하는 것은 요추천자 후 두통 발생의 예방과 처치면에서 가장 흔하게 사용하는 방법 중 하나이다.

기타 두통의 원인

이외의 기타 두통은 눈, 귀, 치아, 코 주위 구조 등의 장애로 인해 발생하기도 한다. 두통은 굴절 오류, 녹내장(안압상승), 염증, 눈 근육의 장애 등으로 인해 초래된다. 부비동 감염과 관련된 통증은 부비동 개구의 염증과 자극을 초래한다. 부비동 두통은 울혈제거제나 진통제로 감소되거나 소실된다. 때로 항생제가 필요하며, 부비동을 배액하기 위한 수술이 시행되기도 한다.

CHAPTER 41

Management of Clients with Stroke

뇌졸중 대상자 관리

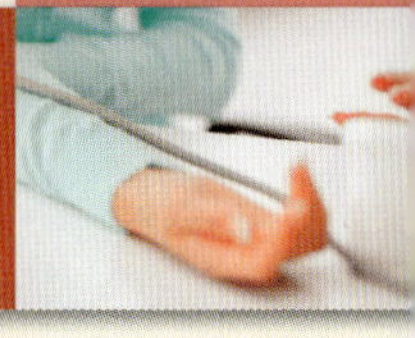

학습목표

1. 뇌졸중의 병태생리 과정에 대해 설명한다.
2. 뇌졸중 대상자의 건강력 수집 및 신체검진을 통해 간호문제를 사정한다.
3. 뇌졸중 대상자에 대한 간호목표를 세우고 간호중재를 계획한다.
4. 뇌졸중 대상자에 대한 간호중재를 시행하고 결과를 평가한다.
5. 뇌졸중 대상자의 치료에 대해 설명한다.
6. 뇌졸중 대상자의 재활간호를 이해하고 간호한다.

주요 질환

뇌졸중, 지주막하출혈, 동정맥기형, 모야모야병

뇌졸중

뇌졸중(stroke)은 뇌의 혈액공급 장애로 인해 신경학적 변화가 일어난 상태를 말한다. 뇌졸중은 허혈성 뇌졸중(ischemic stroke)과 출혈성 뇌졸중(hemorrhagic stroke)으로 나뉜다. 허혈성 뇌졸중은 주로 혈전 또는 색전에 의한 뇌의 혈액공급 장애로 인해 발생하고, 뇌경색(cerebral infarction)이라고도 불리운다. 출혈성 뇌졸중은 뇌조직 또는 지주막하의 출혈로 인해 발생하게 된다. 그러나 허혈성 뇌졸중과 출혈성 뇌졸중은 모두 뇌조직의 혈액공급 장애를 인해 발생한다는 점에서는 동일하다. 전체 뇌졸중 중 허혈성 뇌졸중이 차지하는 비율은 약 83%이며, 나머지 17%는 출혈성 뇌졸중이다.

뇌졸중은 비교적 사망률이 높으며, 생존하더라도 장기적인 치료나 간호가 필요한 질환이다. 뇌졸중 생존자 중 30%는 자가간호를 위해 다른 사람의 도움이 필요하며, 20%는 보행시에 타인의 도움을 필요로 한다. 대상자의 71%는 뇌졸중 발병 후, 7년 이상 뇌졸중이 발병하기 이전의 상태로 돌아가기 어렵다고 응답하였으며, 16%는 발병 후 계속 병원에 입원중인 것으로 보고하였다.

뇌졸중 대상자에 대한 치료 방법 또한 많이 발전되었는데, 근래에는 혈전용해 치료를 통해 급성 허혈성 뇌졸중 대상자의 뇌조직 손상이 진행되는 것을 예방하거나 감소시키는 것이 가능하게 되었다. 뇌졸중 발생 후 혈전용해 치료는 가능한 빨리 이루어져야 하는데, 증상 발생 후 적어도 3시간 이내에 적용하면 치료적 효과를 높일 수 있다. 이처럼 뇌졸중의 발병과 진행이 긴박하게 이루어지므로 진단 및 치료가 신속하게 이루어져야만 대상자의 생명을 구할 수 있기 때문에 흔히 뇌졸중을 뇌발작(brain attack)이라고도 부른다. 그러므로 정상인 및 뇌졸중 고위험군을 대상으로 뇌졸중의 예방, 뇌졸중의 초기 증상과 치료를 위한 골든타임에 대한 건강교육이 지역사회를 중심으로 적극적으로 이루어져야 할 필요가 있다.

원인

허혈(ischemia)은 뇌의 혈액공급이 부분적으로 차단되거나 완전히 차단되는 경우를 말한다. 허혈성 뇌조직의 손상 정도는 혈액공급이 차단된 기간과 그로 인해 초래된 뇌대사의 변화 정도에 따라 달라지게 된다. 허혈은 주로 혈전이나 색전으로 인해 초래되는데, 혈전성 뇌졸중이 색전성 뇌졸중보다 더 많이 발생한다.

뇌졸중은 내경동맥, 전뇌동맥, 중뇌동맥, 후뇌동맥, 척추동맥 및 기저동맥과 같이 뇌에 혈액을 공급하는 주요 혈관에서 발생할 수 있으나, 이러한 주요 혈관의 가지에 해당되는 작은 혈관에서도 발생한다. 작은 혈관들은 주로 뇌의 심부층에 혈액을 공급한다.

혈전

혈전증(thrombosis)은 주로 죽상경화증(atherosclerosis)이 주요 원인이 되어 발생한다. 죽상경화증은 혈관벽에 지방물질이 축적되어 퇴적물이 형성된 것을 말하는데, 이렇게 축적된 퇴적물은 계속 커짐으로써 동맥협착(arteriostenosis)을 초래하여 혈액의 원활한 흐름을 방해하게 된다. 퇴적물로 인해 표면이 불규칙해진 혈관을 따라 혈액이 흐르게 되면, 혈소판이 퇴적물 주변에 쉽게 부착되고, 그로 인해 혈관협착(angiostenosis) 또는 혈관폐색(vasoocclusion)이 일어나게 된다. 혈관의 협착이나 폐색은 동맥염이나 혈관염과 같은 염증이 있을 때도 나타나지만, 이러한 경우는 매우 드물고 흔히 혈전에 의해 발생하게 된다.

혈전은 경동맥이나 경동맥분지를 따라 어느 곳이나 생길 수 있으나, 가장 흔히 생기는 부위는 총경동맥이 내경동맥과 외경동맥으로 나누어지는 분지이다(그림 41-1). 당뇨병을 가진 경우, 혈전성 뇌졸중이 흔히 초래될 수 있는 것으로 알려져 있다.

열공뇌졸중(lacunar stroke)은 소혈관에 발생하는 뇌졸중이다. 고혈압은 혈관 내벽을 두껍게 하며 협착을 일으키기 때문에 소혈관의 내막에 영향을 미치는 주요 인자 중 하나이다. 혈전성 뇌졸중과 마찬가지로 열공뇌졸중도 당뇨병 대상자에서 흔히 발생한다.

색전

색전증(embolism)에 의한 뇌동맥폐쇄(cerebral occlusion)는 색전성 뇌졸중을 일으킨다. 뇌의 바깥 부위의 색전이 뇌동맥에 유입된 후, 뇌혈류를 따라 순환하다가 특정한 부위를 막아 폐쇄시키게 된다(그림 41-2). 가장 흔한 색전원(embolism)은 퇴적물이며, 만성 심방세동이 있는 경우도 색전성 뇌졸중이 많이 발생하는 것으로 알려져 있다. 이는 심방세동으로 인해 혈액이 좌심방으로부터 완전히 박출되지 못하고 고여 있게 되면 작은 응괴가 형성되는데, 이러한 응괴들이 혈류를 통해 순환하다가 뇌혈관에서 색전증으로 작용하게 된다. 또한 인공심판막을 시행한 경우도 정상 심내막에 비해 막의 표면이 거칠기 때문에 응괴가 형성될 위험이 크며, 세균성 심내막염과 비세균성 심내막염 모두 색전증의 원인이 될 수 있다. 그 외 종양, 지방, 박테리아, 공기 등도 색전증의 원인이 된다. 색전증은 뇌혈관의 모든 영역에서 일어날 수 있으며, 나이가 증가함에 따라 발생률이 높아진다.

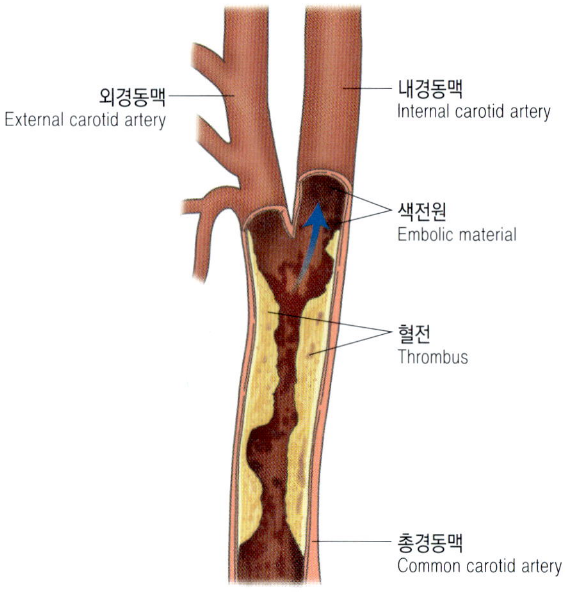

그림 41-1 ■ 뇌혈관의 혈전

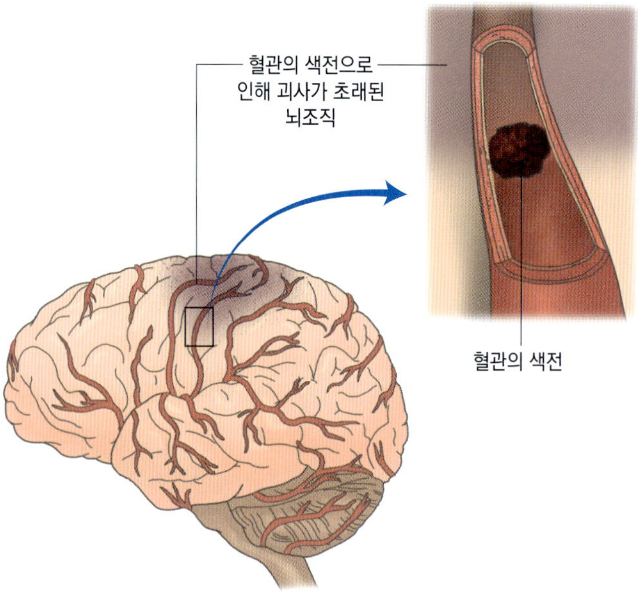

그림 41-2 ■ 뇌혈관의 색전

출혈

뇌출혈(intracerebral hemorrhage)은 뇌혈관이 파열되어 뇌조직 내로 출혈이 일어난 것을 말한다(그림 41-3). 뇌출혈은 고혈압에 의해 이차적으로 발생하는 경우가 가장 많으며, 호발연령대는 50세 이후이다. 또한 동맥류(aneurysm)가 파열되어 뇌출혈이 일어나는 경우도 많은데, 동맥류란 혈관벽의 약해진 부위가 주머니 형태로 부풀어 오르는 것을 말한다. 대부분 뇌동맥류는 크기가 작으나(직경 2~6mm), 파열될 위험이 높다. 동맥류파열로 인해 발생하는 뇌출혈은 전체 뇌졸중의 6%를 차지한다. 뇌출혈은 뇌혈관 밖으로 나온 혈액이 뇌조직을 자극함으로써 뇌혈관의 연축(spasm)과 뇌허혈이 유발되는 것으로, 광범위한 기능소실을 초래하기 때문에 뇌출혈은 뇌졸중의 유형 중 가장 회복이 느리며 치사율 또한 가장 높다.

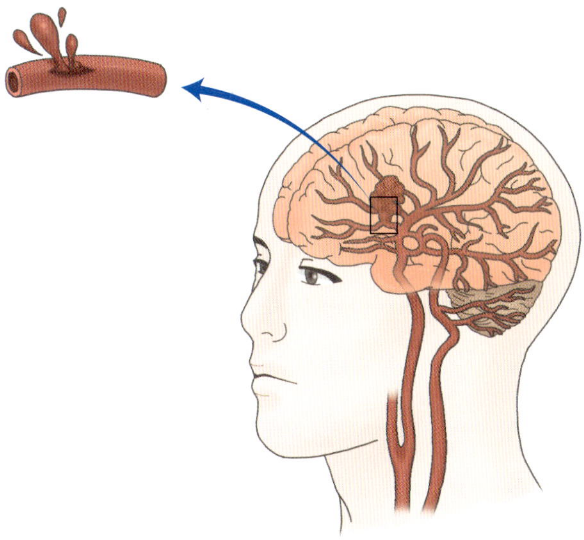

그림 41-3 ■ 뇌출혈

뇌출혈의 치사율은 약 25~60%인 것으로 알려져 있다. 뇌출혈로 인한 예후를 예측할 수 있는 가장 중요한 인자는 출혈양이다.

그 밖의 원인

C형 단백질결핍, S형 단백질결핍, 응고과정 장애 등으로 인한 과다응고 상태는 혈전을 유발하고 허혈성 뇌졸중을 일으킨다. 종양, 큰 혈괴, 뇌조직 부종, 뇌농양 등에 의한 뇌혈관의 압박도 뇌졸중을 일으키는 요인이 되지만 이러한 요인으로 인해 발생하는 경우는 매우 드물다. 뇌졸중을 일으키는 주요 원인 및 원인별 특징에 대한 내용은 그림 41-4를 참조한다.

위험요인

최근 많은 산업국가에서 뇌졸중의 발생률과 사망률이 점차 감소하고 있는데, 이는 뇌졸중의 위험요인을 미리 규명하여 관리하는 것과 관련이 있다. 뇌졸중에 대한 다차원적인 위험요인에 대한 내용은 그림 41-5를 참조한다.

뇌졸중의 위험요인으로 고혈압과 같은 기저질환을 들 수 있다. 고혈압은 허혈성 및 출혈성 뇌졸중 모두에서 가장 중요한 위험요인이지만, 적절한 관리를 통해 교정이 가능한 위험요인이기도 하다. 혈압에 대한 적절한 관리는 뇌졸중 발생을 38% 정도 감소시키는 것으로 알려져 있다.

당뇨병 또한 뇌졸중의 발병 위험을 높일 뿐만 아니라, 뇌졸중 발병 후의 사망률을 증가시키는 기저질환이다. 당뇨병에서 뇌졸중이 흔히 발생하는 이유는 높은 혈당수치로 인해 전신 혈관에 변화가 초래되기 때문이다. 경동맥협착(carotid stenosis)과 일과성 허혈성 발작(transient ischemic attack,

혈전	색전	출혈
• 주로 죽상경화증이 원임임 • 혈관협착으로 인한 혈액공급 장애가 발생함 • 총경동맥이 내경동맥과 외경동맥으로 나누어지는 분지에서 가장 많이 발생함	• 혈액응고, 지방, 박테리아, 공기 등이 원인이 될 수 있음 • 만성 심방세동도 주요 위험요인이 됨 • 혈관을 완전히 폐쇄시킴으로써 색전성 뇌졸중을 일으킴	• 뇌혈관이 파열되어 뇌조직내로 출혈이 일어남 • 고혈압에 의해 이차적으로 발생하는 경우가 가장 많음 • 동맥류파열로 인해 뇌출혈이 발생하기도 함 • 광범위한 기능소실을 초래하며, 뇌졸중 중 가장 회복이 느리고 사망률도 높음

그림 41-4 ■ 뇌졸중의 주요 원인과 원인별 특징

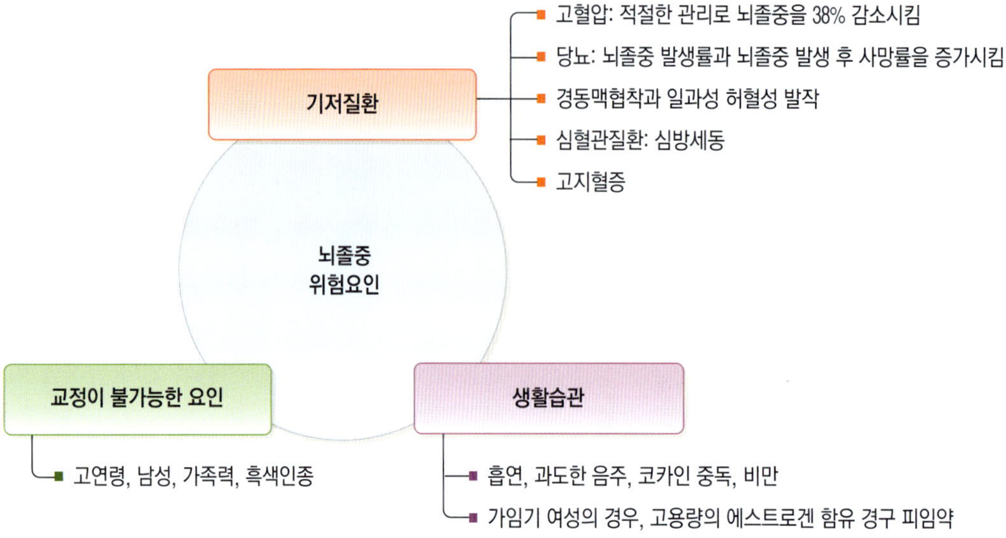

그림 41-5 ■ 뇌졸중의 위험요인

TIA)도 뇌졸중의 위험요인이다. 경동맥협착에 대한 조기 감지 및 치료, 항혈소판 약물에 의한 일과성 허혈성 발작의 치료는 뇌졸중의 위험을 감소시킨다. 심혈관질환과 심방세동(atrial fibrillation) 같은 심장질환도 뇌졸중의 위험을 증가시킨다. 고지혈증 또한 뇌졸중의 위험요인이 된다. 이러한 기저질환에 대한 적절한 관리는 뇌졸중의 발병을 예방하기 위해 중요할 뿐만 아니라, 뇌졸중의 재발을 방지하기 위해서도 중요하다.

그 외 교정이 가능한, 즉 주로 생활습관과 관련된 위험요인으로는 흡연, 과도한 음주, 코카인 중독, 비만 등이 있다. 가임기 여성에서 뇌졸중이 발생하는 것은 흔하지 않으나, 고용량의 에스트로겐이 함유된 경구 피임약을 복용하는 경우 고혈압, 흡연, 편두통, 고연령 등의 위험요인과 병합하여 뇌졸중의 위험을 높일 수 있는 것으로 알려져 있다. 반면, 교정이 불가능한 위험요인으로는 연령, 성별, 인종, 가족력 등을 들 수 있는데 연령이 높을수록, 남성일수록, 흑색인종일수록 그리고 가족력이 있을수록 뇌졸중 발생률이 높아지는 것으로 보고되었다.

지금까지 살펴본 위험요인을 중심으로 뇌졸중의 예방 전략을 살펴보면 다음과 같다. 적정 체중 유지, 콜레스테롤 수치 유지, 금연 교육, 저용량의 에스트로겐 함유 피임약의 신중한 복용, 절주, 불법약물의 사용중지 등은 1차 예방 전략에 해당되며 고혈압, 당뇨병, 심혈관질환, 일과성 허혈성 발작, 심방세동의 치료 및 관리 등은 2차 예방 전략에 해당된다.

병태생리

뇌는 혈류량에 대해 매우 민감하다. 근육과 다르게 뇌는 산소와 포도당이 없는 경우, 혐기성 대사를 하지 못한다. 그렇기 때문에 뇌혈류가 조기에 복구되지 않으면, 뇌조직은 경색이 초래되거나 회복할 수 없는 손상을 입게 된다. 경색의 범위는 폐색된 동맥의 크기나 위치에 따라, 그리고 해당 동맥에 의해 혈액을 공급받는 부위에 측부순환이 어느 정도나 형성될 수 있는지에 따라 달라진다.

허혈 상태는 뇌대사를 변화시킨다. 산소가 3~10분 이상 공급되지 않을 경우, 뇌세포가 사망함으로써 영구적인 변화가 초래되지만, 이러한 비가역적인 변화가 얼마나 빨리 일어나는가는 대상자의 기준 산소수준과 보상능력에 따라 달라진다. 뇌의 혈액공급은 뇌졸중과 같은 국소적 관류장애뿐만 아니라 저혈압이나 심정지와 같은 전신적 관류장애에 의해서도 영향을 받는다. 뇌관류압의 경우는 정상의 2/3(평균동맥압 50mmHg 이하) 수준까지 떨어지면, 뇌에 적절한 혈류공급이 일어나지 않게 된다.

일반적으로 뇌관류의 감소는 뇌동맥폐쇄나 뇌출혈에 의해 발생한다. 뇌동맥폐쇄는 혈관에 의해 혈액을 공급받는 뇌조직에 허혈과 부종을 일으킨다. 뇌졸중이 일어난 중심부위나 핵심부위의 세포는 뇌졸중 발생 직후에 죽게 되는데, 이를 1차 신경손상이라 한다. 경색이 일어난 부위 주변에는 관류가 전혀 일어나지 않는 것은 아니며, 저관류 상태를 보이게 된다. 이처럼 저관류 상태를 보이는 부위를 반음영(penumbra)이라고 부른다. 반음영 부위의 크기는 그 부위에 측부순환이 얼마나 일어나는가에 의해 달라진다. 측부순환은 뇌의 주요 혈관에 장애가 있을 때, 다른 혈관을 통해 뇌조직에 혈액을 공급하는 순환을 말한다. 뇌졸중에서 대상자에 따라 증상의 중증도에 차이를 보이는 것은 뇌졸중으로 인해 손상을 입은 부위에 얼마나 많은 측부혈관(collateral vessel)이 분포하는가, 또는 그 측부혈관이 얼마나 굵은 혈관인가와 관련이 있다.

뇌허혈 발생 후 수 분 이내에 활성산소, 암모니아, 글루타민 등이 함유된 신경독소가 방출되며 국소 산독증과 같은 생화학적 반응이 일어나게 된다. 또한 신경세포막의 탈분극 상태가 야기되어 칼슘과 나트륨이 세포 내로 유입됨으로써 세포독성부종과 사망이 일어나게 되는데, 이것이 2차 신경손상이다. 허혈로 인해 부종이 일어난 부위는 일시적인 신경학적 결손 상태를 보이다가 수 시간 또는 수 일 후 부종이 감소되면, 일부 기능이 회복되는 양상을 보이기도 한다.

임상증상

조기 증상

뇌졸중 대상자 중 일부는 일과성 허혈성 발작(transient ischemic attack, TIA)이라고 하는 초기 증상을 경험하기도 한다. 일시적인 편측부전마비, 언어손상, 편측감각상실 등이 허혈성 뇌졸중의 초기 증상에 해당된다.

혈전성 뇌졸중의 초기 증상은 몇 분에서 몇 시간 혹은 며칠에 걸쳐 발생하며 일시적으로 나타났다가 사라진다. 혈전성 뇌졸중의 증상이 서서히 나타나는 것은 혈전이 계속 커지기 때문이다. 초기에는 혈전이 크지 않아 혈관이 부분적으로 폐색되지만 시간이 지날수록 혈전이 커져 혈관이 완전히 폐쇄되기 때문에 증상은 서서히 발현되게 된다. 반면 색전으로 인한 뇌졸중의 경우, 혈관이 완전히 막혀서 뇌졸중이 발생한 것이므로 뇌줄중의 증상 또한 갑작스럽게 나타난다.

출혈성 뇌졸중 또한 증상이 갑작스럽게 나타나게 되는데, 출혈 후 수 분 또는 수 시간 내에 증상이 발현된다. 후두부 또는 경부의 심한 통증, 현훈이나 실신, 감각이상, 일시적 마비, 코피 및 망막출혈 등이 출혈성 뇌졸중에서 흔히 나타나는 증상이다.

신경장애와 관련된 증상이 24시간 이상 지속되면, 뇌졸중으로 진단하며, 국소적인 신경장애를 보였다가 24시간 내에 회복되면 일과성 허혈성 발작으로 진단하게 된다.

일반적 증상

대부분의 뇌졸중 대상자는 응급실에 도착할 당시에 고혈압 상태를 보이며 그 외 두통, 구토, 발작, 의식상태의 변화, 발열, 심전도상의 변화 등이 나타난다. 심전도의 변화로는 흔히 심방세동을 보인다. 따라서 심방세동이 뇌졸중을 판정하는 지표가 될 수 있다. 한편, 심전도상 T파의 변화, PR간격의 단축, QT간격의 연장, 조기심실성 수축, 심방성 서맥, 심실성 혹은 상부심실성 빈맥 등이 관찰될 경우는 최근 심근경색증이 발생했음을 의심할 수 있다. 지주막하출혈(subarachnoid hemorrhage, SAH)에서도 ST분절과 T파의 비정상적인 결과가 관찰된다. 그리고 시상하부에 손상이 일어난 경우는 발열 상태를 보이게 된다. 뇌졸중의 원인에 따른 증상은 **표 41-1**에 제시된 바와 같다.

뇌졸중 후의 장애

뇌졸중 후의 장애는 손상이 일어난 뇌혈관에 따라 달라진다(**표 41-2**). 허혈성 뇌졸중이 일어나는 가장 흔한 부위로 중뇌동맥을 들 수 있다. 뇌졸중으로 인한 장애는 경미한 기능소실에서 심각한 장애까지 다양한 수준을 보이게 된다.

편측부전마비와 편마비

뇌졸중 후에는 신체의 한쪽 부위가 약해지는 편측부전마비

표 41-1 뇌졸중 원인에 따른 증상

원인	임상증상
혈전	• 잠자는 동안 혹은 기상 후 1시간 이내에 발생하는 경향을 보임 • 허혈이 점진적으로 진행되므로 출혈이나 색전에 의해 뇌졸중이 발생한 경우에 비해 임상증상은 느리게 발생함 • 의식상태는 비교적 양호함 • 혈압이 높음
색전	• 특정한 활동에 의해 증상이 발현되는 것이 아님 • 임상증상은 10~30초 이내에 경고 증상 없이 빠르게 나타나는 경우가 흔함 • 빠른 호전을 보일 수 있음 • 의식상태는 비교적 양호함 • 정상 혈압을 보임
출혈	• 깨어서 활동하는 시간대에 흔히 발생함 • 심한 두통과 경부경직이 발생함 • 완전한 편마비가 몇 분에서 1시간 내에 빠르게 발생함 • 광범위하고 영구적인 기능손상이 일어날 수 있으며, 회복 또한 느리게 진행되고 완전한 회복은 어려울 수 있음 • 의식은 혼수상태를 보이며 빠르게 악화될 수 있음

표 41-2 손상된 뇌 영역에 따른 증상과 장애

위치	중뇌동맥	전뇌동맥	후뇌동맥
운동 변화	• 반대쪽 편측부전마비 혹은 편마비, 다리보다 얼굴과 팔의 결손이 더 큼	• 반대쪽 편측부전마비, 팔보다 다리와 발의 결손이 더 큼 • 수족, 보행장애	• 경미한 반대쪽 편측부전마비(시상 혹은 시상하부 침범) • 의도적 진전
감각 변화	• 반대쪽 편측감각 변화 침범받은 사지의 무시	• 반대쪽 편측감각 변화	• 광범위한 감각손상(시상부)
시각 혹은 후각 변화	• 동측성 반맹증 • 침범받은 쪽으로 눈을 돌릴 수 없음	• 침범받은 쪽으로 눈의 편위	• 동공기능 이상(뇌간), 같은 방향 주시 손상, 안구진탕, 지각상실 • 피질성 실명, 동측성 반맹증
언어 변화	• 실독증, 실서증, 실어증	• 표현성 실어증	• 보속증(perseveration) 실독증
정신상태 변화	• 기억력 손상	• 혼돈, 기억상실, 단조로운 감정, 무감동, 짧은 집중시간, 정신능력상실	• 기억력 손상
기타 변화	• 구토발생 가능	• 운동실조(침범받지 않은 부위에서 의도적 행동수행 불능), 실금	• 시각적 환각
얼굴 비대칭이 동반된 반대쪽 편측부전마비	• 운동허약의 변화 • 운동실조성 보행, 운동거리조절 이상(조정되지 않은 행동)	• 동측성 운동실조, 안면마비	• 운동실조 • 인두와 연구개 마비
반대쪽 감각 변화	• 반대쪽 편측감각장애	• 동측 얼굴의 감각손상, 몸통과 사지의 감각변화	• 얼굴과 반대쪽 신체의 동측감 손상
동측성 반맹증	• 복시 • 동측성 반맹증	• 안구진탕	• 안구진탕
동측실명기간 [일과성 흑내장(amaurosis fugax)]	• 안구진탕, 동향주시 마비		
우성반구 침범 시 실어증	• 구음장애, 기억상실, 지남력 상실		• 구음장애
경증 호르너증후군	• 낙하발작(drop attack)	• 호르너증후군	• 호르너증후군
경동맥잡음	• 이명, 청력손실, 현훈 • 연하곤란 • 혼수 혹은 감금증후군(locked-in syndrome)	• 이명, 청력손실	• 딸꾹질, 기침, 이명 • 오심, 구토

(hemiparesis)와 한쪽 부위를 전혀 움직이지 못하는 편마비(hemiplegia)가 발생할 수 있다. 이러한 증상은 전뇌동맥 또는 중뇌동맥에 발생한 뇌졸중으로 인해 전두피질의 운동신경 연결부에 경색이 일어남으로써 초래된다. 완전한 편마비는 동측 팔과 다리뿐만 아니라, 동측 얼굴과 혀에도 편마비를 일으킨다. 뇌에서 척수로 가는 신경섬유는 추체로에서 교차하기 때문에 뇌의 오른쪽에 발생한 경색은 반대편, 즉 왼쪽 부위의 편마비를 유발한다. 편측부전마비 또는 편마비를 일으키는 뇌졸중은 운동신경로뿐만 아니라, 다른 피질부위도 침범하기 때문에 편측부전마비나 편마비와 함께 편측감각상실, 반맹증, 운동실조증, 실인증 및 실어증 등의 증상이 동반된다. 그러나 흉곽과 복부의 근육은 양쪽 대뇌반구로부터 신경이 자극되기 때문에 편측부전마비나 편마비가 나타난 경우에도 정상적인 상태를 보이게 된다.

수의근 조절이 상실된 경우, 굴근이 신근보다 더 강하기 때문에 심한 구축상태를 가져올 수 있다. 예를 들어 뇌졸중으로 팔에 편마비가 일어난 경우, 내전근이 외전근보다 더 강하기 때문에 마비된 팔이 내회전과 내전되는 경향을 보이게 된다. 한편, 다리에 편마비가 온 경우는 마비된 다리의 고관절은 외회전, 무릎은 굴곡, 발목관절은 족저굴곡과 외전 상태를 보이게 된다(그림 41-6).

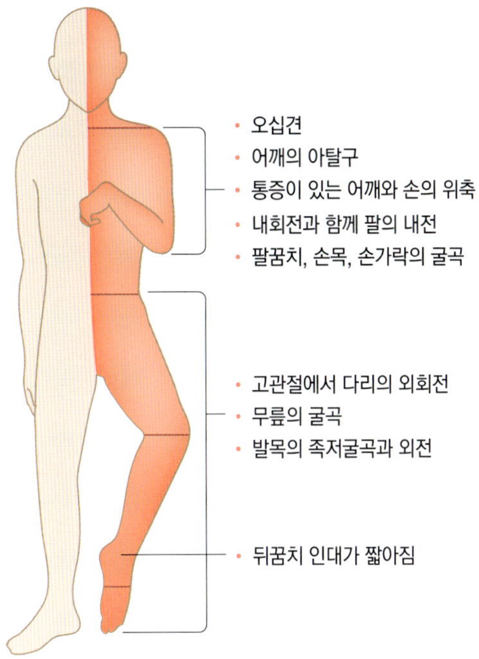

그림 41-6 ■ 뇌졸중으로 인한 편마비

실어증

실어증(aphasia)은 의사소통하는 능력에 장애가 일어난 것을 말한다. 실어증에는 말하고, 읽고, 쓰고, 이해하는 능력이 모두 포함된다. 일차 언어중추는 보통 좌측 대뇌반구에 있으며, 좌측 중뇌동맥에 뇌졸중이 있는 경우, 기능손상이 일어나게 된다. 실어증에는 여러 가지 형태가 있는데, 가장 흔한 형태는 다음과 같다.

베르니케실어증(Wernicke aphasia, 감각성·수용성 실어증)은 측두부 경색의 결과로 언어 자체를 이해하지 못하는 상태를 보이게 된다. 한편, 브로카실어증(Brocas aphasia, 표현성·운동성 실어증)은 전두부 경색의 결과로 언어는 이해하지만, 말하는 능력에 손상이 일어난 것이다. 총체적 실어증(global aphasia)은 언어 이해와 말을 하는 능력에 모두 장애가 발생한 것을 의미한다.

실어증을 분류하는 또 다른 방법으로는 말의 유창성에 따라 또는 소리를 낼 수 있는 정도에 따라 구분하는 것이다. 유창한 실어증(Wernicke aphasia)은 발음이 정확하고 문법적으로 올바르나 말의 내용이 전혀 없는 것이고, 비유창성 실어증(Brocas aphasia)은 소리내어 말하는데 어려움이 있으며, 단어를 말하는데 시간이 지연되고 말을 하기 위해 많은 노력이 필요하며, 발음이 좋지 않고 말이 어눌하다.

구음장애

구음장애(dysarthria)는 발음이 불완전하여 말을 하는데 어려움이 있는 것을 말한다. 실어증은 말을 이해하는데 장애가 발생하는 것인 반면, 구음장애는 언어는 이해하지만 발음하는 것이 아예 어렵거나, 소리를 내기는 하지만 발음이 어눌하고 분명하지 않은 상태를 말한다. 문법이나 문장 구성에는 이상이 없다. 구음장애 대상자는 말뿐만 아니라, 글도 읽고 쓸 수 있다.

구음장애는 척추기저동맥(vertebrobasilar artery)이나 그 가지에 발생한 뇌졸중으로 인해 뇌신경의 기능장애가 초래됨으로써 나타난다. 입술, 혀, 후두근육의 약화나 마비로 인해 나타나며, 감각소실에 의해서도 초래될 수 있다. 구음장애가 있는 대상자는 근육조절의 문제로 인해 씹고 삼키는 데도 어려움을 느끼게 된다.

연하장애

삼키는 것은 여러 뇌신경이 복합적으로 기능해야 하는 복잡한 과정이다. 연하가 일어나기 위해서는 우선 입을 열고(제5뇌신경) 입술을 닫으며(제7뇌신경) 혀를 움직여야 한다(제12뇌신경). 또한 음식의 양과 질을 감지하고(제5, 7뇌신경) 연하중추에 신호를 보내야 한다(제5, 9뇌신경). 연하는 혀가 음식을 구강인두 쪽으로 밀어 놓은 후, 인두가 상승되고 성문이 닫힘으로써 이루어진다. 그 다음 인두근육이 수축함으로써 인두에 위치한 음식을 식도로 내려 보내면, 연동운동에 의해 음식이 식도에서 위로 이동하게 된다. 이러한 일련의 과정이 정상적으로 진행되지 않을 때 연하장애가 일어나게 되는 것이다.

실행증

실행증(apraxia)은 복잡한 운동통합기능에 손상이 일어난 것으로 여러 부위에 발생한 뇌졸중에서 공통적으로 나타날 수 있다. 실행증 대상자는 마비가 없음에도 불구하고 옷을 입는 행위와 같이 목적이 있는 행동을 능숙하게 수행하지 못한다. 실행증은 근육으로 보내는 신호를 인지하는 것은 가능하지만 행동의 패턴 및 도식을 재구조화하는 기능이 상실되어 의도된 행동이나 동작을 실행하지 못하는 상태가 초래된 것을 말한다. 실행증에는 단순한 행동을 하지 못하는 유형에서부터 복잡한 행동을 하지 못하는 유형까지 다양한 종류가 있다. 예를 들어, 어떤 대상자는 말하는 것은 쉽게 하지만 글을 쓰지는 못하는 반면, 다른 대상자는 글은 쉽게 쓰지만 말을 하지 못할 수 있다.

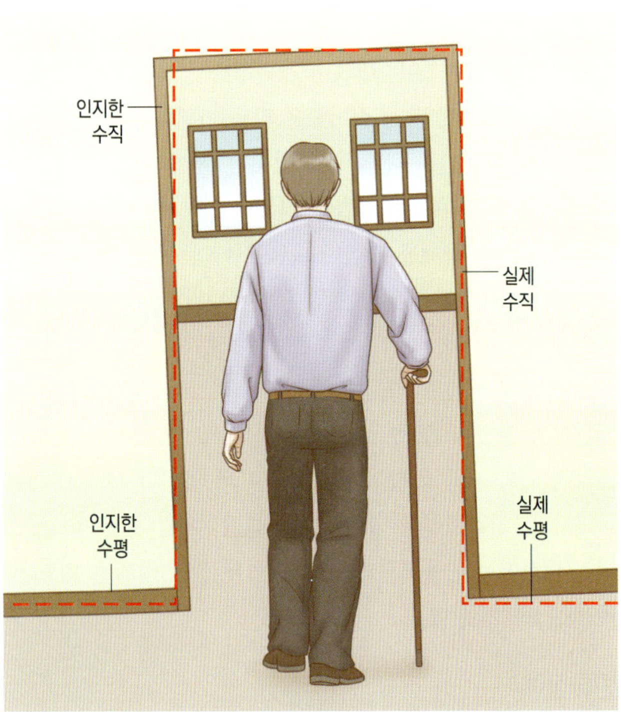

그림 41-7 ■ 편마비 대상자의 시각적 지각장애

시력 변화

시각은 뇌의 여러 영역에 의해 조절되는 복잡한 과정이다. 두정엽과 측두엽에 발생한 뇌졸중의 경우, 후두부의 피질에서 안구 뒤쪽에 이르는 시신경로에 장애가 발생하여 시력손상이 초래될 수 있다. 깊이에 대한 시각적 인식이나 수평 및 수직선에 대한 시각적 인지 또한 손상을 받을 수 있다. 이러한 시각적 변화로 인해 편마비 대상자의 경우, 걷거나 자세를 유지하는데 어려움이 있을 수 있다(그림 41-7). 그리고 대상자에 따라 자신이 이러한 지각장애를 가지고 있다는 것을 인식하지 못하는 경우가 있는데, 이러한 경우, 외상에 의한 상해를 입을 수도 있다. 또한 경색으로 인해 제3, 4, 6뇌신경에 손상이 일어난 경우는 복시가 야기될 수 있다.

동측성 반맹증

동측성 반맹증(homonymous hemianopia)은 양쪽 눈에서 동측 반쪽에 시력상실이 일어난 것을 말한다(그림 41-8), 이 경우 대상자는 정상 시각의 반만 가지게 되는데, 중심부에서

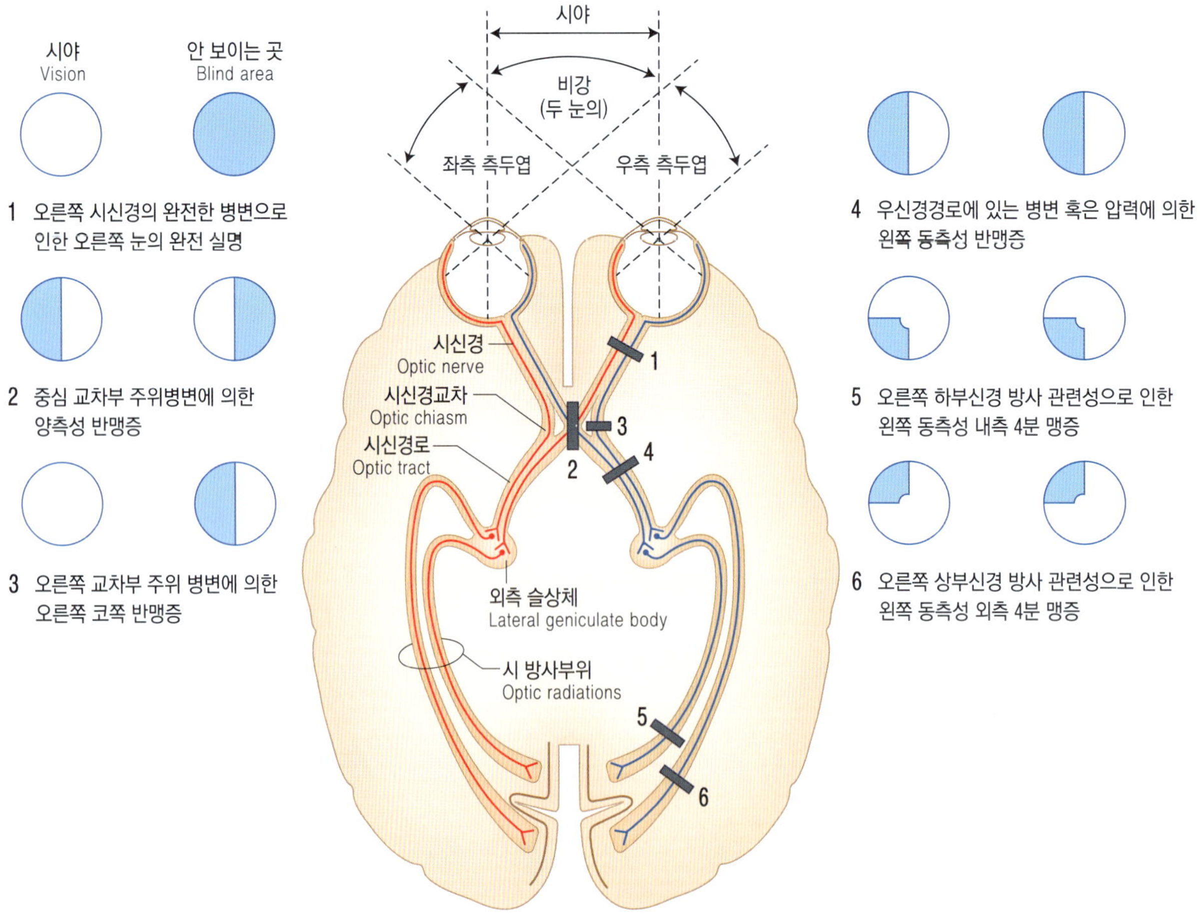

그림 41-8 ■ 시신경 병소에 따른 시력장애의 유형

한쪽은 분명하게 볼 수 있으나, 다른 쪽은 보지 못하므로 인해 다른 쪽을 보기 위해서 머리 전체를 돌리는 특징을 보이게 된다.

호르너증후군

호르너증후군(Horner's syndrome)은 눈의 자율신경마비 상태로 동공의 함몰, 상안검의 하수, 하안검의 경미한 상승, 동공의 수축, 눈물생성 결핍 등의 특징을 보이게 된다.

실인증

실인증(agnosia)은 감각을 통해 익숙한 물건을 지각하는 능력에 장애가 발생한 것을 말한다. 가장 흔한 형태는 시각과 청각의 지각장애이다. 실인증은 측두부나 후두부에 혈액을 공급하는 중뇌동맥이나 후뇌동맥이 폐색된 경우에 초래된다.

시각실인증이 있는 대상자는 물체를 볼 수 있으나, 물체가 가진 의미를 인식하지는 못한다. 익숙한 환경, 사람, 상징 등을 인식하는 능력이 떨어지기 때문에 지남력 상실이 초래될 수 있다. 시각실인증을 가진 대상자의 경우, 어떤 물건을 유심히 살펴보고 있다고 해서 해당 물건의 의미를 모두 파악하고 있다고 확신하기는 어렵다. 그릇, 의복, 화장실 용품과 같은 생활필수품에 대해 지각하는 능력이 떨어져 있을 경우는 자가간호가 어려워진다. 또한 시각실인증을 가진 대상자는 위험을 경고하는 표지판의 상징적 의미를 이해하지 못하기 때문에 상해를 입을 위험이 매우 높아진다. 광범위한 시각실인증을 가지고 있는 경우, 치매대상자로 오해받을 수도 있다.

청각실인증은 대상자의 청력은 정상이지만, 소리가 가진 의미를 파악하는 능력이 소실되어 있는 것을 말한다. 청각실인증 대상자는 실어증을 가지고 있는 경우가 많으므로, 신경증이나 정신병 대상자로 오해받을 수도 있다.

편측성 무시

편측성 무시(unilateral neglect)는 뇌경색의 반대쪽에 부여되는 자극에 대해 대상자가 반응하지 못하는 상태를 말한다. 중뇌동맥 폐색으로 인해 측부 두정엽과 하부 두정엽, 측부 전두엽, 시상 및 선조체 등에 손상을 입은 대상자에서 편측성 무시가 흔히 나타난다. 일반적으로 편측성 무시는 우측반구에 손상이 있는 대상자에서 나타난다. 편측성 무시가 있는 대상자는 마비가 일어난 팔이 자신의 신체 일부라는 것을 믿지 않거나, 자신의 팔 위치를 알지 못하며, 더 나아가 마비가 일어난 팔을 부정할 수도 있다.

감각결손

전뇌동맥 또는 중뇌동맥에 의해 혈액을 공급받는 두정엽 감각경로에 뇌졸중이 발생한 경우, 다양한 형태의 감각장애가 일어날 수 있다. 감각결손(sensory deficits)은 경색이 일어난 부위의 반대쪽에 발생하며, 편마비나 편측부전마비가 동반되기도 한다. 편측 감각상실은 불완전한 상태로 나타나므로 때로는 대상자가 인식하지 못할 수도 있다. 감각이상(paresthesia)은 지속적이고 타는 듯한 통증이나 민감함이 증가된 상태로 나타나기도 한다. 고유감각(proprioception)은 외부와 신체 부위 사이의 관계를 인지하는 능력을 말하는데, 이러한 고유감각장애와 자세감각장애는 근육과 관절의 감각상실로 인해 발생한다. 감각장애는 균형조절장애와 부적절한 움직임을 초래하여 대상자로 하여금 걷거나 이동하는 것을 어렵게 한다. 특히 보행 시 발의 자세가 올바르지 않음으로 인해 낙상의 위험이 높아진다.

행동의 변화

행동과 감정의 조절은 뇌의 여러 부위와 관련이 있다. 뇌피질은 자극이나 감정을 해석하는 기능을 하며, 측두부와 그 가지는 자극에 대한 정서적 반응을 조절하고, 시상하부와 뇌하수체는 운동피질과 언어영역을 통합한다. 따라서 뇌가 완전하게 기능하지 못하면 정서적 행동과 반응에 대한 조절이 어렵게 된다.

뇌졸중 이후에 흔히 행동의 변화가 나타난다. 좌측 뇌 또는 우성반구의 뇌졸중 대상자는 흔히 느리게 행동하거나 조직화되지 않은 행동양상을 보일 수 있다. 반면, 오른쪽 뇌 또는 열성반구의 뇌졸중 대상자는 충동적이거나 자신의 능력을 과대평가하고 집중력이 떨어져 상해를 입을 위험이 높다. 전뇌동맥 또는 중뇌동맥의 뇌졸중으로 인해 전두엽 경색이 발생한 경우에는 기억, 판단, 추상적 사고, 통찰력, 자제 및 감정 등에 장애를 보인다. 이러한 대상자는 기복이 없는 감정, 자발적 행동결핍, 주의산만, 건망증 등의 특징을 보이게 되며 감정적으로는 갑자기 우는 반응을 보이거나 드물게는 특별한 자극이 없이 웃기도 한다. 뇌졸중 대상자의 25~60%에서 우울증이 나타나는데, 우울은 재활과 기능적 회복을 방해하므로 조기에 확인하여 치료하는 것이 중요하다.

실금

뇌졸중은 대장과 방광의 기능장애를 유발할 수 있다. 뇌졸중 후에 흔히 신경인성 방광의 한 종류인 조절되지 않는 방광이 초래된다. 신경은 뇌로 방광이 차 있다는 신호를 전달하지만, 뇌가 이러한 신호를 정확하게 해석하지 못하여 방광으로 배뇨하라는 신호를 전달하지 못한다. 이로 인해 빈뇨, 급박뇨, 실금 등이 초래된다. 때로는 신경인성 대장으로 인해 실변을 보이기도 한다. 뇌졸중 대상자의 실금이나 실변은 방광이나 장의 문제로 인해 발생하기도 하지만 기억력 저하, 부주의, 정서적 요인, 의사소통의 불능, 손상된 신체적 운동 및 감염 등의 문제로 인해 초래되기도 한다. 기능손상의 기간과 정도는 경색의 범위와 위치에 따라 달라진다.

진단검사

뇌영상은 급성 허혈성 뇌졸중의 진단에 있어 중요한 역할을 한다. 조영제 없이 촬영하는 뇌의 컴퓨터단층촬영(CT)은 출혈성 뇌졸중을 감별하는데는 유용하지만, 뇌졸중을 진단하는데 중요한 세포의 변화는 컴퓨터단층촬영에서는 정확하게 나타나지 않는다. 표준 자기공명영상(MRI)은 증상 발생 후 8~12시간까지는 경색이 정확하게 나타나지 않기 때문에 급성 허혈성 뇌졸중을 진단하는 데 있어 제한점이 있다.

확산강조영상(diffusion-weighted imaging, DWI)이나 관류영상(perfusion imaging, PI)과 같은 새로운 자기공명영상 기법이 급성뇌졸중의 진단과 치료에 도움이 된다. 이러한 기법들은 진단상의 민감도와 해부학적 해상도를 높여 급성 허혈성 뇌졸중의 조기발견을 가능하게 한다. 또한 심방세동으로 인한 뇌졸중이 의심된다면 심전도(ECG)검사를 실시하고, 동맥내 색전이 의심된다면 추가로 심초음파검사 등을 시행할 수 있다.

치료

뇌졸중의 초기증상 확인

뇌졸중을 치료 및 관리하는데 있어 초기증상을 면밀히 관찰하는 것이 중요하다. 초기증상에 대해 정확히 파악하는 것은 조기 중재와 치료를 결정하는데 있어서도 중요한 부분이다. 뇌졸중의 증상은 경색의 부위와 크기에 따라 다양하기 때문에 급성뇌졸중의 빠른 선별검사(acute stroke quick screen)와 신경학적 결손 증상 중증도(national institutes of health stroke scale, NIHSS) 등의 표준화된 사정도구를 사용하여 혈전용해 치료로 효과를 볼 수 있는 대상자를 신속하게 판별하는 것이 중요하다(**표 41-3**). 이때의 사정자료는 이후 계속적으로 이루어지는 사정에 대한 기준 자료가 되므로 정확하게 이루어져야 한다.

뇌졸중이 의심되는 대상자의 초기사정에는 의식수준, 빛에 대한 동공의 반응, 시각영역, 사지의 움직임, 언어, 감각, 반사, 운동실조 및 활력징후 등이 포함된다. 또한 뇌압을 감찰하는 기구가 설치된 대상자의 경우에는 압력 수치에 대한 기준을 설정해야 한다.

병력, 사회건강력 그리고 현재 문제에 대한 포괄적인 사정은 뇌졸중의 원인에 대한 정보를 제공해줄 수 있으며, 이러한 정보는 뇌졸중 치료의 방향을 결정하는데 도움이 된다. 고혈압 혹은 심장판막장애의 병력은 뇌졸중 발생과 관련이 있으므로 이러한 병력에 대해 조사해야 하며, 무엇보다 증상이 발생한 시간을 확인하는 것이 중요하다. 왜냐하면, 혈전용해 치료는 증상 발생 3시간 이내에 투여되어야 효과적이기 때문이다.

뇌의 산소화 유지

뇌졸중 대상자의 응급간호에는 기도유지가 포함된다. 대상자가 의식이 없는 경우에는 머리를 손상받은 쪽으로 돌려서 기도로부터의 분비물 배액이 증진되도록 하며, 정맥순환이 용이하도록 상의의 목 부분을 느슨하게 풀어준다. 뇌압이 상승되는 것을 예방하기 위해 대상자의 목을 굴곡시키지 않은 상태로 머리를 올려준다.

일단 대상자가 응급실에 도착하면 기도를 유지하고 산소를 공급한다. 대상자의 호흡능력이 떨어져 있는 경우, 저산소증과 뇌허혈을 예방하기 위해 삽관을 시행하고 인공호흡기를 적용한다. 또한 심방세동과 같은 심장질환이 있는 경우, 색전성 뇌졸중의 위험이 높아지게 되므로 심방세동의 여부를 확인하기 위해 심전도를 실시한다. 고혈압을 관리해야 하지만 혈압을 너무 많이 낮추는 것은 오히려 뇌관류압을 감소시켜 뇌허혈상태를 초래할 수 있으므로 주의해야 한다. 혈전용해 치료는 출혈 위험을 높일 수 있으므로 혈액학검사, 생화학검사, 응고검사 등을 실시한다.

뇌혈류 재개

뇌출혈이 아닌 것으로 확인된 대상자에게는 혈전용해 치료를 적용한다. 혈전용해 치료의 목적은 폐색된 혈관을 재관통시켜 허혈된 뇌조직에 다시 관류가 일어나도록 하는 것이다. 외인성 플라스미노겐(plasminogen) 활성제와 같은 혈전용해제는 뇌혈류를 막고 있는 색전 또는 혈전을 용해시키는 작용을 한다. 뇌졸중 발생 3시간 이내에 재조합형조직플라스미노겐 활성제(recombinant tissue plasminogen activator, rt-PA)

표 41-3 신경학적 결손 증상 중증도(NIHSS)

- 제시된 순서대로 각 항목을 사정함
- 대상자가 실제로 할 수 있는 정도를 확인하여 점수를 부여함
- 제시된 것 이외에 대상자가 도움을 받아 시행해서는 안됨
- 총점 - 0: 정상, >4점: 급성뇌졸중, >20점: 심각한 신경결손을 의미함

지시	점수
1a 의식수준 • 검사자는 기관내삽관, 언어장애, 구강기관의 상처나 붕대 적용과 같은 장애에 의해 완전한 평가가 어렵다고 해도 대상자가 어떤 반응을 보이는지 선택해야 한다. 강한 자극에 대해 전혀 반응이 없을 때만 3점을 부여한다.	0 = 명료, 즉시 반응한다. 1 = 명료하지 않으나 명령에 따르거나 최소한의 자극으로 깨어날 수 있다. 2 = 명료하지 않으며 움직임을 유도하기 위해 자극이나 아픈 자극을 반복적으로 제공해야 한다. 3 = 반사운동이나 자동적 반응만 보이거나, 아무 반응이 없거나 반사가 없다.
1b 의식수준 질문 • 대상자에게 지금 몇 월인지 그리고 몇 살인지를 질문한다. 대답은 정확해야 하며, 근접한 대답에 대한 점수는 없다. 질문을 이해하지 못하는 실어증과 혼미상태의 대상자는 2점을 부여한다. 기관내삽관, 구강기관의 상처, 어떤 원인에 의한 심한 구음장애, 언어장애 혹은 속발적 실어증이 아닌 다른 문제 때문에 말할 수 없는 대상자는 1점을 준다. 처음 나온 대답만을 점수화해야 하며, 조사자가 대상자에게 언어적 혹은 비언어적 단서를 주어서는 안된다.	0 = 두 질문에 정확하게 대답한다. 1 = 하나의 질문에 정확하게 대답한다. 2 = 두 질문에 모두 정확하게 대답하지 못한다.
1c. 의식수준 명령(LOC Commands) • 대상자에게 눈을 떴다 감았다 한 후, 마비가 없는 손을 쥐었다 폈다 하도록 요청한다. 손을 사용할 수 없다면, 다른 과제를 수행하도록 요청한다. 양쪽에 똑같은 수행이 이루어지지 않더라도 허약 때문에 완전하지 않으면 점수를 준다. 대상자가 지시에 대해 반응하지 못하면, 과제에 대한 시범을 보이고 점수를 부여한다(예: 하나 혹은 두 개의 명령 혹은 아무것도 따르지 않는다). 외상, 절단 및 다른 신체적 문제가 있는 대상자는 다른 적절한 과제를 주어 평가한다. 첫 번째 시도에 대해서만 점수를 부여한다.	0 = 두 가지 과제를 정확하게 수행한다. 1 = 하나의 과제를 정확하게 수행한다. 2 = 두 과제 모두 정확하게 수행하지 못한다.
2. 응시(Best Gaze) • 수평적 안구의 움직임만 평가한다. 자발적 혹은 반사적(oculocephalic) 안구 움직임에는 점수를 부여하나, 온도눈떨림(caloric)검사는 하지 않는다. 만약 대상자가 자발적 혹은 반사적 활동에 의해 극복될 수 있는 눈의 동향편위(conjugate deviation)가 있다면 1점을 준다. 만약 대상자에게 단독적인 말초신경마비(제3, 4, 6뇌신경)가 있다면 1점을 준다. 응시는 모든 실어증 대상자에서 검사가 가능하다. 안구외상, 안대, 기존의 실명 혹은 다른 시력이나 시야의 장애가 있는 대상자의 경우는 검사자의 선택에 따라 안구의 반사적 움직임을 평가할 수 있는 과제를 사용하여 검사한다. 눈을 마주보게 한 후, 한쪽 끝에서 다른 쪽으로 대상자를 이동시키면 응시마비를 확인할 수 있다.	0 = 정상 1 = 부분적 주시마비, 하나 혹은 양쪽 눈에서 비정상적인 응시가 있으나 강제적 편위나 완전 응시마비는 없다. 2 = 안구두부기법(oculocephalic maneuver)에 의해 극복되지 않는 강제적 편위 혹은 완전 응시마비가 있다.
3. 시각(Visual) • 시야(상부 그리고 하부 1/4)는 손가락 마주잡기를 적용하여 검사한다. 움직이는 손가락 끝을 적절히 볼 수 있으면 정상으로 점수를 줄 수 있다. 만약 편측성 실명 혹은 적출이 있다면, 남아 있는 눈의 시야에 점수를 매긴다. 4분맹증(quadrantanopsia)을 포함한 명백한 비대칭이 있는 경우에는 1점을 준다. 대상자가 어떤 이유든 보이지 않으면 3점을 준다. 양측의 동시자극이 이 시점에서 수행된다. 특이한 점이 있다면, 대상자는 1점을 받고 결과는 11번 질문에 사용된다.	0 = 시력손상이 없다. 1 = 부분적인 반맹증 2 = 완전한 반맹증 3 = 양측성 반맹증(피질성 실명을 포함한 실명)
4. 안면마비(Facial Palsy) • 대상자가 치아를 보이거나 웃거나 눈을 감도록 언어적 혹은 비언어적으로 요청한다. 반응이 거의 없거나 이해하지 못하는 대상자의 경우에는 심한 자극을 주어 이에 대한 반응으로서 대칭적으로 얼굴을 찌푸리는 반응을 보이면 점수를 부여한다. 얼굴의 외상 혹은 붕대, 구강 및 기도 튜브, 테이프 혹은 다른 신체적 장애가 얼굴을 가린다면, 가능한 범위 내에서 이러한 것을 제거하고 평가한다.	0 = 정상적인 대칭성 운동 1 = 최소한의 마비(편평한 비순 주름, 웃을 때의 비대칭성) 2 = 부분마비(하부 얼굴의 완전 혹은 거의 완전한 마비) 3 = 완전한 마비(상하부 얼굴의 움직임이 없음)

표 41-3 신경학적 결손 증상 중증도(NIHSS) (계속)

지시	점수
5. 6. 팔과 다리의 움직임 • 사지가 적절한 위치에 있다. 팔을 90°(앉아 있다면) 혹은 45°(서 있다면)로 뻗고, 다리를 30°(검진시 항상 앙와위를 취함)로 뻗도록 한다. 팔이 10초 전에, 다리가 5초 전에 떨어지면 떨어짐(drift)으로 점수를 준다. 실어증 대상자는 심한 자극이 아닌 목소리나 몸짓을 사용하여 검사하도록 한다. 사지를 교대로 검사하고, 마비가 없는 팔부터 시작한다. 어깨 혹은 고관절의 융합 혹은 절단의 경우 9점을 준다. 검사자는 9점을 준 것에 대한 설명을 명확히 기록해야 한다.	0 = 떨어짐이 없다. 사지를 10초 동안 90°(혹은 45°)로 유지한다. 1 = 떨어짐(drift). 사지를 90도(또는 45도)로 유지하나 10초 이내에 아래로 떨어뜨림. 그러나 침대로 완전히 떨어뜨리지는 않는다. 2 = 중력에 대한 어느 정도의 노력. 사지는 90°(혹은 45°)를 유지할 수 없다. 침대로 떨어지나 중력에 대한 어느 정도의 저항력을 가진다. 3 = 중력에 대한 저항력이 없다. 사지가 떨어진다. 4 = 움직임이 없다. 9 = 절단, 관절융합, 설명: ____________ 5a = 왼쪽 팔 5b = 오른쪽 팔 0 = 떨어짐이 없다. 다리를 5초간 30°로 유지할 수 있다. 1 = 떨어짐. 5초가 될 때 다리가 떨어지나 사지를 90도(또는 45도)로 유지하나 10초 이내에 아래로 떨어뜨림. 그러나 침대로 완전히 떨어뜨리지는 않는다. 2 = 중력에 대한 어느 정도의 저항. 5초 내 다리가 침대로 떨어지나 중력에 대한 어느 정도의 저항을 가진다. 3 = 중력에 대한 저항이 없다. 다리가 침대로 즉시 떨어진다. 4 = 움직임이 없다. 9 = 절단, 관절융합, 설명: ____________ 6a = 왼쪽 다리 6b = 오른쪽 다리
7. 사지운동실조(Limb Ataxia) • 이 항목은 일측성 뇌병변을 발견하는데 목적이 있다. 눈을 뜨는 것을 검사한다. 시력결손이 있는 경우, 시야검사가 완전한 곳에서 이루어지는지 확인해야 한다. 지비검사(finger-nose-finger test) 그리고 발꿈치-정강이검사(heel-shin test)를 양쪽 모두 시행하고, 운동실조는 허약에 비례해서 나타날 경우에만 점수를 매긴다. 지시를 이해하지 못하는 대상자나 편마비가 있는 대상자는 운동실조가 없는 것으로 평가한다. 절단 혹은 관절융합의 경우만 9점을 주고, 검사자는 점수에 대한 설명을 분명하게 서술해야 한다. 실명상태인 경우, 신전된 팔 자세에서 코를 만지는 것으로 검사한다.	0 = 무 1 = 하나의 사지에 유 2 = 두 개의 사지에 유, 만약 있다면 운동실조는 오른쪽 팔: 1=예 2=아니오 9 = 절단 혹은 관절융합; 설명: ____________ 왼쪽 팔: 1=예 2=아니오 9 = 절단 혹은 관절융합, 설명: ____________ 오른쪽 다리: 1=예 2=아니오 9 = 절단 혹은 관절융합; 설명: ____________ 왼쪽 다리: 1=예 2=아니오 9 = 절단 혹은 관절융합; 설명: ____________
8. 감각(Sensory) • 검사시 바늘로 찌를 때의 감각 혹은 얼굴 찌푸림 혹은 실어증 대상자에서 통증자극에 대한 철회(withdrawal), 뇌졸중에 의한 감각상실만이 비정상인 것으로 점수를 준다. 검사자는 편측감각상실에 대한 정확한 확인이 필요한 신체부위(손이 아닌 팔, 다리, 몸통, 얼굴)를 가능한 많이 검사해야 한다. 완전한 감각상실이 명백하게 보일 때만 2점을 부여한다. 혼미상태나 실어증 대상자는 1점 혹은 0점을 준다. 양측성 감각상실이 있는 뇌간 뇌졸중 대상자는 2점을 준다. 만약 대상자가 반응이 없고 사지마비인 경우 2점을 준다. 혼수상태의 대상자(질문 1a = 3)는 이 항목에서 2점을 준다.	0 = 정상. 감각상실이 없다. 1 = 경한 정도에서 중등도의 감각상실. 대상자는 손상받은 부위를 바늘로 찌르는 것을 덜 예리하게 지각한다. 또는 바늘로 찌르는 것에 대한 표재성 통증감각의 상실을 보이나 어떤 물체가 피부에 닿은 것은 인지한다. 2 = 심한 정도에서 완전한 감각상실. 어떤 물체가 피부에 닿은 것을 전혀 인지하지 못한다.
9. 언어(Best Language) • 검사과정에서 이해(comprehension)에 대한 많은 정보가 얻어질 것이다. 대상자로 하여금 제시된 사진에서 무슨 일이 일어나는지 설명하게 하고, 제시된 이름판에서 항목을 말하도록 하며, 문장의 목록을 읽어보도록 한다. 이해도는 여기서의 반응과 전반적인 신경학적 검진과정에서의 명령에 대한 반응으로 판단한다. 시력손상으로 검사에 장애가 있는 경우는 손바닥 위에 놓여진 물건이 무엇인지 말해보도록 한다. 삽관상태의 대상자는 문장을 쓰도록 한다. 혼수상태의 대상자(질문 1a = 3)는 이 항목에서 3점에 해당된다. 검사자는 혼미상태이거나 잘 협조하지 못하는 대상자의 점수를 선택해야 하지만, 3점은 대상자가 말을 못하거나 한 단계의 명령도 따르지 못한 경우에만 사용되어야 한다.	0 = 실어증이 없다. 정상 1 = 경한 정도에서 중등도의 실어증. 표현된 생각이나 표현형태에 있어 유의한 제한 없이 어느 정도의 분명한 유창성 상실 혹은 이해능력의 상실. 말하기(speech) 또는 이해도의 감소는 제시된 주제에 관한 대화를 어렵게하거나 불가능하게 한다. 예를 들어 대상자와의 대화를 위해 사용한 자료, 예컨대 그림이나 명함 등을 통해서도 대상자의 반응을 평가할 수 있다. 2 = 심한 실어증. 모든 의사소통은 완전히 분절된 표현이다. 청취자에 의한 유추, 질문 및 추측이 많이 요구된다. 교환될 수 있는 정보의 범위가 제한된다. 청취자는 의사소통에 부담을 느낀다. 검사자는 대상자의 반응으로부터 제시된 주제를 확인할 수 없다. 3 = 말을 못하는 완전실어증. 말하는 것이 불가능하거나 청각적 이해가 불가능하다.

표 41-3 신경학적 결손 증상 중증도(NIHSS) (계속)

지시	점수
10. 구음장애(Dysarthria) • 대상자가 정상인 것으로 판단되면, 대상자로 하여금 말의 예시가 제시된 목록의 단어를 읽거나 반복하도록 한다. 만약 대상자가 심한 실어증이 있다면, 자발적 언어의 발음이 분명한가를 평가한다. 대상자가 삽관상태이거나 말을 하는 데 있어 다른 신체적 장애가 있는 경우에만 9점을 준다. 그리고 검사자는 점수를 주지 않은 이유를 분명하게 기록해야 한다. 대상자에게 왜 검사가 시행하는지는 말하지 않는다.	0 = 정상 1 = 경한 정도에서 중등도. 대상자는 최소한 얼마간의 단어를 느리게 말하거나 말하는데 어려움을 보인다. 2 = 심한 정도. 대상자의 말이 언어장애(dysphasia)에 비례해서도 이해할 수 없을 정도로 너무 어둔하다. 9 = 삽관 혹은 다른 신체적 장애. 설명: ________________
11. 소실과 부주의[Extinction and Inattention(과거에는 무시)] • 지금까지 진행된 다른 영역의 검사를 통해 무시를 평가할 수 있는 충분한 자료가 얻어졌다고 할 수 있다. 만약 대상자가 시각적 이중 동시자극을 방해하는 심한 시각적 손실이 있거나 피부자극이 정상이라면 점수는 정상이다. 대상자가 실어증이 있으나, 양쪽 모두에 집중하는 것으로 나타나면 점수는 정상이다. 시각적 공간 무시 혹은 질환 인식 불능증이 있다면, 무시의 증거로서 간주될 수 있다. 무시는 존재할 경우에만 점수가 매겨지기 때문에 항목은 검사되지 않는다. 부가적인 항목, NIH 뇌졸중 척도의 점수에 포함되지 않는다.	0 = 비정상이 없다. 1 = 시각, 촉각, 청각, 공간, 사람, 또는 동시에 제공된 양측성 감각자극에 대해 부주의를 보인다. 2 = 심각한 편측 부주의 혹은 하나 이상의 편측 부주의. 자신의 손을 인지하지 못하거나 한쪽 공간에 대해서만 지남력을 보인다. 예컨대 오른쪽 공간에 대해서만 인지하거나 왼쪽 공간에 대해서만 인지하는 것이 해당된다.
12. 원위운동기능(Distal Motor Function) • 검사자는 대상자의 손을 전박까지 올리고 대상자로 하여금 손가락을 가능한 많이 펴도록 한다. 대상자가 손가락을 펴지 못하면, 검사자는 대상자의 손가락을 완전히 펴고 5초 이내에 굴곡이 있는지를 검사한다. 대상자의 첫 번째 시도에 대해서만 점수를 준다. 지시의 반복이나 검사의 반복은 금지한다.	0 = 정상(5초 후에도 굴곡이 없다) 1 = 5초 후 최소한의 신전 반응을 보이나 완전한 신전 반응은 보이지 못한다. 검사하지 않은 손가락의 모든 움직임에 점수를 주지 않는다. 2 = 5초 후에 자의적인 신전이 없다. 시간이 지난 후의 손가락 움직임은 점수를 매기지 않는다. a. 왼 팔 b. 오른 팔

치료를 받은 대상자 중 30% 이상이 최소한의 장애나 불능 없이 급성 허혈성 뇌졸중으로부터 회복되었으며, 치사율도 높아지지 않았다. 혈전용해 치료의 금기사항에 대한 내용은 **박스 41-1**을 참조한다.

대상자에게 rt-PA가 적합한 것으로 판단되면, 즉시 치료를 시작한다. 급성 허혈성 뇌졸중을 위한 rt-PA의 용량은 0.9 mg/kg이며, 이를 1시간 동안 정맥 내로 주입한다. 전체 용량의 10%는 정맥용량을 투여하기 전에 1분간 알약으로 투여한다. rt-PA의 약물학적 반감기는 5~7분이다. 혈전용해 치료를 시행한 대상자는 중환자실로 옮겨져 혈압과 신경학적 상태 및 출혈에 대해 철저히 감찰해야 한다.

특정 대상자의 경우에는 혈전용해 치료제의 사용으로 인한 장점과 단점을 검토해야 한다. 적극적 치료를 적용해야 하는지 여부는 대상자의 연령, 동반 질환, 경색의 크기, 경색 발생 후 경과된 시간 등의 요인을 고려하여 결정한다. 뇌전산단층촬영에서 주요 경색부위에 대한 조기증상을 보인 대상자는 rt-PA 후, 뇌출혈의 위험이 더 커지며 초기에 심한 신경학적 결손을 보인 경우(NIHSS 22점 이상)에도 뇌출혈의 위험이 증가된다.

박스 41-1 급성 허혈성 뇌졸중을 위해 정맥주입하는 rt-PA 치료의 적응증

- 신경학적 결손을 가진 허혈성 뇌졸중
- 신경계 증상이 자발적인 신경학적 징후가 분명하지 않음
- 신경계 징후가 경미하지 않으며 뚜렷함
- 주요 손상이 있는 대상자는 치료에 주의를 기울여야 함
- 지주막하출혈(SAH)을 시사하는 증상이 없음
- 치료시작 3시간 이내에 증상이 발현됨
- 지난 3개월 동안 두부외상이나 뇌졸중이 없었음
- 지난 21일간 위장관 및 비뇨생식기 출혈이 없었음
- 7일 이내에 압박을 가할 수 없는 부위에 동맥천자가 시행된 바 없음
- 최근 14일간 큰 수술이 없었음
- 뇌출혈 발생 병력이 없음
- 수축기압 < 185mmHg, 이완기압 < 110mmHg
- 급성외상이나 출혈의 증거가 없음
- 항응고제를 복용하지 않음, 만일 복용하였더라도 INR이 1.7 미만임
- 48시간 이내에 헤파린을 투여하였으나, aPTT가 정상임
- 혈당 > 50mg/dL(2.7mmol)
- 발작 후 손상이 남는 경련이 없었음
- 컴퓨터단층촬영에서 다엽 뇌경색 증거가 보이지 않음

현재는 경색 부위가 넓거나 뇌출혈이 있는 대상자의 경우, 주로 보존적 방법으로 치료가 이루어지므로 향후 이러한 대상자의 치료 효과를 높일 수 있는 연구가 더 많이 수행될 필요가 있다.

합병증 예방

출혈

rt-PA 투여 후에는 뇌출혈이나 전신출혈과 같은 rt-PA의 잠재적 합병증에 대한 감시를 시행해야 한다. 급성 허혈성 뇌졸중의 rt-PA의 효과에 대한 연구 결과에서는 치료 후 첫 36시간 이내에 6.4%에서 뇌출혈이 발생한 것으로 나타났는데, 뇌출혈이 발생할 경우에 치사율이 50% 이상까지 상승된다. 치명적인 뇌출혈은 치료 후 첫 24시간 이내에 발생하였다. 뇌출혈로 인해 커진 응괴(blood clot)는 뇌조직을 파괴한다. 또한 응괴로 인한 압력은 뇌혈류를 방해하여 부가적인 허혈을 일으킨다. 공간을 점유하는 응괴와 허혈조직 주위에 발생한 부종은 뇌압을 상승시키며, 이렇게 상승된 뇌압은 두개내 조직의 중간선이동을 일으키고, 뇌간탈출을 초래하여 사망에 이르게 한다. 뇌실질내 혹은 전신출혈의 위험을 감소시키기 위해 rt-PA 투여 후 24시간까지는 항응고제와 항혈소판제를 투여하지 않는다.

혈전용해 치료 이후에 뇌출혈을 예방하기 위한 가장 중요한 것은 혈압에 대한 관리이다. 고혈압을 예방하고 뇌출혈 증상을 감지하기 위해 활력징후와 신경학적 검사를 자주 시행하는 것이 필수적이다. 뇌졸중 대상자의 경우, 수축기압 185 mmHg, 이완기압 105mmHg까지는 고혈압 치료를 하지 않으며, 평균 동맥압을 10% 이상 낮추지 않고 점진적으로 증가시키는데, 이러한 관리를 통해 저관류의 발생과 뇌허혈의 악화를 줄일 수 있다.

두통, 오심, 구토, 의식수준의 급격한 변화가 있을 때는 뇌출혈이 의심된다. 신경학적 기능의 급성적인 악화가 있는 경우, 뇌전산단층촬영을 통해 뇌출혈이 아닌 것으로 확인될 때까지는 뇌출혈로 가정하고 치료를 시행한다. 만약 rt-PA가 주입되던 대상자라면 주입을 중단하고 혈액학적검사, 혈액응고검사, 혈액형검사 및 교차검사가 수행된다. 뇌 컴퓨터단층촬영에서 뇌출혈로 진단이 내려지면, 응고장애를 교정하기 위해 섬유소(fibrinogen)나 신선동결혈장(FFP)을 투여한다.

전신출혈 역시 rt-PA의 합병증으로 발생할 수 있다. 전신출혈의 경우에 의식수준의 변화, 빈맥, 저혈압, 차고 축축하고 창백한 피부 등의 임상증상을 보이게 된다. 출혈 부위와 정도에 따라 혈전용해 치료가 중단될 수 있다.

뇌부종

넓은 범위에 걸쳐 일어난 허혈성 뇌졸중의 경우, 잠재적 합병증으로 뇌압 상승이 초래될 수 있다. 또한 뇌압 상승은 혈전용해 치료에 의해 이차적으로 발생하는 뇌출혈의 잠재적 합병증이기도 하다. 뇌압 상승의 증상으로는 의식수준 변화, 반사적 고혈압, 신경학적 상태의 악화 등이 있다. 의식수준이 악화되고 뇌압 상승의 위험이 높은 대상자들을 위해 침습적인 뇌압 감찰관리가 시행된다. 뇌압을 감소시키고 정맥 배액을 용이하게 하기 위해 침상머리를 30° 정도 올리고, 침상 안정을 취하도록 한다.

뇌척수액(CSF) 축적에 의한 뇌압을 감소시키기 위해 뇌실외배액술(external ventriculostomy drainage)이 시행된다(그림 41-9). 이는 두개골에 Burr hole을 낸 후, 이를 통해 관을 측뇌실로 삽입하여 뇌척수액이 배액되도록 관리하는 것을 말한다. 그리고 이는 뇌관류를 감소시키지 않고, 다른 뇌졸중이나 출혈을 방지하기 위해 뇌압을 낮게 유지하려는 목적에서 적용한다. 이때 혈압을 면밀히 감시해야 하는 것이 중요하다. 뇌압을 감소시키기 위해 기계적 환기를 통한 과다환기, 삼투성 이뇨제인 만니톨 투여, 뇌혈종 제거술 등이 시행될 수 있다. 뇌압 상승, 중간선이동, 뇌간 출혈 등은 연수에 있는 활력

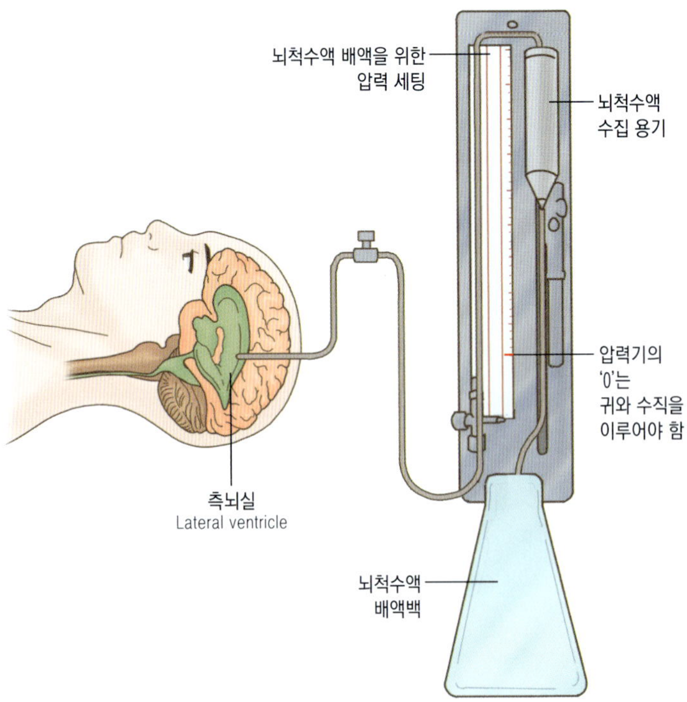

그림 41-9 ■ 뇌실외배액술

중추를 압박하여 죽음을 초래하는 뇌간부전을 일으킨다.

혈당조절

심각한 고혈당은 부정적인 결과를 초래하고, 혈전용해 시 뇌관류를 감소시킨다. 당뇨병 병력을 가지고 있는 대상자는 정맥수액을 통해 과다한 포도당이 투여되지 않도록 한다.

뇌졸중 재발

급성 허혈성 뇌졸중 후 첫 4주 이내의 재발률은 주당 0.6~2.2% 정도이다. 항응고 치료는 뇌출혈, 전신출혈, 사망 등의 위험을 높이기 때문에 허혈성 뇌졸중이 있는 모든 대상자에게 헤파린을 사용하도록 권장하지는 않는다. 헤파린은 심장질환으로 인한 색전의 위험이 있는 대상자의 뇌졸중 재발 방지를 위해 사용되는데, 초기에는 체중에 따른 용량으로 헤파린을 정맥투여하지만, 이후 경구용 와파린(warfarin)으로 교체한다.

정맥용 헤파린(heparin)은 주입기구(infusion pump)를 사용하면 보다 정확하고 안전하게 투여할 수 있으며, 응고시간(clotting times)에 대해 검사를 하는 것이 과다 항응고로 인한 출혈 위험을 감지하기 위해 중요하다. aPTT(activated partial thromboplastin time)가 정상 시간의 1.5~2.5배 범위로 증가해야만 항응고 작용이 효과적으로 일어날 수 있다.

헤파린을 통해 치료적 항응고 수치에 도달한 후에는 와파린 투여를 시작한다. 와파린은 긴 반감기를 가지고 있으므로 헤파린이 정맥주입되고 있는 중에 와파린 치료를 시작한다. 일단 24~48시간에 걸쳐 와파린에 대한 치료적 반응이 나타나게 되면, 헤파린 투여를 중단하고 와파린 치료를 지속한다. 심장으로부터 기인된 색전을 예방하기 위한 치료적인 INR(international normalized ratio)은 2.0~3.0이다. 항응고 치료를 받는 대상자의 경우는 반상출혈, 혈뇨, 혈변, 점막출혈, 두통이 나타나는지를 사정하는 것이 중요하다.

뇌졸중 재발의 장기적인 위험률은 매년 4~14%이다. 아스피린, 티크로피딘, 크로히도그렐 등의 항혈소판제제의 복용은 이차적 뇌졸중의 위험을 감소시킨다. 항혈소판제제는 혈소판 기능을 억제하여 혈전생성의 위험을 낮춘다. 대상자의 병력에 따라 어떤 항혈소판제제를 사용할 것인지를 결정하게 된다.

흡인

뇌졸중 대상자의 경우, 흡인성 폐렴이 발생될 위험이 높으며 흡인성 폐렴은 뇌졸중 사망원인의 6%를 차지한다. 흡인(aspiration)은 뇌졸중 초기에 가장 흔히 일어나는데 인두감각 손실, 구강인두운동 조절상실, 의식수준 저하 등으로 인해 초래된다. 따라서 음식과 물을 경구로 투여하는 것은 24~48시간 동안 보류된다.

구강섭취에 대한 결정은 신중하게 이루어져야 한다. 대상자가 물을 삼킬 수 있는지 확인하기 위해 구개반사(gag reflex)를 사정하고, 흡인의 우려가 있으면 구강섭취를 중단한다.

만약, 대상자가 뇌졸중 발생 48시간 후에도 먹거나 마시는 것이 가능하지 않으면, 위관영양이나 고영양공급(hyperalimentation)을 시행하며, 이후 삼키는 능력이 회복되면 구강으로 영양을 섭취하도록 한다. 연하장애를 위한 점진적인 섭식 프로그램은 대상자의 삼키는 능력에 따라 시행한다.

기타 잠재적 합병증

기타 뇌졸중의 잠재적 합병증은 경색이 일어난 조직이나 부위에 따라 달라진다. 만약 뇌간이 침범된 경우라면 혈압의 변동, 호흡양상의 변화, 심부정맥 등이 나타날 수 있다. 대상자가 자신의 장애를 인식하지 못하는 경우라면, 외상으로 인한 신체손상이 발생할 수 있으며 그 외 부동으로 인한 합병증도 발생할 수 있다.

혼수(coma)는 다양한 원인의 뇌졸중으로 인해 동반될 수 있다. 혼수상태는 의식을 조절하는 뇌간 및 망상활성체계의 혈액공급이 직접적으로 폐쇄되거나 대뇌피질로 정보를 전달하는 시상의 심부조직이 손상을 입은 경우에 초래된다. 내경동맥 또는 내경동맥의 주요 가지 중 하나가 폐쇄된 경우에도 의식변화가 오게 되며, 뇌졸중으로 인한 대뇌부종이 중간선 이동을 초래하는 경우도 혼수가 일어나게 된다.

고체온증(hyperthermia)은 해열제로 즉시 치료해야 한다. 체온상승은 대뇌의 대사요구량을 증가시킴으로써 뇌손상으로부터 회복되는 것을 지연시킬 수 있으며, 대뇌부종과 뇌허혈의 위험을 높이게 된다. 필요시 저체온 담요나 얼음주머니를 사용하여 체온을 낮춘다. 그러나 오한은 산소 소모와 뇌압을 상승시키기 때문에 피해야 한다. 경련 발작이 발생하는 경우 페니토인(Dilantin)을 투여한다.

색전 및 혈전과 같은 폐쇄성질환에 의해 발생한 뇌졸중에서 갑작스러운 사망이 일어나는 것은 드문 일이다. 그러나 치명적 뇌졸중의 경우, 사망은 3~12시간 이내에 발생할 수 있으며 발병 후 1~14일 사이에 흔히 발생하게 된다. 뇌졸중으로 사망하기 수 시간 내지 며칠 전 체온, 맥박, 호흡이 증가되면서 깊은 혼수상태를 보이는 것이 일반적인데, 이는 혈관운동과 체온조절 중추가 손상된 결과이다.

뇌졸중 후 재활

뇌졸중 대상자의 재활 목표는 신체적 · 인지적 회복을 최대화하는 것이다. 신경학적 결손과 부동으로 인한 합병증을 예방하기 위해 조기에 관절운동을 시행한다. 뇌졸중 발병 후 며칠이 지나면, 뇌부종이 감소되면 결손 상태가 어느 정도인지 분명하게 파악한다. 대상자의 장애 상태에 대해 대상자 자신과 가족이 적응하기 어려울 수 있으므로 적응할 수 있도록 돕는 것이 재활에 있어 가장 중요한 부분이다.

과거에는 중추신경계(CNS)의 손상은 불가역적인 것으로 여겼다. 그러나 현재는 심각한 뇌손상을 입은 경우, 성인일지라도 재교육이 가능한 것으로 보기 때문에 손상 후 가능한 한 빨리 재교육을 실시하는 것이 매우 중요하다. 이러한 재교육은 조기에 시작할수록 재활의 효과를 높일 수 있으므로 대상자의 상태가 안정되면 가능한 빨리 재활을 시작한다. 기능 회복을 위해 필요한 시간은 뇌졸중의 중증도에 따라 달라진다.

뇌졸중의 재활을 위해서는 다학제적 접근이 필요하다. 대상자의 기능적 능력을 사정하고, 현실적인 목표를 수립하는 것은 뇌졸중 재활에 있어 중요한 부분이다. 뇌졸중 대상자의 간호를 위한 많은 임상경로도가 개발되어 적용되고 있다.

다학제적 뇌졸중 재활을 위해 권장되는 간호활동은 우선 대상자의 장애, 다른 질환의 상태, 합병증, 상태의 변화, 뇌졸중 이전의 기능적 상태 등을 사정 후 기록하는 것이다. 대상자의 임상 상태가 안정되면 바로 운동 재활을 시작한다. 그러나 신경학적 결손, 지주막하출혈, 뇌출혈, 심한 기립성 저혈압, 급성 심근경색, 급성 심부정맥혈전증이 있는 경우에는 운동재활을 신중하게 고려해야 한다. 또한 심부정맥혈전증과 폐색전증, 흡인, 피부균열, 요로감염, 낙상, 강직과 경련, 어깨손상 및 발작 등과 같은 합병증을 예방하는 간호를 시행한다. 뇌졸중 위험요인, 경구 항응고제, 항혈소판제 치료 등 재발을 예방하기 위한 치료 및 처방에 따른 간호를 시행하며 이러한 치료에 대상자가 잘 순응하도록 교육한다. 급성기 동안 정규적으로 재활에 대한 평가를 실시하되 신뢰할 수 있는 표준지침을 사용하여 평가한다. 대상자와 가족의 요구를 반영하여 개별적 또는 다학제적 재활 프로그램을 선택한다. 재활 프로그램의 성공 여부는 대상자의 협조뿐만 아니라, 가족의 능동적 참여와 지지가 필요하므로 이를 권유한다.

물리치료

대상자의 관절가동범위(ROM)를 유지하며 침범되지 않은 부위의 근력을 유지하기 위해 물리치료를 시행한다. 한편 뇌졸중으로 인해 마비나 부전마비가 온 부위의 관절가동범위와 근력을 증진시키는 훈련을 실시하며, 균형과 고유감각 기술도 훈련한다. 물리치료로 인해 기능이 지속적으로 향상되면 침상 끝에 앉는 것이 가능하게 되고, 더 나아가 이동이 가능하게 된다. 기구를 사용하여 재활이 필요한 대상자의 경우에는 기구를 어떻게 착용하고 제거하는지에 대한 교육을 제공한다. 편마비 대상자는 걷는 훈련을 시행한 이후, 네발지팡이를 사용해서 이동할 수 있도록 돕는다.

작업치료

작업치료사는 대상자로 하여금 일상생활동작(ADL)을 다시 배우고 독립성을 높일 수 있도록 보조기구 사용 방법을 교육한다. 편마비 대상자의 경우, 단추를 끼우는 동작이 어려우므로 벨크로(접착 테이프)로 옷을 고정시키도록 한다.

많은 대상자들은 뇌졸중으로 인해 손상을 받은 쪽 어깨와 손에 심한 통증을 경험하며, 이러한 통증으로 인해 관절가동범위가 제한됨으로써 운동과 자가간호 시행이 어려워지게 된다. 뇌졸중 대상자에서 어깨 통증이 초래되는 이유는 마비가 일어난 어깨가 당겨지는 힘에 의해 아탈구 또는 부분적 탈구가 발생하기 때문이다. 만성 아탈구는 어깨 통증과 손의 부종을 특징으로 하는 어깨-손 증후군(shoulder-hand syndrome)을 유발한다.

언어치료

뇌졸중 대상자는 발음하기와 대안적 의사소통기법 등을 통해 언어기능을 회복하도록 언어치료를 받게 된다. 또한 언어치료사들은 흡인의 위험을 감소시키기 위해 연하 기법을 훈련하며, 음식과 물을 먹고 마시기를 재교육한다.

사례관리

뇌졸중 대상자의 사례관리자의 역할은 다학제적 임상 실무자들이 뇌졸중 대상자의 치료 및 간호를 위해 서로 협조할 수 있도록 관리하며 대상자와 가족의 권익을 옹호하는 역할을 한다.

뇌졸중 대상자는 지속적인 사정이 필요하다. 글라스고우 혼수척도(GCS)와 같은 표준화된 의식수준 사정도구를 사용하는 것은 간호사로 하여금 대상자의 상태 변화를 감찰하는 데 도움을 준다. 또한 뇌졸중 대상자의 상태를 파악하기 위해 NIHSS를 사용하여 사정한다(표 41-3). 신경학적 사정과 함께 심음, 심장박동수와 규칙성, 호흡수와 규칙성, 체온, 영양 수준, 연하 능력, 방광과 장의 배설, 의사소통, 성적 요구 등을 사정한다. 그 외 대상자 및 가족의 심리사회적 요구와 교육적 요구를 사정한다.

간호

■ 간호진단

뇌혈관의 허혈, 색전, 혈전, 출혈, 부종 및 경련으로 인한 혈류 감소와 관련된 비효과적 뇌조직관류의 위험

기대결과

대상자의 뇌조직관류가 향상될 것이다. 뇌조직관류의 향상은 뇌압 15mmHg 이하, 뇌관류압(CPP) 65mmHg 이상, 뇌압 모니터링상 A파의 부재, 두통이 없으며, 의식이 저하되지 않고 안정된 GCS 점수를 보인다.

간호중재

뇌조직관류의 변화가 일어날 경우에 나타날 수 있는 증상들은 **주요관찰사항**에 제시된 바와 같다.

사정자료가 불안정한 대상자의 경우는 15분마다 시행하고, 안정된 대상자의 경우는 2~4시간마다 시행한다. 뇌조직 관류와 관련된 지표들의 양상과 추세를 분석하여 신경학적으로 악화되는 상태가 나타나면 의사에게 보고한다. 악화되는 증상으로는 의식수준의 저하, 운동 혹은 감각기능의 변화, 동공의 변화, 호흡곤란, 시각적 혹은 지각결손 및 실어증 등을 들 수 있다.

뇌부종을 유발하지 않고 뇌조직 관류를 유지하기 위해 의사가 처방한 범위 내에서 대상자의 혈압을 유지하며, 뇌의 포도당과 산소 소모를 줄이기 위해 정상 체온을 유지한다. 불필요한 운동과 자극을 감소시키기 위해 간호중재는 가능한 모아서 한꺼번에 수행한다. 뇌부종을 방지하기 위해 침상머리를 30° 정도 올리고, 정맥배액을 향상시키기 위해 대상자의 머리를 중립자세로 유지시킨다. 또한 처방에 따라 뇌조직 관류를 향상시키는 약물을 투여하고, 색전의 위험을 감소시키기 위해 항응고제나 항혈소판제가 처방된다.

섬망과 불안정을 완화시키기 위해 필요한 경우, 안정제를 사용한다. 그러나 먼저 대상자의 불안정이 저산소증, 방광팽만, 배변, 통증과 같은 원인에 의해서 초래된 것이 아님을 확인해야 한다. 억제대 사용은 대상자의 초조감을 증가시킬 수 있으며 두개내압을 상승시키기 때문에 피해야 한다. 배변, 과도한 기침, 구토, 거상, 체위변경 등은 두개내압상승을 유발할 수 있으므로 주의해야 하며, 배변을 위해 경한 완하제나 대변연하제가 처방되기도 한다.

> **주요관찰사항**
>
> **뇌관류의 실제적 변화를 나타내는 증상**
> - 15~30초 이상 지속되는 15mmHg 이상의 두개내압
> - 70mmHg 이하의 뇌관류압
> - 처음에 비해 2점 이상의 GCS 점수 감소
> - 의식수준의 감소
> - 80mmHg 이하의 평균동맥압 또는 100mmHg 이하의 수축기압
> - 서맥
> - 호흡양상의 변화
> - 통증 자극에 대한 반응 소실
> - 빛에 대한 동공반응이나 크기의 변화
> - 두통
> - 구토
> - 비정상적인 굴곡 또는 신전 자세

■ 간호진단

혈전용해제와 항응고제 투여와 관련된 출혈의 위험

기대결과

간호사는 출혈을 감시하여 출혈이 있으면 조절하고 의사에게 보고한다.

간호중재

혈전용해 치료를 받는 대상자의 경우는 전신출혈을 예방하는 관리가 필요하다. 즉 혈전용해제 투여 후 첫 24시간 동안 동맥천자나 비위관 삽입을 금하고, 직장으로 체온을 측정하거나 약물을 투여하는 절차를 금한다. 그리고 출혈징후를 감시하기 위해 24시간 동안 모든 천자 부위를 관찰하며, 체액 상태를 감찰하고 침상안정을 취하도록 한다. 항응고제 치료를 받고 있는 대상자는 aPTT와 INR을 관찰하며 의사의 지시에 따라 항응고제의 용량을 조절하고 모든 출혈징후는 즉시 의사에게 보고한다.

■ 간호진단

연하곤란, 기침과 구개반사 저하, 의식수준 저하와 관련된 흡인의 위험

기대결과

대상자는 분비물을 쉽게 식도로 넘기며, 먹는 동안 흡인이나 기침이 없고 열이 없으며, 악설음 및 나음이 없는 등 흡인을 나타내는 증상들이 감소될 것이다.

간호중재

열, 호흡곤란, 악설음 또는 나음, 혼돈, 저하된 동맥혈산소분압과 같은 흡인의 임상증상에 대해 사정한다. 특히 구강이나 비위관을 통해 식이를 제공할 때 유의한다. 비위관 식이를 공급받는 대상자의 경우는 흡인 여부를 확인한다. 흉부 X-선검사 결과를 감시하고 폐 침윤의 결과를 보고한다.

■ 간호진단

신체 부동이나 마비와 관련된 침상기동성 장애 혹은 신체기동성 장애

기대결과

대상자는 뇌졸중으로 인한 활동장애에도 불구하고 신체를 최대한 움직일 수 있으며, 이는 손상 받은 사지에 대한 정상적인 운동, 근력 향상, 보조기구의 효과적 사용 등으로 확인할 수 있다. 이러한 결과를 얻기 위해서는 장기적인 계획을 세워야 한다.

간호중재

활동장애에 대한 중재를 제공하기 전, 대상자의 근력을 사정하여 기초자료로 사용하고, 중재로 인한 결과를 결정하고 평가하기 위해 활용한다. 물리치료사의 포괄적인 사정이 적절한 활동수준을 결정하는 데 도움이 된다.

침상안정 중인 편마비 대상자의 경우, 향후 활동에 대한 준비를 위해서 그리고 회복에 대한 기대와 낙관을 가질 수 있도록 침상에서의 운동을 격려한다. 편마비 대상자로 하여금 건강한 다리를 약한 다리 아래로 끌어서 움직이도록 교육하며, 약한 손과 팔을 이동시키기 위해 건강한 팔을 사용하도록 교육한다.

근육운동

대상자의 이후 보행이 가능할 수 있도록 둔근과 사두근을 자주 운동시킨다. 처음에는 5회를 반복하다가 20회까지 점차 늘려 나간다. 둔근을 강화시키는 운동은 엉덩이 근육을 수축시킨 상태에서 숫자를 다섯까지 센 후 근육을 이완시키도록 한다. 이 과정을 반복하도록 한다. 대퇴사두근을 강화시키는 운동은 둥글게 만 수건을 무릎 아래 놓고 발꿈치를 올리면서 허벅지 앞부분의 사두근이 수축된 상태로 다섯까지 세도록 한 후 근육을 이완시키도록 한다. 이 과정을 반복하게 한다. 양쪽 다리 모두 운동하도록 한다. 의식이 있는 대상자의 경우, 가능한 빨리 사두근 운동을 시작하도록 한다. 왜냐하면, 사두근은 보행 시 무릎관절을 안정시키는 데 있어 중요한 근육이기 때문이다.

침상 밖으로 나오기

대상자의 상태가 안정되면, 대상자가 침상 밖으로 나오는 것을 시도하도록 돕는다. 그러나 편마비는 균형에 심각한 문제를 초래할 수 있으므로 이러한 문제가 발생하지 않도록 안전하게 움직이도록 교육한다. 특히 침상안정을 취하던 대상자가 일어나게 되면, 기립성 저혈압이 발생할 수 있으므로 일어날 때는 침상머리를 천천히 올린다.

처음 대상자가 일어설 때는 손상된 쪽 등과 머리를 지지한다. 점차 침상머리가 올려진 상태로 혼자 앉아 있을 수 있도록 훈련하고, 다음으로 바닥에 발을 대고 침상 가장자리에 설 수 있도록 한다. 손상된 팔은 신전시키고 침상에 손바닥을 대어 균형을 유지하도록 대상자를 돕는다. 대상자가 다시 균형을 잡을 때까지 인내하도록 용기를 주고, 대상자가 의자에 앉아 있을 때는 베개로 약한 부위를 지지해준다. 마지막으로 대상자는 건강한 다리를 사용하여, 침상 양쪽으로 두 다리를 흔들어 바닥으로 내리는 것을 배운다. 건강한 다리를 축으로 하여 몸을 돌리도록 하는 것이 가장 안전하므로 의자를 건강한 쪽의 직각방향에 둔다.

휠체어 이동

편마비 대상자는 침상에서 의자나 변기로 그리고 침상에서 휠체어로 안전하게 이동하는 법을 배워야 한다. 휠체어에서 안전하게 이동시키기 위해 대상자의 건강한 팔과 다리를 이용하여 휠체어로 이동한다. 일단 대상자가 휠체어를 이용하게 되면, 독립성이 높아지게 된다. 그러나 공간감각의 부족, 의식감소 및 편측성 무시로 인해 낙상이 일어날 수 있으므로 주의해야 한다. 대상자가 스스로 이동할 수 있음이 확인될 때까지 충분한 교육과 훈련을 실시해야 한다(대상자 교육 지침).

대상자 교육 지침

편마비 대상자의 침상에서 휠체어로의 이동

- 안전을 위해 휠체어를 잠그고, 휠체어를 건강한 쪽 침상 옆에 둔다.
- 손상된 팔과 다리를 이동시키기 위해 건강한 팔과 다리를 사용한다.
- 다리를 침상 가장자리로 내리면서 상체는 일으킨다.
- 건강한 팔과 다리를 사용하여 서는 자세를 취한다.
- 휠체어의 먼 쪽 손잡이를 잡기 위해 휠체어를 가로질러 끌어 잡고 몸을 돌려 앉는다.

일어서기

균형에 문제가 있는 대상자가 일어선 자세를 취할 수 있도록 돕기 위해 경사테이블을 활용한 물리치료가 제공될 수 있다. 마비가 오지 않은 다리의 사두근이 정상적인 근력을 갖게 되면 서는 것을 시작할 수 있다. 대상자로 하여금 우선 침상 가장자리에 앉도록 한 후, 일어서도록 한다. 이때 건강한 다리의 근육을 사용하도록 격려한다. 대상자가 서는 것을 도울 때, 간호사는 대상자의 약한 신체부위 쪽에 선다. 손상된 팔이 당겨져서 어깨손상이 일어나는 것을 예방하기 위해 보행벨트를 사용하여 보행을 보조하도록 한다. 3점 보행을 위해 네발 지팡이는 건강한 쪽에서 사용하도록 한다.

보행

편마비 대상자도 보행을 배울 수 있다. 정확하게 걷는 것을 배우는 데 있어 가장 중요한 것은 연습이다. 정확하지 않은 습관이 생기면 이후에 교정하기 어려우므로 처음부터 정확한 방법으로 보행하도록 격려한다. 대상자가 낙상의 위험 없이 혼자 안전하게 걸을 때까지 세심하게 감독한다. 한편, 보조기를 사용하기 시작하면 대상자와 가족에게 보조기를 착용하고 벗는 것, 피부손상을 관찰하는 것, 적절한 피부간호 제공 및 보조기 관리방법에 대해 교육한다.

■ 간호진단

시상하부의 출혈이나 부종으로 인한 체온조절중추의 허혈과 관련된 비효과적 체온조절의 위험

기대결과

대상자의 체온이 떨어져 정상 체온을 보일 것이다.

간호중재

해열제로 고열 상태를 치료한다. 고열을 빨리 내리기 위해 저체온 담요를 사용할 수 있으나, 이 경우 피부의 압박부위나 동상에 대해 자주 사정해야 한다. 근육활동으로 인해 체온이 상승될 수 있으므로 오한이 일어나는 것을 피하도록 한다. 담요로 발을 따뜻하게 하는 것이 오한을 감소시킬 수 있다. 손상된 뇌구조로 인해 열이 나는 경우라면, 신경막을 안정화시키기 위해 페노티아진(phenothiazine)을 사용할 수 있다.

■ 간호진단

피부의 방어능력 상실과 운동능력 감소와 관련된 피부손상의 위험

기대결과

피부에 욕창 1단계의 징후가 전혀 없으며, 마찰이나 비틀림으로 인한 발적이 없는 건강한 상태를 보일 것이다.

간호중재

피부손상은 마찰과 응전력에 의해서도 생길 수 있으며, 부적절한 영양상태나 부종으로 인해 피부가 약해져 발생할 수도 있다.

2시간마다 대상자의 피부 상태를 사정하고, 편마비 대상자나 의식수준이 저하된 대상자는 2시간마다 체위변경을 실시한다. 보조인력과 가족이 체위변경을 할 수 있도록 체위변경 계획표를 만든다. 손상된 쪽으로 체위를 변경할 때, 체중으로 인해 손상된 사지가 상해를 입지 않도록 확인한다. 약한 사지를 적절히 지지하지 않으면, 어깨와 고관절에 완전탈구가 발생할 수 있다. 대상자의 다리 사이에 베개를 넣어 지지한다. 혈액순환의 손상이나 통증이 일어나지 않도록 하기 위해 손상된 쪽으로 30분 이상 눕지 않도록 한다.

■ 협동적인 문제

구축의 위험

뇌졸중 회복 초기에는 구심성 감각신경과 원심성 운동신경이 중추신경과 연결이 끊어져 있으므로 근육이 이완되어 있다. 한편, 뇌손상으로 인해 경직성 근육수축을 억제할 수 없기 때문에 침범을 받은 근육이 경직될 수도 있으므로 이완성 마비나 경직과 관련된 구축의 위험이 있다.

기대결과

구축, 관절강직, 근육단축 등의 상태가 없고 정상 관절가동범위를 유지할 것이다.

간호중재

손상된 관절과 정상 관절의 관절가동범위(ROM)를 사정한다. 이러한 사정 결과는 회복에 대한 예측과 추후 기초자료로 활용될 수 있다.

특별한 처방이 없는 한, 뇌졸중 후 첫 24시간 이후부터 매일 2회씩 대상자의 수동 관절가동범위운동을 수행한다. 척추운동 체계의 자율성 때문에 초기에는 침범된 부위가 이완되어 있으나, 시간이 지날수록 경직이 생기고 구축의 위험이 증가된다. 수동 관절가동범위 운동은 일단 침범을 받은 근육이 굳어지면 실시하기 어렵다.

통증을 일으키고 지속적인 연축을 유발하는 사지 움직임은 피해야 한다. 운동시키는 관절을 지지한 상태에서 사지를 잡아당기지 않고 부드럽게 운동시킨다. 수동 관절가동범위 운동을 자주하는 것은 관절부동을 예방하고, 힘줄의 경련 및 근육

위축을 예방하고 혈액순환을 자극하며 신경근육 경로의 재확립에 도움을 준다. 대상자가 옷을 입고 벗기 전에 이러한 운동을 수행하면 자가간호가 훨씬 수월해진다.

대상자로 하여금 약한 팔의 관절가동범위 운동을 위해 건강한 손을 사용하도록 교육한다. 손가락도 각각 개별적으로 운동시킨다. 대상자가 침상에 있는 동안에는 건강한 손으로 손상된 손을 잡아서 머리 위로 올리는 운동을 하고, 손상된 손의 손가락을 뻗고 문지르기를 매일 여러 차례 실시하도록 교육한다. 건강한 사지에 대한 능동적인 관절가동범위 운동은 근육 강도를 유지하거나 증가시키는 데 도움이 된다. 어깨걸이를 사용하는 것은 구축의 위험을 증가시킬 수 있기 때문에 추천하지 않는다.

관절구축(joint contracture)을 예방하기 위해서 앉는 것은 고관절과 무릎의 굴곡기형을 유발할 수 있으므로 오랫동안 앉아 있지 않도록 한다. 대상자가 한쪽으로 누워 있을 때, 고관절을 급하게 굴곡시키지 않는다. 또한 대상자가 앙와위로 있을 때 손상된 무릎 아래에 베개를 두는 것은 굴곡기형을 조장하고 순환을 방해할 수 있으므로 피해야 한다. 대상자의 무릎이 과신전된 경우는 앙와위를 취할 때 접은 수건을 무릎 아래에 잠시 동안 놓아두도록 한다.

대상자가 복위를 취할 수 있다면, 복위 자세를 한번에 15~30분간, 하루 여러 차례 취하도록 하고, 고관절의 과굴곡을 예방하기 위해 골반 아래(배꼽부터 허벅지 위 1/3까지)에 작은 베개를 둔다.

대상자의 발에 대한 압력을 피하고, 자주 수동 관절가동범위 운동을 수행하며 가능한 빨리 발바닥을 바닥에 대고 의자에 앉도록 함으로써 족저굴곡이나 발꿈치인대가 단축되는 것을 예방할 수 있다. 대상자가 침상에 있는 동안 발목까지 오는 테니스 신발이나 보조기를 사용해서 90° 각도로 발이 굴곡되도록 유지한다.

전자롤로 장골능에서부터 대퇴 중간부위까지를 지지하여 대퇴부가 돌아가지 않도록 함으로써 고관절의 외회전을 방지한다. 전자롤의 사용은 피부손상의 위험을 증가시키므로 롤 아래 피부를 자주 사정한다.

대상자가 침상에 누워 있을 때 상박과 흉벽 사이 겨드랑이에 베개를 두어 팔이 60° 정도 외전되도록 하여 손상된 어깨의 내전을 방지한다. 팔은 중립자세에서 약간 굴곡되게 유지한다. 베개를 전박부위에 두어 팔꿈치를 어깨보다 상승시키고 손목을 팔꿈치보다 상승시킨 자세를 취해주는데, 이 자세는 어깨의 내회전근을 신전시킨다. 또한 팔을 올리는 것은 부종과 섬유증을 예방하는 데 도움이 된다.

손상된 손은 기능적 자세를 유지시킨다(손가락을 약간 구부리고 엄지손가락과 나머지 손가락을 마주보게 하면서 약간 회외시킨다). 수동적인 관절가동범위 운동을 자주 하는 것이 중요하다. 굴곡구축을 예방하기 위해 부목을 사용하되, 부목을 댄 부위의 피부를 자주 사정하고 관절가동범위를 유지하기 위해 주기적으로 부목을 풀어준다. 고무공을 쥐는 것은 신전이 필요할 때 굴곡을 조장하기 때문에 권장하지 않는다.

움직이지 못하는 팔에 무게가 가해지는 것은 통증, 운동 제한, 어깨관절의 아탈구를 야기할 수 있다. 따라서 대상자가 침상에 있거나 의자에 앉아 있을 때는 베개로 약한 팔을 지지해서 이러한 문제들을 예방한다.

■ 간호진단

신체적 마비와 인지기능손상과 관련된 자가간호결핍

기대결과

대상자는 적용가능한 기구와 기술의 사용을 통해 제한된 범위 내에서 가능한 한 많은 일상생활활동을 수행할 것이다.

간호중재

자가간호결핍이라는 진단이 내려진 대상자는 운동장애, 지각(시각) 변화, 편측 무시증, 사고과정 장애 등과 같은 다른 간호진단을 동시에 가질 수 있다.

뇌졸중 발생 직후에는 씻고, 먹고, 몸치장하는 것을 포함한 모든 일상생활활동에 많은 도움이 필요할 수 있다. 가능한 많은 일상활동을 독립적으로 수행하도록 격려한다. 또한 대상자가 건강한 팔만 사용하려는 경향을 보일 수 있으므로 마비나 약화가 일어난 팔도 사용하도록 격려한다. 이러한 노력은 자가간호를 증진시키고, 부동으로 인한 합병증을 예방하며 자존감을 높이는데 도움이 된다.

뇌졸중 대상자는 쉽게 좌절하기 때문에 격려가 필요하다는 것을 기억해야 한다. 가족들은 대상자가 일상생활 과제를 수행하는 것이 어려우므로 대상자를 대신하여 과제를 수행해줄 수 있는데 이러한 대처는 대상자의 자가간호를 향상시키는데 적절하지 않음을 가족에게 교육한다.

복시가 있는 대상자의 경우, 한쪽 눈을 안대로 가리면 시력이 향상된다. 이때 양쪽 눈을 번갈아가며 안대를 착용하는 것이 양쪽 외안근의 기능과 강도를 유지하는 데 도움이 된다. 손상된 쪽의 혀와 입에도 특별한 주의를 기울여 하루에 적어도

3~4회의 구강간호를 제공한다.

■ 간호진단

의식수준의 저하, 허약, 경련, 충동적 행동, 사고과정의 장애, 운동장애, 시공간 지각장애와 관련된 신체손상의 위험

기대결과

대상자는 찰과상, 화상, 낙상과 같은 상해가 없는 상태를 유지한다. 또한 대상자는 자신의 능력 이상의 과제를 수행할 때 필요한 도움을 구할 것이다.

간호중재

편마비 대상자가 침상에서 떨어지는 것을 방지하기 위해 침상 난간을 올려둔다. 회복이 진행되면서 대상자는 앉거나 돌아누울 때 침상 난간을 잡아당기게 된다. 대상자가 도움을 받지 않고도 침상에서 나올 수 있게 되면, 한쪽 난간만 올리는 것이 더 적절하다. 양쪽 침대 난간을 모두 올리는 것은 운동을 하는 데 방해가 될 수 있다.

감각손상이 있는 대상자는 특히 손상을 입기 쉬우므로 상해를 입었는지 확인하기 위해 피부를 자주 시진한다. 시각장애 역시 편마비 대상자의 상해 가능성을 증가시키는데, 한쪽이 약하면 쉽게 넘어져 상해를 입을 수 있다.

대상자로 하여금 천천히 걷도록 하며, 걷는 중간에 적절히 휴식하도록 하고, 가는 방향을 잘 보고 다니도록 교육한다. 그 외 병실이나 병동의 조명을 적절하게 조정하여 상해 위험을 낮춘다. 또한 상해를 예방하기 위해 가족이나 보조원들로 하여금 대상자가 용변을 볼 때 화장실에 혼자 두지 않도록 교육한다.

■ 간호진단

뇌졸중 후 발생한 연하곤란과 관련된 영양불균형: 신체요구량보다 적음

기대결과

대상자는 (1) 안정적인 체중 유지, (2) 나이, 신장, 체중에 따른 적절한 칼로리 소모, (3) 섭취량과 배설량의 균형, (4) 연령 및 성별에 따른 헤모글로빈과 헤마토크릿 수치의 정상화, (5) 백혈구, 전구 알부민, 알부민 수치의 정상화, (6) 12~14일 이내에 절개와 상처부위의 치유 등 적절한 영양상태를 나타내는 징후를 보일 것이다.

간호중재

섭취량 및 배설량, 연하 능력, 칼로리 섭취, 지난 3일간의 체중 변화, 헤모글로빈, 헤마토크릿, 알부민, 전구 알부민, 지난 3일간의 림프구 수치 등이 영양부족 간호진단의 근거자료가 될 수 있다.

적절한 영양상태를 확인하기 위해 대상자의 식이와 총 섭취량을 면밀히 사정한다. 혀, 입, 인두의 부분마비가 있는 대상자에게 식이를 줄 때에는 흡인을 예방하기 위한 간호가 필요하며, 인내심을 가지고 식이를 제공해야 한다. 대상자가 흡인을 우려하여 식사를 하지 않음으로써 영양공급이 어려워질 수 있으므로 필요할 경우, 보충식이를 제공한다. 대상자가 전혀 삼킬 수 없는 경우, 비위관 영양을 시행할 수 있으며 작업치료사의 협조하에 식이를 돕기 위한 보조도구를 사용할 수도 있다. 천천히 식사할 수 있도록 충분한 시간을 주며 즐겁게 식사하도록 유도한다.

연하곤란이 있는 대상자는 식사가 매우 괴로울 수 있으므로 대상자를 돌보는 가족이나 보조요원에게 기본적인 식사기법을 교육할 필요가 있다. 재활치료사는 대상자의 장애와 요구에 따라 부가적인 섭식기법을 추천할 수 있다.

머리조절

만약 대상자가 머리를 조절하는 데 어려움이 있는 경우, 손을 이마에 두는 것이 도움이 되며, 대상자를 돌보는 사람은 측면보다는 중앙에서 대상자에게 접근하여 대상자가 식사를 하기 위해 머리를 돌리지 않도록 한다. 또한 음식을 삼키기 위해 머리를 뒤로 젖히는 것은 흡인을 유발할 수 있으므로 머리를 뒤로 젖히지 않도록 한다. 머리는 항상 중앙에서 약간 앞으로 굽혀진 상태여야 한다.

자세유지

대상자가 침상에 있든 의자에 있든 가능한 한 90°에 가깝게 직립자세를 유지하며 머리를 과신전하지 않도록 한다.

입을 벌리도록 하기

만약, 대상자가 입을 벌리지 않는다면 수저 끝으로 양쪽 입술을 살짝 건드리거나, 입술 아래쪽 턱을 손가락으로 가볍게 눌러 주면서 대상자에게 입을 벌리도록 요청한다.

입을 다물도록 하기

대상자가 입술을 닫지 않으면 음식물을 삼키는 것이 더욱 어려워진다. 손가락이나 얼음으로 입술을 가볍게 치거나, 엄지 혹은 둘째손가락으로 윗입술 바로 위에 압력을 주어 입술을 닫도록 자극한다.

삼키는 것 돕기

연하장애가 있는 대상자는 삼키는 것에 주의를 기울여야 한다. 조용한 환경에서 식사를 하는 것이 도움이 되며, 적은 양의 식사를 천천히 하도록 한다. 처음에는 씹지 않아도 되는 음식이나 삼키기 쉬운 음식으로 시작하여 점진적으로 씹어야 하는 음식이나 삼키는 노력이 필요한 음식으로 바꾸어간다(표 41-4). 농축되지 않은 유동식은 피한다. 음식을 손상이 일어나지 않은 쪽의 입에 넣도록 하며, 대상자에게 완전히 씹도록 격려한다. 음식을 삼킨 후, 머리를 마비가 일어나지 않은 쪽으로 돌려 마비된 쪽에 음식이 있는지 확인하고, 혀로 입안을 쓸어내도록 교육한다.

■ 간호진단

우성 대뇌반구의 허혈로 인한 언어관련 근육의 기능손상과 관련된 의사소통장애

기대결과

효과적으로 의사소통하는 것이 가능하고, 대상자가 요구하는 것이 충족되며 다른 사람의 언어를 이해할 수 있을 것이다.

간호중재

의사소통은 언어를 주고받는 이중적인 과정이다. 조기회복 이후 표현의 결손이 이해의 결손보다 더 클 수 있다. 대부분의 실어증 대상자는 자연적인 회복과 언어치료를 통해 어느 정도 언어기능을 회복하게 된다. 언어치료는 조기에 시작해야 한다. 그러나 대상자의 남아있는 뇌기능이 의사소통의 복잡한 과정을 훈련하는데 충분하지 않을 수 있다. 이러한 경우에는 그림판과 같은 보조적인 소통도구를 사용하는 것이 도움이 된다.

언어장애의 사정에는 발성과 관련된 말초근육검사, 특정 언어기능검사, 발음의 명료성 사정 등이 포함된다. 언어치료는 언어장애가 심각하지 않은 대상자에게 더 도움이 된다.

언어장애에 대한 치료 시, 대상자들의 주의집중 시간이 짧다는 것에 유의한다. 의사소통을 격려하고 지지할 수 있는 방법이라면 어떠한 방법이든 모두 사용하되, 대상자가 좌절하거나 힘들어하지 않도록 주의해야 한다. 실어증을 가진 대상자와 소통을 할 때는 천천히 말하고, 이에 대해 대상자가 반응할 수 있는 충분한 시간을 주어야 한다. 대상자가 의사소통을 하고자 할 때는 신중하게 듣고 이해하기 위해 노력함으로써 대상자가 좌절감을 느끼지 않도록 한다. 그리고 대상자가 의사소통 중에 느끼는 무력감을 감소시키도록 노력한다.

대상자가 물건의 이름을 알지 못할 때는 물건의 이름을 명확하게 말해 준 다음, 대상자로 하여금 그 단어를 반복하여 말하도록 훈련한다.

대상자가 구어를 이해하지 못하거나 수용성 언어장애가 있다면, 이해할 때까지 단순한 지시를 반복한다. 이때 대상자의

표 41-4 연하장애가 있는 대상자를 위한 점진적 섭식 프로그램

	1단계	2단계	3단계	4단계
특징	심한 연하곤란	여러 재질의 음식을 씹고 삼키기 어려움	연하곤란이 덜함, 맛이 좋은 음식으로 시작, 다양한 음식재질과 농도를 소화할 수 있음	대부분의 음식을 매우 잘 삼킴
고기류	육즙이 들어간 고기 퓨레, 이유식, 달걀 노른자	육즙이 들어간 아이들용 고기, 스크램블 에그 혹은 달걀찜, 희고 연한 치즈	육즙이 들어간 고기, 부드러운 고기(참치), 마카로니와 치즈, 뼈 없는 생선, 조리한 고기	죽
죽	육즙이 들어간 으깬 감자	내용물이 없는 머핀, 팬케이크, 프렌치 토스트, 조리된 곡류(농축된)	토스트, 밥, 부드러운 구운 감자	부드러운 음식
야채류	갈은 야채	다진 채소	으깬 완두콩과 삶은 당근, 섬유질이 있는 음식은 피함(샐러리, 시금치)	부드러운 음식
과일류	갈은 과일	조리된 과일, 익힌 바나나, 캔에 든 부드러운 과일	포도와 오렌지, 껍질 벗겨 익힌 복숭아, 익힌 배	부드러운 음식
후식	커스터드, 푸딩	내용물이 없는 케이크	파이, 케이크, 셔벗, 아이스크림	부드러운 음식
유동식	없음	없음	농축된 유동식, 넥타, 걸러낸 크림수프, 액체 칼로리 보충제, 밀크셰이크	농축된 유동식을 먹을 수 있음

청력은 정상이므로 소리치지 말고, 천천히 그리고 명확하게 말한다. 대상자로 하여금 반응을 보이도록 강요하지 말며, 때로는 단어를 강조하기 위해 비언어적 의사소통 방법을 사용한다. 또한 대상자와 의사소통을 할 때는 2미터 이내에 서서 대상자의 얼굴을 똑바로 바라보며 이야기하고 대화의 주제를 바꿀 때도 갑자기 바꾸지 말고, 언제 주제를 바꿀 것인지에 대해 대상자에게 미리 알려준다. 실어증 대상자와 의사소통 훈련에 가족을 참여시킨다.

대상자가 이전처럼 의사소통을 잘 할 수 없다는 사실을 인지하게 되면, 불안감을 보일 수 있으므로 심리적으로 지지하며 항상 대상자를 편안하게 해주도록 노력한다. 도움이 필요할 경우 사용할 수 있도록 호출용 벨 사용법을 알려주고 연습해보도록 한다.

■ 협력문제

각막찰과상의 위험

기대결과

각막찰과상의 위험요인에 대해 인식하고 관리할 것이다. 즉 눈의 깜박임 기능이나 눈물의 분비 여부를 감찰하여 관리할 것이다.

간호중재

뇌졸중으로 인해 눈을 깜빡이는 능력이 상실될 수 있는데, 눈이 깜박이지 않게 되면 각막이 건조해져 상처가 생길 수 있다. 즉 각막찰과상의 위험이 높아지게 된다.

눈을 깜빡이지 못하는 경우, 안대로 눈을 보호한다. 인공누액을 처방받아 눈에 점적하도록 대상자를 돕는다.

■ 간호진단

인지기능 손상과 관련된 사고과정 장애

기대결과

대상자의 지남력이 증진되며, 간이정신상태검사(mini-mental state examination, MMSE)의 점수가 향상되고 초조감이 감소하며 치료 및 간호에 협조하고 최근 일이나 과거의 일에 대해 정확하게 기억하는 등 사고과정이 향상되는 상태를 보일 것이다.

간호중재

대상자에게 사고과정 장애가 있다는 것을 감지하기 위해서는 대상자와 얼마간의 시간을 보내야 한다. 간단한 질문이나 고정된 대답이 가능한 질문은 경증 사고과정 장애를 확인하는데 적합하지 않다.

의식상태가 명료해지면 지남력을 재인식시킴으로써 혼돈을 보이지 않도록 노력해야 한다. 혼돈을 보이는 대상자는 지속적으로 지남력을 재인식시키는 훈련을 실시한다. 주변 환경에 대한 인식을 유지 및 증진시키는데, 안경과 보청기가 도움이 될 수 있으며, 시간에 따른 하루 일정표를 작성하여 그에 따라 생활하도록 하는 것이 의식수준과 지남력을 향상시키는데 도움이 될 수 있다. 달력과 시계는 대상자가 항상 볼 수 있는 위치에 둔다. 뇌졸중은 혼돈, 기억상실, 정서적 불안정 등의 행동양식의 변화를 일으킨다. 대상자의 심리-정서 상태가 불안정해지지 않도록 모든 간호활동의 시작 전에 설명을 해주고 과도한 감각자극은 피하도록 한다.

■ 간호진단

시각경로의 허혈과 관련된 감각인지장애: 시각

기대결과

대상자는 주위를 자세히 살피거나 다른 기법을 통해 안전하게 일상생활동작을 수행하고, 시각결손을 안전하게 보상하는 것으로 시각변화를 성공적으로 보상할 것이다.

간호중재

대상자가 간호사가 어느 한 방향에서 다가올 때 인식하지 못하거나 식탁에 놓여진 음식들 중 어떤 특정한 쪽에 놓여진 음식만을 먹을 때는 시야가 정상인지를 사정한다.

시각적으로 손상받지 않은 쪽에서 대상자에게 접근한다. 호출용 벨과 전화는 손상받지 않은 쪽에 두고, 가능하다면 시각이 정상인 쪽이 병실의 가운데에 오도록 침대를 배치한다. 또한 대상자의 시야를 넓힐 수 있는 곳에 머리를 두도록 교육한다. 편마비 대상자는 길을 건널 때 손상된 쪽 방향으로 달려오는 자동차를 보지 못할 수 있으므로 조심하도록 교육한다. 복시가 있는 대상자가 안대를 착용하는 것은 두번째 상을 없애고 시력을 보조하는 기능을 할 수 있다.

지각결손이 있는 대상자에게는 단순화가 도움이 된다. 바쁘거나 시끄러운 환경은 해석하기 어려우므로 혼동을 증가시킬 수 있다. 일상생활에서 복잡한 과제를 줄이고 가능한 의사결정이 필요한 일들을 줄여나간다. 이에 따른 예는 다음과 같다.

- 간단하게 디자인되고, 쉽게 입을 수 있는 옷을 구한다.
- 간단하고 단순하게 지시한다.
- 기구, 접시, 음식의 수를 최소한으로 하고, 한 식판에 준비한다.

■ 간호진단

뇌손상으로 인한 인식장애와 관련된 편측무시

기대결과

대상자는 상해를 입지 않고, 무시된 신체 부위에 대한 인지가 증가할 것이다.

간호중재

대상자는 편측 부위가 없는 것 처럼 행동하나 이렇게 편측을 무시하는 행동을 하면 외상을 입기 쉽다.

처음에는 대상자로 하여금 손상받지 않은 쪽에 집중하여 환경 결손에 적응하도록 돕는다.편측 무시가 일어난 쪽에 출입구가 있는 방에 들어갈 때는 대상자에게 출입구의 위치를 알려준다. 개인의 물건과 침상의자 혹은 변기를 손상받지 않은 쪽에 둔다. 식판도 손상받지 않은 쪽에 준비해 준다. 점차 대상자가 손상된 쪽에 관심을 두기 시작하면, 대상자의 물건, 예컨데 침상 의자, 변기 등을 손상받은 쪽으로 옮겨둔다. 손상받은 쪽에서 대상자를 보조하고, 손상받은 쪽을 먼저 돌보도록 한다. 대상자가 전체 환경을 자세히 살피도록 지시하고, 손상받은 사지의 움직이는 경로를 상기시키도록 한다.

■ 간호진단

뇌졸중 후 발생된 장애와 신체적 변화로 인한 좌절과 관련된 비효과적 대처

기대결과

대상자는 적절한 생활양식의 변성, 타인의 도움 이용, 적절한 사회적 상호작용으로 확인할 수 있는 효율적인 대처기법을 개발할 것이다.

간호중재

대처기술은 사람에 따라 매우 다양하다. 신체의 어떠한 질환이나 변화도 대상자나 가족의 대처기술을 위협할 수 있다.

뇌졸중 후에 대상자는 잃어버린 운동능력, 의사소통 불능, 감각과 시각의 변화, 사회내 역할의 손실로 인한 슬픔을 경험할 것이다. 뇌졸중 대상자들은 뇌졸중에 동반된 갑작스럽고 치명적인 변화와 관련되어 심한 고통의 감정을 표현한다. '옷을 혼자 입을 수 없어 힘들다는 것을 알아요'와 같은 지지적인 말이 종종 도움이 된다. 대상자의 말을 경청하여 관심받고 있다는 느낌을 주는 것이 중요하다.

독립성의 상실은 뇌졸중 대상자에게 있어 특별한 문제이다. 따라서 독립성을 격려하는 방법으로 대상자를 돌봐야 한다. 좌절을 줄이기 위해 환경을 정리하고 대상자의 요구를 예측한다. 아무리 작은 것이라고 해도 모든 성공에 대해 칭찬한다. 장기목표를 여러 개의 단기목표로 나누어 대상자가 그 과정 중에 여러 번의 성공을 경험할 수 있도록 한다. 예를 들어, 장기목표가 '혼자 걷는다'일 경우 '침상 옆에 앉는다', '네발지팡이로 걷는다'와 같은 단기목표를 대상자가 달성할 수 있도록 하면 장기목표를 좀 더 쉽게 이룰 수 있을 것이다.

부적절한 행동이 발생할 수 있는데, 사실적인 태도로 행동을 지적하고 중단하도록 요구한다. 종종 이러한 행동이 뇌의 억제중추손상에 의해 나타날 수 있고, 정상 슬픔반응의 한 부분일 수도 있다는 것을 이해시킬 필요가 있다. 대상자와 가족이 이를 이해하도록 돕고 지지한다.

실어증 대상자는 민감함과 우울로 자신의 정서상태를 표현하기도 한다. 이렇게 좌절한 대상자들은 화를 내거나 거칠게 행동하고 우울해한다. 그리고 정서적으로 불안정해진다. 이러한 행동을 당황하지 않고 친절한 태도로 받아들여야 한다. 가족의 단기방문을 격려하며, 아이들이 방문할 경우 적절히 감독해야 한다.

사회심리적 간호진단

뇌졸중을 경험한 대상자는 상황에 따라 다양한 사회심리적 간호진단이 내려질 수 있다. 여기에는 가족기능 변화, 여가활동 결핍, 불안, 두려움, 무력감, 자존감 저하, 사회적 고립이 포함된다.

부부간의 역할변화가 흔히 일어난다. 부부가 변화된 역할에 어떻게 대처하는지가 뇌졸중 후 삶의 만족도에 중요한 영향을 미치게 된다. 또한 대상자의 부부가 원한다면 간호계획에 중요한 사람들을 포함시킨다. 대상자 상태를 이해하는 데 필요한 정보를 제공한다. 많은 뇌졸중 대상자들은 급성기에 중환자실에 입원한다. 중환자실 내에서의 활동과 장비의 복잡성 때문에 대상자와 가족이 놀랄 수 있다. 무엇이 일어나는지를 조심스럽게 설명하고 질문과 상의할 기회를 준다. 자주 확인하고 지지해 준다.

평가

계속적으로 결과 성취의 정도를 평가한다. 뇌졸중 후에 뇌관류와 같은 몇몇 결과들은 조기에 이루어진다. 자가간호결핍과 같은 것은 장기간의 재활이 필요하다. 대상자와 가족과 함께 협력하면서 목표를 향한 과정을 감시한다.

출혈성 뇌졸중에서 혈종의 신속한 제거가 필요한 대상자를 진단하는 데는 몇 가지 기준이 사용된다. 수술로 이득을 볼 수 있는 대상자는 70세 이하, 눈을 뜨고 지시를 따를 수 있는 자, 두개내압이 상승한 자(>30mmHg), 신경학적으로 빠르게 악화되는 대상자들이다. 큰 혈괴가 제거된 대상자는 언어를 담당하는 실제적인 부분이 회복될 수 있다. 수술은 보통 기저신경절이나 시상과 같은 심부 뇌구조에 출혈이 있는 대상자에게는 시행되지 않는다.

대부분의 치료는 상승된 두개내압을 감소시키는 것이 목적이다. 또한 수술은 뇌졸중의 위험을 줄이기 위해 뇌내동맥류와 경동맥에 시행되기도 한다.

뇌졸중은 젊은 사람보다 나이 든 사람에게 영향을 주기 때문에 여기서 논의되는 간호는 노인 대상자라고 크게 달라지지 않는다. 대부분의 노인 대상자에게는 반드시 감시하고, 즉시 치료해야 할 다양한 의학적 문제가 있다.

뇌졸중 대상자는 의학적으로 안정된 후, 재활병동으로 전원된다. 대상자는 재활 가능성에 대해 평가받고, 지속적인 치료를 위한 계획이 세워진다. 급성기 동안 세워진 간호계획이 지속될 수 있다. 주요 간호진단과 협력적인 문제로는 운동장애, 자기돌봄결핍, 언어소통장애, 구축의 위험성, 영양불균형 및 비효과적 대처 등이다.

재활병동에서 집으로 퇴원하기 위한 세 가지 부수적 요건은 다음과 같다.

- 자가투약
- 치료적 외출의 적용
- 재활가정(rehabilitation home) 방문

자가투약은 대상자가 자신의 약을 관리할 수 있다는 것을 의미한다. 목적은 대상자가 약의 용량, 작용, 부작용을 포함한 약에 대한 지식을 배우도록 돕는 것이다. 대상자의 지식과 이행을 평가하고, 자신의 간호에 책임감을 강화하기 위해 의료진의 감독하에 시도된다. 이때 명확하고 정확한 투약목록이 도움이 된다.

치료적 외출은 대상자가 집이나 가족에게 돌아가 단기간 동안 머물게 되는 것이다. 이는 퇴원계획을 유용하게 하고 지역사회로의 복귀를 증진시킨다. 외출은 뇌졸중 대상자들이 가정환경에 적응하고 집에서의 자가간호활동을 수행하게 하며 가족들이 뇌졸중 대상자와 살아가고 신체적 · 인지적 · 정서적 기능의 변화에 적응하도록 돕는다. 대상자와 가족 구성원들은 문제를 해결할 수 있고, 기관에서 퇴원한 후 필요한 신체간호 기술을 수행할 수 있다. 외출을 계획하고 대상자와 가족을 준비시키는 데 많은 노력이 필요하다. 외출은 보통 처음에 8시간이고, 이후 주말을 보낼 정도까지 늘어난다. 대상자가 기관으로 돌아올 때 대상자와 가족들은 외출 동안의 어려움에 대해 상의한다. 팀 구성원들은 정보, 재훈련 및 필요한 자원의 공급을 중재해야 한다.

재활가정 방문은 간호사, 사회사업가, 물리 · 작업치료사를 포함한 팀 구성원이 대상자의 가정을 방문하는 것이다. 목적은 가정의 유용성을 평가하고, 대상자의 기능수준에 기초하여 가정환경의 안정성을 평가하는 것이다. 특히 대상자의 능력 (1) 집으로 들어가고 나오는 것, (2) 각 방에서 특정 과제를 수행하는 것, (3) 화장실, 침상, 의자로 이동하는 것, (4) 방에서 방으로 이동하는 것을 평가한다. 전화와 다양한 도구를 안전하게 이용하는 대상자의 능력 역시 평가되어야 한다. 방문결과에 기초하여 팀은 가정환경을 바꾸고 교육하며 적절한 기구를 추천한다.

가족들은 대상자의 잔여결손에 대한 명확한 이해가 필요하다. 공간 혹은 편측성 지각장애가 있으면 일상생활활동의 보조와 상해를 예방하기 위한 안전수칙의 필요성을 강조한다.

과제나 활동목록을 기록하는 것은 손상된 기억이 있는 대상자에게 도움이 된다. 일상생활활동의 수행능력과 운동성을 향상시키기 위한 방법을 강화시킨다. 가족과 대상자는 대상자의 능력에 대한 현실적인 기대를 가지고 있어야 대상자가 언제 어디서든 할 수 있는 만큼의 독립성을 격려할 수 있게 된다.

출혈의 경고증상에 관한 목록뿐만 아니라, 모든 항응고제 투약에 대한 문서화된 기록을 제공한다. 대상자가 예리한 기구나 도구를 사용할 때 주의하도록 강조한다. 적절하다면 접촉성 운동은 항응고제를 받고 있는 동안 줄여야 한다. INR을 면밀히 검토하고, 필요시 약이 처방된다. 대상자는 진료경고확인증(Medic-Alert identification)을 지니고 다니도록 한다.

때로는 뇌졸중 대상자가 재활에 대한 집중치료를 견딜 수 없어 시설에 더 머물 수 있다. 이는 보통 대상자나 가족 특히, 나이 든 배우자에게 큰 스트레스가 되는 일이다. 가정간호사나 전문간병인에 의한 가정간호가 시설에서의 치료연장을 예방하는 경우도 있다. 양쪽 배우자가 나이가 많거나 건강이 좋지 않을 때 시설에 입원하는 기간을 연장하는 것은 선택사항일 뿐이다. 이것은 죄책감과 자포자기 감정을 느끼게 한다. 그러므로 대상자와 가족원 모두에게 정서적 지지를 제공해야 한다. 기관을 어떻게 선택하고, 간호를 어떻게 모니터링하는지에 대한 교육이 도움이 될 수 있다.

일과성 허혈성 발작

일과성 허혈성 발작(transient ischemic attack, TIA)은 일시적이고 국소적인 뇌허혈에 의해 생긴 갑작스럽고 짧은 신경학적 기능부전이 초래된 것으로 회복이 가능하다. 정의에 의하면 일과성 허혈성 발작은 24시간 이하로 지속되는 것을 일컫지만, 대부분의 일과성 허혈성 발작은 5~20분간 지속된다. 작은 경색에 의해 발생한 일과성 허혈성 발작의 경우는 1시간 이상 증상이 지속되기도 한다. 일과성 허혈성 발작은 대개 임박한 경색의 전구 증상으로 여겨진다.

원인과 위험요인

일과성 허혈성 발작 시에는 대뇌나 뇌간의 국소부위에 혈액공급이 일시적으로 감소된다. 많은 요인들이 이러한 허혈을 유발할 수 있다. 일과성 허혈성 발작의 가장 흔한 원인은 경동맥의 궤양화된 플라크에서 유래된 혈전색전으로 사례의 80%를 차지한다. 혈전색전은 척추기저동맥계에서 발생한다. 색전의 다른 원인에는 심장판막질환이나 인공심장판막, 심방세동 및 플라크의 파괴로 생긴 혈괴 등이 있다.

병태생리

일과성 허혈성 발작의 병태생리는 뇌졸중과 비슷하다. 중요한 차이점은 허혈의 지속시간이 짧고, 영구적인 장애가 남지 않는다는 것이다.

임상증상

일과성 허혈성 발작의 증상은 침범된 뇌의 부위에 따라 다양하다. 경동맥순환에서 생긴 일과성 허혈성 발작의 흔한 증상으로는 팔다리의 허약과 저림의 빠른 발생, 실어증, 순간적인 시야결손 등이 있다. 척추기저부 순환에서 생긴 일과성 허혈성 발작의 증상에는 현훈, 복시, 연하곤란, 언어장애, 운동실조 중 두 개 이상이 포함된다.

일과성 허혈성 발작은 재발하는 경우가 많다. 일과성 허혈성 발작은 뇌경색 2~6년 전에 발생하거나, 일련의 일과성 허혈성 발작이 뇌경색 발생 몇 시간 내지 며칠 전에 처음 나타날 수도 있다. 발작과 발작 사이에는 신경학적 사정 결과 정상 상태를 보인다.

일과성 허혈성 발작의 진단은 대상자가 보고한 임상증상에 의해서만 확인된다. 일과성 허혈성 발작의 원인과 뇌졸중의 잠재위험요인은 다음의 검사를 통해 진단한다.

1. 청진상 확인된 경동맥잡음
2. 뇌졸중 혹은 신경학적 결손의 원인을 확인하기 위한 컴퓨터단층촬영(CT)
3. 경동맥의 도플러, 전산 단층혈관촬영술(CTA), 자기공명영상(MRI)
4. 뇌혈관촬영
5. 심방세동사정을 위한 심전도
6. 혈전증과 판막질환을 확인하기 위한 가슴경유심장초음파검사(TTE) 혹은 식도경유심장초음파검사(TEE)

도플러, CTA, MRA를 포함한 비침습적 경동맥검사 결과에 따라 좀 더 침습적인 뇌혈관촬영을 해야 하는지를 결정한다. TTE가 덜 침습적이기 때문에 TEE에 앞서 시행하나 TEE는 인공판막과 좌심방을 잘 보여주는 장점이 있다.

일과성 허혈성 발작과 비슷한 증상을 보이는 것으로 뇌내출혈, 경련, 저혈당증, 편두통 및 내이장애가 있다.

내과적 관리

이 뇌졸중으로 발전하는 것을 방지하는 것이 내과적 중재의 목적이다. 모든 노력은 일과성 허혈성 발작의 원인을 확인하기 위해 이루어진다. 심장이나 색전으로 인해 유발된 일과성 허혈성 발작이 아니라면, 항혈소판제가 처방된다. 보통 아스피린이나 sustained-release dipyridamole이 사용된다. 지속적이거나 이상한 심방세동이 있는 대상자는 INR 2.5 정도 유지되도록 항응고제가 추천된다. 그 밖의 중요한 내과적 중재는 교정 가능한 뇌졸중의 원인을 확인하고 감소시키는 것이다.

흡연하는 대상자는 모두 금연하도록 권장하고, 매일 적어도 10분 이상 운동하도록 신체활동을 격려한다. 항고혈압제 혹은 항혈소판제제가 처방된다. 와파린은 심장원인의 색전에 처방된다. 당뇨가 있는 대상자는 공복 시 혈당이 126mg/dL 이하로 유지되어야 한다.

뇌졸중 증상, 위험요인, 뇌졸중 발생 시 응급처치에 대해 대상자와 가족에게 교육한다. 대상자가 병원에 입원했다면, 허혈의 진행에 대한 신경학적 상태를 자주 사정한다. 일과성 허혈성 발작을 경험한 대상자는 종종 뇌졸중이 발생할 것에 대해 두려워한다. 이러한 위기상황에는 정서적 지지와 교육이 필요하다. 진단검사와 증상 자체가 불안을 초래할 수 있다. 이때는 이후 과정에 대한 포괄적이고 간단한 설명이 도움이 된다. 검사를 끝마치는 것이 중요함을 강조한다.

외과적 관리

수술이 고려되는 대상자는 수술 후 사망률이나 치사율의 위험이 낮은 사람은 (1) 50% 이상의 협착이 있지만, 증상이 없는 경동맥질환, (2) 70% 이상 협착이 있고, 증상이 있는 경동맥질환자이다. 이러한 대상자들은 외과적 중재를 받을 경우, 내과적 치료만 받은 대상자와 비교할 때 뇌졸중의 발생이 상당히 저하된다. 수술 후 사망률이 높을 것으로 보는 경우는 관상동맥질환, 폐질환, 중등도에서 심한 정도의 동측성 뇌졸중이 있는 대상자이다. 수술은 보통 완전히 폐색된 곳이 아닌, 협착된 동맥에만 시행한다. 대상자는 양측성 동맥내막절제술이 필요하다. 수술 사이의 간격은 시술에 대한 대상자의 내성, 협착된 혈관에 의해 생긴 잔여 증상의 발생 가능성에 따라 결정된다.

대부분의 외과의들은 경동맥협착의 정도를 정확하게 수치화하기 위해 수술 전에 뇌혈관촬영술을 시행한다. 뇌혈관촬영술에 의한 사망이나 뇌졸중 위험률은 1~3%이다. 비침습적인 경동맥검사(경동맥초음파검사, MRA)의 기술적 발전은 외과의사의 수술계획에 도움이 된다. 수술 전 경동맥 봉합부위의 색전형성을 감소시키기 위해 아스피린을 투여한다. 만약 대상자가 헤파린을 투여하고 있다면, 수술을 시행하기 전 투여를 중단한다.

경동맥내막절제술

경동맥내막절제술(carotid endarterectomy)은 뇌졸중 예방에 유용하다. 경동맥내막절제술은 혈관을 폐쇄시키고 있는 색전화된 플라크를 제거하여 경동맥을 개구시킨다(그림 41-10). 흉쇄유돌근(sternocleidomastoid muscle) 전방부를 절개하여 혈관을 겸자로 막고, 플라크나 죽종을 제거한다. 경동맥이 폐쇄되는 동안, 뇌관류 감소를 탐지하기 위해 뇌파검사(EEG)나 경두개도플러 모니터가 실시된다. 또한 어떤 의사들은 뇌에 일시적으로 혈액을 공급하기 위해 해당 경동맥 절개부 아래에

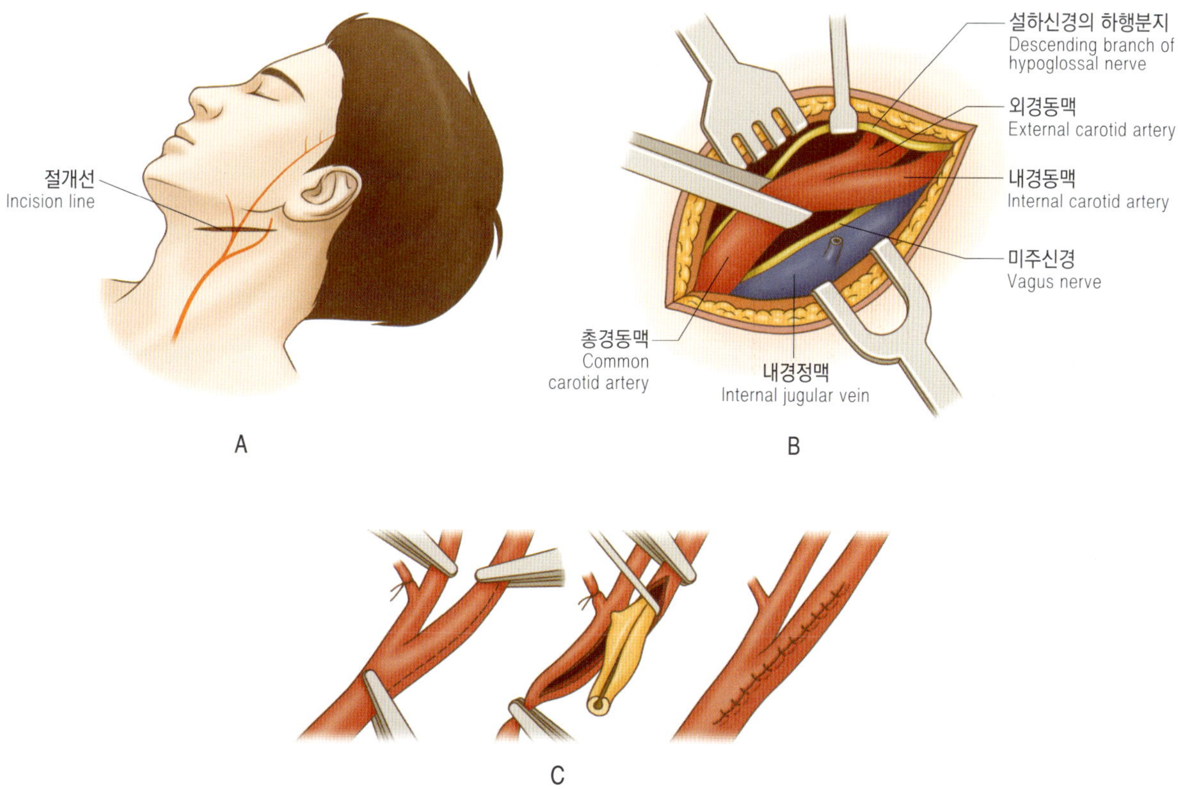

그림 41-10 ■ 경동맥내막절제술

A. 총경동맥을 결자로 막고 경동맥 분지를 따라 절개한다. B. 플라크가 제거된다. 때로는 동맥의 일부분도 제거되고 혈관이식이나 Dacron과 같은 폴리에스테르를 사용하여 재건시킨다. C. 동맥을 봉합하여 닫고 겸자를 제거한다.

서 위로 혈액을 문합시킨다. 신경학적 증상이나 활력징후를 감시하기 위해 대상자는 중환자실에 입원하고, 다음날 퇴원한다.

예후

동맥 개존성을 사정하기 위해 도플러검사를 수술 후 3개월에 이후에 시행하고, 수술부위 재협착과 수술하지 않은 곳의 이상유무를 사정하기 위해 6개월에서 1년 사이에 다시 검사한다. 재협착은 경동맥내막절제술 후 대략 1~37% 정도에서 발생된다.

합병증

경동맥내막절제술의 신경학적 합병증은 다음과 같다.

- 뇌혈관폐색이나 허혈을 일으키는 수술 동안 발생한 색전
- 뇌허혈을 일으키는 동맥 내막절제부위혈관의 혈전
- 수술 동안 일시적인 동맥폐색을 견디지 못해 생긴 부적절한 뇌관류

대상자 교육 지침

뇌졸중 증상이 나타나면

경고 증상은 몸에서 머리로 산소를 충분히 받지 못한다고 보내는 신호들이다. 뇌졸중 혹은 뇌발작 증상이 하나 이상 관찰되면, 기다리지 말고 바로 의사를 찾거나 119에 연락한다.

- 얼굴, 팔이나 다리의 갑작스런 무감각이나 약화가 편측으로 생김
- 갑작스런 혼돈, 말하기나 말에 대한 이해에 문제가 생김
- 갑작스럽게 한쪽이나 양쪽 눈에서 시각 문제가 발생함
- 갑작스런 걸음걸이 장애, 어지럼증, 균형상실이나 조정 문제가 생김
- 이유를 모르는 갑작스럽고 심한 두통이 발생함

복시, 졸림, 오심, 구토를 포함한 다른 위험 증상들이 유발될 수 있다. 때로는 몇분 동안만 경고증상이 지속된 후 사라질 수 있다. 이것은 일과성 허혈성 발작으로서, '작은 뇌졸중'으로 불린다. 잠깐 나타났다가 사라졌더라도 일과성 허혈성 발작을 일으키는 내재된 심각한 상황들을 규명해야 한다. 일과성 허혈성 발작으로부터 회복되기 때문에 많은 사람들이 일과성 허혈성 발작을 간과하는 경향이 있으나, 발작의 원인에 주의를 기울여야만 생명을 구할 수 있다.

다른 기법

최근 미세관과 미세풍선기술의 발달은 뇌혈관장애를 치료하고 예방하기 위해 치료적 신경혈관기법을 시험적으로 사용하고 있다. 경동맥혈관성형술(carotid angioplasty)과 스텐트(stenting) 사용에 관한 연구결과가 주목받고 있다. 이는 심한 경동맥협착을 전통적인 수술방법보다 덜 침습적인 방법으로 치료할 수 있도록 한다.

뇌혈관성형술은 관상동맥성형술과 유사하다. 풍선이 달린 관을 대퇴동맥을 통해 경동맥협착 부위로 통과시킨다. 병변을 확장시키기 위해 작은 풍선을 부풀린다. 또한 스텐트 관은 협착부위를 좀 더 열기 위해 사용할 수도 있다.

경동맥내막절제술의 수술 후 간호에는 1~2시간마다의 신경학적 사정이 포함된다. 신경학적 상태의 악화증상을 즉시 보고한다. 또한 여러 뇌신경이 수술부위 가까이에 있다. 다음의 뇌신경기능을 사정한다. 안면신경(VII), 미주신경(X), 부신경(XI), 설하신경(XII). 뇌신경기능장애는 대개 일시적이지만 수개월 동안 지속될 수 있다. 가장 흔한 뇌신경 손상은 성대마비, 구강분비물 관리의 곤란 및 혀의 편위를 초래한다.

기도개방성을 유지하고 수술부위의 압력을 최소화하기 위해 대상자의 머리를 곧은 자세로 유지한다. 대상자는 목이 구부러지지 않는 한 앙와위나 측위로 눕는 것이 가능하다. 활력징후가 안정되면 침상머리를 올린다. 수술 부위에 국소적 냉찜질이 처방될 수 있다. 항혈소판제가 투여된다.

대상자의 호흡양상, 맥박, 혈압을 자주 사정한다. 대상자의 혈압을 수술 전 정상 수치의 20mmHg 이내로 유지시킨다. 고혈압이나 저혈압은 출혈, 허혈 및 문합의 폐색을 일으킨다. 불안정한 혈압은 수술 후에 흔히 나타날 수 있는 문제이다. 경동맥동에 위치한 압수용체는 정상 혈압을 유지하는 초기기전 중 하나이다. 수술이 진행되는 동안 압수용체를 조작하게 되므로 단기간 혈압조절에 장애가 발생할 수 있다.

수술부위를 관찰한다. 기도폐색은 목의 과도한 부종이나 혈종형성에 의해 발생할 수 있다. 수술 중의 헤파린에 의한 항응고작용이 아직 회복되지 않았기 때문에 출혈에 대해 주의를 기울이는 것이 중요하다. 위험요인의 교정은 수술의 장기적인 성공과 대상자의 전신건강에 필수적이다.

건강교육

일과성 허혈성 발작을 비롯한 뇌졸중 증상에 대한 일반인들의 지식은 부족한 편이다. 한 연구를 통해 약 50%만이 뇌졸중의 여러 증상들 중 한 가지를 알고 있었으며, 뇌졸중의 위험요인을 알고 있는 대상자는 68%에 불과하였다. 건강교육을 통해 뇌졸중의 증상을 인지하도록 하는 것이 매우 중요하다. 뇌졸중 발생 후의 즉각적인 증상 인식과 뇌졸중 위험요인에 대한 교정이 가장 중요한 예방법에 해당된다.

지주막하출혈

지주막하출혈(subarachnoid hemorrhage)은 뇌표면의 동맥이 손상되어 지주막하공간내로 출혈이 일어난 것을 말한다. 지주막하출혈로 인한 혈액은 뇌와 두개골 사이 공간으로 흘러들어 뇌척수액과 혼합되어 두개내압이 항진된다.

외상성 지주막하출혈은 두부외상으로 인해 발생한 것이고, 자발성 지주막하출혈은 두개내동맥류(intracranial aneurysm)나 뇌동정맥기형 등으로 인해 발생하는 것이다.

원인과 위험요인

성인의 경우, 뇌동맥류 파열이 지주막하출혈의 가장 흔한 원인으로 지주막하출혈이 있을 때 가장 먼저 의심하게 된다. 다음으로 뇌동정맥기형, 모야모야병 등의 혈관장애가 원인이며, 약 10% 정도는 원인을 알 수 없다(표 41-5).

뇌동맥류

뇌동맥류(cerebral aneurysm)는 뇌혈관의 국소부위가 주머니 모양으로 팽창된 것으로 약해진 혈관이 파열되어 뇌실질내 출혈과 지주막하출혈이 초래된다. 특히 혈관의 중간막이 약화됨으로써 일어나는데, 동맥의 근육벽이 약하면 주머니 모양이나 딸기 모양의 구조를 형성하게 된다. 뇌동맥류를 가진 대상자의 25%는 다발성 뇌동맥류를 가지고 있다.

뇌동맥류의 90%가 선천성으로 발생을 촉진하는 요인으로는 흡연, 고혈압, 동맥경화증, 알코올남용, 자극적 약물의 남용 및 노화를 들 수 있다.

호발부위

뇌동맥류는 해부학적으로 혈관의 약화가 잘 일어날 수 있는 부위와 혈관이 갈라지는 부위에서 흔히 발생한다.

주머니형 동맥류는 뇌기저부의 큰 혈관이 갈라지는 부위에 가장 많이 발생하는데, 뇌동맥류의 85%는 전방순환계, 그 중에서도 윌리스환(circle of Willis)에서 주로 발생한다. 가장 흔히 발생하는 부위는 전대뇌동맥과 전교통동맥이 만나는 부위와 후대뇌동맥과 내경동맥이 만나는 부위, 중대뇌동맥이 갈라지는 부위 등이다(그림 41-11).

분류

뇌동맥류는 파열 여부에 따라 비파열성과 파열성으로 구분하며, 해부학적 위치에 따라 전방순환계와 후방순환계로 나뉜다. 일반적으로 크기는 10mm 이하이지만, 간혹 그보다 큰 동맥류가 발생할 수 있는데, 25mm 이상인 경우 거대동맥류라고 한다. 또한 동맥류의 형태에 따라 낭상형(주머니형), 방추형, 박리성 동맥류로 구분한다(그림 41-12).

병태생리

일반적으로 동맥류는 주머니 모양에 목이 달려있는 형태이다. 목 부분에는 동맥내막의 탄력적인 박막(lamina)이 소실되어 있다. 혈관의 중막은 얇아져 있고 결체조직이 평활근세포에 의해 대체되어 있다. 파열은 주로 혈관벽이 얇아져 있는 돔 형태의 부위에서 일어나게 된다. 돔의 혈관벽이 찢어져 출혈이 일어나게 된다. 동맥류의 파열을 예측하는 것은 어려우나, 일부 자료에 의하면 동맥류의 직경이 평균 7mm일 때 파열이 가

표 41-5 지주막하출혈의 원인질환

	원인질환	기전
두개내 질환	뇌동맥류 파열	동맥류가 파열한다.
	뇌동정맥기형	이상혈관이 파열한다.
	뇌출혈	출혈이 지주막하공간으로 흐른다.
	모야모야병	측부로의 혈관이 파열한다.
	뇌종양	종양의 신생혈관으로부터 출혈이 일어난다.
전신성 질환	뇌혈관염	혈관 염증으로 인해 출혈이 일어난다.
	혈액질환(백혈병, 혈우병)	응고나 섬유소용해의 이상으로 출혈하기 쉽다.
외상	출혈성 소인	약제에 의해 출혈하기 쉽다.
	사고 · 외상	외상으로 출혈이 일어난다.

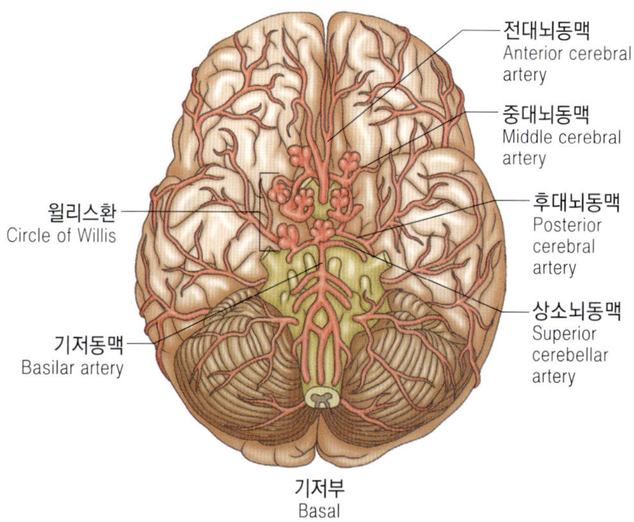

그림 41-11 ■ 뇌동맥류의 호발부위

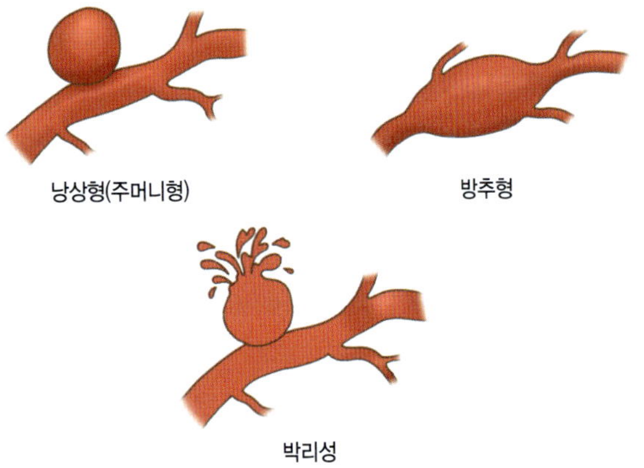

그림 41-12 ■ 뇌동맥류의 형태

장 잘 일어난다고 한다.

임상증상

- 뇌동맥류의 90%에서 파열 후 두개내출혈(SAH, ICH, IVH)로 연결되어 심한 두통, 구토, 의식변화, 뇌막자극 증상 및 국소적 신경학적 결손 등이 발생한다.
- 파열 전까지 거의 무증상이지만 경한 정도의 두통, 혼돈, 실신, 현기증 등의 경고증상을 보인다.

뇌동맥류는 두통으로 인해 혹은 아무런 증상 없이 검사를 받다가 우연히 발견되거나 지주막하출혈이 발생한 후에 발견되기도 한다. 출혈이 없음에도 불구하고 동맥류가 커져서 인접한 구조들을 압박함으로써 증상이 나타나며, 일단 출혈이 발생하면 흔히 "내 생애에 가장 심한 두통"이라 표현할 만큼, 심한 두통이 갑자기 나타난다. 지주막하출혈이 발생하면 두개내압이 급속히 상승하고, 그로 인해 막이 팽팽하게 당겨져서 통각신경이 자극되기 때문이다.

두통 외에도 출혈로 인한 구토 또는 전신 경련발작을 동반하기도 한다. 또한 지주막하출혈로 인해 뇌막자극 증상(목의 경직과 통증, 눈부심, 요통)이 나타난다.

대상자는 두개내압이 상승하여 의식장애가 나타나는데, 다양한 정도의 의식장애를 동반한다. 동맥류와 지주막하출혈의 부위와 크기에 따라 국소적 임상증상(운동 및 감각장애, 언어장애, 뇌신경장애)이 관찰될 수 있으며, 망막출혈이 동반되기도 한다.

지주막하출혈은 의식장애 정도와 마비의 유무에 따라 5단계의 중증도로 나뉜다. 일반적으로 중증도 분류로는 Hunt-Hess와 Fisher 등이 널리 사용되고 있다. 이러한 중증도를 기준으로 수술 적응 및 치료 방침이 결정된다(**표 41-6**).

표 41-6 지주막하출혈의 중증도 측정도구

임상단계기준
Hunt-Hess 분류
I. 의식명료, 경미한 두통
II. 의식명료, 중등도 및 중증 두통, 경부강직, 뇌신경마비를 제외하고는 어떠한 신경학적 결손도 없음
III. 기면 또는 혼돈상태, 경미한 국소장애
IV. 무의식, 제피질 강직, 빈사(moribund) 상태의 모습
Fisher CT 분류
1. CT 스캔상 지주막하출혈의 증거가 없음
2. 1mm 미만의 얇은 지주막하출혈
3. 1mm 이상의 두꺼운 지주막하출혈
4. 1mm 미만의 얇은 지주막하출혈을 동반한 대뇌출혈 및 뇌실내출혈

합병증

뇌동맥류 파열 후 지주막하출혈이 발생하면 재출혈, 뇌혈관연축, 정상압 수두증의 3대 합병증이 발생한다.

재출혈

파열된 뇌동맥류는 24시간 이내 재출혈될 가능성이 높고, 재출혈이 발생하면 예후가 매우 나빠 사망률이 높은 편이다.

뇌혈관연축

뇌혈관연축(vasospasm)은 지주막하출혈 이후 지주막하공간에 있는 혈관들이 수축을 일으켜 허혈성 신경학적 장애를 일으키는 것을 말한다. 뇌혈관연축은 국소빈혈과 경색을 초래하며, 이는 지주막하출혈 후 회복을 지연시키고 사망에 이르는 주된 원인이 된다.

지주막하출혈 초기(4일~2주일)에 주로 나타나며, 특히 나타난지 7일째 전후가 고비이다. 원인으로는 지주막내출혈에서 나온 혈관수축성 물질이 혈관을 직접 수축시키거나, 뇌척수액에 섞여 들어가 출혈부위 이외의 혈관을 수축시키는데, 이러한 수축이 장기화될 때 혈관벽 자체에 변성이 생겨 연축이 일어나는 것으로 보고되고 있다. 그러나 아직 정확한 기전은 밝혀지지 않았다.

일반적으로 동맥주변에 혈액이 많을수록 혈관연축이 심해지며, 연축과 동반하여 뇌혈류량이 저하되면 원위부에 뇌경색을 일으키는 경우가 있다. 뇌경색이 일어나면, 뇌부종에 의해 다시 뇌압이 증가하고 예후는 더 나빠진다.

수두증

수두증은 발병 후 1~2개월 후에 발생하는 합병증이다. 뇌동맥류 파열에 의한 지주막하출혈 후 지주막하공간에 있는 혈종은 얼마 후 흡수되지만, 지주막융모가 혈종에 의해 장애를 받으면, 뇌척수액의 흡수가 불가능해진다. 이처럼 뇌척수액의 흡수장애에 의해 일어나는 수두증은 뇌척수액의 압력이 정상이므로 정상압 수두증으로 불린다. 수두증으로 인해 의식저하, 보행장애, 기억장애 그리고 빈뇨 등의 다양한 증상이 나타난다.

진단검사

지주막하출혈 진단에는 임상증상이 중요하다. 특히 갑자기 심한 두통이 있는지 문진으로 확인하는 것이 가장 중요하다.

뇌 CT

CT는 지주막하출혈을 진단하는데 가장 먼저 선택하는 검사이다. CT 촬영을 통해 80~90%의 대상자에서 상당량의 출혈을 발견하게 된다. 또한 동맥류 주변에 응고된 혈액이 있는지, 뇌수종이 있는지를 확인하는 데도 도움이 된다.

뇌혈관조영술

뇌혈관조영술(vessel angiography)은 지주막하출혈에 있어 가장 중요한 검사로서 진단과 치료계획을 세우는데 필요한 지주막하출혈의 근원, 위치, 크기 등을 확인하기 위해 시행한다.

경두개도플러검사

경두개도플러검사는 침상에서 혈액의 속도가 느려졌는지를 조사할 수 있는 유용한 검사로 혈액의 속도는 혈관경련에 대한 지표이다.

기타

출혈량이 적고, CT에서 분명하지 않아 진단을 내리기 어려운 경우에는 요추천자를 시행하여 지주막하에 혈액의 존재 여부를 확인할 수 있다. 그러나 뇌압이 상승된 경우에는 요추천자를 금한다. 이외에 3D-CT, 자기공명혈관조영술(MRA)에 의해 동맥류의 부위와 크기, 형상 등을 확인할 수 있다.

치료와 간호

지주막하출혈은 증상이 발현된 지, 24시간 내에 치료가 이루어져야 한다. 지주막하출혈 관리의 목표는 뇌동맥류의 재출혈 예방, 뇌혈관연축의 예방, 두개내압과 수두증의 관리, 부정맥 관리 등이다.

보존적 요법

재출혈 예방

지주막하출혈 대상자의 예후를 나쁘게 하는 가장 큰 요인은 뇌동맥류의 재출혈이다. 재출혈은 1~14일 사이에 발생하며, 특히 24시간 이내에 많이 나타난다. 재출혈은 갑자기 발생하며 오심과 구토를 동반한 심한 두통과 의식소실 등이 일어난다. 재출혈 예방을 위해서는 진정, 진통, 뇌압 관리가 중요하다.

- 예방적 항경련제(valproic acid) 투여
- 진정제 · 진통제 투여: 통증을 조절하여 고혈압을 방지
- 스테로이드(dexamethasone, methyprednisone) 투여: 뇌부종 조절(두통, 경부통증에 효과)
- Ca 길항제(nimodipine) 투여: 혈관이완 작용으로 뇌허혈 발생 감소
- 제산제, H_2-길항제 투여: 스트레스성 궤양 예방, 스테로이드 투여에 따른 부작용 예방
- 침상안정: 면회객 제한
- 두개내압상승 초래 원인 제거: 침상머리 상승(head elevation), 등척성 · 등장성 운동 금지, 발살바(Valsalva) 수기 금지 등
- 심장과 호흡기능 모니터링: 적절한 뇌조직 관류압과 뇌의 산소공급 모니터링
- 맥박산소측정: 말초의 산소포화도를 모니터링
- 중심정맥압이나 폐모세혈관 쐐기압 측정: 혈액 역동학적 상태 모니터링

뇌혈관연축 감소

뇌혈관연축은 발병 후 7일을 정점으로 4~15일경에 발생한다. 뇌혈관연축에 의한 뇌허혈(뇌경색)의 발생을 방지하여, 뇌혈량과 뇌관류압을 증진시키고, 심폐기관의 합병증을 예방하는 것이 가장 중요하다.

뇌혈관연축의 치료로는 혈압을 높이고, 혈액양을 늘리며, 혈액을 묽게 만드는 3H 치료(Triple H therapy)가 있다. 뇌혈관연축을 예방하고 뇌조직 관류를 증진시키기 위해 등장성 용액이나 용량 확장제를 사용한다. 또한 뇌관류압을 높이기 위해 대상자의 혈압을 정상 혈압보다 10% 정도 높게 유지해야

한다.

인위적으로 고혈압과 고혈량을 유도하기 위해 다양한 약물과 수액 이외에 혈액성분제제나 알부민 등이 사용된다(**박스 44-2**). 이러한 뇌혈량과 뇌관류압을 증가시키기 위한 치료법은 잠재적으로 심폐기능의 위기를 가져올 수 있다. 뇌혈관연축을 위한 다양한 임상적 중재에 대한 내용은 **표 41-7**을 참조한다.

두개내압과 수두증 관리

지주막하출혈과 관련된 급성 수두증이 만성으로 진행한 경우에는 수두증과 이로 인한 두개내압상승 관리를 위해 션트술(shunt)을 시행한다. 션트술 중 가장 보편적으로 시행되는 것은 뇌실-복강간단락술(V-P shunt)이다.

박스 44-2 뇌혈관연축 예방을 위한 치료와 간호

- 뇌혈관연축: 파열된 동맥류 인접 부위에 발생함, 혈관직경이 좁아짐, 혈류량 저하, 뇌허혈과 뇌경색이 나타남
- 발생시기: 지주막하출혈 후 48시간 이후(4~12일)
- 치료 및 간호: Triple H therapy
  ① Hypervolemia(과혈량): 혈장 증량액(콜로이드, 알부민, 혈액 등) 투여
  ② Hypertension(고혈압): 혈압강화제(도부타민, 도파민 등) 투여
  ③ Hemodilution(혈액희석): 혈액점도 감소로 혈류량 증가, 생리식염수 투여
  ④ 기타: 헤마토크릿 30~35%, 수축기압 160~180mmHg 유지(심장문제 없는 경우 200mmHg까지 유지), 중심정맥압 8~12cmH_2O 유지 등

외과적 관리

뇌혈관 촬영이나 3D-CT 등에 의한 뇌동맥류검사를 시행하여 조기에 수술을 실시한다. 뇌동맥류 파열 후 24시간 내에는 뇌혈관연축이 별로 발생하지 않으므로 3일 이내의 급성기에 수술을 실시하는 경향이 있다. 단, 24시간 이내에는 재출혈이 많으므로 안정을 요하는 경우도 있다.

수술에는 개두술에 의한 동맥류 경부클리핑수술, 혈관내 코일색전술, 동맥류포장술(wrapping), 동맥류 근위-원위부 포획술(trapping), 동맥류 근위부결찰술(proximal ligation) 등이 있다. 수술은 동맥류의 부위, 크기, 모양 및 대상자의 상태 등을 종합적으로 판단하여 선택한 후 결정한다(**그림 44-13**). 가장 많이 적용되는 것은 두개내 동맥류 클리핑수술이다. 동맥류 경부클리핑이 어려운 경우 동맥류 트래핑(포획술) 방법이나 두개내외 우회 수술을 병용한다. 만약 이것도 어렵다면 동맥류 랩핑 수술을 시행한다.

수술의 목적은 뇌동맥류의 재출혈을 막고, 혈종을 제거함으로써 뇌혈관연축을 막기 위함이다.

표 41-7 뇌혈관연축을 위한 다양한 임상적 중재

중재	근거
1. 1시간마다 글래스고혼수척도(GCS)와 다른 신경계 사정을 시행하여 결과를 기준자료와 비교하고 변화가 있을 시 보고한다.	1. 뇌조직의 저산소증을 예방한다. 고탄산혈증은 뇌의 혈량을 증가시킨다.
2. 기도 개방성 유지, 즉 PO_2를 85mmHg 이상, PCO_2를 25~30mmHg로 유지한다.	2. 고용량, 혈액 희석, 고혈압 치료가 뇌혈관을 통한 관류를 증진시키기 위해 사용된다.
3. 우심방압(RAP), 폐동맥압(PAP), 폐동맥쐐기압(PAWP) 등 혈액역동성에 대해 계속적으로 관찰하며 처방에 따라 심박출량(CO)/심장계수(CI) 사정을 수행한다. 약물과 수액을 원하는 범위로 유지해야 한다. 위의 계수들에 대한 일반적인 유지범위는 다음과 같다. • 우심방압(RAP): 1~7mmHg • 폐동맥 쐐기압(PAWP)(울혈 없음): 6~12mmHg • 심장계수(CI): >2.5L/min • 목표 헤마토크릿: 33~38% • 고혈압 목표는 경미한 고혈압상태 유지(기준보다 10mmHg 초과), 수축기압 110~160mmHg	3. 수분 용량의 과부하를 예방하기 위해 수분 균형이 세심하게 관찰되어야 한다.
4. 최소 3주 동안 니모디핀(니모톱) 60mg을 4시간마다 주입한다.	4. 칼슘 채널 차단제: 혈관의 이완과 혈관경련 감소를 위해 사용된다.
5. 필요에 따라 모르핀을 사용한다.	5. 진정 효과: 계속적 모니터링을 허용한다.
6. 1시간마다 I/O를 정확히 측정한다. 1시간마다 측정하는 것이 변화가 있을 경우, 조기에 중재가 가능하도록 한다.	6. 수분 균형은 뇌조직 관류압을 유지하기 위해 중요하다.

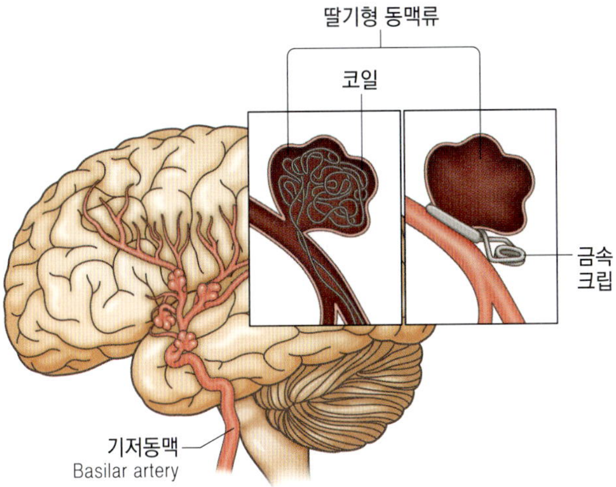

그림 41-13 ■ **뇌동맥류 치료를 위한 수술.** 뇌동맥류의 수술적 절제는 동맥류의 경부를 결찰하거나 동맥류 안에 코일을 삽입하여 동맥류를 폐색시키는 것이다.

동맥류 결찰술

전통적인 수술방법은 CT, 뇌혈관조영술 등으로 뇌동맥류의 위치를 확인한 후, 두개골을 열어(개두술, craniotomy) 뇌동맥류의 기시부를 작은 클립으로 결찰하는 방법이다. 동맥류 결찰술은 재출혈의 위험을 없애기 위해서 보통 파열 후 24시간 이내에 시행한다. 수술 후 대상자의 신경계 상태를 주의 깊게 모니터링 하며, 신경계장애를 가진 대상자에게 발생한 신경계 변화는 그 어떤 것이라도 담당의사에게 신속하게 알려야 한다.

코일색전술

뇌동맥류 파열을 방지하기 위해 뇌동맥류내로 백금코일을 삽입하여 혈류가 뇌동맥류로 들어가지 못하도록 차단하는 시술을 말한다. 뇌혈관촬영을 하면서 대퇴동맥을 통해 관을 삽입해 뇌동맥류까지 밀어넣은 다음, 그 안에 백금코일을 넣어 뇌동맥류를 폐색시키는 방법이다. 혈액순환이 차단되는 데 필요한 만큼의 코일을 동맥류내에 삽입하는 과정이 반복된다.

개두술을 통한 뇌동맥류 결찰술보다 비교적 시술시간이 짧고, 덜 침습적인 방법이므로 합병증 발생 가능성이 적은 편이다. 그러나 불완전 폐색의 가능성이 높고, 경부나 직경이 큰 뇌동맥류의 경우에는 삽입된 코일로 인해(코일 압출) 뇌동맥류가 다시 부풀어(refilling) 시술 후 재발위험성이 높다. 또한 코일이나 유도 도관으로 인한 뇌동맥류 파열 및 혈관 천공의 위험이 있다.

시술 후 12~24시간 동안 헤파린 치료를 받는다. 동맥촬영을 시행하기 위해 서혜부에 삽입된 도관을 통해 생리식염수를 주입하는데, 이는 동맥의 개방성을 유지하기 위함이다. 도관이 삽입된 부위는 혈종이나 출혈이 있는지 자주 사정하고, 다리의 말초맥박도 자주 사정한다. 대상자는 침상에 편평하게 누워 서혜부를 구부리지 않도록 주의한다.

동정맥기형

정상적인 뇌혈류는 큰 동맥, 작은 동맥, 모세혈관, 작은 정맥, 큰 정맥 순서대로 흐르게 되어 있다. 그러나 뇌혈관기형이 있는 부위에서는 뇌혈류가 모세혈관을 거치지 않고 동맥에서 바로 정맥으로 흐르게 되고, 이 경우 동맥 내의 높은 압력이 바로 정맥으로 전달되기 때문에 쉽게 터질 수 있다. 이처럼 동맥과 정맥이 바로 이어지는 뇌혈관기형을 동정맥기형(arteriovenous malformation, AVM)이라고 한다.

원인과 병태생리

동정맥기형은 모세혈관에 선천성 결손이 있는 혈관병변을 말한다. 모세혈관상의 결손으로 인해 혈액이 동맥에서 정맥으로 직접 교통하게 된다. 원인은 아직까지 확실하게 밝혀지지 않았지만, 일반적으로 선천적인 기형이 많은 것으로 알려져 있다.

동맥과 정맥이 모세혈관을 거치지 않고 직접 연결되므로 이 부위에는 여러 가지 굵기의 비정상 혈관이 실타래처럼 얽혀서 핵(nidus)을 이룬다. 모세혈관이 없기 때문에 유입동맥으로부터 동맥혈이 그대로 핵(nidus)을 통해 유출정맥으로 흘러 들어가서 정맥은 적색을 띠게 되고, 압력이 높은 동맥계에서 압력이 낮은 정맥계로 혈액이 직접 흐름으로써 정맥 쪽에서 출혈이 일어난다.

지주막하출혈의 원인 중 약 10%가 동정맥기형이다. 또한 동정맥기형이 있는 부분의 뇌는 산소가 공급되지 않아 저산소 상태가 되기 때문에 뇌전증 발작을 일으키는 원인이 되기 쉽다. 동정맥기형은 뇌와 척수에서 발견되지만, 대부분은 대뇌반구에서 발견되며, 크기는 작은 크기에서부터 대뇌반구 전체에 해당하는 크기까지 다양한 범위로 나타난다.

임상증상

동정맥기형의 가장 주된 증상은 두통과 경련이며, 기타 뇌출혈과 관련된 증상이 나타난다. 편두통을 지속적으로 호소하면서 경련이 있다면 동정맥기형을 의심해 볼 필요가 있다.

동정맥기형의 크기가 작을수록 출혈이 잘 일어나고, 크기가 클수록 경련이 잘 일어나며, 성인에서는 출혈과 경련의 비율이 비슷하나, 소아에서는 뇌출혈이 경련보다 빈번하다.

동정맥기형이 출혈을 일으키게 되면 두통, 경련발작, 국소적 결손 등이 나타나게 된다. 출혈된 혈액은 지주막하나 뇌조직내로 유입된다. 동정맥출혈이 일어난 사람의 25%에서 재출혈이 발생한다.

진단검사

동정맥기형의 진단을 위한 검사로는 두부 CT와 MRI, 뇌혈관조영술 등이 있다. 두부 CT는 주로 급성 출혈 시 진단을 위해 시행되며, MRI는 이전의 출혈 증거와 벌집 모양의 뇌동정맥기형 그리고 좀 더 자세한 뇌의 해부학적인 정보를 얻을 수 있다. 또한 뇌혈관조영술을 통해 유입동맥, 기형의 핵, 유출정맥을 확인할 수 있기 때문에 뇌혈관조영술은 확진과 치료방침을 정하는 데 가장 도움을 주는 검사이다.

치료와 간호

동정맥기형의 관리는 뇌동맥류에 대한 관리와 동일하며, 뇌동맥류와 비교하여 예후는 양호한 편이다. 간호목표는 뇌동맥류 대상자와 마찬가지로 활동제한, 경련발작 조절, 혈압관리 등이다.

동정맥기형은 약물로는 치료되지 않으며, 핵(nidus)을 완전히 제거하는 것이 원칙이다. 현재 동정맥기형 제거를 위해 다음과 같은 세 가지 방법이 사용되고 있다.

미세수술

미세수술(microsurgery)은 가장 확실하고 전통적인 방법이다. 수술 부위가 뇌의 표면에 위치한 경우, 좋은 적응증이 되지만, 뇌의 심부나 뇌간에 위치한 기형은 수술 합병증이 높은 편이다. 직경 3cm 이하의 작은 동정맥기형은 90% 이상의 완치율을 보이고 있으며, 수술 즉시 출혈 위험을 제거할 수 있다.

혈관내 수술

혈관내 수술(endovascular, treatment)은 혈관 안에 관을 삽입한 후, 관으로 금속이나 약품을 주입하여 동정맥기형이 있는 부위를 막는 방법이다. 대상자의 부담과 합병증의 위험이 적고 반복할 수 있다는 장점이 있으나, 동정맥기형이 수많은 동맥분지에서 혈류를 공급받기 때문에 그 많은 동맥분지를 모두 폐쇄할 수 없으므로 완치가 잘 되지 않는다. 오히려 혈관내 수술로 동정맥기형을 부분적으로만 막게 되면, 동정맥기형 내부의 혈류와 압력이 변하여 뇌출혈이 유발될 수 있다. 대부분 미세수술이나 방사선수술을 보조하는 병합치료로서 이용된다.

방사선수술

감마나이프와 같은 방사선수술(radiosurgery)은 직경 3cm 이하의 동정맥기형 치료에 널리 사용되고 있다. 수술이 어렵거나 합병증이 많은 뇌의 심부나 뇌간 부위의 비교적 작은 동정맥기형 치료에 적합하지만, 수술 후 동정맥기형이 완전히 막혀 사라지는데 시간이 오래 걸리고, 이 기간 동안 출혈 위험이 있으므로 수술 후 바로 치료효과를 보기 어렵고, 방사선조사에 따른 주변 신경손상 같은 합병증이 일부 발생할 수 있다.

모야모야병

모야모야병(moyamoya disease)은 특별한 이유 없이 뇌 속 특정 혈관이 막히는 만성 진행성 뇌혈관질환이다. 모야모야병은 뇌에 혈류를 공급하는 주요 혈관인 양측 내경동맥의 끝 부분과 그 분지인 전대뇌동맥과 중대뇌동맥의 시작 부위에 협착이나 폐색이 보이고, 그 부위에 비정상 혈관상(측부혈행로, 모야모야혈관)이 나타난다. 뇌동맥 조영 영상이 아지랑이가 끼어 담배연기가 모락모락 올라가는 모양처럼 보인다 하여 이를 뜻하는 일본어인 모야모야라는 단어를 사용한다.

일본에서 가장 많이 발병하고, 다음으로 우리나라와 중국에서 많이 발병한다. 호발 연령은 10세 이하의 어린이 및 30~40대 사이이며, 특히 4세 중심의 소아에서 가장 많이 발병한다.

원인과 병태생리

정확한 발병 원인이나 기전은 아직 밝혀지지 않았지만, 병리학적으로는 동맥 안쪽의 막인 동맥내막이 점차 두꺼워지는 것이 특징으로 나타났다. 정상적으로 뇌에 혈액을 공급하던 큰 혈관이 서서히 막히기 때문에 작은 혈관들에 의한 측부혈관(collateral vessel)이 만들어진다.

임상증상

측부순환이 충분히 형성되기 전인 아동기에는 활발한 뇌 활동으로 많은 혈류가 필요한 반면, 공급되는 피는 적기 때문에 다양한 허혈성 증상이 나타난다. 특히 심하게 울 때, 라면이나 국과 같이 뜨거운 음식을 식히려고 후후 불거나, 풍선이나 악기를 부는 경우, 사지에 일시적으로 갑자기 힘이 빠지는 마비 증세가 특징적인 초기 증상이다. 이는 과호흡 상태에서, 일시적으로 혈중 이산화탄소 농도가 낮아지면서 뇌혈류가 감소되어 나타난다.

혈류공급이 부족한 뇌의 부위가 어디인가에 따라 마비, 뇌전증 발작, 두통, 감각이상, 불수의적 운동 등이 나타날 수 있다. 소아에서는 허혈이나 뇌전증 발작 등이 나타나고, 성인에서는 지주막하출혈이 초래된다.

진단검사

자기공명영상촬영(MRI, MRA)과 뇌스캔, 뇌혈관조영술을 이용하여 진단한다. 특히 뇌혈관조영술 소견에서 연기 모양의 모야모야 혈관이 보이고, 양측 내경동맥, 전대뇌동맥, 중대뇌동맥 분지부위에서 협착이나 폐색이 보이면 확진이 가능한다.

치료와 간호

모야모야병의 원인이 확실히 밝혀지지 않았기 때문에 명확한 치료방법이 없지만, 뇌허혈 증상이 반복적으로 나타나면 수술적 치료가 고려된다.

수술적 치료에는 막혀 가는 내경동맥을 대신할 혈관을 만들어 뇌에 피를 공급해 주는 혈관문합술이 있다. 혈관문합술에는 세 가지 방법이 있는데, 직접 혈관끼리 연결하여 혈류량을 늘리는 직접 혈관문합술, 다른 부분의 혈관이 자라나서 보존적으로 혈류량을 늘리는 간접 혈관문합술, 두 가지 수술을 동시에 시행하는 병합 혈관문합술이 있다.

CHAPTER 42

Management of Clients with Peripheral Nervous Disorder

말초신경계 장애 대상자 관리

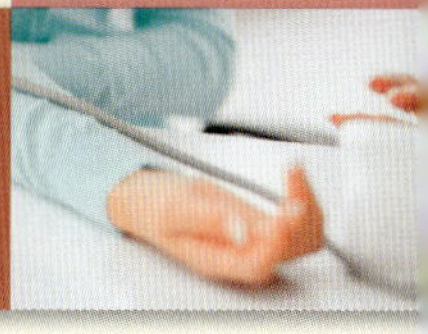

학습목표

1. 말초신경계 장애의 병태생리 과정에 대해 설명한다.
2. 말초신경계 장애 대상자의 건강력 수집과 신체검진을 통해 간호문제를 사정한다.
3. 말초신경계 장애 대상자에 대한 간호목표를 세우고 간호중재를 계획한다.
4. 말초신경계 장애 대상자에 대한 간호중재를 시행하고 결과를 평가한다.
5. 말초신경계 장애의 치료에 대해 설명한다.

주요 내용

요통, 길랭-바레증후군, 삼차신경통, 안면마비, 말초신경병, 수근터널증후군

요통

요통(lower back pain)은 허리에서 다리까지 광범위하게 나타나는 통증을 말한다.

척추는 뼈, 관절, 인대, 지방조직, 근육의 다양한 층, 말초신경, 감각신경절, 자율신경절, 척수로 구성된 유일한 기관으로, 동맥과 정맥의 복잡한 체계에 의해 영양을 공급받는다. 척추의 움직임은 복잡하고, 척추와 다른 구조들에 대한 손상은 독특한 양상의 통증을 유발한다.

원인

요통이 초래되는 경우는 다음과 같다.

- **긴장되거나 오래 서 있는 자세:** 구부정한 자세는 요추에 긴장을 초래하고 정상적인 곡선이 사라져 허리가 평편하게 된다. 또한 오래 서 있으면 허리가 뒤로 젖혀지는 상태가 되어 허리 뒤쪽으로 통증이 유발될 수 있다.
- **근육경련(좌상이나 염전):** 허리 근력이 약하거나 피로가 지나칠 때 혹은 척추에 과도한 힘이 가해지면, 척추를 지지하는 인대와 근육이 늘어나거나 파열되어 발생한다. 보통 대상자가 몸을 구부린 자세로 격렬하거나 반복적으로 들어올리는 직업이나 진동하는 기계를 작동하는 직업을 가진 경우, 발생할 가능성이 많다.
- **척추의 구조 변화:** 염증, 종양, 류마티스질환 등으로 인해 척추근이나 척수에 압력을 주거나 척추의 구조를 변화시켜 요통이 유발된다.
- **퇴행에 의한 척추 손상:** 골다공증과 척추협착증이 포함된다. 보통 골다공증이 있는 경우, 뼈의 무게를 정상으로 유지하지 못하게 되어 척추가 부러지기보다는 눌려서 찌그러지는 경우가 많이 발생한다. 이 경우, 요통은 즉시 나타나지 않고 몇 시간이 경과한 후에 심하게 나타난다. 척추협착증은 척추관이 좁아져 신경이 압박받는 것으로 허리를 펴거나 걸을 때 통증이 나타나며, 걷다가 쪼그려 앉으면 통증이 감소하여 다시 걷지만, 걸으면 다시 통증이 나타난다.

요부좌상

요부좌상(back strain)은 요통을 초래하는 급성 상해를 말한

다. 이는 대상자가 무릎을 구부리지 않고 등을 굴곡시킬 때 또는 요통의 추간판과 근육에 스트레스를 초래하는 회전동작을 할 때 발생한다.

추간판탈출증

추간판탈출증(spinal disc herniation)은 격렬한 활동이나 추간판 또는 추골의 퇴행으로 추간판이 정상 위치에서 이동한 경우를 말한다(그림 42-1). 나이가 들면서 추간판 연골과 탄력성의 변화는 추간판탈출을 유발한다. 추간판탈출 대상자의 절반 이상에서 요추손상의 과거력이 있으며, 중노동, 격렬한 운동, 약한 복부와 등근육이 추간판탈출의 위험을 증가시킨다. 또한 반복된 스트레스가 점진적으로 팽륜과 탈출을 초래하면서 추간판을 약화시킨다.

추간판탈출증의 가장 흔한 형태로 요추 추간판탈출증과 경추 추간판탈출증이 있다. 요추 추간판탈출증은 주로 L4~L5번 사이 추간판과 L5~S1번 추간판에서 발생한다. 가장 특징적인 증상은 좌골신경통으로, 엉덩이 부위에서 다리로 뻗어가는 방사통의 형태이며, 대개 한쪽 다리에서만 느껴지고 전기에 감전된 듯한, 조이는 듯한 저리거나 마비된 느낌을 호소한다.

경추 추간판탈출증은 목이나 견갑골 사이에서 발생하여 어깨와 팔, 손 또는 손가락 부위로 뻗어간다. 특정한 자세를 취하거나 목을 움직일 때 심해지거나 완화되며, 특히 머리를 위로 들거나 아픈 쪽으로 고개를 돌릴 때 통증이 심해지는 경향이 있다.

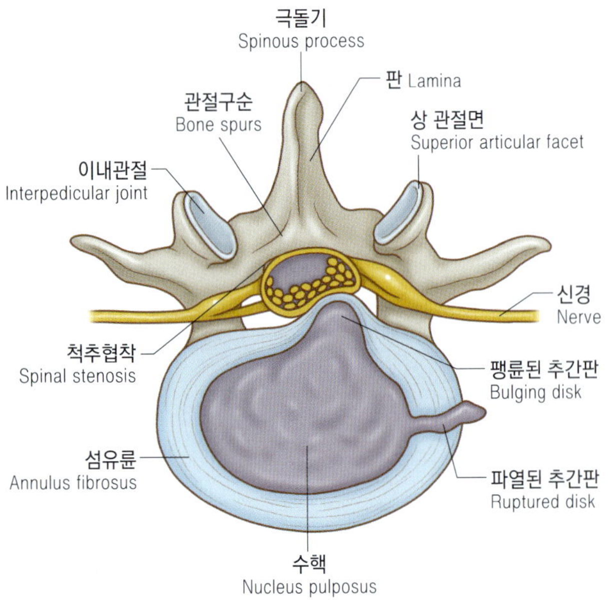

그림 42-1 ■ 하부요통의 일반적인 원인

진단을 위해 대상자의 병력 청취를 바탕으로 신체검진과 필요시 방사선검사 등 추가적인 검사를 시행한다. 추간판탈출증에 대한 주된 치료는 단기간 동안 안정과 휴식을 취하면서 진통제와 소염제를 복용하고 물리치료를 시행하는 것이다. 하지만 근력의 감소가 점점 심해지거나 방사선검사상 현저한 손상이 동반될 경우에는 보존적 치료 대신 초기부터 수술을 시행하기도 한다.

척추협착증

척추협착증(spinal stenosis)은 뼈에 만성적인 스트레스가 가해져서 뼈가 과다성장하여 신경이 지나가는 통로인 척추관이 좁아진 상태를 말한다. 척추를 지나는 신경을 압박해 발생하는 퇴행성질환으로, 추간판탈출증 증상과의 감별진단이 중요하다. 척추협착증이라는 용어는 주로 허리인 요추부에서 사용한다. 척추가 협착되면 척수 전체를 압박하게 되고, 치료하지 않으면, 신경이 분포하는 근육군의 쇠약 또는 마비가 초래된다.

강직성 척추염

강직성 척추염(ankylosing spondylitis)은 척추에 염증이 생겨 강직현상이 일어나는 질환으로, 일종의 자가면역질환이다. 건(tendon)이 뼈에 부착되는 부위의 염증으로 인해 그 부위에 심한 석회화가 초래되어 모든 척추가 융합되고 경직된다. 현재까지 정확한 원인은 밝혀지지 않았지만, HLA-B27 항원과 밀접한 관련이 있는 것으로 보이는데, 이와 같은 유전적 인자를 가지고 있다고 해서 반드시 생기는 것은 아니지만, 그렇지 않은 사람들보다는 강직성 척추염이 생길 가능성이 높다.

증상은 서서히 나타나는 요통으로 시작하며, 통증은 강직과 함께 나타난다. 질병이 진행되면, 아침에 강직과 통증을 호소하며, 다른 원인의 요통과 달리 쉬고 나면 증상이 심해지고 움직이면 통증이 약해진다. 아직까지는 확진을 내릴 수 있는 검사는 없으며, 임상소견과 방사선학적 소견 그리고 검사결과 등 여러 가지 판정기준을 사용한다. 현재까지 강직성 척추염에 대한 완치법은 없지만, 우선 운동요법이 주축이 되며, 비스테로이드성 소염제를 운동요법과 병행하여 복용한다. 대부분의 경우 수술적 요법이 필요하지는 않지만, 척추후만 변형이 심각하여 정상적인 일상생활을 할 수 없다면 수술적 치료가 고려된다.

척추전방전위증

척추전방전위증(spondylolisthesis)은 하나의 추골이 전방으로 전위되는 것을 말한다. 즉 하나의 척추가 인접한 밑에 있는 척추에 비해 정상적인 정렬을 이루지 못하고 앞으로 빠져 나온 상태를 말한다. 어느 부위에서나 발생할 수 있지만, 대개 하부요추인 L4~L5에서 빈번히 발생한다. 주요 원인으로 척추분리증과 노인성 변화 등을 들 수 있다(그림 42-2).

척추분리증

척추분리증(spondylolysis)은 척추신경이 지나가는 척추뼈 뒤쪽의 연결부위에 금이 가거나 끊어진 상태로, 하나여야 할 척추뼈의 앞과 뒤가 분리되어 불안정한 상태를 말한다. 조금 더 진행되면 분리된 부위의 위 · 아래 부분이 서로 어긋나 척추전방전위증이 될 수 있다. 선천적인 골화 이상 또는 후천적으로 교통사고 등의 외상, 척추뼈에 무리한 힘이 가해지는 과격한 활동(체조, 다이빙, 레슬링 등)을 하는 경우에 5번 요추에서 가장 흔히 발생한다.

척추전만증

척추전만증(lordosis)은 요추가 등쪽으로 과도하게 함몰된 것을 말한다. 이것은 일반적으로 처진 어깨, 다리의 정중회전, 과도한 골반각과 관련이 있으며, 흔히 요통이 발생한다. 과도한 척추전만은 척추만곡증과 척추후만증을 초래한다.

병태생리

압박성 부하는 추간판, 추골, 관절면, 척추인대에 각기 다른 영향을 미친다. 압박성 부하가 있으면, 추간판의 섬유륜은 신장된다. 추골 또한 압박되고 판의 끝쪽에서 골절이 발생할 수 있다. 척추인대는 쉽게 휘는 경향이 있지만, 관절은 압박에 대해 거의 저항력이 없어 추간판이 탈출된다. 추간판이 단지 팽윤할 때에는 섬유륜이 손상되지 않지만, 탈출되면 대개 섬유륜이 찢어지고, 수핵이 돌출된다(그림 42-3). 추간판탈출이 되면, 척추신경근의 압박이 초래된다. 추골을 분리하고 받쳐주는 추간판에는 미세한 신경종말이 분포되어 있다. 요추판이 좌골신경을 건드릴 때 초래되는 통증을 좌골신경통이라 하며, 좌골신경과 그 분지경로를 따라 발생한다.

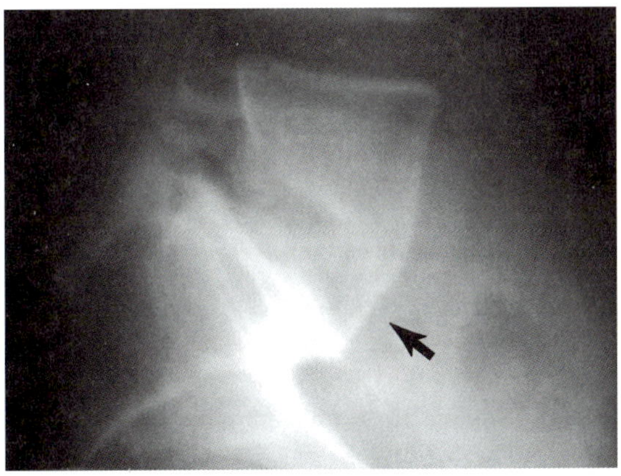

그림 42-2 ■ 척추전방전위증의 수술 전 방사선사진

임상증상

요추판의 파열이나 탈출은 척추신경근을 압박하여 대퇴후부로 좌골신경을 따라 방사하는 요통을 초래한다.

일반적으로 좌골신경통의 통증은 엉덩이에서 시작하여, 대퇴의 뒤쪽에서 발목까지 뻗어 나간다. 또한 추간판탈출은 서혜부 통증을 초래할 수도 있다. 대상자는 영향을 받은 신경근의 분포영역에서 근육경련과 감각과민(무감각과 따끔거림)을 느끼기도 한다.

통증은 긴장(기침, 재채기, 배변, 구부림, 들어올림, 다리를 쭉 뻗어올리기) 또는 지속적인 앉은 자세에 의해 악화되고, 무릎을 구부린 상태의 측위를 취하게 되면 경감된다. 신경을 신장시키는 하지의 모든 움직임이 통증과 불수의적 저항을 일으키고, 영향받은 쪽의 다리를 쭉 뻗어 들어올리는 것이 제한된다. 허벅지가 복부로 굴곡될 때, 다리의 완전한 신전이 불가능해지고(Lasgue 징후), 심부건반사가 저하되기도 한다.

척추협착증의 증상은 대개 서서히 시작되며, 추골이 탈출할 때, 신경근에 가해지는 압박에서 기인한다. 가장 일반적인 증상은 서있거나 걸을 때 콕콕 쑤시는(aching) 통증이 발생하는 것이며, 활동에 의해 악화되고, 안정을 취하면 증상이 호전된다. 체간굴곡, 구부린 자세 또는 좌위에서 증상이 빠르게 개선된다.

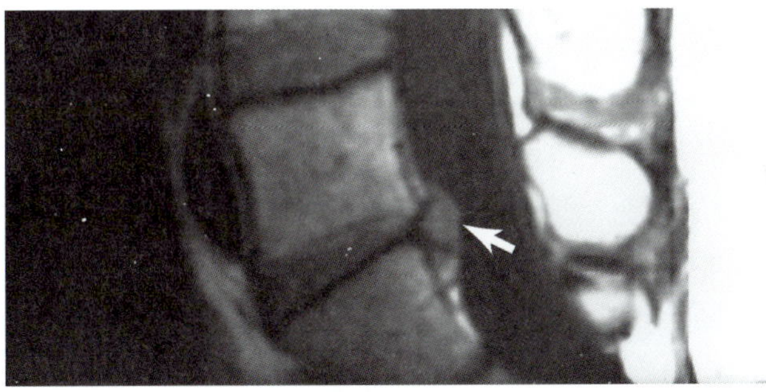

그림 42-3 ■ 요추의 자기공명영상(L5와 S1 사이의 추간판탈출)

진단검사

CT와 MRI는 척추, 추간판, 척수와 주변 조직에 대한 정확한 영상을 제공한다. 척수조영술(myelography)과 추간판조영술(diskography)은 초기 평가에는 거의 사용하지 않는다.

치료

치료의 목표는 통증과 경련을 줄이고, 움직임을 증진시키며, 척추 또는 추간판에 발생한 구조적 문제를 해결하는 것이다.

요통이 있는 대상자의 첫 번째 사정 목적은 원인을 정확히 알아내기 위한 것으로, 대상자의 요통이 골절, 종양, 염증과 같은 심각한 기본상태와 관련이 있는지 확인하기 위해 의학적 과거력을 사정한다. 대상자의 정신적 · 사회적 · 경제적 과거력을 확인하고 통증 정도를 사정한다. 또한 신체검진을 통해 반사, 근육강도, 신경학적 결손을 평가함으로써 요추신경근이 포함되는지를 확인한다(그림 42-4).

약물요법

통증은 대개 비스테로이드 항염증제(NSAIDs) 또는 COX-2 억제제, 근육이완제 혹은 마약성 진통제로 관리한다.

수술요법

척추 추간판문제가 있는 대상자가 심한 좌골신경통으로 아무 것도 할 수 없을 때, 좌골신경통의 증상이 호전되지 않거나 더 악화되어 지속될 때, 특수신경근 기능부전의 생리적 증거가 나타날 때 수술이 고려된다. 수술은 또한 척추골절을 안정시키고 척추측만증과 척추후만증을 교정하기 위해 실시한다.

미세절제술

미세절제술(microdiskectomy)은 탈출된 추간판 파편을 제거하기 위해 미세수술도구를 사용하는 것을 말한다. 표준수술과 비교하여 외과적 부위에 외상이 적고 조직통합성이 좀 더 보존된다. 미세수술의 이점은 최소한의 신경근 퇴축과 원상태의 관절보존, 지혈 개선, 척추근육과 근막의 최소한의 박리이다.

감압성 척추후궁절제술

감압성 척추후궁절제술(laminectomy)은 척추후궁을 절제하여 척추관을 여는 수술을 말한다(그림 42-5). 이 절차는 척수 종양의 제거, 관절면의 부분제거, 척수에 대한 뼈 충격의 감압을 위해 척추관에 접근하게 한다. 추간공이 좁아지고 골증식과정(뼈의 과다성장)이 신경근을 둘러싸고 신경구조에 충격

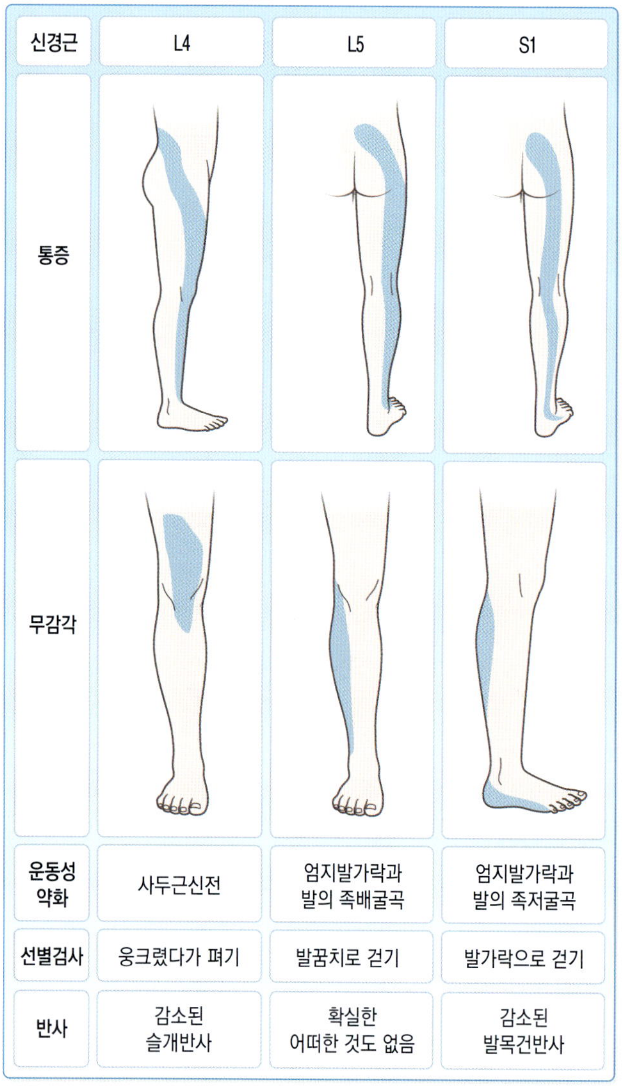

그림 42-4 ■ 요추신경근손상의 사정은 운동성 약화와 반사를 위한 검사와 통증유도(선별검사)를 포함한다.

을 준다면, 추간공을 확장시키기 위해 때때로 추간공천절개술(foraminotomy)이 시행된다.

척추융합술

척추융합술(spinal fusion)은 추골 사이에 골이식편(뼈조각)을 이식하는 것이다(그림 42-6). 성장하는 새로운 뼈는 두 추골을 융합시키고 통증을 줄이기 위해 추골을 움직이지 못하게 한다. 대개 5개의 추골만이 융합된다. 5개 이상의 추골융합의 경우, 척추의 움직임이 상당히 제한된다. 골이식편은 골은행이나 전상장골능에서 얻는다. 치유되는 동안, 이식편은 점차적으로 추골로 성장하고 골융합을 형성한다. 그러나 이러한 골융합은 해당부위에 영구적인 강직을 초래한다. 시간이 지난 후 강직은 요추부위에서는 뚜렷하지 않지만, 경추부위에서는

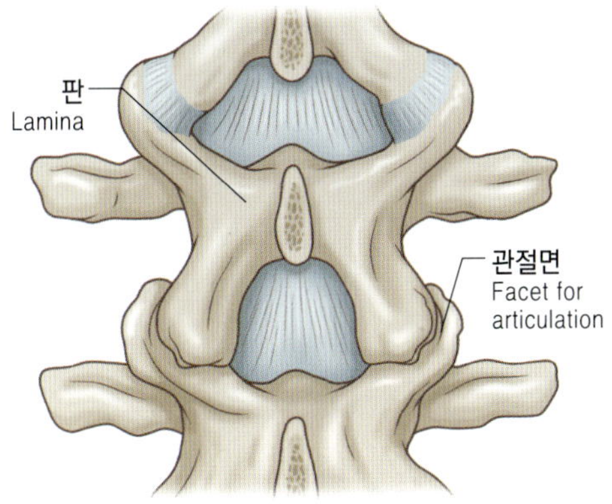

그림 42-5 ■ 탈출된 추간판의 판내 제거를 위한 척추후궁절제술

분명하다. 수술 후 요통이 다시 발생할 수 있으며, 추가 수술이 필요할 수도 있다.

도구삽입 척추융합술

척추측만증 또는 다발성 추골골절과 같은 장애에서 척추를 강화시키고 융합시키기 위해 금속막대가 사용된다.

인공추간판대체술

최근 척추융합보다 움직임을 주기 위한 인공추간판대체술(artificial disc replacement)이 개발되었다. 수술 후 대상자가 더 빨리 움직인다는 것 외에는 다른 척추수술과 유사하다.

기타 치료

첫 48시간 동안 급성 추간판탈출로 인한 통증을 감소시키기 위해 냉요법이 사용되지만, 이후에는 대개 열요법이 진통에 더 효과적이다.

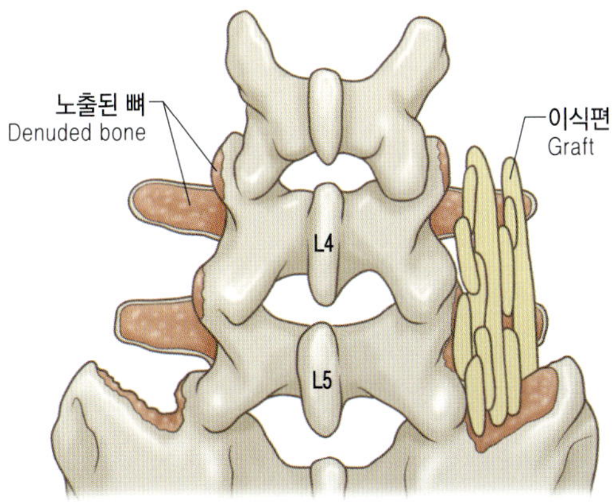

그림 42-6 ■ 요추체내의 척추융합
골이식편은 장골능에서 얻어지고 추골 사이에 삽입된다.

체위로는 반좌위가 좀 더 편안하고, 요추굴곡을 증진시키며, 등의 긴장을 감소시킨다. 안위를 위한 다른 체위에는 다리 아래에 베개를 넣은 앙와위, 대상자가 좌골신경에 대한 긴장을 감소시키기 위해 통증이 있는 다리를 굴곡시켜 무릎 사이에 베개를 넣고 영향받지 않은 쪽으로 눕는 측위가 있다. 복위에서 두꺼운 베개를 머리 밑에 두고 자는 것은 피해야 한다.

비특이적 요통이 있다면, 물리치료사나 척추지압요법사에 의한 척추수기(spinal manipulation)가 사용된다. 척추수기는 손을 사용하여 관절을 지압하여 관절가동범위를 넓히거나 손으로 누르고 당겨 틀어진 뼈를 제자리로 돌려 통증을 줄인다. 대개 1개월 이상 지속된다.

대부분의 경우 침상안정이 필요하지는 않지만, 오랫동안 침상안정을 할 경우, 대상자를 쇠약하게 할 수 있으며 실제로 회복을 늦춘다. 하지만 다리 통증이 있는 심각한 요추 추간판 탈출증 대상자의 경우, 보존적 중재로 단단한 매트리스에서 2~4일간 침상안정을 한다. 이 경우의 침상안정은 등근육과 추골의 스트레스를 경감시킴으로써 요통을 감소시켜주는 효과가 있다. 파열된 요추 추간판이 있는 대상자에게는 허리보조기 또는 코르셋 같은 허리 지지대가 처방된다. 그러나 허리 움직임이 제한되면 점진적으로 근육이 약화되고, 척추 구조를 퇴행시키므로 임상증상이 경감되면, 허리 지지대는 추천되지 않는다.

운동(걷기, 정지된 자전거 타기, 가벼운 조깅 등)은 손상 후 첫 2주 내에 시작하고, 일주일에 두세 번, 20~30번 정도 수행한다. 허리와 복부근육을 강화하는 운동을 매일 시행하는 것이 추후 문제를 예방하는데 도움이 된다. 마사지, 신장운동, 경피신경전기자극술(TENS)로 통증과 경련이 감소될 수 있다. 입증되지는 않았지만, 심부초음파 열치료와 국소성 습열적용이 통증감소에 도움이 되기도 한다.

대상자에게 물건을 들어올릴 때 스트레스를 최소화하고, 허리를 굽히지 않고 무릎을 굽히고 앉아서 물건을 신체 가까이에서 올리도록 교육한다. 또한 좌위는 다리 통증을 더 악화시키므로 작업 시 앉아 있는 대상자는 자주 자세를 바꾸어주도록 한다.

간호

간호사정

척추수술 후 사정은 다른 수술대상자의 사정과 유사하다. 머리에서 발끝까지의 사정이 요구된다. 대상자에게 자신의 다리와 발을 움직여보도록 하고, 기초자료평가 때의 결과와 비교함으로써 신경학적 기능을 사정한다. 대상자에게 무감각이나 저림이 있는지와 감각의 변화나 통증에 대해 질문한다. 이러한 지각이상은 수술로 인한 부종(edema)의 결과이다. 점진적인 하지의 쇠약이나 마비, 괄약근 조절의 소실, 항문 무감각 또는 요정체(마미증후군이라 불림)가 발생한다면, 의사에게 즉시 알려야 한다. 응급으로 외과적 감압이 필요할 때도 있다.

뇌척수액의 누출을 의미하는 팽윤(swelling)이나 배액이 맑은지 여부를 확인하기 위해 수술 부위의 상처를 사정한다. 척추수술 시 앞쪽으로 접근했다면, 복부수술의 일반적 간호가 요구된다(무기폐와 장폐색의 사정). 드레싱과 배액을 확인한다.

일반적 간호

- 요추 추간판절제술 후, 1시간 정도 대상자의 몸을 돌리지 않고, 지혈을 돕기 위해 편평한 자세를 유지시킨다. 2시간마다 통나무 굴리기를 반복한다.
- 요추 융합술 후, 침상은 일반적으로 편평하게 유지한다. 대상자는 수술 후 약 4시간 뒤에 시작하여 그 후 2~4시간마다 통나무 굴리기를 한다. 척추수술 후 처음 몇 번은 대상자를 돌릴 때 추가 도움을 받는 것이 좋다(그림 42-7). 침상 위에 삼각손잡이를 사용하는 것은 비틀림을 일으킬 수 있으므로 금지된다. 활동에 대한 의사의 처방을 따른다.
- 융합술을 한 대상자는 침상안정이 좀 더 길어지므로, 심부혈전증의 위험이 더 높다. 대개 압박스타킹이 정맥귀환의 증진을 위해 사용되며, 침상안정 동안 다리와 발을 움직이도록 대상자를 격려한다. 대상자의 무릎이 굴곡되지 않도록 슬와공간 아래에 지지할 수 있는 물건을 둔다. 무릎이 굴곡되면, 심부정맥혈전증의 위험이 증가되기 때문이다. 양성 호만 징후(Homans sign), 한쪽 다리의 발적, 종창 또는 폐색전을 시사하는 갑작스러운 흉통과 호흡곤란 및 불안 등 심부혈전증의 증상을 관찰하고 기록한다.
- 척추수술 후, 척추의 지지를 위해 일시적으로 보조기나 코르셋이 사용된다. 요추나 흉추융합술을 한 대상자는 섬유유리로 된 보조기를 계속해서 착용한다. 근육이 강화됨에 따라 보조기나 코르셋 착용시간이 줄어들며, 활동수준은

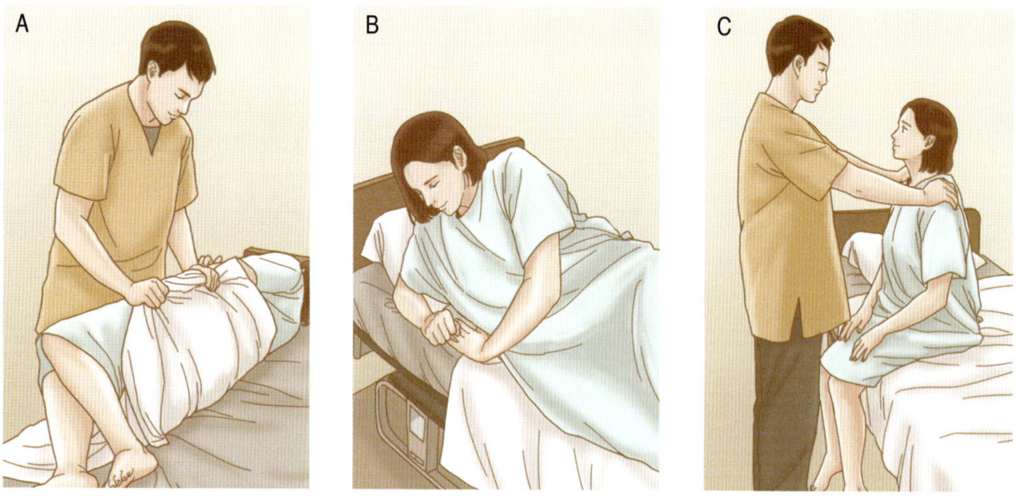

그림 42-7 ■ 요추융합술 후 대상자가 설 수 있도록 돕기

A: 필요시에 침대 시트를 돌려 대상자를 침대 끝에서 통나무처럼 굴린다. B: 대상자는 비틀림 없이 앉아 있을 수 있도록 한 손과 다른 쪽 팔꿈치로 침대를 끌어당긴다. 대상자는 다리를 침대 아래로 동시에 떨어뜨린다. C: 대상자가 침대 끝에 앉아 있을 때, 간호사는 기립성 저혈압을 사정한다. 대상자는 등을 구부리지 않고서 침대에서 일어선다.

의사의 처방을 따른다. 불안정한 흉추(흉추 외상)를 가진 대상자의 경우, 석고붕대가 흉추수술 후 한동안 사용된다.

- 수술 후 며칠 동안 장폐색이 흔하다. 부동과 마약성 진통제가 연동운동을 느리게 하지만, 수분은 처방대로 섭취해야 한다. 규칙적인 시간에 장운동을 하도록 하며, 허용된다면, 식이섬유소를 제공한다. 또한 처방된 약물(배변완화제, 가벼운 하제, 좌약 등)이 투여되며, 관장이 적용된다. 대상자에게 긴장은 통증과 뇌척수액의 압력을 증가시키기 때문에 장운동을 위해 긴장하지 않도록 교육한다. 장운동을 기록한다.
- 추간판 문제들은 종종 통증, 치료, 성생활, 투병기간, 생활방식 변화와 관련된 두려움과 걱정을 유발한다. 그러므로 대상자와 가족에게 사회심리적 지지를 제공한다.

■ 간호진단

척추수술을 할 대상자와 가족의 수술 전·중·후 단계와 관련된 지식부족

기대결과

대상자와 가족은 수술 전 준비, 수술절차, 수술 후 예방법과 요구사항에 대한 관련 지식이 증가될 것이다. 대상자는 통나무 굴리기, 침상으로 이동하거나 침상으로부터 이동하는 것 등의 안전한 움직임을 시범 보일 수 있을 것이다.

간호중재

- 이후 비교를 위해 기준이 되는 신경학적 사정(운동과 감각 기능, 정신적 준비)을 실시한다.
- 등을 보호하고 움직임을 강화하기 위한 통나무 굴리기의 방법을 설명한다.
- 수술부위 손상(굴곡, 신전, 꼬이는 것)을 예방하기 위해 활동을 제한해야 하며, 수술부위에 긴장이 없어야 함을 설명한다.
- 물건을 잡기 위해 손을 뻗지 말아야 하는 상황처럼 일상생활활동에서 도움을 요청해야 할 필요성에 대하여 설명한다.
- 장운동의 긴장을 최소화하기 위해 대변완화제를 사용한다.
- 흡연은 심혈관 합병증, 상처치유의 저하와 부정유합의 위험을 증가시키므로 흡연 대상자에게는 금연하도록 격려한다.
- 자가수혈을 위해 적어도 수술 일주일 전에 채혈되어야 하고, 노인 대상자들은 혈액제공을 위해 더 많은 시간이 필요하므로 사가수혈에 대하여 확인한다.
- 자가이식 골 제공 부위와 통증관리에 대해 검토한다.
- 가정환경 변화, 예를 들어 욕실 도구, 샤워기, 화장실, 보행보조기구에 대하여 논의한다.

평가

대상자와 가족은 수술과정에 대한 지식이 있고, 공포와 걱정이 줄어든다. 수술에 대한 질문이 있다면, 간호사는 자신의 영역이나 전문분야 외의 정보의 경우, 외과의에게 대답해 주도록 요청한다.

■ 간호진단

마비와 만성적인 통증 같이 수술 후 대두될 문제와 관련된 불안

기대결과

대상자와 가족은 다가올 수술과 관련되어 낮은 수준의 공포나 불안을 표현할 것이고, 두려움이나 불안을 감소시키기 위한 긍정적인 대처전략을 사용할 것이다.

간호중재

대상자와 가족에게 공포와 걱정에 대해 표현하도록 격려하여 걱정과 공포를 줄인다.

평가

대상자와 가족은 공포와 걱정에 대해 표현함으로써 불안이 감소하고 외과적 치료의 이행이 증가된다.

■ 간호진단

통증, 다리의 약화, 지연된 부동, 통증과 경련에 대한 공포와 관련된 신체 기동성 장애

기대결과

대상자는 수술 첫날에 통나무 굴리기로 시작하여 침상에서 기립자세를 할 수 있고, 퇴원 전에 독립적인 보행을 하게 되는 등, 점진적 활동의 최대수준을 다시 회복할 것이다.

간호중재

- 대상자가 수술 후 처음 침상으로 옮겨질 때, 이동장비를 쓰거나 여러 사람의 도움을 받는다. 이는 척추를 지지하고 신체선열을 유지하게 되므로, 이동이 원활하게 진행되어 대상자의 안전을 확보할 수 있다.
- 2~4시간마다 통나무 굴리기를 하며, 몸을 돌릴 때 도움을 받는다.
- 움직이기 전에 진통제를 투여하여 움직임으로 생기는 긴장과 통증으로 인한 불편감을 감소시킨다.

- 대상자의 다리 위쪽을 굴곡시키고 베개를 다리 사이에 놓아 준다. 상완을 지지하는 베개를 놓고, 복부 절개부위에 부목을 대어 공여부위(장골능)에 대한 압박을 줄인다. 허리를 똑바로 유지하며, 위쪽 어깨가 처지는 것을 방지하여 절개부위의 통증을 감소시킬 수 있다.
- 처방대로 침상머리를 올려 대상자의 안위는 물론 호흡과 소화를 촉진시킨다.
- 욕창 위험을 감소시키기 위하여 압력 감소용 매트리스를 이용한다.
- 긴장과 비틀림을 피하도록 호출용 버튼은 대상자의 손이 쉽게 닿을 수 있는 곳에 두고, 자가조절통증치료법(patient controlled analgesia, PCA)로 통증을 조절한다.
- 대상자에게 긴장이나 비틀림 같은 금지된 자세와 활동에 대해 교육한다.
- 대상자가 의자에 앉는 것을 돕기 위해, 침상을 편평하게 유지하고 대상자를 한쪽으로 구르도록 한다. 이후 침상에서 일어나기 위해 척추에 긴장이 줄어들도록 팔로 침상을 밀어 몸통을 일으킨다(대상자 교육 지침).
- 몸을 돌리고 침대에서 일어날 때 경련이 발생할 수 있다. 대상자에게 경련이 있는 동안, 심호흡을 하며 이완하도록 교육한다. 경련이 지속되거나 움직임에 장애가 된다면 항경련제를 고려한다.

대상자 교육 지침

요통 간호

- 매트리스의 끝에서 가까운 쪽 끝으로 굴러서 침대에서 나온다. 팔로 침대를 밀면서 똑바른 체위를 유지하도록 하고, 척추를 곧추 세우고, 다리는 침대 밑으로 떨어뜨려 흔든다. 일어서는 동안에 몸을 비트는 것은 피한다.
- 부분적으로 몸을 기대거나 의자에 앉아 있을 때 자는 것을 피한다. 딱딱한 매트리스가 있는 침대에서 수면을 취한다.
- 장거리나 장기간 동안 차를 타거나 운전하는 것을 피한다. 구부정하게 있지 말고 똑바로 앉도록 한다.
- 낮은 침상과 의자를 피하고, 의자에서 올라올 때는 다리근육을 사용한다. 대개 등받이와 발판이 조절되는 안락의자가 편안하다.
- 장기간 서 있어야 할 때는 한쪽 발을 발판 위로 올리고, 허리의 스트레스를 감소시키기 위해 한쪽 무릎을 구부린다.
- 이상 체중에 가까운 체중을 유지한다.
- 허리와 복부의 근육을 강화시키기 위해 운동하고 걷거나 수영을 한다.
- 물건을 들어올릴 때는 적절한 신체기전을 사용하고, 물건이 무겁다면 도움을 받는다. 들어올릴 물건에 가깝도록 무릎을 굽힘으로써 등이 아닌, 다리 근육을 사용한다.

평가

척추수술을 한 대상자는 움직임에 있어 다양한 정도의 제한이 있을 것이다. 일상생활활동으로 되돌아오는 것은 대상자의 통증관리, 적절한 뼈치유, 근육강도, 적절한 신체역학을 사용하는 능력에 달려 있다.

■ 간호진단

움직임으로 인한 통증과 경련, 앙와위에서 배뇨할 수 없는 상태, 마약의 부작용과 관련된 배뇨장애

기대결과

대상자는 정상적으로 방광을 다시 비울 것이다.

간호중재

- 수술 8시간 후 방광의 정체와 통증을 사정한다. 대상자가 금식상태여도 소변은 지속적으로 만들어지기 때문이다.
- 도뇨는 요로감염의 위험을 증가시키므로, 대상자의 배뇨를 돕기 위해 비침습적 방법을 먼저 시도한다.
- 일반적으로 일회용 카테터는 2회 정도 삽입된다. 일회용 카테터는 방광을 비우고, 정상적인 요의가 돌아올 수 있도록 시간을 준다.
- 대상자가 지속적으로 배뇨하지 못하면, 유치도뇨관을 삽입한다. 대상자가 걸을 수 있고 진통제를 덜 사용할 때까지 유치도뇨관을 유지한다.
- 누워 있으면 괄약근 기능을 방해하므로 서 있거나 앉아 있을 때 배뇨할 수 있도록 대상자를 돕는다.
- 정상적인 방광기능을 회복하고 요로감염을 예방하기 위해, 처방이 있다면, 일회용 카테터를 삽입하여 잔뇨량을 측정한다.

평가

정상적인 방광기능은 적절한 통증관리 및 보행과 일상생활활동의 회복에 달려 있다.

길랭-바레증후군

길랭-바레증후군(Guillain-Barre syndrome, GBS)은 급성 염증성 탈수초성 다발신경병증(acute inflammatory demyelinating polyneuropathy, AIDP) 혹은 특발성 다발신경근염이라고 불리며, 말초신경계통의 손상으로 인해 급격하게 근무력증이 시작되는 병이다.

길랭-바레증후군은 원인을 알 수 없는 신경의 염증성 질환으로, 말초신경에 염증이 생겨 신경세포의 축삭을 둘러싸고 있는 수초가 벗겨져 발생하는 급성 마비성 질환이다.

길랭-바레증후군은 급성 전신성 마비의 가장 흔한 원인이다. 전 세계에서 해마다 10만 명당 1명의 빈도로 발병하고, 남녀의 차이는 없으며, 성인에서 발병률이 높은 편이다.

원인

정확한 원인은 아직 밝혀지지 않았으나, 대부분의 대상자들에서 발병 수주 전에 감기나 장염 같은 상기도감염이나 위장질환이 선행되어 나타난다. 또한 예방접종이나 외상 혹은 수술 이후에 발병하기도 한다.

임상증상

특징적인 증상은 급성으로 진행되는 하지로부터 서서히 상행하는 이완성의 운동마비이다. 주로 다리에서 시작되어 몸통과 팔로 올라오며, 호흡근과 얼굴에 영향을 주고 대상자의 1/4 정도에서 호흡근 약화가 진행되어 일시적인 기계호흡이 필요하다. 빠르게 진행하는 사지의 대칭성 근력 쇠약과 건반사가 소실되면서 마비가 나타난다.

마비가 발생할 때, 다수의 대상자가 감각의 변화를 경험하는데, '무감각, 저림, 찌르는 것 같은 느낌, 통증'과 같은 이상감각이 나타난다.

일부는 교감신경계와 부교감신경계 모두가 관련된 자율신경계통이 기능이상을 일으켜 기립성 저혈압, 고혈압, 동공장애, 발한기능부전, 심부정맥, 마비성 장폐색, 요정체 등을 일으킨다.

이와 같이 길랭-바레증후군에서는 운동장애가 우세하지만, 발병 직후에는 감각이상이나 자율신경증상을 초래하는 경우도 많다. 증상은 발병한지 며칠~2주일에 최고조에 이르고, 그 후에는 서서히 자연회복된다.

진단검사

진단은 건강력, 신체검진, 뇌척수액검사, 신경전도검사를 통해 이루어진다. 특히 혈청검사와 뇌척수액검사, 신경전도검사가 기본적인 검사이다. 뇌척수액 소견상 세포 증가 없이 단백질 증가를 볼 수 있는 것이 특징이며, 말초신경 진도속도가 저하된다.

치료

길랭-바레증후군은 발병원인이 정확하지 않기 때문에 특별한 치료법이 없으며, 급성기 동안 호흡유지가 필요하다.

길랭-바레증후군의 치료는 크게 보존치료와 면역치료의 두 가지로 구분된다. 도움 없이 걸을 수 있을 때는 보존치료를 하고, 도움 없이 걸을 수 없을 때는 면역치료를 하게 된다.

면역치료에는 혈장교환술(plasmapheresis)과 면역글로불린 정맥주사가 있다. 즉시 치료하면 대부분 잘 회복된다.

간호

병원에 입원한 후 첫 며칠 동안은 대상자의 호흡, 연하, 자율기능을 사정하는 것이 중요하다. **주요관찰사항**은 호흡장애가 있는 길랭-바레증후군 대상자의 간호에 대해 요약한 것이다.

적어도 4시간마다 활력징후, 강제 폐활량, 연하, 사지의 강도, 섭취량과 배설량의 균형 등을 사정한다. 상행성 쇠약이 뚜렷하다면, 2시간마다 혹은 그보다 더 자주 사정한다. 심장 모

주요관찰사항

길랭-바레증후군의 호흡장애

대상자에게서 다음을 모니터한다.

- 두통
- 근간대성 경련
- 졸음
- 혼돈
- 불안정
- 감소된 기침
- 폐분비물을 배출시키는 능력의 감소

폐기능에서 다음을 사정한다.

- 감소된 폐활량(<15mL/kg)
- 감소된 1회 호흡량(<3~4mL/kg)
- 감소된 최대흡기압(<10~20cmH_2O)
- 감소된 최대호기압(<40cmH_2O)

동맥혈액가스에서 다음을 사정한다.

- 감소된 PaO_2(정상 PCO_2와 함께 50%의 FiO_2에서<80mmHg)
- 폐포-동맥간 산소 경사도(alveolar-arterial oxygen gradient) (50%의 FiO_2에서 >300)
- $PaCO_2$>50mmHg
- Vd/Vt(dead space to tidal volume ratio)

FiO_2, fraction of inspired oxygen(흡입 산소량); $PaCO_2$, partial pressure of arterial carbon dioxide(동맥혈의 이산화탄소 분압); PAO_2, partial pressure of arterial oxygen(동맥혈의 산소분압); Vd/Vt, ratio of dead space volume to tidal volume(1회 호흡량 중 사강비율).

니터링과 산소제공이 종종 필요하다. 흔한 합병증으로 방광염증, 심부정맥혈전증, 폐색전, 폐렴, 부적절한 항이뇨호르몬증후군이 나타난다.

염증을 조절하고 부동의 합병증을 막기 위한 중재가 필요하다. 적절한 신체정렬은 마비된 사지의 변형과 손상을 막기 위해 유지되어야 한다. 일단 대상자의 상태가 안정된다면, 재활중재를 시행한다.

대상자가 길랭-바레증후군의 점진적인 특성에 대처하도록 돕는다. 초기 단계 동안, 대상자들은 빠른 마비의 진행으로 두려움을 느끼게 되고, 점진적인 쇠약으로 인해 며칠 내에 완전마비가 되면, 대상자들은 회복하지 못할 것을 두려워하게 되므로 이러한 두려움을 말로 표현할 수 있도록 돕는다. 그리고 장애가 점진적일지라도 대부분의 대상자들에게 완전히 회복할 수 있다고 지지하고 격려한다. 대상자에게 즉각적인 회복을 기대하도록 가르치는 것이 아니라, 회복을 위해 시간이 필요함을 깨달을 수 있도록 돕는다.

삼차신경통

제5뇌신경인 삼차신경은 가장 큰 뇌신경으로 안신경, 상악신경, 하악신경으로 나누어진다(그림 42-8). 삼차신경은 혼합신경으로 대부분이 감각신경이지만, 저작근에는 운동섬유가 분포하여 운동을 담당한다.

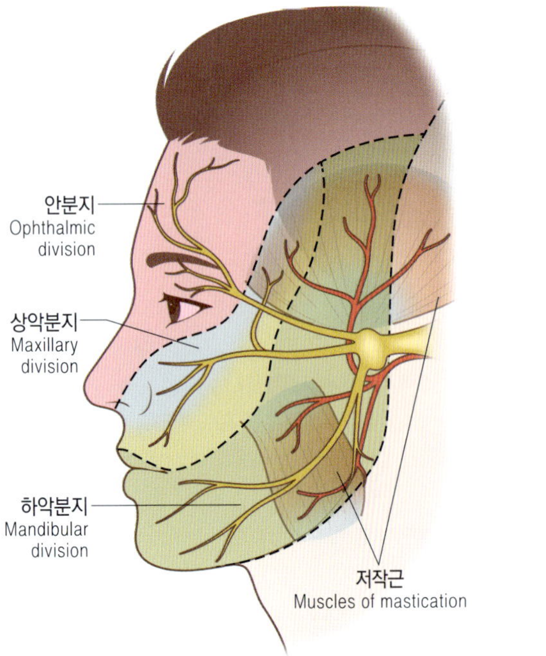

그림 42-8 ■ 삼차신경의 분포

삼차신경통(trigeminal neuralgia)은 안신경, 상악신경, 하악신경의 삼차신경을 침범하는 가장 흔한 신경통으로, 하악분지와 상악분지가 동시에 침범되는 경우가 가장 흔하다. 어떤 연령에서도 발생할 수 있으나, 발생연령의 대부분은 50~70세이며, 대상자의 약 60%가 여성이다.

원인

삼차신경통의 원인은 다발성 경화증과 함께 발생하는 축삭 또는 수초의 광범위한 비정상과 같이 신경 자체에서 기인하거나 외재적 병소일 수 있다. 외재적 병소는 삼차신경근 외의 원인이며, 종양, 혈관성 기형, 치아농양, 턱 형성 부전에 의한 기계적 압박 등이 있다.

임상증상

삼차신경통은 격렬한 통증이 간헐적인 주기로 갑자기 발병하는 것이 특징이다. 통증이 진통제에 의해 감소되는 경우는 드물며, 촉각이나 안면위생, 발하기와 같은 촉각성 자극이 발작을 유발한다. 삼차신경통은 상악과 하악 분지부와 얼굴의 오른쪽 면에 좀 더 발생하지만, 드물게 양측성 삼차신경통이 발생하기도 한다.

진단검사

현재 삼차신경통을 확진할 수 있는 정확한 진단검사는 없다. 다만 CT, MRI, 혈관조영술로 원인 병소를 파악할 수 있다. 진단은 자극유발과 통증의 속성과 부위에 주목하면서 깊이 있는 과거력을 근거로 정해진다. 발작을 유발하는 자극에 관한 과거력은 대상자로부터 얻는다.

치료와 간호

약물요법

카바마제핀[carbamazepine (Tegretol)]과 가바틴[gabapentin (Neurontin)] 같은 항경련제가 삼차신경통의 초기 치료제로 사용된다. 이 약은 삼차신경 내에서 신경원의 활동을 저하시킨다. 카바마제핀과 페니토인(phenytoin)의 투여로 간손상이 초래되므로 치료 전과 중간에 간 효소수치를 모니터해야 한다. 대상자가 통증조절에 필요한 용량을 견딜 수 없다면, 페니토인이 사용될 수 있다. 그러나 이 약물은 알코올남용의 과거력이 있는 대상자에게 신중하게 사용되어야 한다. 바클로펜[baclofen (Lioresal)]은 단독으로 사용되거나 항경련제와 결합하여 사용되는 진정제이다. 마약성 진통제는 삼차신경통의 감소에는 특별한 효과가 없다. 대상자들이 자신만의 통증조절 전략을 사용하고 증진하도록 돕는다. 삼차신경통이 있는 대상자가 오랫동안 있었던 통증을 다루도록 돕기 위해서는 정서적 지지가 필요하다.

수술요법

수술 또는 알코올과 글리세롤로 신경을 억제하는 것으로, 말초신경절제술(peripheral neurectomy)과 경피적고주파열응고술 등이 시행되지만, 영구적으로 통증이 감소되지는 않는다. 합병증으로는 안면지각 이상과 근육 약화 등이 나타난다. 이러한 방법은 덜 침습적이므로 노인이나 통증이 약한 대상자에게 적용된다.

좀 더 침습적인 외과적 절차인 미세혈관감압술(microvascular decompression)은 삼차신경근 후부에서 혈관을 제거하는 것이다. 신경근절단술(rhizotomy)은 신경근의 실제적 절제로, 개두술이 필요하다. 합병증은 안면 약화와 지각이상이 나타날 수 있다. 안면마비가 수술 후에 나타난다면, 음식을 입에 넣기 전에 음식 온도를 확인하도록 대상자를 교육한다. 대상자는 영향받지 않은 쪽으로 씹어야 하고, 자극을 위해 점막을 관찰해야 한다. 또한 흡인 여부를 사정하고 식이는 서서히 진행시킨다. 치아위생을 위해 칫솔 대신 물분출기를 사용하도록 교육하고, 수술 후 가능한 한 빨리 치과의사를 방문하도록 한다.

각막반사가 손상되었다면, 눈 간호에 대해 교육한다. 수술 후 급성기 동안, 점안제와 보호안대를 적용한다(대상자 교육 지침).

안면마비

안면마비(facial palsy)는 7번 뇌신경인 안면신경의 기능에 문제가 생겨 얼굴에 마비가 생기는 것을 말한다. 안면마비가 생기면, 한쪽 안면근육의 움직임이 감소하므로 얼굴을 움직일 때마다 양쪽이 서로 비대칭이 된다.

벨 마비(Bell's palsy)는 가장 흔한 유형의 말초성 안면마비로 모든 연령층의 여성과 남성에게 영향을 미친다. 일반적으로 20~40대에서 가장 많이 나타난다(그림 42-9).

대상자 교육 지침

삼차신경통

약물요법

항경련제

- 카바마제핀(carbamazepine): 가장 많이 사용, 50%에서 효과, 골수억제가 부작용이므로 주기적인 CBC 검사가 필요
- 페니토인(phenytoin), 발프로에이트(valproate)

진통제: 아스피린, 이부프로펜은 그다지 효과 없음

근이완제: 항경련제와 병용할 수 있음[바클로펜(baclofen)]

수술요법: 약물요법으로 효과가 없을 때 시행

신경차단술: 삼차신경절에 주사침을 삽입하여 페놀(phenol)이나 알코올을 주입. 18개월까지 통증조절 효과 있음, 지각마비 초래가 단점

삼차신경근 절단술: 통증은 완화시키지만 영구적인 지각마비를 초래

글리세롤 삼차신경근 절단술

- 난원공으로 아래에 있는 삼차신경에 글리세롤을 주사
- 약 70%에서 즉시 통증이 완화됨, 50%에서 3~4년 이내에 통증이 재발

경피적고주파 삼차신경근 절단술

난원공을 통해 삼차신경 통로에 바늘을 삽입하여 고주파 전류로 삼차신경근을 응고함, 통각은 소실되나 촉각은 보존

미세혈관 감압술

- 가장 보편적으로 사용
  - 혈관이 눌려 삼차신경통이 생기는 경우가 전체의 80% 이상을 차지하기 때문
  - 근본적인 병소 해결, 안면감각 손상이 없고 치료 효과가 우수하고 영구적
- 젊고, 혈관압박이 있는 사람에게 추천, 60세 이전이 가장 적합한 대상
- 전신마취 하에 개두술을 하고, 삼차신경 기시부를 누르는 혈관 위치를 교정
- 통증은 완화되지만, 뇌간 주위 시술에 따른 위험

원인

안면마비의 원인은 특별한 원인이 있는 경우와 없는 경우가 있다. 갑자기 안면마비가 생긴 경우, 대부분 정확한 원인이 밝혀지지 않는데, 이를 벨 마비 혹은 특발성 안면마비라고 한다.

이와 달리 안면마비의 원인을 알 수 있는 경우로는 대상포진 바이러스에 의해 안면마비가 발생하는 램지헌트 증후군(Ramsey-Hunt syndrome)과 교통사고나 추락에 의한 두부손상으로 인해 발생하는 두부골절과 동반된 안면마비가 있다. 이외에 뇌졸중이나 뇌종양 같은 뇌신경질환으로 인해 혹은 급·만성 중이염으로 인한 합병증으로 안면마비가 발생한다. 안면마비는 대체로 스트레스를 많이 받은 후나 찬바람을

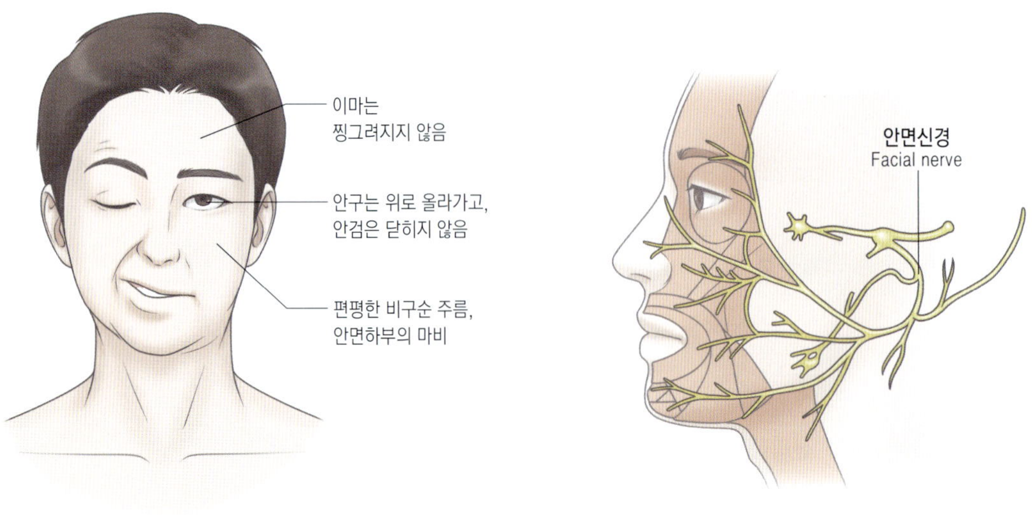

그림 42-9 ■ 벨 마비: 제7뇌신경(안면신경)에 의해 지배되는 안면근의 마비이다.

쒼 후에 발생되는 경우가 많다.

임상증상

안면마비의 전형적인 증상은 다음과 같다.

- 침범부위 안면표정 상실
- 이마에 주름잡기, 눈감기, 휘파람불기, 빰에 바람넣기, 웃기 등의 동작 불가능
- 마비된 쪽 안검은 닫혀지지 않고, 입은 반대쪽으로 돌아감
- 마비된 쪽 눈과 입에서 눈물과 침이 분비됨
- 혀의 전방 2/3에서 미각이 상실됨
- 눈을 감으려고 하면, 안구가 상방과 내측으로 돌아감
- 각막반사가 소실됨

진단검사

안면마비는 신경학적 검사만으로 쉽게 진단이 가능하다. 증상 발현 약 2주 후에 안면 근전도검사를 실시하면, 안면신경의 손상 정도를 알 수 있으므로 예후를 판단하는 데 도움이 된다. 또한 안면마비의 원인을 찾기 위해 필요한 경우, CT나 MRI가 시행되기도 한다. 이러한 검사에도 특별한 원인이 발견되지 않는다면, 벨 마비로 진단한다.

치료와 간호

안면마비에 대해 알려진 치료법은 없지만, 고식적인 방법은 다음과 같다.

약물요법

- 초기 prednisone(프레드니슨) 요법(부종과 통증 경감)
- 대상자의 70%에서 대상포진이 동반되므로 아시클로버(Zovirax)를 단독 혹은 병용하여 투여함
- 발병한 지 2주일 이내의 급성기에는 스테로이드, 혈관확장제, 항바이러스제 등의 복용을 통해 안면신경의 부종을 감소시키고, 혈액공급을 원활히 하여 신경변성을 막고, 재생을 도움
- 포진성 병소로부터 불편감이 발생한다면 진통제를 투여함

지지적 요법

- 각막보호를 위해 인공눈물, 야간 안대, 선글라스 등을 적용
- 습열(혈액순환 증진, 안면통증 감소), 부드러운 마사지, 물리치료, 유도전류를 이용하여 안면신경을 자극함
- 안면걸대로 근육이 늘어지는 것을 예방함

수술요법

영구적인 안면마비가 발생한다면 수술이 필요하다. 부신경 또는 설하신경과 안면신경의 말초 끝 부위의 문합술은 수면 중에 눈이 감기도록 하고, 안면 근조직의 긴장도를 회복시킨다.

말초신경병

말초신경병(peripheral neuropathy)은 말초신경장애를 의미하는 일반적인 용어이다. 말초신경병은 그 자체가 독립된 하나의 질환이지만, 여러 전신질환의 합병증으로도 발생한다.

일반적으로 침범 양상에 따라 분류한다. 한 개의 단일신경근이 침범되면 단일신경병(mononeuropathy)이라 하는데, 국소성 손상의 결과에 해당되는 신경이 지배하는 근육과 감각 영역에 국한된 증상을 보인다. 말초신경이 단단한 근막이나 인대를 통과하거나 뼈의 돌출된 곳을 지나는 부위가 압박되는 경우에서 가장 흔하다. 대표적으로 손목 부위의 정중신경, 팔꿈치의 척골신경, 상완골 주위의 요골신경, 비골 상단부의 비골신경이 쉽게 압박되어 특징적인 영역의 감각이상을 보인다.

말초신경이 광범위하게 전신성으로 침범된 경우인 다발신경병(polyneuropathy)은 많은 신경에 산재된 손상을 말한다. 단일신경병이 비대칭적으로 여러 군데에서 발생하는 양상으로, 몇몇 특정 질환에서 나타난다.

신경근병(radiculopathy)은 신경근이 손상을 입는 신경병을 일컫는다. 특정 레벨의 감각영역과 해당 분절의 건반사가 감소한다. 대부분은 척추질환에 동반되어 나타나므로 활동범위가 가장 큰 경추 5~7번, 요추 4번~천추 1번 사이의 신경뿌리가 가장 많이 침범된다.

원인

말초신경병의 원인은 매우 다양하지만, 다발성 신경병의 경우, 가장 흔한 원인은 당뇨병으로, 이를 당뇨신경병(diabetic neuropathy)이라 한다. 또한 비타민 B의 결핍과 영양성질환(nutritional disease)이 말초신경병증을 일으키기도 하는데, 이를 영양신경증(trophoneurosis)이라고 한다. 이외에 말초신경병은 신경압박, 폐색(entrapment), 열상, 독소 노출, 염증 등으로 인해 유발될 수 있다. 알코올중독증, 유전분증(amyloidosis, 대사장애), 자가면역질환(길랭-바레증후군), 벨마비, 암, 수근터널증후군, 신부전, 결합조직 질환인 류마티스관절염, 당뇨, 라임병(Lyme disease) 및 비타민결핍과 같은 여러 가지 상황과 관련이 있다. 원인이 규명되지 않은 경우는 특발신경병(idiopathic neuropathy)이라 한다.

임상증상

임상증상은 손상된 신경의 종류(운동, 감각, 자율)와 신체에서 그 신경이 어디에 위치하는가에 따라 달라진다. 주된 증상은 감각장애, 운동기능장애, 자율신경계 이상 등이다.

감각장애

- **이상감각:** 저림, 타는 듯한, 전기가 흐르는 듯한, 감각에 예민한, 통각에 예민한, 통각이 증폭되어 느껴지는 등
- **감각소실:** 통각, 온각, 촉각, 진동각, 고유감각(proprioception) 소실 등

운동기능장애

- 근쇠약, 근위축
- 근육다발 수축, 근육 잔떨림, 떨림 및 근경련

자율신경계 이상

발한장애, 체위성 저혈압(가장 흔함), 소화기 증상(복통, 설사, 변비 등), 생식비뇨기 증상(배뇨장애, 생식기능장애), 성기능 이상 등

진단검사

말초신경병의 진단은 먼저 병력청취로 시작한다. 말초신경병을 감별하기 위한 첫 단계이자 가장 중요한 단계로, 증상이 팔과 다리 중 어디부터 시작되었는지, 증상이 대칭적인지 아니면 다초점성인지, 감각 증상과 운동 증상 중 어떤 것이 먼저 나타났는지 자세히 물어보아야 한다. 또한 신경계의 진찰을 통해 사지 말단부의 근위축이 있는지, 관절 변형이 있는지 확인한다. 신경전도검사를 통해 말초신경병의 존재 여부, 침범범위와 중등도를 객관적으로 평가하며, 주된 병리기전이 축삭성인지 탈수초성인지 여부를 확인한다.

치료와 간호

말초신경병의 원인이 다양한 만큼, 그에 따른 치료방법과 예후도 매우 다양하다. 말초신경병에 의한 통증이 있는 경우에는 약물치료를 선택한다. 진정제(아스피린, 이부프로펜)는 대체로 신경병으로 인한 통증에 효과적이지 않기 때문에, 저리거나 화끈거리는 감각증상에 대해서는 삼환계항우울제나 항경련제의 도움을 받는다. Capsaicin (Zostrix) 크림 같은 국소용 치료제가 국소적인 신경병증에 처방되기도 하고, 일시적으로 통증을 줄이기 위해 lidocaine (Xylocaine)이 손상된 신경을 둘러싼 부위에 주사되기도 한다. 또한 비타민 보충제가 영양신경증 치료에 사용된다. 물리치료(운동, 마사지, 열적용)와 침술도 증상을 줄이기 위해 사용된다. 당뇨병인 경우는 혈당을 조절하고, 약물이나 독성물질에 의해 생긴 경우에는 그 원인 물질을 피해야 한다.

수근터널증후군

수근터널증후군(carpal tunnel syndrome, CTS)은 상지에서 가장 흔한 압박성 질환이다. 수근터널에는 9개의 건과 정중신경이 한덩어리가 되는데 활액막이 붓거나 두꺼워져 터널의 공간이 감소되어 정중신경(median nerve)이 압박을 받아 발생하는 정중신경 마비이다. 압박이 1, 2, 3, 4 손가락의 근위부에서 감각과 운동변화를 일으킨다. 또한 수근터널증후군은 손바닥 돌출부의 근위 1/2을 위축시킨다.

원인

수근터널증후군은 알려진 원인 없이 자발적으로 발생하거나 질환 또는 손상으로 인해 발생하기도 한다. 가장 일반적인 원인은 항상 굴절되어 있는 손목의 반복적인 움직임이다. 수근터널증후군은 주부, 공장 노동자, 벽돌공, 계산원, 음악가, 비서, 컴퓨터 사용자들 사이에서 많이 발생한다. 임신, 갑상샘기능저하증, 통풍, 류마티스관절염도 관련이 있다.

임상증상과 진단검사

초기에 대상자는 밤에 통증과 지각이상으로 인해 깬다. 이러한 첫 번째 증상은 일시적이며, 손을 흔들면 경감되지만, 후반단계에는 운동소실(점진적 약화, 세밀한 운동활동을 할 수 없음, 엄지, 시지, 중지의 작열감 또는 무감각)과 낮 동안의 통증이 수반된다.

대상자의 사정은 직업적인 업무를 포함하여 전반적인 건강력부터 시작한다. 수근터널증후군의 진단사정에는 티넬징후(Tinel's sign)와 팔렌씨 징후(phalens sign)가 실시된다. 티넬징후는 손목을 가볍게 두드릴 때 손과 손가락에 저린감각이 발생하는 것이다(그림 42-10A). 팔렌씨 징후는 손목을 20~30초 동안 강하게 굴곡시킨 후, 무감각이나 저린감각이 발생하는지를 사정하는 것이다(그림 42-10B). 마지막에 손목압박검사를 시행한다. 검사는 굴근지대를 30초 동안 손으로 압박하는 것이다(그림 42-10C). 압박 후에 감각이상이 나타나면, 양성이다. 손목압박검사는 수근터널증후군 진단에서 87% 정도 정확하며, 다른 원인과 다른 진단을 배제하기 위해 근전도 검사를 실시한다.

치료와 간호

치료는 부목을 사용하여 손목을 중립위치로 고정시켜 굴곡을 예방한다. 굴근건에 스테로이드를 주입하는 것은 반흔, 정중신경손상, 염증 유발의 문제가 있어 최근에는 많이 사용되지 않는다. 휴식과 더불어 염산피리독신[pyridoxine HCl(비타민 B_6)]이 도움이 된다. 일부 대상자는 영향받은 손의 손바닥을 위로 하면서 근위중수근의 머리 쪽을 부드럽게 비틀면 통증을 감소시킬 수 있다. 이러한 수기는 수근터널증후군의 임상진단에도 도움이 된다.

수술은 장기간의 심각한 증상, 근위축, 손가락과 손의 점진적인 감각소실 시에 시행된다. 정중신경감압술을 실시하여 횡수근 인대를 절개함으로써 눌린 정중신경을 풀어준다.

수술 후 혈류순환은 시간마다 피부색, 모세혈관 재충혈, 손

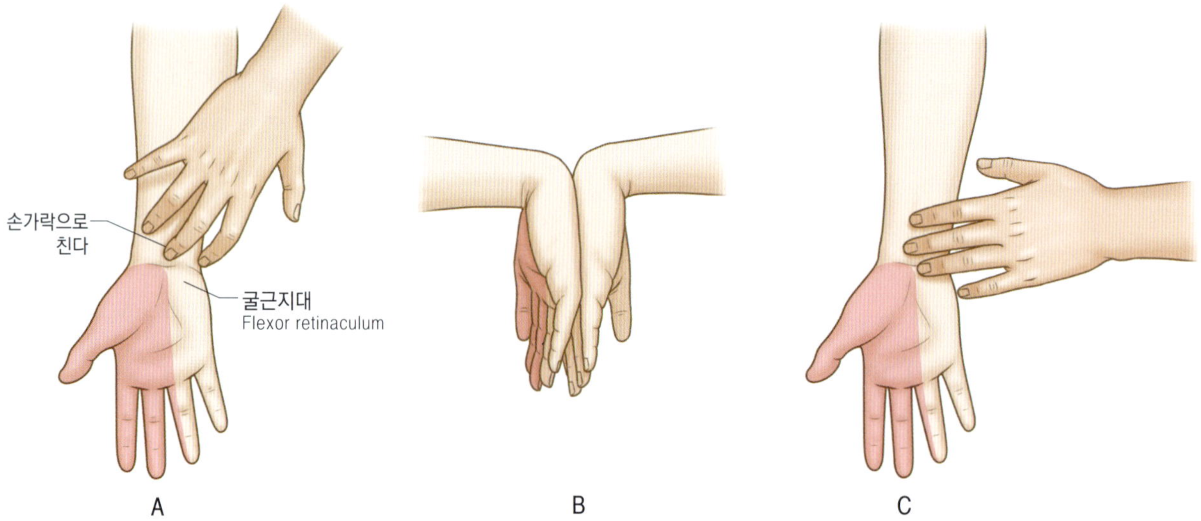

그림 42-10 ■ 수근터널증후군의 임상검사. A: 티넬징후(Tinel's sign), B: 팔렌씨 징후(phalens sign), C: 손목압박검사

가락 끝의 온감으로 사정한다. 마취에서 깰 때 감각을 확인하기 위해 손가락을 사정한다.

수술 후 간호는 드레싱과 부목을 사용한 손목부동에 중점을 둔다. 팔은 부종을 줄이기 위해 베개 위에 올려둔다. 수술 직후 매시간 손가락의 신경혈관상태를 점검하고 손가락을 자주 움직이도록 한다. 심하게 주먹을 쥐거나 꼬집는 움직임은 치유된 횡인대에 대항하는 건(tendon)에 힘이 주어지므로 6주까지는 피해야 한다. 6주 후, 손목에 자극을 주지 않으면서 주먹쥐기나 꼬집기를 할 수 있다. 드레싱이 제거된 후, 굴절과 신전 여부를 파악하고 점진적 운동이 시작된다.

수술 후 대상자에게 가정간호에 대한 구체적인 교육을 제공한다(**대상자 교육 지침**).

대상자 교육 지침

수근터널증후군 대상자의 가정간호

- 손의 순환을 체크한다. 손이나 손가락의 창백, 저린 감각, 차가움, 증가된 종창, 반지가 꽉 끼어 빠지지 않음 또는 종창 없이 이러한 증상이 있는지를 체크하고 이상이 있으면 의사에게 알린다.
- 손목부위를 움직이지 못하도록 부목을 사용하고, 영향받은 쪽의 손목을 가능한 한 올려놓는다.
- 깨어 있는 동안 시간마다 손가락을 굴곡시키고 신전시킨다.
- 염증의 징후를 관찰한다(악취가 나는 드레싱, 열, 절개 부위의 증가된 통증).
- 통증완화를 위해 진통제를 사용한다.
- 2개월 동안은 들어올리는 것을 자제한다.
- 수술 후 7~14일이 지나거나 봉합이 제거될 때까지는 부목을 착용한다.
- 봉합이 제거될 때까지는 절개 부위가 젖는 것을 피한다.

CHAPTER

43

Management of Clients with Neurologic Trauma

신경계 외상 대상자 관리

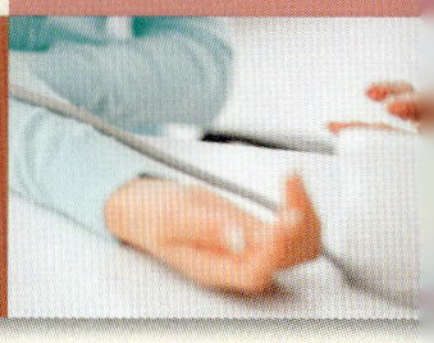

학습목표

1. 신경계 외상 대상자의 병태생리 과정에 대해 설명한다.
2. 신경계 외상 대상자의 건강력 수집 및 신체검진을 통해 간호문제를 사정한다.
3. 신경계 외상 대상자에 대한 간호목표를 세우고 간호중재를 계획한다.
4. 신경계 외상 대상자에 대한 간호중재를 시행하고 결과를 평가한다.
5. 신경계 외상 대상자의 치료에 대해 설명한다.
6. 신경계 외상 대상자의 재활간호를 이해하고 간호한다.

주요 질환

두부외상, 척수손상

두부외상

두부외상(head trauma)은 외부의 물리적 힘에 의해 갑자기 발생하는 뇌손상을 의미하며, 외상성 두부손상(traumatic brain injury)이라고도 한다. 외력에 의한다 할지라도 머리의 단순한 충격이나 열상 등은 뇌에 손상을 초래하지 않으므로 두부외상이라고는 하지 않는다. 일반적으로 경증, 중증도, 중증으로 분류하며 글래스고혼수척도가 초기 중증도 평가에 가장 널리 사용되고 있다.

세계적으로 두부외상은 사망과 장애의 주된 원인이며, 신체적 문제 외에도 인지장애가 동반되는 경우가 많아 대상자들이 일상생활을 하는데 어려움을 겪는다.

두부외상이 있는 대상자는 안면구조, 폐, 심장, 경추, 복부, 골격 등을 포함한 다른 중요한 손상이 있는 경우도 있다. 안면골절과 폐손상은 호흡부전을 일으킨다. 기도폐색, 감소된 호흡능력(폐의 타박상, 흉곽손상, 기흉 등)은 호흡부전을 일으키고, 뇌와 다른 조직의 산화를 방해하여 뇌조직의 허혈을 일으킨다. 다발성 외상을 가진 대상자가 단지 뇌손상 자체만으로 출혈성 쇼크가 발생하는 경우는 드물다. 흔히 쇼크는 내장기관이나 근골격계 손상(대퇴나 골반의 골절)에 따른 것이다.

원인과 위험요인

두부외상의 주요 원인으로는 교통사고, 추락, 낙상, 폭행, 스포츠 손상, 산업재해, 총상 등이 있지만, 대부분은 교통사고가 원인이다.

0~4세의 소아와 15~19세의 청소년에서 발생률이 가장 높은데, 15~19세의 경우, 가장 흔한 원인은 교통사고이다. 65세 이상의 노인에서도 발생률이 높은 편인데, 가장 주된 원인은 낙상이다.

뇌손상과 관련된 주요 위험요인은 음주로, 알코올은 인지와 지각 과정을 변화시켜 사고발생 가능성을 높인다. 두 번째 위험요인은 안전벨트를 착용하지 않고 운전을 하는 것이다.

손상기전

두부외상은 두부에 가해지는 갑작스러운 힘에 의해 발생하며, 다음과 같은 세 가지 기전으로 나뉜다(그림 43-1).

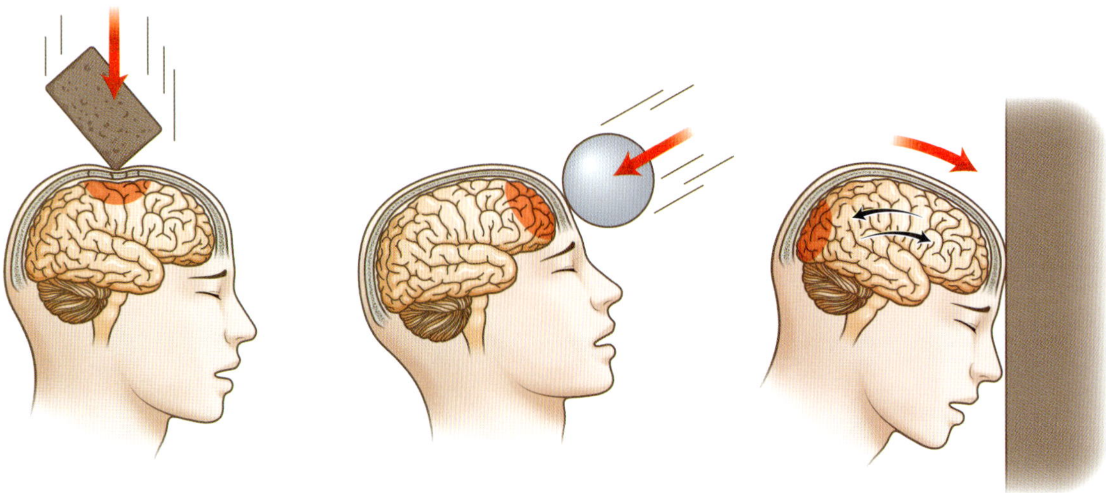

그림 43-1 ■ 두부외상의 세 가지 기전. A: 관통상이 두개골절을 야기한다. B: 두개의 강타와 같은 산재성손상은 골절을 야기하지 않는다. 두개의 강타는 피질 표면에서 경막으로 정맥의 일부를 손상시키기에 충분하여 뇌를 이동하게 할 수도 있다. 경막하혈종으로 발전될 수 있다. C: 뇌 내용물의 반동이 충격 부위 반대쪽에 손상 부위를 야기하며, 반대편 충격손상이라고 부른다.

일차 손상은 직접적인 충격으로 인해 부동의 물체와 부딪혔을때 발생하며, 접촉부위 아래의 뇌 영역이 손상된다. 예를 들면 자동차 사고에시 두부가 핸들에 부딪히는 것이다. 두개골절이 가장 흔하다. 산재성 손상은 강한 타격 후에 골절은 아니지만, 두개골내의 뇌피질에서 기시하는 정맥이 찢어지거나, 강한 전단력(shear force)으로 뇌를 움직이게 할 때 발생한다. 뇌가 두개내에서 움직일 수 있기 때문에, 뇌의 움직임은 다른 부위의 손상을 유발할 수 있다. 뇌는 부분적으로 매여 있고(기저 부분), 뇌척수액에 의해 떠 있는 상태이다. 그러므로 두개골에 가해진 강한 타격으로 고정된 뇌간에서 반구가 꼬일 수 있다. 뇌가 움직이게 되면, 타박상과 찰과상으로 뇌의 불규칙한 내부 돌출부위가 매끈해진다. 그러면 뇌의 작은 표면혈관에서 손상이 일어나게 되고, 수액이동과 점상출혈을 일으킨다. 뇌신경, 신경경로, 큰 혈관 등 다른 구조들이 당겨지고 꼬이고, 회전하게 되면 그 기능은 손상된다.

충격-반대편 충격손상

충격손상(coup injury)은 가속손상(acceleration injury)이라고도 하며, 머리 움직임이 자유로울 때 충격 부위에 즉각적으로 나타나며, 충격 부위와 손상 부위가 일치한다. 반대편(반충) 충격손상(contrecoup injury)은 두개 안에서의 움직임 때문에 충격 부위 반대쪽 뇌에 손상이 나타나는 것을 말한다.

관통손상

관통손상(penetrating trauma)은 이물질(칼, 총알 등)에 의해 일어나거나 누개골절로 인한 골파편에 의해 야기된다. 관통에 의한 손상은 두개와 뇌를 관통하는 뾰족한 물체의 속도와도 관련이 있다. 두개골절로 인한 골파편은 뇌조직의 찰과상과 다른 구조(신경, 혈관)의 손상에 의해 부분적인 손상을 일으킨다. 중요한 혈관이 터지면, 커다란 혈전과 혈종을 형성하며, 혈종은 그 자체로 광범위한 뇌조직 손상을 유발할 수 있다. 관통으로 인해 두개강이 외부환경에 노출되고 개방되면, 감염이 합병증으로 나타날 수 있다.

두개골절

두개골절(skull fracture)은 두개를 골절시키는 충분한 힘에 의해 일어나며, 뇌를 손상시킨다. 함몰두개골절은 좌상에 의해 뇌를 손상시키거나, 골파편으로 손상을 입힌다. 골절부위와 뇌손상의 범위가 반드시 연관되는 것은 아니다.

두개골절의 세 가지 형태는 다음과 같다.

- **선형두개골절**: 방사선촬영에서 미세한 선이 나타나며, 특별한 치료를 요구하지는 않는다. 뇌손상이 동반될 때 의미가 있다.
- **함몰두개골절**: 방사선촬영에서 보이며, 강한 외력이 두개골의 작은 부위에 집중될때 뼈 조각이 정상 두개골의 아래로 함몰된다.
- **기저두개골절**: 전두부와 측두부 기저 위쪽에서 발생한다.

일반 방사선검사로는 볼 수 없지만, 눈 주위나 귀 뒤의 반상출혈 또는 귀로 혈액이나 뇌척수액이 유출되는 것으로 확인할 수 있다.

분류

뇌손상

뇌진탕

뇌진탕(concussion)은 5분 이내의 의식손실과 퇴행성 기억상실을 일으키는 두부외상으로, 두개골이나 경막의 균열은 없다. CT나 MRI검사를 통해 손상을 확인할 수 있으며, 외상 직후에 나타난다. 반고체의 뇌가 단단한 두개강내에서 흔들려 일시적으로 뇌의 모든 기능이 중단되었다가 완전히 회복되며, 뇌실질에 가역적인 변화를 일으키는 경한 뇌손상이다.

뇌좌상

뇌좌상(contusion)은 뇌진탕보다 좀 더 광범위한 손상이 나타나며 타격이나 추락 등 비교적 낮은 속도의 충격에 의한 가속–감속에 의해 초래된다. 충격 부위의 뇌에 직격손상으로 생기는 경우도 있지만, 전두엽이나 측두엽 아래면의 손상 또는 대측손상으로 인해 나타나는 경우가 많다.

뇌좌상은 충격이나 압박에 의한 뇌실질의 손상이며, 뇌내출혈로 인해 뇌조직이 괴사를 일으키고, 동시에 뇌부종이 발생하여 두개내압이 항진되는 불가역적 손상을 말한다.

뇌좌상이 있는 경우, 뇌 자체가 손상되어 부상 부위에 점상출혈과 멍든 부분이 생긴다. 점상출혈은 시간이 경과함에 따라 커지고 융합되어 혈종이 된다. 또한 부종도 발생하므로 뇌의 압박이 일어난다. 중증인 경우에는 진행성 의식장애나 뇌탈출 징후를 보인다.

치료는 덩어리효과(mass effect)의 정도에 따라 보존적 치료나 개두술을 선택한다. 외상에 속발하는 혈종, 뇌부종, 감염증 등의 예방 및 치료를 실시한다.

산재성 축삭손상

산재성 축삭손상(diffuse axonal injury)은 가장 심각한 두부손상으로, 머리에 가해진 직접적인 충격보다는 가속–감속과 회전력에 의해 초래된다. 심한 경우, 뇌량과 뇌교에서 출혈이 나타나며, 현미경적으로 축삭에 광범위한 손상을 보인다. 손상은 전체 뇌조직과 연관되고, 미세 수준에서 발생한다.

산재성 축삭손상은 경도, 중정도, 심한 수준으로 분류한다. 경미한 산재성 축삭손상은 6~24시간 동안 지속되는 의식손실이 특징이고, 이와 관련된 단기간의 장애가 있을 수 있다. 중정도의 산재성 축삭손상은 24시간 이하로 지속되는 혼수가 특징이고, 깨어나면 불완전하게 회복된다. 심한 산재성 축삭손상은 뇌간의 1차적 손상과 연관된다. 대상자는 비정상적 체위가 나타나고 혼수상태이지만, CT상 혼수의 원인이 될만한 공간점유소성 병변인 뇌부종이나 두개내압상승의 증거가 없다. 산재성 축삭손상은 즉각적인 의식소실, 장기간의 혼수, 비정상적인 굴곡 혹은 신전 체위, 고혈압, 발열 등이 나타난다.

국소손상

경막외혈종

경막외혈종(epidural hematoma)은 두개골과 경막 사이에 형성된다(그림 43-2A). 심한 두부손상의 10%에서 발생하고, 보통 두개골절과 관련이 있다. 출혈원은 대부분 중수막동맥에서 발생하므로 측두부에 가장 많다. 경막을 주행하는 중수막동맥이 외상에 의해 파열되면 혈액은 두개골과 경막 사이에 저류하며 혈종을 형성한다. 경막이 두개골과 비교적 밀접하게 결

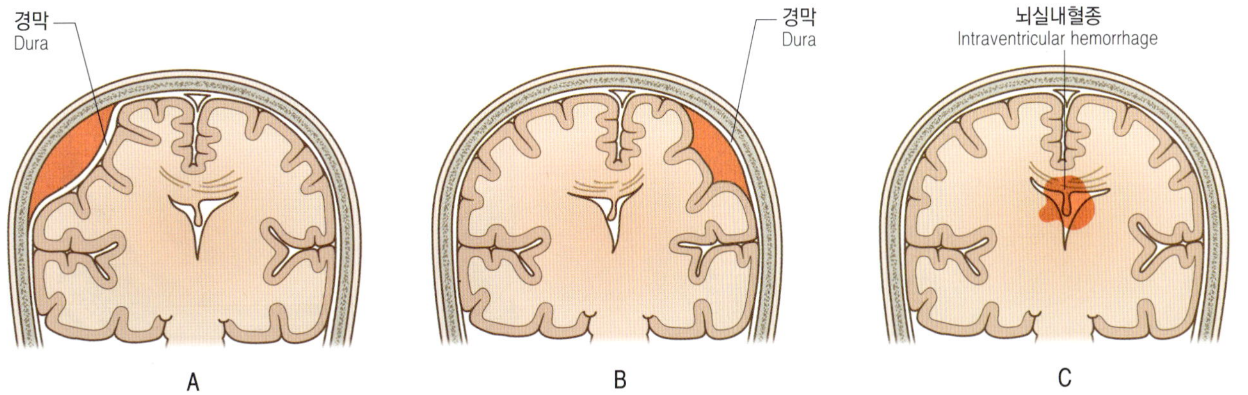

그림 43-2 ▪ 두부손상 후 혈종의 형성. A: 경막외혈종, B: 경막하혈종, C: 뇌실내혈종

합해 있어 혈종이 확산되기는 어렵다. 출혈량이 많아지면 혈종이 커지고, 두개골과 경막의 박리가 진행되며, 뇌조직을 압박한다.

대부분 동맥에서 출혈이 발생하므로 증상은 보통 급성으로 발생한다. 경막외혈종에서 다음의 증상들이 이어서 발생한다.

- 대상자는 두부외상 후 즉시 의식이 소실된다.
- 대상자는 잠시 의식을 회복한다.
- 혈종과 같은 쪽의 안구 움직임이 마비되기 시작하면서 다시 의식소실이 발생하고 동공확대반응이 빠르게 진행된다.
- 대상자는 혼수상태에 빠진다.

이러한 증상이 경막외혈종의 전형적인 증상이지만, 이와 같은 증상이 나타나는 대상자는 적기 때문에 사망방지를 위해 철저한 사정이 필요하다. 두개골 방사선검사와 CT로 진단한다. 경막외혈종에는 빠른 진단과 적절한 중재가 반드시 필요하다. 신중하고 지속적인 신경학적 상태 사정 역시 필요하다.

경막외혈종은 긴급히 개두하여 혈종을 제거하고, 지혈을 실시한다. 방치하면 경과가 나빠져 사망에 이르게 된다.

경막하혈종

경막하혈종(subdural hematoma)은 경막과 지주막 사이인 경막하공간에 혈종이 생기는 것으로(그림 43-2B), 뇌를 연결하는 혈관파열로 인해 발생한다. 뇌좌상을 동반하는 경우가 많고 부상을 입은 직후부터 의식장애가 나타난다. 일반적으로 늦게 증상을 보일수록 예후가 좋다.

경막하혈종은 임상징후가 얼마나 빠르게 진행되느냐에 따라 급성·아급성·만성으로 분류한다. 보통 급성은 외상 후 3일 이내, 아급성은 외상 후 3일~3주 이내, 만성은 외상 후 3주 후에 증상이 나타난다.

급성 경막하혈종과 아급성 경막하혈종

급성 경막하혈종은 보통 뇌열상이나 혈관열상에 의해 나타나는데, 경막외혈종보다 뇌손상이 심하고 광범위하며 혈종도 급격하게 커진다. 또한 심각한 뇌좌상이나 뇌내혈종을 동반하는 경우가 많아 혈종을 제거해도 예후가 나쁜 편이다.

급성 경막하혈종은 손상 후 24~48시간 이내에 증상이 나타난다. 대략 심한 두부손상 대상자의 24%에서 나타나는데, 이미 손상되고 부어 있는 뇌를 압박하고 찌그러뜨리기 때문에 즉각적인 치료가 필요하다.

임상증상은 급성 경막외혈종과 유사하다. 임상증상의 시작과 진행은 출혈이 동맥보다는 정맥에 더 많기 때문에 좀 더 느리다. 급성 경막하혈종이 생긴 대상자는 손상 정도에 따라 손상 후 의식이 없거나 다양한 정도의 의식상태를 나타낸다. 의식이 있는 대상자는 보통 두통이 있고, 점차 예민해지고, 혼동이 나타나며, 혼수상태에 빠지거나 의식수준에 변화를 보인다. 또한 두개내압상승의 증상이 나타나는데, 의식수준의 미묘한 변화와 반신부전마비, 동공확장 혹은 외측 안구운동마비와 같은 일측성 변화의 시작이 유일한 증상이다.

치료는 신속하게 개두하여 혈종을 제거하고 지혈술을 실시한다. 조기에 수술을 해도 뇌부종이 심하기 때문에 사망률이 40~50%로 높은 편이다.

만성 경막하혈종

만성 경막하혈종은 두부외상 후 3주 이상 경과되어 두통, 의식장애, 반신마비 등의 증상이 이미 나타났지만, 경미하여 대증요법을 받아오다가 증상 악화로 인해 정밀검사나 수술을 통해 혈종이 확인되는 경우가 많다(그림 43-3).

경미한 두부외상으로 경막하에 미량의 출혈이 일어나 피막을 동반한 혈종이 경막하에 형성되어 서서히 확대된다. 만성 경막하혈종을 초래하는 대상자의 80~90%는 머리 외상의 경력이 있다. 이는 노인이나 알코올중독자에서 가장 흔하다.

신경증상은 거의 없으며 대상자가 호소하는 증상이 명확하지 않은 경우가 많다. 혈종에 의한 두개내압의 항진으로

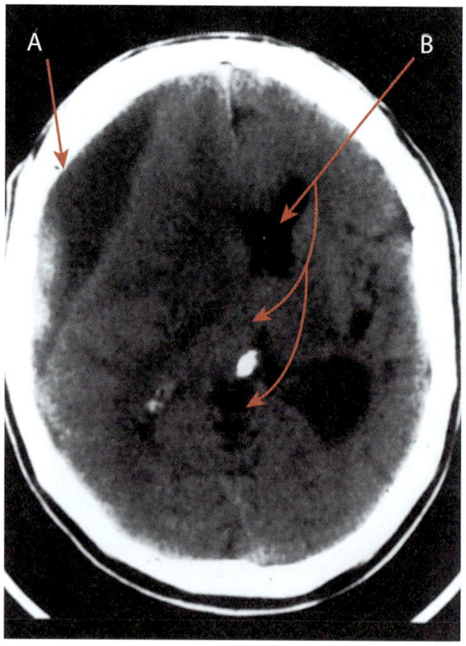

그림 43-3 ■ A: 출혈 부위가 있는 만성 경막하혈종의 CT스캔, B: 중앙선의 심한 이동

인해 두통을 호소하는 경우도 있지만, 지주막하출혈과 같이 격렬한 두통은 아니다. 또한 지남력 상실(방향감각) 등의 가벼운 의식장애를 보이는 경우가 있지만, 변동적이며 일과성으로 개선되기도 한다.

시간이 지나면서 혈종이 커지면 뇌에 압력을 가하게 된다. 가벼운 두통으로 시작해 서서히 인지장애, 운동장애(편마비), 보행장애, 요실금 등이 나타난다. 치매, 정상압 수두증, 뇌졸중, 뇌종양 등과의 감별이 필요하다.

치료로는 혈종을 제거하는 것이 원칙이다. 여러 개의 두개골 구멍(burr hole)을 만들거나 개두술을 시행하여 혈종을 제거한다. 치료결과는 수술 전 대상자의 상태와 1차 뇌조직손상 정도에 따라 다르게 나타난다.

만성 경막하혈종제거술을 받은 대상자는 일반적으로 액체와 혈액이 다시 모이는 것을 방지하기 위해 배액을 유지시킨다. 보통 수술 직후 동안 편평한 자세를 유지해야 한다.

뇌내혈종

뇌내혈종(intracerebral hematoma)은 경막외혈종이나 경막하혈종보다 덜 발생한다. 두개골 안의 다른 외상성 병변과 동반하여 나타나거나 혹은 두부가 심하게 부딪힌 경우에 잘 발생한다(그림 43-2C).

뇌내혈종은 뇌조직내에서의 직접적인 출혈에 의해 일어나는데, 손상 부위나 손상 부위에서 약간 떨어진 곳 혹은 뇌내 심부에서 발생한다. 이러한 혈종은 두개내압상승과 함께 문제를 일으킨다. 외과적 절제술은 혈종 자체만큼이나 많은 손상을 일으키므로, 혈종에 쉽게 접근할 수 없다면 시행하지 않는다. 임상증상은 경막외혈종과 경막하혈종에서 나타난 것과 유사하다. 많은 증상은 병변의 덩어리 효과와 뇌내혈종의 위치와 관련이 있으며, 진단은 다른 형태의 혈종과 동일하다.

병태생리

중요한 뇌손상은 뇌실질에 직접적인 손상을 유발하고, 타박상은 연조직손상을 초래한다. 뇌표면을 강타하면 급속한 뇌조직의 변위와 혈관붕괴를 유발하여 출혈, 조직손상, 부종 등을 일으킨다. 뇌와 두개골 손상은 강타 그 자체(1차 손상)와 뇌부종, 염증, 출혈로 인한 지속적인 손상(2차 손상)이 동반된다. 2차 손상이 1차 손상보다 더 심각한 증상을 유발할 수 있다. 염증이 뇌부종과 두개내압상승을 일으키고, 뇌내의 소혈관이 파열되었을 경우에는 출혈이 범발성으로 나타난다. 뇌의 압력이 증가하면 뇌는 저산소증에 빠진다. 2차적 문제가 손상 후 몇 시간에서 며칠에 걸쳐 나타날 수 있다. 좌상은 보통 회복할 수 있는 뇌손상을 유발하며, 큰 두부손상은 뇌실질에 직접적인 손상을 일으킨다.

산재성 축삭손상이 있는 대상자는 소뇌, 뇌량, 뇌간에서 축삭에 미세한 손상이 나타난다. 특히 연구에서는 손상 후 초기에 저혈압이 있는 대상자의 사망률이 현저하게 높은 것으로 나타났다. 두부손상에서 자가조절이 파괴될 때, 뇌의 저관류는 뇌조직 허혈을 일으킨다. 뇌관류가 적절하다면, 뇌는 단기간 동안 여분의 산소를 내보낼 수 있기 때문에 사망률에 영향을 덜 미친다. 저혈압과 저산소혈증의 발생은 2차적인 손상에 매우 중요하다.

임상증상

두개골절

대상자는 두개골절 병력 이외에 명확한 증상이 없을 수 있으므로 지속적인 사정이 필요하다. 두개골절의 특징적 임상증상은 다음과 같다.

- 귀나 코로 흐르는 뇌척수액 혹은 다른 액체
- 다양한 뇌신경손상의 증거
- 고막 뒤의 혈액
- 안와 주위의 반상출혈(눈 주위의 멍)
- 유양돌기 주위의 반상출혈(Battle's 징후)

신경손상이 나타날 수 있는데, 안면신경손상이 가장 많고, 이외에 청각신경, 외전신경, 동안신경, 활차신경 등의 손상이 발생할 수 있다.

기저두개골절, 함몰골절 그리고 다른 개방(복합)골절은 외부환경에 뇌가 노출되어 감염이 발생할 수 있다.

뇌진탕

뇌진탕이 발생하면 5분 이내의 의식소실 여부를 사정하고 보고해야 한다. 역행성 기억상실, 외상 후 기억상실 또는 두 가지가 모두 나타날 수 있다. 기억상실의 기간은 뇌진탕의 정도와 직접적으로 관련이 있다. 대상자는 보통 두통과 어지럼증, 오심과 구토를 호소한다. 두개골 파열이나 경막 파열은 없으며, CT나 MRI검사에서 손상이 보이지 않는다.

좌상

좌상의 임상증상은 뇌의 모든 부위가 좌상으로 손상받을 수 있기 때문에 다양하고 부분적이다. 좌상은 종종 경추골절을 포함한 다른 심각한 손상과 관련이 있다. 심한 좌상에는 2차 효과(뇌부종과 종창)가 동반된다. 증가된 두개내압과 탈출증상이 나타난다. 좌상은 뇌좌상과 뇌간 좌상으로 나누어진다.

뇌좌상

뇌좌상(cerebral contusion)의 증상은 손상받은 뇌반구영역에 따라 다양하게 나타난다. 각성상태에서 초조하고 혼동을 보이는 두부손상 대상자는 측두부 좌상을 의미한다. 각성상태의 두부손상 대상자에서 나타나는 반신부전마비는 전두부 좌상을 의미하며, 실어증이 있는 경우는 전두측두부 좌상을 의미한다.

특정 증상은 특정한 부위의 좌상을 의미하므로, 대상자의 상태가 변화하면 즉각적인 사정이 필요하다. 초기에 치료된다면, 이러한 합병증에서 회복될 수 있다.

뇌간 좌상

뇌간 좌상(brain stem contusion)은 심각한 뇌간파열로 인해 대상자가 즉각적으로 반응이 없어지거나 부분적으로 혼수상태에 이르는 것을 말한다. 전형적으로 변화된 의식수준은 최소 몇 시간, 보통 며칠 혹은 몇 주간 지속된다. 대상자는 몇 시간 이내에 부분적으로 의식을 회복하거나 혼수상태로 남아 있게 된다.

망상활성계(reticular activating system) 손상은 대상자를 영구적 혼수상태로 만든다. 다른 신경학적 비정상이 나타나고 보통은 대칭성을 보인다. 어떤 사람은 일측성(비대칭성 혹은 신체의 한 부분만)이기도 한데, 이는 혈종과 같은 2차적인 손상 발생을 나타낸다. 변화된 의식수준과 함께 비정상적인 호흡, 동공, 안구운동등이 나타난다.

- 호흡이 정상이고, 일시적이며 매우 빠르거나 실조상태일 수 있다.
- 동공은 작고 대칭적이며 반응을 보인다. 상부 뇌간손상(제3뇌신경)이 비정상 동공을 유발한다.
- 안구운동을 통제하는 경로가 중뇌와 연수를 횡단하기 때문에 정상 안구운동 소실이 일어난다.
- 대상자는 빛이나 심한 자극에 반응하거나, 반응을 보이지 않을 수 있다. 심각한 의식수준의 변화가 나타나는 동안, 굴곡과 신전 체위가 자극 유무와 상관없이 나타날 수 있다.

뇌간 좌상은 항상 뇌간만을 손상시키지는 않는다. 국소화된 종창이나 시상하부의 직접적인 손상은 자율신경계에 영향을 미쳐, 대상자는 고체온, 빠른 맥박과 호흡, 심하게 땀을 흘린다.

이러한 임상증상은 관찰 시마다 다르지만, 혈종이 진행되는 결과는 일치한다. 대상자 상태의 양상과 경향을 확인하기 위해 사정결과의 기록이 중요하다. CT나 MRI를 통해 골절과 출혈부위 혹은 뇌의 이동을 확인할 수 있다.

치료

내과적 치료

- 두부외상 대상자 치료의 초점은 저산소증과 뇌부종에 영향을 줄 수 있는 산-염기 장애의 빠른 발견과 치료, 뇌부종이나 커지는 혈종에 의한 두개내압상승의 조절에 둔다.
- 두부손상 초기에는 기도, 호흡, 순환에 대한 모니터와 관리가 중요하다.
- 두부손상과 경추골절은 밀접한 관련이 있으므로 대상자는 손상 당시에 움직이지 않도록 한다. 두부손상 대상자의 머리와 목은 보조기를 가져올 때까지 모래주머니를 사용하여 움직이지 못하게 하므로써 척추손상의 합병증이 발생하지 않도록 한다. 삽관이 필요하다면, 턱을 올리는 방법을 사용한다. 측면 경추 방사선검사는 대상자를 이동하기 전에 촬영해야 하고, 이 경우 부동기구를 제거해야 한다.
- 대상자의 운동과 감각기능에 대한 기초사정은 사고 당시에 실시한다.
- 기계적 환기나 bag valve mask(ambu bag)로 대상자를 과환기시켜 두개내압을 저하시킨다. 정맥주시 부위를 확보하고 혈압을 안정시키기 위해 수액을 주입하며, 수축기압은 90mmHg 이상을 유지한다.
- 두부손상만으로는 다량의 혈액소실이 일어나지 않는다. 실제로 혈액소실이 의심되면, 다른 손상을 조사한다(골절, 복부손상, 심한 두피 열상 등).
- 개방성 두부손상은 함몰 혹은 복합두개골절이 없는 경우, 상처를 덮고 출혈을 조절하기 위해 압박을 가한다.
- 상처에서 이물질이나 다른 관통물질을 제거하지 않는다. 복합되지 않은 두부상처(함몰되거나 복합두개골절 위에 있지 않은)는 국소마취제로 마취하여 닦고 봉합한다. 응급실에서 손상에 대한 기초검사를 수행한다. 소생술은 수액투여와 함께 지속된다.
- 응급수술이 필요한 손상이 확인되면, 대상자를 중환자실 입원 전에 수술실로 바로 보낸다.
- 두개내압을 줄이고 뇌관류를 유지하기 위해 안정제, 마취

제, 해열제, 진정제, 저체온증 유도 등으로 뇌대사율을 감소시킨다. 모르핀은 두부손상 대상자에게 자주 사용되는 마약성 진통제로 통증을 경감시키기 위해 정맥으로 투여할 수 있다. 호흡억제는 삽관과 기계적 환기를 함으로써 조절할 수 있다. 마취제는 적절한 환기를 증진시키기 위해 사용되며, 안정제나 진통제와 함께 투여된다.

수술요법

- 수술이 필요한 상태는 경막하혈종, 경막외혈종, 함몰두개골절, 이물질 관통 등이다.
- 경막외혈괴는 천두공이나 개두술을 통해 외과적으로 제거한다.
- 단순한 두개함몰은 함몰된 뼈조직을 외과적으로 올리고, 절편을 제거하고, 찢어진 경막을 복구하는 것으로 치료한다. 복합 함몰두개골절은 즉시 외과적으로 치료한다. 두개골, 두피, 약화된 뇌는 제거하고 상처는 깨끗하게 한다. 모든 이물질이 제거되지 않은 경우, 뇌농양 혹은 발작이 일어날 수 있다. 관통상이나 함몰된 두개골절의 제거는 종종 외관상 보기 좋지 않은 두개내 결함을 남긴다. 이러한 결함은 두개 성형술을 통해 이후에 외과적으로 교정한다.
- 두개내압은 수술 전에 낮춘다. 기초신경학적 자료를 기록하고, 대상자가 의식이 없거나 혼돈상태이면 가족에게서 동의서를 받는다.

간호

간호사정

손상기전은 두부손상의 특성을 이해하는 데 도움이 된다. 사고 목격자가 있는 경우, 목격자의 정보는 손상 정도를 결정하는 데 중요하다. 대상자 활동과 사고 전후의 의식상태에 관한 정보 또한 도움이 된다.

두부손상 후 가능한 한 빨리, 대상자의 활력징후와 신경학적 상태를 사정하고 기록한다. 이러한 초기 사정과 사고 당시 목격자에게 얻은 정보는 추후 관찰을 위한 기초자료가 된다. 모든 사정결과를 자세히 기록한다.

합병증 발생 가능성을 나타내는 모든 결과에 대해 의사에게 신속하게 보고한다. 손상 전에 많은 양의 알코올이나 다른 약물을 복용한 두부손상 대상자의 상태를 사정하는 경우, 이러한 약물이 중요한 임상적 증상과 이상 여부를 불분명하게 하기 때문에 특히 어렵다. 두부손상 대상자의 간호문제는

박스 43-1 두부손상 대상자의 간호문제

- 경축의 위험
- 피부통합성 장애
- 구강점막손상의 위험
- 영양불균형: 신체요구량보다 적음
- 체액불균형의 위험
- 낙상의 위험
- 두개내압 적응능력 감소
- 사고과정 장애
- 가족과정 손상

박스 43-1을 참조한다.

■ 간호진단

의식수준 저하, 기도보호 상실, 체위유지 불능과 관련된 비효과적 기도 청결

기대결과

대상자는 호흡부전이나 흡인성 폐렴을 경험하지 않는다.

간호중재

- 흡인 또는 기침을 이용하여 기도개방을 유지한다. 청결한 기도는 충분한 산소화와 환기가 이루어지게 한다.
- 상체를 30°로 상승시킨 체위를 취한다. 분비물이 폐로 들어가는 위험성을 줄여준다.
- 대상자의 기도유지 능력(기침, 구토 반사 유무)을 사정한다. 무의식 환자는 기도유지에 필요한 반사를 상실할 수 있다.
- 인공기도(기관내삽관, 기관절개술)의 개방성을 사정한다. 인공기도는 점액으로 막힐 수 있고, 대상자가 깨물수도 있다. 기도개방 유지는 효과적인 산소화와 환기가 되게 해준다.
- 맥박산소계측기로 산소포화도를 모니터한다. 맥박산소계측은 산소농도에 대한 정보를 제공하며, 산소포화도는 90% 이상을 유지해야 한다.
- 필요하면 산소를 제공한다. 손상받은 뇌를 지지하기 위해 산소요법이 필요할 수도 있다.

평가

대상자는 기도 개방성을 유지하고, 이를 통해 산소화와 환기를 유지한다.

■ 간호진단

두부외상으로 인한 부종과 관련된 비효과적 뇌조직관류의 위험

기대결과

대상자는 뇌관류를 유지하고, 뇌부종이 감소될 것이다.

간호중재

- 처방된 범위내에서 혈압을 유지한다. 적절한 심장박출량을 확보하기 위한 혈액역동학적 상태를 사정한다. 뇌관류는 뇌조직에 산소와 영양분을 확보하기 위해 유지되어야 한다.
- 신경학적 검사를 모니터링한다. 신경학적 검사는 대상자의 상태를 알려주는 가장 중요한 지표이다.
- 두개내압은 20mmHg 미만으로 유지한다. 25mmHg보다 높을 때는 이뇨제, 뇌척수액 배액, 약한 정도의 과다환기로 치료한다.
- 두개내압 모니터링을 통해 신경학적 상태 변화를 사정한다.

평가

대상자는 안정적인 신경학적 상태, 즉 두개내압은 20mmHg 미만, 뇌관류압(cerebral perfusion pressure, CPP)은 60 mmHg보다 높게 유지한다.

■ 간호진단

두부외상, 두개내압상승, 뇌부종과 관련된 두개내 적응능력 감소

기대결과

대상자는 기능적 신경학적 상태로 돌아오고, 발작을 경험하지 않을 것이다.

간호중재

- 신경학적 상태와 정신상태, 운동, 감각과 뇌신경을 포함한 대상자의 상태를 사정한다. 신경학적 상태의 변화는 두개골내의 문제발생을 알려주는 첫 번째 지표이다.
- 뇌로 전달되는 산소와 영양분을 확보하기 위한 두개내압과 뇌관류압을 모니터한다. 뇌압과 뇌관류압은 뇌상태에 대한 부가적인 정보를 제공해준다.
- 발작을 모니터링한다. 처방된 대로 항발작제를 투여한다. 발작은 뇌의 대사율을 증가시켜 두부외상 후에 나쁜 결과를 초래한다.

평가

대상자는 안정적인 신경학적 상태를 유지한다.

■ 간호진단

두부외상 시점부터 지속되는 손상과 관련된 급성 혹은 만성 통증

기대결과

대상자는 통증이 조절되고 통증으로 인해 우울해하지 않을 것이다.

간호중재

- 대상자에게 약제, 용량, 부작용에 대해 교육한다. 투약에 대한 이해는 좀 더 적절한 선택을 할 수 있도록 한다.
- 통증 관리를 위해 투여되는 진통제를 단계적으로 줄일 것이라는 정보를 제공한다. 과량의 진통제 투여는 내성을 유도할 수 있으므로, 단계적으로 약을 줄일 경우에 부가적인 도움이 필요할 수도 있다.
- 대상자의 통증 정도를 사정한다. 만약 말로 통증을 표현할 수 없는 경우에는 다른 통증 사정도구를 사용한다. 통증관리는 통증 정도의 사정과 함께 시작한다.
- 대상자에게 다양한 종류의 진통제를 사용하여 통증을 충분히 잘 관리할 수 있다는 것에 대해 교육한다. 대상자의 진통제에 대한 이해가 통증 경감을 위한 의사결정에 도움을 준다.
- 특정한 진통제의 경우, 진정효과에 대한 정보를 제공하여 대상자가 운전하지 않도록 한다. 투약으로 인한 진정은 복잡한 업무를 수행하거나 운전능력을 손상시킬 수 있다.

평가

대상자는 참을 수 있는 수준에서 안위를 느끼며, 필요한 경우 통증조절을 위한 자가관리계획을 세울 수 있다.

■ 간호진단

외상성 손상으로 인한 방광의 신경조절 문제와 관련된 요정체

기대결과

대상자는 배뇨하고 방광팽만을 경험하지 않을 것이다.

간호중재

- 방광팽만을 사정한다. 특히 도뇨관을 제거한 후에는 필요에 따라 방광스캔을 이용한다. 방광팽만은 신경학적 손상 이후에 자주 발생하는 문제로 요로감염을 유발할 수 있다.
- 대상자가 소변배설이 어렵고, 요정체 과거력을 가지고 있거나 전립선비대 또는 도뇨 후에 잔뇨량이 250mL보다 많을 경우 도뇨관을 삽입한다. 도뇨관 삽입은 소변정체로 인한 감염의 가능성을 줄여주고 소변배설을 도와준다.
- 소변량, 색깔, 냄새, 소변횟수, 배뇨장애 등을 사정한다. 많은 양의 소변은 이뇨제 또는 요붕증과 관련될 수 있으며, 요정체를 가진 대상자는 소변횟수가 잦으면서 소변량은 적

어진다.

평가

대상자는 스스로 배뇨를 하거나, 배뇨 욕구를 간호제공자에게 알릴 수 있다.

■ 간호진단

두부외상, 수면부족, 입원으로 인한 주·야간 주기성 변화와 관련된 수면박탈

기대결과

대상자는 정상적인 수면양상을 가질 것이다.

간호중재

- 대상자의 정서와 스트레스 상황을 참을 수 있는 능력에 대해 사정한다. 수면부족은 스트레스 상황에 대해 불내성을 가져오고, 치유와 회복을 지연시키고 재활과정을 방해한다.
- 진정과 수면을 촉진하기 위해 처방되는 약제를 사정한다. 단기간의 수면양상을 안정화시키기 위해 약물이 필요할 수 있다.
- 낮 동안 활동을 증가시키도록 격려한다. 증가된 활동은 수면을 촉진한다.
- 낮잠을 오래 자지 않도록 한다. 낮잠은 밤 동안의 장시간의 수면을 방해한다.

평가

대상자는 정상적인 수면양상을 회복하고, 스트레스와 매일의 활동을 견뎌낼 수 있다.

■ 간호진단

두부외상과 관련된 언어적 의사소통장애

기대결과

대상자는 제한된 범위내에서 의사소통을 할 수 있을 것이다.

간호중재

- 작업치료사나 언어치료사의 도움을 받아 언어이해, 시각정보, 지시 등에 따르는 능력을 사정한다. 의사소통장애를 이해하는 것은 의사소통에 대한 대안을 확인하는 데 도움을 준다.
- 의사소통장애 또는 기억장애와 관련하여 대상자에게 나타날 수 있는 불안을 확인한다. 의사소통장애와 기억결손을 위한 전략을 제공하는 것은 사회생활에 대한 대상자의 불안을 줄여준다.

평가

대상자는 기억과 의사소통을 잘 할 수 있는 전략을 개발할 수 있다.

■ 간호진단

장기간 침상안정, 두부외상 그리고 뇌손상으로 인한 신체적 상해와 관련된 신체기동성장애

기대결과

대상자는 걸어다닐 수 있고, 독립적으로 이동할 수 있을 것이다.

간호중재

- 조기이상과 침대 밖 활동을 제공한다. 활동량 증가는 근력 증가를 가져온다.
- 대상자가 침대에서 나올 때, 균형을 잡을 수 있도록 도와준다.
- 대상자와 돌봄자에게 침대에서 할 수 있는 정상 관절가동범위와 등척성 운동을 교육한다. 침대에서의 운동 수행은 대상자의 근력과 독립성을 증가시킨다.
- 대상자가 침대에서 의자로 이동할 수 있는 기회를 준다. 혼자 이동하게 하므로써 대상자의 독립성을 키워준다.

평가

대상자는 침대에서 근력과 기동성을 증가시키거나 휠체어에 앉아 있을 수 있거나 혼자 앞으로 나아갈 수 있다.

■ 간호진단

신체능력, 정신능력의 변화와 두부외상의 결과로 인한 외모의 변화와 관련된 상황적 자존감 저하

기대결과

대상자는 뇌손상으로 발생한 신체기능과 인지기능의 변화를 알아차릴 수 있을 것이다.

간호중재

- 신체변화에 대한 대상자의 반응을 사정한다. 신체장애의 정도를 확인한다.
- 신체상 변화에 대한 대상자의 민감성을 존중한다.
- 감정의 환기를 격려하고 경청하며, 대상자가 가치 있게 느끼도록 도와준다.
- 보조기와 사용법에 관한 정보를 제공하며, 대상자가 상황을 어느 정도 조절할 수 있도록 도와준다.

대상자 교육 지침

뇌손상 후 합병증 사정을 위한 가족교육

- 24시간 동안 손상받은 대상자를 관찰한다.
- 아래와 같은 증상이 발견될 경우, 즉시 병원으로 이송한다.
  - 기면 혹은 혼돈의 증가
  - 일어나기 어려움
  - 구토
  - 경련
  - 코나 귀를 통한 출혈 혹은 삼출액
  - 팔 혹은 다리의 허약
  - 팔 혹은 다리의 감각손실
  - 흐린 시야
  - 느린 말
  - 한쪽 동공의 확대나 축소

평가

대상자는 변화된 신체상을 수용하며, 새로운 대인관계와 활동을 유지하거나 형성한다.

두부손상이나 경미한 두부손상 대상자는 경막외출혈의 위험 때문에 최소 6시간(이상적으로는 48시간) 동안의 관찰을 위해서 가능한 한 입원해야 한다. 대상자가 퇴원을 한다면, 보호자가 합병증을 사정할 수 있도록 퇴원교육을 철저히 해야 한다(대상자 교육 지침).

척수손상

척추손상은 척추를 구성하고 있는 뼈로 된 구조물인 척추체, 척추경, 척추후궁, 횡돌기 및 극상돌기 등의 골절과 척추를 지지하는 연부조직의 손상을 말한다. 척수손상(spinal cord injury)은 척추손상에 의한 신경손상으로, 엄밀히 말하면 서로 다른 개념이지만, 동시에 손상되는 경우가 많아 혼용되기도 한다.

원인과 위험요인

척수손상의 가장 흔한 원인은 외상으로 교통사고, 추락, 무거운 물건이 떨어지는 직접 손상, 운동 시 손상, 창상, 자상 등이 포함된다. 외상 외에 척수혈관질환, 척수종양, 척수염 등의 질병에 의해서도 발생한다. 대부분 16~30세 사이의 남성에서 발생한다. 척수손상의 반 이상이 경추와 관련이 있고, 나머지는 하부 흉추~요추 그리고 천골 척추분절에서 발생한다.

굴곡손상

척수손상의 가장 흔한 원인은 굴곡손상(flexion injury)으로, 감속손상이다. 굴곡-회전 손상과 골절-탈골 손상이 포함된다. 운전대나 창문에 머리를 부딪칠 때 척추는 과굴곡을 하게 되며, 후방인대가 파열되어 척추의 전방부 탈골을 일으킨다. 혈관이 손상될 수 있고 척수의 허혈이 발생한다(그림 43-4A). 호발부위는 C_5~C_6, T_{12}~L_1이다.

과신전손상

과신전손상(hyperextension injury)은 가속손상으로, 물건에 턱이 부딪쳐 머리가 뒤로 넘어간 후 발생한다(그림 43-4B). 전방인대의 파열로 척추골절과 아탈구가 발생하고, 추간판이 파괴되며 흔하지 않지만 척수가 절단될 수도 있다.

압박손상

압박손상(compression injury)은 보통 다이빙이나 추락사고의 경우, 경수와 흉수, 요수에서 발생한다(그림 43-4C). 충격으로 척추가 골절되고 골절편이 척수를 압박한다. 손상이 가벼우면 수술이 필요하지 않은 경우도 있지만, 일반적으로 신경압박이 심하여 사지마비가 동반되거나, 척추각 변형이 심하여 수술이 필요할 수 있다.

경추손상

머리로부터의 추락이나 머리 위로 무거운 물건의 낙하 등이 주요 원인인데, 얕은 물속에 뛰어들어 발생하는 경우도 있다. 척수손상을 합병하는 경우가 많은데, 척수손상 증상이 없거나 또는 부분적인 경우도 있다(그림 43-5).

환추골절

환추골절(Jefferson골절)은 경추의 가장 상단인 C_1 환추(고리) 부분이 부러진 상태로, 추락사고나 낙하물체로 인한 두부의 외상충돌이나 교통사고로 머리를 앞 유리에 심하게 부딪힐 때 발생한다.

치상돌기골절

치상돌기(Dens of axis, C_2 위쪽 돌출부위)는 몸을 앞·뒤로 구부리는 동작에 제한을 주어 회전동작을 만드는데, 이 부분이 골절되어 고정되면 회전동작과 앞·뒤의 움직임이 일어나지 않으므로 밑에 있는 다른 경추관절이 더 큰 움직임을 만들어야 한다. 이에 따라 다른 관절에 무리가 오게 되고, 디스크

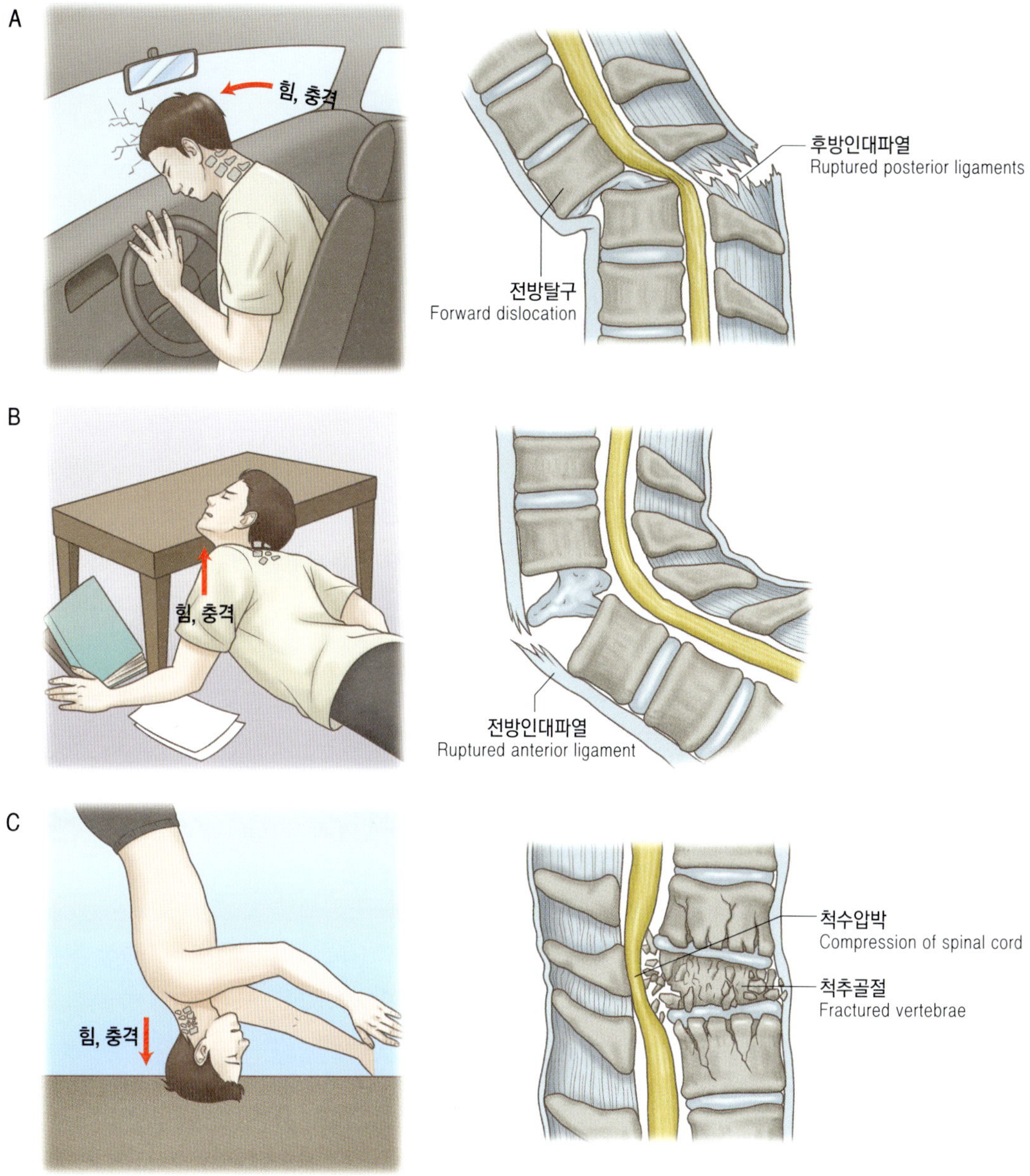

그림 43-4 ■ 경추손상의 유형

A: 경추의 굴곡손상은 후방인대를 파열한다. B: 경추의 과신전손상은 전방인대를 파열한다. C: 압박손상은 척추가 부서지고 뼈조각이 척추관으로 들어간다.

또는 퇴행이 빠르게 찾아올 수 있다.

교수형골절

교수형골절(hangman's fracture)은 탈구가 동반된 제2경추 뒤쪽 부위의 골절로, 제3경추에 대하여 제2경추의 앞쪽이 어긋날 수도 있고 그렇지 않을 수도 있다.

병태생리

1차 손상

초기의 물리적 충격으로 인해 발생한다. 척수에 혈액을 공급

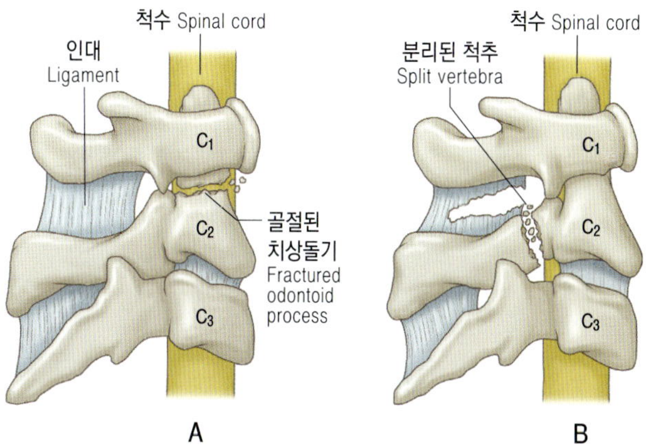

그림 43-5 ■ 경추손상 A: 치상돌기골절, B: 교수형골절

하는 혈관이 잘리거나 당겨지면서 손상 즉시 미세출혈이 나타나고 국소빈혈, 저산소혈증, 부종 등이 발생한다. 부종은 2~3일에 최고조에 이르고, 손상 후 7일 이내에 호전된다. 척수진탕, 척수좌상, 척수열상, 척수절단 등이 포함된다.

2차 손상

초기 손상 후 점진적인 손상으로 세포의 화학적 변화를 초래한다. 2차 손상은 근원적인 문제 발생 후 수분 내에 시작되며, 시간이 흐르면서 척수의 회백질과 백질의 구조적인 변화가 초래된다. 부종이 커지고 수초 파괴와 축삭돌기 변성이 진행되며, 대식세포가 척수조직을 탐식하여 외상 후 척수공동증(syringomyelia)이 만들어진다. 척수손상의 정확한 예후는 72시간이 지나야 알 수 있다.

임상증상

손상수준에 따른 기능 손실

척수손상 부위 혹은 병변 아래로 다음의 기능이 손실된다.

- **경추 · 경수 손상:** 사지마비 초래
- **C_4 이상 손상:** 호흡근을 포함한 모든 근기능의 상실, 손상 후 즉각적인 호흡처치가 없으면, 대개 호흡부전으로 사망
- **C_5 손상:** 폐기능 불량, 사지마비, 상체부분의 의존상태
- C_5~C_6: 사지마비가 발생하지만, 팔이나 손의 기능 일부가 남아 있어 먹기와 입기가 가능함
- **C_7 손상:** 어깨, 팔꿈치, 손목을 들어올릴 수 있고, 손기능이 어느 정도 가능함
- **C_7 이하의 손상:** 운동기능과 감각기능이 상실됨
- T_1~T_3: 목, 어깨, 팔과 손의 기능은 있으나, 유두선과 몸통 전체, 하지 근기능을 상실함
- T_4: 양측마비(paraplegia), 하지마비이지만 일상생활활동을 수행할 수 있음
- T_{11}~T_{12}: 장과 방광의 수의적인 조절은 불가능하나, 배변과 배뇨는 가능함
- **흉추 · 요추손상:** 하지마비이나 상지기능은 가능하여 보조기 사용이 가능함
- L_3~S_1: 많은 근운동력이 남아 있으면서 양측마비가 있음, 배뇨는 가능하나 장과 방광의 수의적인 기능은 상실됨
- **L_5 손상:** 엄지발가락의 운동과 발목의 배굴은 가능하지만 항문주위, 대퇴, 발뒤꿈치, 작은 발가락의 감각은 상실함
- S_2~S_4: 방광의 이완상태로, 방광과 장 기능의 완전소실 및 반사작용을 상실함

반사 변화

- 초기 척수손상시 척수쇼크(척수부종)로 반사가 소실됨
- **신경기능이나 신경지배가 없는 부위:** 혈압과 체온의 저하, 반사반응이 저조해짐
- **척수쇼크(척수부종) 완화 후:** 척수손상 후 소변 조절장애인 신경인성 방광(반사성 방광)이 발생함, 이 경우 소변 조절을 위한 방광훈련을 통해 소변을 봐야 함(간헐적 도뇨법, 방광 두드리기 자극법 등)

근육경련

- **외상성 완전횡단 척수병변 시:** 하지에 강하고 고통스러운 불수의적 근육경련이 발생함, 추위나 장기간의 좌위, 감염 혹은 정서적 스트레스로 악화됨
- **반사경련:** 팽만된 방광에 의해 심해짐, 정서(불안, 울음, 화, 웃음)나 피부자극(간지럽힘, 치기, 일격을 가함)으로 경련성 움직임이 발생함
- **강직성 동작:** 삼성이나 피부자극에 의해 시작됨

척수쇼크

척수쇼크(spinal shock)는 척수손상 직후에 나타나는 즉각적인 반응으로, 손상 부위 이하에서 운동, 감각, 반사, 자율신경 기능이 일시적 · 가역적으로 완전히 소실된 상태를 말한다.

이론적으로 완전 척수손상이 되더라도 뇌의 통제를 받지 않는 하지의 반사기능은 유지되어야 하지만, 이러한 반사작용도 전혀 나타나지 않는 상태이다. 보통 48시간 이내에 사라지지만 몇 주간 지속되기도 한다.

- **초기:** 손상 부위 이하 골격근의 이완성 마비, 척수반사의 완전소실(통각, 위치감각, 장이나 방광 기능부전 등), 교감신경계의 차단으로 서맥과 저혈압이 나타남
- **후기:** 3~12주 후에는 강직성 마비로 변화됨, 반사항진됨
- **회복 징후:** 바빈스키반사(가장 먼저 회복), 항문반사, 구해면체반사 회복

자율신경 과다반사

자율신경 과다반사(autonomic hyperreflexion)는 T_6 수준 이상의 척수손상 시 척수쇼크가 끝난 후, 척수손상 부위 아래쪽에 자극이 있을 때 갑자기 혈압이 오르거나 두통, 코막힘, 홍조, 맥박이 느려지는 것을 말한다. 신경자극이 전달되지 않아

대뇌피질의 고위중추에서 교감신경을 통제하지 못하면서 발생하는 척수쇼크보다 더 생명을 위협하는 응급상황으로 고혈압 발작을 예방하기 위해 즉시 치료해야 한다.

척수병변 이하의 유해자극에 대한 교감신경반응 자극으로 고혈압(기준치보다 20mmHg 이상 상승), 심한 두통, 서맥(30~40회/분), 안면홍조, 비강충혈, 발한, 동공확장, 오심 등이 발생한다.

증상은 심한 고혈압을 극복하기 위한 보상노력의 결과로서 나타난다. 초기에는 압수용체가 고혈압성 자극을 인지하고, 부교감신경계를 자극하여 척수손상부 이상에서의 혈관확장(두통, 홍조)과 서맥을 일으키지만, 원심성 자극이 손상 받은 척수를 통과할 수 없기 때문에 장과 말초혈관이 확장되지는 않는다. 이로 인해 극심한 고혈압 증상이 발생(300mmHg 이상)하고, 대략 10~15%에서 경련과 뇌출혈이 발생한다.

척수손상의 분류

손상 수준에 따른 분류

사지마비

사지마비(tetraplegia, quadriplegia)는 목(경추) 부분의 척수가 손상된 것으로(C_8 이상) 상지, 몸통, 하지의 운동이나 감각기능이 단독 또는 함께 소실될 뿐만 아니라 방광과 대장 및 성기능까지도 상실된 상태이다.

하지마비

하지마비(paraplegia)는 등뼈 이하(흉추, 요추) 부위에서 척수가 손상된 것으로(T_1 이하), 척수원추 및 마미손상을 포함하며 몸통과 하지의 마비와 방광, 대장, 성기능의 장애가 동반된다.

손상 정도에 따른 분류

완전 척수손상이란 손상된 척수분절 이하로 감각기능과 운동기능을 모두 상실한 것으로 항문을 수축할 수 없고 항문의 점막피부 접합부에 촉각이나 아픔을 느낄 수 없는 등 최하위 척수분절(S_2~S_4)의 기능을 상실한 경우이다.

불완전 척수손상은 이 중 한 가지라도 남아 있는 경우를 말한다. 불완전 척수손상은 다음과 같은 5가지의 임상형태를 보인다(그림 43-6).

중심척수증후군

가장 흔한 척수손상인 중심척수증후군(central cord syndrome)은 주로 경수손상 시 일어나며, 특히 과신전-과굴곡 손상에서 가장 흔하다. 척수협착이 있었던 노인이나 얕은 물에 다이빙하는 등 머리로 착지하는 경우에 발생한다. 중심부 신경섬유는 손상되고, 외부 측부섬유는 정상이다. 상지로 가는 신경섬유는 중심에 위치하므로 특징적으로 상지 근력의 약화가 하지 근력보다 심하다. 방광, 대장 및 성기능 장애가 다양하게 일어날 수 있다.

전방척수증후군

급성 굴곡손상 시 발생하는 전방척수증후군(anterior cord syndrome)은 전척수 동맥차단으로 척수 전방 2/3가 손상된 경우이다. 척수의 앞부분만 다치고, 뒤에 위치한 후주(posterior column)의 기능은 남아있기 때문에 운동기능(하지>상지)과 통각 및 온도감각의 상실은 있으나, 촉각과 진동감 및 위치감은 남아 있게 된다.

측방척수증후군

측방척수증후군(Brown Séquard syndrome)은 척수의 편측 손상으로 칼로 옆구리를 찔렸을 때 발생할 수 있다. 증상으로는 손상 받은 쪽 팔 · 다리의 운동신경마비, 척수 후방을 지나가는 모든 감각섬유 기능이 소실되어 진동 체위감각 상실과 반대측 통각 및 온도 감각상실 등이 나타난다. 대상자의 90%에서 기능이 회복되며, 특히 방광이나 장 기능은 회복이 잘 이루어진다.

후방척수증후군

후방척수증후군(posterior cord syndrome)은 드문 편이지만 경추의 과신전에 의한 추궁판의 굴절 또는 후방 척수동맥의 혈류장애로 인해 발생한다. 감각이 좋지 않지만, 운동이나 통증, 온도감각은 정상이고, 보행도 가능하며, 예후는 양호한 편이다. 척수 후방으로 지나가는 감각신경의 기능인 심부압박, 심부압통, 진동감, 위치감 등이 상실된다.

척수원추증후군

척수원추증후군(conus medullaris syndrome)은 척수 원추와 척추관내 요추 신경근의 손상으로, 대부분 S11~L2사이 손상에 의해 발생한다. 비반사성 방광(areflexic bladder)가 특징이며 회음부의 이완성 마비, 방광 및 항문주의 근력의 소실이 일어난다. 천수의 신경손상으로 구해면체 반사 및 항문주위

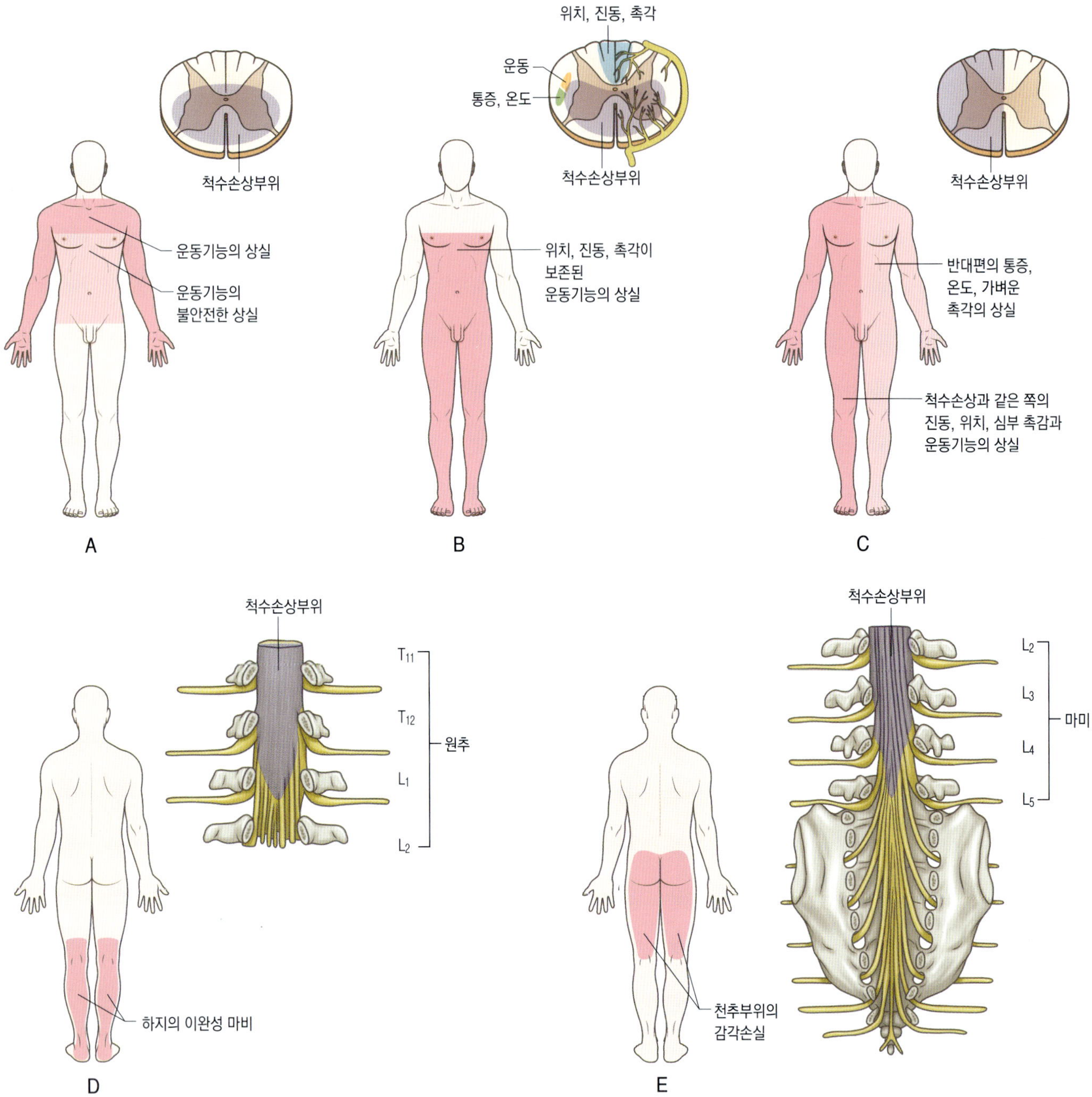

그림 43-6 ■ 불완전 척수손상

A: 중심척수증후군, B: 전방척수증후군, C: 측방척수증후군, D: 척수원추증후군, E: 마미증후군

반사가 나타나지 않는다.

마미증후군

요추와 천추의 신경근들이 모여 있는 마미총 부위의 손상인 마미증후군(cauda equina syndrome)은 척수손상이 아닌 말초신경손상이다. 비대칭적으로 다양한 운동기능이 상실되어 신경인성 방광, 대장 및 하지근육들에서 이완성 마비가 나타난다. 감각기능은 손상되지 않고 신경근 회복 가능성이 있어 기능이 회복된다.

진단검사

척수손상의 대표적 진단은 증상을 포함하여 이학적 검사와 신경학적 검사가 필요하다. 특수 검사로는 근전도검사, 체성 감각유발전위검사 등을 시행하게 되며, 의심되는 척수손상부위에는 MRI를 시행한다.

척수손상 이후 대상자가 겪게 되는 여러 문제 중 신경인성 방광에 대한 검사가 필요하다. 손상 시기에 따라 신경인성 방광의 양상이 달라지므로, 이에 대한 추적검사가 반드시 필요하다.

치료

약물요법

척수손상의 약물 치료는 추가 손상을 막는 것이 목적으로, 주로 단기간에 고용량의 스테로이드를 투여한다. 스테로이드는 염증 반응 및 부종을 줄여 증세를 호전시키는 것으로 알려져 있다. 불완전마비 대상자에서는 일부 효과가 있으나, 완전마비에 대한 효과는 아직 입증되지 않았다. 고용량 메틸프레드니솔론(methylprednisolone) 치료가 8시간 이내의 척수손상 대상자에게 시작된다. 흉추 5번 이상 손상의 경우, 위산 과다로 인한 위궤양과 출혈이 나타나므로, 손상 후 처음 6주 동안은 위산 감소약물(H_2 수용체 차단제)을 사용한다. 장기적으로 항생제, 항응고제, 대변완하제, 항경련제가 투여될 수 있다.

외과적 관리

외과적 중재의 목표는 척추를 안정화하는 것이다. 수술은 진행되는 신경학적 손상이나 개방성 상처로 오염된 경우, 비수술적 방법으로 변형이 정복되지 않거나, 비수술적 방법에 협조할 수 없는 경우에 실시한다. 보통 척수를 압박하고 있는 구조물을 제거하고 뼈의 정렬에 맞추어 기구나 골이식 등으로 고정한다. 경추손상은 보조기나 Halo 재킷을 이용하여 고정 및 견인하여 척추를 안정시키고(그림 43-7), 흉추 및 요추에 불안정성이 있을 경우에는 보조기로 고정하며, 골이식을 한 경우에는 골유합이 이루어질 때까지 수술 후 약 3개월간 척추 외고정이 필요하다.

재활치료

재활치료의 목적은 이차적인 척수손상을 최대한 줄이고, 신경학적 기능을 최대한 회복하는데 있다. 방광과 장 기능 관리, 사회성과 성기능, 독립적인 생활과 직업재활 등이 포함된다. 의사, 간호사, 물리치료사, 작업치료사, 사회사업가, 심리학자 등 모든 의료팀이 종합적으로 대상자를 초기부터 함께 사정하고 도의하면서 종합관리를 하는 팀 치료제도가 중요하다(표 43-1).

호흡관리

경추나 흉추 상부가 손상된 대상자는 호흡근마비로 인한 호흡곤란이 있으며, 스스로 가래를 뱉기 어려워져 폐렴이나 무기폐 등의 합병증으로 사망에 이르기도 한다. 따라서 흉부 물리

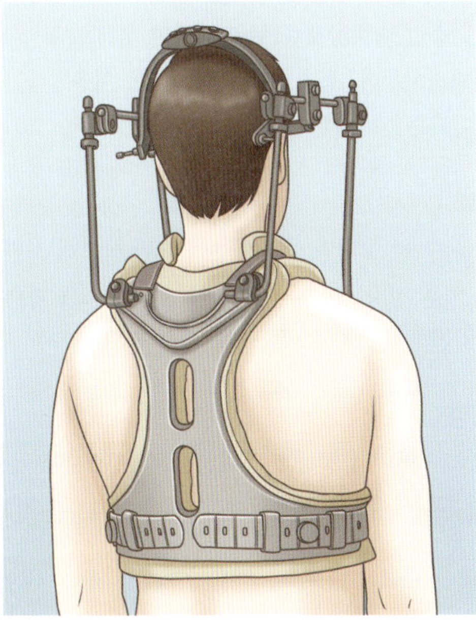

그림 43-7 ■ Halo 견인. 더이상의 손상의 위험 없이 움직일 수 있도록 경추를 교정한다.

표 43-1 척추손상의 단계별 치료

단계	치료 방법
즉각적인 처치 (손상 후 1시간 이내)	• 머리, 몸, 하체 부분 고정 • 대상자에게 알레르기가 있거나 임신한 경우가 아니라면 메탈프레드니솔론[methylprednisolone(Solu-Medrol)] 정맥주사

급성 단계
(1~24시간)
	• 폐와 심혈관계의 안정 유지
	  • 필요시 기관삽관을 하고 인공호흡기를 적용
	  • 부정맥 관찰
	• 혈압의 정상회복과 척수의 관류 확인
	  • 날록손(naloxone)을 투여하고, 국소적으로 척수를 차게 식혀줌
	  • 계속적으로 메탈프레드니솔론 투여
	  • 도뇨관 삽입

아급성 단계 (1주 이내)	• 위자극과 출혈 방지를 위해 H_2 수용체 차단제 투여 • 혈전 색전증과 폐색전 등의 방지를 위해 소량의 헤파린 투여 • 고영양식 투여 • 수술이나 견인 등으로 척추나 다른 인대를 보호
만성 단계 (1주 이후)	• 재활단계로서 의학적인 지지, 물리치료, 비뇨기계 평가, 작업치료 등 시행

치료를 통해 폐에 가래가 차는 것을 예방하고, 심호흡훈련을 해야 한다. 이러한 문제점이 계속된다면, 기관절개술을 시행하여 합병증을 미리 예방해야 하며, 심한 경우 인공호흡기로 호흡을 도울 수 있다.

욕창 예방

오랜 기간동안 마비상태로 누워 있어야 하므로 2~3시간마다 자세를 변경해주며, 공기침대나 물침대를 이용한다. 심한 경우 피부이식술을 시행한다.

방광훈련

소변을 볼 수 없게 되면, 초기에는 도뇨관을 통해 소변을 배출시킨다. 이후 점차 상태가 안정되면, 간헐적 도뇨법으로 방광을 훈련시킨다.

변비 예방

초기에 흔히 마비성 장폐쇄가 나타날 수 있으므로 매일 변을 볼 수 있도록 변비약을 사용하고, 좌욕이나 관장을 실시한다.

물리치료

사지마비 대상자의 90% 이상에서 근육이 굳는 강직현상을 보이지만, 모든 대상자에서 강직에 대한 치료가 필요한 것은 아니다. 이 경우 물리치료와 함께 근경련 방지를 위한 약물치료가 병행될 수 있다. 완전마비의 경우, 시간이 경과함에 따라 강직성 마비가 오는 경우가 많으므로, 이를 적절히 풀어주어야 하며, 일부 팔에 기능이 남아 있는 근육을 최대한 강화시켜 살아있는 모든 근육을 최대한 활용할 수 있도록 도와주어야 한다.

간호

간호사정

초기에 완전한 기초 사정을 통해 후속 사정결과와 비교한다.

- **혈액역동학적 결과의 지속적인 감시:** 심박동수, 혈압, 체온, 호흡, 수분균형, 말초 산소포화도
- **통증과 감각 여부 사정:** 피부분절의 감각분포를 확인함, 사지감각과 운동성은 얼마동안 대상자를 관찰하거나, 통증자극(손톱 압박)을 주어 위축되는 것을 관찰함, 회음부 부위의 완전한 감각을 사정함
- **운동기능의 사정:** 대상자에게 발가락, 발목, 무릎, 손과 팔을 움직여보도록 하고, 근육운동의 위치와 대칭성 및 힘을 기록함(표 43-2).
- **심부반사 사정:** 이두근(C_5)반사, 삼두근(C_7)반사, 슬개건(L_3)반사, 발목(S_1)반사
- **호흡기계 사정:** 경추손상 시 부동과 척수신경의 호흡근 자극억제로 호흡기계 문제가 발생함, 폐색전이나 폐렴 및 무기폐 등의 호흡기계 합병증을 사정함
- **심혈관계 사정:** T_6 이상이 손상된 경우, 교감신경계 파괴로 심혈관계 기능장애를 초래함(서맥, 부정맥, 저혈압)
- **위장관계와 비뇨생식기계 사정:** 척수손상에 따른 자율신경계장애로 마비성 장폐색, 무반사성 방광(초기), 요정체 신경인성 방광(후기) 여부 사정, 출혈, 복부팽만 등을 관찰함
- **체온조절의 변화 사정:** T_6 이상이 손상된 경우, 손상 수준 이하에서 발한이 증가됨, 교감신경계 장애로 말초체온감각이 시상하부에 전달되지 못하고 혈관확장으로 열소실을 초래함

사고현장에서의 응급처치와 환자 수송

복합외상이 있는 경우, 항상 척수손상의 가능성을 가정하고, 척수손상이 확인될 때까지는 척수손상 대상자에 준하여 처치와 관리가 이루어져야 한다.

척추손상이 있는 경우, 대상자의 등이나 목 부분이 굴절되지 않도록 단단하고 편평한 곳에 앙와위로 눕히고, 머리는 신체와 같은 정렬을 유지한 후(중립자세), 의료팀이 올 때까지 움직이지 않도록 하고, 돌아눕기가 필요하다면, 통나무 굴리기 방법(log rolling)을 사용한다.

표 43-2 척추손상 후 운동기능의 사정

척수신경	사정방법
C_4~C_5	검사자 손의 아래 방향 압력에 대항하여 어깨를 으쓱한다.
C_5~C_6	저항에 대항하여 팔을 안정 위치에서 당겨 올린다.
C_7	굴곡체위에서 저항에 대항하여 팔을 뻗는다.
C_7	검지는 엄지를 떨어뜨리려는 저항에 대항하여 굳게 맞닿아 있다.
C_8	손의 쥐는 힘이 평가된다.
L_2~L_4	저항에 대항하여 다리를 침대에서 들어올린다.
L_2~L_4	굴곡 체위에서 저항에 대항하여 무릎이 신전된다.
L_5~S_1	저항에 대항하여 무릎이 굴곡된다.
L_5	저항에 대항하여 발을 코 쪽으로 당긴다.
S_1	저항에 대항하여 발을 아래로 내린다(자동차 발판에 발을 내딛는 것처럼).

사고현장에서 대상자를 수송할 때는 반드시 충분한 인력과 고정기구가 있을 때만 이동해야 하며, 적어도 네 사람이 대상자를 움직여 척추에 추가 손상이 발생되지 않도록 주의해야 한다.

목은 고정기구를 착용하기 전까지 굴곡이나 신전되지 않도록 중립자세를 유지하고 척수고정판, 하드칼라, 타월이나 거품롤 등을 이용하여 고정하며, 사고현장이나 대상자 이송과정에서 경추 견인을 하지 않는다.

급성기 간호

호흡기 관리

척수손상 대상자에서 가장 우선순위가 되는 초기 사정은 호흡과 적절한 기도유지이다. 특히 경추나 흉추 상부 손상이 있는 경우, 경추신경이 횡격막신경을 자극하기 때문에 호흡근마비로 인한 호흡곤란이 발생한다. 따라서 기도확보와 적절한 산소 제공 및 호흡근에 기능장애가 있는 경우, 기계적 환기가 필요하다.

척추고정

경추손상의 경우, 즉각적인 고정과 조기 견인으로 척추를 안정시키는데, 경추고정을 위해 가장 많이 사용하는 기구는 Halo vest이며, 보통 8~12주 정도 사용한다.

경추견인을 위해 Crutchfield tongs 견인, Halo 견인을 사용하며, 흉요추고정을 위해 몸에 맞는 보조기(흉요천추 보조기, TLSO)를 사용한다.

기타

척수손상 후 대부분 방광이 차도 소변을 보지 못하므로 유치도뇨관을 삽입하여 방광을 비운다. 척수손상 후 초기에는 장이 마비되므로 대변을 볼 때까지 금식하며, 비위관을 삽입하여 위의 압력을 감소시키고 위 내용물을 제거한다.

재활간호

기능적 목표의 설정

일반적으로 척수손상 후에는 남아 있는 근육기능의 정도로 앞으로의 기능적 능력을 예측할 수 있다(표 43-3).

기동성 증진

휠체어는 기동성 증진을 위해 필요하다. 팔의 기능이 없는 대상자의 경우, 등이 높고 머리를 지지하는 장치가 필요하며(그림 43-8), 팔을 이용할 수 있는 대상자는 휠체어의 등이 견갑골 정도에 있어야 하고, 이동을 용이하게 하기 위해 정상보다 낮아야 한다. 휠체어에 있을 때에도 10~15분마다 자세변경을 해야 한다. 또한 대상자에게 휠체어로 이동하는 방법을 교육한다.

경련성 마비 감소

경련성 마비는 자세와 기능적 활동을 방해할 수 있으므로 정상 관절가동범위(ROM) 운동과 바클로펜(baclofen), 단트롤렌나트륨(dantrolene sodium), 클로니딘(clonidine)과 같은 항강직성 약물을 사용한다. 항경련제는 경련이 불편감이나 안전 문제를 유발할 경우에만 투여한다.

방광과 장조절 향상

척수손상 후 발생하는 소변 조절장애인 신경인성 방광은 방광과 요도괄약근을 지배하는 중추신경과 말초신경의 손상이나 질환으로 인해 카테터나 그 밖의 방법을 사용하지 않고서는 배뇨가 어렵거나 완전히 불가능하다.

적절하게 관리하지 못할 경우에 이차적으로 수신증, 신우신염, 만성신부전, 요도감염 등의 문제가 발생하며 척수손상 대상자의 주요 사망원인이 될 수도 있다. 따라서 정상과 최대한 비슷하고 규칙적으로 소변을 채우고 비울 수 있도록 방광훈련을 해야 한다. 방광훈련에는 간헐적 도뇨법이나 방광 두드리기(치골상부 자극)와 같은 방광반사자극법을 이용한다. 간헐적

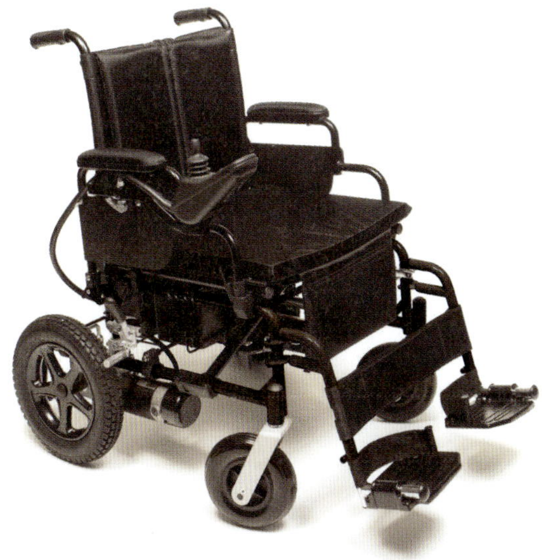

그림 43-8 ■ C_1~C_3 경추손상 대상자를 위한 휠체어. 자동손조절기와 호흡기를 부착할 수 있다.

표 43-3 척추손상 후 재활의 기능적 목표

척추수준	근육기능 및 감각손상	기능적 목표
C_1~C_2	• 횡격막신경기능이 없음, 목 이하의 감각이 없음	• 횡격막조절기로 조절되는 호흡하기이다.
C_3~C_4	• 목조절, 견갑골 올리기, 횡격막 기능이 약하거나 없음	• 호흡조절, 턱조절 혹은 목소리 활성기가 있는 전동 휠체어를 작동한다.
C_5	• 횡격막신경은 가능하지만 늑간근기능을 상실, 폐기능 불량, 사지마비	• 상의를 입는다. 팔걸이가 없는 혹은 있는 상태에서 침상에서 체위를 바꾼다. • 건고정술(tenodesis) 후 혹은 팔의 부목을 대고 휠체어를 움직일 수 있다. • 침상에 올라가거나 내릴 때 보조한다. 쓰거나 타자를 배울 수 있다.
C_6	• 어깨, 팔꿈치와 팔목거상능력(부분적) • C5 수준과 같은 감각이나 팔과 엄지손가락까지	• 상의를 입으며 때로는 하의도 입는다. 팔걸이가 있는 휠체어를 사용한다. 손보조기로 스스로 식사한다. • 최소한의 도움 또는 도움 없이도 휠체어에서 침대로 이동한다(미끄럼판). 침상변기로 이동하는 것을 돕는다(자가도뇨).
C_7	• 어깨, 팔꿈치, 팔목과 손의 거상능력(부분적) • C6 수준과 같은 감각이며 팔과 중지까지	• 침대, 차, 화장실 이동이 독립적, 독자적으로 옷을 완전히 입는다. • 팔걸이가 있는 휠체어를 사용한다. 보조기구 없이 스스로 식사한다.
C_8	• 어깨, 팔꿈치, 팔목과 손의 거상능력(부분적) • C7 수준과 같은 감각이며 팔과 4번째 손가락까지	• 침대, 차, 화장실 이동이 독립적이며 스스로 옷을 완전히 입는다. • 팔걸이가 있는 휠체어를 사용한다.
T_1~T_4	• 목부분, 어깨, 팔, 손 기능 정상 • 유두선 이하 감각 없음, 몸통 조절 없음	• 보조기구 없이 스스로 식사한다. • 침대, 차, 화장실 이동이 독립적이며 스스로 옷을 입는다. • 팔걸이가 있는 휠체어를 사용한다. 휠체어에서 마루로 가고 돌아온다. 비탈진 곳에서 휠체어를 이동시킬 수 있다.
T_5~L_2	• 몸통의 안정성이 부분적 양호, 늑간근 사용 가능 • 손상부위 이하 감각 없음	• 휠체어에서 욕조로 이동하고 돌아온다. 휠체어를 스스로 사용한다.
L_3~L_4	• 하지마비 있으며 다리 하부, 발목, 발의 기능 상실 • 어깨, 팔, 손, 고관절 회전과 굴곡은 정상 • 장과, 방광의 기능을 상실되나, 반사작용에 의한 배뇨는 가능	• 양측 다리보조기와 목발로 제한된 이동, 손상수준(T_{12}나 그 이하 손상)에 따라 목발을 가지고 혹은 짧은 다리보조기를 이용하여 이동한다.
L_5~S_3	• 고관절 신전근, 외전근, 무릎 굴곡근, 발목 조절 • 전방 정중 허벅지 이하 혹은 항문 주위 감각 없음	• 서 있는 자세에서 발을 뗄 정도의 충분한 족저굴곡이 있으면 기구가 필요 없다.

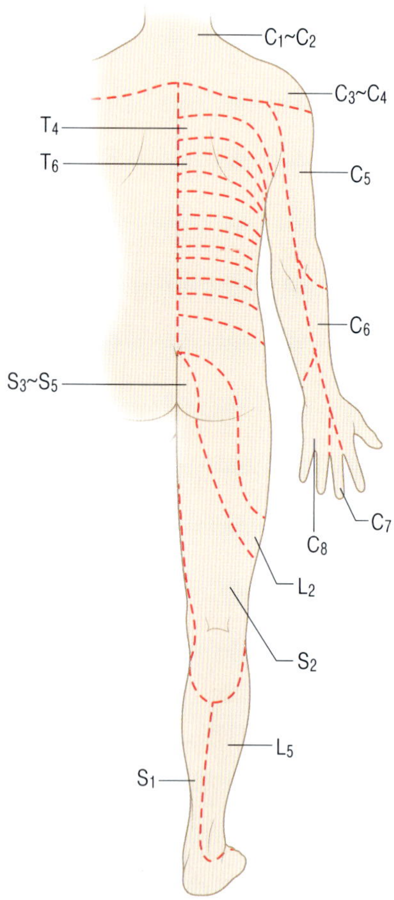

도뇨는 규칙적인 배뇨훈련, 유치도뇨로 인한 감염, 요도손상, 방광결석 등의 방지, 소변 배출이 안되는 경우에 소변 배출을 목적으로 한다.

팔의 기능이 있는 대상자는 크레데수기(Crede's maneuver)를 사용해서 괄약근을 이완시켜 방광을 비우는 방법을 배우게 된다. 약물요법으로 방광수축 자극약물인 bethanechol (Urecholine)과 방광수축 감소약물인 oxybutynin (Ditropan)를 투여할 수 있고, 감염 위험을 줄이기 위해 소변을 산성화하는 약물을 투여할 수 있다.

신경성 장은 대상자가 대변을 조절할 수 없다는 점에서 신경인성 방광과 유사하다. 충분한 수분과 섬유질 섭취가 필요하며, 변연화제와 완하제가 사용된다. 상부운동신경장애가 있는 대상자의 장운동은 보통 매일 혹은 자율신경반사장애의 위험을 줄이기 위해 2일에 한 번씩 좌약이나 손가락자극으로 조절할 수 있다. 하부운동신경원성 장은 조절이 더 어렵고, 매복된 변은 손으로 제거해야 한다.

욕창 예방

척수손상 후에는 피부감각이 저하되고 피부에 어떤 문제가 생겨도 정보를 보내지 못하므로 욕창발생의 위험이 높다. 급성 치료시기 동안, 욕창발생의 위험은 손상의 수준, 손상의 정도, 부동 기간과 관련이 있다.

일반적으로 욕창과 관절구축 그리고 사지강직을 방지하기 위해 누워 있는 경우에는 대부분 2시간마다 체위변경을 해야 한다. 하지만 척수마비의 경우, 2시간보다 더 자주 체위를 변경해야 한다. 사지마비의 경우, 강직으로 인해 양쪽 다리가 안쪽으로 꼬이는 것을 방지하기 위해 다리 외전판을 다리 사이에 넣어 벌려 준다.

대상자가 침대에서 도움 없이 체위를 변경하거나 원래 위치로 되돌릴 수 있다면, 욕창예방 매트리스(overlay mattress)를 이용하고 수면 중에도 2시간마다 알람시계를 사용한다. 척수골절 대상자는 회전침대를 이용할 수 있다. 대상자가 휠체어에 장시간 앉아 있으면 좌골부위에 욕창이 발생할 수 있으므로 주의한다.

호흡기 기능장애 감소

호흡기 기능장애는 척수손상 후 사망률과 치사율의 중요한 원인이다. 호흡에 관여하는 주된 근육은 횡격막과 늑간근이다. C_4와 그 이상의 손상인 경우, 호흡근을 포함한 모든 근기능이 손상되어 호흡부전이 발생하고 이는 치명적이다. C_5 이하 및 흉부손상의 경우에 횡격막신경은 보존되지만, 늑간근과 복근의 기능은 상실된다. 따라서 호흡은 횡격막에 의해서만 일어나므로 정상인에 비해 폐활량의 55%가 감소된다. 이에 대상자는 폐활량의 증가를 위해 횡격막호흡과 폐활량계의 사용법을 배워야 한다.

혀인두호흡(glossopharyngeal breathing)은 혀와 인두근육을 이용하여 공기 덩어리를 삼키듯이 폐에 누적시키는 호흡법으로 상부 척수손상 대상자의 환기부전 시 유용하게 이용될 수 있다. 한 번에 60mL 내지 200mL의 공기를 누적시킬 수 있으며, 1회 호흡시 6회 내지 9회 시행하며, 폐활량과 흉부확장을 증진시킨다.

성 재활

척수손상 대상자는 척수손상 이후 발기, 사정, 극치감 등의 정상 성활동(sexual activity)에 많은 변화가 초래되고, 이로 인해 성행동(sexual behavior)에 많은 변화가 일어난다. 이러한 성활동과 성행동의 변화로 인해 대상자는 자신감이 감소되고, 이로 인해 부정적인 자아상을 가지게 되며, 인격장애까지 일어날 수 있다.

척수손상이 있는 남성의 성기능은 병소위치에 따라 다르며, 주로 호소하는 성기능장애는 발기부전이다. 완전척수손상 대상자에서도 손상의 위치가 흉추 10번 이상에 위치하는 경우에는 교감신경과 부교감신경 중추가 손상되지 않아 감정을 통한 발기는 어렵지만, 자극을 통한 발기(감각성 발기)는 가능하다. 자극만으로 발기가 충분히 지속되지 않을 경우, 경구용 발기부전 치료약물(비아그라), 음경 주사제 혹은 진공 발기기구를 사용할 수 있다.

여성 척수손상 대상자는 음경삽입에 의한 성관계가 가능하며, 분비액이 적은 경우가 많으므로 젤리를 사용한다. 임신부의 경우 정상인과 차이가 없으나, 경수나 상부 흉수 손상인 경우에는 자율신경 반사부전증이 나타날 수 있으므로 경막외마취 후 분만을 해야 한다.

통증조절

통증은 척수손상 후 발생하는 가장 흔한 문제 중 하나로, 대상자는 여러 형태의 통증을 경험한다. 대개 6개월 이내에 나타나며, 일상생활에 지장을 받는다. 적절히 조절되지 못할 경우, 만성으로 진행되어 퇴원 후에도 심각한 신체적 · 사회적 · 심리적 부적응을 야기한다.

특히 척수손상 후 나타나는 이상감각 통증(dysesthetic

pain)은 일반적으로 1년 이내에 발생하며, 이후에는 시간이 지날수록 감소하는 경향을 보인다. 손상된 척수신경 부위나 손상 이하 부위에서 찌르는 듯 저리고, 쑤시고, 화끈거리거나 타오르는 느낌 등의 다양한 양상으로 나타난다. 다리, 둔부, 항문, 복부 등 척수손상 부위 이하로 많이 나타나지만 사지마비 대상자에서는 팔에도 나타날 수가 있다.

통증의 정도는 아주 약한 경우부터 일상생활활동을 전혀 수행할 수 없을 정도로 다양하다. 특히 몸 안에 유해자극(하부요로 감염, 변이 많이 찼을 때) 등의 발생으로 증상이 심해질 수 있다. 이상감각 통증 발생 시 대상자 교육과 인지 치료를 시행하고 심한 경우에는 약물치료를 실시한다. 약물은 주로 비스테로이드성 항염증약물을 사용한다. 마약성 진통제는 중추신경계와 위장관계 합병증을 유발할 수 있어 가급적 사용하지 않으며, 항우울제와 항경련제가 사용된다. 이외에 경피적 전기자극치료가 도움이 될 수 있고, 심한 경우 수술적 치료를 시행한다.

비정상적인 뼈성장 감소

이소성 골화증은 정상적으로 뼈가 있지 말아야 할 곳에 뼈가 자라나서 관절을 움직이는 데 장애를 일으키는 질환으로, 척수 손상 후 1~4개월 후에 많이 발생한다. 척수손상으로 인해 마비된 부위, 주로 고관절과 슬관절에 많이 발생한다. X-선과 골스캔검사로 진단하며, 마비된 관절이 구축되지 않도록 적절한 자세를 유지하고 관절운동을 시행한다. 또한 골화진행을 억제하기 위한 약물을 투여하거나 골화가 심해 관절운동이 매우 제한되는 경우에는 수술로 뼈를 제거하기도 한다.

척수손상 대상자의 일반적인 간호진단은 아래와 같다.

- 자발적 환기장애, 비효과적 기도 청결, 가스교환장애
- 심박출량 감소의 위험
- 비효과적 말초조직 관류
- 흡인의 위험
- 비효과적 체온조절
- 신체기동성 장애
- 자기돌봄 결핍
- 상해의 위험

■ 간호진단

기침 불가능과 관련된 비효과적 기도 청결

기대결과

대상자는 '복부를 지지하는 기침(quad-assisted coughing)'을 할 것이고, 열이 없으며 정상적인 혈액가스 혹은 산소분압 수치를 보이며 깨끗한 객담을 보일 것이다.

간호중재

기도 청결을 위해 복부를 지지하는 기침방법을 사용한다. 하임리히(HeimLich) 방법에서처럼 주먹이나 손끝을 배꼽과 검상돌기 사이에 두고, 대상자가 기침하는 동안 안쪽 위로 압력을 가한다. 체위변경, 수화, 흉부 물리요법과 같은 중재를 사용한다.

■ 간호진단

마비에 의해 2차적으로 상지 혹은 하지를 움직일 수 없는 것과 관련된 신체기동성 장애

기대결과

대상자는 최대한의 신체기동성을 가질 것이고, 기구를 효과적으로 사용할 것이다.

간호중재

체위와 보조기구의 제공

침상이나 의자에서 대상자의 부석절한 체위와 상직, 부동으로 인한 힘줄경련, 관절강직 및 근육단축이 야기된다. 이러한 문제를 예방하기 위한 중재는 다음과 같다.

- 잦은 체위변경
- 적절한 관절의 위치
- 부목과 제거 가능한 석고붕대의 사용
- 간헐적인 복위로의 변경
- 상지를 신체 중심에서 멀리하기
- 발에 가해지는 압력을 줄이기 위해 침상의 침구류는 침상 위에 둠
- 대상자가 앙와위로 누워있을 때, 무릎관절이 15° 굴곡되도록 함
- 능동적이고 수동적인 운동

손목굴곡과 족저굴곡은 마비된 사지에서 발생하는 합병증이다. 족저굴곡은 고관절에 직각이 되도록 발바닥을 배굴시켜(아킬레스건 신전), 대상자의 발을 단단하게 지지하는 것으로 예방할 수 있다. 피부는 피부균열을 예방하기 위해 자주 사정해야 한다. 대상자가 침상 밖으로 나올 때에는 팔걸이로, 침상에 있을 때에는 수부 부목(cock-up 부목)으로 수근부를 신전시켜 마비된 팔을 지지한다. 보통 부목 끝의 손은 손목을 지지하기 위해 5cm 정도 올리고, 손가락은 기능적

위치로 유지한다. 대상자가 침상에 있을 때에는 마비된 손목을 지지하기 위해 부목 대신 전박의 뒷부분을 고정하기 위한 석고붕대가 사용되기도 하며, 어떤 경우에는 베개와 hand roll을 이용한다.

이동과 이상 보조하기

재활 프로그램은 힘과 인내가 필요하다. 대상자가 움직이기 위해서는(이상, ambulation), 신체에서 영향을 받지 않는 부분에 힘이 있어야 하고, 알맞은 운동이 조기에 시작되어야 한다. 활동에 대한 내성은 점차 증가하지만, 대상자가 피로해지지 않도록 휴식과 여가시간을 계획한다.

물리치료는 모든 척수손상 대상자에게 필요하다. 마비된 대상자는 자신이 할 수 있는 다양한 이동방법을 배워야 하는데, 이동을 배우기 전에 앉는 것을 먼저 배워야 한다. 또한 마비가 있는 경우 휠체어를 이용하게 되는데, 휠체어는 많은 형태가 있으므로 각 개인의 요구에 따라 선택한다.

회복과 재활이 이루어지면, 대상자들은 침상에서 보조기나 코르셋 사용법을 배운다. 보조기나 코르셋은 미리 준비되어야 한다. 피부를 보호하고 보조기를 깨끗하게 유지하기 위해 보조기나 코르셋 아래에 얇은 니트류의 옷을 입는다.

체중부하는 척수손상 후 가능한 한 빨리 시작한다. 체중부하는 조혈세포의 활동을 자극하여 장기 부동으로 인한 뼈의 무기질소실(골다공증)을 감소시킨다. 경사 테이블은 대상자가 기립자세를 점진적으로 견딜 수 있도록 도와준다. 매일 주기적으로 대상자가 기립자세를 하도록 하는 것 또한 장기간의 좌위로 인한 고관절 구축을 예방한다.

말초정맥계의 근육활동 소실로 인해 대상자들은 기립성 저혈압이 있을 수 있으므로, 처음 대상자가 서 있거나 의자에 앉을 때 대상자를 지지하며, 이동 전·후에는 항상 혈압을 측정한다. 휠체어로 이동하는 사지마비 대상자의 경우, 복대, 허벅지 높이의 보조스타킹 및 침상머리를 90°까지 서서히 올리는 방법으로 실신을 방지할 수 있다.

대상자들은 보조기, 특히 Halo 재킷을 착용할 때, 쉽게 균형을 잃을 수 있으므로 낙상을 방지하기 위해 매우 조심해야 한다(대상자 교육 지침).

이동하는 동안, 안전을 위해 슬리퍼보다는 운동화를 신도록 하고 끈을 조여 묶고 굽이 낮은 것을 선택한다. 밑바닥이 매끈하거나, 높거나 좁은 뒷굽, 스타킹을 신은 경우는 위험하다.

대상자 교육 지침

Halo vest 사용

- Vest나 Halo ring 볼트는 신경외과의사나 전문적인 교육을 받은 사람에 의해서만 조정되어야 한다. 볼트가 헐거워지면, 의사에게 알린다.
- 압박부위의 불편감을 경감하기 위해 양털이나 다른 것을 삽입한다.
- Vest를 건조한 상태로 유지한다. 양털이 젖었다면, 드라이어로 말린다(찬바람으로). 양털이 엉클어지지 않도록 한다.
- 각각의 핀은 철저하게 소독을 실시하여 핀 주위의 감염을 예방한다.
- 핀 주위의 발적, 종창, 분비물, 열린 부위를 보고하고, 핀 주위의 통증, 딱딱함 혹은 마찰음이 있으면 보고한다. 첫 한 주의 24~48시간 동안에는 다시 조이는 것이 필요하다.
- 2~3주마다 핀을 다시 점검한다.
- Vest 아래 피부를 닦는다. 적당한 온도의 물(알코올도 가능)에서 부드러운 목욕 수건을 사용하고, 비누나 로션 혹은 파우더는 사용하지 않는다. 손전등을 이용하여 재킷 아래 피부균열을 매일 사정한다. 재킷 내부가 젖는 것을 방지하기 위해 최소한의 물을 사용한 스펀지 목욕이나 통 목욕이 허용될 수 있다. 머리를 감는 경우, 재킷의 어깨와 목을 플라스틱으로 보호한다. 머리에 샴푸 이외의 다른 상품(염색제, 스프레이, 린스 등)은 사용하지 않는다.
- 침대에서 나올 때, 옆으로 누운 자세에서 팔로 매트리스를 밀며 일어난다. 바로 앉는 것은 앞쪽 핀에 많은 압력을 가한다. 체위 변경이나 올리기 위해 금속 물체를 사용하지 않는다.
- 목 뒤와 침대 사이 혹은 옆으로 누워 있을 때, 볼 옆에 그리고 침상머리를 올릴 때 둥글게 만 수건이나 베갯잇을 사용하여 편안하게 잘 수 있도록 한다.
- Halo 위에 단추나 지퍼로 닫는 옷을 입는다. 재킷은 약 3개월간 필요하고, 이후 단단한 보조기를 사용한다.
- 뼈의 치유를 증진시키기 위해 단백질과 칼슘이 함유된 음식을 먹는다. 응급상황에 대비하여 정확한 크기의 스패너를 가지고 있는다. 전방 볼트를 포함한 재킷의 앞부분은 필요시 헐겁게 할 수 있다. 재킷의 뒷부분은 심폐소생술 동안 척추의 안정성을 제공하기 위해 제자리에 두어야 한다.

■ 간호진단

변화된 방광기능과 관련된 용변 자기돌봄 결핍

기대결과

대상자는 자신의 장과 방광을 조절할 수 있고, 어떻게 하는지 다른 사람에게 보여줄 수 있다.

간호중재

척수손상은 자율신경 반사이상을 일으키는 가장 흔한 자극으로, 대상자의 삶을 위협하는 합병증 중의 하나가 방광팽만이므로 이에 대한 중재가 필요하다.

유치카테터가 제거되면, 몇 주에 걸쳐 4~6시간마다 정규적으로 방광을 비우기 위한 간헐적 도뇨가 처방되고, 대상자는 카테터없이 방광을 비우는 방법을 배우게 된다. 간헐적 도뇨는 요도를 통해 스스로 카테터를 방광 안으로 삽입해 소변을 배출하는 방법이다. 크레데수기, 발살바조작, 직장 신전 등의 방법을 사용할 수 있다.

크레데수기는 주먹이나 손가락을 방광 위에 두고 안마하는 듯한 동작으로 치골을 아래로 누르는 것이다. 방광이 비워질 때까지 계속한다. 발살바조작은 숨을 깊게 들이마시고 멈추고, 마치 대변을 볼 때처럼 가능한 한 세게 참고 있는 것이다. 직장 신전은 장갑을 끼고 윤활제를 묻힌 손가락을 직장 안으로 삽입하는 것이다. 항문괄약근이 이완될 때, 대상자는 부드럽게 괄약근을 오므려서 이완을 유지한다. 이는 회음부를 이완시킨다. 동시에 발살바조작을 수행한다.

또한 배뇨는 반사자극에 의해 증진된다. 치골 상부에 테이프 붙이기, 음경 귀두나 허벅지 또는 외음부 두드리기, 치모 잡아당기기, 발가락 굴곡시키기 등의 자극이 이에 해당되는데, 계속될수록 배뇨시작에 필요한 자극이 줄어든다.

가정에서 도뇨가 필요할 수 있으므로, 대상자에게 무균술보다는 청결기법을 가르친다. 청결기법은 가정 도뇨시 무균 삽입 방법을 사용했을 때와 동일한 정도의 감염률을 보인다. 치골 상부 도뇨관은 장기적 방광중재를 위해 삽입한다.

■ 간호진단

마비와 관련된 요실금

기대결과

대상자는 감염이 없고, 4~6시간마다 방광을 비우는 방광조절 능력을 보일 것이다.

간호중재

간호중재는 요로감염을 방지하고, 정상인과 최대한 비슷하게 규칙적으로 소변을 채우고 비울 수 있는 방법을 사용하여 배뇨함으로써 척수손상 이후에 발생할 수 있는 합병증을 최소화할 수 있도록 계획한다.

척수손상 후에는 뇌와 방광 사이의 척수기능이 차단되므로 정상적으로 소변을 볼 수 없는 상태가 된다. 방광에 소변이 충분히 모이지 않았는데 소변이 나오는 과반사성 신경인성 방광이나 소변량에 상관없이 소변이 나오지 않는 무반사성 신경인성 방광으로 변하게 된다.

척수손상 시 신경인성 방광의 관리는 크게 다음과 같은 치료법으로 나뉜다.

요 저장을 위한 치료법

- **주기적 배뇨:** 방광이 적절한 내압과 용적을 유지할 수 있도록 일정한 간격으로 방광을 비워준다.
- **약물치료:** 부교감신경억제제나 근이완제 등을 이용하여 방광근의 이완을 유도한다.
- **수술적 치료:** 수술로 과도한 방광 수축을 진정시키고, 상부요로손상의 위험도를 감소시킨다(천골신경근절단술, 천골신경근자극법).

요 배출을 돕는 치료법

배뇨장애의 가장 큰 문제점은 배뇨 후 방광 잔뇨로 인한 것이 대부분이므로 잔뇨에 대한 처치가 주를 이루며, 잔뇨량은 100mL 이하로 유지하는 것이 바람직하다.

- **유치도뇨관 및 치골방광루 카테터 삽입:** 유치도뇨관을 삽입하는 방법이 간편하지만, 장기간 카테터를 통한 배뇨가 필요할 경우에는 복벽을 통하여 치골상부 방광 카테터를 삽입한다.
- **간헐적 자가도뇨법:** 하루에 수 차례씩 스스로 카테터를 요도에 삽입하여 배뇨한다.
- **약물치료:** 부교감 신경유사작용제로 방광의 긴장을 증가시켜 요배출에 돕는다.

기타

신경인성 방광 훈련 시 소변이 찬 것을 모르는 경우가 많아 문제가 되므로 하루 수분은 2,000mL 이하로 섭취하고 규칙적으로 방광을 비우며, 밤 동안 소변배출 능력 상실과 관련된 방광 손상의 가능성을 예방하기 위해 저녁 8시 이후에는 수분 섭취를 금지한다.

■ 간호진단

마비와 관련된 변비

기대결과

대상자는 1~2일마다 대변을 보고, 분변매복의 징후가 없으며, 변비나 장실금의 위험이 감소될 것이다.

간호중재

척수손상 후 전체적으로 장운동이 느려지며(주로 좌측 대장부분), 직장항문에 있는 근육들의 불균형으로 대변 배출력이 약해져서 직장과 대장 부위에 변이 차 있는 경우가 흔하다. 변이 차면서 장이 팽창되고, 장 팽창이 심화되면 만성적인 변비로 이어진다.

자주 장음을 사정하고, 대변 양상을 기록함으로써 연동운동의 회복을 결정할 수 있고, 음식물 섭취를 시작할 수 있다. 변비, 설사 혹은 이급후중(변 긴박감)에 대해 세밀하게 관찰한다.

장이 매복되기 시작하면, 처음에는 청결관장이 처방되지만 장기간의 관장은 과도한 수액으로 장이 과팽만되므로 피해야 한다. 보통 500mL 이하를 시행한다.

척수손상 대상자의 배변장애 관리 원칙으로는 고섬유질 음식과 충분한 수분 섭취, 올바른 자극반사 배변(손가락 자극법), 규칙적인 배변 습관(1~2일에 한 번, 식후 30분)이 있다.

- 배변 훈련은 매일 혹은 최소한 이틀에 한 번씩 배변하도록 장 운동을 조절하는 것이다. 변비 치료에서 가장 중요한 것은 최대한 약물에 의존하지 않고, 배변 훈련을 통하여 배변하고, 어려울 경우 습관성이 생기지 않는 약물을 복용하는 것이다. 위-장 반사를 유도하기 위해 일정하게 같은 시간, 식후 30분 후에 시행하고, 자세는 변기에 앉아 복압을 이용하여 변의 배출력을 증가시킨다. 침대에 누워 배변할 경우에는 왼편으로 누운 자세를 취한다.
- 손가락 자극법은 손에 장갑을 끼고 손가락 끝에 리도카인 젤리나 글리세린을 묻힌 후 항문 안에 넣고 빠르고 부드럽게 손가락을 둥글게 돌려준다. 3~5분간 시도하고 5분이 지나도록 대변이 나오지 않으면, 10분 휴식 후 다시 시도한다. 그래도 나오지 않으면 15분 휴식 후 다시 시도한다. 이와 같은 방법에도 최소 2일에 한 번씩 배변하지 못하면 완화제를 사용한다.

■ 간호진단

부동이나 보호기능 손상과 관련된 피부통합성 장애의 위험

기대결과

대상자는 뼈 돌출부에 발적된 부분이 없고, 피부자극이나 건조한 부분 또는 징후가 없는 완전한 피부를 가질 것이다.

간호중재

사지마비와 반신마비에서는 피부감각이 손상되어 욕창이나 다른 피부손상을 초래할 수 있다.

욕창 치료에 있어서 가장 중요한 점은 최소 2시간마다 체위를 변경하여 압력을 제거하는 것이다. 욕창단계에 따라 1단계는 압력을 분산시키는 매트리스에서 최소한 2시간에 한 번씩 돌아누워야 하고, 2~3단계에서는 단순 습포 또는 폐쇄성 드레싱 치료를 시행하며, 4단계에서는 드레싱 치료와 함께 수술적 치료를 병행한다. 휠체어를 이용할 경우, 최소한 30분마다 압력을 제거하기 위해 엉덩이를 들어주고, 욕창 방지용 휠체어 쿠션을 사용한다.

주로 꼬리 뼈 부위, 엉덩이, 발꿈치 등을 주의 깊게 자주 관찰한다. 피부가 붉어진 곳이 15분 이상 지속되면 이상이 있는 것이므로 엎드려 있도록 한다. 보조기를 착용하는 경우에는 30분 착용 후 붉어지는 부위가 있는지 살피고, 2시간까지 착용 후에도 피부에 문제가 없는지 확인한다. 감각이 없는 부위에 뜨거운 찜질을 하면 화상을 입게 되므로 의사의 지시 없이는 온찜질을 하지 않는다.

대상자를 이동시킬 때는 끌지 말고, 피부가 쓸리지 않도록 최소한 2명 이상이 들어 옮긴다. 침대에 비스듬히 앉아 있는 자세에서는 꼬리뼈 부위에 욕창이 쉽게 발생하므로 오랫동안 비스듬히 앉아 있지 않도록 한다.

■ 간호진단

척수손상과 관련된 만성통증

기대결과

대상자는 말로 안위증진을 표현하고, 통증에 의해 방해받지 않고 휴식할 수 있으며, 통증이 감소되어 치료에 참여할 것이다.

간호중재

대부분의 척수손상 대상자는 하나 이상의 만성 통증을 가지고 있다. 시간이 지남에 따라 지속되거나 더 심해지는 경우도 있고, 대상자의 인지나 감정, 신체 기능에 영향을 주기도 한다.

손상부위 아래 신경병성 통증이 흔하고, 일상생활에 영향을 주는데, 대부분 저린감, 화끈거림, 작열감 등을 호소한다. 통증 유발요인을 제거하고 약물치료를 시도한다. 주로 아스피린과 비스테로이드성 항염증제(NSAIDs)와 같은 진통제가 처방된다. 마약성 약물은 초기손상 후에는 거의 사용하지 않으며, 호흡기 억제 위험 때문에 상부 경추손상 대상자에서는 금기이다.

이외에 손상 부위 위쪽 유해자극성 통증이 있는데, 휠체어 사용 등으로 팔을 많이 사용하여 발생하는 것으로, 척수손상 대상자가 어깨 통증을 호소할 때는 검진과 영상검사 등을 통해 원인을 감별해야 하며, 상지근력운동과 관절운동을 꾸준히 해주어야 한다.

■ 간호진단

척수의 손상과 관련된 자율적 반사장애의 위험

기대결과

간호사는 자율신경과다반사(autonomic hyperreflexia)의 임상증상을 모니터하고 발생 시 즉시 대처한다.

간호중재

자율신경과다반사의 임상증상(심한 고혈압, 심한 박동성 두통, 심한 발한, 병소 위쪽 피부의 홍조, 비충혈, 흐린 시야, 오심, 갑작스러운 서맥)에 대해 사정한다.

자율신경과다반사의 조기경고 증상 및 징후 발생 시에는 즉시 간호사를 호출해야 함을 교육한다. 자율신경과다반사가 발생하면 다음을 수행한다.

- 침상머리를 올려 즉시 앉는 자세를 취해 준다.
- 혈압을 측정한다.
- 자극의 원인을 확인한다(꼬이거나 막힌 관, 팽만된 방광이나 장).
- 가능한 한 즉시 자극을 없앤다. 자극의 원인이 제거되면, 자율신경과다반사의 증상이 사라진다.
- 혈압이 계속 상승되면, 항고혈압제(nitrates, hydralazine, guanethidine, diazoxide) 처방이나 혹은 정해진 규정(정맥, 비강내, 설하)에 따라 투약한다.
- 처방이 없거나 이러한 방법으로 문제가 교정되지 않으면 의사에게 보고한다.

일단 증상이 완화되면, 대상자의 활력징후와 신경학적 상태를 3~4시간 동안 세심히 관찰한다. 항고혈압제를 투여했다면, 자극이 없어진 후 저혈압이 발생할 수 있다. 자율신경과다반사는 자극이 완전히 제거되지 않으면 다시 재발한다.

확인된 원인이 방광 팽만이라면, 방광을 비울 때 조심해야 하며, 5~15분마다 500mL를 제거한다. 자극의 원인이 장 팽만이라면, 장에서 매복된 물질을 제거할 때 매우 신중해야 한다. 마취성 윤활제를 사용하고 다른 간호사는 대상자의 혈압을 매분마다 확인해야 한다. 매복된 물질을 제거하기 위한 시도에 따른 자극은 자율신경반응을 악화시키기 때문이다. 사지마비 대상자가 두통을 호소할 때는 혈압 측정 없이 기계적으로 진통제를 주지 않아야 한다.

■ 간호진단

척수손상과 관련된 성기능장애

기대결과

대상자들은 개인적으로 만족스럽고 사회적으로 수용 가능한 방법으로 성을 표현하는 방법을 개발할 것이다. 전문가와 성 문제에 대해 토의하고, 성기능 손상의 영향과 성적 표현을 하는 방법 그리고 피임방법에 대해 표현할 것이다.

간호중재

척수손상 대상자의 성에 대한 관심을 이해하고, '성에 대해 관심이 있는 것은 당연하고 흔한 것이다. 가끔 성에 대해 말하는 것이 도움이 된다'. 또는 '당신만 좋다면, 비슷한 문제를 가진 다른 사람들의 중재방법을 함께 공유할 수 있다'와 같이 말함으로써 개방된 토의를 제시한다.

간호사는 당황하지 말고 성에 대해 대화할 수 있어야 한다. 대상자들은 정상적인 성과 손상 때문에 생긴 신체적 변화가 성기능에 어떻게 영향을 주는지에 관한 정확한 정보를 알고 싶어 한다. 필요시 다른 사람이나 기관에 대상자를 의뢰할 수 있지만, 일방적으로 이루어져서는 안 된다. 대상자가 이러한 주제에 대해 간호사에게 말한다면, 이는 대상자가 간호사와 대화하는 것이 가장 편하다고 느꼈기 때문일 것이다. 어렵지만, 대상자가 대화를 이끌어가도록 하며, 대상자의 관심사를 신중하게 들어야 한다.

척수손상 후 발기는 완전손상보다는 불완전손상에서, 하부운동신경원보다는 상부운동신경원에서 더 잘 일어나며, 정신성(psychogenic) 발기와 반사성(reflexogenic) 발기로 나누어진다. 정신성 발기는 흉수와 요수부(T_{10}~L_2)에 위치한 교감신경에 의해 일어나며, 성적인 상상이나 자극적인 영화, 영상 등을 볼 때 일어난다. 반사성 발기는 천수부(S_2~S_4)에 위치한 부교감신경에 의해 일어나며, 성기를 건드리거나 음모를 당기는 경우 또는 방광이 가득 찬 경우에 일어난다. 척수손상 후에 정신적 발기는 어렵거나 불가능하지만, 반사발기는 가능하다.

많은 대상자들이 대체 성감대를 발달시켜 'paraorgasm(환상 오르가슴)'을 즐긴다. 성기는 성적 자극이 가능한 유일한 부위가 아니고, 성교는 성적 표현의 유일한 수단이 아니다. 어떤 대상자는 손상 이전처럼 성적으로 더 이상 기능할 수 없다는 것에 실망할 수 있다. 그러나 성적 유희를 주고받는 새로운 방법을 배우도록 도움을 받을 수 있다. 이럴 때에는 성 관련 상담이 도움이 된다.

대부분의 남성 척수손상 대상자는 사정 능력의 감소와 정액의 질 저하로 자녀를 가질 확률이 낮은 편이지만, 전동자극법과 직장 내 전기자극법 등으로 사정을 도울 수 있다.

여성 척수손상 대상자는 남성과 달리 임신에 있어 척수손상의 영향을 크게 받지 않으므로, 정상인 부부의 임신 및 출산율과 거의 비슷하다. 그러나 흉수 10번 이상이 손상된 경우, 분만 시 정상적인 진통을 느끼지 못하므로 임신 32주 이후에는 조기 입원해야 한다. 특히 제6번 흉수 이상의 척수손상의 경우, 분만 시 자율신경과다반사가 나타날 수 있는데, 이때 자율신경과다반사로 나타나는 두통과 고혈압을 분만통증으로 오해하지 말아야 하며, 분만 방법으로는 경막외마취 후 제왕절개를 실시한다.

피임방법에 있어서 루프나 다이아프램 등의 사용은 복부의 감각이 떨어져 있는 여성 척수손상 대상자에게 자궁내벽의 손상이나 염증을 일으킬 수 있고, 경구피임약은 혈전증의 위험이 있으므로, 콘돔 사용이나 영구 피임법인 난관결찰술과 정관수술 등이 바람직하다.

CHAPTER 44

Management of Clients with Seizure Disorder

발작장애 대상자 관리

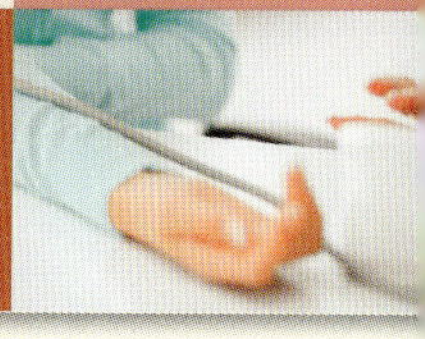

학습목표

1. 발작장애 대상자의 병태생리 과정에 대해 설명한다.
2. 발작장애 대상자의 건강력 수집 및 신체검진을 통해 간호문제를 사정한다.
3. 발작장애 대상자에 대한 간호목표를 세우고 간호중재를 계획한다.
4. 발작장애 대상자에 대한 간호중재를 시행하고 결과를 평가한다.
5. 발작장애 대상자의 주요 질환에 대한 치료에 대해 설명한다.

주요 질환

뇌전증

뇌전증

뇌전증(epilepsy)은 뇌신경세포의 이상 흥분에 의해 일어나는 신경기능의 반복성 · 발작성 변화가 특징인 일군의 질환으로, 대뇌피질로부터의 비정상적인 전기신호가 방출되어 발작(seizure)이 반복하여 발생하는 질환이다. 이유 없는 발작이 특징이지만, 모든 뇌전증이 발작과 경련을 일으키지는 않는다.

뇌전증은 뇌의 이상이지만, 이에 따른 특징적인 신체증상도 함께 나타난다. 보통 2회 이상의 발작이 나타나는 경우, 지속적인 약물치료가 필요하다고 알려져 있다. 현재는 약물치료와 뇌수술을 병행하여 뇌전증 대상자의 약 80%를 치유할 수 있다.

원인과 위험요인

원인

뇌전증의 원인은 유전, 교통사고로 인한 뇌손상, 미숙아, 분만 중 뇌손상, 분만 중 아기의 뇌에 산소공급이 되지 않았을 경우, 뇌염이나 수막염을 앓은 후에 후유증으로 뇌의 신경세포가 망가진 경우, 뇌종양, 뇌혈관기형, 뇌내 기생충 등의 원인이 밝혀진 경우도 있으나, 원인을 알지 못하는 경우도 많다(**표 44-1**).

특발성 뇌전증

대부분의 발작은 정확한 원인을 알 수 없기 때문에 특발성이라고 한다. 특발성 뇌전증(idiopathic epilepsy)은 대부분 20세 이전에 시작되지만, 드물게는 30세 이후에 시작되기도 한다.

일차성 · 이차성 원인

신생아나 유아기에 시작되는 발작은 흔히 선천성 뇌결손, 뇌손상, 무산소증, 저혈당, 저칼슘혈증과 같은 대사성 문제에 의해 야기된다. 주산기의 내재된 원인에 의해 비롯되었을지라도 실제적인 경련은 사춘기에 시작될 수 있다. 또한 신경계 문제를 전혀 가지고 있지 않은 정상 아동에서도 고열로 인해 경련 또는 뇌전증이 유발될 수 있다.

한편, 20세 이후의 전신적 발작은 원인을 알 수 있는 경우가 대부분이다. 일차적인 원인으로는 두부외상, 뇌종양, 감염 등이 해당된다. 5세 미만의 소아를 제외하고 발작이 발생하는

표 44-1 발작의 연령별 원인

연령	원인
생후 1~6개월	• 분만손상 • 뇌의 발달이상, 선천성 기형 • 중추신경계의 급성감염
6개월~2세	• 급성 열성경련 • 중추신경계의 급성감염 • 분만손상, 뇌의 발달이상
2~6세	• 특발성 • 뇌종양 • 중추신경계의 급성감염 • 분만손상, 뇌의 발달이상
6~16세	• 특발성 • 뇌종양 • 중추신경계의 급성감염 • 분만손상, 뇌의 발달이상
성인	• 외상 • 두개강내감염 • 종양 • 뇌혈관질환

출처: 대한뇌전증학회

빈도가 높은 대상자는 65세 이후의 노인이다. 노인층의 발작 위험이 높아지는 것은 신경계의 변화를 초래하는 노화, 심혈관계질환, 종양, 섬망, 알츠하이머질환, 감염, 만성 알코올중독 등과 같은 상태가 증가하기 때문이다.

가성경련

정신과질환을 가진 대상자에게도 유사한 발작이 일어날 수 있는데, 이러한 발작을 가성경련(pseudoseizures)이라고 한다. 가성경련과 진성경련을 구분할 수 있는 특징은 고정된 움직임과 발작적 증상 발현이다. 경련이 재발하는 대상자의 경우 매번 고정된 움직임을 보이는 반면, 가성경련 대상자는 매번 다른 움직임을 보인다.

위험요인

뇌전증은 신경세포막의 안정성에 장애를 가져오는 요인에 의해 초래된다. 즉, 다양한 조건이 뇌전증의 위험성을 높이는데, 예를 들어, 중증 두부외상 대상자의 50%는 뇌전증을 일으킬 가능성이 있다. 이는 외상으로 인해 중추신경계의 병리적인 변화가 장기적으로 지속됨으로써 정상적인 신경망이 비정상적인 과흥분상태로 전환되기 때문이다.

병태생리

신경세포막의 통합성이 변화되면 세포는 진동수와 진폭이 증가된 흥분상태를 보이기 시작한다. 이러한 신경전도 방출의 강도가 역치에 이르면, 신경계의 흥분은 주변 신경원으로 확산되며, 이로 인해 경련이 초래된다. 대뇌피질에 있는 과민감성 신경원으로부터 방출되는 흥분성 메시지는 시상이나 뇌간 같은 심부구조에 의해 조정되는 것이 정상이다(그림 44-1). 그러나 뇌전증 발작에서는 이러한 피질의 폭발적인 전기활동이 조정되지 못하며, 이러한 폭발적인 전기활동은 피질, 전방시상, 기저신경절의 억제신경원에 의해 억제되거나 과민감성 신경원들이 소진되면서 경련이 멈춘다. 이 과정에서 중추신경계의 활동이 억제되어 의식소실이 일어난다. 경련 후의 의식손상 시기를 후발작상태(postictal state)라 부르며 수면, 혼돈, 피로감 등의 증상이 나타난다.

경련성 활동으로 인해 대뇌의 산소소모와 아데노신삼인산(ATP)의 요구도가 높아진다. 산소 및 혈당은 급속히 소비되며 이러한 요구를 충족시키기 위해 경련이 진행되는 동안, 대뇌에 공급되는 혈액량이 증가하게 된다. 만약 경련이 멈추지 않고 계속될 때, 이러한 상태를 뇌전증 지속상태(epilepticus)라고 한다. 이는 응급상황으로, 심한 저산소증과 젖산산증(lactic acidosis)이 일어나며 이로 인해 뇌조직의 파괴가 초래될 수 있다.

임상증상

뇌전증은 시작된 시점의 연령, 원인, 기원이 된 부위, 뇌파검사상의 비정상성, 경련의 임상증상에 따라 다양하게 분류된다. 일반적으로 뇌전증의 분류는 국제뇌전증기구(International League Against Epilepsy, ILAE)(1981)에서 임상증상과 뇌파소견을 토대로 뇌전증 발작을 분류한 것을 따르고 있다(표 44-2).

부분발작

부분발작(partial seizures)은 뇌전증의 가장 흔한 유형으로, 대뇌피질의 일부분에서 시작되는 신경세포의 과흥분성 발작이다. 부분발작에는 의식장애를 동반하지 않는 단순 부분발작(simple partial seizure)과 의식장애를 동반하는 복합 부분발작(complex partial seizure)이 포함된다.

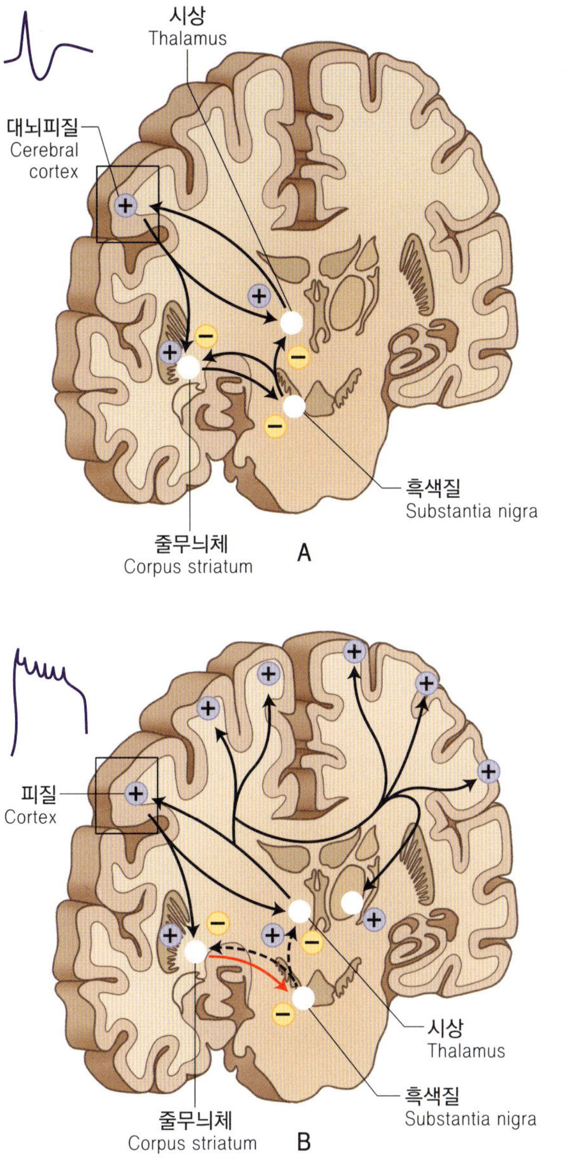

그림 44-1 ■ 대뇌피질에서의 전기활동. A: 정상적으로 대뇌피질로부터 흥분된 메시지는 심부구조들에 의해 조정된다. B: 뇌전증 대상자는 대뇌피질로부터 폭발적인 활동이 조정되지 않은 상태로 확산된다.

표 44-2 뇌전증 발작의 국제 분류

부분발작
A. 단순 부분발작
1. 운동발작
2. 신체감각 · 특수지각발작
3. 자율신경발작
4. 정신발작
B. 복합 부분발작
1. 단순 부분발작에서 이행하는 것
2. 의식장애로 시작되는 것
C. 부분발작 → 전신발작(긴장성-간대성 발작)
1. 단순 부분발작 → 전신발작
2. 복합 부분발작 → 전신발작
3. 단순 부분발작 → 복합 부분발작 → 전신발작
전신발작
A. 결신발작(소발작)
B. 근간대성 발작
C. 간대성 발작
D. 긴장성 발작
E. 긴장성-간대성 발작(대발작)
F. 무긴장성 발작

단순 부분발작

부분발작 중에서 의식장애가 없는 발작으로, 대뇌 일부분에서 시작되어 대뇌 전반으로 퍼지지는 않는다. 발병 부위에 따라 운동증상, 감각증상, 정신증상 등이 다양하게 나타난다. 다른 발작으로 진행하기 전에 나타나는 단순 부분발작을 전조(aura)라고 부르기도 한다.

운동증상

한쪽 팔이나 손가락을 까딱까딱하거나 입꼬리를 당기는 형태의 운동증상이 나타난다.

운동피질의 한 부위에서 발생하며, 그 부위가 지배하는 신체 부위에 경련이 발생한다. 피질의 가장 많은 영향을 받는 대표적인 부위가 손과 손가락이므로 상지의 경련성 움직임으로 시작된다. 특히 발작이 사지의 한 부분에서 다른 부분으로 퍼진 다음, 같은 쪽에 있는 다른 사지 또는 얼굴로 점차 퍼지는 것을 잭슨발작(Jacksonian seizure)이라고 한다.

자율신경계 증상

의식이 유지된 상태에서 일어나는 발작에는 복통, 오심, 빈맥, 발한, 홍조, 모공각화(닭살), 동공확대와 같은 자율신경계의 이상을 동반하는 자율신경발작(autonomic seizure) 증상이 나타난다.

시각 · 청각 증상

뇌전증 유발 병소부위가 두정부인 경우, 대상자는 무감각증이나 저림증과 같은 감각현상을 경험하게 되고, 병소부위가 후두부인 경우에는 병소의 반대편 시야에서 섬광이나 밝은 빛을 느낄 수 있다. 마찬가지로 우성반구의 뒤쪽 측두 부위에 병소가 있는 경우에는 언어나 미각의 변화를 경험할 수 있다.

정신 증상

전 측두엽에서 발생하는 경련은 정신증상으로 시작할 수 있다. 이 경우 흔히 나타나는 전조증상은 대상자가 인식하는 주관적 감각으로, 병소의 위치를 파악하는 데 도움이 된다. 전조증상에는 이상한 냄새, 소음 혹은 경련에 앞서 나타나는 감각 또는 상복부 부위로 무언가 올라오는 느낌 등이 해당된다. 시각적 왜곡이나 기시현상(데자뷔)과 같은 느낌도 흔히 나타난다.

복합 부분발작

복합 부분발작(complex partial seizures)은 정신운동발작으로 운동장애(자동증)와 정신장애(환각)를 모두 초래하는 발작이다. 복합 부분발작에는 자동증을 동반하는 유형과 부분발작에서 전신발작으로 진행되는 유형이 있다.

자동증을 동반한 복합 부분발작

복합 부분발작의 가장 두드러진 특징은 자동증(automatism)을 동반한다는 것이다. 자동적 행위에는 입맛을 다시거나, 씹거나, 몸의 특정한 부위를 두드리거나, 몽롱한 상태에서 옷을 뜯는 것과 같이 아무런 목적 없이 반복되는 행위들이 포함된다. 발작 중에는 부적절한 행위나 반사회적 행위가 나타날 수 있어 대상자가 정신질환을 앓는 것처럼 보일 수 있다. 자동증을 동반한 복합 부분발작은 보통 2~3분 정도 나타나지만 15분까지 지속될 수도 있다. 대상자는 경련 중 발생한 어떤 활동에 대해서도 자각하지 못하며, 발작 후 기면상태나 혼돈상태를 보일 수 있다.

이차성 전신발작으로 진행되는 부분발작

이러한 발작은 병소가 특정한 부위에 국한되었다가 뇌 전체로 전기적 방출이 확산됨으로써 일어난다. 초기에는 단순 부분발작이나 복합 부분발작의 형태를 보이지만, 신경세포의 과활동성이 대뇌 전반으로 퍼지면서 전신발작이 나타나게 된다. 일반적으로 가장 흔하게 관찰되는 뇌전증 발작의 형태이다.

전신발작

전신발작(generalized seizures)은 의식소실을 일으키며, 경련성과 비경련성으로 나뉜다. 전신발작은 양쪽 대뇌반구에 병소가 있는 경우 발생하며, 전체 발작의 1/3에 해당된다.

결신발작(소발작)

과거에 소발작으로 불리었던 결신발작(absence seizures)은 수초에서 수분간 의식만 살짝 잃는 것으로, 자세히 보지 않으면 옆에서도 모르고 지나가는 경우가 많다. 어떤 행동이나 말을 하다가 잠시 멍한 상태로 있으며, 쓰러지지 않고, 경련도 일어나지 않는다. 발작이 끝나면 곧 정상으로 돌아온다. 이는 아동기나 초기 청소년기에 발생한다. 결신발작의 경험이 있는 일부 대상자는 긴장성-간대성 발작이나 부분발작으로 진행되는 경우가 있다.

근간대성 발작

근간대성 발작(myoclonic seizures)은 갑자기 빠르고 순간적인 근육수축이 전신 또는 사지 및 몸통의 일부에 연달아 반복적으로 일어나는 발작을 말한다. 단일 근육군이나 여러 근육군에 통제불능의 경련성 움직임이 갑자기 나타난다. 대상자는 경련이 일어나는 동안 잠시 의식을 소실하며, 경련 후에는 혼돈상태를 보인다. 주로 아침에 잠에서 깬 후 발생하거나 수면이 부족할 때 발생하며 스트레스, 피로, 광자극 등에 의해 심해진다.

간대성 발작(간헐발작)

간대성 발작(clonic seizures)은 불수의적 · 율동적으로 근육의 격렬한 수축과 이완이 반복되는 발작이다.

긴장성 발작(강직성 발작)

긴장성 발작(tonic seizures)은 갑작스럽게 근육의 긴장도와 근육수축이 증가하는 것으로, 양측의 사지 및 몸통이 강하게 당겨지는 발작이다. 근육의 긴장과 함께 의식소실이 있으며 자동증이 나타난다. 긴장성 발작은 30초에서 몇 분간 지속된다.

긴장성-간대성 발작(대발작)

과거에 대발작으로 불리었던 전신발작으로, 전체 발작의 10%를 차지한다. 긴장성-간대성 발작(tonic-clonic seizures)은 하루 수차례 일어나는 경우도 있고, 일년에 1~2회 정도 발생하는 경우도 있다. 또한 긴장성 발작만 일으키는 경우도 있고, 간대성 발작만 일으키는 경우도 있다.

긴장성 단계

먼저 대상자는 의식을 잃고 쓰러지며 전신이 뻣뻣해진다(그림 44-2A). 호흡은 일시적으로 중단되며 청색증을 보인다. 턱은 고정되어 있고 손은 주먹을 꽉 쥐고 있다. 눈은 크게 열려 있으며, 동공은 고정된 채로 확대되어 있다. 긴장단계는 30~60초간 진행되며, 이 단계의 마지막에 이르면 대상자는 심호흡을 하게 된다.

간대성 단계

긴장성 단계에 이어 곧 간대성 단계가 이어지는데 근육 전체, 특히 사지 근육의 경축이 일어난다(그림 44-2B). 요실금이 있고 입술이나 혀 또는 입 안을 깨물며, 타액이 많이 나와 입가에 거품이 있게 된다.

경련 후 단계

긴장성-간대성 발작은 2~5분 정도 지속되며, 이후 대상자는 경련 후 단계에 들어가게 된다. 이때 대상자는 잠시 동안 반응이 전혀 없는 이완상태를 유지하게 된다(그림 44-2C). 대상자는 즉시 의식이 회복되었다가 이후 30분~수시간 동안 경련 후 수면에 빠지게 된다. 수면 후 대상자에게는 전신적 피로, 우울, 혼돈, 두통 등이 나타나지만, 이러한 증상들은 점차 해소된다. 대상자는 발작에 대해 전혀 기억하지 못하며 오심, 뻣뻣함, 통증 등을 느낀다. 그리고 낙상 때문에 멍이 들 수 있다. 또한 미주신경으로 인한 혈관 반응으로 얼굴이나 가슴 등에 점상출혈이 발생할 수 있다.

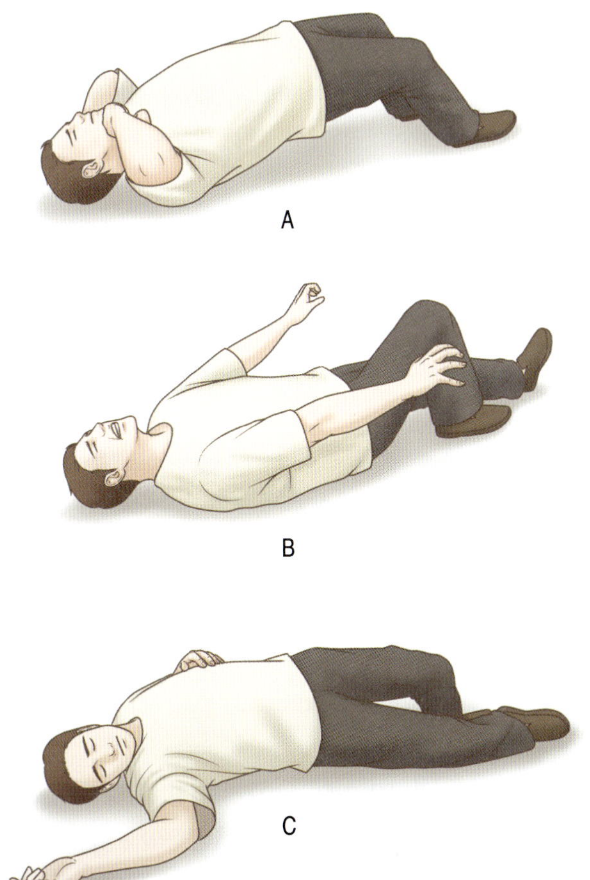

그림 44-2 ■ 긴장성-간대성 발작(대발작)
A: 긴장성 단계, B: 간대성 단계, C: 간대성 단계

무긴장성 발작

무긴장성 발작(atonic seizures)은 순간적인 의식소실과 함께 전신 근육에서 힘이 빠지면서 넘어지는 형태를 말한다.

진단검사

뇌파검사는 비정상적인 전기방출이 일어나는 부위 파악, 뇌전증에 대한 진단, 발작 유형의 규명 등에 도움이 된다. 그러나 뇌파검사는 검사 시점에 대뇌피질의 전기적 활동에 대한 기록일 뿐이므로, 뇌파검사에서 정상적인 결과를 얻었다고 해서 진단에서 뇌전증이 제외되는 것은 아니다. 또한 비정상적인 결과를 얻었다고 해서 뇌전증으로 확진을 내릴 수 있는 것도 아니다.

보행성 뇌파검사는 발작이 자주 일어나는 대상자의 발작장애를 확인하기 위해 시행한다. 이때 사용되는 모니터는 홀터 모니터와 유사하다. 장기간에 걸쳐 비디오 뇌파 모니터를 시행하는 것이 경련을 분류하는 데 도움이 되며, 가성 경련을 배제하는 데도 도움이 된다.

가끔 경련을 촉발하는 다른 뇌병변을 감별 · 진단하기 위해 CT나 MRI검사를 시행한다. 또한 뇌전증으로 인해 수술하는 대상자의 뇌혈류상태를 확인하기 위해 양전자단층촬영이나 단일광자단층촬영이 시행된다.

치료

뇌전증 대상자의 관리에 대한 내용은 박스 44-1을 참조한다.

약물요법

항경련약물

투여방침

- 첫번째 발작이 일어났다고 해서 바로 항경련약물 치료를 시작하는 것은 아니다. 기저질환이 있다면 치료를 실시하고, 급성질환이 제외되면 경과를 본다. 그러나 뇌파검사에서 뇌전증성 이상이 확인되고, 사회생활에 어려움이 있는 경우에는 첫 발작이라도 예외적으로 항경련약물 치료를 시작하기도 한다.
- 일반적으로 두 번째 발작이 일어나면, 항경련약물 치료를 시작한다.
- 경련이 조절될 때까지 또는 부작용이 나타날 때까지 초기 치료는 단일약물로 시작한다. 약물을 병합하여 투여하는 것은 약물 사이의 상호작용으로 인한 잠재적인 위험을 유

박스 44-1 뇌전증 대상자의 관리

- 경련이나 뇌전증 대상자의 관리목표는 경련이 일어나는 동안의 손상 예방, 경련을 촉발시키는 요인 제거, 경련의 원인에 대한 진단 및 치료, 바람직한 생활양식을 위해 경련을 조절하는 것이다.
- 특히 경련이 일어나고 있는 동안의 주된 목표는 기도의 유지, 손상예방, 경련 활동 관찰, 적합한 항경련제의 투여이다. 병원에 입원한 경우 흡인을 위한 장비가 준비되어 있어야 한다.
- 발작 대상자는 환경으로부터 보호되어야 한다. 대상자의 머리나 사지가 부딪치지 않도록 주변의 물건들을 안전한 곳으로 치우고, 상의의 목 부분은 느슨하게 풀어 준다. 손상된 머리 아래쪽에 베개나 담요를 접어서 놓아 주되, 목이 지나치게 굴곡되어 기도가 폐쇄되지 않도록 한다.
- 발작을 촉발하는 요인들은 가능한 한 제거한다. 균형 잡힌 식사, 카페인과 알코올의 과도한 섭취 제한, 숙면, 경련촉진인자 회피(섬광), 정서적 스트레스의 최소화 등이 경련을 예방하는 데 도움이 된다.
- 발작을 목격한 사람의 설명이 진단을 내리는 데 도움이 될 수 있다. 특히 경련의 발생상황을 순서적으로 자세히 설명하는 경우 더 많은 도움이 된다.
  - 경련이 얼마나 오래 지속되었는가?
  - 어느 부위에서 경련이 시작되었으며, 어떻게 진행되었는가?
  - 호흡이 힘들고 거품이 있었는가?
  - 요실금이 있었는가?
  - 의식소실이 있었는가?
  - 움직임의 형태는 어떠했으며, 어떤 부위를 움직였는가?

발할 수 있으며, 약물효과도 감소될 수 있다.

- 고용량의 단일 항경련제를 투여하는 경우, 소량으로 여러 약물을 투여하는 경우보다 더 도움이 된다.
- 경련이 조절되기 전 약물의 부작용으로 인해 견디기 어려울 경우, 2차적인 약물을 추가 투여한다.
- 여성의 경우에는 향후 임신을 할 계획이 있는지도 고려해야 한다.

약물선택

- 치료의 기본은 항경련약물 단독 투여에 의한 발작의 억제이다.
- 부분발작일 경우 카바마제핀(carbamazepine)을, 전신발작일 경우 발프로에이트(valproate)를 투여한다. 만약 정보가 부족하여 부분발작 또는 전신발작인지가 불분명할 경우에는 우선 발프로에이트를 투여한다.
- 갑자기 약물을 증량할 경우, 카바마제핀은 복시와 실조가 나타나고 발프로에이트는 위장장애나 떨림 등의 용량의존성 부작용이 나타날 수 있으므로 약물의 용량은 점차적으로 증량해야 한다. 특히 발프로에이트는 태아에서 이분척추를 발생시킬 수 있으므로 가임 여성의 경우 고용량 투여는 피해야 한다.
- 1차 선택약이 주효하지 않았거나 불내성(drug intolerance)으로 인해 사용할 수 없을 경우, 제2의 약물을 선택한다. 부분발작이면 페니토인(phenytoin)과 조니사미드(zonisamide)를, 전신발작의 소발작일 경우 에토숙시마이드(ethosuximide)를, 근간대성 발작에는 클로바잠(clobazam), 강직간대발작에는 페니토인 또는 조니사미드가 권장된다.
- 2~3종류의 단제 치료를 실시하여 효과가 없는 경우, 새로운 다제 병용요법을 실시한다. 다제 병용에 의해 약물 동태가 복잡한 경우에는 혈중 농도를 측정할 필요가 있다.

부작용

- 항경련제의 부작용은 피로, 현훈, 체중증가 등으로 대부분 경미하지만, 알레르기 반응과 같이 생명을 위협하는 심각한 부작용이 일어날 수도 있다(표 44-3).
- 항경련제는 우울이나 정신증을 일으키는 요인이 될 수 있다. 뇌전증 대상자가 약물을 복용하는 중에 발진이 생기는 경우 또는 스스로 우울하게 느껴지거나 합리적으로 생각하기 어렵다고 여겨질 경우, 즉시 담당의사에게 알리도록 한다.
- 다른 위험한 증상, 즉 극도의 피로감, 비틀거림, 기타 움직임의 문제, 시야의 흐림, 말의 어눌함 등이 나타날 때도 담당의사에게 알리도록 한다.
- 대상자는 자신이 복용하는 뇌전증 약물이 다른 약물과 상호작용하여 부작용을 일으킬 수 있음을 알고 있어야 한다. 따라서 대상자에게 다른 질환이 발생하여 진찰을 받을 경우, 사전에 자신이 복용하고 있는 약물에 대해 의사에게 알리도록 교육한다.
- 여성 대상자의 경우, 어떤 항경련제는 경구피임약의 효과를 방해할 수 있으므로 임신과 피임의 가능성에 대해 담당의사와 상의하도록 한다.

약물의 중단

- 경련이 없는 상태로 2년이 지나게 되면, 항경련제를 중단한다. 그러나 경련이 없더라도 4~5년 동안 관찰한 후 약물을 중단해야 한다는 의견도 있다. 경련이 없었던 대상자가 다시 경련을 일으키게 되는 사례는 대부분 의사와 상의하지 않고 약물을 중단하였기 때문이다. 약물을 갑자기 중단

표 44-3 뇌전증의 주요 약물과 독성효과

일반명	적응증	독성효과		약물상호작용
		신경성	전신성	
페니토인 (phenytoin)	• 긴장성-간대성 발작(성인) • 단순 부분발작 • 복합 부분발작 • 실신발작에는 금기	• 운동실조 • 협동운동 • 착란	• 치육증식 • 림프절 종창 • 다모증 • 골연화증 • 피부발진 • 엽산대사의 변화	• 카바마제핀, 페노바르비탈로 작용 저하 • 엽산에 의해 길항 • 와파린과 같이 복용하지 않음
에토숙시마이드 (ethosuximide)	• 실신발작	• 운동실조 • 기면	• 위장자극 • 피부발진 • 골수억제	
카바마제핀 (carbamazepine)	• 긴장성-간대성 발작(성인) • 단순 부분발작 • 복합 부분발작	• 운동실조 • 현기증 • 복시 • 현후	• 골수억제 • 위장자극 • 간독성	• 페노바르비탈, 페니토인으로 작용 저하

함으로써 발생한 경련은 이전 보다 더 심한 상태가 되거나 뇌전증으로 발전될 수 있다.

- 약물의 중단 여부는 대상자의 나이와 뇌전증의 유형에 따라 정해진다. 약물로 완화기에 들어간 아동의 절반 이상은 약물을 중단하고도 다시 경련을 일으키지 않는다. 그러나 뇌전증의 가족력이 있거나, 여러 약물을 동시에 복용하였거나, 부분발작을 가진 경우 또는 약물을 복용한 후에도 비정상적인 뇌파가 계속된 경우에는 약물의 중단율이 낮은 편이다.
- 약물의 중단은 반드시 의사의 소견과 감독 하에 결정되어야 하며, 약물이 처방되는 동안은 약물의 복용을 계속하는 것이 중요하다.
- 약물을 복용하지 않고 지나친 경우의 대처방안에 대해 사전에 의사와 약사에게 문의하여 알아둔다.

수술요법

일차적으로 뇌전증은 약물치료를 시행한다. 뇌전증으로 진단받은 대상자의 70% 정도는 항경련제를 일정기간 적절히 복용하여 경련발작을 멈추게 할 수 있다. 하지만 나머지 30% 정도는 적절한 항경련제를 복용하더라도 경련이 발생하여 일상생활이나 사회생활에 지장을 초래하게 되는데, 이러한 경우는 난치성 뇌전증으로 분류한다. 난치성 뇌전증을 가진 경우 항경련제 복용 이외의 치료 방법을 고려하게 되는데, 특히 난치성 뇌전증에서 초점 부위가 국한되고 절제 가능한 피질 영역인 경우, 수술을 통한 절제를 고려해야 한다.

난치성 뇌전증일 경우라도 모든 대상자가 뇌전증 수술이 가능한 것은 아니므로, 뇌전증 수술을 위해 정확한 뇌전증 병소와 병소 주변의 뇌기능을 확인하기 위한 검사가 필수적이다.

일반적으로 MRI검사 등의 영상검사는 수술과 관련된 결정을 내리는데 반드시 시행하게 된다. 뇌전증파를 확인하는 뇌파검사 또한 중요한 검사 방법으로, 수술을 고려하는 대상자의 경우 입원하여 비디오 뇌파검사를 시행한다. 또한 수술 결정과 관련된 중요한 정보를 추가적으로 얻기 위해 PET, SPECT 검사를 하고, 설문조사와 면담조사를 통해 실제 뇌기능을 평가하는 신경인지기능검사를 실시한다. 와다검사(Wada test)는 뇌의 우세한 부위나 언어 및 기억을 담당하는 부위를 결정하기 위해 시행된다(**박스 44-2**).

수술을 위한 뇌전증 부위의 결정에서 가장 중요한 것은 뇌전증파가 뇌의 어느 부위에서 생기는지 정확히 결정하는 것이다. 뇌파검사는 두피에 전극을 붙이기 때문에 정확히 뇌전증 병소의 위치를 알기 힘든 경우가 많아, 두개강내에 특수 전극을 삽입하여 뇌피질에서 직접 뇌전증파를 검사하게 된다. 이러한 검사 방법은 추가 수술에 대한 부담이 있으므로 반드시 필요한 대상자를 선별하여 시행해야 한다.

뇌전증 유발부위 절제술

측두엽절제술

뇌전증 병소가 측두엽이고, 여러 검사상 수술이 적당할 것으

박스 44-2 와다검사

- 측두엽은 기억과 언어에 중요한 역할을 하는 부위로, 측두엽절제술을 시행할 경우, 기억과 언어에 장애가 발생할 수 있다. 특히 우성반구 쪽 측두엽을 제거하면 장애는 더욱 심각해진다.
- 와다검사는 수술 전 병변이 있는 측두엽이 우성반구인지 확인하기 위해 아모바비탈을 이용하여 수술하고자 하는 반구 또는 양쪽 반구를 마비시켜 반구의 기억과 언어 능력을 평가한다.
- 와다검사의 결과를 통해 언어중추와 기억중추를 확인하고, 치료방침과 예후 그리고 뇌전증 병소의 위치를 파악하는데 도움이 된다.
- 뇌혈관조영술을 통해 아모바비탈 나트륨(amobarbital sodium)을 왼쪽 내경동맥으로 직접 주입한다. 만약 왼쪽 대뇌반구가 우세하다면, 1~2분 후부터 언어기능이 마비되어 8~9분 동안 사물의 이름을 대지 못하며 읽는 것에 오류가 발생하게 된다. 30분이 경과된 후, 오른쪽 내경동맥으로 동일한 과정을 반복한다.

로 판단되는 대상자에서 측두엽절제술(temporal lobectomy)을 시행한다. 성인 난치성 뇌전증 수술 중 가장 많이 시행되며, 한번의 수술로 끝나고 완치율이 매우 높은 효과적인 수술 방법이다. 수술은 발작유발 부위인 측두엽의 일부를 내측 구조물인 해마와 편도를 포함하여 절제한다. 수술 후 발생 가능한 후유증으로는 부분적인 시야장애와 일부에서 언어장애나 기억력 감소가 발생할 수 있다(그림 44-3B).

대뇌반구절제술

대뇌반구절제술(hemispherectomy)은 손상받은 뇌의 전체를 제거하는 수술로서 매우 심한 뇌전증 발작을 치료하기 위해 시행된다(그림 44-3C).

뇌전증로 차단술

뇌전증의 발생 부위가 여러 부위의 뇌에서 동시에 시작되거나, 뇌전증 발생 부위의 절제가 불가능한 경우 뇌전증 병소의 제거 대신 뇌전증파가 전파되는 경로를 차단하는 수술을 하게 된다.

뇌량절개술

뇌량절개술(corpus callosotomy)은 뇌조직을 제거하는 것이 아닌, 좌우의 대뇌반구를 연결하는 뇌량을 잘라주어 발작의 진행을 차단하는 것을 말한다(그림 44-3A). 뇌량 차단 후 발작이 뇌의 반쪽 부분에서 따로따로 일어나기 때문에 수술 전보다는 증세가 호전되지만, 완치보다는 뇌전증 발작을 없애거나 감소시키는 것 혹은 부상의 위험을 줄이는 것이 목적이다.

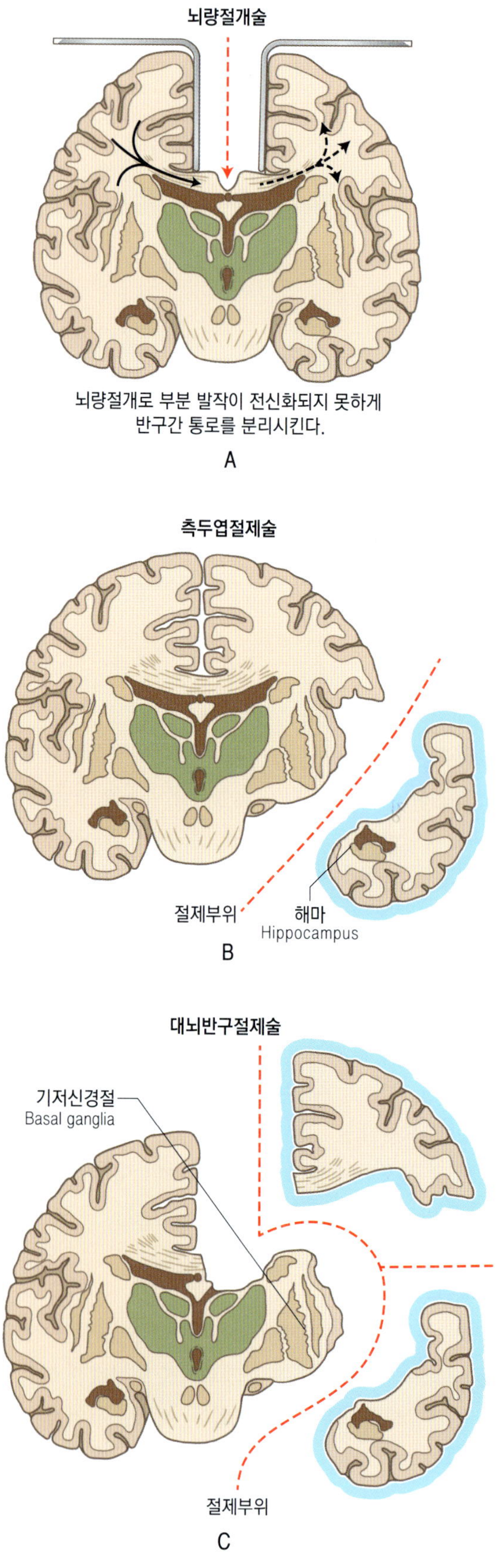

그림 44-3 ■ 뇌전증 수술
A: 뇌량절개술. B: 측두엽절제술. C: 대뇌반구절제술

다발성 연질막하절단술

다발성 연질막하절단술(multiple subpial transection, MST)은 절제해야 하는 뇌부위가 기능적으로 중요한 경우(일차운동피질영역, 언어중추 등)에 뇌피질을 절제하는 대신 국소적으로 피질내 연결로를 끊어주는 수술이다.

미주신경자극원삽입술

미주신경자극원삽입술(vagal nerve stimulator implantation)은 뇌전증이 약물로 조절되지 않고 난치성 뇌전증으로 수술절제가 불가능하거나 외과적 치료 후에도 발작이 잔존하는 경우에 실시한다. 미주신경은 뇌의 여러 넓은 영역과 연결되어 있어, 특수한 전기자극 시 뇌전증 발작을 억제하는 효과가 있다. 일상생활에 불편이 없을 정도로 작은 미주신경자극장치를 몸 속에 삽입하는 수술이다. 수술 시간이 2시간 미만으로 비교적 간단하여 대상자에게 부담이 적고, 리모콘을 통해 외부에서 전기자극 발생을 조절할 수 있다.

간호

간호사정

전구증상과 징후, 발작행위, 발작 전 증상 등의 뇌전증 병력을 사정한다. 대상자의 발작 증상을 사정할 때, 다음 사항을 참고한다.

- 시각, 청각 또는 감각이상 같은 발작 전의 상황, 감정적 또는 정신적 이상, 수면, 과다환기
- 발작의 시작부위, 떨림양상, 발작 장소 등
- 눈과 머리의 위치, 동공의 크기
- 입술 빨기나 연하반복 같은 자동성
- 실금이나 실변
- 각 발작단계의 기간
- 의식상실의 정도와 간격
- 발작 후의 행동-언어곤란, 허약이나 마비, 수면

심한 발작이 아닌 경우에는 다음을 사정한다.

- 주산기 및 출생 발달과 관련된 과거력, 가족력, 경련이 시작된 연령, 질환력이나 외상력, 과거의 뇌수술이나 뇌졸중 여부, 경련을 유발하는 요인을 포함한 발작에 대한 묘사, 전조증상의 유무
- 약물복용 및 발작 후 징후
- 심리 · 사회적 사정, 정신상태 검진
- 신경계 증상에 초점을 맞춘 신체사정

■ 간호진단

조절되지 않는 움직임과 관련된 상해의 위험 혹은 경련 동안 질식의 위험

기대결과

대상자는 손상의 위험성이 감소되며 기도의 개방상태가 유지될 것이다. 이는 경련 후 멍이 든 부위가 없으며, 산소화상태가 적절한 것으로 알 수 있다.

간호중재

- 뇌전증이나 경련의 과거력이 있는 모든 대상자에게 경련 예방책이 시행되어야 한다.
- 체온측정은 경구측정을 피하고, 겨드랑이나 직장 경로를 통해 측정한다.
- 침대의 난간을 패드로 감싸며, 대상자가 침대에 있을 때는 항상 올려둔다.
- 경련 예방을 위해 약물 투여를 하기 위한 주사바늘을 정맥내에 삽입하지 않도록 하고, 산소를 공급할 수 있는 비강캐뉼라나 흡인카테터와 같은 흡인장비를 침상 옆에 준비해 둔다.
- 대상자와 가족에게 발작이 발생했을 때의 대처법에 대해 교육한다(박스 44-3).
- 발작이 10분 이상 지속되거나, 의식이 돌아오기 전에 다른 발작이 발생하거나, 분명한 상해로 인해 호흡에 어려움이 있거나, 임신한 대상자라면 구급차를 부르도록 교육한다.
- 경련이 종료되면 활력징후 및 신경학적 측정, 치료적으로 필요한 약물의 혈중농도 유지, 자세를 측위로 유지, 휴식을 취할 수 있도록 조치하고, 뇌전증 발작에 대해 기록하는 등의 간호를 수행한다.

■ 간호진단

대상자의 복합적 · 장기적 건강관리 요구도, 고위험 활동에 대한 참여의 어려움, 공공장소에서 경련이 일어날 수 있다는 당혹감, 치료를 위한 비용 등과 관련된 비효과적 대처

기대결과

대상자와 가족은 뇌전증을 위한 치료를 계속 진행할 것이다. 대상자는 고위험 활동 시 안전에 대한 주의가 필요하고, 당혹감을 느끼거나 조절감 상실을 경험할 수 있다. 또한 치료를 위한 비용관련 내용을 표현하게 될 것이다.

간호중재

뇌전증 대상자의 주된 문제는 다음 경련발작이 언제 일어날지

박스 44-3 발작 시 간호중재

- 입원 대상자가 전신 긴장성-간대성 발작을 일으킨 경우, 정맥관으로 수액공급을 확보하고, 발작을 중단시키는 약물을 정맥으로 투여한다.
- 발작에서 완전히 깨어날 때까지 기도를 확보한다.
- 설압자나 기도삽관기를 억지로 삽입하면, 치아가 부러지거나 부러진 치아가 흡인될 위험이 있으므로 금한다.
- 피부색이 변화될 경우, 발작 동안 산소를 제공한다.
- 단순 부분발작 시에는 대상자를 관찰하고, 발작 지속시간을 기록한다.
- 전신 긴장성-간대성 발작이나 복합 부분발작인 경우에는 의식소실이 있을 수 있으므로 옆으로 돌려 눕힌다.
- 흡인을 방지하기 위해 머리를 옆으로 돌려주고, 분비물이 흘러나오도록 한다.
- 손상을 줄 수 있는 물건은 모두 제거한다.
- 대상자가 자해를 하지 않도록 보호 · 관찰한다.
- 옷을 느슨하게 하고, 머리를 손상으로부터 보호하며, 주변 환경의 날카로운 물건을 모두 제거한다.
- 대상자가 고위험의 가능성이 있을 때(노인 중환자, 허약한 대상자 등), nasal prong이나 O_2 mask로 산소를 공급한다.
- 억제대는 사용하지 않는다. 억제대는 손상을 유발하고 상태를 악화시키며, 발작을 증가시킨다.
- 무긴장성 발작을 일으키는 대상자는 보호용 조끼를 착용하여 의자에 앉아있을 때 낙상으로부터 보호한다.

예측할 수 없다는 점이다. 따라서 발작이 일어나면 어떻게 대처할 것인가를 생각하는 것이 중요하다.

- **운전:** 일반적으로 발작 후 6~12개월 동안 운전을 하지 않지만, 법률이나 규정이 정하는 바와 발작의 양상(발작이 수면 중에만 발생하는 경우 등)을 고려하여 결정한다.
- **물 관련 예방책:** 대상자가 물에 들어갈 때는 구조요원이 있는가를 먼저 확인해야 한다. 보트를 타는 경우는 구명조끼를 입는다. 욕조 목욕은 발작 후 근육이 늘어진 상태에서는 낮은 깊이의 물에서도 대상자가 익사할 수 있기 때문에 욕조 목욕보다는 샤워를 권유한다.
- **높은 장소:** 발작을 일으키는 대상자는 낙상과 손상의 위험이 크므로 높은 장소에서 일하지 않는다.
- **화재:** 요리 중 발작으로 인해 화상을 입는 일이 흔히 일어나므로 대상자에게 다른 사람과 같이 있을 때에만 요리를 하도록 하고, 버너 앞에서 조리하는 것을 피하도록 교육한다.
- **전동공구:** 전동공구 등을 사용해야 할 때에는 반드시 옆에서 감독해야 하며, 자동차단스위치와 같은 안전장치를 사용해야 한다.

■ 간호진단

뇌전증 발작으로 인한 자신의 삶 조정의 어려움과 관련된 비효과적 건강관리

기대결과

대상자의 건강유지 정도가 향상될 것이다. 대상자의 건강유지 정도가 높아졌음은 약물의 일상적 용량을 유지하고, 문제가 있을 때마다 의사와 상담하며, 자신의 상태에 대해 의학적 주의사항을 명시한 이름표나 팔찌를 착용하는 것으로 알 수 있다.

간호중재

- 대상자와 가족들이 질병에 관하여 어떻게 이해하고 있는가를 확인하고, 잘못된 부분을 수정해 준다. 또한 질병에 대한 새로운 정보를 제공할 때, 대상자와 가족들이 정확하게 이해했는지를 확인한다.
- 발작을 방지하기 위해 약물을 매일 투약한다. 규칙적인 투약의 중요성을 대상자에게 교육하고, 더 이상 발작이 없더라도 약물을 중단해서는 안된다는 것을 강조한다.
- 대상자 자신이 뇌전증을 유발하는 요인(식사 거르기, 수면 결핍, 정서적인 스트레스, 생리주기 등)이나 환경 등을 규명해 보도록 격려하고, 이러한 요인을 피할 수 있도록 교육한다.
- 뇌전증에 대한 대상자와 가족의 느낌이나 반응, 대처방법 등에 대해 이야기한다.
- 뇌전증 대상자임을 증명하는 증명서나 팔찌에 복용하는 약물의 이름, 용량, 빈도 및 담당 의사의 이름과 전화번호 등을 기재하여 항상 착용하거나 휴대한다.
- 대상자가 장애로 인한 생활방식의 제한을 수용하고 적응할 수 있도록 지지한다.

평가

발작 위험이 있는 대상자에게 기대하는 단기 결과는 몇 시간 내에 발작이 멈추고 일상적인 기능상태로 회복되는 것이다. 뇌전증 대상자의 간호는 자가간호를 통한 장기적인 기대 효과에 초점을 맞추어야 한다.

뇌전증 지속상태

뇌전증 지속상태(status epilepticus)는 경련발작이 30분 이상 지속되거나, 경련발작을 하는 동안 의식이 완전히 회복되지 않는 상태를 말한다.

뇌전증 지속상태의 가장 흔한 원인으로는 항경련제의 갑작스러운 중단을 들 수 있다. 경련발작 동안, 뇌의 대사적 요구는 매우 증가한다. 만약 신체가 회복될 시간 없이 이러한 높은 요구도가 계속된다면, 뇌의 포도당과 산소 공급이 완전히 고갈되어 뇌가 영구적으로 손상될 수 있다. 뇌전증 지속상태는 사망률이 20%에 달하는 생명을 위협하는 매우 위험한 증상이므로, 응급상황으로 인식하고 반드시 응급구조 요청을 해야 한다.

치료와 간호

뇌전증 지속상태에서 주요 목표는 기도를 보호하고, 경련을 통제하며, 다른 해로운 결과를 모니터링하는 것이다. 먼저 기도를 유지하고 대상자를 측위로 눕혀 흡인을 예방하고, 기도흡인을 시행하며 산소를 공급한다. 무호흡 상태의 대상자에게 산소를 제공하는 것은 아무 소용이 없으므로, 인공삽관을 통한 환기와 산소화가 필요할 수 있다.

뇌전증 지속상태에는 항경련제인 디아제팜(diazepam)을 정맥주사하는 것이 일차적인 선택이다. 디아제팜은 호흡억제 작용이 있기 때문에 기관내삽관을 준비한 후 투여한다.

디아제팜이 효과가 없다고 판단한 경우에는 페니토인 투여를 고려해야 한다. 페니토인은 정맥을 통해 천천히 주사한다. 페니토인은 심부정맥(서맥, 심장블록)을 초래할 수 있으므로 50mg/분 이상 빠르게 주입하지 않는다. 그래도 개선되지 않는 경우에는 호흡관리하에 전신마취제인 페노바르비탈이나 프로포폴이 사용될 수 있다. 이 경우, 오직 항경련제 치료가 실패한 경우에만 시도해야 하며, 인공호흡기의 지원과 계속적인 뇌파 및 혈액역학 모니터링을 위해 집중치료실에서 간호를 받게 된다.

CHAPTER 45

Management of Clients with Neurodegenerative Disorder

퇴행성 신경질환 대상자 관리

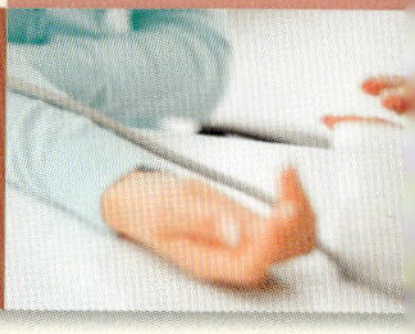

학습목표

1. 퇴행성 신경질환 대상자의 병태생리 과정에 대해 설명한다.
2. 퇴행성 신경질환 대상자의 건강력 수집 및 신체검진을 통해 간호문제를 사정한다.
3. 퇴행성 신경질환 대상자에 대한 간호목표를 세우고 간호중재를 계획한다.
4. 퇴행성 신경질환 대상자에 대한 간호중재를 시행하고 결과를 평가한다.
5. 퇴행성 신경질환 대상자의 치료에 대해 설명한다.

주요 질환

치매, 알츠하이머병, 파킨슨병, 헌팅턴병, 다발성 경화증, 중증 근무력증, 근위축성 측삭경화증

치매

치매(dementia)는 '뇌의 만성 또는 진행성 질환에서 생긴 증후군으로, 이로 인해 나타나는 기억력, 사고력, 지남력, 이해력, 계산력, 학습능력, 언어 및 판단력을 포함한 고도의 대뇌피질기능의 다발성 장애'이다(WHO의 국제질병분류). 따라서 치매는 인지기능과 고등정신기능이 감퇴되는 대표적인 기질성 정신장애이며, 어떤 하나의 질병명이 아닌, 특정한 조건에서 여러 증상이 함께 나타나는 증상들의 묶음이다.

전반적으로 뇌기능 손상을 일으킬 수 있는 모든 질환이 치매의 원인이 될 수 있다. 이 중 가장 많은 것이 알츠하이머병(전체의 50~60%)과 혈관성 치매이며, 기타 원인으로 파킨슨병 등의 다른 퇴행성 뇌질환, 두부외상, 뇌종양, 정상압 뇌수두증, 대사성 질환, 중독성 질환, 감염성 질환, 루이체 치매, 전측두엽 퇴행 등이 포함된다(**박스 45-1**).

박스 45-1 치매의 원인

- 알츠하이머병
- 다발성 뇌경색으로 인한 치매(동맥경화성 치매)
- 파킨슨병
- 루이체병
- 알코올성 치매
- 헌팅턴무도병
- 후천성 자가면역결핍증후군 관련 치매
- 정상 압력의 뇌수종
- 유전적 질환 또는 대사질환
- 독성이나 사고로 인한 손상
- 악성질환: 원발성, 전이 혹은 치료로 인한 의원성 질환

알츠하이머 치매

알츠하이머 치매는 치매의 가장 흔한 형태로 기억과 사고가 점진적으로 위축되는 치매의 한 종류다. 비정상적인 단백질의 축적으로 생긴 플라크가 뇌의 특정 영역에서 발생하여 정신기능에 장애를 유발한다. 알츠하이머 치매는 연령이 가장 중요한 예측인자로 연령이 증가하면 발병률이 증가한다.

혈관성 치매

죽상경화반(atherosclerotic plaque)에 의한 혈류감소로 뇌조

직이 위축되고 세포사가 초래된다.

두부 외상성 치매

두부 외상으로 인한 뇌세포의 사멸로 흔히 권투선수 치매(Boxer's dementia)라고 불리며 자동차 사고, 스포츠 사고와 관련된다.

물질-유도성 치매

약물독성으로 인한 뇌세포의 사멸로 알코올, 코카인, 헤로인, 납, 수은, 살충제 등이 관련된다.

알츠하이머병

알츠하이머병(Alzheimer's disease)은 치매를 일으키는 가장 흔한 퇴행성 뇌질환이며, 75%의 치매대상자가 알츠하이머병이다.

알츠하이머병은 뇌의 위축을 일으키는 만성 진행성 퇴행성 뇌질환으로, 인격변화와 인지장애(기억, 언어, 계산, 공간, 시간장애)를 일으키며, 주로 65세 이상에서 발병하지만, 40~50대에서도 발병한다.

원인과 위험요인

알츠하이머병의 정확한 원인과 발병기전은 아직 정확하게 밝혀진 바는 없다. 현재 베타 아밀로이드라는 단백질이 과다생성되어 뇌에 침착하면서 뇌세포에 유해한 영향을 주는 것이 핵심적인 발병기전으로 알려져 있으나, 세포의 골격유지에 중요한 역할을 하는 타우 단백질(tau protein)의 과인산화도 뇌세포 손상에 관여하는 것으로 알려져 있다.

이외에 유전적 요인이 전체 알츠하이머병의 약 40~50%를 설명하는 것으로 보고되었는데, 아밀로이드 전구 단백질 분자(염색체 21에 존재), 다운 증후군, 가족성 알츠하이머병이 있는 경우, 발병 위험이 높다.

알츠하이머병의 위험요인은 다음과 같다.

- **신경요인:** 혈관성 장애, 감염, 종양, 수두증, 두부손상
- **약물독성요인:** 중금속
- **바이러스요인:** 대상포진, 단순포진
- **대사요인:** 전해질 불균형, 산증·알칼리증, 저혈당·고혈당증, 급·만성 신부전 또는 간부전
- **심혈관요인:** 심근경색증, 부정맥, 울혈성 심부전증, 심인성 쇼크, 심내막염
- **영양결핍요인:** 비타민 B와 C의 결핍, 저단백혈증

병태생리

정상의 경우, 나이가 들수록 뇌의 부피와 무게가 감소하지만, 알츠하이머병에서는 정상 노인의 뇌보다 변화가 가속되어 뇌 무게가 더욱 감소되며 뇌가 위축된다. 특히 전두엽, 해마, 흑질이 영향을 받는다.

대표적인 뇌의 병리소견은 신경반(neuritic plaque)과 신경섬유다발(neurofibrillary tangle)이다. 신경반은 베타 아밀로이드 단백질의 침착과 관련되며, 신경섬유다발은 타우 단백질의 과인산화와 관련이 있다.

신경반

베타 아밀로이드 단백질(아밀로이드 전구물질)을 포함하는 퇴행된 축삭과 수상돌기 말단이 뭉쳐진 것으로, 이것이 비정상적으로 많아지면 염증반응을 초래하여 신경세포가 죽게 된다.

신경섬유다발

변연계 해마(기억과 학습 조절), 피질 등에서 발견되는 비정상적인 신경원(neuron)으로, 정상 신경원과 달리 단백질변성으로 엉겨붙어 덩어리를 형성한다.

미만성 대뇌위축

알츠하이머병에서는 신경전달물질의 비정상이 일어나는데, 아세틸콜린(acetylcholine)과 아세틸트랜스퍼라제(acetyltransferase)가 감소하여 부교감신경 전달을 방해하여 인지장애가 나타나며, 세로토닌(serotonin)과 노르에피네프린(norepinephrine)도 상실된다.

임상증상

초기 기억력 감퇴를 시작으로 언어능력·지남력·판단력 및 일상생활활동의 수행능력 저하 등의 인지기능장애가 나타난다. 중기부터 인지기능장애 외에도 정신행동증상(우울, 무감동, 초조, 불안, 망상, 환각, 공격적 행동, 수면장애, 배회, 일몰증후군)이 동반된다(박스 45-2).

진단검사

알츠하이머병 진단에는 대상자를 잘 아는 보호자를 통한 대상자의 병력 청취가 매우 중요하다. 이전과 비교하여 인지기능

박스 45-2 알츠하이머병의 증상

초기: 1단계(1~3년)
- 초기 증상으로 기억장애, 판단력, 문제해결 능력 저하
- 미세한 인지, 행동장애: 불안정, 무관심, 흥분, 발성곤란, 이상행동
- 가정용품을 제 장소에 두지 못함
- 혼자 새로운 곳을 찾아가지 못함
- 사회적 혹은 직업적 문제는 없음, 스트레스를 받을 때 수행능력 감소

중기: 2단계(2~10년)
- 모든 인지 기능에 심한 장애: 시각-공간 인지 결손
- 전반적 지적 기능장애
- 시간, 장소, 사람에 대한 지남력 완전 상실
- 자가간호 능력 상실(실행증): 실금, 연하장애
- 언어결손: 부적절한 단어사용, 착어증(듣고, 이해한 단어를 정확하게 말할 수 없음), 언어 반복증
- 우울, 과민함, 공격성, 배회

후기: 3단계(8~12년)
- 완전한 무능력
- 완전히 의존적인 일상생활활동
- 전반적 혹은 국소적 신경계 장애
- 언어뿐만 아니라 모든 정신능력의 손상
- 사지 굴곡 자세로 경직
- 잦은 요실금과 변실금, 자가간호 능력 상실

평가, 일상생활활동 능력 평가, 이상행동에 대한 평가를 한다. 또한 신체검사, 신경학적 검사, 혈액검사, 뇌영상학 검사 등을 통해 진단한다.

- 현미경상 신경반, 신경섬유 덩어리 발견
- 유전성의 경우 Apolipoprotein E 유전자 검사
- 치료 가능한 치매와의 감별을 위해서 전혈검사(CBC), 전해질검사, BUN, 혈당, 비타민 B_{12}, 엽산, 갑상샘 · 간기능 검사, 약물독성 선별검사 등을 실시한다.
- EEG(광범위한 느린파), CT(뇌위축, 뇌실 확장, 넓어진 구와 회의 위축), MRI(신경학적인 타 질환과의 감별), PET scan(뇌조직 당대사 측정시 감소)

치료

알츠하이머병은 치료될 수 없는 퇴행성 뇌질환이므로, 현재의 치료법은 모두 대증요법으로, 질병을 멈추거나 완치할 수 있는 치료법은 아니다. 증상 악화를 지연시키기 위해 그 밖에 콜린에스테라아제 억제제를 투여한다. 콜린에스테라아제(cholinesterase) 억제제는 질병의 진행을 막지는 못하지만, 아세틸콜린에스터라제(acethylcholinesterase)에 의한 아세틸콜린 파괴를 지연시켜 부교감신경의 전달을 증진시킴으로써 기억력과 인지기능 감소를 지연시킨다. 대상자의 우울증상을 감소시키기 위해 항우울제와 선택적 세로토닌재흡수억제제가 사용된다.

파킨슨병

파킨슨병(Parkinson's disease)은 알츠하이머병과 함께 가장 대표적인 퇴행성 신경질환의 하나로서, 도파민을 생성하는 중뇌 흑색질의 도파민신경세포가 파괴되어 도파민 부족으로 인해 추체외로 장애가 초래되는 질환이다. 주로 50~60대에 발병하며, 남성에게 더 흔하게 나타난다.

파킨슨증후군은 파킨슨병 중 원인이 알려져 있거나 약물이 원인이 되어 발병한 경우를 지칭한다. 반복적인 두부손상이나 특정 항정신병 약물이 파킨슨증후군을 일으킨다.

원인과 병태생리

흑질은 인간이 정상적이면서도 부드럽게 움직이도록 하는 신경전달물질인 도파민을 생성하는 곳이므로, 흑질에서의 세포손실이 60~80%에 달하게 되면 증상이 나타난다.

흑질 세포 퇴행의 원인은 아직 알려져 있지 않다. 가족력, 환경적 영향, 독성물질(phenothiazines의 장기간 사용, 일산화탄소, 중금속 중독) 등이 원인으로 제시되었으나, 모든 대상자를 설명할 만큼 확실하지는 않다. 이처럼 대부분의 파킨슨병은 뚜렷한 발병원인을 알 수 없는 특발성(idiopathic) 파킨슨병에 해당한다.

도파민성 신경원이 소실되면, 기저신경절에서 아세틸콜린과 도파민 간에 불균형이 생기고, 이로 인해 파킨슨병의 임상적인 특징이 나타난다.

임상증상

정상 도파민 양의 60%가 상실되었을 때 증상이 나타난다. 휴식 시의 진전, 강직, 긴장도 증가, 휴식 시 근육이 뻣뻣함, 운동완서(느린 움직임), 목, 체간, 사지의 굴곡된 자세, 기립성 반사의 소실, 얼어붙은 듯한 움직임은 이 질환의 특징이다.

처음에는 손이 떨리는 증상으로 시작되며, 10~20년에 걸쳐 증상이 악화되어 마비와 치매로 이어지면서 사망에 이르게 된다. 점차적으로 질환이 진행됨에 따라 경직이 심해져 움직

이기가 어렵고, 손이 많이 떨려서 일상생활활동에 지장을 느끼게 된다. 또한 말이 느려지고 연하작용이 힘들어지기도 하며, 많은 대상자들이 우울증에 빠진다. 전형적인 증상은 다음과 같다.

전형적인 증상

진전

- 가장 특징적인 증상으로 대부분의 대상자에게서 나타난다.
- 안정시 진전(resting tremor)은 비의도성이며, 주로 편한 자세로 앉아 있거나 누워 있을 때 나타나고, 손이나 다리를 쓰거나 움직일 때 사라진다.
- 손끝으로 환약을 굴리는 것 같은 움직임(pill rolling movement)이 나타난다(그림 45-1).
- 사지, 턱, 입술, 하부안면근, 머리에서도 진전이 나타난다.

근강직

- 근육이 뻣뻣하고 움직이는 데 힘이 든다.
- 톱니바퀴경축(cogwheel rigidity)은 사지를 수동적으로 신전시킬 경우, 톱니바퀴형 경직(근육이 교대로 수축과 이완이 나타나는, 수동운동에 대한 불규칙적인 저항)이 나타난다(그림 45-2).

운동불능

동작을 시작하기가 어렵다.

운동완서

몸의 행동이 느려지면서 천천히 움직인다. 단추를 끼우거나 글씨를 쓰는 작업과 같이 미세한 움직임들이 점점 어려워진다. 글쓰는 것이 서툴고 손의 조절력이 저하되면서 글씨 크기가 점차 작아지는 소서증(micrographia)이 나타난다.

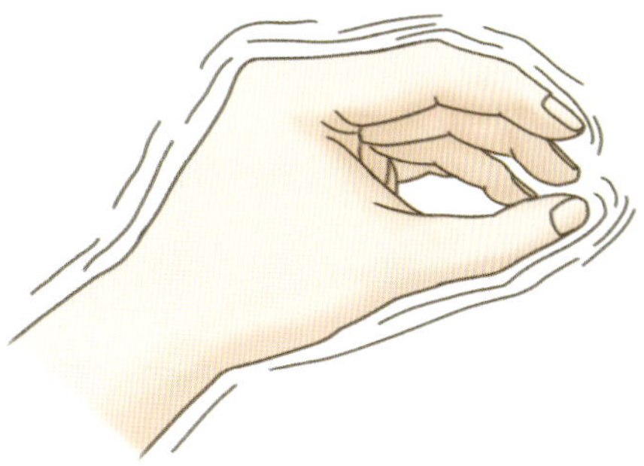

그림 45-1 ■ 손끝으로 환약을 굴리는 것 같은 움직임

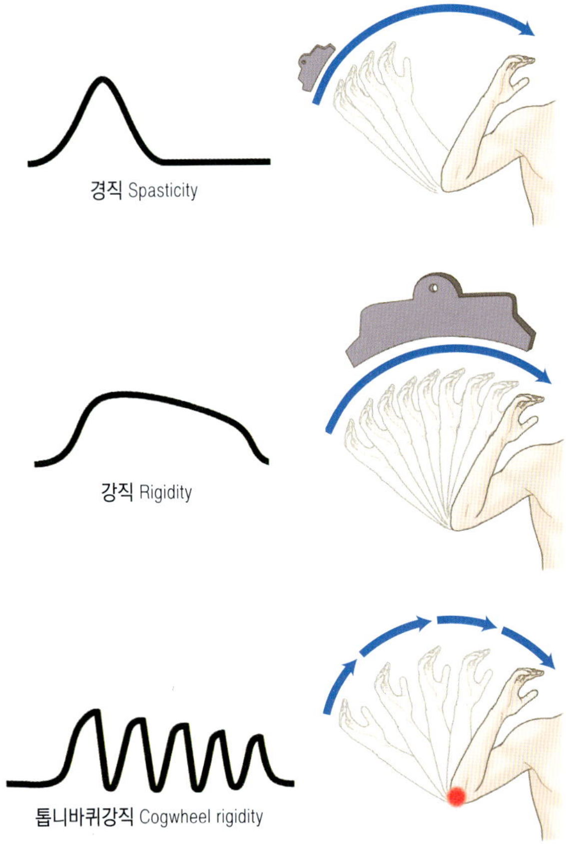

그림 45-2 ■ 경직과 강직

걸음걸이

- **가속보행**(festinating gait): 초기에는 정상에 가까운 걸음걸이이지만, 점차 보폭이 감소하고 속도가 느려진다.
- **셔플링보행**(shuffling gait): 상체를 구부린 상태로 발을 질질 끌면서 걷게 된다.
- **보행동결**(freezing): 초기에 걸음을 유지하거나 걸음걸이의 변화를 시도할 때 동작 혹은 보행동결이 나타나는데, 의도적으로 움직이려 할 때 마치 얼어붙은 것처럼 꼼짝하지 못하는 증상이다.

이차적인 증상

안면표정장애

눈을 똑바로 전방을 응시한 채로 하는 눈깜박임 횟수가 정상보다 감소하며, 무표정한 얼굴(masklike face)을 보인다.

언어장애

저음의 목소리, 명료하지 못한 말투, 단조로운 억양, 말의 시작과 단어 선택의 어려움이 있다.

시력장애

시력이 흐려지고 위쪽을 응시하기 힘들고, 안검근의 경축으로 눈을 감기 어렵다.

인지 · 행동장애

50%의 대상자에게서 우울증이 나타나고, 시간적 · 공간적 인지가 저하되어 치매가 나타난다.

자율신경장애

운동성 저하와 장시간 공복으로 변비, 배뇨곤란, 연하장애로 인한 침흘림, 소화불량, 기립성 저혈압(현기증, 실신, 기절)이 나타난다.

치료

약물요법

파킨슨병의 치료는 기본적으로 약물치료를 원칙으로 한다. 항파킨슨제제에는 여러 가지 종류가 있지만, 도파민제제가 가장 효과적이다. 파킨슨병 치료에 사용되는 약물에 대한 자세한 내용은 **표 45-1**을 참조한다.

레보도파

파킨슨병의 경우, 도파민이 부족하기 때문에 도파민을 약물로 보충한다. 하지만 도파민은 혈액뇌장벽(blood-brain barrier, BBB)을 통과할 수 없기 때문에 전구물질인 레보도파(levodopa, L-dopa)를 투여한다. 레보도파는 위에서 분해되고 장에서 흡수된 후, 이 중 일부가 뇌로 가서 다시 도파민으로 변해 작용한다. 하지만 레보도파는 증상을 호전시킬 뿐, 병을 완전히 치료하지는 못한다. 레보도파는 흔히 경구투여를 하지만, 경구투여량 중 뇌내로 들어가는 것은 0.05~0.1%이기 때문에 대량투여가 필요하다. 또한 장기적인 레보도파의 투여는 병의 진행에 따른 도파민 저장 능력의 감소와 레보도파의 짧은 반감기로 인해 안정적인 혈중 농도를 유지하지 못하므로, 점차적으로 증상 호전의 기간이 짧아진다.

부작용

- **급성:** 약물 투여를 중지하면 바로 소실된다. 정신착란, 불수의적 운동, 구토 · 식욕부진 등의 소화기관 관련 증상이 나타난다.
- **만성:** 수년 이상의 장기 투여로 인해 나타난다. 파킨슨증상 이외의 불수의적 운동(dyskinesia, 특히 얼굴, 입, 혀), 환각이나 망상 등의 정신 증상, 심계항진 증가 등의 순환기 증상과 발한 및 기립성 저혈압 등의 자율신경 증상이 나타난다.
- **금기:** 협우각형 녹내장(안압 상승으로 증상 악화), MAO 억제제를 투여 중인 경우(혈압상승 초래)에는 금기이다.

Up-Down 현상

레보도파 혈중 농도의 유효역이 좁아지기 때문에 발생한다. 혈중농도와 평행하게 나타나는 증상의 억제와 악화를 말하며, 증상 조절이 어려워진다. Up-Down 현상이 나타나는 경우에는 1일 용량의 범위내에서 투여횟수를 증가시킨다.

Wearing-off 현상

레보도파의 농도 저하와 함께 증상의 변동(daily variation)이 심해지는 것으로, 파킨슨병이 진행됨에 따라 같은 용량으로 얻어지는 효과가 감소한다. 따라서 약물복용 후 다음 번 약물을 복용하기 전 약효가 감소하여 파킨슨증상이 다시 나타나거나 심해지는데, 이것을 'Wearing-off 현상'이라고 한다. Wearing-off 현상은 흑질 선조계 도파민 신경의 점진적인 퇴행으로 인해 도파민 저장 능력이 감소되어 발생한다. Wearing-off 현상을 줄이기 위해서는 하루 용량은 동일하게 두고 더 여러 번으로 나누어 복용하거나, 서방형제제(약효가 오래 지속되는 제제)를 사용하여 약물의 체내농도가 일정하게 유지되도록 한다. 또는 레보도파의 총 용량을 증가시키거나 부가적으로 도파민 효능약을 투여하는 방법이 있다.

On-off 현상

레보도파의 혈중 농도와 관계없이 돌연히 발생하는 증상이 on과 off 같이 변동이 극단적으로 커지는 현상을 말한다. 도파민 수용체의 감수성이 급격하게 변화하기 때문에 발생한다고 생각된다. On-off 현상이 나타나는 경우에는 유지량을 점차적으로 감량하거나 휴약한다. 증상이 악화되면 다른 항파킨슨제제를 병용한다.

항콜린성 약물

항콜린성 약물은 아세틸콜린 수용체를 차단하는 약이다. 예전에는 파킨슨병 치료제의 중요한 부분이었으나, 현재는 레보도파의 출현으로 보조적 혹은 제2의 선택약으로 사용한다. 항콜린성 약물은 떨림과 근육의 경직 등에 효과가 있지만, 느린 행동이나 다른 운동장애에는 효과가 적다. 이 약물은 주로 다른

표 45-1 파킨슨병의 약물학적 관리

약물 분류와 예	작용	적응증	일반적인 부작용	간호수행
Anticholinergics Trihexyphenidy l (Artane) Benztropine (Cogentin) Procyclidine (Kemadrin) Ethopropazine (Parsidol)	과도한 콜린 활성에 의한 파킨슨병 치료나 항정신병약 투여로 인한 파킨슨병 예방	진전, 강직, 침 흘림	구강건조, 변비, 흐릿한 시야, 혼돈, 환각	• 대개 급성각녹내장과 빈맥이 있는 대상자에서는 금기 • 보조약물의 시기 동안에는 맥박과 혈압을 모니터링한다. • 식사와 함께 투약한다. • 약물을 갑자기 중단하지 않는다.
Antihistamines Diphenhydramine (Benadryl)	가벼운 항콜린성	진전, 강직, 불면증	구강건조, 기면, 혼돈	• 발작, 고혈압, 갑상샘기능항진증, 심장과 신장의 질환, 당뇨병이 있는 대상자에서는 조심스럽게 사용한다. • 식사나 제산제와 함께 투약한다.
Dopaminergics Amantadine (Symmetrel)	중추신경계에서 도파민 방출 유도	강직, 운동완서	현기증, 운동실조증, 불면증, 다리 부종	• 대상자의 기립성 저혈압을 모니터링하고 취침시간에 투약하지 않는다.
Carbidopa-levodopa (Sinemet)		진전, 강직, 운동완서	기립성 저혈압, 오심, 환각, 근긴장 이상, 운동이상증	• 혈압을 모니터한다. • 정맥귀환을 증가시키기 위해 탄력스타킹을 사용한다. • 대상자의 요정체를 모니터링한다.
Dopamine agonists Bromocriptine (Parlodel)	중추신경계에서 도파민 수용체의 활성화, 도파민의 강화효과	증상의 변동, 운동이상증, 근긴장 이상	환각, 정신의 흐릿함, 기립성 저혈압, 혼돈	• 혈압과 정신상태를 모니터한다.
Pergolide (Permax)		보조치료	기립성 저혈압, 오심, 불면증	• 혈압을 모니터한다. • 취침 시에 투약하지 않는다.
COMT inhibitors	도파민의 강화효과	보조치료	설사, 간효소 수치 증가	• 간효소 수치를 모니터한다.
Tolcapone Encapone	도파민의 강화효과	보조치료	오심, 두통	• 레보도파의 부작용을 모니터한다.
MAO inhibitors Selegiline (Deprenyl)*	Monoamine oxidase B의 억제	보조치료	오심, 현기증, 혼돈, 환각, 구강건조	• Selegiline이 레보도파 효과를 증가시키므로 레보도파 부작용을 모니터링한다.

*한 연구는 레보도파 단독 사용에 비해 레보도파를 Selegiline과 혼합하여 사용하는 것이 초기의 가벼운 파킨슨병 치료에 어떠한 임상적 이익도 제공하지 못했음을 보여주었다. 더욱이, 두 약물이 함께 사용될 때 사망률이 더 높았다(See Lees, A. J. [1995]. British Journal of Medicine, 311, 1602-1607.23). COMT, catechol-O-methyltransferase; MAO, monoamine oxidase.

항파킨슨 약물들과 병용 투여한다. 항콜린성 약물은 도파민 작용제나 레보도파에 비해 부작용이 많다는 단점이 있다.

카비도파

레보도파(levodopa)를 경구투여할 경우, 레보도파가 실제로 뇌에 도달하는 것은 극히 적다. 이것은 레보도파의 대부분이 뇌로 들어가기 전, 주로 간에서 도파-탈카르복실화 효소(dopa-decarboxylase)에 의해 도파민으로 전환되기 때문이다. 따라서 레보도파는 뇌 밖에서 도파-탈카르복실화 효소를 억제하는 카비도파(carbidopa)와 거의 항상 혼합하여 사용함으로써 더욱 많은 양의 레보도파가 뇌 안으로 들어가게 된다. 이를 통해 레보도파의 투여량을 줄일 수 있다.

아만타딘

아만타딘(amantadine)은 원래 인플루엔자 A의 예방에 사용되던 항바이러스 약물이지만, 파킨슨병 대상자에서 발생하는 레보도파에 의해 유발되는 이상운동증을 감소시키는 것으로 알려져 있다.

MAO 억제제

MAO 억제제(selegiline)는 뇌에서 도파민을 분해하는 MAO (Monoamine oxidase) B라는 효소를 억제하는 작용을 가지고 있어 도파민 작용을 돕는다. 단독으로 사용하거나 레보도파 또는 도파민 작용제와 병용 투여한다. 레보도파와 병용시 레보도파의 용량을 1/3까지 줄일 수 있다.

외과적 치료

파킨슨병은 약물요법이 중심이지만, 외과적 수술이 시행되기도 한다. 장기간 도파민제제를 사용하였을 경우, 후기 운동합병증이 발생할 수 있다. 이러한 경우에는 뇌심부자극술이라는 수술적 치료방법을 고려할 수 있다.

뇌심부자극술은 문제가 되는 뇌의 한 부분을 찾아낸 뒤, 그곳에 지속적으로 전기자극을 줄 수 있도록 전극을 심는 수술을 말한다. 비수면 마취 후 내측 담창구에 접근하여 전극을 삽입한 후에 전극과 전선을 연결하고 가슴에 배터리를 삽입한다.

간호

파킨슨병 대상자는 약물로 증상을 조절하면서 일상생활활동 능력을 유지하고, 가정 및 사회생활이 어려워지지 않도록 도와야 한다.

파킨슨병 대상자에게 흔히 내려지는 간호문제와 간호진단은 다음과 같다.

- 신체기동성 장애
- 상해의 위험
- 영양불균형: 신체요구량보다 적음
- 변비
- 신체상 혼란

신체기동성 증진

- 질병 초기에는 강직과 경련을 피하기 위해 물리치료사, 작업치료사가 능동 및 수동적 관절운동범위 내에서 근육 신장과 활동을 통합하여 대상자의 움직임을 유연하게 유지할 수 있는 프로그램을 계획하고 수행하도록 한다.
- 대상자에게 수의적 움직임을 강화하는 다양한 기법을 가르친다. 무엇이 가장 도움이 되는지를 스스로가 찾도록 다양한 방법을 시도해보도록 하고, 대상자에게 좋은 자세를 유지하고 목과 어깨 굴곡을 피하도록 한다.
- 낮시간 동안의 규칙적인 휴식이 도움이 되므로 매일 같은 시간에 30분~1시간 정도 휴식하도록 격려한다. 잠을 잘 때는 딱딱한 매트리스를 이용하고, 휴식을 취할 때는 척추의 굴절을 막기 위하여 베개를 사용하지 않도록 한다. 주기적으로 복위를 취하는 것이 도움이 된다.

신체 손상 예방

- 대상자는 넘어지는 것을 예방하기 위해 보행 시 자신의 발을 보고 걷는 방법을 배우도록 한다.
- 대상자에게 보조도구(지팡이, 보행기 등)를 제공하여 안전성을 높인다.
- 대상자의 진전이 심해질 경우, 뜨거운 국물 등을 나르지 않도록 한다.

자가간호 증진

- 간호사와 재활팀은 대상자가 자가간호나 일상생활활동을 수행하는 데 있어 가능한 한 많이 참여하게 한다.
- 파킨슨병 대상자는 일상생활활동 수행이 더 느리므로, 옷입기, 목욕하기, 먹기와 같은 일상생활활동 수행을 위해 추가시간이 필요하다.
- 일상생활활동 수행이나 운동은 대상자와 돌봄제공자의 손상을 피하기 위해 약물작용이 있을 때 시행한다.

의사소통 증진

- 파킨슨병이 진행됨에 따라 대상자는 강직되고 언어자극에 반응이 없어지므로, 대상자를 무시하기보다는 대화에 유의하고 더 존중한다.
- 가족과 함께 의사소통 계획을 세우고 대상자는 호흡, 언어, 연하를 위해 근육을 신전시키는 운동을 배우도록 한다. 이때, 천천히 명확하게 말하고 불필요한 소음은 제거하도록 한다.
- 이해할 수 없는 단어는 반복해서 말하게 하고, 입술 움직임 같은 비언어적 표현 등을 관찰하여 의사소통 능력을 증진시키도록 한다.
- 말을 할 수 없다면, 대화보드나 컴퓨터 등의 대체방법을 사용한다.

영양부족 예방

- 낙상의 위험이 높거나 연하장애가 있는 경우, 칼슘이나 비타민 K 및 다른 주요 영양소의 섭취 상태를 평가한다.

- 변비가 있으면 배변습관과 식이를 수정한다.
- 연하장애가 나타나면 전문가와 상담하고, 이를 통해 연하 기능에 대한 정확한 평가를 한다. 이후 평가 결과에 근거한 개별적인 식이계획을 세운다.
- 소량씩 자주 식사를 제공하고, 머리를 상승시킨 자세에서 식사를 하여 기도흡인을 예방한다.
- 고단백 식이섭취 시 혈액뇌장벽에서 흡수될 때, 아미노산인 L-dopa의 효과를 차단할 수 있으므로 저단백식이를 제공한다.

배뇨 · 배변기능 증진

- 방광운동 지연으로 요실금이 발생할 수 있으므로 침대 옆에 소변기를 놓아 두어 요의를 느낄때 즉시 소변을 볼 수 있도록 한다.
- 활동 부족과 항콜린제 복용으로 변비가 발생할 수 있으므로 섬유질 섭취 증가 및 활동을 격려하여 배변을 증진시킨다.

교육

- 파킨슨병 대상자는 일차적으로 가정에서 관리가 이루어지므로 간호사는 대상자와 가족이 효과적으로 자가간호를 할 수 있도록 교육한다(대상자 교육 지침).
- 대상자와 가족은 질환의 진행과정 및 약물 부작용과 독성 징후 등을 이해하도록 한다.
- 대상자에게 집안의 안전에 대해 교육한다. 미끄러운 카펫은 제거하고 욕실에는 잡을 수 있는 손잡이나 막대를 설치하며, 화장실에 높낮이가 조절되는 변기의자를 설치한다.

헌팅턴병

헌팅턴 무도병(Huntington's chorea)이라 알려진 헌팅턴병(Huntington disease, HD)은 상염색체 우성의 유전적 질환이자 퇴행성 신경질환이다.

뇌기저핵의 손상으로 인해 발생되는 유전성 운동장애로, 몸이 뒤틀리는 것 이외에도 환각, 심각한 정서 변화, 치매 등과 같은 정신의 퇴행도 함께 이루어진다.

발병연령은 매우 다양한데, 보통 30~40대에 시작하고 여성과 남성이 똑같이 영향을 받는다. 질환의 예후는 좋지 않아 대개 증세 발현 후 15~20년 후 사망에 이르게 된다. 대상자들은 강직이나 경직을 경험하게 되고, 치매 증세가 발생하며, 이로 인한 흡인성 폐렴으로 사망하게 된다.

원인과 병태생리

무도병을 일으키는 질환은 크게 유전적 질환과 비유전적 질환으로 나눌 수 있다. 유전적 무도병의 대표적인 질환이 헌팅턴병(헌팅턴 무도병)이며, 비유전적 질환으로서는 뇌졸중, 약물, 면역학적 이상, 감염, 중금속 등을 들 수 있다.

헌팅턴병은 우성유전자에 의해 유전되는데, 유전자를 물려받은 자손의 절반에 영향을 준다. 즉, 부모가 이 병을 가진다면 자녀들이 헌팅턴 무도병에 걸릴 확률이 50%라는 것을 의미한다.

헌팅턴병의 가장 특징적인 병리학적 소견은 대뇌피질과 기저신경절에서 선조체(미상핵과 피각)의 위축이나 퇴행과 관련이 있다. 뇌 깊숙이 있으며 운동조절 역할을 하는 뇌기저핵과 뇌의 바깥부분에 위치하면서 의식적인 사고와 운동에 관여하는 대뇌피질의 신경세포 변성으로 인해 헌팅톤병의 특이한 증상과 신체적 특성이 나타나게 된다.

기저신경절은 신체의 운동기능과 밀접한 관련이 있기 때문에 기저핵에 이상이 생기면 불수의적 운동(dyskinesia)과 근긴장도의 이상을 포함한 여러 가지 운동장애가 나타난다.

임상증상

헌팅턴병의 대표적인 증상으로 무도병과 더불어 인지장애와 정신장애를 들 수 있다.

무도병

통제 불가능한 운동 증상이 대개 안면경련과 함께 시작되고, 나중에는 불수의적 경련이 신체의 다른 부위로까지 퍼지면서 목적 없이 몸이 비틀리는 운동으로 발전하게 된다. 대상자의 의도와는 상관없이 마치 몸이 춤을 추는 것처럼 보인다 하여 무도병이라고 한다. 스트레스, 정서적 상황, 수의적인 움직임을 시도할 때 비정상적 움직임은 악화되고 자는 동안에는 움직임이 감소하거나 사라진다.

가장 흔한 사망원인은 폐렴인데, 그 이유는 병이 진행되는 과정에서 근육이 과도하게 긴장하여 음식물이나 입안의 미생물 등이 기도로 잘못 흡인되고, 대상자가 그것을 기침이나 가래를 통해 폐 밖으로 뱉어낼 수 없기 때문이다.

대상자 교육 지침

약물의 복용 방법과 올바른 식이의 중요성 그리고 약물로부터 나타날 수 있는 부작용을 이해하도록 한다.

강직과 연축의 발생을 피하기 위해,

- 규칙적인 운동과 스트레칭을 한다.
- 에너지 수준이 가장 높을 때인 아침에 먼저 운동한다.
- 바닥으로 이동하기가 힘들다면, 침대에서 운동한다.
- 머리가 발끝 쪽으로 가도록 천천히 구부리면서 의자에서 일어난다.
- 부드럽고 쿠션이 좋은 의자는 피한다.

운동완서증이 있다면,

- 걸을 때 상상의 선을 그어 놓고, 그 위를 걷는다고 상상한다.
- 섬세한 운동성 움직임을 실행하기 위해 앞에 있는 작은 물체(예: 작은 종이 꾸러미)를 던진다.
- 걸을 때 스스로 숫자를 센다.
- 당신의 의도된 움직임을 시각화한다.
- 넓은 보폭을 유지한다.
- 걸을 때는 아래를 보지 않고, 수직자세로 위를 쳐다본다.

진전이 나타난다면,

- 주머니에 잔돈을 넣어 다니거나 작은 고무공을 꽉 쥔다.
- 양쪽 손을 사용한다.
- 얼굴을 바닥쪽으로 두고 몸 전체를 이완시킨다.
- 진전이 있는 쪽으로 눕는다.

옷을 입는 데 문제가 있다면,

- 거울 앞에서 옷을 입고 벗는다.
- 긴 손잡이가 있는 구두주걱과 단추잠금장치와 같은 도구를 사용한다.
- 스스로 잠글 수 있거나 미끄러지면서 잠기는 버클이 있는 옷을 산다.

안전을 위해,

- 좋고 딱딱한 신발을 신는다.
- 지팡이나 보행기를 사용한다.
- 똑바로 서 있는 것에 집중한다.
- 의도적으로라도 발걸음을 내딛을 때 발끝으로 걸어본다.
- 모든 양탄자, 전기코드, 먼지뭉치를 제거한다.
- 적절한 조명으로 주위를 확실히 밝힌다.
- 닿기 쉬운 곳에 물건을 둔다.
- 욕실의자와 손으로 잡는 샤워기 막대를 배치한다.
- 욕실에 잡을 수 있는 막대를 설치한다.
- 화장실 의자가 올라가도록 설치한다.

원활한 의사소통을 위해,

- 몇 단어들 사이마다 숨을 쉰다.
- 다음 단어를 시작하기 전에 마지막 자음을 말함으로써 끝낸다.
- 짧고 정확한 구절로 생각을 표현한다.
- 무엇을 말할 것인지 계획한다.
- 얼굴을 보며 경청한다.

적절하게 삼키고 흡인을 예방하기 위해,

- 연하단계를 생각한다.
- 입술을 다물고 있는다.
- 이를 물고 있는다.
- 음식을 혀에 놓는다.
- 천천히 소량씩 먹는다.
- 딱딱한 것은 씹고, 음식을 혀 위에서 굴린다.
- 다른 것을 씹기 전에 먼저 씹은 것을 삼킨다.
- 꼿꼿이 세워진 의자에서 식사한다.
- 변비 예방을 위해 고섬유식이를 섭취한다.
- 카페인은 파킨슨병 증상을 증가시키므로 피한다.

입에서 침이 고이는 것을 막기 위해,

- 종종 침을 삼키기 위한 의식적인 노력을 한다.
- 침이 후두 뒤쪽에 모아지고 연하를 자극하도록 머리를 꼿꼿하게 세운다.
- 말을 시작하기 전에 많은 침을 삼킨다.

인지장애

무도병 증상이 나타날 즈음, 인지장애가 더욱 뚜렷해진다.

정신장애

헌팅턴병을 가진 대상자의 3분의 2에서 처음부터 신경학적 이상소견을 보이지만, 나머지 3분의 1에서는 성격변화로 병이 시작될 수 있다. 불안장애와 성격장애가 흔히 발생한다. 대상자는 부정적이고 의심하며, 불안정해지기 시작하고 이러한 상태는 우울증과 정신병으로 진행되어 자살로 이어지기도 한다.

진단검사

헌팅턴병 진단은 질환 그 자체에 대한 어떠한 특별한 검사가 없기 때문에 임상증상과 가족력을 근거로 진단이 내려진다.

뇌의 CT 또는 MRI는 미상의 두부 위축을 보이지만, 이러한 요인은 임상적 진단에 추가적인 도움을 줄 수는 있지만, 헌팅턴병으로 진단하지는 못한다. 헌팅톤병으로 의심되는 경우, 유전자 검사를 시행하여 확진하게 되며, 선조체를 중심으로 한 신경세포의 소실이 관찰되면 병리학적으로 헌팅톤병을 확진할 수 있다.

치료

헌팅턴병을 치료하거나 그 과정을 변화시킬 수 있는 어떠한 치료법도 아직은 알려져 있지 않다. 도파민 억제제인 할로페리돌(haloperidol)이 비정상적 움직임과 행동 증상을 조절할 수 있고, 디아제팜(diazepam)은 불안을 감소시키기 위해 사용될 수 있으며, 항우울제는 우울을 저하시킬 수 있다.

간호

헌팅톤병 대상자의 간호문제와 간호진단은 다음과 같다.

- 연하장애
- 의사소통장애의 위험
- 상해의 위험
- 신체기동성 장애의 위험

연하장애 완화

- 식사하는 동안 스트레스와 혼란스러움이 없어야 하고, 서두르지 않는 분위기를 조성한다.
- 변형된 식기를 사용하도록 하고, 식사할 때 가능한 한 스스로 할 수 있도록 한다.
- 음식은 삼키기 쉬워야 하고(통조림 복숭아, 고깃국물에 있는 다진 고기, 으깬 감자, 커스타드 등), 입에서 덩어리를 만드는 음식은 피한다.
- 병의 특성상 과다한 움직임으로 인해 자주 소량의 고칼로리 함유 음식을 먹도록 한다. 비타민이나 다른 영양보조식품이 추가되기도 한다.
- 대상자는 먹을 때 꼿꼿하게 앉아서, 삼키는 동안 턱을 흉부 쪽으로 내리도록 한다. 또한 대상자에게 삼키기 전에 숨을 멈추고, 한 입 삼킨 후 음식이 남아 있는 인후를 깨끗이 하기 위해 기침하도록 교육한다.
- 대상자는 탈수위험이 있으므로, 특히 더운 날씨에는 많은 양의 수분이 필요하다.

의사소통 증진

- 구강과 호흡기의 근육 조절이 어려워 의사소통이 불편할 수 있다. 따라서 간호사는 가족이 예, 아니오 반응을 위해 눈을 감거나 뜨는 것과 같은 신호를 개발하도록 도울 수 있다. 신체를 사용한 신호가 적절하지 않다면, 단어가 적힌 카드가 도움이 된다.
- 의사소통은 간단하게 단어를 반복하여 말한다.

신체손상 예방

- 과다한 움직임과 낙상이 신체적 상해의 원인이며, 이로 인해 대상자의 독립성이 손상될 수 있다.
- 휠체어와 침상의 받침대, 정강이 보호대, 보행벨트 같은 기구가 손상을 막을 수 있다.
- 적절히 보행을 도와주는 것이(휠체어 뒤에서 걷기 등) 대상자의 독립성을 유지할 수 있다.
- 옷은 가볍고 입고 벗기에 간단해야 한다.
- 신체손상을 방지하기 위해 안전한 환경을 조성한다.

대상자의 개인정보 존중

- 헌팅턴병은 유전 가능성 때문에 가족에게 중요한 영향을 미친다. 헌팅턴병의 경우, 개인 사생활 문제를 둘러싼 많은 윤리적 딜레마가 나타날 수 있다.
- 검사결과가 양성이든 음성이든 간에 결과는 대상자만이 아니라 주변 사람들(배우자, 다른 가족 구성원, 고용주, 보험회사 등)도 관심을 갖는다. 하지만 대상자가 동의하지 않는 한, 어느 누구에게도 의료정보를 노출시킬 수는 없다.
- 비밀보장에 대한 대상자의 요구에 대해 민감하게 행동하고, 대상자에게 가족들이 받게 될 영향에 대해 교육한다.

다발성 경화증

다발성 경화증(multiple sclerosis)은 재발과 완화를 반복하는 중추신경계 신경원의 염증성 탈수초성 질환이다.

다발성 경화증은 반복되는 염증현상으로 신경섬유를 감싸고 있는 수초가 파괴되어 신경섬유의 여러 곳에 반흔조직(경화)을 남긴다. 수초는 신경자극의 정상적인 전도에 필수적이므로 수초가 파괴되면 결국 파괴된 부위로 신경자극이 전달되는 것이 느려진다. 다발성 경화증은 어느 연령에서나 발생할 수 있으나, 20~40대 연령에서 주로 발생하고, 특히 여성에게서 흔히 나타난다.

원인과 병태생리

다발성 경화증의 정확한 원인은 아직 알려져 있지 않다. 수초는 축삭을 둘러싸며 축삭을 따라서 신경자극의 전도를 빠르게 하는 전도성이 매우 높은 지방물질이다. 수초는 희소돌기아교세포(oligodendroglia)에서 만들어진다.

다발성 경화증의 특징적인 조직학적 소견은 중추신경계의

염증세포 침윤이다. 이러한 중추신경계의 침윤은 자가면역체계 이상으로 추정되나, 그 원인이 정확하게 밝혀지지는 않았다. 다만 자가반응성 전염증성 T세포(autoreactive pro-inflammatory T cell)가 중추신경계 밖에서 활성화된 뒤 부착분자 등에 의해 혈액뇌장벽을 통과하여 중추신경계로 유입된다. 이렇게 유입된 염증세포는 미세아교세포(microglia)에 의해 발현된 수많은 항원을 만나 재활성화되고, 더 많은 염증세포가 중추신경계로 유입되도록 하여 희소돌기아교세포와 수초 파괴를 일으킨다(그림 45-3).

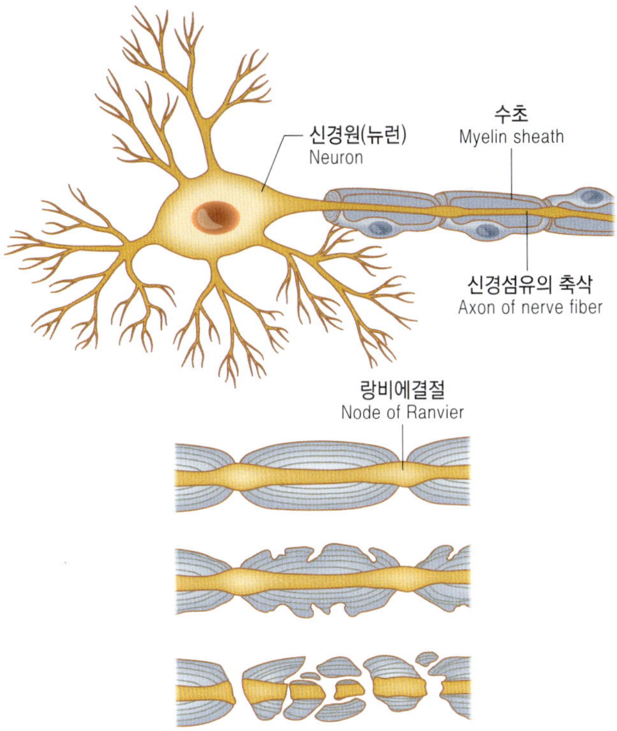

그림 45-3 ■ 다발성 경화증에서 보이는 신경초의 변화

수초는 희소돌기아교세포에 의해 만들어지고, 신경의 흥분충동을 촉진시키는 말초신경을 둘러싼다. 다발성 경화증 대상자에서는 수초가 파괴되어 신경자극의 전도를 느리게 한다.

임상증상

가장 흔한 증상은 감각증상(초기 증상)과 운동장애이지만, 대상자마다 증상이 다르게 나타나고 동일한 대상자조차도 시간에 따라 증상이 다양하게 나타나며, 그 정도와 기간도 모두 다르다(그림 45-4).

대표적인 증상은 동시다발적으로 발생하는 신경통증이며, 최초 증상으로는 시신경염에 의한 시력이상과 안구통증이 있다. 다발성 경화증은 특이적인 증상이 따로 있는 것이 아니며, 중추신경계의 어느 부위에도 생길 수 있기 때문에 병소의 위치에 따라 다양한 증상과 신경학적 이상 소견을 보인다.

시신경염

시신경염(optic neuritis)은 다발성 경화증에서 가장 흔하게 나타나는 증상 중 하나로, 최초 증상으로 나타난다. 대부분 며칠에 걸쳐 한쪽 눈의 시력이 저하되고, 상당수의 대상자가 시력저하와 함께 통증이 동반되며, 안구를 움직이거나 만지면 통증이 심해진다. 이외에 흐릿한 시야, 안구진탕증 및 복시를 호소한다.

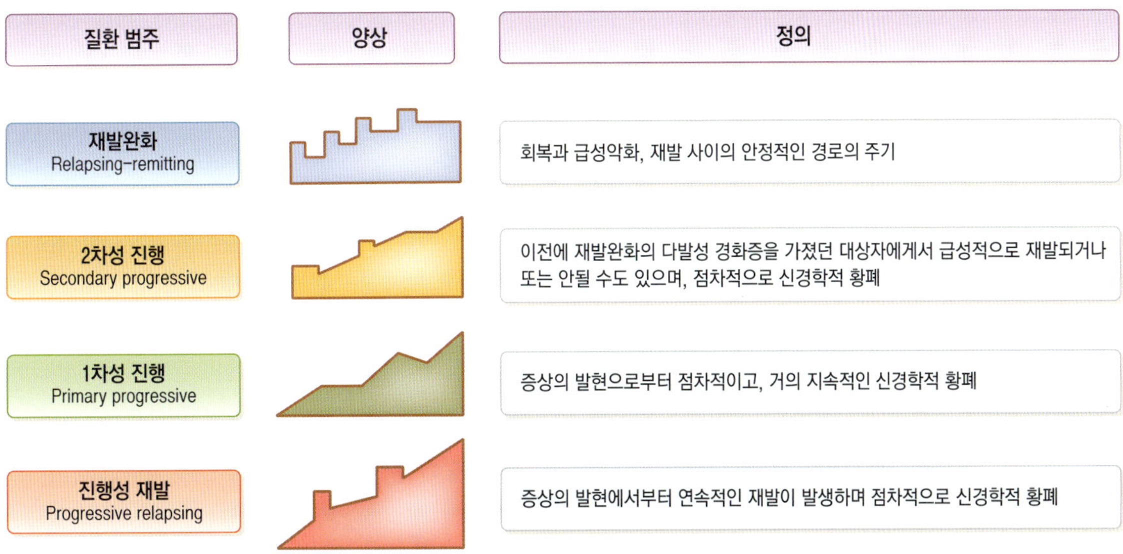

그림 45-4 ■ 다발성 경화증의 임상양상

뇌간 증상

안구진탕증(nystagmus), 안구운동 장애와 이로 인한 복시, 얼굴 근육의 쇠약 혹은 감각이상, 어지럼증 등이 나타난다.

소뇌 증상

소뇌는 운동을 조절하고, 동작들을 조화시키며, 부드럽게 하는 기능을 담당하므로 소뇌에 병소가 있으면 운동실조(ataxia)가 발생한다. 사지에서 흔하게 나타나지만, 머리와 몸통에서도 진전(tremor) 형태로 나타난다.

급성 척수염

급성 척수염(acute myelitis)의 발생 부위에 따라 반신마비, 사지마비, 배뇨 · 배변 장애, 성기능 장애 등이 나타난다. 감각증상은 감각저하로 나타날 수 있고, 날카로운 통증, 얼얼한 느낌, 화끈거림 등의 형태로 나타날 수도 있다. 사지(특히 하지)의 경직(spasticity)도 흔하게 동반된다.

대뇌 증상

다발성 경화증은 주로 백색질(white matter)을 침범하므로 대뇌피질 기능이상은 드문 편이다. 병변의 크기가 클 경우, 침범 부위에 따라 운동 및 감각 증상 등이 나타날 수 있다.

기타 증상

우울증이나 기억력 장애가 진행되면, 인지기능장애가 발현되거나 피로 등이 나타난다.

진단검사

다발성 경화증은 진단을 위한 특이한 검사소견이나 확실한 검사법이 없기 때문에 진단은 병력과 신경학적 검사를 바탕으로 결정한다. 추가적으로 뇌 MRI, 뇌척수액검사, 유발전위검사 및 감별진단을 위한 혈액검사 등이 필요하다.

정확한 진단을 위해 대상자의 병력을 자세히 아는 것이 가장 중요하며, 발병일과 진행 속도, 증상의 호전과 재발, 완화기간 등과 관련된 정보가 진단에 특히 유용하다.

일반적으로 2개 이상의 병소가 중추신경계에 있고(공간적 다발성), 관해와 재발이 반복되고(시간적 다발성), 다른 질환을 제외할 수 있다면, 다발성 경화증으로 진단할 수 있다.

치료

아직까지 다발성 경화증을 완치할 수는 있는 치료법은 없기 때문에 조기 진단하여 적절한 치료를 빨리 시작하여 재발을 줄이고 장애를 최소화하는 것이 중요하다. 다발성 경화증은 자가면역이상질환이기 때문에 면역기능을 억제하거나 조절하는 치료가 주를 이룬다.

급성기 재발완화 치료

급성기 증상을 완화하고 회복기간을 단축시키는 치료가 시행된다. 급성 재발 시 고용량 코르티코스테로이드(corticosteroids)가 표준 치료 방법으로 사용되는데, 스테로이드는 다발성 경화증을 치료하는 것이 아니라, 단지 재발의 기간과 심한 정도를 줄일 뿐이다.

장기 투여 시 부작용이 발생할 수 있으므로 사용에 주의를 요한다. 스테로이드 정맥주사 시 메틸프레드니손(methylprednisolone)을, 경구복용 시 프레드니손(prednisone)을 사용한다. 여러 가지 원인으로 질병 완화 치료를 하기 어려운 경우, 저용량 스테로이드 유지요법을 사용하기도 한다.

장기적인 질병 조절 치료

질병의 재발횟수를 줄이고, 재발시 나타나는 증상 완화 효과를 위해 베타 인터페론(beta interferon), 글라티라머 아세테이트(glatiramer acetate) 등의 질병 완화제를 사용한다.

인터페론은 장기사용에 대한 안정성이 입증되어 다발성 경화증의 주요 치료약물로 사용되고 있다. 인터페론은 재발과 진행을 감소시키고, 급성 증상을 완화시킨다. 인터페론 주사 시 부작용으로 독감 유사 증상과 주사부위 발적이 발생할 수 있지만, 시간이 지나면 대부분 호전된다.

글라티라머는 합성 폴리펩티드로서, 베타 인터페론과는 작용기전이 다르며, 수초의 단백 성분과 비슷하게 합성되어 이에 대한 면역반응을 감소시킨다.

증상완화 치료

배뇨 · 배변장애, 성기능 장애, 피로, 경직 및 진전, 지각부전과 삼차신경통, 우울증 등을 관리한다.

간호

간호사정

대상자가 다발성 경화증의 가능성이 있다면, 간호사는 임상증상을 사정해야 한다. 흔히 나타나는 것은 눈의 증상이다.

대상자가 다발성 경화증의 악화로 입원하게 된다면, 세밀한 운동성 움직임을 요구하는 다른 영역뿐 아니라, 일상생활활동을 수행할 수 있는 대상자의 능력에 초점을 둔다. 보행과 같은 총체적 활동도 손상되고, 장과 방광기능에 문제가 초래된다.

우울은 다발성 경화증 대상자에서 흔한데, 상황이나 스트레스에 의해 유발될 수 있다. 다발성 경화증은 정서에 영향을 주는 신호를 전달하는 신경 수초를 파괴하므로 우울을 유발한다. 우울은 또한 스테로이드나 인터페론 같은 다발성 경화증 치료약물의 부작용이기도 하다.

피곤과 수면장애는 다발성 경화증 대상자에서 흔하다. 다발성 경화증 대상자는 다른 사람들보다 3배 정도 수면에 문제를 보이는 경향이 있다. 수면효율성 감소, 주기적인 불수의적 다리의 움직임, 긴박뇨 등이 수면장애와 관련된 요인들이다.

대상자의 안녕감에 영향을 주는 사회적 지지체계를 평가한다. 기능상실로 슬퍼하는 다발성 경화증 대상자에게 반응성 우울이 유발될 수 있으므로 대상자 자신과 가족 모두에게 지지그룹 치료제공이 필요하다.

■ 간호진단

방광의 기능부전과 관련된 배뇨장애

기대결과

대상자는 잔뇨량이 100mL 이하이며, 적절한 배뇨절차를 적용하고, 배뇨상태에 대한 만족을 표현할 것이다.

간호중재

- 피부에 닿은 소변은 피부 손상과 벗겨짐의 원인이 되므로, 소변을 볼 때마다 실금과 관련된 피부염이 있는지 여부를 사정한다.
- 적당한 수분섭취는 적절한 소변생성을 증진하고 소변량을 증가시켜 준다. 따라서 수분섭취는 24시간당 2,000mL를 유지한다. 오후 6시 이후에는 수분섭취를 제한하여 밤 동안에 배뇨 및 실금을 하지 않도록 한다.
- 깨어 있는 시간 동안은 3시간마다 배뇨를 시도한다. 규칙적인 소변보기와 같은 방광훈련은 실금의 위험을 줄인다.
- 배뇨 후 10~20분 후에 잔뇨량을 측정함으로써 소변정체를 확인한다.
- 배뇨 후 잔뇨량이 100mL보다 많은 경우, 특히 노인대상자는 배뇨 후 잔뇨량이 150~200mL 이상(2회 측정)이면 방광이 비워지지 않는 것을 의미한다.
- 대상자에게 자가도뇨를 하는 방법에 대해 교육한다. 집에서 지속적으로 자가도뇨를 하는 경우, 무균적 장비는 필요하지 않다. 고무 도뇨관은 도뇨 후 항상 비누와 물로 철저하게 씻고 보관한다.

■ 간호진단

부동이나 수초탈락과 관련된 변비

기대결과

대상자는 정상적인 빈도의 장 움직임을 가지고 적당한 굳기의 변을 볼 것이다.

간호중재

- 정상적인 장운동 양상을 사정한다.
- 위장반사는 식사 후 가장 강하므로, 아침식사 후 45분 동안 좌약 또는 수지자극 등의 장 프로그램을 개발한다.
- 일상적인 완화제와 관장 사용은 장운동에 대한 의존성을 초래하므로 지속적인 사용은 피한다.
- 다른 방법들이 효과가 없으면 손으로 매복된 대변을 제거한다.
- 대상자에게 고섬유질 식이와 2,000mL의 수분섭취를 교육한다. 섬유질은 소화되지 않아 장운동의 크기를 더해주어서 변이 통과하기 쉽게 만들고, 적절한 수분섭취는 대변을 부드럽게 만든다.

■ 간호진단

수면장애나 근육약화와 관련된 피로

기대결과

대상자는 작업, 휴식, 운동과 오락 사이의 균형을 유지하고, 과도한 피로 없이 일상생활활동을 수행한다. 활동시 도움을 주는 장비를 사용하고, 환경의 온도와 체온 상승을 피하고, 신체 크기, 골격, 나이에 맞는 칼로리와 단백질 식이를 소비함으로써 피로의 감소를 보일 것이다.

간호중재

- 정신적 피로는 대체로 운동 혹은 체온이나 주변 환경의 온도 증가에 의해 악화되므로 시원한 환경을 유지한다.
- 대상자에게 자신의 에너지수준이 가장 높을 때 활동을 계획하도록 교육한다.
- 하루 일과 중, 휴식시간을 계획하여 피로를 예방한다.
- 수면장애는 피로를 유발하므로 야간에 소음과 빛을 줄여 숙면할 수 있도록 한다.

■ 간호진단

쇠약, 구축, 경직, 운동 실조증과 관련된 신체기동성 장애

기대결과

대상자는 과도한 피로감 없이 일상생활활동 수행 시 모든 관절에서 관절가동범위가 향상될 것이다.

간호중재

- 근육경직은 고통스럽고 움직임을 제한할 수 있으므로 근육경직 정도를 사정한다.
- 매일 2번씩 근육을 신장시키고, 관절가동범위의 운동을 시행하여 근육을 이완시키고 관절움직임을 유지한다.
- 처방에 따라 항경련제를 투약하여 근육경련을 조절한다.
- 올바른 신체정렬은 구축을 예방하므로, 중립적인 신체정렬 자세를 유지한다.
- 지팡이, 목발, 휠체어 같은 보조기구에 대해 물리치료사에게 의뢰하고, 대상자에게 사용방법을 교육한다.
- 부목이 관절 자세를 유지하고 구축을 감소시킬 수 있으므로 기구나 부목에 대해 작업치료사에게 의뢰한다.
- 손상 받은 근육에서 탈수초화된 신경이 쉽게 피로하여 근육의 피로를 악화시킬 수 있으므로 강렬한 유산소운동은 피한다.

■ 간호진단

독립성 상실과 장애에 대한 두려움과 관련된 상황적 자존감 저하의 위험

기대결과

대상자는 개인의 목표와 신체상에 적응될 필요가 있음을 말로 표현하고, 독립성을 유지하려는 의지, 자아에 대한 긍정적 사고와 증진된 자존감을 성취할 것이다.

간호중재

- 우울 여부와 이전의 우울치료에 대해 사정한다.
- 대상자의 문제해결 방법을 사정하고 부정, 도피, 지식화(intellectualization)와 같은 방어기전에 대해 파악한다.
- 가족 등 대상자의 지지체계를 평가한다.
- 긍정적인 자존감을 증진시킬 수 있도록 스스로 활동하도록 하여 대상자가 자율성을 경험하도록 한다.
- 질환으로 인한 제한과 도움을 받아들이는 것은 질환과 그 영향에 대해 대상자가 현실적으로 자신이 처한 상황을 인지하고 있다는 것이므로 타인에 의존하고 도움을 받아들이도록 대상자에게 설명한다.

평가

대부분의 결과는 장기적인 노력이 필요하므로, 이에 도달하기 위해서는 몇 주에서 몇 개월이 걸릴 수 있다.

중증 근무력증

중증 근무력증(myasthenia gravis, MG)은 신경근접합부(neuromuscular junction)에 이상이 발생하는 자가면역질환으로, 신경자극이 근육으로 제대로 전달되지 못하여 근력저하가 나타나는 질환이다.

어떠한 연령에서도 나타날 수 있지만, 일반적으로 20~30대 여자와 50~60대 남자에서 흔히 발생한다.

원인과 병태생리

신경자극이 신경의 말단부에 전달되면 아세틸콜린이라는 화학물질을 방출하는데, 이와 같은 아세틸콜린이 근막 끝에 있는 아세틸콜린 수용체와 결합하면 근수축이 나타난다.

중증 근무력증에서는 대개 아세틸콜린 수용체 항체라고 불리는 비정상적인 항체가 형성된다. 비정상적인 항체는 아세틸콜린 수용체의 기능을 차단하거나 형태를 변형 또는 파괴하여 아세틸콜린 수용체 수를 감소시켜, 이로 인해 근수축이 제대로 나타나지 않는다. 즉, 중증 근무력증의 경우 아세틸콜린 수용체에 대한 자가항체가 만들어져 그것이 아세틸콜린 수용체에 결합되기 때문에 신경으로부터 방출된 아세틸콜린이 아세틸콜린 수용체에 결합할 수 없는 상태가 되어 버린다(그림 45-5). 아세틸콜린 수용체에 대한 자가항체가 어떻게 나타나는지에 대한 기전은 아직 명확하게 밝혀지지 않았다.

임상증상

중증 근무력증의 임상증상은 대상자마다 다양하며, 빠르게 또는 서서히 진행되고 매일 변동된다. 보통 운동 시 근육의 빠른 피로와 약화가 특징이다. 특징적인 증상으로는 하루 중에도 변동하는 근력 약화와 운동 후 심한 피로감이다.

가장 흔한 초기 증상은 안검하수와 복시로, 이는 눈을 조절하는 근육이 약해지면서 눈꺼풀이 처지기 때문이다. 안검하수는 눈의 상안검거근의 약화가 원인이며, 대상자에게 근육피로를 일으키도록 위쪽을 장기간 응시하도록 하면 발견할 수 있다. 복시는 외안근의 약화 또는 피로로 인해 나타난다.

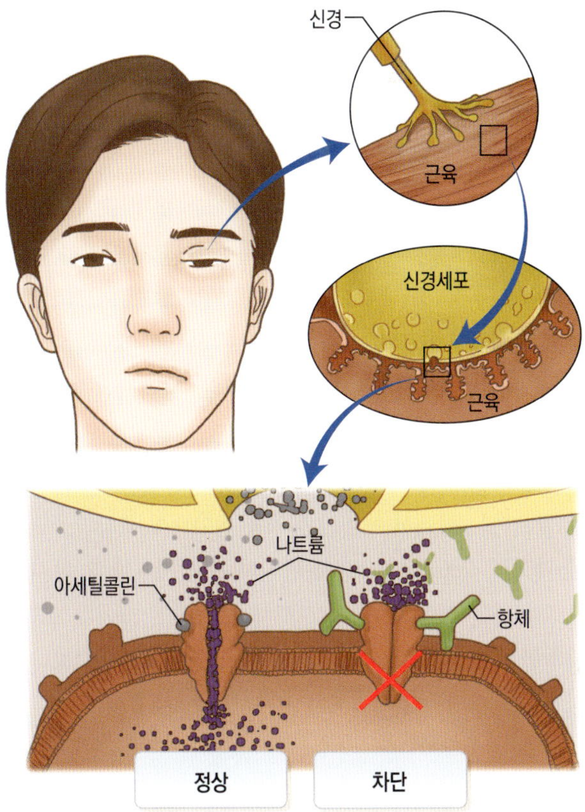

그림 45-5 ■ 중증 근무력증 발생기전

점차적으로 진행되면서 얼굴, 턱, 목의 근육이 약해지며, 팔과 다리의 근육도 약해진다. 얼굴과 성대를 포함한 목의 근육이 약해지면 말을 하려고 하는데 발음이 정확하게 나오지 않거나 비음을 내기도 한다. 또한 음식을 씹거나 삼키기가 어려워지며, 심하면 질식할 수 있고, 흡인성 폐렴이 생길 수도 있다.

손의 악력은 약화와 회복을 반복하는데, 이러한 악력의 변화를 'Milkmaid's Grip(우유 짜는 여자의 쥐기)'이라고도 한다. 감각에는 영향이 없다. 심각해지면 전신 골격근이 침범되어 팔다리에 힘이 빠지는 심한 근력저하와 갑작스럽게 턱과 목, 호흡근육이 약해져서 숨 쉬기가 어려워지면서 호흡근 마비까지 오게 되면, 인공호흡기가 필요한 근무력성 위기(myasthenic crisis)가 발생한다. 이는 피로, 호흡기계 감염, 스트레스, 수술 또는 약물 변경 등으로 인해 유발될 수 있다.

질환의 경과는 매우 다양하다. 아침에는 증상이 없거나 경미하다가 시간이 지나면서 심해지고 휴식을 취하거나 잠을 자면 일시적으로 증상은 사라지지만 다시 근육을 사용하면 재발한다. 보통 반복적으로 근육을 사용하면 많이 약해지며, 감염, 과도한 신체 활동, 급격한 감정의 변화, 피로, 임신 등으로 인해 증상이 단기간 동안 심하게 악화되기도 한다

진단검사

중증 근무력증 진단에서 가장 중요한 것은 임상증상이다. 근력약화, 특히 안구근육의 약화가 기복이 심하고 뚜렷하면 중증 근무력증을 의심한다.

중증 근무력증이 의심되면 특징적으로 나타나는 증상과 자세한 대상자의 과거력 및 다양한 정밀검사를 통해 확진한다.

약물반응 검사

항콜린에스테라제(아세틸콜린에스테라제 억제제)에 대한 대상자의 반응을 검사하는 것으로, 항콜린에스테라제를 투여하여 신경세포에서 아세틸콜린이 근육으로 잘 전달되는지를 확인하는 검사이다. 아세틸콜린에스테라제는 아세틸콜린 분해효소이므로, 항콜린에스테라제를 투여하면 아세틸콜린이 오랫동안 남아있어 일시적으로 근육의 힘이 회복된다.

항콜린에스테라제로는 edrophonium (Tensilon)과 neostigmine (Prostigmin)이 많이 사용된다. 이 중 Tensilon은 항콜린에스테라제의 종류 중 가장 약효가 빨라 정맥주사 후 몇 분 이내에 판정이 가능하다. 보통 1분간 근력이 회복되다가 5분 후 다시 근력 저하가 나타난다. 일반적으로 성인의 경우 10mg을 서서히 정맥주사하는데, Tensilon의 부작용 때문에 처음에는 2mg을 주사한 후, 뚜렷한 부작용이 발견되지 않으면 나머지 8mg을 서서히 정맥주사한다. Tensilon 자체가 작용시간이 너무 짧기 때문에 치료약으로서는 사용되지 않는다.

Neostigmine은 Tensilon을 대신하여 사용되며, 근육주사 후 약 15분 후부터 근력이 회복되고, 약 2시간 정도 지속되다가 다시 증상이 나타난다.

아세틸콜린 수용체에 대한 항체 측정검사

중증 근무력증인 경우, 혈액검사에서 아세틸콜린 수용체에 대한 항체가 발견된다. 아세틸콜린 수용체에 대한 항체가 있다는 것은 자가면역기능에 이상이 있다는 것을 의미한다. 전신 중증 근무력증 대상자의 90%에서 나타나며, 안구형의 경우 50%에서 발견된다.

근전도검사와 반복신경자극검사

반복신경자극검사는 근육의 피로도를 검사하는 것이다. 운동신경을 저빈도자극으로 반복 자극하여 신경근접합부의 전달

이상을 평가한다. 어깨부분, 눈꺼풀 위 근육에 약한 전기자극을 느린 속도로 반복 자극할 때, 근육에서의 복합근육 활동전위가 줄어드는 것을 확인한다. 보통 10% 이상 감소될 때 양성으로 판정한다.

흉선검사

중증 근무력증 대상자의 경우, 흉선종이나 흉선비대증 등을 동반하는 경우가 많기 때문에 흉부 CT검사를 통해 흉선 상태를 평가하는 것이 중요하다.

치료

약물요법

항콜린에스테라제

항콜린에스테라제는 아세틸콜린 분해를 억제하는 약물로 가장 먼저 사용된다. 하지만 이러한 약물은 중증 근무력증의 증상을 감소시켜줄 뿐, 근본적인 치료법이 되지는 못한다.

혈중에서 아세틸콜린의 분해를 억제하여 아세틸콜린 수용체에 반응하는 아세틸콜린의 양을 증가시켜 근수축이 정상적으로 일어날 수 있도록 한다. 현재 사용되는 약물로는 pyridostigmine (Mestinon), neostigmine (Prostigmin) 등이 있는데, 이 중 Mestinon이 가장 널리 사용된다.

이러한 항콜린에스테라제 약물을 과다복용하면 신체의 다른 부위에서 아세틸콜린의 양이 지나치게 증가되어 부작용이 생길 수도 있다.

부신피질호르몬제제

스테로이드라고 불리는 부신피질호르몬제제를 사용한다. 대개 prednisone을 사용하는데, 단순한 증상완화보다는 면역반응을 감소시킨다.

발병 초에 처음부터 사용하지 않고, 항콜린에스테라제 치료에 반응이 없거나 전신 중증 근무력증의 경우 사용된다. 스테로이드를 장기간 사용하면 상당한 합병증이 발생한다. 백내장, 고혈압, 당뇨병, 체액정체, 상처치유 지연, 불면증, 골다공증 등이 발병할 수 있다.

스테로이드 치료에 있어서 가장 중요한 원칙 중의 하나는 원하는 효과를 얻은 후에는 사용량을 서서히 줄여야 한다는 것이다. 급격히 사용량을 줄이거나 임의로 투약을 중단한 경우, 재발 가능성이 더욱 높아진다.

면역억제제

Azathioprine (Imuran)과 cyclosporine (Sandimmune) 등의 면역억제제는 항체 생성을 감소시키거나, 면역체계를 변화시키고자 할 때 사용한다.

특수한 경우를 제외하고, 면역억제제는 발병 초기부터 투여하기 보다는 다른 치료로 증상 조절이 잘 되지 않거나, 특히 스테로이드 사용 중 재발한 경우, 장기간 스테로이드의 과다복용으로 부작용이 문제가 되는 경우에 스테로이드의 투여량을 줄이기 위해 단독 혹은 병용 사용된다. 하지만 면역억제제 투여로 인한 감염 등의 문제를 항상 염두에 두어야 한다.

약물요법 외에 중증 근무력증의 발생기전이 자가항체에 의해 유발된다는 점에서 체내의 혈액을 뽑아내어 혈장만을 필터에 통과시켜 각종 항체 또는 유발인자 등을 제거한 후 다시 체내로 투여하는 혈장교환술을 시행하기도 한다. 그러나 효과가 일시적인 것이어서 증상이 매우 심해 호흡곤란이 생기거나 흉선절제술을 시행하기 직전에만 시행한다.

약물요법의 합병증

중증 근무력증 대상자가 급속한 근력저하의 악화를 호소하면 항콜린에스테라제의 복용 중단 또는 과다복용 여부를 밝혀 적절한 치료를 해야 한다.

항콜린에스테라제의 용량 부족으로 일어나는 급성 악화를 근무력성 위기(myasthenic crisis)라 하고, 과다복용에 의해 일어나는 급성 악화를 콜린성 위기(cholinergic crisis)라고 한다(**주요관찰사항**).

근무력성 위기

항콜린에스테라제를 중단하거나 용량이 부족하여 발생하는 호흡장애와 근무력 증상의 급격한 악화로, Tensilon 정맥주사로 증상이 개선된다. 치료는 항콜린에스테라제를 증량한다. 약물의 용량을 증가시켜도 증상 악화가 개선되지 않으면, 기관내삽관과 기계적 환기를 시행해야 한다.

콜린성 위기

항콜린에스테라제의 과다투여로 발생하는 호흡장애로, Tensilon 정맥주사로 증상이 개선되지 않는다. 항콜린에스테라제가 과다투여되면 아세틸콜린이 과잉으로 축적되고, 이로 인해 아세틸콜린이 항상 수용체와 결합된 상태가 되면, 오히려 신경전달이 억제되고 근력 저하가 일어난다. 이를 콜린성 위기라고 한다. 아세틸콜린 증가에 의한 부교감신경 증상인 복통,

주요관찰사항

중증 근무력증 대상자의 근무력성 위기와 콜린성 위기

근무력성 위기는 약물부족에 의해 유발된다.

임상증상

- 저산소증에 기인한 갑작스러운 혈압의 증가
- 심박동수의 증가
- 심각한 호흡장애와 청색증
- 기침과 연하반사의 부재
- 증가된 분비물, 증가된 다한증, 증가된 누선
- 불안정, 관절통
- 장과 방광의 실금

중재

- 대상자가 에드로포늄(edrophonium) 치료에 긍정적으로 반응하는 한, 콜린성 약물용량을 증가시킴
- 호흡근 마비가 급성이라면 기계적 환기 가능

콜린성 위기는 과다한 약물에서 초래된 탈분극 억제에 의해 유발된다.

임상증상

- 삼키고, 씹고, 말하고, 숨쉬기 어려움과 함께 쇠약
- 오심, 구토
- 복부경련과 설사
- 증가된 분비물과 타액
- 땀, 눈물, 근섬유속 연축, 흐릿한 시야

중재

- 콜린성 효과가 감소할 때까지 모든 콜린성 약물 중단
- 적절한 환기성 지지를 제공
- 정맥으로 아트로핀(atropine) 투여

설사, 구토, 동공수축, 서맥 등이 나타난다.

외과적 관리

중증 근무력증에 대한 수술적인 치료로 흉선절제술이 시행될 수 있다. CT 검사에서 흉선종이 발견되거나 흉선종이 없어도 전신 중증 근무력증의 경우, 몇 년에 걸친 약물치료에도 조절이 어려운 경우에 시행한다.

간호

중증 근무력증 대상자에게 내릴 수 있는 간호진단은 다음과 같다.

- 피로와 관련된 비효과적 활동계획의 위험
- 늑간근과 횡격막근육의 침범과 관련된 비효과적인 호흡양상
- 안검하수 또는 눈 근육 위축과 관련된 상해의 위험
- 저작근 위축 및 연하장애와 관련된 영양불균형: 신체요구량보다 적음
- 피로나 근위축과 관련된 자기돌봄 결핍
- 구음근, 안면근 위축과 관련된 언어적 의사소통 장애

활동 보조

- 대상자의 활동 전 · 후 운동기능 정도를 평가하여 가능한 한 이른 아침에 약을 복용한 다음, 에너지 수준이 가장 높을 때 활동하도록 한다.
- 과도한 피로를 피하고 휴식을 취하도록 한다.
- 2~4시간마다 능동 · 수동 관절운동을 시키고, 피부상태를 평가한다.
- 피부 손상과 구축 예방을 위해 2시간마다 체위변경과 피부상태를 관찰하고, 필요 시 에어매트리스를 적용한다.
- 일상생활활동을 할 수 있도록 대상자에게 필요한 보조기구를 제공하고 사용법에 대해 교육한다.

호흡기능 증진

- 중증 근무력증 대상자의 호흡기능을 사정하기 위해 폐활량을 측정한다.
- 연하장애가 있는 경우, 음식물이나 액체 및 침 등이 기도로 흡인되어 호흡기계 문제가 발생할 수 있으므로 주의깊게 사정한다.
- 효과적으로 기침할 수 없는 경우, 구강이나 비인두 흡인이 필요하다. 또한 응급상황에 대비하여 인공호흡기, 산소공급기구, 기도삽관 물품을 침상 옆에 비치한다.
- 폐 물리요법, 체위배액법, 진동법 등으로 기도분비물의 배출을 촉진하고 폐렴과 무기폐를 예방한다.
- 급성 호흡부전이 있을 경우, 간헐적 양압(CPAP)을 적용할 수 있다. 인공호흡기 사용 후 동맥혈가스분석 검사를 반복적으로 실시한다.
- 인공호흡기를 적용하고 있는 경우, 객담 제거를 위해 수시로 흡인을 하고 호흡음을 청진하여 흡인의 위험성을 사정한다.

눈 보호

- 대상자는 눈이 완전히 감기지 않으므로 시력 저하, 각막찰과상, 궤양 등이 초래될 수 있다. 따라서 각막찰과상을 예

방하기 위해 2시간마다 인공눈물을 눈에 떨어뜨린다.

- 낮 동안 각막의 수분을 유지하기 위해 4~6시간마다 식염수로 눈을 세척한다.
- 수면 중에는 윤활제, 눈가리개를 사용하여 덮어주고 2~3시간 동안 교대로 적용한다.

영양 보충

- 저작근과 연하근이 약화되어 충분한 양의 식사와 물을 섭취하는데 어려움이 있을 수 있으므로 대상자의 영양상태와 음식 섭취 능력을 사정하고 평가한다.
- 구개반사 유무, 저작, 연하기능을 사정하여 구강간호를 자주 시행한다.
- 고칼로리 대체 식품을 소량씩 자주 섭취하도록 한다.
- 처방대로 식전 45~60분에 콜린분해효소 억제제를 투여한다.
- 음식을 잘게 잘라 천천히 먹도록 한다.
- 음식 섭취 시 머리 부분을 올리고 먹고, 식사 후 30~60분 동안 침상머리를 높인다.
- 액체는 흡인의 위험이 있으므로 연식을 제공한다.
- 위기상태이거나 연하장애가 있는 경우, 정맥으로 수액을 주입하거나 위장관 튜브로 음식물을 제공한다.
- 매일 섭취량과 배설량, 몸무게, 혈중 알부민 등을 측정한다.

의사소통 증진

- 근육 약화로 구음장애를 일으켜 의사소통이 어려울 수 있으므로 대상자의 의사소통 능력을 사정한다.
- 말을 하는 중간 중간에 쉬도록 하고, 짧고 정확한 구절로 말하도록 한다.
- 눈 깜박임, 노트와 연필, 그림 등의 방법으로 의사소통하거나 예, 아니오로 대답하도록 한다.
- 말하는 동안 대상자에게 손으로 뺨을 받치고 머리를 들도록 한다.
- 필요한 경우 언어치료사에게 의뢰한다.

근위축성 측삭경화증

근위축성 측삭경화증(amyotrophic lateral sclerosis, ALS)은 가장 흔한 운동신경원 질환이다. 신체의 골격근을 움직이게 하는 운동신경세포가 점차 파괴되어 전신 골격근의 마비가 진행된다.

병명에서 'lateral'은 척수의 측면을 말하며, 이곳에는 근육을 움직이는 신경이 위치한다. 'Sclerosis'는 '경화증'이라는 뜻이므로 척수의 측면에 근육을 움직이는 정상적인 신경이 단단해진다는 의미이다.

운동신경세포는 상위운동신경세포와 하위운동신경세포로 나뉘는데, 근위축성 측삭경화증은 대뇌피질의 상위운동신경세포와 뇌간과 척수의 하위운동신경세포 모두가 침범되어 임상적으로 근육위축, 근력약화, 섬유속성 연축 등이 특징적으로 나타난다.

근위축성 측삭경화증은 알츠하이머병이나 파킨슨병과 함께 대표적인 신경계 퇴행성 질환이다. 이 질환을 앓았던 운동선수의 이름을 붙여 '루게릭병(Lou Gebrig's disease)'으로도 불린다. 주로 중년층의 남성에서 호발하고, 진단 후 평균수명은 약 3~4년 정도이다.

원인과 병태생리

ALS에서는 중추신경계의 운동신경세포가 파괴되어 근육들이 운동신경자극에 대해 적절한 기능을 나타내지 못한다. 반면 신체에 분포된 감각신경과 자율신경 등은 거의 침범되지 않으므로 임상적으로 감각이상 또는 자율신경장애는 거의 나타나지 않는다. 의식도 명료하고, 안구 운동장애나 배변 및 배뇨장애도 없는 것이 특징이다.

ALS의 발병원인은 다른 신경계 퇴행성 질환과 마찬가지로 아직 명확하게 밝혀지지 않은 상태로, 여러 가지 가설이 제기되어 왔다. 유전성, 바이러스 감염, 약제, 영양 및 대사장애, 환경오염으로 인한 중금속 축적, 면역 요인, 호르몬 이상 등이 제시되고 있으며 상호작용하는 것으로 추정되고 있다.

임상증상

ALS는 상위운동신경원과 하위운동신경원 모두를 침범받기 때문에 다양한 임상증상을 보인다(그림 45-6). 상위운동신경원 침범의 임상증상은 심부건반사 항진, 병적 반사 출현, 강직성 마비 등이고 하위운동신경원 침범의 임상증상은 근위축, 근력저하, 근섬유속 연축(근육섬유나 다발의 불규칙적인 경련) 등이다.

병이 시작되는 부위에 따라 대상자마다 증상이 다르게 나타나지만, 대부분 힘이 빠지는 증상으로 시작되며, 대개 근위축과 마비, 구음장애와 연하장애, 강직 증세를 주 증상으로 한다.

질환이 진행되면서 호흡근과 횡격막 근육까지 영향을 받으면, 호흡부전이 발생하여 인공호흡기의 도움이 필요하고, 폐렴의 위험도 증가된다. 호흡근이 마비된 상태에서도 의식과 오감은 정상이며 지능에도 이상이 없다.

다른 근육의 퇴행성 질환과는 달리, 감각신경과 자율신경이 침범되지 않으므로 감각이상이나 자율신경장애는 거의 나타나지 않는다. 또한 방광과 직장장애가 없고, 안구운동장애가 없어 대상자들은 눈의 움직임으로 의사를 전달할 수 있다. 욕창도 잘 발생하지 않는다.

초기증상은 경부 척수에 위치하는 운동신경세포가 주로 손상되는 사지형(limb type)과 뇌간에 위치하는 운동신경세포가 주로 손상되는 구형(bulbar type)으로 구분할 수 있다.

사지형

- ALS 대상자 중 3/4 정도는 초기 증상으로 손발의 마비에 의한 운동장애가 나타난다.
- 젓가락으로 음식을 집는 등 손의 섬세하고 정밀한 운동이 어려워지고 쉽게 피로해지며 무거운 물건을 들 수 없고, 손과 발을 들어올릴 수 없으며, 근육이 떨리면서 통증이 오는 등의 자각증상이 나타난다. 이러한 증상과 함께 차츰 손발 수의근의 위축, 근력 저하, 섬유속성 연축이 나타난다.

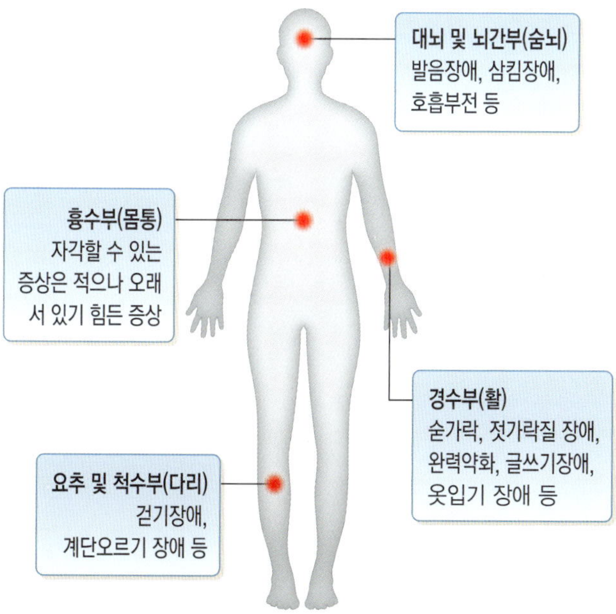

그림 45-6 ■ 근위축성 측삭경화증의 임상증상

- 주로 팔에서는 하위운동신경세포 장애가 나타나고, 다리에서는 상위운동신경세포 장애가 나타난다.

구형

근위축성 측삭경화증의 두 번째 유형으로, 대상자 중 1/4 정도가 구마비 증상으로 병원을 찾는다. 구(球)는 연수를 뜻하며, 구마비는 연수가 마비되어 혀와 입, 목 근육의 힘이 약해지고 후두기능이 상실되는 것을 말한다. 구마비에 의한 대표적인 증상은 구음장애와 연하장애로, 혀, 입, 목의 근력이 약해져 발음이 불명확하고 마음대로 발음하기 어렵고, 음식물과 타액을 삼키기 어려워 숨이 막힐 때가 많다.

진단검사

ALS를 특이적으로 진단할 수 있는 검사법은 없지만, 임상증상과 근전도 검사, 혈청 CK와 같은 검사를 조합하여 진단을 내린다. 일차적으로 대상자에게 나타나는 임상적 증상을 근거로 진단을 내린다. 임상적 진단 후, 신경전도검사와 근전도검사 등의 신경생리학적 검사를 시행한다. 다른 말초신경병증 및 근육병을 감별하기 위해 근육생검을 실시할 수 있다.

치료

현재까지 근본적인 치료법은 없으며 증상 완화를 위한 대증요법과 각종 부작용과 합병증을 조절·완화하기 위한 지지요법이 중심이 된다.

ALS 대상자의 경우, 현재까지 유일하게 사용을 인정받은 약물은 리루졸(riluzole)이다. 리루졸은 운동신경세포를 파괴하는 원인 중 하나인 글루타민산을 억제하지만, 손상된 신경은 원래대로 되돌릴 수 없기 때문에 증상을 멈추거나 근력 증진에는 효과가 없다. 간에 부작용이 발생할 수 있으므로 지속적인 모니터링이 필요하다.

이외에 근육에 나타나는 다양한 증상을 감소시키기 위한 약물이 사용된다. 근육 긴장과 근육 수축에는 근이완제인 바클로펜(baclofen)과 항불안제인 다이아제팜(diazepam)을 사용하고, 신경근육전달을 향상시키기 위해서는 파이리도스티그민(pyridostigmine)을 사용한다.

간호

ALS 대상자에게 내릴 수 있는 간호진단은 다음과 같다.

- 비효과적인 호흡양상
- 영양불균형: 신체요구량보다 적음
- 언어적 의사소통 장애
- 신체기동성 장애
- 피로

호흡 양상 모니터와 지지

- 호흡부전이 나타나면 인공호흡기를 사용해야 한다.
- 흡연자는 금연을 하도록 한다.
- 호흡기 염증이 있는 사람들에게 노출되지 않도독 하고, 독감 백신을 접종한다.
- 환기상태를 사정하기 위해 규칙적으로 폐기능검사를 시행한다.

영양상태 유지

- 연하장애 유무를 평가한다.
- 고영양식이를 소량씩 자주 섭취하도록 격려한다.
- 대상자에게 식사 시 똑바로 앉고, 머리는 약간 앞쪽으로 구부리도록 한다. 또한 식사 동안, 구강과 인두에 있는 음식과 분비물의 흡인 위험을 감소시키기 위해 흡인장비를 가까이 둔다.
- 연하곤란이 있는 경우, 유동식을 공급하거나 정맥이나 위관을 위로 삽입하는 경피적내시경위조루술(percutaneous endoscopic gastrostomy, PEG)로 영양상태를 유지한다.

의사소통 증진

- 대상자는 말을 할 때 천천히 말하고, 발음을 강하게 하도록 교육한다.
- 증상이 진행됨에 따라 대상자는 단어를 반복하게 되고, 통역자(대개 배우자)가 필요하게 된다. 이 단계에서는 주변 소음을 제거하는 것이 중요하며, 대상자가 이야기할 때 얼굴을 바라보고 눈을 마주치도록 한다.
- 대상자의 말이 단지 한 단어로 이루어지거나, 더 이상 의사소통이 불가능할 때는 글로 쓰는 것이 의사소통의 방법이 될 수 있다.

신체기동성 증진

- 교정기, 손 부목, 다리 지지대, 보행기, 지팡이 또는 휠체어 등을 사용하여 일상생활활동을 도울 수 있다.
- 활동은 하루 동안 간격을 둔다.
- 욕창은 감각계가 그대로 남아 있고, 대상자가 신체 일부에 대한 압력이 너무 클 때 느낄 수 있으므로 일반적으로 문제가 되지는 않는다.

CHAPTER

46

Management of Clients with Infection and Tumor in Nervous System

신경계 감염 및 종양 대상자 관리

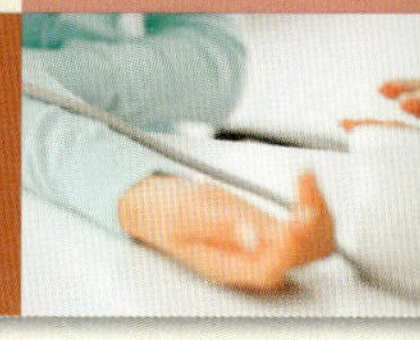

학습목표

1. 신경계 감염 및 종양의 병태생리적 특성에 대해 설명한다.
2. 신경계 감염 및 종양 대상자의 간호문제를 사정한다.
3. 신경계 감염 및 종양 대상자에 대한 간호목표를 세우고 간호중재를 계획한다.
4. 신경계 감염 및 종양 대상자에 대한 간호중재를 시행하고 결과를 평가한다.
5. 신경계 감염 및 종양 대상자의 치료에 대해 설명한다.

주요 질환

세균성 뇌막염, 뇌염, 뇌농양, 뇌종양, 척수종양

감염성 질환

뇌와 척수는 감염에 대한 저항성이 높지만 일단 감염되면, 그 결과는 매우 심각하다. 감염은 박테리아, 바이러스, 진균류 등에 의해 초래되며 드물기는 하지만 원생동물인 기생충에 의해서도 발생한다. 뇌의 감염에 있어 가장 흔한 유형은 이 장에서 설명하고, 기타 나머지 감염에 대한 내용은 **표 46-1**을 참조한다.

세균성 뇌막염

뇌막에는 경막, 지주막, 연막의 3종류가 있고, 뇌막염은 주로 연막에 생긴 감염으로 인해 발생하는 염증이다.

뇌막염의 원인균으로는 박테리아, 바이러스, 진균류, 기생충 등이 있으나 그중 박테리아로 인한 뇌막염이 가장 흔하므로 이 장에서는 세균성 뇌막염(bacterial meningitis)을 다루기로 한다. 세균이 원인이 되는 중추신경계 감염인 세균성 뇌막염은 내과적으로 응급질환이며, 원인이 되는 특정 균을 확인하는 검사와 효과적인 초기 치료가 즉각적으로 이루어져야 한다. 치료하지 않을 경우 사망률이 매우 높은 편이다.

원인과 위험요인

인체로 침투하는 거의 모든 박테리아는 뇌막염을 일으키지만 뇌막염균, 폐렴균, 헤모필루스(*Haemophilus*) 인플루엔자 등이 가장 흔한 원인균이다.

급성 세균성 뇌막염을 일으키는 원인은 3개월 미만의 영아에서는 B군 연쇄상구균과 폐구균이 흔하고, 성인에서는 폐구균과 뇌막염구균이 흔하다. b형 헤모필루스에 의한 뇌막염은 b형 헤모필루스 예방접종이 상용화된 이후 많이 감소되었다.

위험요인으로 뇌막염구균이나 b형 헤모필루스 뇌막염 대상자와 접촉한 경우, 최근 뇌막염이 유행하는 지역을 여행한 경우, 최근 상기도 감염이나 눈 주위 감염이 있었거나 두부손상이나, 뇌척수액이 누출되는 수술을 받았거나 질환을 앓은 경우, 면역계 장애가 있는 경우이다.

원인이 무엇인가에 따라 경과가 다르게 나타나지만, 일반적으로 급성 경과를 나타내는 뇌막염은 세균과 바이러스(특히 헤르페스)가 원인이고, 아급성 또는 만성 경과를 나타내는 뇌막염은 결핵균, 진균, 악성 종양이 원인이다.

표 46-1 중추신경계의 감염

감염의 종류	유기체 종류	임상증상	관리
바이러스감염			
바이러스성 뇌막염 무균성 뇌막염	• 이하선염 바이러스 • 피코르나바이러스 • 장내 바이러스 (콕사키바이러스, 에코바이러스)	• 기면, 두통, 허약, 수명(광선 공포증) • 목의 강직(부르진스키징후) • 척추굴곡으로 인해 야기되는 뻣뻣함(커니그징후) • 뇌척수액의 혈액 • 임상증상은 2주 내에 완화됨 • 경련	• 두통을 감소시키기 위한 증상관리, 발열조절, 전신적 안락감 증진 • 경련을 위한 항경련제 투여 • 격리
	• Arthropod-borne 바이러스 (아보바이러스)	• 예측이 어려운 질환 경과 • 급성기, 발열, 쇠약감, 목의 통증, 구토, 의욕상실, 정신기능 약화, 인성 변화, 반신부전 혼수나 경련 발생 • 아보바이러스 뇌염은 정신지체, 경련, 시각장애, 청각장애, 언어장애, 반신마비와 같은 중증 장애를 남기게 된다.	• 신경계 악화에 대해 세심하게 사정함으로써 증상을 관리함 • 만약 항바이러스 약물을 사용할 경우 활력징후, 폐, 기도, 수분 및 혈중 전해질 균형 등을 모니터함
	• 단순헤르페스바이러스	• 단순헤르페스바이러스의 경우, 위와 동일하며 두통, 발열, 구토, 경련이 추가됨 • 영구적인 신경 및 정신적 장애가 흔히 발생함 • 적극적으로 치료하지 않을 경우 뇌이탈, 혼수, 뇌사상태에 이름	• 생검을 통해 감염원에 대해 확인함 • 신경계 악화를 세심하게 사정함으로써 증상을 관리함 • 아시클로버(acyclovir)를 조기에 투여함
진균감염			
육아종 뇌막염	• 크립토코쿠스	• 면역반응 저하에 동반되는 질환 • 기면, 두통, 허약, 수명, 발열 • 목의 강직 • 척추굴곡으로 인해 야기되는 뻣뻣함 • 뇌척수액의 크립토코쿠스	• 암포테리신 B, 플루시토신, 플루코나졸과 같은 항진균제의 정맥주사
기생충감염			
신경 유구낭미충증	• 유구낭미충증	• 조리를 하지 않은 돼지고기 섭취 • 국소적 임상증상을 보이는 뇌부위에 감염이 일어날 때까지 무증상 상태를 보임 • CT나 MRI상 낭종이 발견됨	• 프라지콴텔 투여함 • 약물 치료가 효과가 없을 경우 수술을 통해 낭종을 절제함
톡소플라즈마증	• 톡소포자충	• AIDS 환자에게 가장 흔한 기회 감염임 • 혼돈, 두통, 기면, 미열 • 국소적 허약감, 실조증, 언어문제, 실행증, 경련, 감각 변화(위치에 따라) • 다발성 뇌농양	• 피리메타민, 술파디아진, 류코보린, 클린다마이신 투여함 • 증상에 따른 관리

병태생리

뇌는 정상적으로 무균 장소이고, 두개골과 혈액뇌장벽(blood–brain barrier, BBB)이라는 특별한 구조가 있어 감염으로부터 보호된다.

비인후에 있는 있는 균주 중 특히 폐렴구균, 뇌막염구균, 헤모필루스가 혈액뇌장벽을 통과해 지주막하를 침범하여 세균의 번식, 백혈구 축적, 염증 매개체의 생성 등으로 뇌척수액 내에서 염증반응을 일으키게 된다.

염증반응으로 뇌막은 두꺼워지거나 유착이 일어나 뇌수종으로 이어지게 된다. 지주막하공간에 혈액을 공급하는 동맥들 또한 염증이 일어나 혈전과 파열이 유발된다. 이러한 상태가 심각해지면 뇌경색과 함께 뇌부종 및 뇌압상승이 초래된다. 뇌척수액과 뇌막은 효과적인 면역방어를 가지고 있지 않기 때문에 감염의 확산이 매우 빠르다.

임상증상

세균성 뇌막염의 전통적인 세 가지 증상은 발열, 두통, 뇌막자극 증상(경부강직)이다. 다른 증상 및 증후로는 구토, 발작, 뇌신경마비와 국소적인 뇌증후 등이 있다.

발열

발열의 경우, 대부분 38℃ 이상으로 확인된다.

뇌압증가 증상

두통, 오심, 구토, 의식장애, 쿠싱(Cushing) 현상이 나타난다. 두통은 항상 동반되는데, 전형적으로 극심한 통증이 머리 전체에 나타나므로, 일차성 두통과 혼동되는 경우는 드물다.

처음에는 안절부절못하나 감염이 진행될수록 혼돈, 혼수 등의 의식장애가 나타난다. 경련발작이 일어날 수 있고, 점상출혈이나 출혈성 발진 등이 생길 수도 있다.

뇌막자극 증상

뇌막자극 증상은 경부강직, 커니히징후(Kernigs sign), 브루진스키징후(Brudzinski sign), 광선공포증(phengophobia, 수명증) 등이다.

커니히징후를 사정하기 위해 대상자를 횡와위로 눕힌 다음, 대퇴를 복부에 대해 90° 구부리게 한 상태에서 무릎도 대퇴에 대해 90° 구부리게 한다. 이 상태에서 대상자의 하퇴를 잡고 펴려고 하면 뇌막자극 증상, 즉 통증과 슬와근의 경련이 나타나고, 무릎에서 다리를 더 펴려고 하면 저항이 발생한다(그림 46-1A).

브루진스키징후는 대상자를 앙와위로 눕히고 대상자의 목을 앞으로 구부리면 양쪽 고관절에 굴곡이 일어나면서 무릎관절과 발목관절에도 굴곡이 나타난다(그림 46-1B).

진단검사

급성 뇌막염의 진단적 검사는 뇌척수액검사, CT, MRI 등이 있다. 이중 확진과 감별진단에 필수적인 것은 뇌척수액검사이다.

뇌척수액검사상 뇌척수액은 혼탁한 양상을 보이며, 백혈구 증가 및 당수치 감소 등이 나타난다(표 46-2), (박스 46-1).

- 중등도 뇌압 상승
- 뇌척수액 단백질 상승(정상, 15~45mg/dL)
- 뇌척수액 당성분 저하(정상, 60~80mg/dL 또는 혈당량의 2/3 수준), 바이러스성 뇌막염에서는 당성분 정상

표 46-2 뇌막염에서의 뇌척수액검사 소견

	압력	색깔	세포	당	단백
세균성 뇌막염	↑	탁함	다핵구 ↑	↓	↑
바이러스성 뇌막염	↑	탁함	단핵구 ↑	↓↓	↑
결핵성 뇌막염	↑	맑음 또는 탁함	단핵구 ↑	↓	↑
진균성 뇌막염	→	맑음	단핵구 ↑	→	→

박스 46-1 뇌막염에서의 뇌척수액검사

- 뇌막염이 의심되면 뇌척수액검사를 실시한다.
- 뇌척수액 소견으로부터 원인에 대한 감별진단이 가능하다.
- 바이러스성, 세균성, 결핵성 등 어떠한 뇌막염에서도 뇌척수압과 단백질은 반드시 상승하므로 세포수의 증가, 특히 다핵성과 단핵성 어느 쪽의 백혈구가 우위로 증가하는지 여부와 당저하가 나타나는지 아닌지 여부가 감별의 포인트가 된다.
  - 뇌막염에서는 당(glucose)이 정상이면 바이러스성이다.
  - 당이 저하되면 바이러스 이외의 원인을 생각해야 하는데, 다핵성이면 세균, 단핵성이면 진균과 결핵 등이 원인균이다.

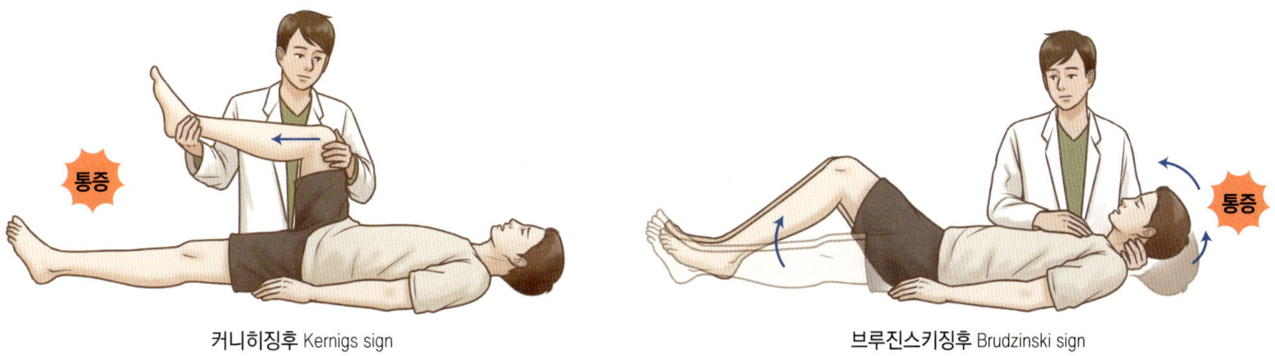

그림 46-1 ■ 뇌막자극에 대한 사정. 목이나 다리를 굴곡시킴으로써 염증이 일어난 뇌막이 당겨지게 되면 통증이 유발된다.

- 백혈구수 증가(100~10,000/cm^3), 특히 다형핵 백혈구수 증가

치료와 간호

세균성 뇌막염은 응급상황이므로 치료하지 않으면 수시간에서 수일 내에 사망할 수 있다. 따라서 세균성 뇌막염이 의심되면, 신속히 항생제치료를 시작해야 한다. 뇌척수액검사로 원인균이 규명된다면, 이에 맞는 항생제치료를 시작하겠지만, 원인균을 알 수 없을 때는 대상자의 나이와 증상 등에 근거하여 경험적 치료를 시작한다.

세균성 뇌막염에 대한 경험적 치료는 세팔로스포린(cephalosporin), 리팜핀(rifampin), 반코마이신(vancomycin) 등이 포함된다. 헤모필루스 인플루엔자나 뇌막염구균은 β-락타마제를 생성하기 때문에 중추신경계 감염 치료를 위한 페니실린이나 암피실린의 경험적 사용은 피한다. 또한 페니실린에 대해 알레르기반응을 보이는 대상자를 위해서는 클로람페니콜(chloramphenicol)과 트리메토프림-설파메토사졸(trimethoprim-sulfamethoxazole)을 사용한다. 원인균이 밝혀지면, 해당 세균에 대한 효과가 입증된 항생제를 고용량으로 최소 10일 동안 사용한다.

중추신경계 치료시 문제점은 혈액뇌장벽이 있어 항생제가 중추신경계에 침투하는 것이 어렵다는 점이다. 그러나 염증은 혈액뇌장벽을 억제하기 때문에 짧은 기간 동안은 항생제가 중추신경계에 침투하는 것이 가능하다. 항생제를 정맥으로 주입하여 염증이 약화되면, 혈액뇌장벽이 회복되므로 이때는 고용량의 항생제 투여가 필요하다.

뇌막염구균이나 b형 헤모필루스에 의한 뇌막염의 경우, 호흡에 의한 비말전파가 되지 않도록 격리 장소로 옮기고, 이러한 대상자와 접촉하는 사람들은 예방접종을 받도록 한다. 또한 항생제 투여 외에 신경계 상태를 자주 사정하여 뇌압상승과 경련발작의 징후를 조기에 발견하도록 한다. 경련발작을 예방하기 위해서는 항경련제가 처방된다.

뇌막염의 발병은 지역사회의 주요 건강문제가 될 수 있다. 특히 뇌막염이 학교내에서 발생할 경우, 더욱 문제가 확대될 수 있으므로 단체생활을 하는 경우, 뇌막염에 대한 예방접종이 필요하다.

뇌염

뇌염(encephalitis)은 뇌실질에서 발생하는 염증을 말한다. 뇌막염과는 달리 뇌실질을 침범하기 때문에 발열이나 두통과 함께 의식장애, 경련 및 기타 국소 신경학적 장애를 보인다.

뇌막염과는 달리 두통은 심하지 않다. 만약 열이 나면서 의식이 혼미해지거나 경련을 보인다면, 뇌염을 의심해야 하며, 지체없이 병원을 찾아야 한다(박스 44-2).

뇌염에는 급성 바이러스성 뇌염이라고도 하는 일차성 뇌염이 있다. 뇌나 척수에 감염이 되면서 발생하고, 감염부위가 국소적이거나 혹은 뇌 전체에 퍼질 수도 있다. 바이러스성 뇌염은 대개 약물치료에 잘 반응하지 않기 때문에 심각한 후유증을 남기게 되고, 심한 경우 사망에 이를 수도 있다.

이차성 뇌염은 바이러스 감염의 후유증으로 발생하며, 다른 곳에 일차 감염 후 2~3주 후에 뇌로 퍼지면서 나타난다.

원인과 위험요인

뇌염의 원인은 바이러스, 세균, 진균, 기생충 등 다양하지만 가장 흔한 것은 바이러스성 뇌염이다. 여러 종류의 바이러스 가운데 급성 뇌염을 일으키는 가장 중요한 바이러스는 단순헤르페스바이러스(herpes simplex virus)이다.

그 다음으로 뇌농양, 두부외상, 뇌수술 등과 관련해 이차적으로 발생하는 뇌염의 경우는 황색포도상구균과 연쇄상구균이 관련성이 높으며, 그 외 아급성 및 만성 반복성 뇌염의 원인으로는 결핵균, 곰팡이 및 인간면역결핍바이러스(HIV) 등이 있다. 또한 뇌염의 원인으로 병원체가 아닌 경우가 있는데, 대표적인 것이 자가면역성 뇌염으로 면역계통의 이상으로 뚜렷한 병원체 없이 뇌에 염증이 발생하기도 한다.

뇌염의 위험요인으로 면역장애를 가진 대상자, 유아, 노인들은 뇌염에 대한 위험이 높다.

병태생리

병원균은 구강이나 호흡경로를 통해 혹은 동물이나 곤충의 자상으로 인해 들어오게 된다. 백신접종 후의 전염 역시 발생할 수 있다.

박스 46-2 뇌막염과 뇌염의 구분

- 뇌막염은 뇌와 척수를 싸고 있는 조직인 연막의 염증질환으로 신경학적 결손 없이 발열, 두통, 경부강직을 주증상으로 한다.
- 뇌염은 뇌실질의 염증을 의미한다.
- 이론적으로 의식의 변화 여부가 뇌염과 뇌막염을 나누는 임상적 기준이 된다.

일단 병원균이 침입하면 말초신경이나 뇌신경을 역행하여 중추신경에 도달한다. 또는 기도나 장관에서 증식하여 혈행을 통해 2차적으로 중추신경에 도달하기도 한다. 일단 신경원에 침입하면 복제하여 정상세포를 파괴하게 된다.

감염은 급성적으로 진행되거나 잠복상태에 있다가 수년이 지난 후 만성적 감염의 원인이 되기도 한다. 병리적 변화는 다양하게 나타나며, 병원체가 무엇인가에 따라 달라지게 된다.

임상증상

병원체가 무엇이며 침범을 받은 뇌의 부위가 어디인가에 따라 대상자가 보이는 임상증상은 다양하게 나타난다.

뇌염은 증상이 없는 경우가 많고 두통이나 무기력, 화를 잘 내는 증상을 보이지만 오래 가지 않고 회복이 된다.

흔히 나타나는 임상증상으로는 경미한 두통, 목경직, 커니히징후, 발열, 미열, 혼돈과 같은 의식상태 변화와 반신부전마비, 행동이상, 경련발작, 실어증, 뇌신경 결손 등이 있다.

심한 뇌염의 경우 기억력, 운동조절능력, 감각(청력저하 포함), 언어기능, 시각기능 등 다양한 뇌기능의 저하를 가져올 수 있고, 뇌염의 합병증으로 뇌전증이 발생하는 경우도 있다.

진단검사

최근 질환력, 예방접종, 여행, 동물 · 조류 · 곤충에 대한 노출 등 과거력에 대한 조사가 포괄적으로 이루어져야 한다.

뇌척수액검사를 통해 뇌에 염증 여부와 원인을 확인한다. 뇌척수액검사는 척수액의 염증 유무와 구성요소를 분석하여 뇌염의 원인을 밝히므로, 치료 효과를 확인하는데 매우 중요하다.

요추천자를 통한 뇌척수액 소견을 보면, 당 농도는 정상이나 단백질 농도가 상승되거나 백혈구증 등이 관찰된다. 보통 뇌척수액검사 전에 CT나 MRI검사를 실시하여 심한 뇌부종이 있는지 확인하는데, 심한 뇌부종이 있거나 뇌척수액검사를 할 경우에 뇌탈출이 발생할 수 있기 때문이다.

치료와 간호

뇌염을 위한 특정 치료법은 없으며, 원인 및 증상에 따라 치료법이 달라진다. 또한 원인에 따라 항생제, 항바이러스제, 항결핵제 등을 사용할 수 있으며, 증상에 따라 두통과 열이 있으면 해열제인 타이레놀이나 아스피린을 복용하고, 뇌안의 부종은 소염제를 사용하며, 발작 증상이 있는 경우는 항경련제로 치료한다. 또한 바이러스성 뇌염인 경우에는 아시클로버(acyclovir)와 같은 항바이러스제제로 치료한다.

뇌농양이 동반된 경우에는 수술적 치료가 이루어지며, 자가면역성 뇌염에는 스테로이드 등의 면역억제제를 사용할 수 있다. 현재 일본뇌염 및 네이세리아뇌염에 대해서는 백신접종으로 예방이 가능하다.

급성기에는 지지적 간호가 필요하며, 기존에 신경계장애를 가지고 있었던 대상자는 재활이 필요하다.

뇌농양

뇌농양(brain abscess)은 뇌실질 내에 농(고름)이 고인 상태를 말한다. 다시 말해, 어떤 부위에서든(귀, 유양돌기동, 부비동, 심장, 뼈 원위부, 폐, 일차 박테리아혈증) 발생한 1차 염증으로 인해 뇌조직 안에 고름이 고이게 된 상태를 말한다.

뇌농양이 가장 흔히 발생하는 부위는 전두엽이다. 농양의 크기는 다양하지만, 큰 농양의 경우는 대뇌반구 중 한쪽 반구의 대부분을 차지한다. 반면, 다발성 농양은 극히 미세한 크기이다. 뇌농양은 드물게 발생하지만, 30세 이전에 가장 흔히 발생한다. 다발성 뇌농양의 경우 이환율과 사망률이 높은 편이다.

원인과 위험요인

황색포도상구균이나 폐렴구균 등 여러 종류의 세균이 뇌농양을 일으킬 수 있으나, 연쇄상구균이 가장 흔한 원인균이다. 일반적으로 뇌농양의 40% 정도는 중이염이나 부비동염에서 염증이 확장되어 발생한다.

뇌농양 대상자의 상당수가 부비동염이나 중이염 등의 이비인후과질환을 장기간에 걸쳐 앓은 경험이 있다. 즉, 만성 부비동염이나 만성 중이염 등을 치료하지 않고 방치함으로써 염증이 두개골을 통해 뇌실질까지 퍼지게 된다. 이외에 세균성 심내막염이나 선천성 심장병 그리고 면역기능이 저하된 경우에 신체의 다른 부위에 생긴 염증이 혈관을 타고 뇌조직에 들어가 뇌농양을 형성하기도 한다.

기타 원인으로는 관통으로 인한 두부외상이나 두개내 수술 후에 발생할 수 있으며, 외상과 관련된 뇌농양의 경우 포도상구균이 가장 흔한 원인균이지만 다른 많은 병원균이 관련되어 있을 수 있다. 후천성면역결핍증 대상자의 경우는 톡소플라즈마(toxoplasma)가 흔히 뇌농양을 일으키는 균이다.

병태생리

농양은 초기에 염증, 괴사조직 및 주변의 부종 등을 일으키며 수일 이내에 농양의 중심이 화농성이 되고, 과립성 조직의 벽이 형성되어 농양이 캡슐에 씧여 있게 된다. 캡슐 벽의 얇은 부위를 통해 감염이 전파되어 추가 농양들이 형성된다.

임상증상

뇌농양의 임상증상은 공간을 점유하는 다른 뇌병변들과 동일하다. 두통과 기면상태가 가장 흔한 증상이며, 감염의 일반적인 증상인 발열이나 오한은 질환의 전체 기간 중 1/2에 해당하는 기간 동안에 나타난다. 대상자에게는 뇌부종의 결과로 혼돈과 의식저하가 나타나며, 뇌압상승이 나타난다. 농양이 운동이나 언어중추 부위에 위치하는 경우는 편측약화나 실어증과 같은 일시적인 국소성 신경계 장애가 나타난다. 또한 조기증상이 사라진 다음, 수일이나 수주일 이내에 뇌압이 상승되는 징후(두통, 의식수준 변화, 국소·전신 경련발작)가 나타난다.

진단검사

뇌농양 진단은 CT나 MRI검사를 통해 이루어지나, 외형상 뇌종양과 유사하므로 오진의 가능성이 있다. 뇌농양의 진단에 있어 가장 중요한 것은 두부 조영 CT 촬영이다. 조영 CT에서 농양의 중심부는 low density가 되고 주변은 약간 high density로 나타나 고리조영증강(ring enhancement)을 볼 수 있는 것이 특징이다.

뇌농양 의심 대상자에게는 요추천자를 실시하지 않는다. 뇌탈출이나 뇌의 위치 변화가 일어날 수 있고, 이로 인해 뇌농양을 전파시킬 가능성이 있기 때문이다.

치료

화농성 뇌농양은 6~12주에 걸친 항생제요법으로 치료한다. 보통 페니실린이 사용되며 항생제로 뇌농양을 치료한 다음에는 추후 CT나 MRI검사로 질환의 진행상태를 확인한다.

항생제요법과 외과적 흡인이나 개두술을 통한 절제 등을 혼합하여 치료한다. 주사바늘 흡인은 국소마취하에 CT 영상의 안내에 따라 3차원적 위치 확인술을 적용하여 시행한다. 또한 경련을 예방하기 위해 항경련제를 투여하며, 뇌부종을 감소시키기 위해 스테로이드를 투여한다.

뇌종양

뇌종양(brain tumor)은 두개강내에서 반생하는 신생물이다. 뇌나 척주관 안의 종양을 모두 가리키며, 뇌실질과 뇌막에 발생하는 종양의 총칭이다. 이는 뇌세포에서 자란 종양, 혈관을 비롯한 신경과 뇌막 등에서 발생하여 두개강내에서 발육하는 신생물을 모두 포괄한다. 뇌종양은 인체에 발생하는 전체 종양 중 세 번째로 많은 약 10%를 차지하며, 소아에서는 20~40%에 이른다.

원인과 위험요인

일차성 뇌종양의 원인은 아직 분명하게 밝혀지지 않았다. 종양 내의 세포가 어떤 종류인지는 알 수 있으나, 그 세포가 어떤 원인에 의해 비정상적으로 활동하게 되었는지에 대한 기전은 알려지지 않았다. 다만 가족력, 면역억제, 환경적 요인들이 뇌종양 발생과 관련이 있는 것으로 알려져 있다. 뇌종양의 발생이 정점을 이루는 연령대는 50~70대이며, 여성보다는 남성에서 더 많이 발생한다.

병태생리

뇌종양의 분류

뇌종양의 분류는 종양의 생물학적 특성과 다양성으로 인해 간단하지만은 않다. 뇌종양은 원발성(일차성) 뇌종양과 속발성(이차성) 뇌종양으로 구분할 수 있다.

원발성 뇌종양(primary brain tumor)은 뇌조직을 구성하는 자체 세포에서 발생하여 처음부터 두개강내에 생기는 것이며, 뇌의 다른 곳이나 척추로 파급되기도 하지만, 신체의 다른 장기로 옮기지는 않는다. 원발성 뇌종양 중에서 가장 많은 것은 신경교종으로 신경세포를 지지하는 신경교세포에 발생하며, 다음으로 수막종, 뇌하수체선종, 신경초종, 선천성 종양의 순이다.

속발성 뇌종양(secondary brain tumor)은 뇌 이외의 장기나 기관에 발생하여 뇌로 이동한 경우이다. 일명 전이성 뇌종양(전이암)이라 하는데, 매우 악성이며 주로 폐암, 유방암, 신장암, 피부암 등이 뇌로 잘 전파된다.

다른 분류로 뇌종양을 신경축내 종양과 신경축외 종양으로 구분하기도 한다. 신경축내 종양은 뇌실질을 구성하는 조직에서 발생한 뇌종양이며, 신경축외 종양은 뇌를 감싸는 뇌막, 뇌에서 나온 두개신경 등의 주변 조직에서 발생한 뇌종양이다. 수막종, 뇌하수체 종양, 전이성 종양 등은 신경축외 종양으로 불린다. 또한 대뇌와 소뇌를 나누는 천막을 기준으로 하여 천막상부 뇌종양과 천막하부 뇌종양으로 구분하기도 한다.

원발성 뇌종양

뇌종양은 '공간 점유 병소'로 표현된다. 이러한 표현은 종양이 정상 뇌조직을 대신하여 공간을 차지하기 때문이다. 정상 뇌조직이 눌리게 됨으로써 혈액의 흐름에 변화가 생겨 국소빈혈이 일어나며, 이러한 상태로 진행되면 괴사가 발생하게 된다. 또한 종양은 주변 조직을 자극하여 뇌부종을 일으킨다. 두개내에는 일부 내용물의 확장에 대한 여유 공간이 없기 때문에 종양과 마찬가지로 부종은 두개내압을 증가시키는 원인이 되며, 이로 인해 뇌의 탈출증이 유발된다.

신경교종

신경교종(glial tumor)은 원발성 두개강내 종양의 50~60%를 차지하며 뇌와 척수에서 발견된다. 성인과 아동 모두에서 발생하지만 남성에서 좀 더 많이 발생하고, 나이가 젊을수록 양성의 경향을 보이는 반면, 40대 이후에 발생한 경우에는 악성일 가능성이 높다.

신경조직은 신경세포와 신경교세포로 구성되는데, 신경교종의 발생조직이 되는 신경교세포는 뇌실질내에서 신경세포를 제외한 세포들을 일컫는다. 신경교세포에는 영양과 대사에 관여하는 성상세포, 수초를 형성하는 희소돌기아교세포, 뇌실의 표면을 감싸는 상의세포 등이 있으며, 이들 각각으로부터 성상세포종, 희소돌기아교세포종, 상의세포종이 발생된다. 뇌의 어느 부위에서나 발생할 수 있지만, 성인에서는 주로 대뇌에서 발생하고, 소아에서는 주로 소뇌나 뇌간부에서 발생한다. 대개 퇴형성 성상세포종(anaplastic astrocytoma)과 교모세포종(glioblastoma)이 흔하며, 이 두 가지 종양이 전체 신경교종의 80% 정도를 차지한다(**표 46-3**). 특히 교모세포종이 약 50%를 차지하여 단일 종양으로는 성인에서 발생하는 원발성 뇌종양 중 가장 흔하고 가장 나쁜 예후를 보이며, 수술 및 방사선치료 또는 항암제까지 동원하여 치료를 하더라도 2년 이상 사는 것을 기대하기가 힘든 종양이다.

표 46-3 뇌종양 분류 도식*

종양 유형	기준
성상세포종	성상세포의 증가, 성숙된 성상세포, 정상적으로 발달된 성상세포
퇴형성 성상세포종	덜 성숙된 성상세포의 증가, 유사분열상의 가능성(유사분열상은 증가된 세포분열과 악성변화를 의미)
다형성 교모세포종	성상세포의 증가, 미성숙한 성상세포, 유사분열상의 존재, 출혈, 괴사, 부종, 분명하지 않은 경계

* 성상세포종, 퇴행성 성상세포종, 다형성 교모세포종에 대한 이와 같은 도식은 성상세포종, 뇌실막세포종과 희소돌기아교세포종에도 그대로 적용된다.

성상세포종

성상세포종(astrocytoma)은 뇌의 핵심적 기능을 담당하는 신경세포를 지지하여 신경계를 유지하고 복구하는 세포들이 기원이 된 종양이다. 성상세포종은 모든 일차성 뇌종양 가운데 가장 흔한 유형이며, 발생의 정점을 이루는 연령대는 50대와 60대이지만, 더 젊은 연령대나 더 늦은 연령대에서도 발생한다. 어느 부위에 발생하였나에 따라 임상증상이 결정된다. 수술은 가능하지만, 뇌실질내에서 침윤성으로 발육하는 종양이므로 일반적으로 전체적인 절제는 어렵다.

희소돌기아교세포종

희소돌기아교세포종(oligodendroglioma)은 수초를 생성하는 세포에서 기원된 종양으로, 수초가 있는 뇌의 부위(백색질)를 주로 침범하며, 대뇌의 전두엽에서 호발한다. 비교적 천천히 자라며 석회화를 동반하므로 X-선검사 상 쉽게 식별된다. 석회화로 인한 뇌전증 발작이 나타나며, 주로 30~50대에 호발하며, 양성부터 악성까지 다양하게 존재한다.

뇌실막세포종

뇌실막세포종(ependymoma)은 상의세포종이라고도 하며, 뇌실의 벽과 척수의 안쪽 벽을 이루는 세포들이 기원인 종양이다. 중추신경계의 어디에서나 발견될 수 있으나, 특히 제4뇌실과 측뇌실 인접 부위 및 척수조직 내에서 흔하게 발견된다. 대개 소아에서 호발하며, 5세 전후 그리고 35세 전후로 나타난다. 소아의 경우, 60~70%에서 천막하부(소뇌를 포함하는 부위)에서 발생하며, 성인의 경우는 반대로 60~70%가 천막상부(대뇌를 포함하는 부위)에서 발생한다. 조직학적으로 양성과 악성 두 가지로 나눌 수 있으며, 뇌척수액을 따라 척수강내로 전이할 가능성이 높다. 임상증상은 뇌실 폐쇄로 인해 초래되는데 두통, 구토, 복시, 어지럼증, 운동실조, 시력 변화, 비정상적 운동 및 감각 등이 주로 나타난다. 위치상 수술로 완전히 제거하기가 어려워 방사선치료를 추가하게 된다.

신경종

신경종(neurinoma, 신경초종)은 슈반세포(Schwann cell) 기원의 양성 종양으로, 매우 천천히 자라는 것이 특징이며, 수술로 완치가 가능하다. 12쌍의 뇌신경과 31쌍의 척수신경은 각각 두개골과 척추골의 통로를 통해 신체의 각 부위에 이르고, 이러한 신경의 축삭을 싸고 수초를 형성하는 관상의 구조가 슈반세포이며, 여기서 발생하는 종양들을 말한다. 12쌍의 뇌신경 중 주로 감각신경에서 발생하며, 발생빈도로는 청신경이 압도적으로 많으며, 다음으로 삼차신경과 설인신경 및 안면신경 등에서 발생한다.

척수신경종은 척수 전체에서 고르게 발생한다. 청신경에 발생하는 신경종은 청신경의 전정부문(vestibular portion)에서 발생하는 것이 대부분이며, 40~70대의 성인에게 발생하고 여성에게서 더 호발한다. 대개 이명, 청력 감퇴, 안면 감각 저하 등을 보이며, 종양이 커지면 소뇌기능 장애와 수두증을 유발하여 뇌압상승 증상을 보이게 된다. 이 종양은 팽창성 성장을 하면서 주변 조직을 변위시키지만 미세수술을 통하여 후유증 없이 치료할 수 있어 비교적 예후가 좋은 종양이다.

뇌하수체종양

뇌하수체종양(pituitary tumor)은 뇌하수체전엽 세포에서 발생하는 양성 종양이다. 주로 성인에게 발생하며 여성에게 더 호발하는 종양이다. 뇌하수체전엽이 각종 호르몬을 생성하는 장소이다보니 내분비기능을 가진 것과 갖지 않은 것, 즉, 기능성 선종과 비기능성 선종으로 나뉜다. 기능성 종양에는 프로락틴 분비선종(프로락틴 수치의 상승으로 인한 무월경 및 유즙분비가 주 증상), 성장호르몬 분비선종(성장호르몬의 과다분비로 인한 거인증 또는 말단비대증이 주 증상), 부신피질호르몬 분비선종(부신피질호르몬 분비 증가로 인한 쿠싱증후증이 주 증상)이 있다. 기능성 선종 중에서 많은 것이 프로락틴 생산 종양이며, 그 외 갑상샘자극호르몬 분비선종도 있으나 극히 드물다. 비기능성 선종은 뇌하수체전엽 호르몬을 분비하지 않는다.

뇌하수체종양은 또한 종양의 크기에 따라 미세선종과 거대선종으로 구분되는데, 호르몬의 과다분비로 인한 기능성 종양에서는 미세선종이 흔하고, 호르몬 과다분비에 따른 증상으로 발견되며, 비기능성 종양에서는 대부분이 거대선종으로서 시신경 압박에 의한 시력 감퇴와 시야 축소 또는 두통으로 인해 발견된다. 임상증상은 매우 다양하며 MRI와 뇌하수체자극호르몬에 대한 혈액검사로 진단을 내린다. 뇌하수체가 시신경과 가까이 위치하기 때문에 비정상적 시력상태가 나타나기도 한다. 종양이 자라게 되면 시신경을 압박하게 되어 시야가 좁아지거나 상실되는 증상이 나타나게 된다.

수막종

수막종(meningioma)은 신경교종 다음으로 두 번째로 많은 전체의 20% 정도를 차지하며, 축외 뇌종양 중 가장 발생빈도가 높다. 모든 연령대에서 발생하지만, 주로 중년 여성에게서 많이 발생하는데, 수술만으로도 완치될 가능성이 매우 높은 양성 종양이다. 뇌막인 수막(meninges)의 구성 성분인 지주막세포에서 기원하여 수막종이라 불리며, 지주막세포가 분포한 곳에서는 어디서나 발생하지만, 이들 세포의 밀도가 높은 시상정맥동 주변, 대뇌궁륭부, 뇌바닥, 후두개와 등에서 자주 발생한다.

발생부위에 따라 주변 뇌조직을 압박하는 구조물이 다르므로 나타나는 증상도 다양하다. 수막종은 몇 가지 육안적 특징이 있는데, 대부분 경뇌막에서 발생하여 딱딱한 두개골 때문에 밖으로 자라지 못하고 거의 항상 뇌조직 쪽으로 자란다. 그러나 침습적인 성장이 아니므로 신경학적 장애를 초래하지 않고 종양을 절제할 수 있다. 수막종의 성장속도는 매우 느려서 종양이 진단될 때에는 이미 상당한 크기에 달한 경우와 우연하게 촬영한 뇌촬영에서 발견되는 경우도 드물지 않다. 근치수술로 대부분 10~20년 이상 생존이 가능하나, 절제가 근치적이지 못한 경우, 재발이 흔한 것이 문제이다. 재발을 줄이기 위해 방사선조사 또는 방사선수술이 적용되기도 한다.

전이성 뇌종양

전이성 뇌종양은 종양의 발생부위가 뇌가 아닌 다른 부위인 경우를 말한다. 폐암, 유방암, 신장암, 악성흑색종 등이 뇌로 전이되는 대표적 암들이다. 빈도는 폐암이 가장 높고, 다음으로 유방암 순이며, 다발성으로 발생하는 경우도 많다.

임상증상

뇌종양의 증상은 두개내압항진 증상(비특이적 증상)과 뇌종양이 발생한 위치와 관련된 국소적 증상(특이적 증상)으로 나뉜다.

두개내압항진 증상

일반적으로 어떤 형태의 뇌종양에서도 나타나는 증상으로 두통, 구토, 유두부종이 있는데, 이를 두개내압항진(increased intracranial pressure)에 의한 3대 징후라고 한다. 뇌종양 대상자의 뇌압상승 지표는 맥박수 저하, 혈압상승, 체온상승, 혼미 등이다.

두통

두통은 아침에 심해지는 경우가 많아, 아침 두통(morning headache)이라고도 한다. 두통은 한 부위에만 국한되기도 하고, 넓은 부위에 걸쳐 나타나기도 한다. 간헐적으로 나타나며 시간이 지날수록 두통이 있는 기간이 길어지고, 자세를 바꾸거나 힘을 주면 강도가 더욱 심해진다. 이전에는 전혀 두통이 없었던 대상자에게서 심한 두통이 반복되거나 아침에 두통이 되풀이되며, 빈도나 강도가 증가하면 두개내 종양을 의미할 수 있으므로 검사를 받을 필요가 있다.

오심과 구토

오심과 구토 증상이 발생하는 것은 구토중추가 있는 연수가 압박을 받는 것과 관련이 있다. 구토는 두통에 동반해서 발생하며, 오심을 동반하지 않고 갑자기 토하는 분출성 구토의 특징을 가지고 있다.

유두부종

두 번째 뇌신경, 즉 시신경의 압박은 유두부종을 초래하게 된다. 유두부종의 병태생리적 기전은 분명히 밝혀진 바가 없다. 두개내압의 증가는 눈으로부터의 정맥귀환을 폐쇄시키며, 이로 인해 중심망막정맥으로 혈액이 역류하게 된다. 시신경 원판의 질식이라고도 불리는 유두부종은 두개내 종양 대상자에게서 자주 나타나며, 뇌압상승의 1차적 증상이 된다. 유두부종은 초기에는 시력장애를 초래하지 않으므로 오직 검안경검사를 통해서만 발견할 수 있다. 중증 유두부종이 있는 경우에는 시력저하가 나타나게 된다.

정신상태의 변화

신경계 장애나 신경외과적 장애와 마찬가지로 의식의 변화나 감각의 변화 등이 주로 관찰된다. 혼수, 기면, 혼동, 지남력 상실, 성격 변화와 같은 정신 및 정서상태의 변화가 나타난다.

경련발작

경련발작은 두개내 종양 대상자에게서 흔히 나타나는 증상이다. 경련발작은 부분발작 또는 전신발작 모두 가능하며, 부분발작은 종양의 위치를 파악하는 데 도움이 된다.

국소적 증상

국소적 증상은 뇌의 한 부분이 폐쇄, 자극 또는 압박을 받음으로써 초래된다. 뇌종양에 의한 국소신경 증상의 경우에는 진행성으로 악화되는 것이 특징이다. 또 자극증상으로서 경련발작이 대상자의 30% 정도에서 나타난다. 20세 이후에 경련발작을 처음 일으킨 대상자의 경우, 우선 뇌종양을 의심해야 한다. 국소적 증상은 다음과 같다.

- 국소부위 약화(반부전마비)
- 무감각(anesthesia) 또는 이상감각(paresthesia)과 같은 감각장애
- 언어장애
- 조정장애(비틀거리는 걸음)
- 복시(diplopia)나 시야제한(monopia)과 같은 시력장애

진단검사

뇌종양의 진단은 병력 문진과 신경학적 검사 외에 CT, MRI 등의 영상진단이 중요하다. 최종적인 진단 확정은 수술이나 생검에 의한 병리조직학적 진단이 필요하지만, 수술을 포함한 치료 방침을 결정하는데 있어서는 영상 진단이 필수적이다.

만약 두개내 종양이 의심된다면, CT나 MRI와 같은 비침습적 검사를 시행한다. 다른 질환들은 EEG, 방사핵스캔, 혈관조영술, 요추천자 등으로 배제해 나간다. 정위 생검이 뇌종양의 확진을 위해 시행되며, 이 검사는 적절한 치료를 계획하는데도 도움이 된다. 3차원 영상기술은 종양의 위치를 확인하는데 도움이 되며, 종양을 절제하기 위한 계획을 세우는 데도 유용하다. 양전자방출단층촬영술(PET)은 종양의 생화학적 · 생리적 효과를 조사하기 위해 적용된다.

치료

뇌종양은 외과적으로 제거하는 것이 치료의 원칙이며, 이외에 방사선요법과 화학요법이 보조적인 치료로 이용된다.

방사선요법

방사선용량은 종양의 특성과 방사선을 조사해야 하는 조직의 양, 방사선요법의 목표 등을 고려하여 결정한다. 방사선요법은 주변의 정상 조직을 보호하기 위해 단기간만 적용한다. 중

추신경계의 암 세포는 서서히 분화되는 경향이 있어 종양반응이 오래 걸린다.

다른 의학 분야를 살펴보면, 새로운 치료법과 개선된 장비가 개발되어 치료에 크게 도움이 되고 있는데, 방사선요법의 경우도 마찬가지이다. 새로운 방사선요법과 정교한 장비들이 개발되고 있다. 표 46-4는 뇌종양을 위한 방사선요법의 첨단 장비를 소개하고 있다. 최근 개발된 장비로 풍선 팽창식 도관을 들 수 있는데, 이는 방사성 요오드 125가 종양부위에 직접 닿을 수 있도록 하는 장비이다. 그 밖의 방사선요법으로는 중량 미립자 방사선요법, 급속 신경원 방사선요법, 광역학적 치료, 붕소 신경원 포획치료 등이 있다.

화학요법

다양한 치료법의 하나인 화학요법이 다른 치료법이 적용되기 전·중·후에 적용될 수 있다. 화학요법이 뇌종양의 치료로 사용되기 위해서는 통과가 어려운 혈액뇌장벽안으로 유입이 되어야 한다. 혈액뇌장벽이 항암제가 뇌로 유입되는 것을 차단하는 부분에 대해서는 어느 정도 진전이 있는데, 그 중 한 가지는 혈액뇌장벽을 개방하는 물질을 사용하는 것과 삼투성 이뇨제인 만니톨이 혈액뇌장벽을 붕괴시켜 약물이 고농도 상태가 되도록 하는 것이다. 또한 혈액뇌장벽을 통과하는 새로운 항암제가 개발되어 사용되고 있으며, 어떤 약물의 경우는 뇌척수액과 직접 결합하여 뇌종양에 영향을 주기도 한다. 테모졸로마이드(temozolomide)는 가장 많이 사용되는 약물로 뇌종양에 효과적인 것으로 알려져 있다. 카무스틴(carmustine)과 로뮤스틴(lomustine) 등은 테모졸로마이드 치료가 실패한 경우에 흔히 사용되는 약물이다.

뇌종양을 위한 항암제는 경구투여, 정맥주입, 동맥내 주입, 뇌실내 주입, 뇌종양내 주입, 경막하 주입 등의 방식으로 투여하며, 인체 내부에 이식하는 장비를 이용하기도 한다.

수술요법

뇌종양 수술의 첫번째 목표는 종양 조직을 확인하고, 종양의 종류를 정확히 진단한 후, 그에 따른 치료 방침을 세우는 것이다. 두번째 목표는 가능한 한 뇌신경장애를 일으키지 않는 한도 내에서 최대한 종양을 많이 제거하는 것이다.

치료목적

수술로 종양을 제거하거나 크기를 줄여줌으로써 종양에 의한 주변부의 신경압박을 완화시키고 상승된 뇌압을 낮아지게 함으로써 대상자의 증상을 개선시킬 수 있다. 하지만 악성도가 높은 경우나 뇌의 중요한 부위에 위치하여 완전 절제가 힘든 경우에는 방사선요법이나 화학요법 등의 보조적인 치료법을 함께 시행한다. 이 경우에도 수술로 종양의 크기를 줄일수록 보조적인 치료법의 효과가 증가하므로 수술적 치료는 매우 중요하다.

표 46-4 뇌종양 치료를 위한 방사선요법

종류	설명
뇌전증성 방사선 (단거리요법, 종양 임플란트, 종양 발아)	• 일시적 또는 영구적으로 종양 기저에 방사성 물질을 삽입한다. • 주변 조직에 최소한의 효과를 주며, 2차적인 부종과 충혈 때문에 일반적으로 큰 종양에는 권유되지 않는다. • 임플란트를 위해 수술적 절차가 요구된다. 방사선 물질로부터 대상자를 보호해야 하며, 가족이나 임상실무자에게 노출되는 것을 예방하기 위해 격리되어야 한다.
정위 방사선수술, 정위 방사선요법	• 해당 종양의 위치를 삼차원적으로 파악하여 작은 크기의 종양에 정확하게 고용량 방사선을 조사하는 일회성 절차를 말한다. • 감마나이프, 사이버 나이프, 선형 가속기, 사이클로트론 가속기 등이 방사선을 조사하기 위해 사용된다. • 크기가 작고 원형이며 경계가 분명한 종양에 사용하면 가장 좋은 결과를 얻을 수 있다. • 피콕법은 정위법, 방사선수술, 컴퓨터 등의 기술이 연합하여 종양에 방사선이 정확히 조사되도록 하며 종양을 둘러싸고 있는 신경이나 혈관과 같은 중요한 부위의 방사선조사를 피할 수 있게 한다.
방사선 민감성 치료	• 종양이 방사선요법이나 다른 치료에 더욱 민감해지도록 하기 위해 다양한 약물이 사용된다.
수술 중의 방사선조사	• 수술을 위해 종양이 노출된 동안 직접 조사한다.
공형 방사선조사	• 종양의 모양과 일치시키기 위해 외부 고용량 방사선을 적합시킨다. • 목표는 전체 종양에 일정한 용량의 방사선이 조사되도록 하기 위한 것이다.
방사선 단일클론항체	• 종양세포를 줄이기 위해 복제된 항체이다.

진단목적

치료목적 이외에 진단목적으로도 수술요법이 적용된다. 방사선검사에 의해 뇌종양이 밝혀지면, 정확한 진단을 위해 생검을 하게 되고, 생검을 통해 얻은 정확한 진단으로 치료방침을 결정하게 된다.

개두술

종양을 제거하기 위해 두개골을 여는 수술 방법을 개두술(craniotomy)이라고 한다. 두개절제술(craniectomy)은 함몰된 경우에 시행한다. 수술 전 또는 수술 후 뇌척수액이나 혈액의 배액을 위해 천두공을 통해 도관을 뇌실내로 삽입하는 뇌실개두술이 시행되기도 한다. 종양을 제거한 후 넓은 사강이 남게 되는 경우는 그 부위의 배액을 위해 배액관을 사용한다.

경접형동 뇌하수체절제술

뇌하수체 종양을 가진 대상자는 종양을 절제하기 위해 경접형동 뇌하수체절제술(transsphenoidal hypophysectomy)을 받게 된다. 경접형동 접근이 가장 직접적으로 뇌하수체 종양에 접근하는 방식이며, 이는 두개골의 기저부에 있는 접형골을 통해 접근하는 것을 말한다. 이 수술은 코를 통해 내시경을 삽입하여 시행하거나 윗입술의 안쪽과 잇몸이 만나는 부위를 절개하여 이곳으로 내시경을 삽입하여 시행한다(그림 46-2). 수술 후에는 코를 패드로 막을 수도 있다. 경접형동을 통해 뇌하수체 종양에 접근하기 어려운 경우는 개두술을 시행하여 종양을 절제해야 한다.

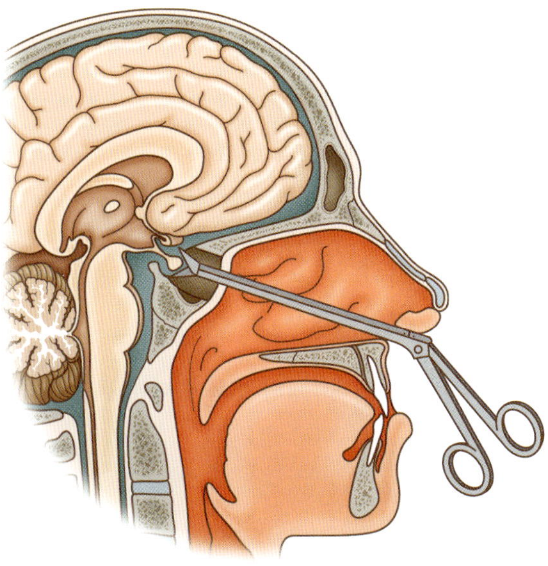

그림 46-2 ■ 뇌하수체종양 제거를 위한 경접형동 접근

뇌하수체절제술 후 간호

경접형동 뇌하수체절제술 후의 주된 간호는 구강과 절개부위를 보호하는 것이다. 자주 구강청결을 제공하며, 구강점막의 습도를 유지하기 위해 가습기를 사용한다. 코의 패드(무스타치 드레싱)를 자주 사정하여 출혈 여부나 뇌척수액의 누수 여부를 확인한다. 또한 가능한 한 코를 풀거나 재채기를 하지 않도록 교육한다.

뇌하수체절제술의 심각한 합병증으로 요붕증을 들 수 있다. 대부분의 경우 요붕증은 일시적인 현상이지만, 뇌하수체 줄기에 해당하는 부분을 모두 절제하거나 손상을 입었다면 요붕증은 영구적인 문제가 된다. 요붕증은 항이뇨호르몬 분비가 저하됨으로써 유발되며, 임상증상으로 다뇨와 다갈이 나타난다. 요붕증을 경험하는 대상자는 비중 1.005 이하의 희석된 소변을 하루 2~5L씩 배출한다. 대상자는 혈액 또는 소변나트륨 검사와 혈액삼투압 검사를 시행한다. 만약 적절하게 치료를 받지 않으면 탈수가 급격히 진행되어 저혈량성 쇼크와 같은 순환계의 허탈상태가 발생하며, 뇌 안의 수분이동으로 고장성 뇌장애가 발생한다. 일반적인 치료는 우선 수분대체요법을 시행하고, 바소프레신(피트레신)을 정맥으로 주입하거나 흡입하도록 한다. 요붕증이 오래 지속되는 경우에는 데스모프레신을 경구로 투여한다. 또한 만성 요붕증 대상자를 위해서는 장기간 약리작용이 지속되는 약물이 처방된다.

간호

수술 전 간호

신경외과 병동의 간호사는 수술 전 교육부터 시작하게 된다. 수술 동안과 수술 후 대상자의 간호에 다양한 변화가 있을 수 있으므로 간호사는 이에 대해 준비해야 한다.

수술 전 사정은 일상적인 사정을 포함하여 상세한 과거력을 조사하는 한편, 신체검진을 시행하여 수술 후와 비교할 수 있는 기초자료를 마련한다. 간호사는 다음의 자료를 기록하거나 수집해야 한다.

- 두통, 오심 및 구토, 국소적 결손과 같은 임상증상 여부
- 활력징후, 의식 정도, 사람 · 장소 · 시간에 대한 지남력, 지시에 따를 수 있는 능력, 동공의 동질성, 크기, 반응, 조정, 빛에 대한 반응, 안구의 외안근운동, 뇌신경기능
- 사지의 길이, 움직임, 감각, 제한된 움직임이나 과도한 움직임 관찰, 회내 이동, 악력, 배측 굴곡과 족저 굴곡, 부전마비나 마비, 비정상적 감각

- 정신상태, 문제해결 장애, 기억력 제한, 행동변화 등

수술 전 중재는 다른 수술을 받기 전과 동일하다. 갑작스러운 암 진단과 혹은 그 가능성은 대상자나 가족에게 불안감을 일으킨다. 얼마나 오래 집중치료실에 있게 되는지 여부와 드레싱, 부종, 멍 등으로 인해 외모가 어떻게 바뀌게 되는지 등의 필요한 사항에 대해 자세히 설명한다.

수술 후 간호

두개내 수술 후의 일반적인 합병증은 다른 수술을 받은 후와 크게 다르지 않다. 반상출혈과 안구 주위 부종이 일시적으로 나타난다. 이러한 변화가 얼굴과 눈의 전체적인 모습에 영향을 주게 되므로 가족과 대상자가 두려움을 느낄 수 있다.

■ 간호진단

개두술 후 부종이나 출혈과 관련된 비효과적 뇌조직 관류의 위험

기대결과

대상자의 뇌압이 15mmHg 이하, 중심동맥압은 70mmHg 이상, 뇌조직 관류압은 50mmHg 이상이다. 활력징후는 안정적이며, 뇌압 상승이나 뇌이탈의 증상이 없고, 체온은 38.5℃ 이하를 유지할 것이다.

간호중재

- 신경계 상태와 활력징후를 자주 사정하고 기준 자료와 비교한다. 의식수준의 변화는 뇌압 상승의 1차 증상이다.
- 침상머리를 30°로 올려준다. 머리의 상승은 정맥배출을 용이하게 하여 부종을 감소시킨다.
- 머리와 목의 중립적 배열상태를 유지한다. 중립적 배열은 정맥배출을 용이하게 하며 부종을 감소시킨다.
- 자세를 천천히 변경한다. 자세를 급하게 변경하는 것은 뇌혈류와 압력을 증가시킨다.
- 발살바조작(Valsalva maneuver)을 피한다. 기침, 침상에서 움직이기, 복압을 상승시키는 것은 모두 뇌압을 상승시킨다.
- I/O를 자주 모니터링한다. 과도한 수분은 부종을 증가시키고, 탈수는 뇌동맥 혈량을 감소시킨다.
- 맥박산소측정 및 동맥혈액가스를 모니터링한다. 대뇌는 산소 부족에 민감하므로, 저산소증 시작 후 수분 내에 손상이 올 수 있다.
- 개입과 자극을 최소화하여 환경적 스트레스를 감소시킨다. 소음과 잦은 개입은 뇌압을 상승시킬 수 있다.
- 처방에 따라 스테로이드를 투여한다. 스테로이드는 뇌부종을 감소시킨다.
- 처방에 따라 항경련제를 투여한다. 경련은 흔히 뇌수술의 후유증으로 인해 발생한다.

평가

부종의 원인과 출혈양에 따라 뇌압을 조절하는데는 수 시간에서 수 일이 소요될 수 있다.

■ 간호진단

부종 및 수술적 절제로 인한 신경계 변화와 관련된 두개내 적응능력 감소

기대결과

뇌압이 조절됨으로써 대상자가 두개내 적응력이 있음을 보여줄 것이다.

간호중재

- 시간마다 글래스고혼수척도(GCS) 사정과 기타 다른 신경계 사정을 수행하여 기준 자료와 비교한 후 변화를 보고한다. 시간마다 관찰을 하는 것은 변화가 발생했을 때 조기중재를 가능하게 한다.
- PO_2를 85mmHg 이상, PCO_2 25~30mmHg로 하여 기도를 유지한다.
- 멸균상태와 뇌척수액 배액의 개방성을 유지하고 뇌척수액의 색을 모니터링한다. 뇌척수액 배액은 무균적이어야 한다. 뇌척수액 배액이 막히게 되면 뇌압이 상승하게 된다. 배액 조절판의 트라구스를 뇌실과 같은 수준에 두는 것은 정상 뇌압과 일치시켜 그 수준에서 유지하도록 하기 위함이다.

평가

부종이나 조직 손상의 정도에 따라 다르지만, 두개내 용량 및 뇌압의 변화에 대한 뇌의 정상적인 적응에는 72시간 정도가 소요된다.

■ 간호진단

신체상, 역할수행, 기대수명의 변화에 대한 두려움과 관련된 비효과적 대처

기대결과

자기가치에 대한 표현, 자기가치적 행동, 의존적 행동의 감소 등을 통해 대상자의 개인적 대처가 증진될 것이다.

간호중재

- 대상자의 욕구를 미리 예측한다.
- 대상자가 대처를 위해 준비하는 것에 대해 격려한다. 긍정적 격려는 대상자가 독립심을 갖도록 이끈다.
- 대상자로 하여금 자신의 감정과 이슈를 환기하고 표현할 기회를 제공한다. 문제-해결적 대처는 감정에 대한 표현으로부터 시작된다.
- 치료적 관계는 형성하는 것보다 유지하는 것이 더 쉽기 때문에 정해진 의료진에 의한 일관된 치료와 간호를 제공한다.
- 신뢰적 관계 형성을 위해 약속은 반드시 지킨다.

평가

대상자의 대처능력은 좋아지기도 하고 나빠지기도 한다. 예후의 변화에 잘 대처하는 기간과 그렇지 못한 기간이 있다는 것을 예상한다.

■ 간호진단

불확실한 미래나 예후와 관련된 불안

기대결과

대상자의 불안감이 감소되면서 자신의 두려움이나 우려에 대해 개방적으로 표현할 것이다.

간호중재

- 정보를 반복해서 제공한다. 대상자나 가족에게 자신의 걱정이나 의문을 글로 써보도록 한다. 종양의 종류, 위치, 운동 및 감각 결여에 따라 대상자는 특별한 기능소실과 악성종양의 가능성과 직면하게 되므로 처방된 치료 및 간호계획을 이해하도록 정보를 제공하고, 설명한다.
- 대상자, 가족, 의료진 사이의 개방된 의사소통을 격려한다. 뇌종양의 진단은 대상자와 가족의 모든 적응기전의 작동을 멈추게 할 수 있다.
- 대상자가 원한다면 종교 모임에 참여하도록 한다. 영적 지지는 대상자, 가족 및 친구들에게 질환으로 인해 힘든 시기 동안 매우 중요하다.

평가

짧은 기간동안은 불안감이 조절될 수 있다. 그러나 기대와 다른 치료결과나 반응으로 불안감이 증가될 수도 있다.

■ 간호진단

기능상실, 이전의 능력상실, 뇌종양과 수술로 인해 인생의 상실과 관련된 슬픔

기대결과

대상자는 자신의 감정을 표현하고 희망을 유지하며, 신체기능의 변화로 인한 문제를 규명하고 예상되는 문제에 대해 도움을 요청할 것이다. 자신의 미래에 대해 현실적인 계획을 수립하는 등의 접근을 통해 건강한 애도 단계를 밟아 나갈 것이다.

간호중재

- 현실을 인식하도록 하되 받아들이도록 강요하지는 않는다. 현실에 대한 부정은 강한 방어기전이다. 대상자 스스로 준비가 되면 현실을 바라볼 것이다.
- 대상자에게 감정을 타인과 나눌 수 있도록 충분한 시간을 주고 대상자나 가족과 감정이나 걱정에 대해 서로 얘기할 수 있도록 한다.
- 만약 현실을 부정하는 것이 대상자에게 이롭다면, 대상자의 말을 부정하지 말고 경청한다. 모든 대상자가 자신의 질환을 받아들이는 것은 아니라는 점을 이해하는 것이 중요하다. 어떤 대상자들은 완전히 부인하는 상태에 머물러 있을 수 있다.
- 감정을 수용하고 대상자나 가족이 자신들의 감정을 분명히 느끼고 표현할 수 있도록 한다.
- 현실적 목표와 미래에 대한 지각을 사정한다. 미래에 대한 부정확한 지각은 미래에 대한 계획을 세우는 것을 지연시키거나 막을 수 있다.
- 대상자로 하여금 스스로 수행하기를 원하는 활동의 리스트를 작성하도록 한다.

평가

대상자와 가족이 상실감이나 임박한 죽음에 대해 각기 다른 대처를 할 수 있다는 것을 예상한다. 대상자는 전형적인 애도단계를 순서대로 밟아 나갈 수도 있고, 전진과 후진을 반복하는 방식으로 애도단계를 밟아 나갈 수도 있다.

척수종양

척수종양(spinal tumor)은 두개내 종양의 본질과 기원에서는 유사하지만, 상대적으로 덜 발생한다. 일반적으로 청년 또는 중년에서 가장 호발한다. 척수종양은 수막, 신경근, 추골(수질외), 척수실질내(수질내)에서와 같이 척수의 바깥에서 발생한다. 신경섬유종과 수막종이 가장 흔한 척수종양이다. 둘 다양성이므로, 수술할 수 있고 초기에 제거된다면 영구적 손상을 초래하지 않는다.

척수종양의 임상증상은 그 위치에 따라 다양하다. 수질의 종양은 척수나 해당 신경근의 일부를 압박하거나 척수에 공급하는 혈관을 막음으로써 증상이 나타난다. 척수압박의 초기 특징은 통증, 감각소실, 근육약화, 근육소모를 포함한다. 점진적인 척수압박은 병소 수준 아래의 경련성 쇠약, 감소된 감각, 증가된 반사 등의 증상을 초래한다. 경추 수준에서의 심각한 척수압박은 척수기능을 파괴하고 사지마비를 초래한다. 또한 흉추와 요추 수준에서의 압박은 하지마비를 초래한다.

수질내 종양은 더 다양한 임상증상을 초래한다. 고위 수준의 경수 병소는 경련성 사지마비와 감각변화를 일으킨다. 척수의 아래 쪽에 있는 종양은 해당수준의 기능과 관련된 운동과 감각변화를 일으킨다.

의학적 진단은 모든 일반적인 신경학적 검진이 끝난 후에 내려진다. 진단검사로는 CT나 MRI를 시행한다.

척수종양에 대한 중재는 대개 수술요법이나 방사선요법 또는 모두가 해당된다. 척수나 신경근의 압박이 명백하다면 즉시 수술을 시행해야 한다. 특히 종양이 양성이고 피막에 쌓여있다면(수막종, 지방종), 수술을 통해 뚜렷한 개선이나 완전한 기능회복이 가능하다. 그러나 척수괴사가 발생되었다면 기능적인 개선은 어렵다. 수질내 종양의 완전한 외과적 제거는 힘들지만, 방사선에 의한 부분절제는 대상자의 상태를 증진시킨다.

UNIT 9

내분비계 장애

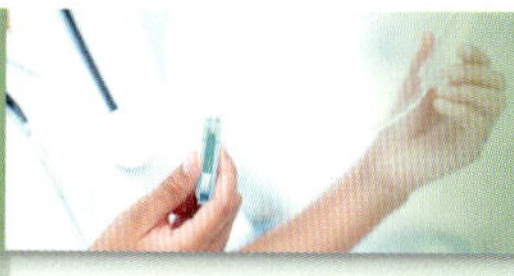

CHAPTER 47

Assessment of Endocrine System

내분비계 사정

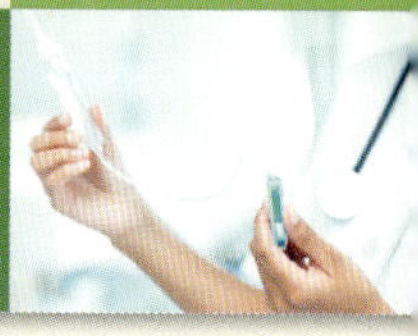

학습목표

1. 내분비계의 구조와 기능을 설명한다.
2. 내분비계 기능장애 확인을 위한 건강력 수집과 수행방법을 설명한다.
3. 내분비계 기능장애 조사를 위한 진단검사를 기술하고, 그 결과의 의미와 간호적용을 설명한다.

내분비계는 신경계와 함께 신체의 항상성(homeostasis)을 유지하는데 기여한다. 내분비계는 호르몬이 혈액을 통해 이동하여 신체의 내적환경을 조절하는데 관여하게 되고, 이러한 과정은 작용을 일으킬 때까지 일정 시간이 걸리게 된다. 반면, 신경계는 뉴론(neuron)과 연결되어 신경전달물질에 의해 빠르고 정확한 반응을 하게 되고, 외부환경과의 조정 역할을 하게 된다(표 47-1).

내분비계는 신체의 항상성 유지와 더불어 생식과 발달에서 중요한 역할을 하는 호르몬을 생산·분비하는 선(gland)과 조직으로 구성되어 있다. 따라서 내분비계는 신체의 대사와 밀접한 관련이 있고 대사과정은 생명의 기초 작용으로, 세포를 성장하거나 재생산하도록 하고, 구조를 유지하고 환경에 반응하도록 한다.

내분비계는 대사작용의 균형, 재생산, 수분과 전해질 균형 및 영양흡수를 조정한다. 대사작용은 갑상샘과 함께 코티솔과 에피네프린에 의해 영향을 받는다. 성장발달은 일명 somatotropin이라 불리는 성장호르몬과 함께, 갑상샘호르몬과 인슐린유사 성장인자(insulin-like growth factors) 및 뚜렷한 영향을 미치는 성호르몬에 의해 조절된다. 혈당은 인슐린, 글루카곤과 대사호르몬인 코티솔, 성장호르몬과 에피네프린에 의해 조절된다.

구조와 기능

내분비(endo, within) 조직은 전신에 퍼져 있으며, 표적조직에서 작용하도록 혈액에 의해 운반되는 화합물질(호르몬)을

표 47-1 신체의 항상성 유지와 관련된 내분비계와 신경계

	해부적	화학물질	작용거리	반응속도	작용기간	작용
내분비계	연결선이 없음	호르몬	길다	느리다	지속적	느리고 다양
신경계	연결선이 있음	신경전달물질	짧다	빠르다	순간적	빠르고 정확

분비한다. 이것은 땀이나 췌장의 펩티다아제(peptidase)와 같이 통로(duct)를 통해 상피로 분비하는 외분비(exo, outside) 조직, 표적조직에 도달하기 위해 혈액의 도움을 받지 않는 부분비(para, around) 세포와 대비된다.

혈액으로 분비된 호르몬은 정보매개인자 중 하나로 표적기관에서 직접 핵에 작용하는 경우도 있고, 매개인자를 경유하여 핵에 정보를 전달하는 경우도 있다. 이러한 인자가 상대에게 전달되는 경우, 이를 받아들이는 쪽을 수용체(receptor)라고 한다. 각 수용체는 인자 특이적 결합기능을 가지고 정보를 주고받게 된다. 호로몬의 작용은 이렇게 수용체와 결합함으로써 발생하게 된다. 대부분의 호르몬은 그 수용체를 세포막 표면에 가지고 있지만, 일부 호르몬은 세포질 내와 핵 내에 그 수용체를 갖는다. 일반적으로 수용체가 세포막에 있는 경우에는 세포막에서 핵까지 사이에 2차 전달자(second messenger)가 관여하게 된다. 이러한 2차 전달자는 효소를 활성화시켜 매우 빠르게 반응하고, 작용시간은 짧은 특징을 가지고 있다(그림 47-1).

일반적으로 호르몬은 분자구조에 의하여 다음과 같이 구분된다.

스테로이드

스테로이드(steroids)는 콜레스테롤(cholesterol)에서 얻어지고 물에 잘 녹지 않는다. 분비 후 운반체단백질(carrier protein)에 의하여 혈액으로 운반된다. 스테로이드는 표적조직의 세포막을 통과하여 확산되고, 세포질 결합단백질과 결합한다. 그리고 스테로이드 결합단백질 복합체는 핵 속으로 들어가 deoxyribonucleic acid (DNA) 복사제를 변화시킨다. 스테로이드의 효과는 몇 분에서 몇 시간 후에 나타난다.

펩티드

단백질과 폴리펩티드는 내분비조직의 내형질세망(endoplasmic reticulum, ER)에서 합성되며 소포로 분비된다. 혈액으로 운반된 후, 표적조직의 세포막수용체에 붙어 2차 전달자 체계 또는 이온통로를 활성화시킨다. 인슐린과 같은 펩티드호르몬은 보통 반응시간이 빠른 편이다.

아미노산 유도체

티로신 유도체로는 갑상샘호르몬과 카테콜아민(epinephrine, norepinephrine, dopamine) 등이 있다. 갑상샘호르몬은 스테로이드와 비슷하게 DNA 합성에 변화를 주지만, 카테콜아

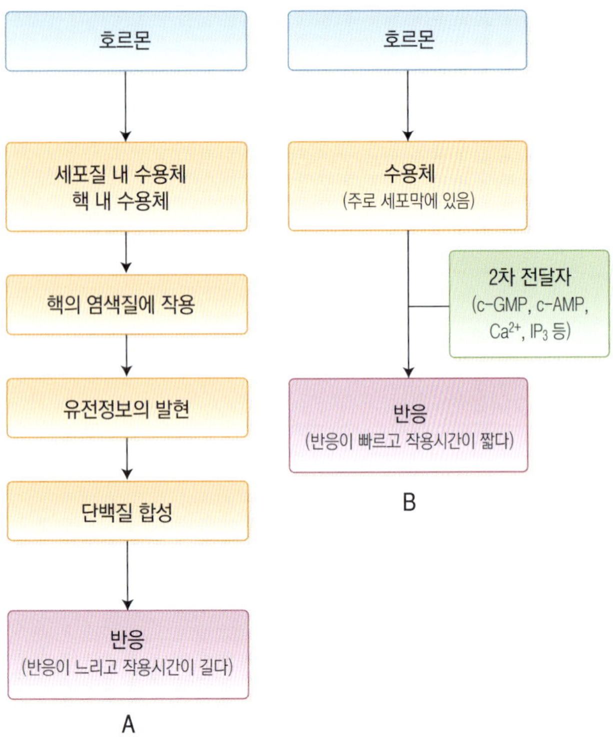

그림 47-1 ■ 호르몬의 반응과정. A: 스테로이드호르몬, 갑생샘호르몬. B: 아민호르몬, 펩티드호르몬, 단백질호르몬 등

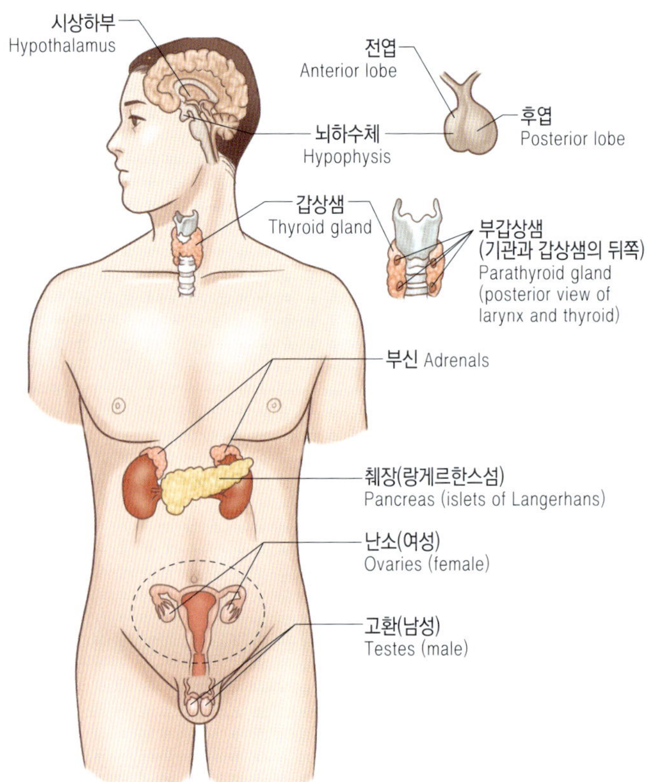

그림 47-2 ■ 내분비계의 주요 기관

민은 펩티드와 비슷하여 세포막 수용체에 붙어서 작용한다.

주요 내분비기관인 뇌하수체, 갑상샘, 부갑상샘, 췌장, 부신과 생식선의 위치를 제시하였다(그림 47-2). 신장(레닌과 적혈구생성인자), 심장(심방나트륨 배설 촉진펩티드), 임신부의 태반[융모성선자극호르몬(HCG), 에스트로겐(estrogen), 프로게스테론(progesterone), 성장호르몬(growth hormone), 소마토마모토로핀(somatomammotropin)]을 포함한 다른 기관도 중요한 내분비기능을 한다.

시상하부와 뇌하수체

뇌하수체(hypophysis)는 크기가 작고(1g) 뇌하수체줄기(hypophyseal stalk)에 의해 시상하부에 연결되어 있다(그림 47-3). 뇌하수체는 조직학적으로 세 가지로 나뉘며, 두 부분은 호르몬을 분비한다.

1. 뇌하수체전엽(선하수체)은 여러 가지 분비세포 형태를 가진 선조직으로, 주인선(master's gland)이라고도 한다.

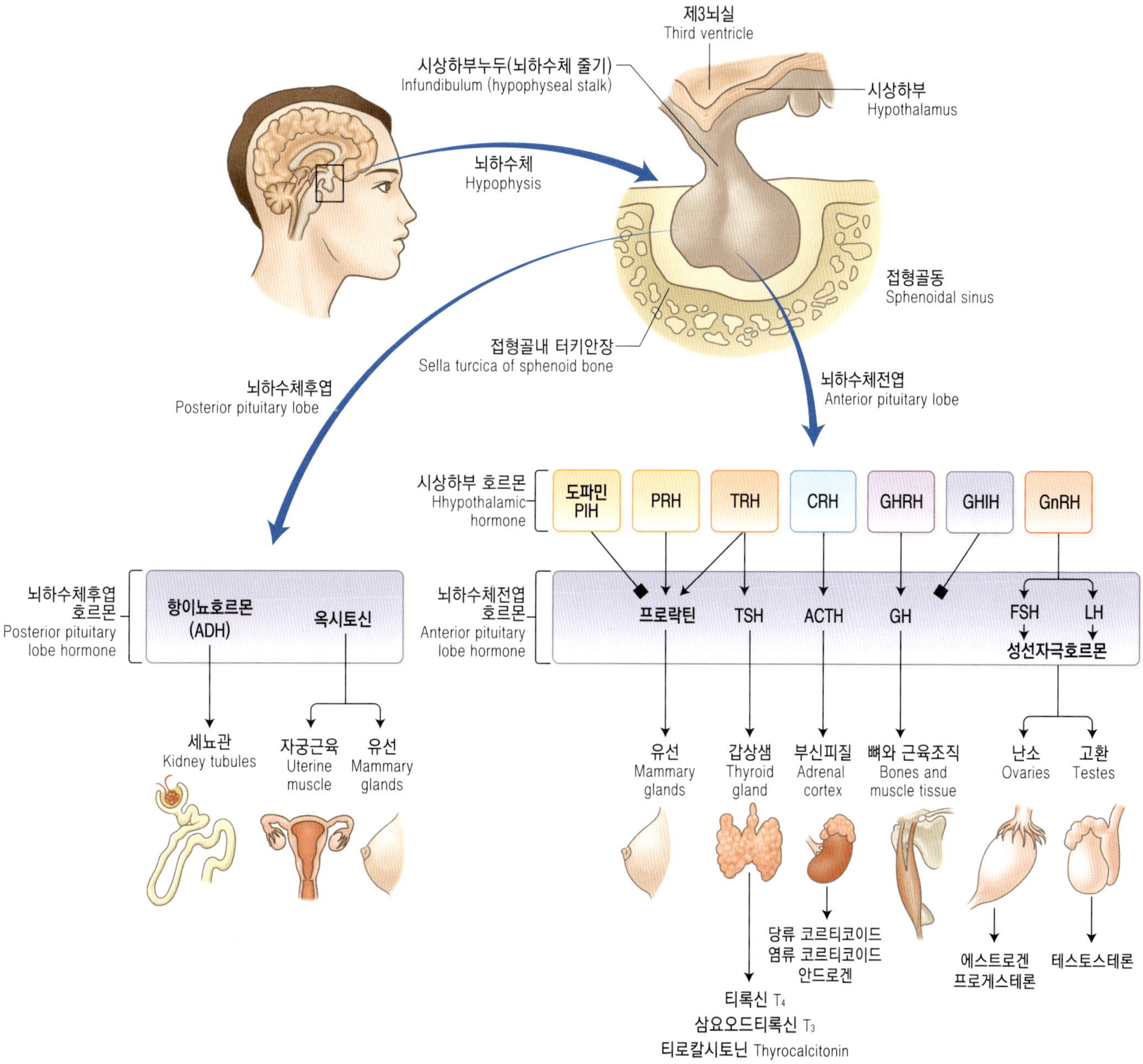

그림 47-3 ■ 시상하부, 뇌하수체, 표적조직

PIH= prolactin inhibiting hormone; PRH= prolactin releasing hormone; TRH= thyrotropin releasing hormone; CRH=corticotropin releasing hormone; GHRH= growth hormone releasing hormone; GHIH=growth hormone inhibiting hormone; GnRH= gonadotropin releasing hormone; ADH= antidiuretic hormone; TSH= thyroid stimulating hormone; ACTH= adrenocorticotropic hormone; GH= growth hormone; FSH=follicular stimulating hormone; LH= luteinizing hormone

2. 뇌하수체후엽(신경하수체)은 시상하부 세포에서 나온 신경교세포(glia cells)와 축삭말단(axon terminal)을 포함한 신경조직이다.
3. 중간부분(pars intermedia)은 생리학적으로 중요하지 않으며 사람에게는 퇴화된 기관이다.

시상하부(hypothalamus)는 뇌하수체의 배측에 놓여 있고, 뇌하수체전엽과 뇌하수체후엽의 호르몬분비를 조절한다. 뇌하수체줄기는 시상하부에서 뇌하수체로 연결하는 두 가지 길을 가지고 있는데, 혈액의 호르몬 농도를 감지하여 자극호르몬이 해당기관에서 호르몬방출을 하게 되는 경우와 신경과 직접 연결되어 신경에서 분비되는 호르몬이 저장되어 있다가 직접 호르몬을 방출한다.

뇌하수체전엽에서의 호르몬분비는 전신동맥혈류가 시상하부로부터 뇌하수체자극호르몬을 함유한 혈액이 뇌하수체 안의 문맥혈관(시상하부-뇌하수체문맥계)을 통과한다. 시상하부-뇌하수체문맥계(hypothalamic-hypophyseal portal system)는 시상하부와 뇌하수체전엽 사이에서 혈관을 연결한다. 문맥혈은 뇌하수체전엽의 모세혈관까지 뇌하수체자극호르몬을 이동시켜 뇌하수체전엽의 자극호로몬을 정맥으로 방출하게 된다. 이러한 혈액공급은 시상하부에서 분비되는 방출호르몬(releasing hormone)과 억제호르몬(inhibiting hormone)이 뇌하수체전엽의 표적세포에 도달될 때까지 농도를 유지시킨다(그림 47-4).

뇌하수체전엽은 성장호르몬과 부신피질자극호르몬(ACTH), 여포자극호르몬(FSH), 갑상샘자극호르몬(TSH), 황체호르몬(LH)과 프로락틴을 분비하고 저장한다.

뇌하수체후엽은 호르몬을 직접 합성하지 않고, 시상하부에 있는 뉴론들에서 만들어진 신경호르몬[항이뇨호르몬(바소프레신)과 옥시토신]을 저장해 두었다가 필요할 때에 분비한다. 신경분비 뉴론의 끝이 후엽의 모세혈관까지 뻗어있어 전신에서 유입되는 혈액의 삼투압을 감지하여 적정량의 항이뇨호르몬을 정맥으로 내보내게 된다. 세포체는 시각로 상핵과 뇌실 측핵에 있고 축삭은 뇌하수체후엽에서 끝나며, 축삭말단은 다른 신경원과 시냅스를 이루기보다는 호르몬을 분비한다. 뇌하수체후엽은 신경교성 세포(glia-like cells)로서 신경말단을 지지하며 영양분을 공급한다. 옥시토신과 항이뇨호르몬(ADH)은 시상하부에서 합성되며, 분비를 위해 뇌하수체후엽으로 이동한다(그림 47-5).

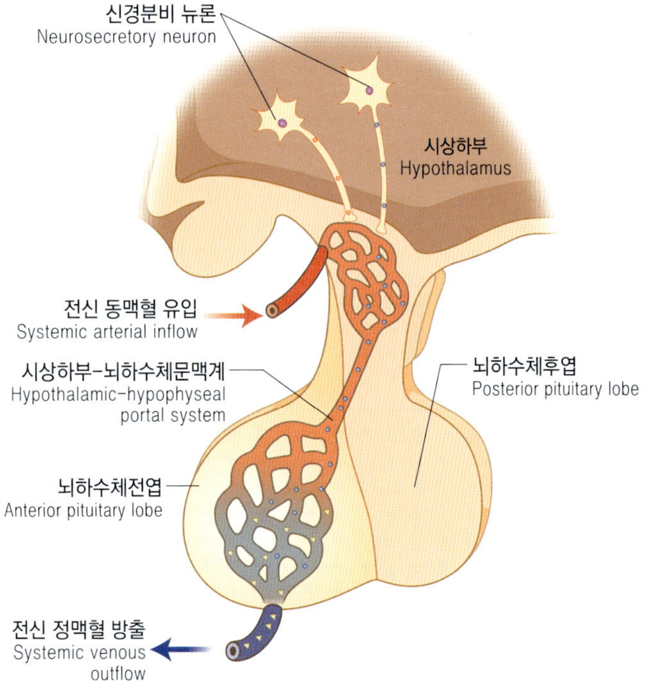

그림 47-4 ■ 뇌하수체전엽의 호르몬 분비

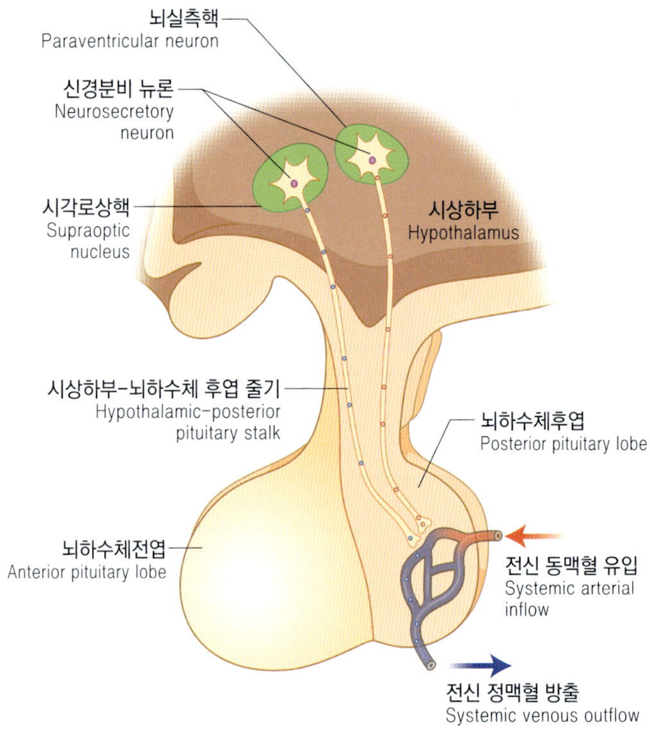

그림 47-5 ■ 뇌하수체후엽의 호르몬 분비

갑상샘과 부갑상샘

갑상샘(thyroid gland)은 목에 위치하며 윤상연골의 바로 아래에 H 모양을 하고 있다(그림 47-6). 우엽과 좌측 측면엽은

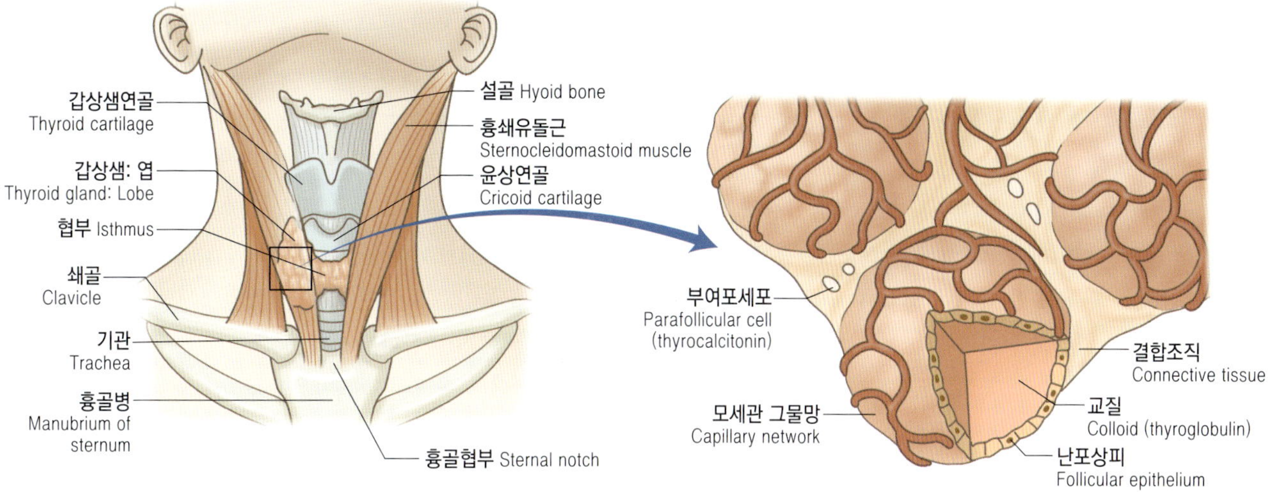

그림 47-6 ■ 갑상샘의 외관과 미세구조

기관지의 양측에 놓여 있다. 각 엽은 얇은 조직덩어리(협부)로 연결되어 있고, 기관지 위로 뻗어 있다. 각 엽은 불규칙한 모양의 소엽으로 구성되어 있고, 소엽은 젤리 같은 교질(colloid) 형태의 요오드 함유물질로 찬 다수의 여포로 구성되어 있다. 교질의 주성분은 갑상샘호르몬의 저장형태인 티로글로불린(thyroglobulin)이다. 부갑상샘(parathyroid gland)은 네 개의 작은 샘을 이루며 갑상샘에 부착되어 있다.

췌장

췌장은 혈당을 조절하는 세 가지 호르몬을 분비하는 랑게르한스섬(islets of Langerhans)을 가지고 있다. 즉, (1) 알파세포(alpha cells)는 글루카곤(glucagons)을 분비하고, (2) 베타세포(beta cells)는 인슐린(insulin)을 분비하고, (3) 델타세포(delta cells)는 시상하부에서 분비된 성장호르몬을 억제하는 것으로 규명된 소마토스타틴(somatostatin)을 분비한다. 이러한 세포들이 섬 안에서 가깝게 근접해 있는 것은 인슐린이 글루카곤의 분비를 억제하고, 소마토스타틴이 인슐린과 글루카곤의 분비를 억제함으로써 췌장의 분비조절을 가능하게 한다.

부신

부신(adrenal gland)은 신장의 상단에 놓여있는 한 쌍의 내분비선이다. 부신은 바깥부분의 피질과 안쪽의 수질로 나누어진다(그림 47-7).

피질(cortex)은 3개의 구역으로 나누어진다. 바깥부분의 사구대(zona glomerulosa)는 염류코르티코이드(aldosterone, mineralocorticoid)를 분비한다.

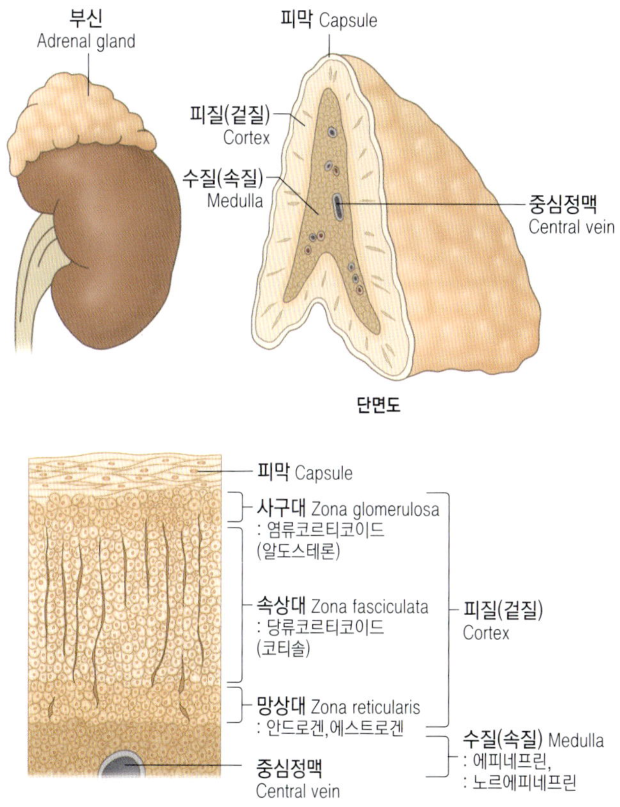

그림 47-7 ■ 부신의 외관과 미세구조

중간층의 속상대(zonafasciculata)는 당류코르티코이드(cortisol)를 분비하고, 안쪽의 망상대(zona reticularis)는 성호르몬(androgen, estrogen)을 분비한다. 코르티코스테론(corticosterone)과 디옥시코르티코스테론(deoxycorticosterone)은 적은 양이 분비되고, 당류코르티코이드(glucocorticoid)와 염류코르티코이드(mineralocorticoid)에 영향을 준다. 부신코르티코이드호르몬은 콜레스테롤로부터 합성된 스테로이드이다. 합성 효소가 부족하면 다른 부신호르몬이 과도하게 생산될 수 있다. 부신피질 분비를 증가시키는 자극은 피질층을 비대하게 한다.

부신수질(adrenal medulla)의 기능은 교감신경에 의하여 카테콜아민(epinephrine, norepinephrine)을 분비한다. 카테콜아민 분비의 약 80%가 에피네프린이나 이러한 비율은 부신의 자극에 따라 다양하게 나타난다.

내분비계의 기능

호르몬의 분비 조절은 크게 3가지 형태로 진행된다. (1) 음성되먹임고리(negative feedback loop), (2) 일주기리듬(diurnal rhythm, circadian rhythm), (3) 신경내분비 반응(neuroendocrine reflex). 이중 호르몬은 일반적으로 음성되먹임고리에 의해 조절된다.

음성되먹이고리는 자극호르몬을 방출하여 표적기관을 자극한 결과, 호르몬이 정상수준에 도달하게 되면 호르몬분비를 억제하게 된다. 예를 들면, 갑상샘호르몬의 경우 뇌하수체전엽에서 갑상샘자극호르몬이 방출되면 표적기관인 갑상샘에서 갑상샘호르몬인 T_3, T_4를 방출하게 된다. 이렇게 분비된 갑상샘호르몬이 혈중 정상수준에 도달하게 되면, 뇌하수체전엽에서의 갑상샘자극호르몬의 방출을 억제하게 된다(그림 47-8). 반면, 양성되먹임고리(positive feedback loop)로 조절되는 경우, 즉 혈중 호르몬의 양이 많아도 억제호르몬이 방출되지 않아 호르몬의 분비가 추가로 유발되는 기전이 있는데, 대표적인 예는 분만 시 자궁수축을 위해 방출되는 옥시토신이다.

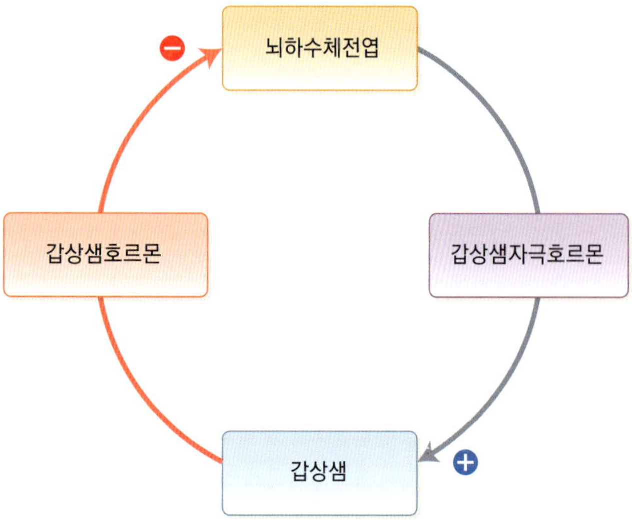

그림 47-8 ■ 음성되먹이고리에 의한 갑상샘호르몬의 분비 조절

일주기리듬에 의한 조절은 일정한 간격을 두고 주기적으로 호르몬이 분비되는 것으로 월경과 임신에 관계되는 여포자극호르몬(FSH), 황체호르몬(LH), 에스트로겐, 프로게스테론, 성장호르몬(GH), 코티솔(cortisol)이 해당된다. 특히, 코티솔은 하루 동안 분비되는 호르몬 양의 2/3를 아침에, 나머지 1/3을 저녁에 방출한다.

마지막으로 신경내분비 반응에 의한 조절은 중추신경계와 자율신경계가 호르몬분비에 관여하는 것으로 에피네프린이 이에 해당된다.

내분비물질은 표적조직에 중요한 영향을 미친다. 즉 비대증(hypertrophy)이 되면, 호르몬농도가 높아지고 위축(atrophy)이 되면 호르몬농도가 부족하게 된다. 호르몬분비기관에서 방출되는 호르몬과 각각의 기능을 표 47-2에 요약하였다.

시상하부와 뇌하수체

시상하부는 뇌하수체전엽과 뇌하수체후엽의 분비를 조절한다. 시상하부의 방출호르몬과 억제호르몬은 뇌하수체전엽의 호르몬분비를 조절한다.

성장호르몬

뇌하수체전엽은 성장호르몬(somatotropin)을 분비하며, 이 호르몬의 작용 중 성장과 관련된 부분은 소마토메딘(somatomedin)을 매개로 간접작용에 의해 진행된다(그림 47-9).

이미 성장이 끝난 성인의 경우, 혈중에 5ng/mL 이하의 미량이 존재하고, 이 호르몬은 취침시에는 상승하고, 급속안구운동(rapid eye movement, REM) 수면 중, 즉 꿈을 꿀 때에는 억제되는 형태로 하루 중 리듬을 가지고 변동한다. 이러한 성장호르몬의 구체적인 작용은 다음과 같다.

- 거의 모든 신체조직의 성장을 자극하며, 세포의 크기를 증가시키고(비대), 세포수를 증가시킨다(비후).
- 아미노산을 단백질합성(동화작용)으로 전환하고, 단백질분해(이화작용)로 감소시킨다.
- 대사물질인 유리지방산의 사용을 증가시키고, 몸에 축적된 지방을 감소시킨다.
- 혈당농도를 증가시키고, 아미노산 저장소를 보호한다.

성장호르몬 분비는 (1) 에너지 대사를 위한 재료가 없어졌

표 47-2 분비기관에 따른 호르몬의 종류와 특징

분비기관	호르몬	기능	증가	저하
뇌하수체전엽	TSH(갑상샘자극호르몬)	갑상샘 호르몬 분비자극	갑상샘종(goiter)	갑상샘분비 감소
	ACTH(부신피질자극호르몬)	부신피질의 분비자극	쿠싱증후군	에디슨병, 멜라닌색소자극 호르몬(MSH) 증가
	Gn (FSH, LH)	성선분비자극, 성기관의 성장 및 성숙	성의 조숙	불임, 성욕저하, 2차 성장발달 지연
	Prolactin(유선자극호르몬)	유즙분비, 유방조직성장자극, 남녀생식기능 조절	무월경, 유즙분비	
	GH(성장호르몬)	세포, 골, 연조직의 성장 촉진, 혈당증가, 단백합성 증가	거인증, 말단비대증, 무월경	난쟁이증
뇌하수체후엽	ADH, vasopressin (항이뇨호르몬)	신장집합관의 수분 재흡수 증가를 통한 삼투조절	ADH부적절증후군	요붕증
	Oxytocin(옥시토신)	분만후 자궁수축 자극, 수유 시 유즙 배출 자극	분만촉진, 유즙분비 과다	분만지연, 유즙분비 감소
갑상샘(여포)	T_3(삼요오드티로닌) T_4(티록신)	신진대사율 조절, 체세포의 성장발달 조절	그라브스병(바제도우씨병), 갑상샘중독위기	크레틴병, 점액수종
부여포	Calcitonin(칼시토닌)	부갑상샘호르몬과 길항작용		
부갑상샘	PTH(부갑상샘호르몬)	혈액 내 칼슘농도 증가	부갑상샘기능항진증(고칼슘혈증)	부갑상샘기능저하증(저칼슘혈증)
부신피질	염류코르티코이드 (알도스테론)	수분과 전해질의 균형유지 혈청 내 Na 증가, K 배설	알도스테론 과분비증	
	당류코르티코이드(코티솔)	당질대사, 지방대사, 단백대사: 혈당 증가, 항염, 항면역작용	쿠싱증후군	에디슨병
	안드로겐(남성화호르몬)	2차 성징발달에 영향		
부신수질	에피네프린, 노르에피네프린	스트레스에 대한 응급반응: 교감신경자극과 동일	갈색세포종	
랑게르한스섬	Insulin(인슐린)	당질, 단백질, 지방대사에 관여, 혈당 감소		당뇨병
	Glucagon(글루카곤)	혈당 증가		
	Somatostatin(소마토스타틴)	인슐린, 글루카곤, 성장호르몬, 위장계 호르몬의 분비 감소		
고환	테스토스테론	2차 성징, 성 기관 유지		
난소	에스트로겐	2차 성징, 월경 후 자궁내막 재생		

을 때: 저혈당, 운동, 금식 등 (2) 어떤 종류의 아미노산 농도가 증가했을 때: arginine 등 (3) 스트레스성 자극이 있을 때: 심리적 스트레스, 감염, 바소푸레신, 외상 등 (4) 도파민 작동 약물을 투여했을 때: L-dopa, apomorphine, bromocriptine (5) 기타 propranolol과 같은 베타차단제를 투여할 때 분비가 증가한다.

반대로 REM 수면, 포도당, 코티솔, 유리지방산은 성장호르몬의 분비를 저하시킨다. 시상하부의 성장방출호르몬과 억제호르몬의 분비는 성장호르몬 분비의 주요 조절인자이다.

프로락틴

시상하부는 프로락틴(prolactin)을 분비한다. 프로락틴 분비의 정상적인 조절은 시상하부의 프로락틴 억제호르몬(도파민)에 의해서 이루어진다. 시상하부-뇌하수체문맥계 장애는 뇌하수체의 프로락틴 분비를 증가시켜 고프로락틴혈증(hyperprolactinemia)을 일으킨다. 프로락틴 분비호르몬은 수유 반사에 중요하다. 즉, 이 호르몬은 (1) 유선의 발육과 성장 (2) 유즙의 분비, (3) 성선의 억제작용을 한다. 이러한 프로락틴 호르몬 분비를 자극시키는 요인으로는 (1) 수면, (2) 수유, (3) 저혈당, (4) 임신 등이 있다. 또한 프로락틴 분비를 증가시킬 수 있는 약물, 즉 도파민 생성 억제제로는 reserpine(혈압강하제), chlorpromazine, haloperidol(항정신약), sulpiride(항우울제), metoclopramide(항구토제), 인슐린, arginine 등이 있다. 반대로 프로락틴 분비억제제로는 L-dopa, bromocrip-

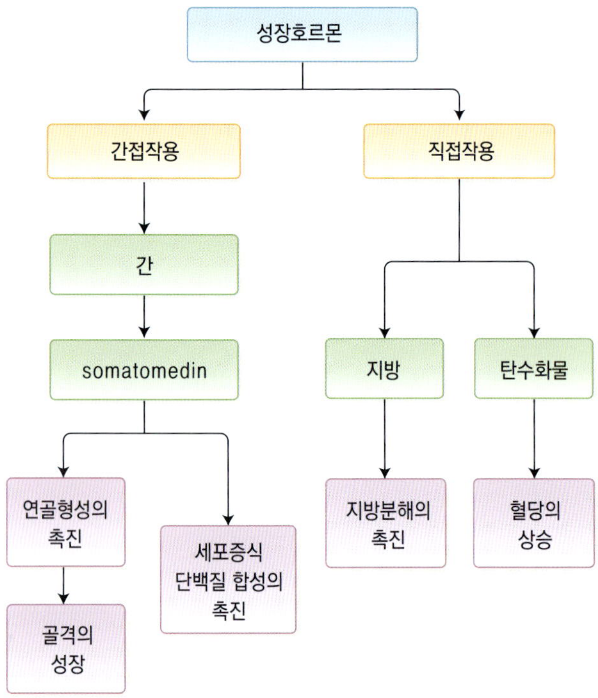

그림 47-9 ■ 성장호르몬의 작용

tine이 있다.

항이뇨호르몬과 옥시토신

뇌하수체후엽의 신경말단은 옥시토신(oxytocin)과 바소프레신(vasopressin)으로 알려진 항이뇨호르몬(ADH)을 분비한다. 시상하부의 뇌실 측핵에서 주로 형성되는 옥시토신은 분만 시 자궁수축을 촉진하고, 수유 시 모유를 분비시킨다. ADH은 주로 시각로 상핵에서 신세뇨관인 집합관에서 수분의 재흡수를 증가시켜 혈장의 삼투와 혈압을 조절한다. ADH는 혈장 삼투압 증가나 혈압 감소로 인해 분비되고, 스트레스나 외상, 마취도 ADH 분비를 촉진시킨다.

갑상샘

갑상샘호르몬은 세 개(T_3) 또는 네 개(T_4)의 요오드화된 티록신 잔류물이 응집한 것이다. 삼요오드티로닌(T_3)과 티록신(T_4)을 갑상샘호르몬이라고 한다. 갑상샘호르몬은 지용성이고 혈장 갑상샘호르몬의 99%는 갑상샘 결합글로불린(thyroid-binding globulin) 형태로 되어 있다. T_3는 표적조직에서 효과를 빠르게 나타낼 수 있고, 최고효과를 나타내는 데 3일이 걸린다. T_4는 최고효과를 나타내는데 11일이 필요하다.

갑상샘호르몬의 기능은 다음과 같다.

- **열량 생산작용을 한다.** 기초대사율(basal metabolic rate, BMR)을 정상으로 유지시킬 수 있도록 신체의 대사를 조절한다. 갑상샘호르몬이 정상보다 많이 분비되면 기초대사율이 증가되어 체내 열량소모가 증가하게 된다.
- **탄수화물, 단백질, 지방대사에 관계한다.** 탄수화물 대사를 증가시켜 혈당을 높이며, 단백질 분해를 촉진하고, 중성지방의 분해와 유지를 촉진한다. 호르몬분비가 증가할 경우, 간에서 콜레스테롤의 합성을 자극하여 콜레스테롤 합성이 증가되나, 동시에 저밀도지단백(LDL) 대사도 증가되어 LDL이 감소됨에 따라 총콜레스테롤도 감소한다.
- **Vitamin 대사에 관계한다.** 회장이 말단에서 Vit B12 흡수 시 갑상샘호르몬이 필요하다.
- **체온 조절작용을 한다.** 추운 환경에서 대사율을 증가시켜 환경에 적응하도록 한다.
- **성장발달을 조절한다.** 성장을 촉진시키고, 특히 아이들의 신체성장과 정신발달에 필수적이다.
- **감염에 대한 저항력과 관련이 있다.** 갑상샘호르몬이 부족할 경우, 인체는 감염에 취약하게 된다.
- **생식기능을 조절한다.** 여성에서 규칙적인 월경을 유지할 수 있도록 한다. 갑상샘호르몬이 부족할 경우, 여성은 월경과다 증상을 경험하게 된다.
- **카테콜아민 작용과 사고력을 촉진시킨다.** 따라서 갑상샘호르몬의 분비가 증가하게 되면 심박수가 증가하게 되고, 혈압도 증가하게 된다.

갑상샘호르몬은 당단백질(glycoprotein)인 티로글로불린(thyroglobulin)을 함유한 여포의 상피세포에서 형성된다. 티로글로불린은 5~6개의 갑상샘호르몬분자들을 가질 수 있다. 요오드는 갑상샘호르몬 합성에 필수적이며, 여포에서 산화되어 티로글로불린의 타이로신잔여물(tyrosine residue, T_1)에 붙는다. 티로글로불린 분자 부분인 요오드화된 티로신은 T_2, T_3와 T_4를 만든다. 성숙한 갑상샘호르몬은 티로글로불린의 분해에 의해서 분비되고 T_1, T_2와 같이 사용되지 않는 요오드는 계속 재활용된다(그림 47-10).

갑상샘호르몬의 분비는 뇌하수체전엽에서 분비된 갑상샘자극호르몬(TSH)으로 인해 T_4가 분해되며, 음성되먹임으로 조절된다. TSH는 티로글로불린의 단백질 분해작용을 자극하여 T_3과 T_4를 분비한다. TSH는 새로운 갑상샘호르몬 합성과정에서 갑상샘에 의한 요오드 흡수를 자극하고 갑상샘세포의 활동과 갑상샘호르몬의 합성을 증가시킨다. TSH 분비는 시

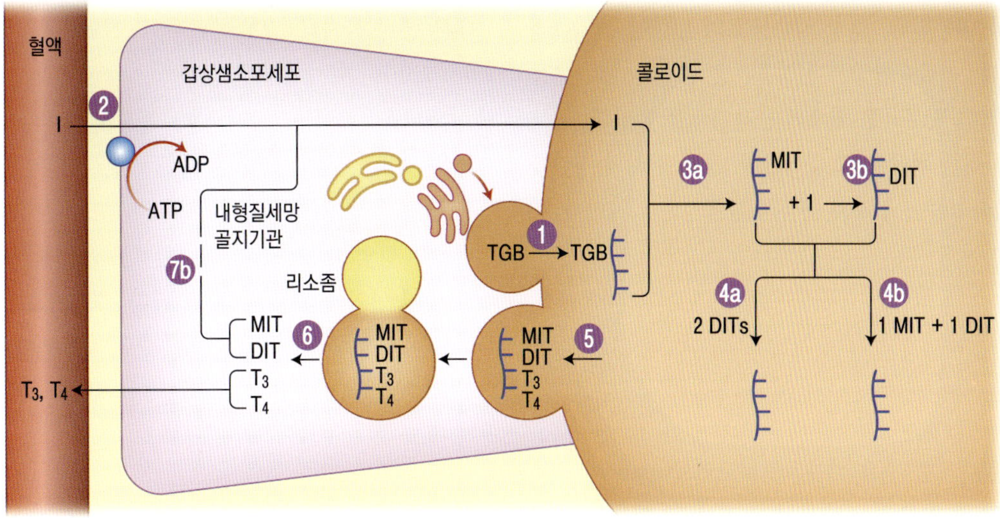

그림 47-10 ■ 갑상샘호르몬의 합성

TGB: thyroglobulin, I: iodine, MIT: monoiodotyrosine, DIT: diiodotyrosine

상하부의 갑상샘자극방출호르몬(tripeptide thyrotropin-releasing hormone, TRH)에 의하여 조절된다.

부갑상샘

부갑상샘의 내분비는 폴리펩티드 부갑상샘호르몬(parathyroid hormone, PTH)이다. 혈청 칼슘농도가 떨어지면 PTH가 분비된다. PTH는 뼈, 신장, 위장관에 작용하여 순환혈장 칼슘농도를 9~11mg/dL로 유지시킨다. 만일 혈장 내 칼슘수준이 저하되면 뼈에서는 파골세포를 촉진하고, 조골세포는 억제하여 혈중 칼슘유리를 증가시키게 된다. 신체에서 99% 이상의 칼슘은 뼈에 저장되어 대부분은 수산화인회석 결정(hydroxyapatite crystals)으로 인산염과 결합되어 있다. 신장에서는 소변으로 빠져나가는 칼슘을 재흡수하고, 세뇨관에서 인 배설을 촉진하게 된다. 또한 음식을 통한 칼슘흡수는 비타민 D의 작용이 필요하다. 비타민 D는 음식물에서 흡수되거나 7-디하이드로콜레스테롤(7-dehydrocholesterol)이 태양의 자외선 작용에 의해 합성된다. 비타민 D는 간과 신장에서 활성형태인 1,25-dihydroxyvitamin D_3(칼시트리올)로 변환하여 음식으로 섭취한 칼슘의 장 흡수를 촉진한다. 이렇게 상승한 혈중 칼슘은 부갑상샘의 음성되먹임고리로 작용하여 부갑상샘호르몬의 분비를 감소시켜 혈중 정상 칼슘수준을 유지시킨다(그림 47-11).

PTH와 비타민 D_3는 혈장 칼슘을 증가시키는 작용을 하고, 칼시토닌(calcitonin)은 감소시키는 작용을 한다. 칼시토닌은 갑상샘의 부여포 C세포(parafollicular C cell)에 의하여 분비되는 폴리펩티드로 혈장 칼슘농도를 감소시키지만, 그 작용은 미약하다.

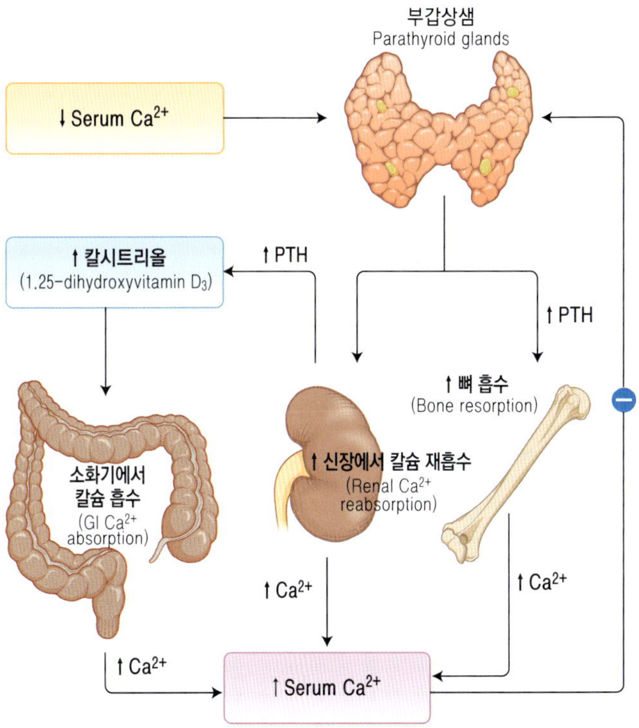

그림 47-11 ■ 부갑상샘호르몬의 조절

혈장 칼슘의 약 40%는 혈장단백질에 단단하게 결합되어 있으며, 10%는 이온화되지 않은 염의 형태로 구연산염과 인산염과 결합되어 있다. 혈장 칼슘의 약 5mg/dL(50%)는 자유롭게 혈액 속을 이동한다. 혈장 칼슘농도의 변화는 생리학적 변화를 일으킨다. 저칼슘혈증은 신경흥분을 증가시키고, 운동신경원은 자발적인 탈분극을 일으켜 근육강직을 유발한다. 특히 손과 발에 이러한 현상이 잘 일어나며, 팔과 다리의 경련을 일으킨다. 고칼슘혈증은 신경과 근육의 활동성을 억제한다.

부신

부신피질

알도스테론

부신피질에서 분비되는 주요 염류코르티코이드(mineralocorticoid)는 알도스테론(aldosterone)이다. 알도스테론은 간에서 분해되어 글루쿠로나이드(glucuronide) 또는 황산염(sulfate)으로 대변과 소변을 통해 배출된다. 알도스테론은 신장에서 나트륨의 재흡수를 증가시키고, 칼륨 배설을 증가시켜 혈장 칼륨농도를 감소시킨다. 안지오텐신 II는 알도스테론의 합성과 분비를 촉진시킨다. 또한 부신피질자극호르몬(ACTH)은 알도스테론 생성과 분비를 자극한다.

코티솔

부신피질에서 분비되는 주요 당류코르티코이드(glucocorticoid)는 코티솔(cortisol)이다. 분비 후 94%의 코티솔은 코티솔결합 글로불린인 트랜스코르틴(transcortin)으로서 혈장에서 결합하며, 나머지 6%는 유리되어 이동한다. 코티솔은 간에서 분해되어 글루쿠로나이드 또는 황산염이 되어 소변과 대변을 통해 배설된다. 코티솔은 강력한 대사 조절호르몬으로, 혈당을 증가시키고 에너지를 얻기 위하여 또 다른 대사물질의 사용을 촉진한다. 코티솔은 식욕을 자극시켜 지방소모뿐만 아니라, 중심 지방세포에 지방축적을 증가시킨다.

코티솔은 시상하부-뇌하수체-부신의 연속단계로 조절된다. 시상하부는 부신피질자극방출호르몬(corticotropin releasing hormone, CRH)을 분비하고, 시상하부-뇌하수체문맥계에 의하여 뇌하수체전엽으로 운반된다. 그곳에서 ACTH가 분비된다. ACTH는 혈액을 통하여 부신으로 이동하여 콜레스테롤의 프레그네놀론(pregnenolone) 변환을 촉진하고, 부신 당류코르티코이드와 안드로겐을 분비한다.

ACTH가 분비될 때 같은 호르몬 전구체로 형성된 다른 화합물도 함께 동일한 비율로 분비된다. (1) 멜라닌세포자극호르몬(melanocyte stimulating hormone, MSH; 외피세포의 색소 형성을 자극), (2) β-리포트로핀(beta-lipotropin, 알도스테론 분비를 자극), (3) 아편계 β-엔도르핀(opiate beta-endorphin)이 여기에 속한다.

코티솔은 보통 스트레스호르몬으로 불린다. 고통스러운 자극은 시상하부에서 CRH 분비를 촉진시킨다. 변연계에서 유래된 감정적 스트레스도 시상하부의 CRH 분비를 촉진한다. 코티솔은 항염효과가 있어 염증반응을 지연시키고, 항면역효과가 있어 면역반응을 억제하게 된다. 그러므로 글루코코르티코이드는 항염증제제와 항면역제제로 사용된다. 당류코르티코이드 분비는 일정한 1일 주기를 나타낸다. 즉 이른 아침에 가장 높고, 늦은 저녁에 가장 낮다.

부신수질

부신수질은 카테콜아민인 에피네프린과 노르에피네프린을 분비한다. 에피네프린과 노르에피네프린은 교감신경계의 작용과 유사하지만 지속기간이 길다.

에피네프린은 강한 β-아드레날린(beta-adrenergic) 효과가 있으며 심장의 수축과 심박동수에 많은 영향을 미친다. 에피네프린은 글리코겐을 포도당으로 전환하여 혈당을 높이는 역할을 한다. 노르에피네프린은 말초혈관의 수축작용이 강하며, 이로 인해 고혈압이 유도될 수 있다.

생식선

성호르몬은 중요한 영양 및 대사효과가 있다. 에스트로겐과 안드로겐의 합성과정은 부신피질스테로이드와 공통적인 전구물질을 가지고 있다. 결과적으로 성호르몬은 생식선에서 주요 호르몬이 분비되고 부신에서는 매우 적은 양이 분비된다.

테스토스테론이 주를 이루는 안드로겐은 강력한 동화작용을 한다. 테스토스테론은 시상하부-뇌하수체에 의하여 조절되며, 성선자극방출호르몬[GnRH(gonadotropin-releasing hormone)]과 황체호르몬(lutenizing hormone, LH)은 고환의 Leydig 세포(leydig cell)에 작용하여 테스토스테론의 합성과 분비를 증가시킨다. 테스토스테론의 2차 효과는 사춘기에 근골격 성장과 단백질합성을 촉진시키는 것이다.

여성의 황체호르몬은 난소의 난포막 세포에서 안드로겐 생성을 자극할 뿐만 아니라 난소과립세포의 아로마요법은 안드로겐을 에스트로겐 에스트라디올로 변형시킨다. 사춘기와 관련된 근골격 성장이나 월경 시작은 에스트로겐과 프로게스테론의 주기적 분비의 증가로 인한 것이다.

췌장

췌장의 랑게르한스섬은 (1) 인슐린, (2) 글루카곤, (3) 소마토스타틴의 세 가지 호르몬을 분비한다.

인슐린

인슐린(insulin)은 췌장의 랑게르한스섬(islands of Langerhans)의 베타세포에서 분비되며, 간과 근육, 지방조직에서 포도당의 흡수와 사용 및 저장을 증가시켜 혈당을 감소시킨다. 즉, 포도당을 글리코겐으로 합성하여 간에 저장하게 된다. 인슐린은 세포 안으로 아미노산 이동을 증가시켜 단백질의 합성을 촉진하며, 성장호르몬과 함께 작용하여 세포의 비대와 증식을 촉진한다. 인슐린은 표적조직의 표면에 있는 수용체에 붙어 포도당의 세포막 이동을 증가시킨다.

C-펩티드(C-peptide)는 호르몬 전구체의 파편으로 인슐린이 분열되고 난 후에 남게 된다. 그러므로 C-펩티드의 농도에 의해 자연적으로 생산된 인슐린의 양(생성 C-펩티드)과 주사로 생성된 양(C-펩티드를 갖고 있지 않은)을 구분할 수 있다.

인슐린은 탄수화물이 섭취되고 흡수된 후에 분비된다. 초기단계에서 저장된 인슐린이 분비된지 5분 후가 최고치가 된다. 지속단계는 새로운 인슐린이 합성되어 공복 시 혈당농도로 되돌아올 때까지 계속된다. 혈당농도를 조절하는 인슐린의 능력은 당뇨병을 진단하는 데 사용하는 경구당부하검사(GTT)로 측정한다. 인슐린이 없을 경우에는 지방이 대사물질로 사용된다. 지방산이 불완전한 산화를 하면 케톤산증을 유발한다. 인슐린 부족은 혈당농도를 높이고 삼 투성 이뇨현상을 유발한다. 마지막으로 인슐린결핍은 단백질 분해작용을 촉진하고 성장을 억제시킨다.

글루카곤

글루카곤(glucagon)은 랑게르한스섬의 알파세포에서 분비되며 혈당을 높이는 호르몬으로, 혈당농도가 90mg/dL로 떨어질 경우 분비되는 호르몬이다. 글루카곤은 간에서 혈당농도를 상승시키는 작용을 하여 인슐린과 반대작용을 한다. 단백질 섭취는 글루카곤 분비와 인슐린분비를 증가시킨다. 이러한 인슐린과 글루카곤의 동시적 분비로 심한 혈당농도의 감소 없이 포도당 저장과 사용이 동시에 가능해진다. 글루카곤은 또한 저혈당증 치료를 위해 주사로 투여될 수도 있다.

소마토스타틴

소마토스타틴(somatostatin)은 반감기가 짧은(2분) 작은 폴리펩티드로, 여러 가지 억제작용을 한다. 소마토스타틴은 음식섭취 후에 분비되어, 인슐린과 글루카곤의 분비를 억제한다. 소마토스타틴은 위장관의 영양분 흡수를 지연시켜 식사 후 장의 음식물 흡수기간을 연장시키는 작용을 한다.

대사

혈당

포도당은 신체의 중요한 대사물질이다. 혈당농도는 식사중이나 식사 전 · 후에 약 100mg/dL 정도를 유지한다. 대부분의 세포에서 이용하는 포도당은 인슐린에 의하여 조절된다. 단, 뇌에서는 포도당 사용이 인슐린 작용과 독립되어 있어 60mg/dL 정도의 혈당농도가 필요하다. 이 농도 이하에서는 뇌기능이 손상된다.

혈당은 음식물의 흡수, 저장소로의 이동, 조직의 사용에 의해 균형을 유지한다. 포도당 저장소는 글리코겐, 지방의 글리세롤 성분과 아미노산 등이다. 인슐린만 혈당농도를 감소시키고 글루카곤, 코티솔, 성장호르몬, 에피네프린은 모두 혈당농도를 증가시킨다. 다양한 내분비조절은 여러 가지 포도당 저장소를 보호한다(그림 47-12). 예를 들어 글루카곤은 모든 저장소를 가동시켜 혈당을 증가시킨다. 성장호르몬은 당질신생을 막지만, 다른 기전에 의해 포도당을 증가시킨다. 또한 코티솔은 지방과 글리코겐 저장소를 보존하지만, 당질 신생을 포함한 혈액 내 포도당을 증가시킨다. 에피네프린은 지방과 글리코겐 저장소를 활성화시켜 혈당을 증가시킨다.

식사 후, 과도한 혈당은 인슐린에 의하여 저장소로 이동한다. 에너지를 사용하게 되면 먼저 간에 저장된 글리코겐이 포도당으로 전환되어 에너지원으로 사용되게 되고, 다음으로 지방과 아미노산이 사용되게 된다.

혈장 아미노산

혈장 아미노산의 수치는 음성되먹임기전에 의하여 조절되지 않는다. 그러나 많은 단백질 섭취는 인슐린과 성장호르몬의 수치를 증가시킨다. 성장호르몬은 아미노산의 세포유입을 증가시키고, 인슐린은 세포의 아미노산 섭취를 증가시키고 조직단백의 형성을 증가시켜 혈중 아미노산 수치를 낮춘다.

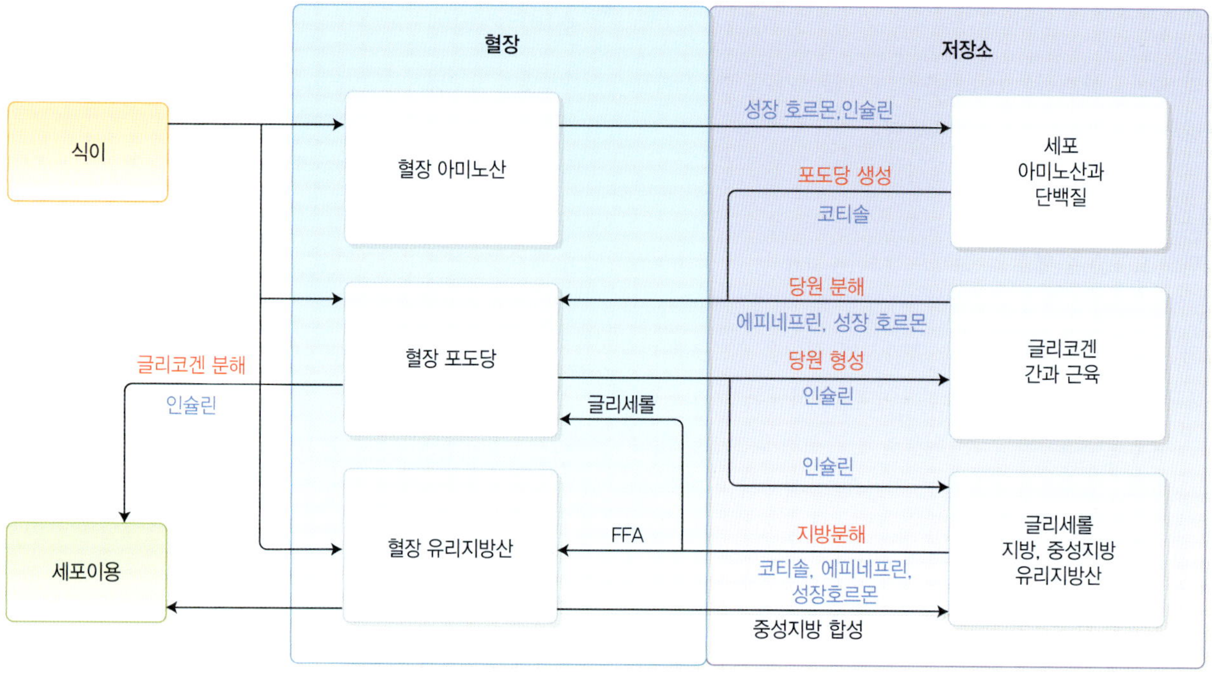

그림 47-12 ■ 대사물질의 조절

세포는 대사를 위해 포도당과 지방산을 소비한다. 혈장포도당은 다양한 내분비기전에 의하여 조절되며, 주로 저장소의 출입과 관련하여 이동을 한다. 혈장포도당이 110mg/dL 이상이면 포도당은 저장되고 90mg/dL 이하가 되면 유리된다. FFA: 유리지방산

혈장 유리지방산

유리지방산은 기본적인 대사물질이며, 인슐린이 포도당대사를 완전히 마치지 못할 경우에 대사물질로 만들어진다. 식생활에서 인슐린수치에 맞는 음식물을 충분히 섭취하면, 포도당이 정상적인 대사물질로 사용된다. 그러나 포도당 대신 지방산이 대사되면 지방이 불완전 산화되어 대사물질의 산물인 케톤체가 만들어진다.

유리지방산의 혈장 수치는 음성되먹임기전에 의하여 완벽하게 조절되지 않는다. 그러나 혈당농도가 떨어질 경우, 지방분해를 촉진시키는 에피네프린, 코티솔, 성장호르몬이 분비된다. 이는 포도당 이용률이 제한되면, 대사에 사용되는 대체물질을 공급하기 위하여 지방세포가 저장소에서 혈장으로 지방산을 이동시키기 때문이다.

건강사정

건강력

내분비장애는 신체의 여러 부위에 영향을 미치므로 철저한 사정이 매우 중요하다. 검진하는 동안 과거력, 수술력, 치료력, 알레르기, 처방약, 비처방약, 식이습관, 사회건강력, 가족력 등을 질문한다. 특히 최근 주호소와 관련된 내분비장애에 대한 증상에 대해 질문한다. 또한 대상자의 일상생활에 영향을 주는 문제와 보고된 문제에 대해 조사한다. 그림 47-13은 내분비와 대사관련 건강력 수집과 관련한 지침을 제공한다.

과거력

대상자의 병력은 최근의 문제들에 대한 치료 결과와 단서를 제공한다. 최근의 입원을 포함한 과거력은 대상자나 가족이 내분비장애를 진단받았거나, 어떤 사건이 있었는지를 알 수 있는 단서가 된다.

당뇨병은 가족력이 있고, 머리 손상은 뇌하수체기능저하증에 이르게 할 수 있기 때문에 어린이나 청소년기의 외상병력은 매우 중요하다. 가족구성원과는 다른 머리카락의 분포와 양, 과도한 사지의 성장(손, 발, 머리), 과도한 배뇨와 갈증(당뇨병) 등의 남다른 성장형태는 내분비장애일 수 있다.

수술력

대상자에게 대사장애나 내분비장애로 인한 특히 머리와 목의 방사선요법, 항암요법 또는 수술력이 있는지 물어본다. 특히

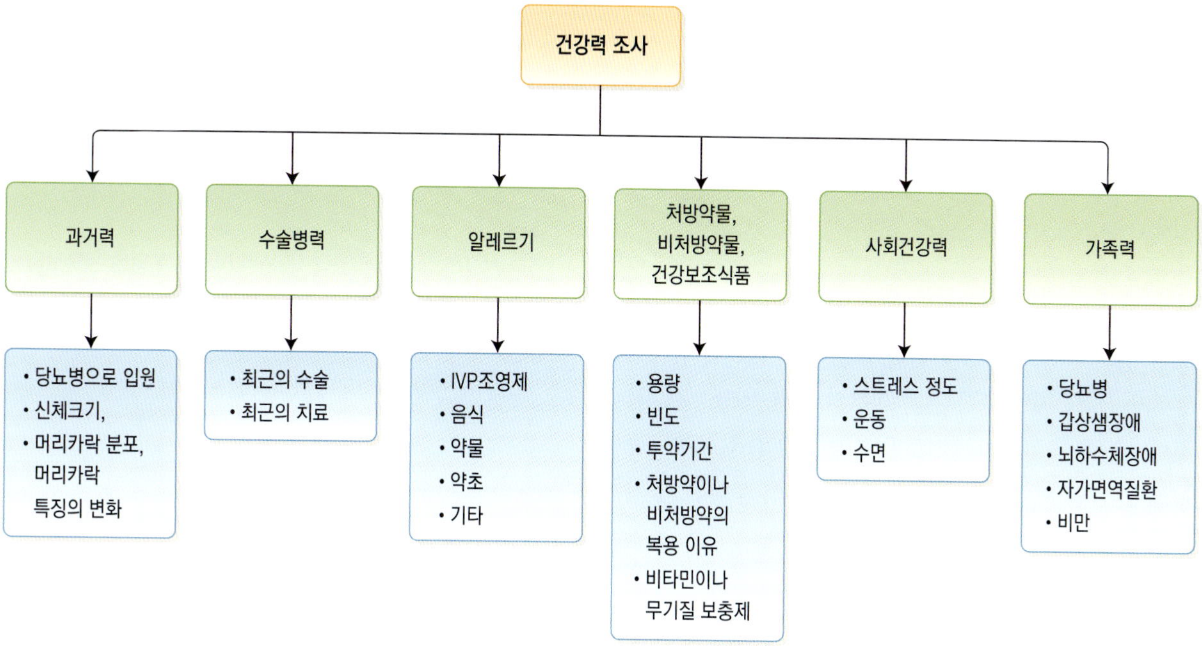

그림 47-13 ■ 내분비계 건강력

방사선요법은 갑상샘기능장애 환자에게 문제를 일으킬 수 있다. 수술이나 생검을 하였다면 종양의 노출을 의미할 수 있으므로 재발에 대한 검진을 위해 중요할 수 있다.

알레르기

대상자가 음식이나 약물에 대한 알레르기가 있는지를 확인하는 것이 필요하다. 특히 여러 가지 진단적 검사에 사용되는 조영제에 포함되어 있는 요오드반응에 대해 물어본다.

약물

호르몬이나 스테로이드의 사용에 관한 약물명, 용량, 사용기간 등을 물어본다. 대상자가 스테로이드를 사용한 적이 있는가? 특히 대상자가 처방전 없이 구할 수 있는 약물을 포함하여, 이전에 사용한 약물이 있거나, 최근에 사용한 약물에 대해 물어본다.

사회건강력

대상자에게 가정과 작업환경에 대해서도 물어본다. 사회심리적 건강력과 생활스타일에 대한 사정은 대상자의 육체적 · 심리적 상태에 대한 정보를 제공한다. 스트레스가 심한 환경에서의 작업과 생활은 당뇨병과 같은 심각한 장애를 증가시킨다. 대상자가 운동과 적절한 수면을 포함한 건강한 생활을 하려고 노력하는가? 식이와 신체활동은 1형과 2형 당뇨병 관리에 중요하다.

가족력

내분비장애와 대사장애 대상자를 검진할 때, 가족력에 대해서도 물어본다. 많은 내분비장애는 유전되거나 가족력을 가지고 있다. 또한 대상자에게 악성종양이 발생한 적이 있었는지 물어본다. 가족구성원들이 대상자와 유사한 건강문제가 있었는지도 물어본다. 예를 들어, 에디슨병(Addison's disease)과 같은 자가면역질환에 대한 가족력이 있는지를 확인한다.

신체검진

신체검진은 영양상태 등을 포함하여 생식기, 팔, 다리, 복부, 흉부, 목, 머리, 피부에 대한 일반적인 건강에 대해서 이루어져야 한다.

일반적 모습과 영양상태

전신적 외모와 건강상태를 사정한다. 대상자가 질문에 적절한 반응을 보이는가? 대상자의 분위기, 의식수준(지남력, 각성), 언어적 · 비언어적 행동, 기억, 감정, 언어양상 등을 관찰한다. 불안, 신경과민, 우울, 냉담 혹은 분노가 있는지 주목하고 건강상태를 사정한다. 체중을 측정하고 평상시 체중과 비교한다.

활력징후

활력징후를 측정하고 사정한다. 갑상샘기능항진증에서는 체온이 상승하고, 갑상샘기능저하증에서는 체온이 정상보다 낮게 나타난다. 호흡률의 변화와 리듬을 관찰한다. 혈압은 내분비장애에서 상승하거나 감소한다.

피부

신체표면 털의 감촉과 분포를 관찰한다. 털이 빠지거나(탈모증) 부서지기 쉬운지에 주목한다. 피부의 색깔, 색소, 선, 점상출혈이나 얼룩이 있는지를 시진한다. 피부의 감촉, 두께, 습도 및 발한상태를 확인한다. 손톱의 색깔, 감촉, 부러짐, 융기 및 벗겨짐이 있는지 시진하고 촉진한다.

머리, 눈, 코, 입, 목

얼굴모양에 따라 머리의 윤곽, 모양, 대칭 및 비율을 시진한다. 뺨의 홍반과 발진을 관찰한다. 불안에 대한 얼굴표정을 관찰한다. 눈썹을 시진하고 촉진하며, 눈썹과 머리카락의 분포상태를 확인한다. 눈의 위치, 대칭, 모양 및 눈꺼풀 처짐을 관찰한다.

또한 대상자의 목소리가 쉰 목소리인지 들어본다. 목소리의 명료함과 고조 또는 강약에 주목한다. 목의 대칭, 배열, 갑상샘의 돌출 여부를 시진한다. 그림 47-14는 갑상샘촉진법에 대해 기술하고 있고, 이에 대한 정상 소견은 신체사정 소견에 제시하였다.

팔, 다리

팔과 다리의 크기, 모양, 대칭에 대해 검진하고, 말초부종에 주목한다. 말초맥박의 강도를 촉진한다. 심부건반사를 사정하고, 이완시간을 관찰한다. 상지에서 대상자에게 손바닥이 아래로 향하게 손을 펴라고 한다. 미세한 떨림과 손바닥 홍반을 관찰하고, 신체의 다른 부분에 비례하여 손의 크기에 주목한다. 다리에서는 털의 분포와 색깔에 주목한다. 신체의 다른 부분에 비례하여 발의 크기를 사정한다. 발가락을 벌려보고, 발톱의 융기, 균열, 비대와 같은 피부 변화와 기형이 있는지 관찰한다.

흉부

갑상샘기능항진증에서는 수축기 잡음이 들릴 수 있다.

생식기와 직장

여성의 경우, 특히 치모의 분포 양상을 관찰한다. 다이아몬드 형태의 양상(남성)은 남성화 종양을 가리키기도 한다. 표준과 비교해서 여성 대상자의 경우는 음핵을, 남성 대상자의 경우

> **신체사정 소견**
>
> **갑상샘**
>
> **시진**
> 갑상샘은 정상인 경우에 육안으로 보이지 않는다.
>
> **촉진**
> 연하 시 갑상샘이 올라갔다 내려간다. 오른쪽 엽은 왼쪽보다 약간 크고 결절이 없으며 탄력이 있고 단단하다.
>
> **청진**
> 각각의 측면에서 이상음이 들리지 않는다.

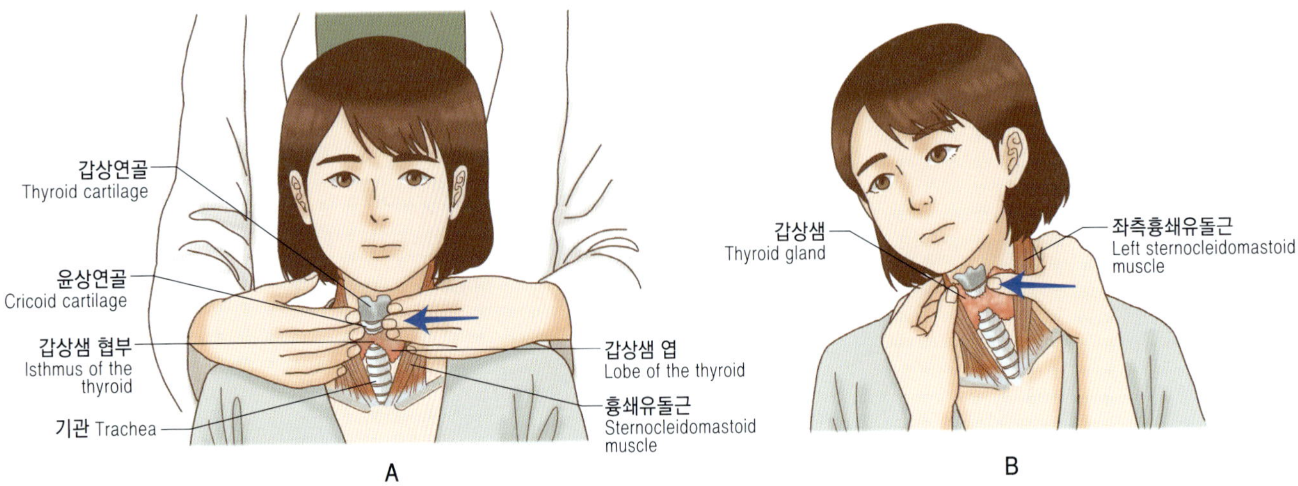

그림 47-14 ■ 갑상샘 촉진법. A: 후면접근, B: 전면접근

는 고환의 크기에 주목한다. 내분비사정의 다른 부분은 진단적 검사로 구성되는데, 신체검진이 가능한 내분비샘은 갑상샘과 생식선뿐이다.

주요 증상

검사하는 동안 대상자에게 통증, 감염이나 염증, 위장관 증상, 피부 변화, 관류문제(출혈, 타박상과 활력징후), 감각과 정신상태 변화, 시력 변화, 비뇨생식기 변화에 대해서도 물어본다. 내분비와 대사장애 대상자의 사정에 대한 체계적인 접근법이다.

위장관 증상

대상자에게 식욕의 변화가 있는지 여부를 확인한다. 평소보다 증가된 식욕은 갑상샘기능항진증을 의심할 수 있다. 또한 장 습관의 변화와 체중변화 역시 갑상샘기능과 관련이 있다.

피부 변화

외모의 변화가 있는 피부장애는 내분비장애로 나타난다. 당뇨병과 같은 내분비질환의 병력을 물어보고, 드러난 문제의 기간과 위치를 포함하여 피부의 전구증상이 있었는지도 물어본다. 피부의 임상적 증상의 형태와 외모, 모발의 분포와 양 및 촉감의 변화가 있었는지 물어본다. 가늘고 건조하며 끊어지기 쉬운 머리카락은 갑상샘기능저하증인 반면, 부드러운 비단결 같은 머리카락은 갑상샘기능항진증을 나타낸다.

당뇨병대상자는 물집이나 상처 등이 잘 아물지 않는다. 이러한 외상이 있었는지와 회복이 잘 되었는지에 대해 질문한다. 또한 피부 착색 여부에 대해 물어본다. 색소과다증은 애디슨병을, 색소저하증은 백반증과 내분비장애를 의심할 수 있다. 내분비문제로 인한 말단비대증의 발생을 확인하기 위해 손, 머리, 발, 얼굴이 커졌는지를 물어본다. 피부변화는 갑상샘이나 부신장애로 인한 경우가 대부분이며, 이를 확인하기 위해 관련 검사를 진행한다(그림 47-15).

혈관계 증상

코피 또는 상처가 잘 나는가? 복수, 사지부종 및 치질이 있는가? 이러한 징후는 알도스테론과 항이뇨호르몬(ADH)과 같은 호르몬대사로 체액이 축적되는 경우에 발생한다. 활력징후에 변화가 있는가? 갑상샘기능항진증은 체온과 맥박의 증가를 초래한다. 고혈압은 부신에 발생하는 종양인 갈색세포종에 의해 초래된다. 뇌하수체에서 항이뇨호르몬의 불충분한 분비는 탈수를 초래할 수 있고, 과다분비는 체액의 과다정체를 유발할 수 있다. 증가된 심박동과 홍조는 갑상샘기능항진증과 갈색세포종에 의한 것이다.

감각 · 정신상태 변화

감각과 정신상태의 변화는 내분비샘과 관련되어 나타나기도 한다. 허약감, 흥분성 증가, 혼수와 같은 극도의 의식변화, 정서적 불안에 의해 쉽게 울음을 터뜨리는 것 등은 갑상샘기능저하증이나 항진증에서 발생한다. 특히 손이나 발의 감각소실이 있는지 물어본다. 이러한 증상은 당뇨병에서 나타날 수 있

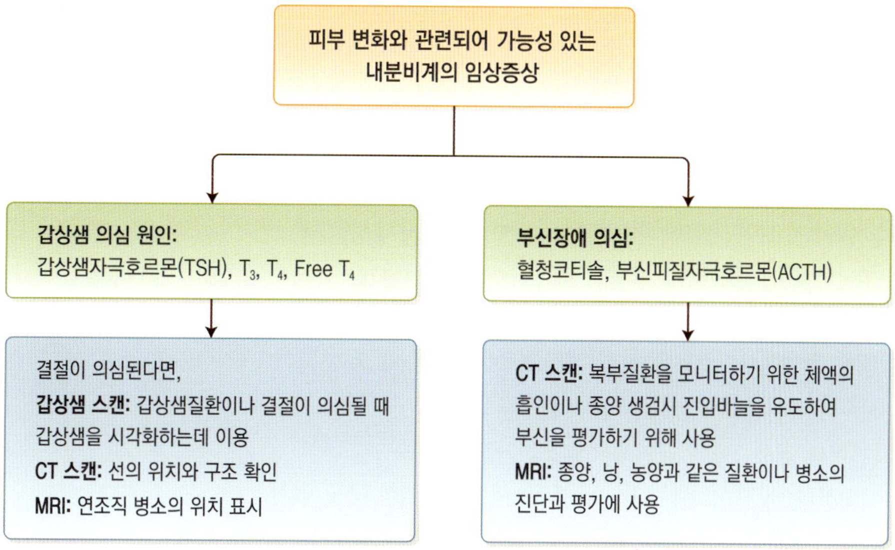

그림 47-15 ■ 피부 변화와 관련된 진단검사의 적용

으며, 갑상샘기능항진증 대상자는 떨림을 경험하기도 한다. 피로 또한 내분비샘과 관련하여 대상자들이 경험할 수 있는 변화 중 하나이다.

안과적 증상

돌출된 눈과 같은 안과적 증상은 갑상샘기능항진증으로 인해 나타나며, 시야가 흐려지거나 다른 안과적 문제는 당뇨병으로 인해 나타난다. 이러한 증상은 독서나 운전 같은 일상적인 활동에 영향을 미치게 되고, 대상자들이 신체상에 집중할 수 밖에 없는 결과를 초래한다.

비뇨 · 생식기 변화

신결석은 부갑상샘기능항진증으로 인해 칼슘석의 형성으로 인해 생긴다. 불규칙한 월경주기, 성욕상실, 발기부전이나 불임, 2차 성징의 조숙과 상실이 내분비장애로 인해 나타난다. 잦은 배뇨는 당뇨병이나 요붕증에 의한 것이기도 하다.

대상자의 연령, 성별, 인종 및 지리학적 거주지와 같은 생물학적 · 인구학적 자료에 유의한다. 특히 당뇨는 연령과 관련이 있다. 예를 들어, 나이가 들수록 대사물질과 호르몬이 적게 분비되어 표적기관에 대한 효과가 줄어들 수 있다.

진단검사

뇌하수체 구조와 기능검사

방사선 검사

뇌하수체의 구조는 두개 방사선촬영, CT, MRI로 검진할 수 있다. 터키안장(sella turcica)의 크기와 용량 및 뇌하수체종양 등을 확인할 수 있다. 비정상소견은 시상하부와 뇌하수체 축의 이상을 의심하게 된다.

호르몬 검사

기초성장호르몬 수준

기초성장호르몬 수준(basal growth hormone level)은 뇌하수체기능저하상태(hypopituitary state)와 말단비대증(acromegaly)을 조사하기 위해 시행된다. 밤 12시부터 금식 후 아침 7~8시 사이에 혈액을 채취한다. 활동을 하면 성장호르몬이 증가하므로 대상자는 검사 시작 1시간 30분 전부터는 휴식을 취해야 한다. 검사전이나 검사중에는 금연해야 하고, 안정된 상태에서 혈액을 채취한다. 정상 수치는 남성의 경우 5ng/mL 이하, 여성의 경우 8ng/mL 이하이다. 검사결과가 증가된 경우에는 말단비대증을 의심하게 되고, 1ng/mL 이하인 경우에는 뇌하수체기능저하증을 의심하게 된다.

성장호르몬자극검사

성장호르몬자극검사(growth hormone stimulation test)는 뇌하수체기능저하증을 평가하기 위해 시행된다. 저혈당 상태에서 뇌하수체전엽을 자극하여 프로락틴, 코티졸, 성장호르몬을 촉진시키는 원리를 이용한다.

밤 12시부터 금식한 후, 환자는 침대에서 기상하기 전, 이른 아침에 혈액채취를 한다. 이후 성장호르몬의 자극을 위해 arginine HCl 0.5g/kg을 30분에 걸쳐 정맥주사하거나 혹은 속효성인슐린인 레귤라인슐린 0.1~1.5U/kg을 주사한다. 이후 30분, 60분, 90분 간격으로 혈액을 채취한다. 보다 정확한 결과를 얻기 위해 10분 동안 자전거 타기 등을 할 수도 있다. 보통 운동 시작 25분 후 혈액을 채취한다. 결과는 정상에서는 처음 측정한 호르몬 수준의 3배 정도 상승하여야 하고, 약물 투여 후 60분에 최고치를 나타내게 된다. 만일 상승하지 않고 낮은 수준을 유지한다면, 뇌하수체기능저하증을 의심하게 된다.

탈수검사

탈수검사(dehydration test, water deprivation test)는 항이뇨호르몬(ADH) 분비기능을 평가하기 위해 시행된다. 진행방법은 수분섭취를 제한시킨 후, 시간별로 삼투농도(osmotic concentration)를 파악하기 위해 혈액과 소변을 채취한다. 소변의 삼투농도가 3회 이상 일관성 있게 나올 때까지 수행하는데, 보통 6~8시간 정도 소요된다. 정상의 경우, 혈액에서의 삼투농도는 285~295mOsm/liter, 소변에서는 300~800mOsm/liter이다. 뇌하수체후엽의 기능저하로 인해 항이뇨호르몬의 분비 부족으로 요붕증(diabetes insipidus)에 노출되면, 혈액의 삼투농도는 300mOs/liter 이상이 되고, 소변에서는 300mOsm/liter 이하가 된다.

갑상샘의 구조와 기능검사

방사선검사

갑상샘은 스캔, 초음파, 자기공명영상(MRI), 컴퓨터단층촬영(CT), 방사성핵종영상에 의해 기능과 위치, 모양, 크기를 사정할 수 있다.

호르몬검사

혈청 T_3, T_4 검사

갑상샘호르몬은 혈청 티록신(T_4)과 삼요오드티로닌(T_3)이 있는데, T_3, T_4는 단백과 결합형태로 존재하기 때문에 체내 단백

보유 상태나 약물복용에 따라 변할 수 있다. 그리고 보통 임상에서 갑상샘호르몬은 T_4 대신 유리티록신(Free T_4)을 조사하게 된다. Free T_4는 단백과 결합하지 않은 형태로 존재하는 것으로 실제 갑상샘호르몬의 기능을 하게 되므로, 호르몬분비 상태를 가장 잘 반영하는 지표가 된다. 따라서 갑상샘기능저하증을 확인하기 위해서는 TSH와 더불어 Free T_4를 조사하게 된다. T_3는 갑상샘기능항진증 진단에 도움이 된다.

검사를 위해 특별한 준비는 필요하지 않고, 혈액채취로 진행된다. 검사 결과, 혈청티록신(T_4)은 5~12μg/dL, Free T_4는 0.7~1.48ng/dL이 정상 범위이다. 삼요오드티로닌(T_3)은 보통 정상적인 T_4 수준에서, 갑상샘기능항진증의 증상이 있는 경우에 실시하며, 정상은 75~225ng/dL이다. 상승된 수준은 갑상샘기능항진증을 의미하고, 하강된 수준은 갑상샘기능저하증을 의미한다.

갑상샘자극호르몬검사

갑상샘자극호르몬(TSH)은 T_4 수준과 더불어 원발성 혹은 속발성 갑상샘기능저하증을 확인하기 위해 실시된다. 정상은 2~10mU/L이며, 원발성 갑상샘기능저하증에서 갑상샘은 호르몬을 합성할 수 없는 기능적 비정상에 대해 보상하려고 한다. 이러한 결과로 인해 TSH의 과잉분비가 초래된다. 반대로 혈청 TSH의 농도는 속발성이나 3차 갑상샘기능저하증에서 거의 항상 낮거나 발견되지 않는다.

갑상샘자극호르몬수용체항체 검사

갑상샘 자가항체는 체내의 면역체계가 갑상샘이나 갑상샘단백질을 비정상적으로 인식할 때 발생하는 항체이다. 신체는 갑상샘호르몬의 생산을 조절하여 혈액 내에 갑상샘호르몬이 일정한 양으로 유지되도록 하는 TSH을 이용하는 되먹임기전을 갖는다. 갑상샘 항체가 이러한 작용을 방해할 때, 그레이브스병(Graves disease) 혹은 하시모토 갑상샘염(Hashimotos thyroiditis)과 같은 갑상샘기능저하증 혹은 갑상샘기능항진증과 연관된 만성질환이나 자가면역 질환을 일으킨다. 이를 확인하기 위해 갑상샘자극호르몬수용체항체(thyroid stimulating hormone receptor antibody, TSHRAb) 검사를 통해 특이적인 갑상샘 자가항체의 양을 측정한다.

TSHRAb 검사는 갑상샘의 TSH 수용체에 결합하는 두 가지 형태의 자가항체가 있다. 즉, 갑상샘자극면역글로불린(thyroid stimulating immunoglobulin, TSI)과 갑상샘결합억제면역글로불린(thyroid binding inhibiting immunoglobulin, TBII)이 있는데, 이 중 수용체에 결합하여 갑상샘호르몬 분비를 촉진하여 갑상샘기능항진증을 유발하는 TSI가 그레이브스병 진단에 흔히 사용된다. 검사는 특별한 준비 없이 혈액채취로 진행되며, 음성 결과는 혈액 내에 자가항체가 존재하지 않음을 의미한다. 그러나 경도 혹은 중등도의 갑상샘 항체 증가는 다양한 갑상샘질환이나 자가면역질환에서 나타날 수 있다. 고도의 의미 있는 증가는 하시모토 갑상샘염, 그레이브스병과 같은 갑상샘 자가면역 질환을 시사한다.

혈청 콜레스테롤

혈청 콜레스테롤 농도는 주로 원발성 갑상샘기능저하증에서 상승한다. 갑상샘기능항진증 대상자는 혈청 콜레스테롤 농도가 항상 낮다. 그러나 혈청 콜레스테롤 농도는 갑상샘호르몬보다 다른 요인에 의해 영향을 받으므로 갑상샘기능을 측정하는 특정 검사법은 아니다.

방사선동위원소 검사

T_3 resin 흡수

T_3 resin 흡수(T_3 resin uptake) 검사는 갑상샘결합글로불린(thyroid-binding globulin) 능력을 간접적으로 측정하는 방법이다. 채취한 혈액에 방사성 T_3를 첨가하여 측정한다. 정상은 25~30% 수준이며, 갑상샘기능이 정상 이하일 경우 T_3 resin 흡수는 감소한다. 또한 갑상샘기능이 정상 이상일 경우 T_3 resin 흡수는 상승한다.

방사성요오드 흡수검사

방사성요오드 흡수검사(radioiodine uptake and excretion test)는 적은 양의 방사성요오드(^{131}I)를 구강으로 투여한 후에 24시간 동안 갑상샘에서 요오드가 흡수되는 정도를 측정하여 갑상샘의 기능을 평가하는 검사이다. 그레이브스병에 대한 치료를 위해 방사성요오드의 양을 결정할 때 실시하기도 한다.

사용되는 방사성요오드의 양이 적기 때문에 방사선 노출위험은 거의 없이 안전하지만, 임신부와 수유부는 검사하지 않는다. 검사 전 요오드가 함유된 약물, 예를 들면 베타딘용액이나 루골용액, 기침약 등과 더불어 항갑상샘약물, 양배추, 해초류 등을 검사 1주일 전부터 금한다. 검사과정은 방사성요오드를 정맥이나 구강으로 투여한다. 이후 4, 6, 8, 24시간에 혈액채취를 하고, 동시에 24시간 소변채집을 진행한다. 정상은 24시간 내에 15~35% 흡수한다. 조기 흡수가 진행된 경우, 갑상샘기능항진증을 의심하고, 지연되어 흡수되는 경우에는 갑상샘기능저하증을 의심한다. 소변은 24시간 내에 40~60% 배설되는 것이 정상이다. 만일 정상보다 적은 양이 배설되었다면,

갑상샘기능항진증을 의심하고, 많은 양이 배설되었다면, 갑상샘기능저하증을 의심한다.

부갑상샘 기능 검사

설코비치 소변검사

설코비치 소변검사(Sulkowitch urine test)는 소변 내 칼슘 양을 측정하여 부갑상샘의 기능을 확인하는 것이다. 이는 강직(tetany) 발생 시 부갑상샘기능저하가 원인인지를 급하게 진단할 때 사용되는데, 우리 몸의 칼슘농도는 9.0~10.0mg/dL이고, 신장에서의 칼슘배설 역치는 7.5~9.0mg/dL로 약간의 칼슘이 소변을 통해 배설되게 된다. 따라서 정상의 경우, 설코비치(sulkowitch) 시약을 소변에 넣으면 하얀 침전물이 생기지만, 만일 부갑상샘기능저하증일 경우는 배설되는 칼슘이 없어 침전물이 발생하지 않는다.

부신의 구조와 기능 검사

방사선검사

부신피질은 CT, MRI, 부신정맥조영사진, 조영술에 의해 질환과 병소를 확인할 수 있다.

호르몬검사

혈장코티솔수준

일명 스트레스 호르몬검사로 불리우는 혈장코티솔수준(plasma cortisol level)은 부신피질의 기능을 확인하기 위해 혈장코티솔수준을 평가하는 것이다. 코티솔은 간에서 분해되어 글루코아니드 또는 황산염 형태로 전환되어 소변과 대변으로 배설된다. 검사는 특별한 준비 없이 혈액을 채취하여 진행하며, 정상은 오전 8시에는 10~30μg/dL이고, 오후 8시 측정결과는 10μg/dL로 보통 오후 8시의 측정치는 오전 8시 측정치의 50% 정도를 나타낸다. 만일 정상범위보다 상승되어 있다면, 쿠싱증후군과 같은 부신피질기능항진증을 의심하게 되고, 하강되어 있다면, 에디슨병과 같은 부신피질기능저하증을 의심하게 된다.

혈청코티솔억제검사

혈청코티솔억제검사(serum cortisol suppression test)는 부신피질의 기능항진증이 의심될 때, 부신피질의 활동을 평가하기 위해 실시된다. 밤 12시에 부신피질호르몬제인 덱사메타손(dexamethasone) 1mg을 경구로 투여한 후, 다음 날 오전 8시에 혈액을 채취한다. 보통 밤 동안의 충분한 휴식을 유도하기 위해 수면제가 투여될 수 있고, 중증의 환자나 불안한 환자의 경우, 위양성이 나올 수 있다. 보통 소변검사인 17-하이드록시코르티코이드(17-Hydroxycorticoids, 17-OHCS)와 함께 진행된다. 혈액에서의 정삼범위는 6mg/dL 이하이고, 3mg/dL 이상이면 쿠싱증후군을 의심한다.

혈청부신피질자극호르몬 급속자극검사

혈청부신피질자극호르몬 급속자극검사(rapid serum ACTH stimulation test)는 시상하부-뇌하수체-부신 축의 반응을 보기 위한 검사이다. 부신피질호르몬 투여 시 신체는 혈중 당류코르티코이드인 코티솔이 20μg/dL 이상으로 상승해야 한다. 그러나 부신부전증에서는 이러한 자극에 반응을 하지 못하고, 코티솔 상승치가 20μg/dL 이하에 머무르게 된다. 검사는 기저상태에서 혈청 코티솔치를 측정한 후, ACTH인 synacthen이나 tetracosactrin 250μg을 근육 혹은 정맥으로 주사한 후 30분과 60분에 코티솔 수준을 측정한다. 검사 후 측정된 수치가 20μg/dL 이하일 경우, 부신부전을 의심할 수 있다. 그러나 이러한 기능저하가 뇌하수체의 문제로 인한 것인지, 혹은 부신의 장애로 발생된 것인지를 확인하기 위해서는 ACTH와 코티솔을 함께 조사해야 한다. 혈중 ACTH와 코티솔 수준이 모두 정상 수준보다 낮다면, 이차성 부신부전을 일으키는 뇌하수체기능저하를 의심하게 되고, 혈중 ACTH는 정상보다 높은 수준인데, 코티솔 수준이 낮다면 에디슨병과 같은 일차성 부신부전을 의심할 수 있다.

Thorn검사

Thorn검사는 애디슨병이 의심될 때, 부신피질을 인공적으로 자극하여 부신피질의 반응력을 보기 위해 실시된다. 먼저 항응고제로 주사기를 적신후, 2~3mL의 혈액을 채취한 후, 직접호산구 수(direct eosinophil count)를 체크한다. 이후 곧 25mg의 ACTH를 근육주사한 후, 4시간 뒤에 2번째 혈액을 채취하여 변화 상태를 확인한다. 정상은 원래의 호산구 수보다 60~90% 감소되어야 한다. 그러나 변함이 없는 경우, 에디슨병을 의심하게 된다.

17-하이드록시코르티코이드 소변검사

부신에서는 코티솔을 하루 20mg 정도 분비하고, 하이드록시스테로이드(hydroxysteroid) 형태로 50% 이하가 배설된다. 17-하이드록시코르티코이드(17-Hydroxycorticoids, 17-OHCS) 소변검사는 이러한 원리를 이용하여 당류코르티코이드 대사를 평가하기 위해 진행된다. 24시간 소변채집을 하여 소변 내에 분비된 하이드록시스테로이드(hydroxysteroid)의 양을 조사한다. 소변채집주머니에는 방부제를 넣어야 하고, 냉장 보관하여야 한다. 정상은 남성의 경우, 5~23mg/24시간이고, 여성의 경우에는 3~15mg/24시간이다. 정상보다 높은 수준은 부신피질의 기능항진을 의심하고, 낮은 수준은 부신과 뇌하수체의 이상을 의심하게 된다.

카테콜라민 소변검사

카테콜라민 소변검사(urine catecholamine test)는 일명 바닐릴만델산(vanillylmandelic acid, VMA) 검사로도 불리우며, 부신수질에서 발생하는 갈색세포종 혹은 크롬친화세포증(pheochromocytoma)을 확인하기 위해 수행된다. 카테콜라민의 구성성분은 소변에서 최종 메타네프린(metanephrine)과 바닐만델산의 형태로 전환되어 배설된다. 검사는 24시간 소변채집으로 진행되는데, 이때 pH를 3 이하로 유지시키기 위해 방부제로 염산(HCl)을 채집 주머니에 넣는다. 검사 전 methyldopa, reserpine, bronchodilator는 측정치를 상승시킬 수 있어 적어도 검사 3일 전에 투여를 멈추어야 한다. 바닐라 성분을 포함하고 있는 커피, 바닐라, 바나나도 제한한다. 정상은 24시간 동안 배설된 양이 7mg 이하여야 하는데, 만일 증가된 경우 갈색세포종을 의심하게 된다.

췌장기능검사

췌장에서 내분비기능의 진단적 사정은 혈당농도와 관련이 있다. 공복 시 혈당상승은 항상 고혈당의 첫 번째 징후이다. 당화혈색소(HbA1c)는 3개월 간의 평균 혈당을 나타내며, 비공복 시에 검사한다. C-peptide 검사는 인슐린 분비능력의 간접적 지표를 제공한다. 이와 관련한 자세한 내용은 당뇨병에서 다루도록 한다.

CHAPTER 48

Management of Clients with Endocrine Disorder

내분비계 장애 대상자 관리

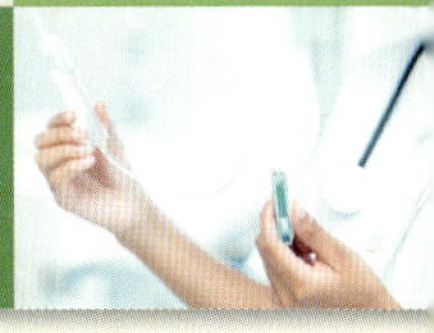

학습목표

1. 내분비계 장애 대상자의 병태생리 과정에 대해 설명한다.
2. 내분비계 장애 대상자의 건강력 수집 및 신체검진 수행을 통해 간호문제를 사정한다.
3. 내분비계 장애 대상자에 대한 간호목표를 세우고 간호중재를 계획한다.
4. 조절기능장애가 있는 대상자에 대한 간호중재를 시행하고 결과를 평가한다.
5. 내분비계 장애 대상자의 치료에 대해 설명한다.

주요 질환

뇌하수체기능항진증 · 저하증, 요붕증, 항이뇨호르몬부적절분비증후군, 쿠싱증후군, 알도스테론증, 애디슨병, 갈색세포종, 갑상샘기능항진증 · 저하증, 갑상샘암, 부갑상샘기능항진증 · 저하증, 당뇨병

뇌하수체질환

뇌하수체질환에는 뇌하수체기능항진증(hyperpituitarism)과 뇌하수체기능저하증(hypopituitarism) 그리고 뇌하수체후엽의 장애로 발생되는 요붕증(diabetes insipidus)과 항이뇨호르몬부적절분비증후군(syndrome of inappropriate antidiuretic hormone, SIADH)이 있다.

뇌하수체기능항진증은 뇌하수체종양으로 인하여 뇌하수체 전엽에서 분비되는 호르몬이 과잉분비되게 된다. 성장호르몬의 과잉으로 인한 말단비대증(acromegaly)과 거인증(giantism), 유즙 분비와 관련된 고프로락틴혈증(hyperprolactinemia)이 발생된다(**표 48-1**).

또한 갑상샘자극호르몬(thyroid stimulating hormone, TSH)과 부신피질자극호르몬(adrenocorticotropic hormone, ACTH)도 과잉분비되는데, 이와 관련된 질환은 표적기관에서 다루도록 한다. 뇌하수체기능저하증도 뇌하수체종양이 정상 선조직을 누르기 때문에 발생한다.

뇌하수체전엽기능항진증

고프로락틴혈증

원인과 위험요인

뇌하수체종양은 뇌하수체기능항진증을 유발한다. 이는 뇌하수체에 의해 분비되는 한 가지 또는 그 이상의 호르몬이 과잉분비되는 것이다. 주로 호르몬분비성 뇌하수체종양인 양성 선종에 의해 나타난다. 고프로락틴혈증은 프로락틴선종(prolactin adenoma)에 의해 발생되는데, 이는 뇌하수체세포 중 유즙분비호르몬을 분비하는 세포들이 비정상적으로 증식하여 유즙분비호르몬을 과다하게 분비하는 종양이다. 프로락틴선종은 뇌하수체종양 중 가장 흔하며, 약 25%를 차지한다. 종양의 크기에 따라서 1cm 보다 작으면 미세선종, 1cm 이상은 거대선종이라고 하는데, 미세선종의 경우 여성과 남성의 비율이 20 : 1로 여자에서 더 흔하지만, 거대선종의 경우에는 남녀 비율이 거의 비슷하다.

표 48-1 뇌하수체기능항진증의 고프로락틴혈증과 말단비대증

	고프로락틴혈증	말단비대증
호르몬 분비	과도한 프로락틴(PRL)은 프로락틴선종의 원인이 된다.	과도한 성장호르몬(GH)
위험요인	고프로락틴혈증: 에스트로겐 치료, 경구피임약 사용, 임신은 종양의 크기와 기능이상을 증가시킨다.	없음
원인	임신, 시상하부-뇌하수체질환, 갑상샘기능저하증, 약물섭취(에스트로겐 또는 경구 피임약)	뇌하수체전엽 선종: 시상하부 성장호르몬분비자극호르몬은 드물게 발생
병태생리	PRL 생성 종양은 과도한 PRL을 혈액 내로 운반한다.	GH 생성 선종은 과도한 GH를 혈액 내로 운반한다. 빠르게 다른 조직들(CNS 제외)을 자라게 하며, 기관비대증을 일으킨다. 한정된 공간에서 종양의 크기가 증가하면, 뇌하수체 전체를 파괴하고 뇌하수체기능저하증을 초래한다.
호르몬 과다분비와 관계된 임상증상	비수유 유방에서 비정상적 유즙 분비, 질윤활제 감소, 무월경, 남성 성욕 감소, 발기불능, 우울, 불안, 두통, 시력상실	뼈의 국소적 과도발육: 두개골과 하악뼈, 연조직의 과도발육, 기면, 체중 증가, 감각이상, 포도당 불내성, 험악한 얼굴 외형, 불규칙적이거나 무월경, 손과 발의 비대, 우울, 두통, 시야장애, 골관절염, 발기불능
종양성장과 관계된 합병증	두통, 뇌신경(III, IV, VI) 장애로 인한 시력장애, 뇌하수체기능저하증, 불임, 뼈성장 감소	호르몬 증가는 2차적으로 심혈관 동맥경화, 뇌동맥경화, 울혈성 심부전, 호흡질환, 고혈압, 당뇨병을 일으킴
약리학적 치료	브로모크립틴(bromocriptine)을 치료로 선택할 수 있다. 브로모크립틴은 90%의 대상자에게 PRL 농도를 감소시킨다. 역작용은 구역질, 두통, 현기증, 비강폐색, 저혈압, 우울증 등이 있다.	Somatostatin analog octreotide는 GH 농도를 줄이는데 효과적이다. 부작용으로 담석증을 일으킬 수 있다. 브로모크립틴은 60~80%의 대상자에게 효과적이다.
수술치료	경접형동 미세수술을 진행한다. 합병증: 남아있는 잔류조직은 홀몬 농도를 상승시킬 수 있고, 수술로 인해 시력상실, 요붕증, 수술 후 감염이 발생될 수 있다.	경접형동 미세수술을 치료방법으로 선택한다. 합병증: 고프토락틴혈증과 같다.
방사선요법	선종은 감소하지만, 합병증으로 뇌하수체기능저하증이 발생된다.	GH 농도의 감소가 느리게 진행된다. 이에 따라 호르몬 조절이 적절하게 되지 않아 심혈관질환을 비롯한 호르몬 증가와 관련된 합병증이 발생된다.
진단	GH, ACTH, FSH, LH, PRL, 테스토스테론, 성선자극호르몬의 측정, 갑상샘기능검사(T_3, T_4, FT_4, TSH), 간기능검사(LDH, CPK, AST, ALP 인산염), 응고검사, 신기능검사(혈청 크레아틴, BUN, 단백질, 크레아티닌청소, GFR을 검사하기 위한 24시간 소변수집), 요검사, 임신검사, CT 또는 MRI는 뇌하수체선종의 위치확인을 위해 필요하다.	GH 측정을 위한 방사선면역측정법이나 효소 관련 면역흡수검사(enzyme-linked immunosorbent assay): 인슐린 유사 성장인자, 뇌하수체부종의 위치를 찾기 위한 CT 또는 MRI, 경구 GTT는 고혈당을 확인한다. 정상에서는 식후 1~2시간 동안 GH 분비를 억제한다. 그러나 말단비대증에서는 GH가 상승되어 있다.

ACTH, 부신피질자극호르몬; AST, aspartate aminotransferase; BUN, blood urea nitrogen; CNS, 중추신경계; CPK, creatine phosphokinase; CT, 컴퓨터단층촬영; FSH, 여포자극호르몬; FT_4, free thyroxine; GFR, 사구체여과율; GH, 성장호르몬; GTT, 포도당내인성검사; LDH, lactate dehydrogenase; LH, 황체호르몬; MRI, 자기공명영상; PRL, 프로락틴; TSH, 갑상샘자극호르몬; T_3, triiodothyronine; T_4, thyroxine

병태생리

고프로락틴혈증은 프로락틴(prolactin)을 분비하는 프로락틴선종이 주원인으로 종양 자체에서 프로락틴 형성을 촉진하거나, 종양이 시상하부와 뇌하수체의 혈관 문제로 도파민(프로락틴분비억제호르몬)을 시상하부로부터 뇌하수체로 유입되는 것을 감소시켜 발생한다(그림 48-1). 이밖에도 임신, 수유, 수면, 스트레스 등의 생리적 원인으로 발생될 수도 있다.

임상증상

프로락틴선종과 같은 뇌하수체종양으로 인한 증상은 호르몬과 관련된 증상과 뇌종양과 관련된 신경학적 문제에 의한 증상이 발생된다. 고프로락틴혈증의 경우, 호르몬의 과잉분비와 관련하여 여성의 경우 불규칙한 생리나 무월경, 불임 등을 경험하 고, 임신을 하지 않은 상태에서 유즙분비가 발생된다. 남성의 경우 정자 수의 감소, 성욕감퇴, 여성형 유방, 유즙분비 등이 나타나고 테스토스테론이 감소된다.

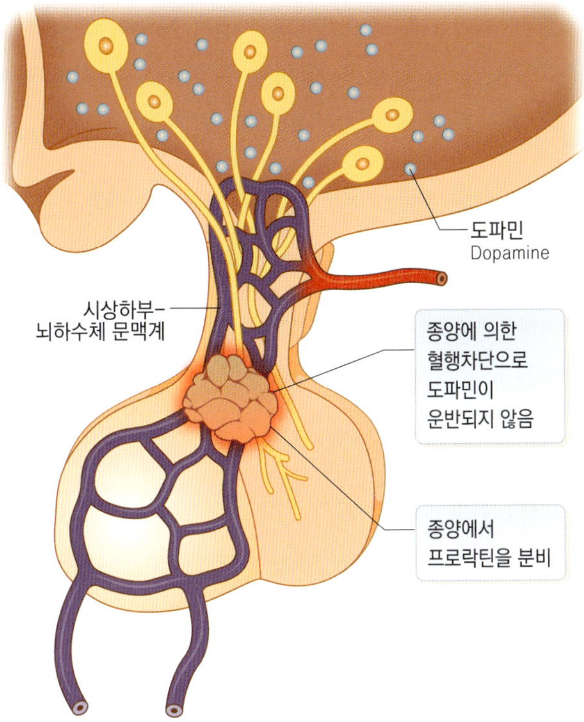

그림 48-1 ■ 뇌하수체의 프로락틴선종

신경학적 증상으로 종양이 성장함에 따라 시신경을 압박하여 시력저하, 시야장애 및 사물이 이중으로 보이는 복시가 나타나고, 시신경 교차점을 압박하여 반맹증이 발생된다(그림 48-2). 또한 두개내압상승으로 인한 두통, 의식저하, 유두부

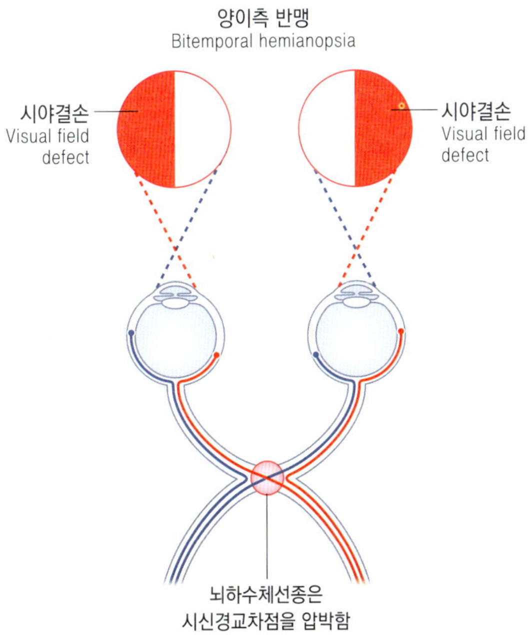

그림 48-2 ■ 뇌하수체종양으로 인한 양이측 반맹의 발생

종과 뇌수종이 발생되고, 시상하부에 위치한 각종 조절중추의 이상 즉, 식욕과 수면, 체온조절 및 정서적 안정에 문제를 일으키게 된다. 또한 행동의 변화와 더불어 발작이 발생할 수도 있다.

뇌하수체종양이 있는 대상자에게 다음과 같은 신경학적 사정을 하여 이상 여부를 확인한다.

- 동공크기와 빛에 대한 반응성
- 손을 쥐는 강도, 양쪽의 동질성, 지시에 의해 힘을 푸는 능력 검사
- 의식수준
- 시간, 사람, 장소에 대한 지남력
- 자극에 대한 적절한 반응
- 시력과 시야

치료

프로락틴선종의 치료 목적은 혈중 프로락틴 수치를 정상화하며, 종양의 크기를 줄이거나 없애는 것이다. 치료방법에는 약물투여, 방사선요법, 수술적 접근법이 있다. 이 중 약 75%의 환자들이 약물치료로 과다분비되던 호르몬이 정상으로 회복되고, 종양의 크기가 줄어드는 효과가 있어 우선적으로 약물치료를 진행한다. 특히 환자가 임신을 원하고, 종양의 크기가 1cm 미만으로 작으며, 프로락틴 수치가 150ng/mL 이상인 경우에는 일차적으로 약물치료를 진행하게 된다.

약물은 도파민작용제인 카베르골린(cabergoline)제제인 도스티넥스(Dostinex)와 브로모크립틴(bromocriptine)제제인 팔로델(Parlodel)을 3개월 정도 투여한다. 두 약물 모두 부작용으로 오심과 구토를 일으키는데, 카베르골린이 브로모크립틴보다 부작용이 적은 편이다. 혈중 프로락틴 수치를 2주 간격으로 측정하여 프로락틴 수치가 정상으로 회복되는지를 관찰하면서 약의 용량을 조절하게 된다.

이러한 약물치료를 시작한 지 3개월 후에는 반드시 MRI 검사를 시행하여 종양의 크기가 줄어 들었고, 프로락틴 수치가 정상수준으로 회복되었더라도, 약물 투여에 대한 소화기계 부작용이 없는 경우에는 평생 약물 치료를 진행해야 한다. 만일 약물 투여를 중지하게 되면, 프로락틴호르몬 수치가 다시 상승하고 종양도 다시 커질 수 있다. 약물 투여 3개월 째 MRI 검사를 하는 이유는 약물을 3개월 이상 사용하게 되면, 약물치료에 반응을 보이지 않을 수 있어 수술을 진행해야 하는데, 시기를 놓칠 경우 기간이 지남에 따라 종양이 단단해져 완전한 제거가 어려울 수 있기 때문이다.

약물 투여를 3개월간 실시해도 효과가 나타나지 않고, 종양이 커서 시신경의 압박증상이 진행되는 경우에는 Hardy 수술이라고 일컫는 경접형동뇌하수체절제술(transsphenoidal hypophysectomy)로 종양을 제거하게 된다(그림 48-3). 경접형동뇌하수체절제술은 코의 아래 부분을 절개하여 뇌조직을 건드리지 않고 뇌하수체에 직접 도달하여 종양을 제거하는 수술방법이다. 이는 뇌하수체가 뇌의 가장 아래 부위에 위치해 있어 코로의 접근이 가능한 것이다. 개두술보다 접근이 쉽고 안전하여 대부분의 뇌하수체종양에서 시행되며, 최근에는 내시경을 이용하여 코를 절개하지 않고 콧구멍만을 통하여 시행하는 경우도 있다. 종양의 크기와 주변 조직, 특히 해면정맥동을 침범했는지에 따라 종양을 완전히 제거할 수 있는지 없는지 여부가 결정된다. 만일 종양을 완전히 제거하지 못하여 잔여조직이 남게 되면, 방사선요법이 추가적으로 진행될 수 있고, 합병증으로 뇌하수체기능저하증이 발생하게 된다.

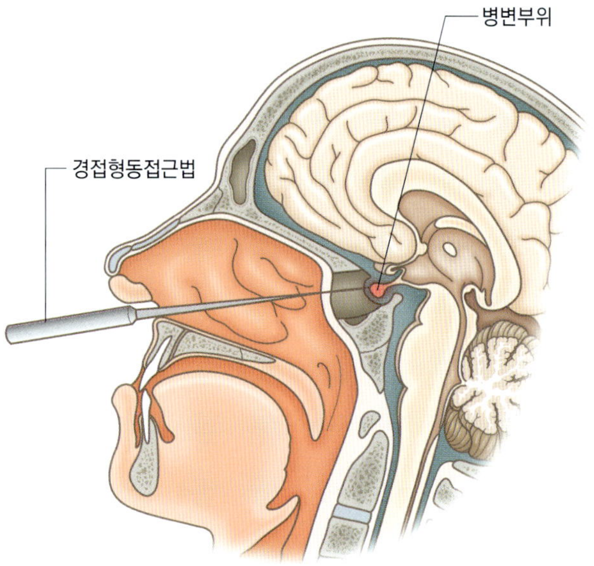

그림 48-3 ■ 경접형동뇌하수체절제술

말단비대증

원인과 위험요인

말단비대증은 과도한 성장호르몬 분비로 인해 발생되며, 가장 흔한 원인은 성장호르몬분비세포 종양이다. 매우 드물지만 뇌하수체호르몬의 분비를 조절하는 시상하부에서 과도한 성장호르몬분비자극호르몬이 과량 분비되거나, 성장호르몬 혹은 성장호르몬분비자극호르몬을 분비하는 신경내분비 종양에서도 발병할 수 있다.

병태생리

성장호르몬의 증가는 인체의 모든 조직을 빠르게 성장시킨다. 이러한 증가된 성장은 골단성장이 끝나기 전에 일어나면 거인증(giantism)을 일으키고, 골단성장이 끝난 후에 일어나면 말단비대증(acromegaly)을 일으킨다(그림 48-4). 이러한 골단성장은 성장호르몬의 간접 작용에 의해 진행된다. 즉, 성장호르몬이 간에서 일명 인슐린유사성장인자-I(insulin like growth factor I, IGF-I)로 불리는 소마토메딘(Somatomedin)이 골단에서 연골형성을 촉진하여 골격의 성장을 일으키는 것이다.

성장호르몬은 지방분해를 촉진하고 혈당을 상승시키므로 이와 관련된 고혈압과 당뇨병 등의 합병증을 동반하게 된다. 이러한 합병증으로 인해 조기 치료를 하지 않을 경우, 55~60세 전에 사망할 수도 있다.

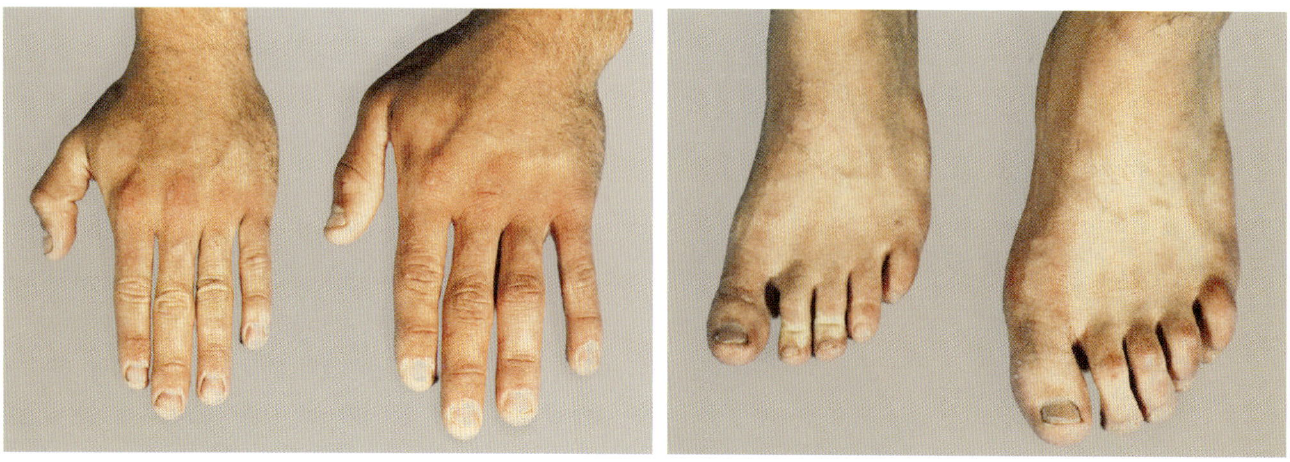

그림 48-4 ■ 거인증 대상자의 발병 전 · 후의 손과 발의 모습

임상증상

말단비대증의 임상증상은 이마가 튀어나오고, 입술이 두꺼워지며, 턱이 커지면서 얼굴 표정이 험상궂게 변한다. 자주 머리가 아프다고 호소하고, 갑상샘종으로 음성이 점점 굵어지며 시야장애가 나타나기도 한다. 골다공증 또는 손목, 발목, 무릎 등의 관절통을 호소하고, 손 또는 발이 커져서 반지나 신발이 맞지 않으며, 당뇨병 또는 고혈압을 동반한다(그림 48-5).

치료

약물요법이 우선적으로 고려되었던 고프로락틴혈증과 달리 말단비대증에서 우선시 되는 치료적 접근법은 수술이다. 시야장애와 같은 증상을 유발할 경우에 가장 먼저 경접형동뇌하수체절제술을 고려하고, 종양의 크기가 수술적 절제술로 완전제거가 안된 경우, 약물이나 방사선치료를 진행하게 된다. 수술적 절제술 시행 후 나이와 성별에 따른 혈청 인슐린유사성장인자-I (IGF-I)가 정상 수치이고, 75gram 경구포도당부하검사에서 2시간 이내에 성장호르몬이 1ng/dL 미만으로 감소할 경우 완치가 되었다고 판단하게 된다.

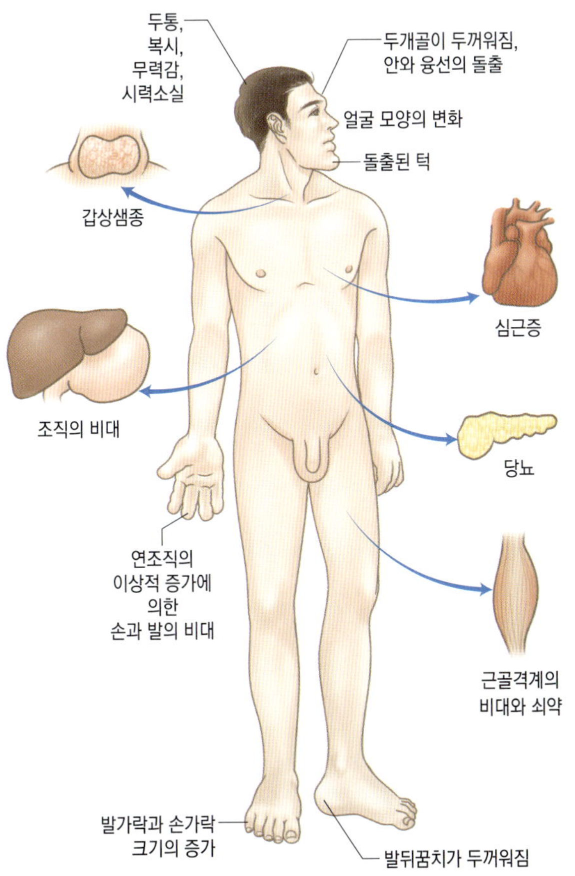

그림 48-5 ■ 말단비대증의 임상증상

약물치료는 소마토스타틴 유사체인 옥트레오타이드 아세테이트(octreotide acetate)제제인 산도스타틴(Sandostatin)을 근육주사하거나, 란레오타이드(lanreotide)제제인 소마튤린(Somatuline)을 피하주사한다. 산도스타틴과 소마튤린제의 용량은 다양한데, 시작 용량과 유지 용량은 대상자의 상태에 따라 결정되며, 4주에서 6주에 한번 주사하게 된다. 두 약제 중 한가지를 사용할 때의 효능은 60~70%이며, 한 약제에 효과가 없을 경우에 다른 약제로 치료를 시도할 수 있고, 필요시 경구용 약물인 도파민작용제와 병용하여 치료한다. 부작용은 매우 드물게 발생하지만, 오심이나 구토 등의 소화기장애 및 인슐린분비 억제로 혈당 증가나 당뇨병 악화가 발생할 수 있다.

방사선치료의 경우, 호르몬수치 정상화에 3~10년 가량의 장기간이 소요되므로 약물요법을 병행하여 시행하게 된다. 합병증으로 뇌하수체호르몬분비 감소가 동반될 수 있다. 뇌하수체절제술 후에는 합병증이 없어야 하며, 스테로이드호르몬 관리를 평생 동안 받아야 할 수 있다는 것을 교육한다.

간호

■ 간호진단

수술과 수술 후 결과에 대한 정보부족과 관련된 지식결핍

기대결과

대상자는 수술의 과정에 대해 이해하고 협조할 것이다.

간호중재

대상자는 수술과 관련한 정보가 부족하다고 느낄 때, 불안이 증가될 수 있다. 따라서 간호사는 수술과 관련한 충분한 정보를 대상자에게 제공해야 한다. 수술관련 교육에 포함되어야 할 내용으로는 뇌하수체종양이 뇌종양의 일종으로 개두술이 아닌 접형동으로 접근한다는 것과 수술 전 배설량을 확인하기 위해 유치도뇨관을 삽입하게 됨을 알려준다.

수술에 의한 치료효과에 대해 대상자는 궁금해 할 수 있다. 수술 후 대상자는 두통이 완화되며, 성기능의 변화가 회복된다. 그러나 이미 변화된 신체와 비대된 복부장기와 시력변화는 보통 잘 회복되지 않는다. 수술 후 코에 패킹을 하기 때문에 구강호흡을 해야 한다는 것과 패킹은 수술 후 24~48시간 안에 제거된다는 것을 알려준다.

■ 간호진단

뇌하수체종양 절제술과 관련된 상해의 위험

기대결과

부신위기가 없고, 섭취량과 배설량의 균형이 유지되며, 두개내압이 증가된 증상이 없고, 체온이 정상이며, 뇌척수액(CSF)이 새거나 뇌수막염의 증상이 없으며 수술 후 손상은 일어나지 않을 것이다.

간호중재

부신부전 예방

보통 수술 전에 코티솔을 정맥내로 투여받는다. 당류코르티코이드는 대상자가 부신피질의 기능소실을 초래할 수 있는 수술 중 스트레스에 내성을 갖도록 도와준다.

뇌내압 감시

수술 후 즉시 뇌부종과 뇌내압 상승의 징후인 혈압상승, 맥압증가, 맥박수 감소, 동공의 변화, 호흡양상의 변화에 대해 사정한다.

감염증상 관찰

수술 후 합병증으로 두개내 감염이 발생할 수 있다. 대상자의 체온의 상승, 비루(rhinorrhea)나 경부강직(nuchal rigidity) 여부를 사정한다. 만약, 대상자가 지속적인 두통을 호소하면 감염을 의심해보아야 한다.

호르몬부전 감시

뇌하수체는 더 이상 자극호르몬을 생성하지 못하기 때문에 부신부전이나 갑상샘기능저하증과 같은 문제가 나타나게 된다. 또한 항이뇨호르몬(ADH, vasopressin) 결핍으로 인해 일시적으로 요붕증이 생길 수 있다. 섭취량과 배설량을 엄격하게 유지해야 한다. 만약 비중이 1.005 이하이고, 소변량이 한 시간에 200mL 이상이면 의사에게 알려야 한다.

구강위생 제공

경접형동뇌하수체절제술을 시행한 대상자는 거즈 스펀지로 구강을 자주 청결하게 해야 한다. 입술에는 윤활제를 발라준다. 대상자는 수술 후 2주일 동안, 이를 닦거나 치실 등을 사용하면 안된다.

호르몬 대체요법

뇌하수체절제술 후, 대상자는 일생 동안 호르몬대체요법을 받아야 한다. 코티솔을 우유나 음식물 또는 제산제와 함께 복용하여 위장자극을 피하도록 교육해야 한다. 대상자에게 위염, 흑색변 또는 혈변이 있을 때에는 의사에게 연락하도록 알려준다. 또한 어떤 대상자에게는 갑상샘호르몬(thyroid hormone, TH) 또는 성호르몬의 대체가 필요하며, 요붕증을 치료하기 위해서는 바소프레신의 투여가 필요하기도 하다. 대상자는 ADH의 결핍으로 인해 다뇨(소변량이 많은 것)가 있고 소변 비중이 낮다. 요붕증은 보통 수술 후에 일시적으로 나타나지만 지속될 수도 있는데, 이때는 지속적인 호르몬 대체요법이 필요하다.

두개내압상승 유도활동 금지

두개내압상승이 될 수 있는 허리굽히기, 힘주기, 기침, 재채기, 코풀기 등을 금하고, 대상자의 침상을 30°로 올려준다.

뇌하수체전엽기능저하증

뇌하수체기능저하증이란 뇌하수체전엽에서 분비되는 한 가지 이상의 호르몬분비가 감소되어 있는 상태를 의미한다. 이러한 뇌하수체기능저하증은 크게 세 가지로 나뉜다. 첫 번째, 범뇌하수체기능저하증(pan hypopituitarism)은 전엽의 모든 호르몬이 저하되어 있는 것으로, 이렇게 발생되는 경우는 매우 드문편이다. 시몬스병(Simmonds disease)은 범뇌하수체기능저하증 중 특히 몸이 몹시 여위는 증상이 현저한 질환이다. 두 번째, 부분적 뇌하수체기능저하증(partial hypopituitarism)은 대부분의 뇌하수체기능저하증 발생 형태로, 두 가지 이상의 뇌하수체호르몬분비가 감소되어 있는 경우를 말한다. 특히, TSH와 ACTH가 함께 분비가 감소될 경우에는 저체온과 저혈당의 발생으로 뇌하수체성 혼수가 발생할 수 있다. 마지막으로 뇌하수체호르몬단독결손증(single deficit of pituitary hormone)은 하나의 호르몬분비가 감소되어 발생되는 경우이다.

원인과 위험요인

뇌하수체기능저하증의 가장 흔한 원인은 뇌하수체종양이지만, 산후 다량의 출혈로 발생되는 쉬한증후군(Sheehan's syndrome)에 의해서도 발생한다. 이 밖에도 두부외상을 입은 경우와 결핵, 매독, 수술, 방사선요법 등에 의해서도 발생할 수 있다.

임상증상

뇌하수체기능저하증에서 발생될 수 있는 증상은 뇌하수체전엽에서 분비되는 호르몬결핍에 의한 증상으로 표 48-2를 참조한다.

표 48-2 뇌하수체전엽기능저하증의 임상증상

호르몬	임상증상
성장호르몬(GH)	소아: 저신장, 발육장애 성인: 저혈압, 저혈당
여포자극호르몬(FSH), 황체호르몬(LH)	소아: 성의 성숙장애 성인: 남성-성욕저하, 발기부전, 고환위축, 치모의 여성화 여성-월경불순, 무월경, 음모탈락, 성기위축
갑상샘자극호르몬(TSH)	피부건조, 느린 맥, 추위에 대한 저항 감소
부신피질자극호르몬(ACTH)	저혈압, 피부색소의 감소, 저혈당, 전신권태감
유즙분비호르몬(PRL)	유즙분비장애

치료

뇌하수체기능저하증 치료를 위해 가장 먼저 시행되어야 하는 것은 원인을 파악하는 것으로, 원인요소가 확인되면 원인을 제거하도록 한다. 즉, 종양의 경우에는 절제술이나 방사선요법을 실시하게 되고, 결핵이나 매독과 같은 선행질환에 의한 경우에는 약물요법을 실시하게 된다.

다음으로 고려되어야 하는 것은 결핍된 호르몬을 보충하는 것인데, 가장 흔하게 투여되는 호르몬은 부신피질호르몬, 갑상샘호르몬, 성호르몬(남성: 테스토스테론, 여성: 에스트로겐) 등이다. ACTH의 결핍에 의한 경우 하이드로코티솔(hydrocortisol)을 10~20mg/day 투여한다. TSH의 결핍인 경우에는 T_4를 첫째날 25μg/day부터 시작하여 점차 용량을 증가시켜 투여한다. 그리고 만일 ACTH와 TSH가 동시에 결핍되었을 때에는 약물투여 시 순서에 따른 주의가 요구된다. 반드시 코티솔을 먼저 투여한 후 갑상샘제를 투여해야 한다. 만일 순서를 바꾸어 투여했을 경우에는 갑상샘호르몬에 의해 부신피질호르몬의 대사가 촉진되어 급성 부신부전을 일으킬 수 있다. 여포자극호르몬(follicle-stimulating hormone, FSH)과 황체호르몬(luteal hormone, LH) 결핍 시, 남성의 경우에는 테스토스테론을 투여하고, 여성의 경우에는 에스트로겐을 14일간 계속해서 경구로 투여한 후, 15일째부터는 여포자극호르몬을 투여한다.

간호

뇌하수체기능저하증과 관련된 간호문제에 대한 내용은 **박스 48-1**을 참조한다. 이에 따른 자세한 간호과정의 적용은 각 호르몬의 결핍과 관련된 질환에서 다루도록 한다.

박스 48-1 뇌하수체기능저하증과 관련된 간호문제

- 호르몬(FSH, LH)의 결핍이나 상실, 신체 외형변화와 관련된 신체상 장애
- 신체상의 변화와 관련된 성 기능장애
- 자아개념의 손상, 신체에 대한 조절 상실과 관련된 비효율적 대응
- 신체 외모와 관련된 자긍심 저하
- 신경압박의 결과로 인한 신경전달과 관련된 감각지각(시력) 변화
- 건강상태의 위협이나 변화와 관련된 불안
- 근육긴장의 감소와 관련된 자가간호 결핍
- 호르몬 감소와 관련된 피부손상

뇌하수체후엽기능장애

항이뇨호르몬부적절분비증후군

항이뇨호르몬(ADH)의 다른 명칭은 바소프레신(vasopressin)이다. 즉 두 가지 기능을 가지고 있는데, ADH는 집합관에 작용하여 삼투성을 강화시킴으로써 물의 재흡수를 증가시킨다. ADH는 집합관 속의 물을 능동적으로 관 밖으로 내보내는 것이 아니라, 집합관에서 자동적으로 물을 내보내게 된다. 이렇게 재흡수된 물은 혈액의 삼투압을 낮추게 되고, 시상하부는 혈장삼투압의 변화를 감지하여 ADH의 양을 조절하게 된다.

다른 한 가지 기능은 바소프레신과 관련된 기능이다. 바소프레신은 세동맥 혈관의 평활근에 작용하여 동맥의 수축을 촉진시키고, 동맥압을 상승시키는 작용을 한다. 따라서 항이뇨호르몬부적절분비증후군(syndrome of inappropriate antidiuretic hormone, SIADH)과 요붕증(diabetes insipidus, DI)은 이와 관련된 증상을 함께 나타내게 된다(**그림 48-6**). SIADH는 뇌하수체후엽 및 기타 이소성 근원으로부터 분비된 과량의 ADH가 분비되는 것을 말한다.

원인과 위험요인

SIADH는 폐의 소세포암(lung small cell carcinoma) 환자의 80%에서 종양으로부터 ADH분비가 과다하게 되어 발생된다. ADH분비 장애의 정도는 악성종양의 범위와 관련이 있다. 뇌의 외상이나 출혈, 뇌염 등으로 인해 뇌내의 삼투압 수용체의 이상이 발생되면 실제 혈장삼투압이 상당히 저하되어 있음에도 불구하고, 이를 인식할 수 없어 ADH가 계속 분비된다. 약제 또한 원인으로 작용한다. vincristine, chlorpropamide, thiazide, clofibrate는 ADH의 분비를 증가시키는 작용이 있다. 이밖에도 기관지세포암, 십이지장, 뇌, 방광의 림프종에

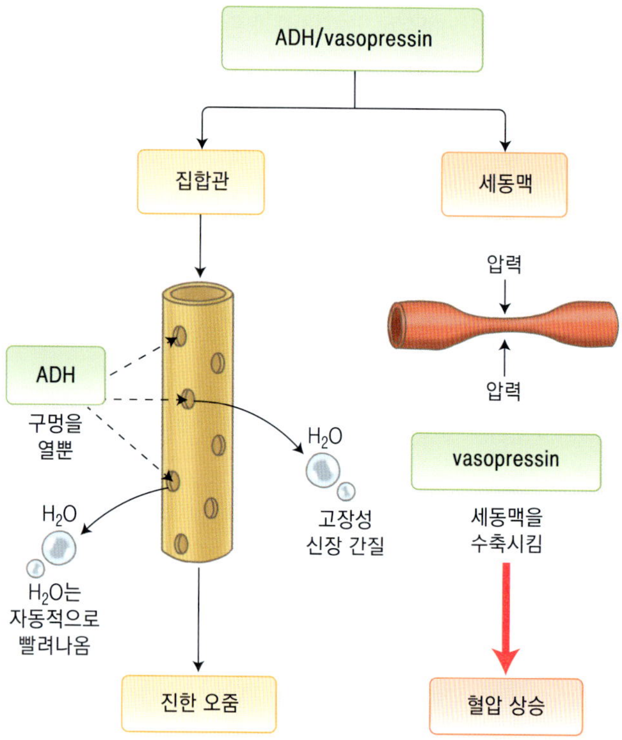

그림 48-6 ■ 항이뇨호르몬의 두 가지 기능

의해 ADH의 이소성 생산(ectopic production)이 진행된다.

병태생리

ADH가 과다분비되면 집합관에서 수분의 재흡수가 촉진되어 체액량이 증가되고, 혈액은 염분이 함께 늘어나지 않는 한, 희석되어 삼투농도가 저하된다. 체액량의 증가는 신장의 혈류량을 증가시켜 사구체여과율이 증가하기 때문에 레닌의 분비는 억제되고, 알도스테론의 분비는 감소하게 된다. 그 결과 근위세뇨관에서의 나트륨재흡수가 저하되어 그대로 소변으로 나트륨이 배설되게 된다. 이처럼 SIADH에서는 단순히 집합관에서의 수분재흡수로 인한 희석성 저나트륨혈증(hyponatremia) 외에 세뇨관에서의 나트륨배설로 인한 저나트륨혈증이 발생된다. 반대로 소변으로의 수분배출 저하와 나트륨 배설로 인해 요 삼투압은 증가하게 된다.

SIADH는 체내 수분정체가 되더라도 부종은 발생되지 않는다. 부종의 발생기전 중 하나는 나트륨의 정체가 동시에 발생해야 하는데, SIADH는 수분정체는 발생하지만 나트륨의 정체는 발생하지 않는다. ADH의 과다분비로 인해 증가한 체액량은 우심방에서 분비되는 펩티드호르몬인 심방나트륨이뇨펩티드(atrial natriuretic peptide, ANP)를 분비시켜 나트륨의 배설을 촉진하기 때문이다. 대상자가 식사 등을 통해 식염을 계속 섭취하더라도 나트륨은 축적되지 않고 소변으로 배설된다. ANP는 혈중 나트륨농도를 낮추고 동맥압을 줄여 체액과 순환계의 항상성 조절에 기여하는 것으로, 레닌-안지오텐신-알도스테론계와 길항작용을 한다.

임상증상

주요 증상은 저나트륨혈증의 정도와 관련된다. 나트륨의 수준이 120mEq/L 이상인 경우에는 특별한 증상을 보이지 않는다. 그러나 110~120mEq/L 정도에서는 식욕부진, 오심, 구토와 함께 장운동 감소, 부종 없이 5~10%의 갑작스러운 체중증가 등이 발생되고, 110mEq/L 이하가 되면 혼미, 기면, 과민성, 발작, 혼수상태 등이 초래되어 결국 사망에 이르게 된다.

진단

혈청 Na^+ 감소, 소변 Na^+ 증가, 혈청삼투압 감소, 소변삼투압 증가, 혈청 레닌 감소, 혈청 알도스테론 감소

치료

체내 수분정체를 억제하기 위해 수분제거를 위한 중재가 필요하다. 수분섭취를 500~1000cc로 제한한다. 저나트륨혈증을 교정하기 위해 3% NaCl 같은 고장성 수액제제를 정맥으로 투여한다. 혈장의 저삼투압을 교정하기 위해 이뇨제인 프로세마이드(furosemide)를 투여하거나 자유수분제거를 촉진하기 위해 데메클로사이클린(demeclocycline)을 투여한다. 데메클로사이클린은 ADH분비를 억제시키는 작용이 있는데, 투여 5~8일 후 효과가 나타난다. 부작용으로는 오심, 광선과민, 과량 투여 시 신부전을 유발할 수 있다.

간호

■ 간호진단

저나트륨혈증과 관련한 체액과다

기대결과

저나트륨혈증이 교정되며, 수분과다 증상이 나타나지 않을 것이다.

간호중재

- 대상자가 위험한지를 파악한다.
- 적절한 소변 및 혈청검사를 확인한다.

- 신경계 상태를 평가하면서 저나트륨혈증 증상을 사정한다.
- 매일 체중과 수분 배설량 및 섭취량을 확인한다.
- 동반되는 질환에 변화가 있는지 관찰한다.
- ADH 활동을 방해하기 위해 처방대로 디메클로사이틀린을 투여한다. 신독성 발생에 대해 관찰한다.
- 수액 과다조절로 인해 고나트륨혈증이 있는지 관찰한다.
- 대상자와 가족에게 교육을 실시한다.

합병증

발작, 혼수상태, 영구 뇌손상, 진행 중인 질환과정의 합병증을 일으키기도 한다.

예후

원인, 나트륨수치, 혈청삼투압에 따라 다르게 나타난다. 기관지암 환자는 예후가 좋지 않은 편이며, 발작과 혼수상태는 만성뇌기능부전을 초래한다.

요붕증

요붕증(diabetes insipidus, DI)은 항이뇨호르몬(ADH, vasopressin)의 결핍으로 인한 수분보존능력이 부족한 상태를 말한다. 전체 요붕증 환자의 30%는 특발성이며, 종양은 25%, 두부손상은 16%, 두부수술로 인한 요붕증은 20%를 차지한다.

원인과 위험요인

요붕증의 원인은 크게 세 가지로 구분하여 설명될 수 있다. 첫 번째는 중추신경계통이나 신경의 문제로 인한 요붕증(central or neurogenic DI)은 뇌하수체종양 등에 의해 시상하부와 뇌하수체전달체계의 이상이나 뇌하수체샘의 파괴가 발생될 수 있고, phenytoin (Dilantin), 알코올, 리튬카보네이트와 같은 약물이 원인이다.

두 번째 원인은 신장의 문제로 발생되는 요붕증(nephrogenic DI)으로 이는 유전적 장애로 거의 발생되지 않으며 신장에서의 수용체 이상으로 인해 발생된다. 즉, 뇌하수체에서는 정상적으로 ADH가 분비되나, 신장에서 호르몬에 대한 반응이 없는 것이다. 이 경우 외부에서 ADH를 투여해도 원위세뇨관과 집합관에서는 반응이 없게 된다.

마지막으로 완전 요붕증(complete DI)은 두부손상이나 뇌하수체절제술 등의 원인으로 뇌하수체 이상에 의해 ADH가 전혀 분비되지 않는 것이다.

병태생리

정상적으로 ADH는 수분재흡수를 촉진하고 소변 배출을 줄이기 위해 수분에 대한 신장 투과성을 증가시킨다. ADH는 정상적으로는 혈청삼투압 증가와 세포외액량 감소에 대한 반응으로 분비된다. ADH가 결핍되면 수분의 투과성이 감소하고, 그 결과 다량의 저장성 용액이 배설된다.

요붕증의 세 가지 양상은 다음과 같다.

(1) **일시적 요붕증**(transient DI): 뇌하수체종양절제술을 포함하는 신경과적 수술 후 첫 수일 내로 갑자기 발생하고 수일 내로 해결된다.
(2) **영구적 요붕증 혹은 지연된 요붕증**(permanent DI or prolonged DI): 시상하부나 신경뇌하수체줄기에 손상을 입어 발생되는 것으로 갑작스럽게 발생하여 몇 주간 진행되거나 또는 영구적으로 지속될 수 있다.
(3) **3단계 요붕증**(triphasic DI): 소변량이 손상 후 즉각 증가하고, 소변 삼투압 감소가 4~5일간 지속되다가 소변량이 정상으로 줄어들면서 5~7일간 유지된 후 다시 다뇨증의 영구기로 접어든다.

임상증상

요붕증의 대표적인 증상은 다뇨(polyuria)와 수분섭취가 제대로 이루어지지 않을 경우, 탈수가 발생되고 더 진전되면 저혈량 쇼크가 발생될 수 있다. 대상자는 소변을 하루 4~10L까지 배설하고, 심한 갈증을 호소하며, 다음(polydipsia)의 증상을 보이게 된다. 물을 많이 마셔 혈청 삼투가 크게 증가하지는 않게 되나, 요의 비중은 1.001~1.005의 희석뇨가 배설된다. 보통 당뇨에서도 다음과 다뇨의 증상을 동반하게 되지만, 당뇨병과는 달리 요붕증에서는 소변으로의 당 배설은 없다.

진단

- 소변: 배출량은 하루 10L까지, 비중 1.005, 삼투압 < 200mOsm/kg H_2O
- 저혈량 및 탈수에 의한 혈청삼투압 증가
- 저혈량 및 탈수에 의한 혈청 Na^+ 증가
- 혈청삼투압 > 290mOsm/kg H_2O
- 혈량고갈에 의한 혈청 Na^+ 감소
- 수분상실검사: 양성결과

치료

ADH분비 저하가 원인일 경우, 호르몬대치요법을 진행한다. 가장 흔하게 사용되는 약제는 Desmopressin (DDAVP)으로 약물을 비강내로 투여한다. 12시간마다 0.05~0.2mL를 분무하여 투여하는데, 분무요법 전에 코를 풀고 머리를 뒤로 하지 말고 똑바로 하도록 한다. 분무 후 2~3분 동안 코를 풀지 않도록 한다. 부작용으로 수분중독 여부를 확인하기 위해 하루 한 번 혈장 나트륨과 혈장 삼투압 검사를 실시하여 수준 저하가 발생되면, 수분섭취를 금하고 약물 투여를 중지한다.

만일 하루 배설되는 소변량이 9L를 넘게 되면 바소프레신(Pitressin)을 근육주사한다. 36~48시간 간격으로 투여하고, 소변량의 감소는 보통 24~48시간 후부터 효과가 나타난다. 그리고 ADH의 분비능력을 증가시키기 위해 혈당강하제인 chlorpropamide (Diabinase)나 고지혈증약물인 clofibrate (Atromid-S)를 투여한다. 뇌하수체후엽종양이 문제일 경우, 이를 제거하기 위한 뇌하수체절제술을 실시한다.

간호

■ 간호진단

수분보존능력 부족과 관련한 체액 불균형의 위험

기대결과

체액 불균형 증상과 저혈량성 쇼크나 저혈압은 나타나지 않을 것이다.

간호중재

- 대상자가 위험한지를 파악한다.
- 섭취량과 배설량을 확인한다.
- 과다한 갈증과 소변배설을 확인한다.
- 혈청수치와 소변수치를 평가한다. 비중 감소, 소변삼투압 감소, 혈청삼투압 증가는 요붕증의 조기 징후이다.
- 동반되는 내과적 · 외과적 질환에 대한 요붕증의 영향을 관찰한다.
- 대상자와 가족에게 탈수로 인한 위험증상과 약물 사용법 등에 대해 교육한다.

합병증

전해질 불균형, 저혈량성, 저혈압, 쇼크

예후

바소프레신 치료의 효과는 좋다.

갑상샘질환

갑상샘기능항진증

갑상샘기능항진증(hyperthyroidism)은 갑상샘호르몬이 과다 분비되는 질환으로, 여성(여성 : 남성 = 4 : 1)에게서 흔하고, 특히 20~40대에 호발한다.

갑상샘기능항진증의 가장 흔한 유형은 그레이브스병(Graves' disease)으로 일명 산발성 독성 갑상샘종(diffuse toxic goiter)으로 불리운다. 이는 TSH 수용체 항체인 갑상샘자극면역글로블린(thyroid stimulating immunoglobulin, TSI)에 의한 자가면역질환으로 발생되는데, TSI는 TSH와 비슷하게 갑상샘호르몬의 자극과 분비를 증가시키지만, 음성되먹임기전이 작용하지 않고 지속적으로 갑상샘호르몬을 분비시킨다(그림 48-7). 이와 같은 그레이브스병은 갑상샘기능항진증(hyperthyroidism), 갑상샘종(Goiter), 비정상적인 눈의 돌출이 발생하는 안구돌출(exophthalmos)의 세 가지 특징적인 양상을 보인다.

원인과 위험요인

갑상샘기능항진증은 전체 갑상샘의 과잉기능 또는 흔치 않은 한 개 또는 여러 개의 갑상샘암으로 인해 발생한다. 또한 갑상샘기능저하인 점액수종으로 인한 갑상샘호르몬의 과잉투여에 의해서도 초래될 수 있다.

갑상샘기능항진증의 또 다른 원인으로는 독성 결절성 갑

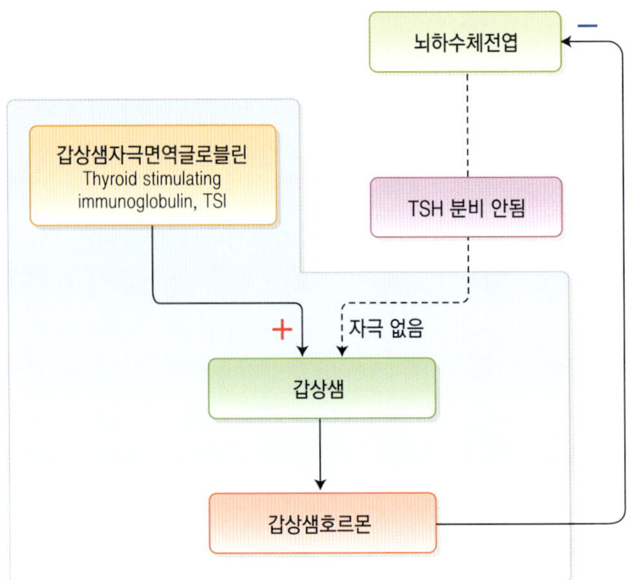

그림 48-7 ■ 그레이브스병의 발생기전

상샘종, 독성샘종(양성), 갑상샘암, 아급성 및 만성갑상샘염, 갑상샘호르몬의 복용, 심방세동으로 염산 아미오다론(amiodarone hydrochloride)을 복용한 경우 등이다. 만약 갑상샘종양제거로 갑상샘호르몬대체요법을 받는 경우, 건강유지와 활동을 위해서 갑상샘호르몬 수치를 체크해야만 한다.

병태생리

그레이브스병은 아드레날린 신경계의 과도한 자극이나 순환하는 갑상샘호르몬 농도의 과잉으로 인해 나타날 수 있다.

갑상샘기능항진증은 정상 갑상샘호르몬 분비조절 능력의 상실이 특징이다. 갑상샘호르몬의 신체작용은 교감신경계의 활동과다와 함께 대사항진을 초래할 수 있다. 과다한 양의 갑상샘호르몬은 심장계를 자극하고 베타아드레날린 수용체의 양을 증가시켜 빈맥, 심박출량과 일회박출량의 증가, 아드레날린반응 및 말초혈류량의 증가를 초래한다. 대사항진은 음성질소균형, 지방결핍 및 영양결핍과 체중 감소를 유발할 수 있다.

또한 갑상샘기능항진증은 시상하부, 뇌하수체, 성호르몬의 과다분비와 대사의 변화를 초래할 수 있다. 사춘기 전에 갑상샘기능항진증이 발생하면 남녀 모두에서 성적 발달이 지연되고, 사춘기 후에는 남녀 모두에서 성욕의 감소를 초래한다. 여자는 월경 불규칙과 임신이 어려울 수 있다.

임상증상

그레이브스병으로 인한 갑상샘기능의 항진은 임상적 특징의 여러 면에서 갑상샘기능저하증과 대조적이다. 휴식 시에도 손에 경련이 있고, 극심한 흥분과 불안정한 상태를 나타낸다. 왕성한 식욕에도 불구하고, 항진된 대사로 체중 감소가 나타난다. 순환하는 갑상샘호르몬 농도의 증가로 신체대사는 '가속화(speed up)'된다. 임상증상은 활발한 장운동, 열에 대한 민감성, 과다한 발한, 빈맥, 진전이 나타난다. 피부는 따뜻하고, 부드럽고, 촉촉한데 이는 조직순환이 증가되기 때문이며, 머리카락은 얇고 부드러워 퍼머가 안된다.

또한 감정의 기복이 심하다. 기분변화가 심하고, 경한 다행감(euphoria)에서 극심한 과잉활동과 섬망까지 다양하다. 과도한 활동은 극심한 피로와 우울을 유발하고, 다시 과잉활동이 뒤따르게 된다. 감정의 혼란상태로 인해 대인관계가 악화되고 정서장애가 가속화된다.

그레이브스병의 두 번째 특징인 갑상샘종은 갑상샘세포의 수적 증가(증식)와 양적 팽창(비대)에 기인한다. 샘은 정상 크기의 세 배에서 네 배까지 커진다. 이러한 세포의 과잉성장은 혈액으로 갑상샘호르몬의 과도한 분비를 초래한다.

안구돌출은 그레이브스병의 세 번째 특징이다. 눈 변화의 원인은 안구후방조직에 자가면역반응 때문인 것으로 보인다. 안구돌출증을 가진 사람은 안구후방근육과 지방층에 용액이 축적되어 눈이 튀어나오고 시선이 고정된다(그림 48-8). 눈은 유연성이 없는 안와골에 의해 둘러싸여 있으며, 부종으로 인해 눈이 앞으로 튀이나오게 되고, 안구돌출의 전형적 얼굴을 형성한다. 심한 경우에, 안검이 닫히지 않아 눈을 보호하기 위해 테이프로 안검을 닫아준다. 심한 안구돌출의 경우 중재하지 않으면 각막궤양과 감염 또는 시력상실을 초래할 수 있다. 중재를 통해 안구돌출이 호전되지 않는 경우도 있다.

그레이브스병의 진단은 대상자의 특징적인 신체적 외모(비대한 목, 눈의 돌출, 긴장된 표정), 안절부절못함, 체중감소 등의 임상증상으로 확진한다. 혈청 갑상샘호르몬 농도가 정상범위(소위 정상 갑상샘기능 그레이브스병)에 있을 수도 있지만, 대개 상승되어 있다. 반면 혈청콜레스테롤수치는 대개 감소되어 있다.

합병증

그레이브스병의 세 가지 주요 합병증은 안구돌출, 심장질환과 갑상샘 위기(갑상샘 중독증)이다.

안구돌출

안구돌출(exophthalmos)은 갑상샘기능항진상태가 지속되어 돌출, 안검 뒤당김, 근육종창, 안구조직 부종의 결과로 발생한다. 증상으로는 눈에 모래가 들어간 것 같은 느낌, 눈부심, 눈물, 염증, 사고장애 등이 있다.

갑상샘종과 갑상샘기능항진증의 증상과는 달리 안구돌출은 치료로 완전한 증상완화를 기대하기 어렵다. 이뇨제는 눈

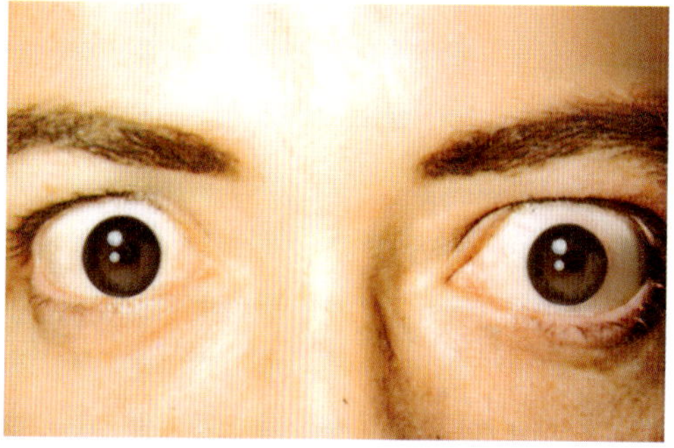

그림 48-8 ■ 안구돌출

주위 부종을 경감시킬 수 있다. 눈 주위 조직의 염증을 감소시키기 위해 프레드니손과 같은 당류코르티코이드를 다량 투여한다. 그러나 스테로이드는 급성정신병을 포함한 부작용을 초래할 수 있다. 때때로 에스트로겐치료는 폐경기 이후 여성에게 효과적이다. 메틸셀룰로오스(methylcellulose)를 점안하여 눈 자극을 경감시킨다. 방사선요법은 안구후방조직의 증상이 심한 경우에 도움이 될 수 있다. 외과적 안와감압술은 다른 방법이 실패한 경우에 시행될 수 있으며, 대상자의 시력 보존에 도움이 된다.

일반적인 간호중재 또한 눈의 불편감을 감소시키고 각막의 궤양과 염증을 예방하는 데 도움이 될 수 있다. 검은색의 선글라스를 착용하도록 하며, 눈에 먼지가 들어가지 않도록 주의를 준다. 눈이 잘 닫히지 않는다면, 수면용 눈 마스크를 착용하게 하거나 비알레르기성 테이프로 안검을 붙여준다. 밤에는 부종 완화를 위해 침상머리를 올리고 염분을 제한하도록 한다.

심장질환

심장질환(heart disease)은 심각한 위협이 될 수 있다. 갑상샘중독증에서는 거의 항상 빈맥이 동반되고, 심방세동 또한 나타날 수 있다. 심부전은 장기간 갑상샘 중독증이 있는 노인대상자에게서 나타난다. 프로프라놀롤(propranolol)은 선택적 약제이지만 천식이나 심부전이 있는 경우에는 금기이다.

갑상샘위기

갑상샘위기[thyroid storm; 갑상샘중독증(thyrotoxicosis)] 는 갑자기 발현하는 잠재적이고 치명적인 합병증이다. 고열, 심한 빈맥, 섬망, 탈수, 극심한 불안정이 특징적 증상으로 갑상샘 과잉활동의 결과로 발생한다. 갑상샘 위기는 임상적 진단이다. 일반적으로 임상병리검사로는 갑상샘기능항진증과 갑상샘 위기의 감별진단이 불가능하다.

갑상샘 위기의 증상

- 불안, 짧은 주의집중, 불안정
- 반사이상 항진(hyperreflexia)
- 체온 증가(41℃ 이상)
- 맥박 증가(200회 이상/분)
- 수축기 고혈압
- 호흡곤란
- 심박세동, 심부전, 협심증(흉통), 편집증, 불안과 같은 다른 장애의 증가

치료와 간호

그레이브스병 환자의 주요 세 가지 치료형태는 항갑상샘 약물 투여, 방사성 요오드치료, 수술이다.

항갑상샘제 투여: 갑상샘호르몬의 과다분비 억제

항갑상샘 약물은 18세 이하의 젊은 대상자와 임산부에게 추천된다. 갑상샘기능항진증을 조절하기 위한 주요 약물은 요오드(iodide), 프로필티오우라실(propylthiouracil, PTU), 메티마졸(methimazole, Tapazole)이다. 아드레날린 차단약물은 보조적 치료로 투여될 수 있다.

PTU는 항갑상샘약물로 가장 흔하게 이용된다. 약은 갑상샘호르몬 합성을 방해함으로써 갑상샘기능항진증을 교정한다. 보통의 용량으로, 4~8주 내에 그레이브스병을 개선시킨다. 그러나 증상을 완전히 사라지게 하려면 몇 개월이 걸릴 수 있다. 갑상샘기능이 정상(euthyroid)이면, 대상자는 유지 용량의 PTU를 복용하며, 하루에 세 번 정도 먹는다. 가장 심한 독성은 무과립구증(agranulocytosis)이다. 경한 부작용으로 경미한 알레르기(반점과 소양증)가 있다.

요오드치료는 두 가지 이유로 처방된다. (1) 부분 또는 전체 갑상샘절제술 전에 갑상샘의 혈류를 감소시키고 (2) 갑상샘위기를 치료하기 위해서이다. 요오드는 샘 안에 갑상샘호르몬 저장량을 늘려서 순환하는 혈류로 갑상샘호르몬의 분비를 일시적으로 방해하는 역할을 한다. 그러나 저장된 갑상샘호르몬는 결국 순환혈류로 다시 분비되어 갑상샘기능항진증을 유발한다. 이러한 이유로 요오드는 대개 수술 전 단 10~14일 동안만 투여하게 된다. 만약 요오드를 오랜 기간 투여하게 되거나 단독으로 처방하면(프로필티오우라실과 함께 처방되지 않고), 갑상샘이 더 이상 갑상샘호르몬의 저장을 유지할 수 없게 된다. 결과적으로, 갑상샘호르몬가 순환혈류로 많이 분비되고, 갑상샘기능항진증은 전보다 더 심해진다.

최상의 약물은 요오드화 칼륨이다. 루골용액(Lugol's solution)도 쓰이지만, 훨씬 더 비싸고 장에서 항갑상샘 물질을 비활성화시키는 경향이 있다.

방사성 요오드(^{131}I)치료

방사성 요오드(^{131}I)치료는 대개 중년기와 노년기대상자에게 사용되며 항갑상샘 약물에 대한 심한 부작용이 있을 때와 장기간 항갑상샘 약물을 복용할 수 없을 때 방사성 요오드치료를 한다. 이 치료법은 경제적이고, 복용하기 간편하며, 외래대상자에게도 처방될 수 있다. 방사선요법은 임신 중이거나 수

유 중일 때는 금기이고, 아동에게는 거의 쓰이지 않는다.

방사성 요오드(^{131}I)가 포함된 용액을 마시면 방사성 요오드에서 방출되는 β선이 갑상샘세포를 파괴한다. 갑상샘에서 요오드 동위원소를 잘 흡수할 수 있도록 하기 위해 항갑상샘약물인 PTU는 수주 전, methimazole은 3일 전부터 투여하지 않는다. 방사성 요오드를 투여하면 약 2주 후부터 혈중 T_4 수치가 감소하기 시작하며, 갑상샘기능항진증의 증상은 약 2~4주 후부터 좋아지기 시작하여 섭취 후 6~12주 내에 소실된다. 투여 후 2개월 후에 효과가 최대로 나타난다. 단 1회 투여로 60~70% 환자가 완치되며 다른 환자들도 수개월 간격으로 2~3회 투여하면 완치된다.

그러나 방사성 요오드가 갑상샘세포를 파괴하기 때문에, 부작용으로 갑상샘기능저하증이 발생할 수 있다. 따라서 ^{131}I 치료 후 갑상샘기능저하증의 증상을 사정해야 한다. 갑상샘기능이 정상으로 돌아온 대상자의 약 50%에서 방사선요법 후 몇 년 후에 갑상샘기능저하증이 발생할 수 있는데, 갑상샘기능저하증이 나타나면 평생 갑상샘호르몬치료가 필요하다.

방사성 요오드치료의 부작용을 줄이기 위해 다음과 같은 주의 사항을 환자에게 교육한다.

- 방사성 요오드치료 전 2주간은 요오드가 많이 포함된 음식이나 약물은 피한다.
- 방사성 요오드의 배출을 촉진하기 위해 수분섭취를 많이 한다.
- 식기, 수건 등 개인용품은 따로 사용하도록 하고 분리하여 세탁한다.
- 방사성 요오드치료 후에 며칠 동안은 독방에서 지내도록 하고 다른 사람과의 접촉을 피한다.
- 방사성 치료 후 6개월 이상 임신을 하지 않도록 피임한다.
- 변기 사용 후 변기물을 2~3회 내린다.

수술요법: 갑상샘절제술

갑상샘절제술(thyroidectomy)은 전체 또는 부분적으로 할 수 있다. 전체 갑상샘절제술은 갑상샘암을 제거하기 위해 시행한다. 이 수술을 받은 대상자는 영구적으로 호르몬을 투여받아야 한다. 부분적 갑상샘절제술은 갑상샘기능항진증을 교정하거나 심한 단순 갑상샘종일 때 시행한다. 갑상샘의 약 5/6 정도가 제거된다. 기능하는 샘이 1/6이 남아 있어서 호르몬치료는 필요하지 않다.

적응증과 금기

당뇨, 심장병, 신장병, 약물 알레르기와 같은 수술 위험성이 없는 사람이어야 한다.

부분적 갑상샘절제술의 수술 전 처치는 아주 중요하다. 대상자는 가능한 수술 전에 정상의 갑상샘호르몬 수준(euthyroid)을 유지해야 한다. 그레이브스병 환자를 위한 수술 전 처치로 갑상샘호르몬분비를 억제하기 위한 항갑상샘 약물의 투여와 갑상샘의 크기와 혈류량을 줄여 출혈의 가능성을 줄이기 위해 루골용액의 투여가 필요하다. 수술 전 준비는 2~3개월에 걸쳐 진행된다.

합병증

수술의 일반적인 합병증인 출혈과 감염 외에도 갑상생위기, 테타니, 호흡기폐쇄, 후두부종 및 회귀후두신경손상의 위험이 있다. 정상 갑상샘기능상태가 아니라면 수술 중 또는 수술 후 갑상샘 위기의 위험성은 더욱 증가한다.

흔하진 않지만 호흡기폐쇄는 수술부위의 부종과 관련된다. 드물게 쉰 목소리는 회귀후두신경손상으로 발생할 수 있다. 부갑상샘기능저하증은 부갑상샘조직의 부적절한 제거로 발생할 수 있다. 부갑상샘은 갑상샘의 바로 뒤에 위치하고 있어 수술 도중 쉽게 손상받고 때때로 같이 제거되기도 한다. 이런 이유로 수술 후 신경학적 문제나 혈청내 칼슘농도에 대한 주의 깊은 감시가 필요하다.

수술 전 간호

그레이브스병의 전형적인 징후를 사정한다. 대사항진의 결과로 체중 감소가 명백하게 나타나고, 안구돌출증이 나타난다. 또한 갑상샘기능항진증의 초기 중요한 특징으로 나타나는 시력문제, 피로, 허약감, 진전과 불면증에 관하여 대상자에게 질문한다.

수술 전 갑상샘기능 정상 상태 유지

갑상샘제거수술을 준비하는 환자는 갑상샘 위기나 출혈과 같은 합병증을 조심해야 한다.

대상자는 갑상샘절제술의 부작용(갑상샘 위기와 출혈)을 피하기 위해 주의 깊게 준비해야 한다. 갑상샘 수술을 위한 성공적인 준비의 결과는 다음과 같다.

- 대상자는 수술실에 들어가기 전에 갑상샘기능이 정상이어야 한다. 갑상샘기능 검사결과 정상범위 내에 있다.
- 갑상샘 위기의 징후는 많이 감소되거나 없다. 대상자는 편안해 보인다.

- 체중과 영양상태가 정상이다. 초기의 체중 감소가 다시 회복되어 있다.
- 심장문제가 조절되어 있다. 맥박수는 정상이고 수술전 심전도는 위험한 부정맥을 보이지 않는다.

수술 후 간호와 합병증 관찰

대상자가 수술 후 돌아오기 전에 필요한 장비를 침상 옆에 준비한다.

필요한 장비는 혈압계와 청진기, 여분의 베개, 산소, 흡인장치, 삽관장치 및 기관절개술 세트 등이다. 저칼슘혈증에 대비한 칼슘(calcium gluconate) 용액은 약장이나 응급카트에서 손쉽게 쓸 수 있어야 한다.

합병증의 예방과 치료

아드레날린 차단제

아드레날린 차단제는 교감신경계의 활성화를 통제하기 위한 보조치료로 쓰인다. 최근 이 약물은 '갑상샘기능항진증으로 인한 심장문제'에 큰 효과가 있는 것으로 입증되고 있다. 갑상샘기능항진증 시 심장은 카테콜아민에 대한 민감성이 증가되고, β아드레날린 수용체의 수가 많아진다. 이를 조절하기 위해 아드레날린 차단제를 투여할 경우 심계항진과 빈맥과 같은 징후가 줄고 진전과 신경증도 경감시킬 수 있다. 가장 흔히 사용되는 약물은 프로프라놀롤이다. 그레이브스 갑상샘기능항진증의 치료는 치료 시작 후 증상이 호전되고, 완화되기까지 긴 기간(수주에서 수개월)이 소요된다.

식이요법

갑상샘기능항진증 환자는 과잉대사상태를 보상하기 위해 고열량, 고단백식이가 요구된다. 4,000~5,000kcal와 고단백식이가 체중감소와 음성질소균형을 예방하기 위해 필요하다.

갑상샘 위기의 치료

갑상샘 위기는 응급상황으로 조절을 위해 적극적 중재가 필요하다. 고열은 저온담요로 치료하고, 탈수는 정맥수액요법으로 교정할 수 있다. 갑상샘 위기에 대한 처치는 호르몬 분비의 억제와 호르몬 합성의 차단, T_4보다 더 활동성이 큰 T_3로 전환되는 것을 차단, 조직에 대한 갑상샘호르몬의 효과를 방해하고, 유발 요인을 치료하는 것이다.

요오드화 칼륨(potassium iodide)을 경구적으로 투여함으로써 갑상샘호르몬의 분비를 차단한다. 요오드화 나트륨(sodium iodide)을 정맥내로 공급할 수도 있다. 당류코르티코이드, 덱사 메타손(Dexamethasone)과 PTU 또한 경구적으로 투여한다. 베타차단제는 교감신경계 자극을 감소시키고 빈맥을 치료하기 위해 사용한다.

저칼슘혈증의 감시와 치료

신경계의 근육연축과 과다불안정은 저칼슘혈증성 테타니(tetany)를 의미한다. 저칼슘혈증은 수술 중 사고로 부갑상샘이 제거된 경우 발생할 수 있다. 증상은 수술 후 1~7일에 나타날 수 있다. 대상자로부터 크보스테크징후(안면신경 과민성)와 트루소징후(손목 경련)를 관찰한다. 양성반응이면 즉시 주치의에게 보고한다. 또한 대상자가 입 주위와 손가락 끝 또는 발가락 주위에 저린감(tingling), 근육경련 또는 근육 뒤틀림을 보이면 즉시 의사에게 보고한다. 글루콘산 칼슘 용액을 침상가에 준비해놓고 대상자가 정맥선을 확보하고 있는지 확인한다.

칼슘의 정맥내 안전한 주입을 위한 조치는 다음과 같다.

- 정맥자극과 정맥경련을 감소시키기 위해 희석시킨다.
- 큰 중심정맥 또는 심부정맥으로 투여한다.
- 투여 전 Ⅳ의 개존(patency)을 확인한다.
- 활력징후와 혈청칼슘수치를 감시한다.
- 글루콘산 칼슘이 투여된다면 과염소혈증성 산증(hyperchloremicacidosis)을 관찰한다.
- 일혈(extravasation)을 관찰한다. 괴사(necrosis)와 부육형성(sloughing)이 발생할 수 있다.
- 일혈이 발생한다면 혈관경련을 감소시키기 위해 25~27gauge 바늘을 사용하여 1% procaine hydrochloride와 hyaluronidase를 주입한다.

간호

■ 간호진단

대사항진으로 인한 체중감소와 에너지수준 감소를 초래하는 대사율 증가와 관련된 영양 불균형: 신체요구량보다 적음

기대결과

충분한 칼로리를 소모함으로써 체중 감소가 교정되어 이상적인 체중으로 돌아가게 된다.

간호중재

대상자에게 균형 잡힌 적절한 고칼로리, 고단백, 고탄수화물과 무기질식이를 공급한다. 부피가 크거나 섬유성 식이와 같은 연동운동을 증가시키는 음식은 설사를 일으키므로 권장하지 않는다.

대상자의 체중을 매일 측정하여 2kg 이상의 감량이 있으면 보고해야 한다. 만약 대상자가 충분한 음식섭취에도 불구하고 영양결핍상태가 지속되면 비타민, 특히 비타민 B 복합제의 보충이 필요하다.

■ 간호진단

대사항진으로 인한 호흡곤란과 심박수 급속과 관련된 활동지속성장애

기대결과

대상자는 정상범위의 호흡수와 맥박을 유지하며 일상생활의 활동유지가 가능할 것이다.

간호중재

대상자의 에너지 수준을 맞추기 위해 신체적 활동 수준을 사정하여 가능한 활동을 추천한다. 심리적 에너지 또한 고려해야 한다. 대상자가 자극이 될 수 있는 상황에 노출되지 않도록 하고, 심리적으로 안정적인 환경을 제공한다. 방문객을 제한하는 것이 도움이 될 수 있다.

■ 간호진단

안구돌출증으로 인한 안검폐쇄 불가능과 관련된 각막 궤양, 감염, 실명 가능성과 관련된 상해 위험

기대결과

대상자는 눈의 장애로 인한 시력 장애와 실명의 위험으로부터 보호될 것이다.

간호중재

이에 대한 내용은 안구돌출에서 설명된 내용을 참고한다

■ 간호진단

대사항진으로 인한 고열, 발한, 열 불내인성과 관련된 고체온

기대결과

대상자는 더 이상 열감을 호소하지 않고, 정상체온의 범위를 유지할 것이다.

간호중재

대상자의 주변 환경을 낮은 온도로 유지한다. 가벼운 옷차림을 하고, 땀이 날 경우 의복을 자주 갈아입는다. 이불도 얇은 것을 이용하거나 덮지 않도록 한다. 체온을 주기적으로 체크한다.

■ 간호진단

극심한 불안정, 과활동, 기분의 불안정과 관련된 사회작용장애

기대결과

대상자는 안정감을 갖고 주변 사람들과 대화가 가능하고 대인관계에 문제가 발생하지 않을 것이다.

간호중재

주변 사람들에게 대상자의 불안정하고 신경질적이며 정서의 불안정한 상황이 호르몬 때문에 일시적으로 발생한 것임을 설명한다. 이에 대한 이해를 바탕으로 대상자와의 대화 시 조용하고 이해할 수 있는 매너를 보여 줄 것을 부탁한다

갑상샘기능항진증 대상자가 자가간호

갑상샘절제술 후 자가간호에 대한 교육이 필요하다.

목운동

최근의 갑상샘수술은 내시경수술로 진행되는 경우도 있어 절개부위가 크지 않다. 그러나 절개 부위의 상해를 예방하기 위해 목의 지지와 운동이 요구된다. 침상에 앉았을 때 머리와 목의 무게를 지지하는 방법을 가르친다. 목을 굴곡하거나 움직일 때 손은 목 뒤에 놓는다. 갑상샘수술 후 목운동은 수술부위 유착을 방지하고, 목소리를 내는데도 도움이 되므로 수술 다음 날부터 하루 2~3회 운동을 권장한다. 만약 배액관을 가지고 있는 상태라면 배액관 제거한 다음 날부터 운동한다. 뒤로 젖히는 운동은 안되고, 숙이는 운동, 옆으로 돌리기 운동이 허용되며 과도하게 진행하지 않도록 한다.

약물

전체 갑상샘절제술이 시행되었다면, 갑상샘 약물의 자가복용을 설명한다. 대상자에게 약물치료와 평생 호르몬치료의 필요성을 가르친다.

추후 관리

퇴원 후 병원 방문 약속을 정한다. 치료효과를 관찰하기 위해 혈청갑상샘수준을 측정해야 한다. 갑상샘절제술을 받은 대상자는 호르몬치료와 관련하여 합병증(갑상샘기능저하증, 부갑상샘기능저하증, 갑상샘기능항진증 재발)을 막기 위해 일 년에 적어도 두 번은 병원에 와야 한다고 강조한다. 호르몬 대체요법이 갑상샘호르몬 수준의 유지 용량으로 될 때까지 규칙적인 간격으로 혈액검사를 실시한다.

상처치유 증진

절개부위의 상처를 부드럽게 하고 흉터를 최소화하기 위해 라놀린(Lanolin) 크림 또는 비타민 E 크림을 사용하여 절개부위를 마사지한다.

갑상샘기능저하증

갑상샘기능저하증(hypothyroidism)은 갑상샘호르몬의 결핍으로 조직의 느린 대사, 열생산의 감소, 조직의 산소소모 감소를 초래한다. 주로 40~60대 여성에게서 많이 발생된다. 갑상샘의 활동저하는 1차적으로 갑상샘기능 이상으로, 2차적으로 뇌하수체전엽의 기능장애로 인해 초래된다. 성인의 갑상샘기능저하증을 점액수종이라고 한다.

원인과 위험요인

- 원발성 혹은 1차성 갑상샘기능저하증(primary hypothyroidism)은 갑상샘호르몬(TH)의 감소와 갑상샘자극호르몬(thyroid stimulating hormone, TSH)의 상승이 나타나고, 뇌하수체에서 갑상샘호르몬을 분비하고자 하지만 갑상샘은 반응하지 않는 것을 의미한다. 가장 대표적인 원발성 자가면역 갑상샘기능저하증으로 하시모토병(Hashimoto disease)이 있다.
- 속발성 혹은 2차성 갑상샘기능저하증(secondary hypothyroidism)은 뇌하수체의 기능저하로 발생되는 것으로 갑상샘호르몬과 TSH 농도 모두는 감소되어 있다. 뇌하수체선의 파괴나 출산 시 과다출혈로 인한 산후 뇌하수체선의 괴사에 의해 발생된다. 또한 갑상샘호르몬에 대한 말초저항에 의하여 생길 수 있다.
- 3차성 또는 중추성 갑상샘기능저하증은 시상하부가 갑상샘자극호르몬 방출인자를 형성하지 못하여 뇌하수체가 TSH를 분비하도록 자극하지 못할 때 생긴다. 종양 또는 다른 병변이 시상하부 영역에 생겼을 때 발생하며, 혈청 TSH와 갑상샘호르몬 농도는 모두 감소한다.
- 준임상적인 갑상샘기능저하증은 TSH 농도는 올라가지만 T_4 농도는 정상이거나 약간 낮아지는 갑상샘기능저하증을 말한다. 임상증상은 미세한 심장결함이 있는 경한 갑상샘기능저하증 환자와 유사하다.

병태생리

갑상샘은 갑상샘호르몬인 T_4, T_3, thyrocalcitonine(칼시토닌)을 분비한다. 갑상샘호르몬의 생성은 뇌하수체전엽의 TSH 분비와 적절한 단백질과 요오드의 섭취에 달려 있다. 시상하부는 음성되먹이기전에 의하여 뇌하수체의 TSH 분비를 조절한다.

갑상샘호르몬 농도의 감소는 기초대사율을 전체적으로 느리게 한다. 온몸의 대사율을 느리게 하는 것은 염산결핍증(위에서의 염산 분비 감소), 위장관운동 감소, 서맥, 신경기능의 저하, 열생산 감소에 의한 기초체온 저하 등을 유발한다. 갑상샘호르몬의 농도 감소로 생기는 가장 중요한 변화는 지방대사에 영향을 주는 것이다. 갑상샘호르몬의 감소는 혈청콜레스테롤과 중성지방농도를 증가시키고 갑상샘기능저하증 환자에게 동맥경화증과 관상동맥질환의 발생을 증가시킨다.

갑상샘호르몬은 적혈구형성에 중요한 역할을 하기 때문에 갑상샘기능저하증인 사람은 비타민 B_{12}와 엽산결핍과 함께 서서히 빈혈증상을 보인다.

임상증상

갑상샘기능저하증의 증상은 질환이 경미한지 또는 심한지(점액수종), 합병증이 있는지(점액수종 혼수)에 따라 다르다. 갑상샘기능저하증과 갑상샘기능항진증의 임상증상 비교는 **표 48-3**에 제시되어 있다.

경한 갑상샘기능저하증

경한 갑상샘기능저하증 환자(가장 일반적인 형태)는 증상이 없거나 매우 모호한 증상을 보여 감지하기 어려울 수 있다. 예를 들어, 대상자는 추위에 민감, 무기력, 건조한 피부나 모발, 건망증, 우울 약간의 체중 증가가 나타날 수 있다. 변비와 분변매복은 연동 운동의 저하와 장활동의 감소로 나타난다.

갑상샘기능저하증이 악화됨에 따라 갑상샘은 T_4를 생성하기 위한 시도로 비대해진다(갑상샘종). 일반적으로 대상자는 갑상샘종으로 인해 목의 모양이 이상해질 정도로 커지면 치료를 받는다. 또한 대상자들은 갑상샘종이 매우 커질 경우 호흡곤란과 연하곤란을 경험한다.

갑상샘기능저하증의 진단은 갑상샘기능저하의 임상소견과 갑상샘 활동의 저하로 확인한다. 혈청 TSH 수준이 원발성 갑상샘기능저하증에서는 상승된다. 그리고 방사선 요오드 흡수율은 감소된다.

점액수종

점액수종(myxedema)은 갑상샘기능저하증임을 몰랐거나 알

표 48-3 갑상샘기능저하증과 갑상샘기능항진증의 임상증상

계통	갑상샘기능저하증	갑상샘기능항진증
심혈관계	• ↓HR + ↓SV: ↓CO • ↓심근 산소 요구량 • ↑말초혈관저항 • 고혈압 위험 • 고지혈증 • 고콜레스테롤혈증 • 약해진 심음	• ↑HR + ↑SV: ↑CO • ↑O_2 소모 • 수축기 혈압↑10~15mmHg • 이완기 혈압↑10~15mmHg • 심계항진 • 빠르고 강한 듯한 맥박 • 심부전, 부종의 위험
위장관계	• ↓연동운동 • 식욕 부진 • 체중 증가 • 변비 • ↓단백질 대사 • ↑혈청 지방 • 포도당 흡수지연 • ↓혈당 흡수	• ↑연동운동 • ↑식욕 • 체중 감소 • 설사 • ↑저장된 지방, 단백질 사용 • ↓혈청 지방 • ↑위장관 분비
근골격계	• 느린 움직임	• 피로 • 근육 허약 • 진전
피부계	• 건조하며, 거칠고, 벗겨지는 피부 • 털빠짐 • 두껍고 부러지는 손톱 • 표정 없는 얼굴 • 안와 부종 • 두껍고 부은 피부: 얼굴과 경골 앞부분 • 추위에 민감	• 발한 증가 • 촉촉한 피부 • 홍조, 따뜻한 피부 • 털: 가늘고, 부드럽고, 곧음, 탈모 가능성 • 열에 민감
신경계	• ↓심부건반사 • 피로, 졸림 • 느리고 완만한 말투 • 무감동, 우울, 편집증 • 단기 기억상실 • 기면상태	• ↑심부건반사 • 신경질적, 안절부절못함 • 정서적 불안정: 불안, 걱정, 편집증
생식기계	• 여성: 월경과다, 무배란, 불규칙한 월경, 성욕감퇴 • 남성: 성욕 감소, 발기불능	• 여성: 무월경, 불규칙한 월경, ↓생식력, ↑자연유산 경향 • 남성: 발기불능, 성욕 감소, 사춘기 성적 발달
기타	• 점액수종	• 안구돌출증

았어도 치료를 받은 적이 없는 대상자가 스트레스를 받는 경우 발생한다. 스트레스원은 감염, 약물, 호흡부전, 심부전, 외상 등이 있다. 점액수종은 피부나 다른 조직에 뮤신(mucin)의 비정상적인 침착으로 건조하고 광택 있는 형태의 종창이 특징이다. 부종은 비요흔성(nonpitting)이고, 보통 경골 앞과 얼굴 부분에 생긴다.

점액수종 환자는 혈청지질의 합성, 운반, 분해에 필요한 T_4의 변화 때문에 고콜레스테롤혈증, 고지질혈증, 단백혈증을 나타낸다. 지질농도의 증가는 심장문제를 야기한다. 상승된 지질농도는 심혈관문제를 일으킬 수 있다. 희석된 저나트륨혈증은 신혈류 감소로 원위세뇨관으로 운반되는 나트륨과 혈액량이 감소되어 수분분비의 장애 때문에 나타날 수 있다.

갑상샘기능저하증의 주요 합병증은 점액수종 혼수(myxedema coma)로 치사율이 100%에 이르지만 극히 드물다. 점액수종 혼수는 대사율의 급격한 감소, 과소환기로 인한 호흡성 산증, 저체온증, 저혈압이 특징이다. 합병증으로는 저나트륨혈증, 고칼슘혈증, 2차적 부신부전, 저혈당증, 수분중독이 나타난다. 점액수종 혼수는 수술 또는 감염과 같은 스트레스, 갑상샘기능저하증 치료에 대한 불이행에 의하여 초래될 수 있다.

치료

갑상샘기능저하증 대상자는 전형적으로 갑상샘호르몬 대체요법을 받으며 외래에서 관리받는다. 치료는 평생동안 지속적으로 한다. 점액수종 환자나 점액수종 혼수 환자는 응급 환자로 관리된다.

약물요법

갑상샘호르몬 결핍에 대한 치료약물

갑상샘기능저하증을 치료하기 위하여 평생 갑상샘호르몬을 투여해야 한다. 레보티록신 나트륨(levothyroxine sodium; T_4)은 중요한 대체호르몬으로 신지로이드(synthyroid)로 널리 알려져 있다. 용량은 나이나 갑상샘기능저하증의 심각성, 일반적인 내과적 상태(특히 심혈관장애), 갑상샘호르몬 치료 시작단계에서의 대상자의 반응 등에 따라 달라진다. 약물은 소화기 장애가 없어 매일 식전 아침에 투여할 것을 권한다. 초기에는 하루 0.1mg 투여로 시작하고, 1~3주에 걸쳐 0.05~0.1mg씩 점차 증가시켜 정상치를 유지시킨다. 적절한 용량을 처방하기 위해 갑상샘호르몬수치를 정규적으로 확인해야 한다. 갑작스럽게 용량을 증가시켰을 경우 체내 산소요구량이 증가하여 심근경색증을 일으킬 수 있다.

리오티로닌 소디움(Liothyronin sodium, T_3)은 상품명으로는 사이토멜(Cytomel)로 알려져 있고, 점액수종 혼수에 주로 사용되는데 초기 하루 5g을 투여하고, 1~2주에 걸쳐 하루 12.5~25g으로 증가시켜 유지한다.

갑상샘호르몬 치료에 반응하는 대상자는 평생 T_4의 양을 일정하게 유지하여 매일 투여한다. 갑상샘종 유발약물은 갑상샘호르몬의 기능을 방해하지 않는 약으로 바꾼다.

갑상샘위기 대상자는 완화적 치료를 위한 부가적인 약물요법을 받아야 한다. 예를 들면 β 아드레날린성 차단제는 심박동수와 진전(tremor)을 조절하기 위해 처방된다. Acetaminophen은 발열 시 처방될 수 있다.

장기간의 갑상샘기능저하증 환자가 약물치료를 시작한 후 2~3주 안에 증상이 호전되는지를 관찰한다. 그러나 쉰 목소리, 빈혈, 털과 피부의 변화가 호전되는 데에는 수개월이 걸릴 수 있다.

점액수종 혼수 관리

점액수종 혼수의 경우 기도유지, 산소공급, 수액의 정맥내 투여 등 지지적인 처치를 즉시 시행한다. 대상자를 따뜻하게 보온하고, 대상자가 안정될 때까지 활력징후를 감시한다. 조직관류를 유지하기 위하여 혈관수축제가 사용되고, 레보티록신 나트륨은 포도당과 코르티코스테로이드와 함께 정맥내로 투여한다.

간호

■ 간호진단

점액수종 혼수와 관련된 상해의 위험

기대결과

대상자는 평상시 용량 이하의 마취제와 진정제를 투여받음으로써 점액수종 혼수가 예방되고 신체손상의 위험이 줄어들 것이다.

간호중재

반드시 필요한 것이 아니라면 대상자에게 진정제를 투여하지 말아야 한다. 만일 진정제나 마취제를 투여해야 한다면, 평상시 사용량의 1/3 또는 1/2 이하로 투여한다. 그리고 호흡 곤란이나 의식저하상태를 주의하여 관찰한다.

갑상샘기능저하증 대상자와 가족교육

- 평생 동안 매일 synthroid (Levothyroxine)를 투여하는 것에 대한 지식정도를 사정한다.
- 대상자의 특정 요구에 기초하여 교육계획을 수립하고 수행한다.
- 갑상샘기능저하 증상에 대한 목록을 제공한다.
- 증상이 악화되면 주치의에게 연락하도록 교육한다.
- 맥박 측정하는 방법을 교육한다. 대상자의 체중을 매주 측정한다. 대상자의 갑상샘기능저하증 관련 신체적 징후는 갑상샘호르몬 농도가 증가함에 따라 3~12주 정도되면 감소해야 한다.
- 요오드염에 대한 필요성을 강조한다.
- 변비를 예방한다. 물을 충분히 마시고, 신체적 활동을 증가시키며 고섬유 음식을 섭취하도록 한다.

안정될 때까지 규칙적으로 갑상샘호르몬 농도를 체크하도록 교육한다.

Synthroid (Levothyroxine) 자가투여교육

- 최상의 흡수를 위해 매일 아침 공복에 복용한다.
- 제산세, 철분제제와 함께 복용할 경우 흡수가 감소된다. 만약 함께 복용해야 하는 경우는 synthyroid를 다른 약물보다 2시간 이전이나 4~6시간 이후에 복용한다.
- 일정한 혈중 농도와 정상적인 신체대사를 위해 매일 같은 시간에 복용한다.
- 이 약물은 중추신경계와 심장을 흥분시키므로 천식약, 기침약, 울혈제거제와 같이 심장을 자극하거나 신경에 작용하는 일반약을 복용하기 전에는 의료인에게 자문을 받는다.
- 가슴통증, 신경과민성 또는 불면증이 나타나면 보고한다. 이러한 부작용은 지나친 흥분의 결과이고, 약물 용량이나 다른 흥분제의 섭취를 줄일 필요가 있다는 의미이다.

갑상샘기능저하증을 치료하는 데 쓰이는 약물은 갑상샘호르몬수치를 감소시키기 위해 사용된다.

자가간호

갑상샘기능저하증은 환자의 전적인 참여를 필요로 하는 평생 질환이다. 대상자는 약물치료, 영양, 질환상태를 조절하는 데 필요한 추후 관리에 대해 이해해야 한다.

자가간호를 증진시키기 위하려 교육의 초점을 갑상샘기능저하증과 그에 따른 징후를 이해하고, 약물치료와 식이요법을 이행하며, 의학적으로 적절하게 주의를 기울일 필요가 있다는 데 둔다.

노인간호

T_4를 노인에게 투여할 때 가장 큰 위험은 협심증과 같은 허혈성 심장질환인 악화될 수 있다는 점이다. 그러므로 치료에 대한 반응과 혈청내 수준을 면밀히 관찰하려야 하고, 매일 맥박을 체크해야 한다. 노인은 갑상샘기능저하증을 진단하기가 어려운데 그 이유는 보통 증상이 모호하고 다른 질환의 과정으로 나타날 수 있기 때문이다. 갑상샘기능저하증과 다른 노인성질환과 감별진단이 필요하다.

갑상샘암

2018년에 발표된 중앙암등록본부 자료에 의하면, 2016년에 우리나라에서는 갑상샘암이 남녀를 합쳐 전체 암 발생의 11.4%로 3위를 차지하고 있다. 남녀 성비는 0.3 : 1로 여자가 훨씬 많고 여성의 암 발생 중 2위를 차지하고 있다. 남녀를 합쳐서 연령대별로 보면 40대가 28.3%로 가장 많았고, 50대가 25.9%, 30대가 20.0%의 순으로 나타났다.

원인과 위험요인

양성샘종(benign adenoma)은 종양이 커져서 주위 기관을 눌러 호흡기문제를 초래하더라도 대개 위험하지는 않다. 악성변화는 가끔 일어나고, 양성결절은 악성이 될 수 있다. 또한 양성결절의 악성변화는 TSH에 의한 갑상샘의 지속적인 자극으로 인해 초래될 수 있다. 다른 위험요인은 유전적 소인, 갑상샘암의 가족력 및 신체 다른 부위의 암치료를 위한 10~20년간의 방사선요법 등이 영향을 미친다.

병태생리

유두상선암(papillary carcinoma)과 여포성선암(follicular carcinoma)은 갑상샘암의 가장 흔한 형태이다. 흔히 분화된 갑상샘암으로 간주한다. 유두상선암이 갑상샘암의 약 75%를 차지하고, 여포성선암은 15~20%를 차지한다. 둘 다 천천히 자라고, 촉진 가능한 단단한 종양이며, 여포세포암 환자의 15%에서, 유두암 환자의 50%에서 국소적 림프절로 퍼져 나간다.

임상증상

갑상샘암의 주요 징후는 단단하고, 불규칙하고, 통증이 없는 결절과 함께 갑상샘비대가 나타나는 것이다. 결절 그 자체는 전형적으로 단일성이고, 급속히 자라며, 방사성 요오드를 흡수하는 양성샘종과 달리 방사성 요오드를 흡수하지 않는다. 검사자는 결절의 ^{131}I 흡수를 사정하기 위해 ^{131}I를 추적량만큼 투여하고 24시간 갑상샘 스캔을 시행하여 결절을 분류할 수 있다. 정상 조직보다 더 많은 동위원소를 흡수할 경우에는 대개 양성이다.

종양이 림프절로 전이되면 만져질 수 있다. 커진 갑상샘이 목 구조물을 눌러 호흡곤란이나 연하곤란이 나타날 수 있다. 갑상샘암의 진단은 미세침흡인생검으로 확진할 수 있다.

치료와 간호

즉각적이고 적극적인 치료를 하지 않으면 갑상샘암은 생명을 위협한다. 화학요법, ^{131}I 외부 방사선조사 또는 TSH 억제요법이 전이를 막는 데 사용된다. 양성결절을 가진 대상자는 오랜 기간 레보티록신(Levothyroxine)과 함께 억제치료를 할 수 있다. 바람직한 결과는 갑상샘기능저하증을 유발하지 않고 혈청내 TSH를 억제하는 것이다.

치료는 보통 갑상샘의 전부 또는 일부를 제거하는 것이다.

경부 절제술은 목으로 전이되었을 때 행한다(갑상샘절제술에 대해서는 앞서 언급하였다). 갑상샘절제술 후에 생길 수 있는 주요 합병증은 호흡억제, 회귀후두신경손상의 재발, 출혈, 부갑상샘기능저하증 등이 있다.

갑상샘암 대상자의 간호관리는 갑상샘절제술 대상자의 관리와 비슷하다. 대상자는 지지와 교육을 필요로 한다. 화학요법을 한다면, 부가적인 항암제 교육이 필요하다.

대상자가 전체 갑상샘절제술을 받았다면 갑상샘호르몬 대체요법이 필요하다. 퇴원교육은 약물과 복용법을 확실하게 이해하는 데 초점을 맞춘다. 대상자는 재발방지를 위해 일정한 간격으로 추후검사를 받아야 하고, 갑상샘기능도 검사받아야 한다.

부갑상샘질환

부갑상샘기능항진증

부갑상샘의 과도한 활동으로 유발되며 원인별로 1차, 2차, 3차성으로 구분된다. 60세 이상에서 흔하며, 여성이 남성보다 2배 많다.

원인과 위험요인

1차 부갑상샘기능항진증(primary hyperparathyroidism)은 혈청칼슘농도와 PTH 분비 사이의 조절이상으로 발생한다. 조절이상은 부갑상샘에 특별한 손상 없이 선종, 과다증식 등으로 인해 나타난다.

2차 부갑상샘기능항진증(secondary hyperparathyroidism)은 다른 기관의 기능부전에 의해 부갑상샘이 과다증식될 때 발생한다. 보통 1차 질환의 주원인은 신부전이며 골형성부전증, 파제트병(Paget's disease), 다발성 골수종, 골전이를 동반한 악성종양 등에 의해 발생할 수도 있다.

병태생리

PTH의 정상 기능은 뼈의 재흡수를 증가시켜 혈중 칼슘과 인의 적절한 조화를 유지시키는 것이다. PTH의 증가는 뼈손상, 고칼슘혈증, 신손상을 일으킨다.

1차 부갑상샘기능항진증

고칼슘혈증의 중증도는 부갑상샘조직의 과다활동 정도를 반영한다. 과도한 PTH는 장, 신장, 뼈로부터 칼슘을 혈액내로 이동하도록 자극한다. 신결석은 칼슘인 신석과 신장의 연조직 내 칼슘침착에 의해 발생하고, 신우신염은 신결석의 합병증으로 발생한다. 골용융으로 인한 고칼슘혈증이 발생한다.

근육병변(myopathy)은 신경병변 위축(neuropathic atrophy)과 근위(proximal) 근력약화상태가 특징인 일반적인 질환이다. 고칼슘혈증은 고가스트린혈증(hypergastrinemia), 비정상적인 통증과 소화성 궤양 발생을 자극하고 췌장염도 발생시킬 수 있다(그림 48-9).

2차 부갑상샘기능항진증

만성신부전과 고인산혈증은 2차 부갑상샘기능저하증을 일으킨다. 만성신부전에서 사구체여과율(GFR)이 감소하기 때문에 혈청인농도가 증가한다. 이러한 증가는 혈청칼슘농도를 감소시키는 원인이 되고 PTH 분비를 자극한다. 그 결과 신세뇨관에서 인의 재흡수를 감소시켜 혈청인농도가 정상을 복귀된다. 사구체여과율이 계속 감소되면 신세뇨관에서 인의 재흡수를 감소시키고, 혈청인 농도를 정상으로 유지하기 위해 PTH 분비가 더욱 더 증가하게 되어 기능항진증을 보이게 된다. 만성 2차 부갑상샘기능항진증은 PTH 분비성 선종이 있거나 정상

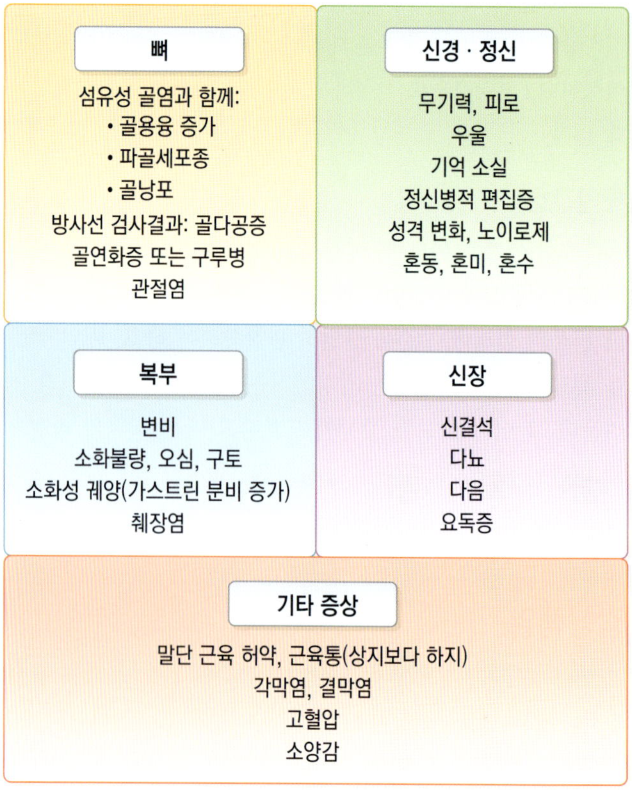
뼈
섬유성 골염과 함께:
• 골용융 증가
• 파골세포종
• 골낭포
방사선 검사결과: 골다공증
골연화증 또는 구루병
관절염
신경 · 정신
무기력, 피로
우울
기억 소실
정신병적 편집증
성격 변화, 노이로제
혼동, 혼미, 혼수
복부
변비
소화불량, 오심, 구토
소화성 궤양(가스트린 분비 증가)
췌장염
신장
신결석
다뇨
다음
요독증
기타 증상
말단 근육 허약, 근육통(상지보다 하지)
각막염, 결막염
고혈압
소양감

그림 48-9 ■ 1차 부갑상샘기능항진증의 임상적 증상

피드백에 반응하지 않는 경우 3차 부갑상샘기능항진증을 발생시킬 수 있다.

임상증상

부갑상샘기능항진증을 가진 일부 대상자는 무증상일 수도 있으나 골질환, 신장, 소화기 및 신경계 이상으로 인한 다양한 증상을 나타낸다.

골질환의 증상으로는 요통, 관절통 및 뼈의 통증에서부터 척추, 늑골과 장골의 병리적 골절까지 다양하다. 장기간 앓는 경우 뼈의 변형과 강직이 나타난다. 골용융 증가, 골낭포, 관절염, 방사성 골다공증과 함께 섬유성 골염과 골섬유종이 생길 수도 있다. 신장 침범에 따른 증상으로는 다뇨, 다음, 소변에서 모래, 자갈 같은 소변내 결석, 질소혈증, 신성 고혈압 등이 나타난다. 치료하지 않을 경우 신부전이 진행되어 치명적인 신성 고혈압과 요독증이 발생한다.

고칼슘혈증은 주로 갈증, 오심, 식욕부진, 변비, 마비성 장폐색, 복부 통증 등 소화기증상을 나타낸다. 또한 신경근자극이 감소하고 흔히 대상자는 소화성 궤양 및 장출혈의 기왕력이 있다. 정신증상이 나타날 수 있는데, 무관심, 우울, 편집증이 때로 고칼슘혈증과 연관되어 나타난다. 마지막으로 석회화가 눈에 침범하여 시야가 흐려질 수 있다.

주된 합병증으로는 고칼슘혈증에 의한 징후와 치료에 의한 징후가 있다. 치료에 의한 징후로는 탈수, 저칼슘혈증, 소화기 이상 등이 있다.

진단검사

부갑상샘기능항진증 진단에는 임상병리검사와 X-선 검사가 필요하다. 혈청칼슘농도가 증가하고 혈청인은 감소한다. 소변의 칼슘과 인은 둘 다 증가되어 있다. 부가적으로 알칼리인산효소(alkaline phosphatase, ALP)는 골질환과 관련된 대상자의 25%에서 증가되어 있다. 방사선 검사에서 뼈의 미만성탈무기질화, 골낭포, 뼈 낭종, 골막하골 재흡수, 치아 주변의 치아판 경막손실 등이 나타난다.

치료

약물요법

부갑상샘기능항진증에 대한 치료목표는 심하게 상승된 칼슘농도를 낮추고 칼슘의 골흡수 증가를 위한 약물을 사용하여 장기적으로 고칼슘혈증을 관리하는 것이다.

체액의 수화(hydration)와 소변으로 칼슘배출을 증가시켜 혈액내 칼슘농도를 낮출 수 있다. 생리식염수는 혈량을 증가시키고, 칼슘재흡수를 억제하기 위해 사용된다. 헨레고리 이뇨제(furosemide; Lasix)는 재수화가 일어난 후에 칼슘뇨를 증진시키기 위해 사용된다. Thiazide 이뇨제는 신장내 칼슘 보유를 증가시키므로 사용하지 않는다. 고칼 슘혈증 환자는 칼슘과 비타민 D가 적은 식이요법을 한다.

뼈 용융억제제로는 plicamycin (Mithracin), gallium nitrate (Ganite), phosphates, calcitonin이 있다. Plicamycin은 항암제로 혈청칼슘농도를 낮추는 데 효과적이다. 효과는 24시간 후부터 발생해서 1~2주 동안 지속된다. 용량은 암치료에 사용되는 용량의 약 1/10이며, 부작용은 용량에 비례하여 감소한다.

새로운 약물인 gallium nitrate은 부작용이 거의 없어 자주 이용된다. 당류코르티코이드는 칼슘의 위장관 흡수를 억제함으로써 고칼슘혈증을 감소시키기 위해 이용되고, etidronate (Didronel)와 칼시토닌은 뼈에서 칼슘의 유리를 감소시키기 위해 사용될 수 있다.

수술요법

1차 부갑상샘기능항진증(primary hyperparathyroidism) 치료로 부갑상샘절제술을 실시하는데 수술 후의 완치율은 95% 이상이다.

1차 부갑상샘기능항진증에 대한 근본적인 치료는 과다한 PTH 분비의 원인이 되는 선을 외과적으로 절제하는 것이다. 보통 질환이 있는 부갑상샘만을 제거한다.

부갑상샘의 자가이식은 부갑상샘기능항진증 관리와 근치목수술을 위해 유용한 방법이다. 부분 부갑상샘절제술 후 남아 있는 건강한 부갑상샘조직을 전완의 상완요골근(brachioradial muscle)과 같은 안전한 위치에 이식한다. 이후 이식을 위해 다시 목수술을 하는 경우 후두신경손상을 유발할 수 있고 첫 수술의 합병증에 영향을 줄 수 있지만, 이식으로 완전히 정상적인 기능유지가 가능할 수도 있다. 정상적 기능으로 환원되는 기간 동안 대상자는 부갑상샘기능저하증과 저칼슘혈증을 예방하기 위해 칼슘과 비타민 D 식이를 섭취해야 한다.

부갑상샘기능항진증이 수술로 조기에 치료되면 완치 가능성이 더 높다. 뼈의 통증은 부갑상샘 제거 후 3일 내 사라지고 뼈의 병변도 완전히 치유될 수 있다. 심각한 신질환은 부갑상샘수술로는 치료되지 않는다.

부갑상샘절제술 후 합병증은 갑상샘절제술 후와 유사하나 드물다. 부갑상샘 일부가 남아 있어도 수술 후의 부종으로 기능 감소가 나타나기 때문에 저칼슘혈증이 발생할 수 있다. 이는 생명을 위협하는 잠재적인 합병증이다. 또한 출혈이나 재발성의 후두신경손상으로 호흡곤란이 있을 수도 있다.

간호

■ 간호진단

뼈의 미네랄 결핍으로 인한 병리적 골절 발생과 관련된 상해 위험

기대결과

대상자는 신체 내 골절의 발생이 없을 것이다.

간호중재

대상자의 뼈의 칼슘결핍을 예방하기 위해 활동을 격려한다. 그러나 이미 칼슘결핍으로 인해 작은 충격에도 골절이 발생할 수 있으므로 안전한 환경을 먼저 고려한 후 활동을 시작하여야 한다. 이동 시 중력의 중심을 낮추는 것이 중요하다. 낮은 자세로 이동을 하도록 하고, 수면 시에도 침상의 위치를 가장 낮게 한다.

■ 간호진단

고칼슘뇨, 고인산뇨로 인한 신장의 결석발생, 배뇨 시 통증과 혈뇨 발생과 관련된 요배설장애

기대결과

대상자는 요로 결석과 이로 인한 통증이나 혈뇨의 발생이 나타나지 않을 것이다.

간호중재

결석 예방을 위해 대상자에게 하루 3000cc의 수분섭취를 권한다. 저칼슘식이를 권한다.

■ 간호진단

고칼슘혈증으로 인한 소화기계 장운동 저하와 관련된 변비

기대결과

대상자는 평소의 변습관을 유지하여 변비를 호소하지 않을 것이다.

간호중재

변비를 예방하기 위해 대상자에게 수분섭취를 격려하고, 고섬유식이 섭취를 권장한다. 만일 변비가 발생되면 완화제를 사용한다.

부갑상샘기능저하증

부갑상샘기능저하증(hypoparathyroidism)은 부갑상샘호르몬의 분비저하로 부갑상샘기능항진증과 반대의 증상이 나타나는 것이다. 즉, 혈중 칼슘 수치가 비정상적으로 낮고, 혈중 인수치는 비정상적으로 높아 심한 신경근육의 테타니가 나타난다.

부갑상샘기능저하증은 남성보다 여성에서 훨씬 더 호발하고, 갑상샘수술과 관계있다. 전체갑상샘 절제술 후 일시적인 부갑상샘기능저하증이 6.9~25% 정도 나타난다. 부분갑상샘 절제술 후에 발생률은 1.6~9.0% 정도이다.

원인과 위험요인

부갑상샘기능저하증의 원인은 치료로 인한 것이거나 특발성이다. 치료로 인한 것은 갑상샘절제술 동안 부갑상샘이 사고로 제거되거나 수술 시 혈액공급 저하로 인한 부갑상샘의 경색, 수술 후 발생한 상처조직에 의해 하나 또는 그 이상의 부갑상샘이 꼬여서 발생한다. 이를 확인하기 위해 혈중 PTH, 칼슘, 인 농도를 검사한다. 칼슘보충은 경련 예방을 위해 평생 필요하다.

그레이브스병이나 하시모토병 같은 특발성 부갑상샘기능저하증은 유전적인 자가면역질환일 수 있다. 가성 부갑상샘기능저하증(pseudohypoparathyroidism)은 PTH에 반응하지 않아서 발생하는 부갑상샘기능저하증의 유전적 형태이다.

병태생리

PTH는 정상적으로 뼈에 칼슘유리를 증가시켜 적절한 혈청칼슘수치를 유지한다. PTH는 세뇨관에서 인 제거를 조절하고 혈중칼슘과 인의 농도균형을 유지한다. 결과적으로 부갑상샘호르몬분비가 감소될 때 뼈에 이어 칼슘유리도 감소되고 혈청칼슘수치도 떨어지며, 심각한 신경근육의 불안정이 발생한다. 때로는 여러 장기, 즉 눈과 기저신경절(basal ganglia)과 같은 다양한 기관에서 석회화가 발생하기도 한다. 또한 충분한 PTH 없이는 신장의 원위곡세뇨관에서 인 이온이 거의 배설되지 않으므로 혈청인농도가 증가한다.

부갑상샘기능저하증 환자는 조기진단과 심각한 합병증이 발생하지 않는다면 완전히 회복될 수 있다. 불행히도 백내장과 뇌의 석회화는 한 번 발생하면 회복되지 않는다.

임상증상

부갑상샘기능저하증의 증상은 주로 저칼슘혈증에 의한 것이다. 임상증상은 어떤 원인(과도호흡 또는 제산제 복용)에 의해 pH가 증가된 대상자(알칼리증)에서 훨씬 더 심하게 나타난다. 혈중 pH가 증가할 때 총 혈청 칼슘치가 일정하더라도 이온화 칼슘치가 떨어지기 때문에 증상이 더 심하다. 체내에서 이용가능한 이온화된 칼슘치가 떨어지면 알칼리증이 교정될 때까지 저칼슘혈증의 증상이 더 심하게 나타난다.

급성 부갑상샘기능저하증

급성 부갑상샘기능저하증은 갑상샘절제술 동안 우연히 부갑상샘이 손상되면 유발된다. 신경근육의 불안정성이 증가되면 경련이 발생한다. 경련환자에게는 고통스런 근육경련, 안절부절못함, 찡그림, 손가락 저림, 후두경련, 부정맥이 나타난다. 또한 크보스테크징후(Chvostek's sign)와 트루소징후(Trousseau sign)를 나타낸다. 어떤 경우에는 경련이 너무 심해서 후두경련에 의한 급성호흡기폐쇄를 교정하기 위해 기관절개술이 필요하기도 하다.

만성 부갑상샘기능저하증

만성 부갑상샘기능저하증은 보통 원인불명이고, 기면, 얇고 부시시한 머리카락, 부서지기 쉬운 손톱, 건조한 각질 피부, 인격변화가 초래된다. 예상치 못한 석회화가 눈이나 기저신경절에 발생할 수 있다. 따라서 정신증과 경련을 동반하는 영구적인 뇌손상과 백내장이 발생할 수 있다. 게다가 지속적인 심한 저칼슘혈증은 부정맥과 심부전을 일으킬 수도 있다.

부갑상샘기능저하증의 진단은 저칼슘혈증과 관련한 신체검진 결과를 토대로 내려진다.

- 크보스테크징후 양성(안면신경을 가볍게 자극한 후 안면근육의 경련이 나타나는 것으로 안면의 과불안정성을 의미함)
- 트루소징후 양성(혈압계의 커프로 상박을 압박 후 손목과 손의 경련)
- 심부건반사(DTR)의 증가
- 입 주위 감각이상
- 손가락의 저림과 얼얼한 느낌
- 부갑상샘기능저하증의 진단은 다음 소견을 나타낸다.
- 저칼슘혈증, PTH 저하, 고인산혈증, 소변내 칼슘감소
- 두개골 X-선 촬영 또는 두부의 CT에서 석회화 소견
- 안저검사상 백내장을 일으킬 수 있는 수정체의 석회화 소견

합병증

급성발병 시 치료가 조기에 이루어지지 않으면 경련이나 후두강직으로 인한 기도폐쇄로 사망할 수도 있다. 만성인 경우, 치료가 늦어질 때 발생할 수 있는 합병증으로는 눈과 기저신경절의 석회화이다.

치료와 간호

급성 부갑상샘기능저하증은 급성 경련을 일으켜 생명을 위협하는 질환이다. 응급간호는 혈중칼슘수치를 가능한 한 빨리 높여서 간질발작의 예방과 치료는 물론 후두경련과 기도폐쇄를 조절하는 것에 둔다.

급성 부갑상샘기능저하증 환자는 10% calcium gluconate 용액의 정맥주입이 처방된다. 만성 부갑상샘기능저하증 환자에게는 정상적인 혈청칼슘수치를 유지하도록 경구 칼슘염(calcium gluconate, calcium lactate, calcium carbonate)을 투여한다. 또한 혈청칼슘수치를 유지하기 위해 대상자에게 비타민 D를 투여한다. 몇몇 대상자들은 부족한 호르몬을 보충하기 위해 호르몬 대체요법이 시행될 수 있다.

만성 부갑상샘기능저하증 환자를 치료목표는 혈청칼슘수치를 정상으로 회복하는 것이다. 혈중 칼슘치의 상승은 급성보다는 만성환자에서 더 서서히 상승한다.

글루콘산 칼슘

급성 부갑상샘기능저하증에서 혈중칼슘치를 빨리 올리기 위해 보통 10% 글루콘산 칼슘(calcium gluconate) 용액을 정맥으로 투여한다. 주입하는 동안 종이백으로 대상자를 호흡하게 하여 이산화탄소를 재흡입하도록 한다. 이는 경증의 대사성 산증을 유발시켜 혈중 이온화된 칼슘량을 증가시키기 위함이다.

경구 칼슘제 보충

대상자 상태가 안정되고 경련의 위험이 사라지면 정상 혈청칼슘수치를 유지하기 위해 경구 칼슘염을 투여한다. 만성 부갑상샘기능저하증 환자의 바람직한 치료결과는 혈청칼슘수치를 8.5~9.2mg/dL 사이로 유지하면서 무증상상태가 되는 것이다. 이때 경구 칼슘염을 이용한다.

비타민 D

칼슘공급에 비타민 D를 추가하면 저칼슘혈증을 교정하는 데 효과적이다. 시중에서 판매되는 비타민 D의 형태는 ergocalciferol(비타민 D_2), dihydrotachysterol (Hytakerol), dihydroxycholecalciferol(비타민 D 유도체)이 있다. Ergocalciferol(비타민 D_2)이 다른 두 종류보다 저렴하고 더 믿을 수 있

는 제품이지만 세 형태 모두 저칼슘혈증을 교정하는데 효과적이다. 용법은 정제와 지방성 액체형태이다. 수산화알루미늄겔(aluminum hydroxide gel, Amphojel) 또한 처방된다. 이는 혈액내 인과 결합하여 소변으로의 인 배설을 촉진하여 혈액내 인의 농도를 낮추는 역할을 한다.

부갑상샘호르몬

PTH 결핍질환에 대한 이상적인 치료는 부족한 호르몬을 대치하는 것이다. 여기에는 순수형태의 합성 PTH가 사용되고 있다.

고칼슘, 저인산식이

고칼슘, 저인산 식이요법을 해야 한다. 또한 비타민 D가 혈청 칼슘수치를 유지하기 위해 필요하며 대상자는 비타민 D가 풍부한 음식 또는 보충물을 선택해야 한다.

■ 간호진단

낮은 칼슘수준과 관련된 상해위험: 테타니

기대결과

대상자는 호흡기를 비롯한 근육의 강직 증상을 호소하지 않을 것이다.

간호중재

낮은 칼슘수준으로 인해 호흡기계의 테타니가 발생하면 질식으로 대상자는 사망할 수 있다. 급성 부갑상샘기능저하증 환자에서 신경근접합부경련과 후두 경련이 갑자기 발생할 수 있으며, 경고신호도 없이 발생할 수 있다. 따라서 응급상황을 대비하여 대상자 침상 옆에 기관절개세트와 글루콘산 칼슘제제를 준비해 놓는다. 경련으로 인한 신체 상해를 예방하기 위해 침상 사이드레일을 모두 패드로 싼다. 더불어 주기적으로 혈청 칼슘수준을 확인하여 테타니 발생을 예방하도록 한다.

부갑상샘기능저하증의 자가간호

부갑상샘기능저하증은 만성적일 수 있으므로 대상자는 반드시 자가간호를 할 수 있어야 한다. 장기적인 투약과 식습관 조정이 필요하기 때문에 교육이 중요하다.

약물치료

가정에서 투약하는 법을 교육할 때 dihydroxycholecalciferol을 제외한 모든 형태의 비타민 D는 서서히 흡수되므로 증상을 호전시키는 데 일주일 또는 그 이상이 소요된다는 것을 교육한다.

식이요법

고칼슘, 저인산 식이를 섭취하도록 교육한다. 치즈와 유제품은인을 많이 함유하고 있으므로 피하도록 한다. 칼슘 보충제는 기호에 따라 정제나 용액 형태로 투여할 수 있다.

만성일 경우 장기적 투약이 중요함을 강조한다. 대상자에게 일 년에 적어도 세 번은 의사와 만나서 혈중칼슘농도를 체크하도록 교육하고, 합병증을 예방하기 위하여 정상 혈중칼슘농도가 유지되어야 함을 교육한다.

부신질환

부신질환은 부신피질과 수질에서 분비되는 호르몬의 과잉분비나 결핍에 의해 발생된다. 부신피질에서 분비되는 호르몬에는 염류코르티코이드(mineralocorticoid), 당류코르티코이드(glucocorticoid), 성호르몬(androgen)이 있다. 염류코르티코이드의 대표적인 호르몬은 알도스테론(aldosteron)으로 이는 체내 나트륨을 축적시키고, 칼륨배설을 증가시켜 전해질 균형을 조절한다. 당류코르티코이드는 당대사와 관련이 있는데 대표적인 호르몬은 코티솔(cortisol)과 하이드로코티손(hydrocortisone)이 있다. 이러한 호르몬은 인체 내에 다양한 역할을 하게 되는데 당대사 관련하여 당원합성을 촉진시켜 혈당을 높이고, 단백대사를 촉진시켜 조직의 이화작용이 증가하여 근육의 소모가 발생된다. 또한 수분과 전해질 균형에도 영향을 미치는데 나트륨은 정체시키고 칼륨배설을 증가시킨다. 이밖에도 항염과 항면역작용을 하고, 비타민 D의 길항작용으로 당류코르티코이드의 분비가 과다할 경우 골다공증이 발생된다. 스트레스원에 대한 반응에서는 과다 분비될 경우에는 혈압과 맥박이 증가하지만 호르몬 분비가 억제되어 결핍될 경우에는 혈압과 맥박이 감소되어 쇼크가 발생될 수 있다. 성호르몬인 안드로겐과 에스트로겐 중 안드로겐이 과다분비하게 되면 여성의 경우 남성화(virilism) 현상이 발생하여 턱수염, 이마가 벗겨짐, 여드름, 어깨가 벌어지는 등의 신체적변화가 나타난다. 남성의 경우에는 에스트로겐이 과다분비되면 여성형 유방이 발생한다. 코티솔이 너무 많거나 적은 경우 모두에서 정신증상이 나타난다. 이러한 부신피질장애로 발생하는 질환을 **표 48-4**에 제시하였다.

부신수질에서 분비되는 호르몬은 에피네프린(epinephrine)과 노르에피네프린(norepinephrine)이 있다. 에피네프린은 부신수질에서 분비되는 호르몬 중 75%를 차지하고 심장

표 48-4 부신피질장애로 발생하는 질환

비정상	질병	원인	증상
알도스테론 과다	콘 증후군(Conn's syndrome; 원발성 고알도스테론증, primary hyperaldosteronism)	사구대의 분비 종양	고나트륨혈증; 저칼륨혈증; 고혈압
	속발성 고알도스테론증 (secondary hyperaldosteronism)	레닌-엔지오텐신계의 부적절한 과활동	
코티솔 과다	쿠싱증후군 (Cushing's syndrome)	시상하부나 뇌하수체전엽질환에 의한 CRH나 ACTH의 과다; 부신피질의 분비종양; 폐의 ACTH분비종양	포도당의 증가; 단백질 소모; 비정상적인 지방분포
안드로겐 과다	남성화증후군 (adrenogenital syndrome)	코티솔 스테로이드 합성화 경로에서 효소결핍	성인남성을 제외하고, 모든 사람에게서의 부적절한 남성화
알도스테론과 코티솔 결핍	애디슨병(Addison's disease, 1차 부신피질 부전, primary adrenocortical insufficiency)	부신피질의 파괴나 특발성 위축	알도스테론 결핍으로 인한 증상: 고칼륨혈증; 저나트륨혈증; 저혈압(많이 부족할 경우 치명적임)
코티솔 결핍	2차 부신피질 부전 (secondary adrenocortical insufficiency)	시상하부나 뇌하수체 전엽부전에 의한 부적절한 ACTH의 분비	코티솔 결핍으로 인한 증상: 스트레스에 대한 부적절한 반응; 저혈당; 많은 대사활동의 기능장애

에 대한 작용이 노르에피네프린의 20배이다. 과다분비될 경우 심박출량이 증가하여 고혈압이 유도될 수 있는데 혈관수축작용은 오히려 약하다. 글리코겐을 포도당으로 전환하여 혈당을 상승시킨다. 노르에피네프린은 부신수질호르몬 중 25%를 차지하고 말초혈관 수축작용이 강하여 과다분비되면 고혈압이 발생된다.

부신피질기능항진증

부신피질기능항진증(adrenocortical hyperfunction)은 당류코르티코이드, 염류코르티코이드, 남성호르몬의 과잉생성을 초래한다. 부신피질기능항진증의 주요상태는 고코르티솔증(hypercortisolism, 당류코르티코이드의 과잉)과 고알도스테론증(원발성 알도스테론증)이다.

쿠싱증후군

쿠싱증후군(Cushing's syndrome)은 당류코르티코이드를 과잉분비하는 부신의 과잉 활동때문에 발생하므로 고코티솔증이라고도 한다. 쿠싱증후군은 비교적 드물고, 발생률도 알려져 있지 않다. 주로 20~40대의 여성에서 발생하지만 60세 이상에서도 발생할 수 있다.

원인과 위험요인

쿠싱증후군의 가장 흔한 원인은 의학적 처치로 고용량의 당류코르티코이드인 코티솔을 과다투여하는 의원성 고코르티솔증이 가장 흔하다.

의원성 쿠싱증후군(고코티솔증)은 합성 스테로이드호르몬을 생리적인 한계 이상으로 외부에서(약물치료 등) 투여받을 때 초래된다. 그러므로 외인성 스테로이드의 불필요한 사용을 피하도록 대상자를 교육시키는 것은 건강증진활동에서 매우 중요하다.

이들을 위한 건강유지활동은 다음과 같다. (1) 위험을 가진 대상자들에게 쿠싱증후군의 증상들을 교육하는 것, (2) 고나트륨혈증, 저칼륨혈증, 고혈당 및 고혈압의 임상증상들을 치료하는 것, (3) 부신절제술과 스테로이드 대체요법에 대해 교육하는 것. 건강회복활동에는 대상자들에게 수술의 중요성, 평생 동안의 스테로이드 대체요법, 이미 발생한 합병증[골다공증 또는 목의 지방층인 물소 목(buffalo hump)] 등을 이해시키는 것이다.

쿠싱증후군의 또 다른 원인으로는 코티솔을 분비하는 부신종양 또는 ACTH의 과잉분비에 의한 부신의 과다증식이다. 부신의 종양은 쿠싱증후군의 30%에서 나타난다. 이 종양은 대부분(85%) 양성이지만, 15%는 악성종양이다.

ACTH를 과잉분비하는 경우는 두 가지가 있다.

뇌하수체 과잉분비와 뇌하수체 종양

쿠싱증후군의 약 70%에서 나타난다. 뇌하수체에서의 ACTH 과잉분비는 당류코르티코이드의 과잉을 초래하는데, 이것을 쿠싱병(Cushing's disease)이라고 부른다.

ACTH의 이소성 분비 또는 이소성 ACTH 증후군

뇌하수체 외부에 위치한 ACTH 분비종양은 쿠싱증후군의 드문 원인이다. 폐의 귀리(Oat) 세포암종, 췌장의 선세포암종, 폐, 위장관, 흉선 및 난소의 유선암종은 이소성 ACTH 증후군의 가장 흔한 원인이다

임상증상

쿠싱증후군이 발생하면 당류코르티코이드의 정상 기능이 과장되어 전형적인 증상들이 나타난다(그림 48-10).
당류코르티코이드의 생리작용은 다음과 같다.

- 지속적인 고혈당(또는 스테로이드성 당뇨병)
- 근육의 소실과 약화를 초래하는 단백질조직의 소모, 반상출혈을 초래하는 모세혈관의 허약, 뼈의 소실로 인한 골다공증이다. 골다공증은 매우 심각해서 가벼운 외상에도 골절을 일으킬 수 있다. 골다공증성 척추는 압박골절이 발생할 수 있고, 척추후만증과 신장의 감소를 초래할 수 있다.
- 저칼륨혈증, 부정맥, 근육허약, 신질환을 초래하는 칼륨결핍
- 부종과 고혈압을 야기하는 염분 및 수분의 정체
- 좌심실비대증, 심부전, 뇌졸중 등을 일으키기 쉬운 고혈압
- 만월형 얼굴, 목 뒤의 지방층(물소 목), 사지는 날씬한 체간부 비만 등을 초래하는 비정상적인 지방분포, 또한 피부가 얇아지기 때문에 유방, 겨드랑이 주변, 복부, 하지에서 분홍 및 자주빛 선이 나타난다. 외모상의 현저한 변화는 쿠싱증후군의 발병과 치료 후에 나타나므로 대상자의 옛날 사진은 변화를 관찰하는 데 유용하다.
- 감염에 대한 민감성이 증가하고 스트레스에 대한 저항력이 낮아져서 모든 종류의 미생물에 대한 취약성이 증가한다. 쿠싱증후군을 가진 사람들은 염증반응의 억제 때문에 감염증상이 잘 나타나지 않으며, 상처 또한 잘 낫지 않는다.
- 남성호르몬의 생성이 증가되어 여성에서 남성화를 초래할 수 있다. 남성화의 증상들은 여드름, 머리카락이 가늘어짐, 다모증(남성에서처럼 몸과 얼굴의 털이 지나치게 많아진다) 등이다.
- 기억력 소실, 집중력과 인지력 저하, 다행감, 우울 등을 포함한 정신적 변화, 때때로 스테로이드성 정신병증이라고 하는 상태가 되기도 한다. 우울은 대상자가 자살을 생각하게 할 수 있다. 대상자의 약 80%는 주요 정동장애의 기준에 부합한다. 50%는 단극성 우울이며, 30%는 양극성 우울을 보인다.

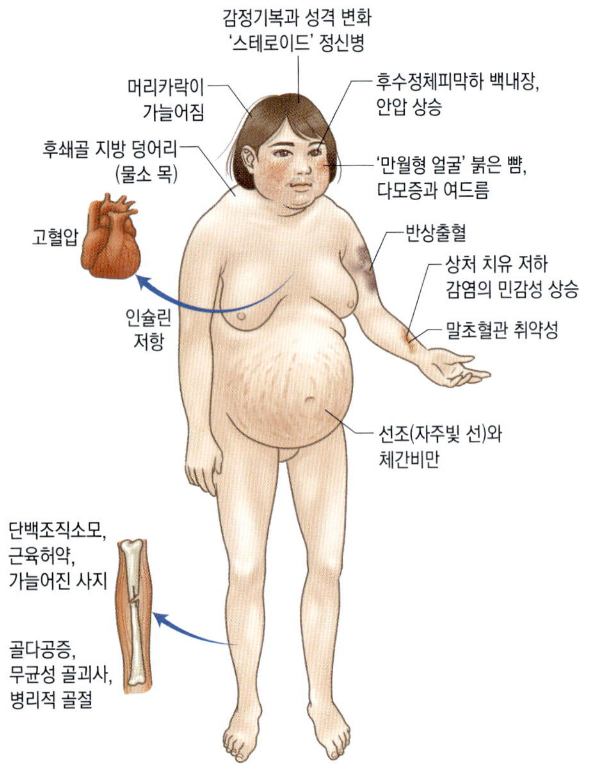

그림 48-10 ■ 쿠싱증후군의 임상증상

진단검사

쿠싱증후군에 대한 임상검사로는 고혈당, 체액과 전해질 불균형 및 과도한 당류코르티코이드를 나타내는 면역억제반응에 대한 검사 등이 있다.

혈장 ACTH 검사에서 낮은 ACTH 수치는 코티솔과다증의 원인이 부신종양임을 나타낸다. 부신종양에 의한 코티솔의 과잉생성은 뇌하수체에 음성피드백을 제공하여 ACTH 분비를 감소시킨다. 또한 고농도의 코티솔은 시상하부에 피드백을 주어 부신피질자극호르몬분비호르몬(corticotropin-releasing hormone, CRH)의 분비를 감소시킨다.

이소성 ACTH 분비종양에서는 보통 ACTH 수치가 정상이거나 올라가 있다. 종양에 의한 ACTH 생성은 뇌하수체의 ACTH 생성과는 독립적이다. 그러므로 시상하부-뇌하수체 축에 대한 음성회환조절에도 불구하고, ACTH 수치는 높게 유

지된다.

추체정맥동(petrosal sinus) 표본검사는 ACTH 분비의 근원(뇌하수체에 있는지 아니면 기타 다른 곳에 있는지)을 감별하기 위해 사용되는 방사선학적 검사이다. 좌우측 추체동은 뇌하수체로부터 경정맥으로 혈액을 운반한다. 도관은 대퇴정맥을 거쳐 하부추체동으로 들어간다. 혈청 ACTH 수치를 알기 위해 좌우측 추체동으로부터 얻은 혈액으로 ACTH를 생성하는 뇌하수체의 위치를 확인할 수 있다.

만약 추체동에서의 ACTH 수치가 말초(팔)에서 얻은 ACTH 수치보다 높다면, 고코티솔증의 원인이 뇌하수체종 양임을 나타낸다. 만약 중심 ACTH 수치(추체동)와 말초(팔) ACTH 수치가 같다면, 이소성 ACTH 분비종양이 원인이다.

치료

수술요법

부신절제술

부신종양에 의해 초래된 쿠싱증후군 환자에서 종양을 포함하여 선을 제거하기 위한 부신절제술(adrenalectomy)이 수행될 수 있다. 이소성 ACTH 분비종양의 경우, 근원을 찾지 못하면 코티솔의 생성량을 낮추기 위해 양측 부신절제술이 수행될 수 있다. 또는 지속적으로 종양을 찾으면서 항당류코르티코이드로 치료할 수도 있다. 전통적인 부신절제술의 대체방법으로 복강경을 이용한 부신절제술을 수행한다.

한 개의 부신만을 떼어내더라도 주의 깊은 관찰이 필요한데, 이는 남아 있는 부신이 위축되거나 부신피질호르몬의 생성이 중단될 수 있기 때문이다.

성공적으로 부신을 제거한 뒤에, 대상자는 평생 동안 당류코르티코이드와 염류코르티코이드 대체요법을 받아야 하지만, 쿠싱증후군의 임상증상들은 양측성 부신절제술 후에는 대부분 없어진다.

뇌하수체절제술

쿠싱병을 일으키는 뇌하수체종양의 제거는 대부분 경접형동 뇌하수체절제술(transsphenoidal hypophysectomy)을 통해 수행된다. 거대종양이거나 해부학적으로 복잡한 종양은 경전두엽 접근(transfrontal approach)을 통해 제거하는 경우도 있다. 수술의 성공률은 85~90% 정도로 보고되었다. HPA축(hypothalamus-pituitary-adrenal axis)이 억압되기 때문에 수술 후에 부신부전이 진전된다. HPA축을 회복하는데 12~24개월 정도 걸리므로 이 기간 동안 스테로이드 대체요법을 실시한다.

약물과 방사선요법

약물과 방사선요법은 수술할 수 없는 종양이나 보존적 치료가 필요한 전이성 종양을 가진 대상자들에게 사용할 수 있다(**표 48-5**). 그러므로 관리목표는 완치보다는 대증적인 치료와 관련된다. 대증적 치료를 위해 부신 과다형성증의 효과를 줄이기 위한 방사선요법과 부신억제물질 또는 ACTH-감소물질의 투여 등을 실시한다.

부신억제물질

ACTH 생성 또는 부신호르몬 합성을 방해하는 약물을 사용한다. Mitotane (Lysodren)은 부신피질세포를 파괴하지 않고 코르티코스테로이드의 합성을 억제하는 세포독성 항호르몬제이다. Aminoglutethimide (cytadren)와 trilostane (modrastane)은 당류코르티코이드과 부신스테로이드의 합성을 억제하는 또 다른 세포독성 물질이다.

ACTH-감소성 물질

Cyproheptadine (periactin), bromocriptine 또는 somatostatin은 뇌하수체기능이상과 ACTH의 증가로 인한 과분비를 치료하는 데 이용된다. 이런 약물들은 ACTH의 생성을 방해하기 때문에 부신에 대한 영향을 감소시킨다.

방사선요법

방사선요법으로 원발성 뇌하수체종양과 다른 ACTH 분비성 선종을 치료할 수 있다. 방사선은 뇌하수체에 내부적인 방법 또는 외부적인 방법 두 가지 모두에 적용될 수 있다. 내부적인 방법의 경우, 방사선은 접형골을 통하여 적용된다. 시신경이 근처에 있기 때문에 방사선요법 시 매우 조심해야 한다. 방사선은 종양의 고식적인 치료에 항상 효과적인 것은 아니며, 정상 조직을 파괴할 수도 있다. 폐종양과 같은 ACTH 분비성 선종에서는 고식적 치료가 가능하다. 방사선요법의 효과를 증대시키고 장기적인 부작용을 줄이기 위해서 수술 또는 약물치료와 병행해서 사용되는 경우가 많다.

간호

수술 전 간호

쿠싱증후군이 의심되는 대상자에게서 신중하게 병력을 청취한다. 특징적인 임상증상들이 나타나는지 확인한다. 진단을 하는 동안 대상자를 잘 간호한다. 대상자에게 치료를 시작하기 전에 검사를 해야 하는 이유를 설명한다.

수술 전에 쿠싱증후군 대상자는 전문적인 간호사정과 관리가 필요하다. 고혈압, 부종, 심장질환, 당뇨병, 감염에 대한 민감성 증가, 스트레스에 대한 저항성 감소, 정서적 불안(잦은 기분변화) 또는 불안정감 같은 문제들은 모두 사정되어야 하고 수술 전에 조절되어야 한다.

■ 간호진단

골다공증, 나트륨과 수분의 정체 혹은 인슐린 저항과 관련된 상해의 위험

기대결과

대상자는 골절, 고혈압, 당뇨가 발생할 수 있는데 관련한 증상이 나타나지 않을 것이다.

간호중재

손상 예방

낙상과 사고로부터 보호한다. 쿠싱증후군 대상자들은 골다공증을 가지고 있어 가벼운 외상에도 골절이 발생하기 쉽다. 침상에서 안정하고, 보호난간을 올리도록 한다. 수면 시 침대는 가장 낮은 위치로 조정한다. 또한 걷기 운동을 하는 동안에도 낙상을 입지 않도록 도와준다.

고혈압과 당뇨병 감시

자주 활력징후를 체크하여 혈압이 상승하는지, 호흡곤란이 있는지를 확인한다. 두통이나 시력감퇴를 호소하는지 확인한다. 기립성저혈압을 확인한다. 혈압이 갑자기 떨어지는 것을 방지하기 위해 체위를 바꿀 때에는 매우 천천히 움직이도록 한다. 일정한 방법으로 매일 대상자의 체중을 측정한다. 염분섭취를 줄이면 부종과 체중이 감소할 것이다.

혈당도 매일 측정하여 정상 혈당수준을 넘는지를 확인한다. 스테로이드의 과다 분비는 스테로이드성 당뇨를 발생시키는데, 이는 코티솔이 인슐린 길항제로 작용하기 때문이다.

■ 간호진단

코티솔 과다분비로 인한 면역저하와 관련된 감염의 위험

기대결과

대상자는 감염으로 인한 발열 증상이 없고 임상검사수치에서 백혈구 등 감염관련지표에 정상 수준을 유지할 것이다.

간호중재

대상자에게 감염과 관련하여 손씻기의 중요성을 설명하고, 손씻기 방법을 교육하며 철저하게 손씻기를 수행할 것을 강조한다. 방문객을 제한하고, 특히 상부호흡기감염과 같은 전염성 환자를 격리한다. 감염의 조기증상을 확인하기 위해 체온측정을 하여 고체온 증상이 발생하는지를 확인하고, 임상검사결과를 확인한다.

■ 간호진단

사전 정보제한과 새로운 진단으로 발생되는 불안, 잘못된 정보와 관련된 질병, 수술, 적절한 식이섭취와 관련된 지식부족

기대결과

대상자는 제공되는 교육을 통해 질환에 대해 정확하게 이해하고, 수술방법과 진행에 대해 이해하며, 가능한 식사에 대해 이

표 48-5 쿠싱증후군, 쿠싱병 및 이소성 ACTH 증후군의 치료

질병	원인	치료	결과
쿠싱증후군	• 부신종양(양성 또는 악성)	• 부신절제술	• 일측성 양성종양에서의 부신절제술, 치료적 양측성 부신절제술에서는 평생 코르티코스테로이드를 투여받아야 한다.
	• 넓게 전이된 부신의 악성종양	• 수술과 항암치료(mitotane)	• 항암치료는 대부분 성공적이지 못함
쿠싱병	• 과도한 양의 ACTH를 분비하는 뇌하수체종양 (또는 미확인 병소)	• 뇌하수체선종의 현미경적 수술 • 뇌하수체의 방사선요법	• 뇌하수체수술의 성공률은 95%이다. • 방사선요법의 성공률은 75%이다. • 치료효과는 치료시작 후 몇 개월 동안 분명하게 나타나지 않는다.
		• 양측성 부신절제술(과도한 ACTH 자극에 의한 부신과다형성 교정)	• 양측성 부신절제술은 당류 및 염류피질호르몬 대체요법을 받아야 한다.
이소성 ACTH 증후군	• 부신 외 악성종양	• 이소성 악성종양의 외과적 제거, 항암치료는 코티솔 과다분비 조절에 이용되며, 수술 불능 암환자의 증상완화를 촉진한다.	• 수술의 성공은 드문데, 이는 보통 진단 전에 전이가 일어나기 때문이다. 항암치료는 순전히 고식적인 치료법이다.

ACTH, 부신피질자극호르몬

해하여 실천할 것이다.

간호중재

질병과 치료에 대한 설명을 제공한다. 대상자는 복부수술을 위해 복부 피부 준비를 하게 된다. 수술 전 준비는 평상적인 복부수술환자의 준비와 동일하다. 부신절제술로 부신의 기능저하로 인해 부신기능부전이 발생될 수 있는 부작용을 예방하기 위해 수술 당일 아침에 코티솔제제를 투여한다. 식이는 고혈압과 고혈당의 발생과 부종 등을 예방하기 위해 저칼로리, 저탄수화물, 저염식이를 제공하게 된다.

수술 후 간호

수술 후에는 절개부위에 대한 일상적인 감시와 쇼크, 부신위기, 신부전의 증상 등에 대한 사정이 필요하다. 대상자에게서 자가간호를 수행할 능력과 평생 동안 질환을 관리할 수 있는 능력을 사정한다. 대상자의 현재 지식수준을 잘 사정하여 교육계획을 세심하게 세워야 한다. 또한 기억소실, 인지손상, 기분변화 등을 포함한 환자의 사고과정을 잘 관찰해야 한다.

■ 간호진단

부신절제로 인한 호르몬 결핍과 관련한 상해의 위험

기대결과

대상자는 부신절제술 후 호르몬 결핍으로 발생될 수 있는 저나트륨혈증 관련 증상이 없고, 적절한 체액량을 유지하여 혈압이 정상 범위 내에서 유지되며, 절개부위의 출혈 없이 회복기를 유지할 것이다

간호중재

수술 후 환자는 2~3일간 똑바로 누워 있는다. 수술 후 호르몬 결핍으로 인한 증상이 발생될 수 있다. 저나트륨혈증으로 인한 오심과 구토, 설사가 발생하는지 확인하고, 혈압체크를 수시로 하여 저혈압의 발생을 확인한다. 섭취량과 배설량의 조사와 시간당 소변량이 30mL 이상을 유지하는지를 확인하여 체액량의 유지 상태를 확인한다. 대상자는 저혈압이 유도된 후 쇼크가 발생될 수 있다. 시간 당 소변량이 30mL 이하로 줄어들면 부적절한 체액량으로 인해 신장기능이 제대로 유지되지 않음을 나타내는 것이다. 의사에게 연락하고, 수혈이나 덱스트란, 포도당이 섞인 수액 등으로 체액을 보강하여야 한다. 응급상황에서는 노르에피네프린을 투여한다.

특히, 부신은 혈관이 많이 분포되어 있는 기관으로 수술과 관련하여 합병증으로 출혈이 동반될 수 있다. 수술 후 초기에는 매 15분마다 활력징후를 체크하고, 드레싱은 매 30분마다 손을 대상자의 등쪽으로 밀어 넣어 혈액이 베어 나오는지를 확인한다. 내출혈이 있을 경우에는 복부에 혈종이 만들어 지고, 마비성 장폐색이나 복부의 팽만과 통증을 호소한다. 보통 부신절제술은 옆구리로 접근하여 마비성 장폐색이 잘 발생하지 않는다.

■ 간호진단

스트레스에 대한 저항성 감소와 면역반응 억제와 관련된 감염의 위험

기대결과

대상자는 백혈구 증가증, 발열, 기타 다른 감염의 증상들 없거나 조기발견되어 치료되는 회복과정이 진행될 것이다.

간호중재

수술 후 호흡기감염을 예방하기 위해 심호흡과 기침을 격려한다. 수술의 절개위치가 횡격막에 가까워 대상자는 심호흡과 기침을 할 때 발생되는 통증 때문에 이를 잘 안하려고 하여 무기폐나 폐렴이 발생될 수 있다. 따라서 대상자가 이를 호소하면 진통제나 상처부위를 손으로 지지하게 하여 심호흡과 기침을 하도록 유도한다.

감염을 예방하기 위해 상처는 철저히 무균법을 적용하여야 하고, 감염성 질환의 노출을 예방하기 위해 전염성 질환을 가진 보호자나 외부 방문객을 제한하도록 한다. 방문을 하는 외부인들에게 손을 먼저 깨끗이 씻도록 한다.

당류코르티코이드는 면역의 염증반응을 억제하기 때문에 쿠싱증후군 대상자는 심하게 감염되어도 경미한 증상만을 나타낸다. 백혈구수는 면역이 억제된 대상자에서 현저하게 증가되지 않는다. 또한 미열은 심각한 감염이 존재함을 의미한다.

부신절제술을 받은 대상자의 자가간호

양측 부신절제술을 받은 대상자는 평생 스테로이드 대체요 법을 시행해야 하기 때문에 자가간호방법을 배워야 한다. 만약 한 개의 부신만 제거되었다면, 남아 있는 부신이 정상적으로 기능을 할 때(보통 6~12개월 후)까지만 코티솔을 투여받으면 된다. 그러나 만일 양측 부신절제술을 한 경우에는 평생 호르몬 대체요법을 받아야 한다. 퇴원 전, 대상자와 보호자는 대체 호르몬인 하이드로코티손제제의 자가투여에 대한 교육을 받을 필요가 있다. 퇴원하기 전에 약물투여법을 충분히 익혀야만 한다. 코티손을 호르몬의 분비 리듬에 맞춰 하루에 두 번, 오전에는 총량의 2/3를 저녁시간에 나머지 1/3을 투여한다. 또한 대상자는 교육내용을 반복하여 잘 따를 수 있어야 하고,

부신위기 또는 부신부전을 예방할 수 있어야 한다(**박스 48-2**).

노인간호

노인대상자들은 스테로이드 대체요법의 부작용에도 더욱 민감하므로 잘 관찰해야 한다. 또한 노인대상자들은 이미 골다공증, 고혈압, 당뇨병을 가지고 있기 때문에 쿠싱증후군의 증상이 과장되어 표현될 수 있다.

고알도스테론증

알도스테론은 염류코르티코이드로 기본 역할은 나트륨을 보존하고, 칼륨의 배설을 증진시키는 것이다. 원발성 고알도스테론증(hyperaldosteronism)은 일명 콘 증후군(Conn's syndrome)이라고 하는데, 고혈압이 있는 대상자들 중에서 원발성 고알도스테론증의 발생률은 알려져 있지 않지만, 대략 1% 정도로 예상된다. 남자보다 여자에서 2배 정도 더 많이 발생하고, 중년의 나이에서 가장 빈번하게 나타난다.

원인과 위험요인

원발성 고알도스테론증의 원인은 부신의 병변으로 인해 알도스테론이 과다분비되어 나타난다. 이차적으로 고혈압, 저칼륨혈증, 고나트륨증을 일으킨다.

속발성 고알도스테론증은 알도스테론이 과잉생성될 수 있는 여러 임상적 상황이 원인이 될 수 있다. 이러한 상황에는 염분소모성 신장질환, 하제 또는 이뇨제의 남용, 탈수, 복수를 동반한 간경변증, 심부전, 혈관내 체액 감소 등이 있다. 고혈압은 흔하지 않다.

원발성 고알도스테론증의 특별한 위험요인은 없으며, 속발성 고알도스테론증의 위험요인에는 만성심부전, 복수를 동반한 간경변증, 신증후군, 신장혈관의 손상으로 인한 고혈압 등이 있다. 성공적으로 이런 요인들을 조절할수록, 속발성 고알도스테론증은 줄어들 것이다.

병태생리

알도스테론은 신장세뇨관의 상피세포에서 염분과 수분의 재흡수와 칼륨과 수소이온의 배설에 영향을 미친다. 이러한 효과들은 고나트륨혈증, 체액과다, 저칼륨혈증, 대사성 알칼리증의 발생을 초래한다. 체액과다와 고나트륨혈증으로 혈압은 매우 높은 수준까지 올라가고 레닌 생성은 억제된다. 고혈압은 뇌경색과 신장손상을 일으킬 수 있다.

혈장레닌의 활동이 매우 활발해져 안지오텐신 II가 증가하는데, 이 증가된 안지오텐신 II에 의해 부차적으로 알도스테론의 지속적인 분비가 나타나며 그 결과로 속발성 고알도스테론증이 초래된다(**그림 48-11**).

임상증상

원발성 고알도스테론증 대상자들은 대부분 무증상이다. 그러나 고혈압, 고나트륨혈증, 저칼륨혈증 등이 갑자기 발생한다. 치료를 하지 않으면, 시력감퇴, 심부전, 신장손상, 뇌졸중 같은 만성고혈압의 모든 합병증이 일어날 수 있다. 불행하게도, 장기간의 고혈압으로 초래된 신장합병증은 더욱 악화되는 경향이 있다. 그러므로 원발성 고알도스테론증 대상자들은 질환의 질병과정을 초기에 확인하여 치료받아야 한다.

저칼륨혈증은 칼륨 이온의 과도한 소변배설로 인하여 초래된다. 이 문제는 근육약화, 마비, 또는 심장부정맥을 일으킨다. 왜냐하면, 칼륨결핍은 정상적인 신경근 접합의 흥분성을 감소시키기 때문이다. 게다가 지나친 칼륨배설은 다뇨를 초래한다. 다량의 소변은 다음(과도한 갈증)을 초래한다.

결국, 저칼륨혈증은 세뇨관 세포에서 수소이온과 칼륨이온의 교환으로 인해 세포내로 수소이온이 이동하기 때문에 대사성 알칼리증을 초래한다. 대사성 알칼리증은 이온화된 칼슘수치를 감소시켜, 경련이나 호흡억제를 유발할 수 있다.

박스 48-2 스테로이드 약물의 복용 관련 대상자 교육

- 반드시 처방을 받아 복용한다. 마음대로 용량을 변경하거나 끊지 않는다. 갑작스럽게 끊는 경우 애디슨 위기를 발생시킬 수 있다. 약을 끊을 경우에는 반드시 점진적으로 용량을 감소시킨다.
- 식사와 함께 약물을 복용한다. 위 자극증상이 있다.
- 장기간 복용하는 경우 변경된 복용 요법이 진행되는데 이틀간의 용량을 아침 9시 전에 투여하도록 한다.
- 매일 투여하는 경우 아침 8시에 2/3의 용량을, 오후나 저녁에 나머지 1/3의 용량을 투여한다.
- 혈압, 체중, 수면패턴에 대한 기초자료를 갖고 변화될 경우 의사와 상담한다.
- 고포타슘(녹색채소, 바나나, 아보카도, 신쥬스, 호밀 등), 저염식이를 한다.
- 당뇨병에 걸릴 소인이 있는 사람은 당뇨검사를 주기적으로 실시한다.
- 원치 않는 부작용 (과다한 체중증가, 부종, 심한 근쇠약, 뼈의 통증, 고혈압, 우울, 두통, 다뇨, 감염 등)이 있는 경우 의사와 상의한다.
- 단단한 침대를 사용한다. 감염된 환자와의 접촉을 피한다.

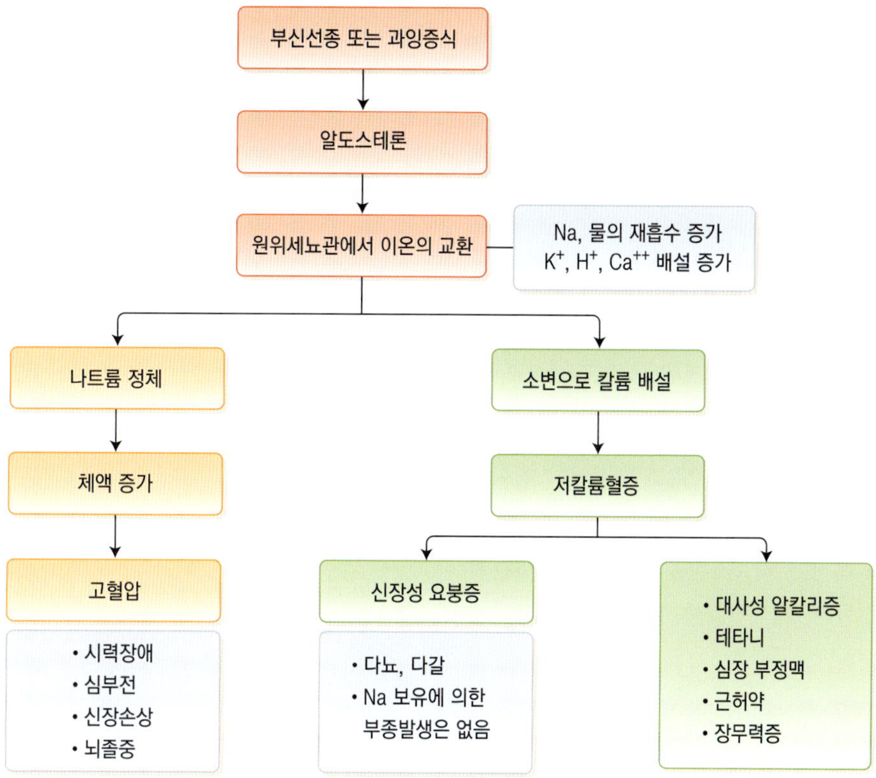

그림 48-11 ■ 고알도스테론의 병태생리

나트륨정체에도 불구하고, 고알도스테론증 대상자들에게 부종의 발생은 드물다. 비록 세포외액이 중등도로 증가되어도 과잉수분이 정상적으로 칼륨이온과 함께 소변으로 배출되기 때문이다. 생리학적으로 신장은 알도스테론의 과도한 분비를 조절하려는 경향이 있고, 섭취된 나트륨에 해당하는 만큼 수분을 배출시킨다. 알도스테론의 나트륨정체와 수분정체 작용을 피하기 위한 신장의 대응을 때때로 탈출현상(escape phenomenon)이라고 부른다.

원발성 고알도스테론증의 진단은 낮은 혈청칼륨수치, 알칼리증, 낮은 혈장레닌수치(속발성 고알도스테론증일 때는 상승함)와 함께 소변 및 혈장의 알도스테론 수치가 상승했을 때 내릴 수 있다. 또한 방사선검사는 만성고혈압으로 인한 심장비대증을 보여준다. 동위원소를 이용한 방사성 핵종검사는 종양의 영상화를 가능하게 한다.

치료

수술요법

일측성 또는 양측성 부신절제술이 수행된다. 일측성 부신절제 술을 받은 대상자는 일시적인 당류코르티코이드의 대체요법이 필요하다. 양측성 부신절제술을 받은 대상자는 영구적인 당류코르티코이드의 대체요법이 필요할 것이다(애디슨병 참조). 대상자들은 보통 수술 전에 부신기능저하증을 예방하기 위해 당류코르티코이드를 투여받는다. 2/3의 대상자에서 알도스테론을 분비하는 종양의 제거로 고혈압, 저칼륨혈증, 고나트륨혈증 등이 완전히 해결된다. 수술 후 3개월까지 대부분의 대상자들은 정상 혈압으로 회복된다.

약물요법

염분 배출을 증가시키고 고혈압과 저칼륨혈증을 치료하기 위해 spironolactone (Aldactone)을 투여한다. 이 약물은 효과적으로 혈압을 낮추고 저칼륨혈증을 개선시킨다. 하지만 대상자가 칼륨보충제를 복용하고 있거나 고칼륨식이를 하고 있다면 고칼륨혈증의 발생을 주의 깊게 관찰해야 한다. Spironolactone을 복용할 수 없는 대상자들에게는 amiloride를 투여한다.

Spironolactone의 투여 시의 합병증은 다음과 같다.

- 위장관장애, 발기부전, 성욕감퇴, 여성형 유방, 월경이상과 같은 부작용
- Digoxin의 반감기를 증가시킨다. 대상자의 digoxin 용량은 혈청수치에 근거하여 줄여야 한다.

- Salicylates와 수반되는 치료. Salicylates는 spironolactone의 중요한 활성형 대사물질인 canrenone의 신세뇨관 배출을 증가시키므로 spironolactone의 효과를 감소시킨다.

간호

고알도스테론증의 진단을 받은 대상자들에게는 처방된 약물을 투여하고, 대상자의 고혈압 또는 신장손상을 신중하게 관찰한다. 수술 전과 후의 관리는 쿠싱증후군(고코티솔증)에 기술된 것과 같다.

퇴원계획에는 저염식이, 약물정보, 저칼륨혈증의 증상에 대한 대상자 교육이 포함되어야 한다. 또한 대상자는 질환의 질병과정과 증상을 이해해야 한다.

간호사는 대상자가 복잡한 치료지침을 잘 따를 수 있는지 대상자의 능력을 사정한다. 자가간호를 위한 교육 프로그램 계획을 세우고 실행한다.

부신피질기능저하증

부신피질의 기능 저하는 크게 두 가지로 나눌 수 있는데 부신 그 자체의 장애로 인한 경우를 원발성 부신부전이라고 하고, 뇌하수체와 시상하부의 기능 저하로 인한 경우를 속발성 부신부전이라고 한다.

원발성 부신부전: 애디슨병

원발성 부신부전(primary adrenal insufficiency)은 애디슨병 (Addison's disease)이라고 알려졌는데, 특발성 위축 또는 자가면역과정이나 기타 다른 질환에 의한 부신의 파괴로 나타난다.

원인과 위험요인

원발성 부신부전은 부신의 기능 저하로 초래된다. 원발성 부신부전의 원인은 자가면역과정이 가장 흔한데, 전체의 약 75%를 차지하며, 이는 후천성면역결핍증(AIDS)을 앓고 있는 사람에서 잘 나타난다. 또한 애디슨병의 약 20%는 결핵에 의해 초래되며, 폐, 유방, 위장관, 흑색종, 또는 림프종으로부터 부신으로의 악성전이도 원발성 부신부전을 일으키는 원인이다. 또한 양측성 부신절제술과 부신의 괴사를 동반한 출혈성 경색도 원발성 부신부전의 원인이다.

원발성 부신부전의 위험요인

- 다른 내분비질환의 병력
- 3주 이상 당류코르티코이드를 복용하다가 갑자기 중단하는 경우
- 2일에 한 번 이상 당류코르티코이드를 복용하는 경우
- 부신절제술
- 결핵

당류코르티코이드를 투여받는 대상자들의 건강증진과 건강 유지를 위한 활동에는 당류코르티코이드 치료의 이점과 위험에 대한 교육 및 당류코르티코이드의 적절한 중단 방법에 대한 교육이 포함된다. 장기간 스테로이드치료를 받는 대상자들의 건강유지활동에는 부신기능부전을 예방하기 위한 스테로이드 보충치료의 필요성에 대한 교육과 대상자가 스테로이드를 경구적으로 복용하지 못할 때는 비경구적인 방법으로도 사용할 수 있음을 교육하여야 한다. 건강회복활동에는 스테로이드의 수준을 감시하기 위해 추후관리가 필요함을 대상자가 잊지 않도록 하는 것 등이 있다.

병태생리

부신부전의 가장 흔한 원인인 자가면역으로 인해 부신피질의 림프구가 침윤된다. 애디슨병은 다른 면역질환을 자주 동반하는데, 점진적인 부신파괴는 만성부신부전을 일으킨다. 부신피질조직이 지속적으로 소실되면 당류코르티코이드뿐만 아니라 염류코르티코이드도 결핍되는데, 결과적으로 부신피질의 기능 저하가 초래되어 염류코르티코이드(알도스테론), 당류코르티코이드(코티솔) 및 남성호르몬(안드로겐)의 수치가 떨어진다.

임상증상

애디슨병의 시작은 잠행적이다. 대상자에게는 진단이 확실히 내려지기 수주 또는 수개월 전부터 가벼운 피로, 무기력, 자극과민성, 체중 감소, 오심과 구토 및 기립성 저혈압 등의 증상이 나타난다. 그리고 병이 진행됨에 따라 증상도 심해지는데, 대상자는 양쪽 부신피질의 약 90% 이상의 기능을 잃게 된다. 부신피질 호르몬결핍으로 인한 증상을 요약하면 다음과 같다.

알도스테론 결핍

소변 배설 증가, 탈수, 저혈압, 심박출량의 감소, 작아진 심장, 혈중 나트륨의 감소, 칼륨의 상승, 대사성 알칼리증 발생, 배뇨증가, 탈수, 저혈압초래, 부정맥과 심장마비

당류코티코이드 결핍

식욕부진, 오심, 구토, 체중감소, 저혈당, 심리적 불안정, 스

트레스에 대한 저항력 약화

안드로겐 결핍

남성의 경우 고환에서 성 호르몬이 대치되어 큰 문제 없으나 여성의 경우 겨드랑이나 음모에 털이 적다.

멜라닌자극호르몬의 증가

부신피질호르몬의 결핍에 의해 뇌하수체에서는 ACTH를 다량 방출하게 된다. 이때 ACTH의 분비만 증가하는 것이 아니라 멜라니자극호르몬인 MSH도 함께 방출되어 손금 등이 뚜렷해지는 것을 관찰할 수 있다.

진단검사

애디슨병은 1차적으로 혈액과 소변의 호르몬검사로 진단내린다. 원발성 부신부전에서는 낮은 코티솔 생성률과 높은 혈장 ACTH 농도가 특징적으로 나타난다.

부신의 기능 저하가 인체에 미치는 영향을 평가하기 위해 (1) 혈청전해질(특히 원발성 부신부전에서는 저나트륨혈증과 고칼륨혈증검사를, 속발성 부신부전에서는 저나트륨혈증만 검사함), (2) 혈당, (3) 빈혈을 평가하기 위한 일반 혈액검사, (4) X-선 검사와 컴퓨터단층촬영(CT), (5) 부신과 뇌하수체 자기공명영상(MRI) 등 다른 진단검사들을 시행하기도 한다.

치료와 간호

부신피질호르몬의 결핍을 교정하기 위해 호르몬대체요법을 사용하게 된다. 가장 흔하게 사용되는 약제는 하이드로코티손(hydrocortisone)으로 하루 10~20mg을 투여한다. 그러나 만일 대상자가 스트레스나 질병에 노출 시 하루 복용 용량을 20~30mg으로 약간 증량하여 부신위기의 발생을 예방한다.

부신피질의 기능저하증이나 부신피질항진증에서 치료목적으로 양측 부신을 절제하였을 때 발생될 수 있는 부신위기는 중환자실에서 주의 깊은 관찰이 요구되는 응급상황이다. 부신위기에 대한 간호는 다음과 같다.

부신위기

부신위기(adrenal crisis) 또는 부신기능부전(adrenal insufficiency)은 적절한 호르몬치료 없이 대상자가 스트레스를 받을 때 발생한다. 스트레스 요인에는 임신, 수술, 감염, 탈수 또는 식욕부진, 발열, 감정적 동요 등이 있다. 수술로 인해 발생되는 경우는 보통 수술 후 24시간에서 48시간 내에 발생된다. 나트륨의 손실과 칼륨 정체로 인해 심한 복통과 요통, 다리의 통증을 호소하고, 저체온증에 이어 고체온증이 나타난다. 심한 저혈압이 발생되고, 신장기능이 상실되며 의식이 혼수에 빠지고 사망에 이를 수 있다. 증상은 호르몬 부족 및 전해질 불균형 정도와 관련되며 저나트륨혈증과 고칼륨혈증으로 인해 등 · 복부 · 다리의 찌르는 듯한 통증을 호소하고, 저체온증에 이어 고체온증이 발생된다. 우울증, 감정의 동요, 체액손실, 심한 저혈압이 발생되고, 신장기능이 상실되며 혼수에 빠지고 사망에 이를 수 있다. 치료의 최종목표는 부신위기와 관련된 이환과 사망을 예방하는 것이다.

체액과 전해질 불균형의 교정

부신위기는 치료되지 않으면 치명적이므로 원인을 즉시 발견하여 치료해야 한다. 저혈압과 전해질 불균형(저나트륨혈증, 고칼륨혈증)은 빨리 교정되어야 한다. 빠른 수분공급이 필수적인데, 체액손실, 염분손실 및 저혈압을 교정하기 위해 대개 등장성 용액이 사용된다. 그리고 대상자에게 산소, 혈관수축제(혈압상승제) 또는 혈장증량제가 필요할 수도 있다. 나트륨 폴리스티렌 설포네이트(kayexalate)는 경구적으로 투여하거나 소르비톨과 혼합해서 관장제로 투여한다. Kayexalate는 칼륨 이온을 제거하고 나트륨이온을 분비하는 수지(resin)이다.

저혈당증의 교정

저혈당증은 빠른 시간 내에 확인하여 정맥으로 포도당을 주입함으로써 교정한다. 5% 포도당(D5) 용액을 bolus로 주입하거나 정맥주사한다.

스테로이드요법

하이드로코티손 100mg을 정맥내로 투여한 후 24시간 동안 8시간마다 100mg을 정맥내로 투여한다. 정맥용 하이드로코티손은 대상자의 상태를 고려하여 점차적으로 줄여나간 뒤에 경구용 하이드로코티손을 사용하기 시작한다.

애디슨병을 가진 대상자들도 적절한 당류코르티코이드 대체 치료를 받으면 정상적인 삶을 살 수 있다. 하지만 코르티코스테로이드를 사용할 때에는 항상 주의해야 한다. 장기간 코티 솔치료를 받는 대상자들에게서 나타날 수 있는 고코티솔증(hypercortisolism)의 증상들에 대해 주의 깊게 사정해야 한다. 대부분의 대상자들은 당류코르티코이드와 염류코르티코이드 대체치료를 받는다.

스테로이드호르몬에 의해 뼈에 있는 단백질층이 파괴되어 칼슘을 보유할 수 없기 때문에 당류코르티코이드를 지나치게 사용하면 합병증으로 골다공증이 발생할 수 있다. 따라서 스테로이드를 사용하면 악화될 수 있는 다른 의학적 문제들을 주의 깊게 관찰해야 한다.

자가간호

애디슨병 관리의 초점은 자가간호에 있으므로 자가간호를 이해하고 수행하는 대상자의 능력을 신중하게 사정해야 한다. 대상자 스스로 자신을 간호하기 위해서는 자가간호에 대한 폭넓은 교육이 필요하다. 애디슨병 환자에서의 간호목표는 체중을 일정하게 유지하고, 활력징후와 코티솔 수준을 정상적인 수준으로 유지하며, 피로감을 줄이는 데 있다.

스테로이드 대체요법

대상자는 스테로이드를 올바르게 복용하는 법을 배워야 하므로 대상자 및 보호자에게 스테로이드의 자가투여에 대한 교육자료를 제공해야 한다. 즉, 대상자 및 보호자는 스테로이드를 준비하고 투여하는 능력을 시범보일 수 있어야 한다. 대상자는 다음의 정보를 숙지하고 있어야 한다.

- 처방 호르몬(hydrocortisone, fludrocortisone)의 작용
- 처방대로 매일 거르지 않고, 정확하게 약물을 복용하는 것의 중요성
- 경구용 약물의 자가투여의 원칙. 대상자는 약을 복용하기 전에 약병에 있는 라벨과 약물정보, 부작용에 대해 반드시 확인해야 한다.
- 약물의 적정량을 초과하거나 부족할 때의 증상
- 오심과 구토때문에 약물을 먹을 수 없을 때와 신체적 외상 등으로 스트레스를 받아 인체에서 당류코르티코이드의 필요량이 증가하였을 때 하이드로코티손을 자가주사하는 것에 대한 중요성
- 근육주사용 자가주사 키트를 항상 휴대해야 하는 이유
- 진단이 적혀 있는 의료경고용 팔찌의 필요성과 코티솔 대체요법의 필요성
- 의료기관으로부터 퇴원한 후에 어떤 문제가 발생하면 건강관리자에게 연락해야 하는 이유

당류코르티코이드를 투여받는 대상자에게 스트레스를 받는 상황(정서적 동요, 발치, 가벼운 수술, 상기도감염 등)이 있으면 약물의 용량을 늘리기 위해 의사와 연락해야 함을 강조한다. 당류코르티코이드의 사용에 있어서 일반적인 규칙은 증상에 따라 일주일 동안 2배까지 증가시킨 후 다시 정상 용량으로 돌아오는 것이다. 또한 염류코르티코이드 용량은 지나친 염분정체와 고혈압을 피하기 위해 일시적으로 50%까지 줄일 수 있다. 용량조절을 위해 담당의사와 상담하도록 대상자를 격려해야 한다. 오심, 구토 때문에 약물을 경구로 투여할 수 없을 때에는 근육주사로 투여해야 한다.

추후관리 감시

대상자들이 건강상태가 좋고, 자가투약을 별 무리없이 잘 하더라도, 6개월에 한 번씩은 담당의사를 만나보도록 주지시킨다. 특히 당뇨병을 가진 사람은 평생 동안 애디슨병을 조절해야 한다.

속발성 부신부전

속발성 부신부전(secondary adrenal insufficiency)은 시상하부-뇌하수체-부신(HPA) 축의 기능이상으로 초래된다. 가장 흔한 원인은 내분비적 문제가 아닌 다른 이유로, 가장 흔한 것은 당류코르티코이드를 만성적으로 투여받는 경우이다. 다른 원인들은 다음과 같다.

- 뇌하수체기능저하증: 뇌하수체에서 ACTH의 분비가 감소하여 부신에서 코티솔과 안드로겐의 분비감소를 초래함
- 뇌하수체종양 또는 경색
- 방사선
- 스테로이드호르몬을 투여받는 경우이거나 부신종양으로 인해 당류코르티코이드가 과잉분비되는 경우: 두 가지 경우 모두 부신은 위축되고 지방으로 가득 차게 된다. 고코티솔증을 초래하여 시상하부-뇌하수체 수준에서 ACTH 분비를 억제하는 경우

속발성 부신부전은 코티솔 생성과 혈장 ACTH가 낮은 것이 특징이다. 혈중 당류코르티코이드가 높게 유지되기 때문에 이런 대상자들은 스테로이드치료를 갑자기 중단하거나 종양을 제거하지 않는다면 부신부전의 증상들이 나타나지는 않는다. 만약 당류코르티코이드 용량을 매일 조금씩 줄여서 스테로이드치료를 서서히 중단하면, 대개 부신의 기능은 정상적으로 회복된다.

속발성 부신부전 환자도 코티솔 결핍이 나타난다. 그러나 알도스테론은 충분한 양이 지속적으로 분비되므로 치료는 애디슨병과 마찬가지로 당류코르티코이드를 투여하고, 염류코르티코이드의 투여는 필요하지 않다. 부신위기의 경우에는 의료경고 팔찌와 하이드로코티손 투여를 위한 응급처치 키트를 지니고 다니도록 교육한다.

부신수질기능항진증

부신수질의 장애에서 부신수질기능항진증은 있으나 부신수질기능저하증은 없다. 부신수질기능항진증은 부신수질의 과다활동을 일으키는 종양으로 인해 발생하며, 이를 크롬친화세포증 혹은 갈색세포종이라고 한다.

갈색세포증

갈색세포종(pheochromocytoma)은 보통 부신수질에서 발견되는 교감신경계 chromaffin 세포의 카테콜아민분비성 종양이다. 갈색세포종은 드문 편인데, 이완성 고혈압 환자에서 약 0.1% 정도의 발생률을 보인다. 발생률은 남자와 여자가 비슷하다. 모든 나이에서 발생할 수 있지만 중년에서 가장 흔하고, 60세 이상에서는 매우 드물다.

원인과 위험요인

갈색세포종의 원인은 알 수 없다. 하지만 갈색세포종은 유전성향을 보인다. 또한 신경외배엽성 질환들과 함께 발생하기도 하고, 다발성 내분비 종양 II A형과 함께 발생하기도 한다.

병태생리

갈색세포종의 85~95%는 부신수질에서 발생하지만 교감신경절에 있는 크로마핀 조직에서 발생하는 경우도 있다. 일반적으로는 갈색세포종은 양성질환이지만 악성도 10% 미만으로 나타난다. 갈색세포종은 에피네프린과 노르에피네프린을 과잉분비하기 때문에 심각한 증상을 나타낼 뿐만 아니라 죽음에 이를 수도 있다(표 48-6).

갈색세포종으로 진단이 내려지면 카테콜아민이 다양한 빈도와 강도로 방출되어 발작(paroxysm)이라고 하는 위험요인으로 작용한다. 발작을 자극하는 위험요인은 다음과 같다.

- 흡연
- 배뇨(배뇨반사)
- 구부리는 자세, 운동, 긴장, 복부의 강렬한 촉진, 임신과 같은 복부기관을 압박하는 활동
- 히스타민, 마취제, 아트로핀, 아편제, 펜타닐, 스테로이드, 글루카곤과 같은 약물

대상자는 초기에 치료되지 않으면 뇌졸중과 심부전의 위험성이 있다. 만약 갈색세포종이 발생 초기에 발견되면, 보통 외과적으로 쉽게 제거될 수 있다.

표 48-6 에피네프린과 노르에피네프린의 효과

에피네프린	노르에피네프린
심혈관계	
• 표재성혈관 수축, 적은 양으로 근육, 뇌, 관상혈관을 이완하여 기관으로의 혈액공급 • 혈압상승 • 심박출량 증가 • 맥박이 극적으로 증가 • 비장수축, 저장된 적혈구를 순환계로 보냄 • 혈액의 응고력 증가	• 혈관수축(특히 말초)으로 말초저항 증가 • 혈압이 매우 증가 • 말초저항 증가로 인한 심박출량 감소 • 맥박이 중 정도로 증가
호흡계	
• 호흡의 깊이, 수 증가 • 기관지 이완	
신경계	
• 중추신경계 자극, 민첩성 증가, 놀람, 흥분, 절박한 감정 생성 • 동공이완 • 위장관 억제	• 동공이완 • 위장관 억제
대사	
• 혈중 지방산 증가 • 당원을 포도당으로 전환 촉진 신체대사 증가	• 혈중 지방산 증가 • 신체대사 약간 증가

임상증상

갈색세포종의 증상은 당뇨병, 고혈압과 갑상샘기능항진증에서 나타나는 증상과 비슷하여 감별진단이 필요하다. 즉, 고혈당과 더불어 혈압의 상승, 두통이 발생되며, 갑상샘기능항진증에서 교감신경계 활성화에 의해 나타나는 대사율의 증가, 발한, 초조, 빈맥, 심계항진, 감정적 폭발 등의 증상이 나타난다. 또한 감정적으로 불안정하여 정신신경병증으로 오해할 수도 있다.

고혈압은 갈색세포종의 기본적인 증상으로 지속되거나, 오르내리거나, 간헐적이거나, 발작적(빠른 시작과 갑작스러운 중단)일 수 있다. 일반적으로, 대상자에게 극심한 두통과 함께 혈압상승이 나타난다. 또한 카테콜아민의 지나친 분비는 간에서 당원이 포도당으로 과도하게 전환되게 한다. 결과적으로 발병기간 동안 고혈당과 당뇨가 발생하게 된다. 그런 증상들은 자연적으로 생길 수 있거나 감정적 스트레스, 신체적 운동, 체위의 변화 등에 의해 촉진된다.

급성발병은 과도한 발한, 동공확대, 차가운 사지 등과 같은 징후가 나타난다. 심각한 고혈압은 뇌졸중이나 갑작스러운 시력상실 등을 초래할 수 있다.

진단검사

갈색세포종은 완치가 가능하기 때문에 초기의 정확한 진단이 필수적이다. 현재 시행되는 진단방법에는 병력과 신체검진, 카테콜아민과 대사산물, 혈액내 카테콜아민검사와 방사선검사 등이 있다.

치료

갈색세포종을 치료하기 위해 부신절제술(adrenalectomy)을 실시한다. 심혈관손상이 영구적으로 되기 전에 갈색세포종을 조기에 발견하여, 외과적으로 제거하면 대부분 완치된다. 일부 대상자들은 수술 후 퇴원 시 약물이 거의 필요하지 않을 수도 있다. 양쪽 부신절제술을 받았다면 평생 스테로이드 대체요법을 받아야 한다. 갈색세포종의 1차적 치료는 종양이 일측성인지 양측성인지에 따라 부신을 한쪽 또는 양쪽 모두를 외과적으로 제거하는 것이다. 수술절차는 쿠싱증후군에 기술된 것과 같다.

금기증

갈색세포종의 합병증이 존재하면 대상자는 수술의 위험이 크다. 수술은 합병증이 발생하기 전에 수행되는 것이 이상적이다. 그러나 높은 혈압과 혈관합병증은 수술을 하기 전에 치료해야 한다. 고혈압성 위기(hypertensive crisis)에 대비하여 phentolamine (Regitine) 같은 알파 아드레날린성 차단제가 정맥내로 한 번에 주입되거나 지속적으로 투여될 수 있다. 경구용 phenoxybenzamine (Dibenzyline)은 혈압을 조절하고, 증상들을 감소시키며, 외과적 제거 전에 발작을 방지하기 위해 최소한 수술 전 7일 동안 사용된다.

갈색세포종과 연관된 합병증 중 수술을 지연시킬 수 있는 합병증은 고혈압성 망막병증, 고혈압성 신증, 심근염, 증가된 혈소판 응집, 뇌졸중, 심부전 등이다. 심근경색증, 뇌졸중, 부정맥, 비가역적 쇼크, 신부전 또는 박리성 대동맥류 등은 죽음을 초래할 수도 있다.

합병증

갈색세포종의 외과적 수술은 두 가지 심각한 위험이 있다. 첫째, 마취의 시작 또는 종양의 촉진 시 혈압상승호르몬의 과도한 분비는 극도의 혈압상승과 심장부정맥을 일으킬 수 있다. 둘째, 종양 제거 후 혈압이 급격하게 떨어질 수 있다.

간호

사정

수술 전에 대상자의 혈압을 사정하고 조절해야 한다. 치료가 시작되기 전에 대상자가 스트레스를 받지 않도록 주의 깊게 관찰한다. 혈압이 극도로 상승할 수 있기 때문에 뇌졸중을 가진 대상자에서는 특히 신경학적 상태를 잘 평가해야 한다.

■ 간호진단

수술 전 에피네프린과 노르에피네프린의 과도한 분비와 관련된 상해의 위험

기대결과

대상자는 고혈압의 악화, 심혈관계 또는 뇌혈관계 손상이 더 이상 발생하지 않거나 발생하더라도 초기에 발견될 수 있다.

간호중재

수술 전 치료이 목표는 급성 발작성 고혈압의 발생을 예방하여 심혈관계에 대한 손상위험을 낮추는 것이다. 이를 위해 다음과 같은 간호를 제공한다.

- 스트레스로부터 휴식과 안정을 취할 수 있도록 한다.
- 처방된 안정제를 복용한다.
- 비타민, 미네랄, 칼로리가 높은 식이를 제공한다.
- 커피, 차, 콜라 같은 카페인이 함유된 음료는 금한다.
- 활력징후를 자주 체크한다.
- 고혈압성 위기 조절을 위해 아드레날린 차단제인 phenoxybenzamine (Dibenzyline)을 구강투여하거나 Phentolamine (Regitine) 정맥 주사한다.

■ 간호진단

수술 후 저혈압, 출혈, 쇼크와 관련된 상해의 위험

기대결과

대상자는 출혈, 쇼크, 부신위기가 발생되지 않고, 혈압이 정상범위를 유지할 것이며, 만일 이러한 상황이 발생되더라도 초기에 발견될 것이다.

간호중재

수술 직후 출혈과 쇼크 관련 증상을 집중적으로 관찰한다. 종양이 제거되면 카테콜라민수치가 감소하며 심각한 쇼크에 빠질 수 있다. 저혈압은 보통 24~48시간 동안 지속된다. 출혈은 부신이 혈관이 많이 분포된 장기이기 때문에 절제로 인해 발생될 수 있다. 수술 후 출혈과 쇼크를 예방하기 위해 다음과 같은 간호를 제공한다.

- 혈액량을 유지하기 위해 혈액, 혈장, 덱스트란, 포도당을 처방에 따라 수액과 함께 정맥내로 투여한다.
- 혈압을 안전한 범위로 유지하기 위해 처방된 혈압상승제를 정맥내로 투여한다.
- 소변량을 매시간 주의 깊게 측정한다. 만약 대상자가 시간당 30ml 미만의 배뇨량이 발생되면 의사에게 알린다. 핍뇨는 쇼크나 신부전으로 진전될 수 있다.
- 출혈의 증상이 있는지 대상자를 사정한다. 드레싱을 30분마다 관찰하여 혈액의 배액 정도를 확인하고, 내출혈의 증상을 확인한다. 내출혈이 있는 경우 마비성 장폐색이 초래된다.
- 부신의 제거로 인한 부신부전의 증상이 발생되는지 확인하고, 부신위기가 발생되지 않도록 처방된 스테로이드를 투여한다.

■ 간호진단

수술, 두통, 기타 갈색세포종의 다른 증상과 관련된 통증

기대결과

대상자는 통증에 대한 이전의 강도보다 적게 경험하거나 통증을 호소하는 빈도가 감소될 것이다.

간호중재

통증을 완화하기 위해 이완요법이나 전환요법 등을 적용한다. 처방된 진통제를 투여할 수 있는데, 마약성 진통제인 meperidine 혹은 pethidine (Demerol)은 부작용으로 서맥, 저혈압을 유도하기 때문에 투여할 수 없다.

자가간호

대상자는 양측성 부신절제술 후에 자가간호방법을 배워야 한다. 수술 후 위급한 시기가 지나면 대부분의 대상자들은 평온한 회복기를 경험한다. 코티코스테로이드를 자가투여해야 하는 대상자는 약물투여와 부작용에 관한 교육을 받아야 한다.

당뇨병

당뇨병(diabetes mellitus)은 만성 고혈당 상태로 탄수화물, 지방, 단백질에 대한 대사능력이 저하되어 고혈당이 나타나는 만성진행성 질환이다.

대한당뇨병학회에 따르면 2018년 당뇨병 유병인구는 약 502만 명에 달하며 최근 10년 사이 두 배가 증가했으며 당뇨병으로 진단받은 사람 중 지속적으로 약물치료를 받는 경우는 전체 진단자의 55%에 불과하다고 한다. 우리나라 질병관리본부의 2017 국민건강통계에 따르면 만 30세 이상의 우리나라 성인의 당뇨병 유병률은 10.4%로 나타났다.

특히, 당뇨병의 발생률은 연령이 증가함에 따라 증가하여 60세 이상의 고령층에서는 20% 이상이 될 것으로 보고되고 있다. 성별로는 남성이 여성보다 발병률이 더 높다. 최근 우리나라를 포함한 아시아 지역의 당뇨병 환자가 급격히 증가하는 요인으로는 서구화된 식생활과 트랜스지방 섭취의 증가, 흰쌀이나 밀을 먹는 비율의 증가, 도시화·산업화에 따른 신체활동의 감소, 과도한 스트레스, 부족한 수면시간, 우울증 증가 등이 고려되고 있다. 당뇨병은 사망의 주요원인이 될 뿐만 아니라 관리를 위해 소요되는 직접적인 의료비용이 높기 때문에 조기발견, 건강관리시스템의 개선, 자기관리를 위한 효율적인 교육 등을 통해 관리와 예방이 중요하다.

세계보건기구(WHO)는 고혈압, 당뇨병, 이상지질혈증의 규칙적 치료 및 관리, 금연을 통해 심장질환, 뇌졸중, 2형 당뇨병으로 인한 조기사망의 80%가 예방 가능하다고 규정하고 있다.

당뇨병의 분류

당뇨병은 임상상태에 따라 1형, 2형, 임신성, 기타의 4가지 형태로 분류된다. **박스 48-3**에서 다양한 형태의 당뇨병에 대한 개요를 제시하였다. 1형 당뇨병(Type1 diabetes)은 자가면역에 의한 췌장의 베타세포 파괴의 결과로 초래되고, 인슐린의 절대적 부족현상이 발생한다. 2형 당뇨병(Type2 diabetes)은 인슐린 저항성과 더불어 점진적인 인슐린 분비결함으로 발생하며, 보통 비만과 관련이 있다. 임신성 당뇨병(gestational diabetes mellitus, GDM)은 임신 중 당뇨병이 진단되는 경우이다. 기타 당뇨병 형태(other types of diabetes mellitus)는 베타세포 기능의 유전적 결함, 낭성섬유종과 같은 췌장질환, 약물에 의한 질환의 결과로 초래된다.

전에는 당뇨병을 인슐린 의존성 당뇨병(insulin dependent diabetes mellitus, IDDM)과 인슐린 비의존성 당뇨병(non-insulin dependent diabetes mellitus, NIDDM)의 두 가지 형으로만 분류하였다. 그러나 두 가지 모두 인슐린치료가 보편적으로 적용됨에 따라 현재는 IDDM은 1형 당뇨병으로, NIDDM은 2형 당뇨병으로 불리고 있다. 미국당뇨협회

박스 48-3 당뇨병의 형태와 포도당대사 이상

당뇨병

1. 1형 당뇨병
2. 2형 당뇨병
3. 임신성 당뇨병
4. 기타 당뇨병
   a. 유전적 결함
   b. 췌장질환(췌장염, 신생물, 상해/췌장절제술)
   c. 내분비계 장애(말단비대증, 쿠싱증후군, 갈색세포종, 갑상샘기능항진증)
   d. 약/화학물질-유도성(당류코르티코이드, 갑상샘 호르몬, 디아조옥사이드, 티아지드, 페니토인 나트륨(Dilantin), 니코틴산)
   e. 감염(선천성 풍진, 거대세포 바이러스 감염)
   f. 당뇨와 관련된 유전적 증후군 (다운증후군, 클라인펠터증후군,헌팅턴 무도병)

당뇨병 전단계

1. 내당능장애(IGT): 식후 2시간 혈당수치가 140~199mg/dL
2. 공복 시 혈당장애(IFG): 100~125mg/dL

(ADA)에서는 1형, 2형 당뇨병의 숫자를 로마숫자보다 아라비아숫자를 사용하도록 추천하였다. 이러한 1형 당뇨와 2형 당뇨의 차이를 표 48-7에 제시하였다.

당뇨병으로 진단될 만큼의 혈당수준은 아니지만 정상보다 높은 혈당수준을 갖고 있는 경우, 공복혈당장애(impaired fasting glucose, IFG)나 내당능장애(impaired glucose tolerance, IGT)로 분류될 수 있다. 공복혈당장애는 공복혈당수치가 100~125mg/dL 사이로 측정되는 경우이고, 내당능장애는 경구당부하검사에서 75g의 포도당을 섭취 후 2시간의 혈당수치가 140~199mg/dL의 범위에 있는 경우이다. 공복혈당장애와 내당능장애는 정상과 당뇨병 사이의 대사 상태로 당뇨병 전단계(prediabetes)라 한다.

당뇨병은 다른 질환이나 치료에서 기인될 수도 있고, 베타세포내의 유전적 결함이 원인이 되기도 한다. 성장호르몬, 코티솔, 글루카곤, 에피네프린과 같은 일부 호르몬은 인슐린의 길항작용이나 반동작용을 유발할 수 있다. 말단비대증이나 쿠싱증후군, 글루카곤종, 갈색세포종과 같은 질환에서 이러한 호르몬의 과잉분비는 당뇨의 원인이 된다. 또한 부신피질호르몬제나 이뇨제와 같은 특정 약품으로 인해 당뇨병이 발생하기도 한다. 이와 같이 신체의 다른 질환에 의해 2차적으로 발생하는 당뇨병은 당뇨환자 중 약 1~2%를 차지한다.

임신성 당뇨병은 당불내인성이 임신 중 처음으로 발견된 여성에게 적용되는 진단이다. 임신성 당뇨병은 전체 임신여성 중 2~5%에서 발생하지만 출산 후에는 사라진다. 이는 가족 중 당뇨병 환자가 있는 여성이나 4kg 이상의 아기를 출산한 여성에게서 자주 발생하며, 비만이 위험요인이다.

원인과 위험요인

1형 당뇨병

1형 당뇨병은 인슐린 의존성 당뇨병(IDDM) 또는 소아당뇨병(juvenile-onset diabetes mellitus, JODM)이라고도 하는데, 췌장의 베타세포가 파괴되어 절대적인 인슐린 결핍이 초래되는 것이 특징으로, 보통 30세 이전에 진단받게 된다. 남성에

표 48-7 1형 당뇨병과 2형 당뇨병의 특징

특징	1형 당뇨병	2형 당뇨병
동의어	인슐린 의존성 당뇨(IDDM), 소아당뇨, 불안정 당뇨	인슐린 비의존성 당뇨(NIDDM), 성인당뇨, 경미한 당뇨
발생연령	대개 30세 이전에 발생하지만 언제라도 발생가능	대개 30세 이후에 발생하지만 아동기에 발생할 수도 있음
발생률	10%	90%
발생유형	대개 갑자기 급격한 고혈당과 함께 발생	잠행성, 무증상이거나 경미한 증상. 몸은 느리게 발생하는 고혈당에 적응함
인슐린 생성	없거나 극소량	정상 이하
발병 시 체중	대부분 마름	대상자의 85%는 비만, 적정체중일 수 있음
케톤증	대개 발병 시에 나타나고 혈당조절이 잘 되지 않을 때 발생	감염이나 스트레스가 있을 때 발생될 수 있음
증상	다뇨증, 다음증, 다식증, 체중감소	대개 없거나 고혈당의 경미한 증상
외인성 인슐린 투여	생존을 위해 인슐린에 의존	20~30%의 대상자는 인슐린이 필요함
경구혈당강하제	효과 없음	효과 있음

서 1형 당뇨병 발생률은 여성과 비슷하며, 위험요인은 2형에 비해 잘 밝혀져 있지 않다.

1형 당뇨병은 유전과 관련이 있으며 가족력과 강한 상관관계가 있으나 1형 당뇨병을 가진 사람의 1차 혈연관계에서 90%가 당뇨병이 없다고 한다. 또한 1형 당뇨병은 여러 개의 조직 적합항원(human leukocyte antigen, HLA) 사이에 연관성이 존재한다. 바이러스와 같은 환경적 요인들은 자가면역 과정에 의해 베타세포를 파괴시킨다. 베타세포가 파괴되면서 섬세포항체(islet cell antibody, ICA)가 형성되고 수개월에서 수년에 걸쳐 그 양이 증가한다. 공복 시 고혈당은 80~90%의 베타세포가 파괴된 다음에 발생된다.

1형 당뇨병은 ICA의 파악으로 조기발견할 수 있게 되었다. 외인성 인슐린치료 전 인슐린저항 자가항체는 1형 당뇨병 환자의 20~60%에서 발견된다. 다량의 ICA, 인슐린 자가항체의 존재, 그리고 1기 인슐린 분비의 감소(베타세포내에 축적된 인슐린을 나타냄)는 1형 당뇨병이 5년 이내에 발병함을 알리는 신호들이다.

1형 당뇨병은 규칙적인 운동과 처방된 식사를 통해 합병증의 발현을 막을 수 있다. 예를 들면, 1차 혈연관계에서 1형 당뇨병을 가진 고위험에 노출된 사람은 선별검사와 적절한 상담과 추후관리를 받을 필요가 있다.

1형 당뇨병 대상자들에게 건강을 유지하기 위해 다음과 같은 활동을 권장한다.

- 가능한 한 정상수준의 혈당을 유지한다.
- 스트레스, 질환 또는 운동으로 인한 저혈당과 고혈당을 예방하기 위해 혈당관리를 철저히 한다.
- 매일 발관리를 한다.
- 흡연, 고혈압, 고지혈증, 신독성 약물의 복용 등과 같은 위험요인을 제거하거나 치료하여 당뇨의 합병증을 예방한다.

2형 당뇨병

2형 당뇨병은 전체 당뇨환자의 90%를 차지하고 있으며 이전에는 인슐린 비의존성 당뇨병(NIDDM) 또는 성인당뇨병(adult-onset diabetes mellitus, AODM)이라고 불렀던 것으로 보통 40세 이후, 노인이나 비만한 성인, 특정 인종집단에서 잘 발병한다. 그러나 최근에는 아이들과 청소년에게도 발생률이 증가하고 있다. 당뇨병은 20~74세 사이에 자신도 모르게 발생하여 만성신부전까지 초래될 뿐 아니라, 팔, 다리 절단 원인의 50% 이상을 차지하고 있다.

2형 당뇨병은 HLA조직적합항원과는 관련이 없으며 순환하는 ICA는 드물다. 유전은 2형 당뇨의 발현에 중요한 역할을 한다. 일반인들보다 일란성 쌍둥이에게서 더 자주 나타나며(58~75%의 발생률), 비만도 중요한 위험요인이다. 2형 당뇨병 환자의 85%는 비만하다. 2형 당뇨병에 있어서 1차적인 결함이 조직손상(간, 근육) 및 인슐린 감수성의 손상인지, 아니면 인슐린 분비의 손상인지는 불분명하다. 또한 2형 당뇨병 환자 중 관상동맥질환의 유병률은 당뇨병 환자가 아닌 사람의 2배이며, 심혈관계 및 총 사망률은 당뇨병 환자가 아닌 사람보다 2~3배 더 높다.

2형 당뇨병 대상자들에게 건강을 유지하기 위해 다음과 같은 활동을 권장한다.

- 다음과 같은 위험요인을 가지고 있는 경우에는 선별검사를 한다. 부모 중 2형 당뇨병 환자가 있는 사람, 비만인 사람, 다른 위험요인을 지닌 40세 이상의 사람, 고혈압이나 고지혈증이 있는 사람, 이전에 내당능장애가 있었던 사람, 과거에 임신성 당뇨가 있었던 여성 또는 체중이 4.0kg 이상인 아기를 낳은 여성 그리고 재발성 감염증의 병력이 있는 사람
- 흡연, 고혈압, 고지혈증, 신독성 약물복용과 같은 위험요인을 제거하거나 치료하는 등 당뇨합병증을 줄이는 것으로 알려진 방법을 활용한다.
- 매일 발관리를 실시한다.
- 혈당수치를 면밀히 조사하고 적절한 관리를 통해 저혈당 또는 고혈당을 예방한다.

병태생리

1형 당뇨병

1형 당뇨병의 원인이 모두 유전적 소인에 있는 것은 아니다. 1형 당뇨의 경우 환경적 요인으로도 발병할 수 있으며 다양한 바이러스성 질환과 함께 나타나기도 한다. 자가면역의 왕성한 활동은 췌장의 베타세포 및 베타세포의 부산물에 대해 직접 반응하고, 섬세포 항체와 인슐린 항체는 순환 인슐린을 크게 줄이는 역할을 한다.

베타세포와 내인성 인슐린 분자에 대해 점진적인 진행성 상해가 갑작스러운 당뇨발현으로 이어질 수 있으며, 급성질환이나 스트레스로 고혈당이 나타날 수도 있다. 급성질환이나 스트레스는 인슐린 수요를 증가시킨다. 급성질환이나 스트레스가 사라지면 대상자는 보상상태로 돌아가 췌장이 다시 적절한 양의 인슐린을 생산하게 된다. 이러한 보상상태를 가리

켜 밀월기(honeymoon period)라고 하는데, 이 기간은 다양하게 지속되며, 보통 3개월에서 12개월 동안 유지된다. 이 과정은 줄어드는 베타세포 덩어리가 생명유지에 필요한 만큼의 인슐린을 생산할 수 없게 될 때 끝난다. 이때 대상자는 생존을 위해 외인성 인슐린 투여에 의존하게 된다.

2형 당뇨병

2형 당뇨병에서는 1형 당뇨병과는 달리 고혈당에 대한 베타세포의 제한된 반응이 중요한 인자이다. 포도당의 높은 혈중치에 만성적으로 노출된 베타세포는 추가로 발생하는 포도당 증가에 반응할 때 효율성이 계속해서 떨어지게 된다. 이러한 현상을 탈감작(desensitization)이라 하며, 포도당 농도를 정상화함으로써 막을 수 있다. 분비된 인슐린 대 프로인슐린(인슐린의 전구체)의 비율도 증가한다.

2형 당뇨병의 두 번째 병태생리적 과정은 간과 말초조직에서 인슐린 저항이 나타난다. 인슐린 저항(insulin resistance) 상태가 되면 2형 당뇨병은 포도당 농도에 대한 감수성이 떨어지는데, 그 결과 간의 포도당 생산이 계속되고 이와 함께 근육 및 지방조직의 포도당 섭취능력이 저하되어 나타난다. 말초 인슐린 저항을 일으키는 기전은 명확히 밝혀지지 않았지만 인슐린이 세포 표면 위의 수용체와 결합한 후에 생기는 것으로 여겨지고 있다(그림 48-12).

인슐린은 동화성 호르몬(anabolic hormone)이다. 인슐린이 없으면 (1) 포도당 활용 감소, (2) 지방 이동의 증가, (3) 단백질의 활용 증가라는 세 가지 중요한 대사상의 문제가 나타난다.

포도당 대사

인슐린은 혈액내 포도당 수치를 낮추는 포도당 대사의 가장 중요한 조절인자이다. 포도당을 글리코겐으로 간에 저장하고 비탄수화물이 포도당으로 전환되는 것을 막아 당신생을 억제한다. 또한 인슐린 수용체가 있는 세포막을 통해 포도당을 세포내에 저장한다. 인슐린의 80%는 간과 신장에서 분해되고 나머지는 췌장에서 분해된다.

포도당을 세포내로 운반하기 위해서는 인슐린이 필요한데, 당뇨병에서는 포도당의 25% 정도밖에 흡수하지 못한다. 신경조직, 적혈구, 장과 간, 신장 세뇨관의 세포는 포도당 운송을 위해 인슐린이 필요하지 않다. 반면, 골격 및 심장근육과 지방조직은 에너지를 생산하기 위해 인슐린이 필요하다. 적절한 양의 인슐린이 없으면 섭취된 포도당의 대부분은 사용될 수 없다.

인슐린 양이 불충분할 경우 포도당을 글리코겐으로 바꾸어 간에 저장할 수 없기 때문에 혈당수치가 계속 상승한다. 혈당수치를 정상으로 되돌리기 위해 신장에서는 포도당을 소변으로 배출한다. 원래 에너지로 사용되어야 할 포도당이 소변으로 배설되면서 대상자는 공복감을 쉽게 느끼게 되어 다식(polyphagia) 증상을 나타내게 되고, 소변으로 배출된 포도당은 삼투성 이뇨제로 작용하여 수분배출을 증가시켜 대상자는 다뇨(polyuria)증상과 함께 체액량 손실에 의한 다음(polydipsia)증상을 나타내게 된다.

지방 대사

신체는 인슐린이 부족하여 포도당을 에너지원으로 사용할 수 없을 때 에너지를 생산하기 위해 축적된 지방을 활용한다. 포도당 대신 지방이 먼저 사용되면 지방이 불완전하게 대사되어 케톤이라고 하는 분해부산물이 형성된다. 케톤은 혈액내에 축적되고 신장과 폐를 통해 배설된다. 즉, 중탄산나트륨

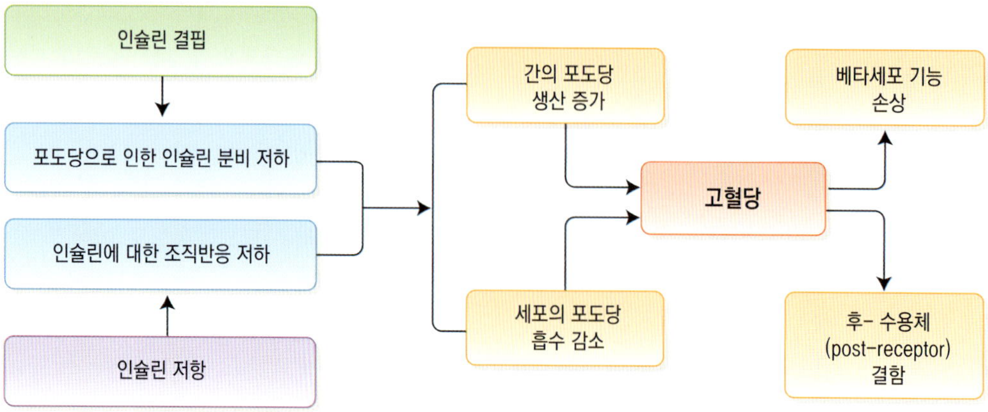

그림 48-12 ■ 2형 당뇨병에서의 인슐린 저항과 인슐린 분비의 관계

($NaHCO_3$)과 결합한 케톤은 나트륨과 케톤이 결합하게 되어 NaKeton을 형성하여 대사성 산독증을 일으키게 된다. 나머지는 물(H_2O)과 이산화탄소(CO_2)로 전환되어 각각 소변과 호흡을 통해 제거하게 된다. 증가된 이산화탄소를 제거하여 대사성 산독증을 보상하기 위해 대상자는 깊고 긴 호흡을 하게 되는데, 이를 쿠스말호흡(Kussmaul's respiration)이라고 한다. 케톤수준은 혈액과 소변을 통해서 측정될 수 있는데 케톤치가 높을수록 당뇨병이 잘 조절되지 않고 있음을 나타낸다.

또 케톤이 배출될 때, 나트륨도 감소하여 결국 나트륨이 고갈되고, 산증이 악화된다. 케톤의 배출은 삼투압을 악화시켜 그 결과 체액손실도 증가한다. 인슐린부족에 의해 지방이 포도당 대신 먼저 에너지원으로 사용될 경우 간에서의 지방대사가 증가하여 간에서 생성된 중성지방과 콜레스테롤 특히, 저밀도지단백(LDL)이 증가한다. 저밀도지단백은 정상의 다섯 배로 증가될 수 있고, 그 결과 동맥경화증도 증가하게 된다.

단백질 대사

인슐린이 부족하면 단백질이 소실된다. 건강한 사람은 체내에서 단백질이 지속적으로 분해되고 재생성된다. 1형 당뇨병 환자의 경우 단백질 합성을 촉진하는 인슐린이 부족하기 때문에 균형이 깨지고, 그 결과 단백질 분해대사가 증가한다. 단백질이 분해되어 간에서 아미노산이 포도당으로 전환되면서 혈중 포도당수치는 더욱 높아진다. 혈당조절이 안 되는 1형 당뇨병 환자는 체내 단백질이 분해되어 체중이 감소한다.

임상증상

당뇨병의 일반적인 임상증상은 고혈당(hyperglycemia)이다. 1형 당뇨병은 고혈당과 함께 생명을 위협하는 징후로서 당뇨병 케톤산증이 나타난다. 그와 반대로 2형 당뇨병은 서서히 진행되기 때문에 대상자들 중에는 수년간 증상을 거의 느끼지 못하는 사람도 있다.

당뇨의 전형적인 임상증상은 소변횟수 증가(다뇨, polyuria), 심한 갈증과 그로 인한 수분섭취 증가(다음, polydipsia), 허기로 인한 음식물섭취량 증가(다식, polyphagia)에도 불구하고 체중이 감소(weight loss)하는 현상이 있다. 당뇨병의 일반적인 발현 증상과 구분에 대해 표 48-8을 참조한다.

당뇨 진단

당뇨를 진단하기 위해서 신체검사, 병력, 임상검사 등을 실시한다. 임상증상으로도 당뇨의 유무를 알 수 있지만 확정적인 진단을 내리기 위해서는 임상검사가 필요하다.

당뇨와 당뇨전단계의 진단척도는 그림 48-13과 같다.

표 48-8 당뇨병의 임상증상

임상증상	병태생리	1형 당뇨병	2형 당뇨병
다뇨증*(빈뇨)	포도당 삼투활동으로 수분이 신장세뇨관에서 재흡수되지 않으며 수분, 포도당, 전해질 손실로 이어진다.	++	+
다음증*(다갈증)	다뇨증에 의한 이차적인 탈수가 갈증을 일으킨다.	++	+
다식증*(심한 허기)	기아는 이차적으로 조직분해(이화작용)로 이어져 허기를 느끼게 한다.	++	+
체중 감소*	이차적으로 수분, 당원, 중성지방 저장이 감소된다. 만성적인 감소는 아미노산을 포도당과 케톤체로 전환시켜 근육을 감소시킨다.	++	−
재발성 시야의 흐림	렌즈 및 망막이 고삼투액에 만성적으로 노출되어 이차적으로 발생한다.	+	++
소양증, 피부감염, 질염	피부에서의 박테리아와 곰팡이 감염이 더 흔하다.	+	++
케톤뇨증	포도당이 에너지원으로 사용될 수 없을 때 지방산이 에너지원으로 쓰인다. 지방산은 혈중 케톤으로 분해되어 소변으로 배설된다. 2형 당뇨병에 인슐린은 지방산의 과다한 사용은 막을 수 있으나 포도당 사용을 원활히 할 정도로 충분하지 않다.	++	−
쇠약과 피로, 어지러움증	소변으로 빠지는 수분손실로 인한 혈당량 저하는 체위성 저혈압으로 이어진다. 칼륨 손실과 단백질 이화는 쇠약을 유발한다.	++	+
종종 무증상임	몸은 혈당이 급격히 증가할 때보다 천천히 증가할 때 잘 적응한다.	−	++

* 당뇨병의 전형적인 증상임
\+ 가끔 나타남, ++ 자주 나타남, − 잘 나타나지 않음

	당화헤모글로빈 (%)	공복 혈당 (mg/dL)	경구당부하 검사(mg/dL)
당뇨병	6.5 이상	126 이상	200 이상
당뇨병 전단계	5.7~6.4	100~125	140~199
정상	약 5	99 이하	139 이하

* 세 가지 검사로 예상가능한 범위 안에서 검사결과가 높으면 당뇨병 발생위험도 높아진다.

* 당화혈색소(HbA1c)는 진단을 위한 것이 아니라 혈당상태를 모니터하기 위해 사용되었지만 2009년 국제당뇨전문가위원회에서 제1형 당뇨병과 소아당뇨병 진단을 위해 사용하도록 건의되었다.

그림 48-13 ■ 당뇨병과 당뇨병 전단계 진단을 위한 혈액검사 수준

공복 혈당

공복 혈당(fasting blood glucose)은 대상자가 최소 8시간 동안 금식을 한 상태에서 혈액을 채취한다. 일반적으로 이 혈액은 간의 포도당 생성수준을 나타낸다. 공복 시 정상 혈당수치는 100mg/dL 미만이다. 당뇨병 환자라면 검사물을 채취하기 전까지는 음식섭취와 인슐린주사는 금한다. 식전의 공복 혈당수치가 126mg/dL 이상인 경우 당뇨병으로 진단내린다. 100~125mg/dL 사이의 수치는 내당능장애를 나타낸다. 공복 시 혈당은 당뇨진단에 있어서 중요한 지표가 된다.

무작위 혈당

무작위 혈당(random blood glucose)의 측정은 공복과 관계없이 하루 중 무작위로 혈액검사를 시행하는 것으로 200mg/dL 이상인 경우 당뇨병으로 진단한다.

식후 혈당

식후 혈당검사(postprandial blood glucose)는 식후 2시간이 지났을 때 혈액을 추출하며, 이는 말초조직에 의한 인슐린 매개 포도당섭취의 효율성을 반영한다. 정상적으로 혈당은 두 시간 이내에 식전 수치로 돌아와야 한다.

경구당부하검사

경구당부하검사(oral glucose tolerance test, OGTT)는 내당능장애 또는 공복혈당장애가 있는 경우, 당뇨병 유무에 대한 정확한 진단을 위해 실시된다. 최소 8시간 이상 금식하여 공복인 상태에서 정맥채혈을 한 뒤, 75g의 포도당을 물 300mL에 섞어서 마시고 2시간 후 정맥채혈하여 혈당을 측정한다. 정상은 공복 시 혈당이 109mg/dL 이하이거나 2시간 후 혈당이 139mg/dL 이하일 경우이고, 당뇨로의 진단은 공복 시 혈당이 126mg/dL 이상이거나 2시간 후 혈당이 200mg/dL 이상일 경우이다. 내당능장애는 공복 시 혈당이 110~125mg/dL이거나 2시간 후 혈당이 140~199mg/dL 일 경우이다(박스 48-4).

박스 48-4 당뇨병 선별과 진단 지침

당뇨병검사를 위한 지침

당뇨병검사는 45세 이상의 모든 대상자에게 시행되어야 하며 결과가 정상이면 3년 간격으로 반복 검사한다.

다음의 위험요인이 있는 대상자에게는 검사를 더 어린 나이부터 더 자주 실시해야 한다.

- 비만(적정체중의 120% 이상 또는 25kg/m^2 이상의 체질량 지수)
- 습관적으로 활동을 하지 않는 자
- 다낭성 난소증후군
- 부모 중 당뇨병 환자가 있는 경우
- 체중이 4.0kg 이상인 아기를 출산한 적이 있거나 임신 중 당뇨가 있었던 여성
- 고혈압(혈압>130/80mmHg)
- 고밀도 지단백<35mg/dL 또는 중성지방>250mg/dL
- 기존 검사에서 내당능장애나 공복 시 혈당장애가 있는 경우

당뇨병진단의 지침

공복 시 혈당수치가 126mg/dL(7.0mmol/L) 이상인 경우. 공복이란 최소 8시간 동안 칼로리를 전혀 섭취하지 않은 것을 말한다.

혹은

당뇨증상 + 무작위 혈당검사수치가 200mg/dL(11.1mmol/L) 이상인 경우. 무작위란 식후 몇 시간이 지났든지 상관없이 아무 때나 실시하는 것을 말하며, 전형적인 당뇨증상은 다뇨증, 다음증, 다식증, 체중감소이다.

혹은

경구포도당 내인검사에서 포도당수치가 200mg/dL 이상인 경우. 이 검사는 물에 용해된 75g의 무수포도당을 사용하여 포도당부하를 실시해야 한다.

혈중포도당수치

공복 시 혈당	<100mg/dL	정상혈당
	100~125mg/dL	공복혈당장애
	>126mg/dL	당뇨병
식후 2시간	<140mg/dL	정상혈당
	140~199mg/dL	내당능장애
	>200mg/dL	당뇨진단

노화가 진행되면서 포도당 내성도 일반적으로 감소하기 때문에 50세 이후부터는 10년마다 수치가 5~10mg/dL 가량 높아진다. 흡연을 하거나 커피를 마신 2시간 후에는 일시적으로 수치가 올라갈 수 있는 반면, 활발히 운동을 하면 일시적으로 수치가 낮아질 수 있다.

당화혈색소

당화혈색소는 최근 3개월 간의 평균 혈당 수치를 나타낸다. 정상적인 경우, 포도당은 적혈구의 헤모글로빈 분자에 밀착되어 있고 한번 밀착되면, 일정기간 동안 분리되지 않는다. 따라서 혈당수치가 높으면 높을수록 당화혈색소(glycosylated hemoglobin, HbAlc) 수치도 높아지게 된다. HbA1c는 A1c로도 표시된다. 당화혈색소는 장기적인 혈당조절상태를 평가하는 데 유용하다. 당뇨 관련 합병증을 피하기 위해 대한당뇨병학회에서는 A1c 수준을 6.5% 미만으로, 미국당뇨협회에서는 A1c 수준을 7% 이하로 유지할 것을 권하고 있다.

대한당뇨병학회에서 당화혈색소의 정상 수치는 5.7% 미만으로 제시하고 있으며 6.5% 이상이면 당뇨로 진단내린다.

미국당뇨협회에서는 당뇨병 환자 모두에게서 정규적으로 A1c검사를 실시할 것을 권하고 있다. 혈당을 7% 미만으로 유지하고 있는 환자는 적어도 1년에 2회 당화혈색소검사를 실시하고, 1차적인 혈당조절이 제대로 안 되고 있는 환자는 1년에 4회 정도 실시하여야 한다. 평균 혈당수치와 당화혈색소와의 관계는 표 48-9에 제시되어 있다.

당화알부민

포도당은 알부민과 같은 단백질에도 부착된다. 당화알부민(glycosylated albumin, fructosamine)의 농도는 7~10일간의 평균혈당치를 반영한다.

표 48-9 평균 혈당수치와 당화혈색소의 관계

평균 혈당수치(mg/dL)	당화혈색소(%)
60	4
90	5
120	6
150	7
180	8
210	9
240	10
270	11
300	12
330	13

C-펩티드

C-펩티드는 인슐린 생성의 양을 반영한다. C-펩티드와 인슐린은 동일한 양으로 생성되기 때문이다.

1형 당뇨병 환자는 대개 C-펩티드 농도가 낮거나 아예 없다. 2형 당뇨병 환자의 경우는 정상이거나 더 높다.

케톤뇨

소변 속의 케톤의 존재는 몸이 주에너지원으로 포도당 대신 지방을 이용하고 있음을 의미하며, 결과적으로 케톤산증(ketoacidosis)이 발생한다.

모든 당뇨병 환자는 급성질환이나 스트레스가 있을 때, 혈당수치가 증가하는 경우(240mg/dL 이상), 임신 중이거나 오심, 구토, 복부 통증과 같은 케톤산증의 징후가 있을 때 반드시 케톤검사를 실시해야 한다. 어떤 검사 스트립은 당과 함께 케톤의 존재도 동시에 알려준다. 소변에서의 케톤검사가 물론 중요하지만 요당검사는 신뢰할 만한 방법은 아니다.

단백뇨

미세알부민은 현미경을 통해 단백뇨(proteinuria)의 양을 측정하는 것이다. 신장병증의 초기증상으로 일상적인 요검사에서 명백하게 증상이 나타나기 전에 미세단백뇨로 신장병증을 알 수 있다. 미국당뇨협회에서는 모든 당뇨환자들은 매년 미세알부민뇨검사를 받도록 추천하고 있다. 그리고 신장 관련 약제 복용으로 인한 역작용이 있는 환자들에서는 신장질환의 진행을 알아내기 위해 좀 더 자주 검사할 것을 권하고 있다.

혈당자가감시

혈당자가감시(self-monitoring of blood glucose, SMBG)는 자신의 혈당을 모니터링하면서 혈당을 정상으로 유지하는데 있어 중요하다. 이러한 자가감시는 1형이나 2형, 혹은 임신성 당뇨 환자 모두에게 필요한데 이는 음식, 인슐린, 활동과 스트레스에 대한 신체반응으로 나타나는 혈당수준을 알 수 있기 때문이다.

혈당자가감시의 빈도와 시기는 각 대상자의 요구와 목적에 따라 결정된다. 인슐린을 사용하는 1형 당뇨병 환자나 임신한 여성은 좀 더 자주 하루 3회 이상 실시할 필요가 있다. 매 식전과 취침 전 그리고 가능하면 한밤중(오전 3시)에 실시한다. 2형 당뇨병 환자에서의 혈당자가감시의 빈도와 시기는 담당의료인과 의논하여 결정한다. 만일 2형 당뇨병 환자가 경구용 혈당강하제를 복용하고 있다면 인슐린을 주사하고 있는 사람보다는 자주 검사하지 않는다.

추가로 혈당자가감시를 실시해야 하는 경우는 다음과 같다.

- 새로운 경구용 혈당강하제나 인슐린을 시작하였을 때
- 스테로이드와 같은 혈당에 영향을 줄 수 있는 약물의 투약을 시작하였을 때
- 질병이나 스트레스를 받을 때
- 혈당수치가 너무 높거나 낮다고 생각될 때
- 체중 감소나 증가가 있을 때
- 약물의 용량 변화, 식이섭취계획, 신체활동계획의 변화가 있을 때

당뇨병의 치료

당뇨병의 치료는 식이요법, 운동, 약물요법(인슐린, 경구용 혈당강하제)으로 이루어진다.

당뇨대상자들의 치료 목적은 당뇨병을 잘 관리하여 혈당을 정상수준으로 유지하여 합병증을 피하는 것이다. 대상자가 이러한 만성상태를 관리하도록 돕기 위해서는 대상자에 대한 초기교육과 지속적인 교육이 필수적이다. 대상자의 목표, 연령, 생활습관, 영양필요량, 성장, 활동량, 직업, 당뇨병의 유형, 관리계획에 필요한 기술에 대한 습득능력을 고려하여 개인별 중재를 실시하여야 한다. 정신사회적 측면을 전체 계획에 포함시키는 것도 중요하다.

식이요법: 적절한 영양섭취

식이요법은 당뇨간호와 관리에 있어 필수적인 부분이다. 식이요법의 일반적인 목적은 당뇨 대상자의 영양섭취 습관에 변화를 주어 대사조절을 개선할 수 있도록 돕는 것이다. 구체적인 목표는 (1) 혈당 및 지방 수준의 개선, (2) 매일 일관성 있는 칼로리 섭취(1형 당뇨병의 경우), (3) 체중관리의 촉진(2형 당뇨병의 경우), (4) 평생에 걸쳐 적절한 영양공급을 하는 것이다.

영양과 관계된 목표를 달성하기 위해서는 대상자를 포함하는 팀 접근법을 활용한다. 효과적인 자가관리를 위해서는 대상자 개인의 생활습관과 당뇨관리목표를 고려한 개별화된 중재가 필요하다. 당뇨 대상자가 무엇을 할 수 있고, 그것을 하려는 의지가 있는지를 토대로 영양처방을 결정하기 위해 영양사정표를 사용한다. 영양관리상태는 혈당자가관리, 지방수준, 혈압, 신장상태를 고려한다.

알코올

알코올은 영양가는 없고 칼로리가 높아 당뇨환자들이 조심해야 하는 물질이다. 당뇨 대상자의 경우 음주를 완전히 끊는 것이 꼭 필요한 것은 아니지만 의료인은 당뇨에서 알코올의 잠재적 역작용이 있다는 것을 고려하고, 이것에 대해 대상자에게 교육하여야 한다. 체중이 증가하는 것을 예방하기 위해 전체 섭취해야 할 칼로리에 알코올의 칼로리를 포함하여야 한다. 알코올은 흡수 시 인슐린이 필요하지 않고, 일반적으로 다른 영양소가 흡수되기 전에 흡수된다. 알코올은 특히 공복상태에서 섭취한 경우 당신생과정에 손상을 줄 수 있다. 따라서 인슐린요법을 하는 대상자의 경우 특히 저혈당이 발생할 수 있다. 알코올은 또한 대상자가 저혈당 증상을 인식하거나 치료하려는 능력을 손상시킨다. 따라서 음주를 할 때는 적절한 음식을 섭취하고 여성의 경우 하루 1잔, 남성의 경우 하루 2잔 이하로 마실 것을 권한다.

인공감미료

인공감미료의 사용은 대상자가 칼로리섭취를 제한하는 데 도움을 줄 수 있다. 과당, 소르비톨, 자일리톨과 같은 영양감미료는 칼로리가 자당과 유사하지만, 이것은 혈당수치를 덜 올리며 하제의 효과도 있다. 비영양감미료는 최소한의 칼로리나 혹은 전혀 칼로리가 없어 혈당을 높이지 않는다. Saccharine, aspartame (Nutra Sweet), sucralose (Splenda)는 당뇨 대상자를 위한 비영양감미료로 공인된 제품들이다.

규칙적인 운동

규칙적인 운동계획은 당뇨치료에 있어 중요한 부분이다. 운동은 탄수화물대사를 증가시켜 혈당을 낮추고 체중 감소와 유지에 도움이 된다. 또한 인슐린 감수성을 늘리고, 고밀도 지단백(high-density lipoprotein, HDL)을 높이고 중성지방을 낮추며, 혈압을 낮추고, 스트레스와 긴장을 완화시켜 준다.

갑작스러운 운동의 주된 부작용은 저혈당이다. 1형 당뇨 대상자에게서는 때때로 고혈당과 케톤산증이 나타날 수도 있다. 저혈당은 인슐린이나 경구용 혈당강하제를 사용하면서 운동을 하는 대상자에게는 중대한 위협이 된다. 인슐린을 사용하는 대상자는 인슐린주사가 간의 포도당생산을 방해하거나 부분적으로 억제하기 때문에 저혈당증세가 나타나지 않도록 하기 위해서는 투여 인슐린의 양에 대한 조절이 필요하다. 예를 들면 속효성 인슐린을 30~50% 정도 줄이면 저혈당 위험을 줄일 수 있다. 2형 당뇨병을 조절하기 위해 운동을 하는 대

상자가 에너지 소모에 따른 식사계획을 세워 영양을 섭취하는 경우, 운동으로 인한 저혈당의 위험이 없다.

약물요법

식이와 운동요법을 병행하면서도 대상자가 정상혈당수치를 유지하지 못할 경우 약에 의한 중재를 생각해보아야 한다.

약물요법에는 경구용 혈당강하제와 인슐린 주사가 있다.

경구용 혈당강하제

주요 경구용 혈당강하제로는 sulfonylureas, meglitinides, biguanides, thiazolidinediones, alpha-glucosidase inhibitors, incretin mimetics, amylinomimetics가 있다(**표 48-10**).

대부분의 경구용 혈당강하제는 2형 당뇨의 기초적인 병리과정의 한 측면에만 초점이 맞추어져 있다. 그래서 적정한 혈당관리를 위해서는 다약제를 투여하기도 한다. 진행성 질환인 2형 당뇨 대상자에게 다양한 약물을 투여하는 경우 저혈당이나 체중 증가와 같은 부작용이 나타날 수 있는데, 이러한 대상자를 위해 당뇨의 기초적인 병리과정의 여러 측면을 표적으로 한 새로운 약물인 incretin, mimetics, amylinomimetics가 개발되었다.

경구용 혈당강하제의 종류와 작용

1형 당뇨 대상자는 반드시 인슐린을 투여해야 하나 2형 당뇨 대상자는 여러 가지 화학적 분류에 따른 약물로 관리한다: alpha-glucosidase inhibitors, biguanides, meglitinides, sulfonylureas, thiazolidinediones, incretinmimetics, amylinomimetics. 이러한 약제의 주요작용은 췌장의 베타세포를 자극하여 인슐린을 좀 더 많이 분비하게 하거나 인슐린에 대한

표 48-10 경구용 혈당강하제의 종류

종류	약물명	작용	작용기관	부작용	복용법
Meglitinides (nonsulfonylurea insulin releasers)	Nateglinide: Starlix Repaglinide: Prandin	인슐린 분비 증가	췌장의 β 세포	• 저혈당과 체중 증가 • Repaglinide 심장질환 발병과 약한 연관성	식후
Sulfonylurea	1세대: Acetogexamide: Dymelor Tolazamide: Tolinase Tolbufamide: Orinase Chlirpropamide: Diabinase 2세대: Glimepiride: Amaryl Glyburide: DiaBeta, Micronase, Glynase PresPabs	인슐린 분비 증가	췌장의 β 세포	• 저혈당과 체중 증가 • Tolbutamide 심혈관계 발병과 약한 연관성 • Chlorpropamid는 저나트륨혈증을 유발할 수 있고, 임산부와 sulfa drugs에 알레르기가 있는 사람에서 처방하면 안됨 • Sulfonylurea는 많은 약물과 상호작용 • Diabinese: 알코올 섭취 금지	식전
Thiazolidinediones (TZDs)	Pioglitazone: Actos Rosiglifazone: Avandia	인슐린 민감도 증가	지방합성과 탄수화물 대사에 관련된 유전자 활성화	• 간 기능 손상 • 체중증가 • 경미한 빈열	하루에 1~2회
Alpha-glucosidase inhibitors(AGis)	Acarbose: Precose Miglitol: Glyset	위장관에서의 포도당 흡수 지연	소장	• 과도한 속 부글거림 • 설사(특히 고탄수화물 식사 후) • 철 흡수 저하	식후 하루 3회
Biguanides	Metformin: Glucophase	간에서의 포도당 생성 감소, 소장에서의 포도당 흡수 지연, 인슐린 민감도 증가	간, 소장, 말초조직	• 체중증가 감소 • 체중감소 • 거식증 • 메스꺼움 • 설사 • 금속성 식감 • 비타민 B12와 엽산의 흡수 감소는 80세 이상의 성인에게는 부적합	첫 식사 후 1회

조직의 반응을 증가시키는 것이다.

Sulfonylureas

인슐린 분비를 위해 췌장의 베타세포를 자극한다. 2세대 sulfonylureas는 인슐린에 대한 조직의 반응(인슐린 민감성)을 증가시키고 간에서의 포도당생산을 감소시킨다.

Meglitinides

인슐린 분비를 위해 췌장의 베타세포를 자극한다.

Biguanides

인슐린에 대한 말초조직의 반응을 증가시키고, 간의 포도당생성을 감소시키며, 소장에서 포도당 흡수를 감소시키고, 중성지방과 저밀도 지단백 수준을 감소시킨다.

Metformin은 biguanides의 대표약물이다. 대부분의 2형 당뇨병 환자의 1차 선택약물로 일차작용은 간에서의 포도당 생성을 감소시키는 것이며 또한 조직 수준에서 인슐린 감수성을 증가시키고 세포 내로 포도당 이동을 향상시킨다.

Thiazolidinediones

간조직과 말초조직에서 인슐린 저항을 감소시키기 위해 수용체 및 수용체 후의 단계에서 인슐린의 작용을 증가시키며, 중성지방을 감소시킨다.

Alpha-glucosidase inhibitors

복합 탄수화물과 당의 소화를 지연시켜 식후 혈당 및 인슐린 수치가 높아지는 것을 방해한다.

Incretin 호르몬에 기초한 약물

Incretin 호르몬은 위장호르몬으로 음식섭취 후 이어서 분비되는 호르몬으로 2개가 확인되었는데 glucagon-like peptide (GLP-1)와 glucose dependent insulinotropic polypeptide (GIP)이다. 두 개의 호르몬 모두 음식물섭취 후 인슐린 분비를 촉진한다.

Byetta (Exenatide)

Incretin mimetic제제로 GLP-1 수용체 효능제이다. 이 약물은 2형 당뇨 대상자가 sulfonylurea, metformin 혹은 두개를 복합사용해도 당 조절이 잘 안 되는 경우 사용한다.

Exenatide

GLP-1의 상사체로 독이 있는 큰 도마뱀의 타액의 복합체로부터 유도된 것이다. 이 상사체는 상승된 혈당수준에 반응하여 인슐린 분비를 증가시킨다. Exenatide를 sulfonylurea제제와 함께 투여하는 경우 저혈당의 위험이 있다. Exenatide는 또한 오심, 구토, 설사와 같은 위장계 증상이 경한 상태에서 중등도의 상태까지 발생할 수 있다. 여러 가지의 새로운 incretin-기초약물이 현재 개발되어 임상시험 중에 있다.

SymLin (pramLintide)

Amylinomimetic이나 항고혈당약물로서 새롭게 개발된 당뇨약물이다. PramLintide는 당뇨주사약물로 1형과 2형 당뇨병에서 사용된다. 이것은 식후 혈당을 조절할 때 1차적으로 작용한다. 포만감을 증가시키고, 체중 감소를 유도하며, 식중 인슐린 요구량을 감소시키고, 당화혈색소수준을 개선시킨다. 추가하여 식후 혈당 증가를 조절하고, pramlintide는 위배출을 늦추며, 글루카곤의 분비를 억제한다. Symlin (PramLintide)은 amylin 호르몬의 합성상사체이다.

Amylin은 췌장의 베타세포에서 자연적으로 나오는 호르몬으로 음식물 섭취에 반응하여 인슐린과 함께 분비된다. 인슐린과 같이 amylin은 당뇨 대상자에게서는 존재하지 않거나 결핍되어 있다. Amylin과 인슐린은 정상적인 혈당수치를 유지하기 위해 같이 작용한다. 인슐린과 amylin 농도는 정상적으로 식후 글루카곤 수준이 감소하면 증가한다. Amylin은 위배출을 늦추며, 글루카곤 분비를 억제한다. Pramlintide의 가장 흔한 부작용은 오심으로 이러한 부작용은 탄수화물 30g이나 250kcal와 함께 복용하면 감소될 수 있다. 인슐린과 함께 사용하는 경우, 특히 1형 당뇨 대상자에게서 저혈당의 위험이 증가된다. 만일 저혈당이 발생되면 그것은 pramlintide가 아니라 인슐린의 양이 원인이다. 저혈당 문제를 해결하기 위해 인슐린(식중 인슐린) 투여량을 30~50% 감소시킨다. Pramlintide는 현재 인슐린 처방을 잘 따르지 않거나 하루 3~4회 혈당검사를 수행하지 않는 경우, 도움이 요구되는 저혈당병력이 있는 경우, 위마비(gastroparesis) 진단을 받은 경우 위장운동을 증가시키는 약물을 투여하고 있는 경우에는 투여하지 않고, 소아환자나 임산부에게도 투여하지 않는다.

기타 투여되는 약물로는 다음과 같은 것이 있다.

- 인슐린이나 항당뇨약물에 부가하여 많은 당뇨 대상자들은 혈압이나 신장의 병리적 변화를 감소시키기 위해 angiotensin-converting enzyme (ACE) 억제제가 투여된다.
- 혈전형성의 위험을 감소시키기 위해 아스피린이나 ticlopidine이 투여된다.
- 칼슘통로차단제와 이뇨제 또한 고혈압관리를 위해 사용된다.

- Antilipemic 약물은 당뇨의 미세혈관합병증이나 거대혈관 합병증을 예방하거나 치료하기 위해 투여한다.
- Lyrica (Pregabalin)는 당뇨성 말초신경병으로 인한 통증을 치료하기 위해 처방된다.
- Reglan (Metoclopramide)은 위마비 환자에게서 투여된다.
- PDE-5 약물은 남성의 발기기능부전을 위해 처방된다.

인슐린요법

1형 당뇨 대상자는 생명을 유지하기에 충분할 만큼의 인슐린을 생산하지 못한다. 이들은 매일의 인슐린 주사가 필요하다. 이와는 대조적으로 2형 당뇨 대상자는 생존을 위해 인슐린 주사가 필요하지 않고, 스트레스를 받았거나 질환이 발생했을 때에 혈당조절을 위해 그리고 경구용혈당강하제 등으로 혈당조절이 안될 경우 인슐린 보충이 필요할 뿐이다. 당뇨대상자들에게 일반적으로 많이 쓰이는 인슐린의 종류와 작용은 **표 48-11**에 요약되어 있다.

인슐린 자원

인슐린은 재조합 DNA 기술(인간인슐린)에 의해 화학적으로 만들어진 것으로 작용의 지속시간(단기 · 중기 · 장기작용)에 따라 분류된다.

각각의 인슐린의 작용효과의 최고시간(peak time)과 작용기간은 다르다. 간호사는 대상자가 처방된 인슐린을 올바르게 적절한 양으로 투약하고 있는지를 확인해야 한다.

인슐린치료를 받고 있는 대상자의 대부분은 재조합 DNA 기술로 생산된 인간인슐린(human type insulin)을 투여 받고 있다. 동물인슐린과 비교했을 때 인간인슐린은 보다 정확하고 예측 가능하게 작용효과의 최고점에 도달하며, 작용의 지속기간이 더 짧고, 항원성도 줄었으며, 주사부위에 피하지방의 손실(지방조직 위축증, lipoatrophy)이나 지방대사장애(lipodystrophy)를 일으키지 않는다.

인슐린의 기능은 포도당이 세포내로 이동하는 것을 촉진하고, 당원과 아미노산이 포도당으로 전환되는 것을 억제하여 혈당을 낮춘다. 사용된 인슐린의 유형과 종류, 투여기법, 투여부위, 인슐린 항체의 수준, 대상자의 개인차 등은 모두 인슐린작용의 시작, 효과의 최고점, 지속기간에 영향을 미칠 수 있다. 내인성 인슐린의 정상적인 분비양상은 기저수준의 분비가 진행되다가 들어오는 탄수화물 양에 대한 반응으로 생산이 증가한다. 1형 당뇨 대상자의 목표는 외인성 인슐린을 투여하여 이러한 증가과정을 모방하는 것이다.

인슐린의 종류

초속효성 인슐린(rapid-acting insulin) 상사체는 1996년 regular human insulin의 흡수의 제한성을 극복하기 위해 출시되었다. 초속효성 인슐린 상사체 인슐린인 lispro (Humalog)와 aspart (Novolog)는 1형과 2형 당뇨 대상자 관리의 초석이 되었다. 두 개의 상사체는 혈당조절에 탁월한 효과를 가지고 있으며, 궁극적으로 당뇨 관련 합병증을 예방하거나 발병을 지연시킬 수 있다.

Humalog와 Novolog의 작용은 regular 인슐린과 유사하나 작용시작 시간이 주사 후 5분만에 시작하고, 최고작용시간은 1시간이며, 2시간에서 4시간 정도 지속한다. 두 개의 모든 인슐린 상사체는 식사 바로 전에 피하주사를 하여야 하고, 지속적인 인슐린 주입펌프에 사용된다.

대상자들에게 상기시켜야 할 사항은 두 개의 상사체는 반

표 48-11 인슐린의 종류와 작용

작용시간	제제	투명도	효과시작	최고효과	지속기간
초속효성	Humalog (insulin lispro)	맑다	5~10분	1시간	2~4시간
	Novolog (insulin aspart)	맑다	5~10분	1시간	2~4시간
속효성	Humulin R (Regular)	맑다	0.5~2시간	2~4시간	4~6시간
	Novolin R (Regular)	맑다	0.5~2시간	2~4시간	4~6시간
중간형	Humulin N (NPH)	뿌옇다	2~4시간	4~10시간	10~16시간
	Humulin L (Lente)	뿌옇다	2~4시간	4~10시간	10~16시간
	Humulin 70/30 (premixed) (70% NPH, 30% regular)	뿌옇다	0.5~1시간	최고효과 2회: 3~4, 8~12	10~16시간
장시간형	Humulin U (Ultralente)	맑다	6~10시간	없음	18~20시간
	Lantus (Insulin glargine)	맑다	1시간	없음	24시간

응이 매우 빠르게 나타나기 때문에, 투여 후에 바로 충분한 칼로리를 섭취하지 않으면 갑작스러운 저혈당이 나타날 수도 있다는 점이다. 속효성 인슐린은 투여 후 30분부터 작용이 시작되어 4~6시간 동안 혈당을 낮추게 된다. 이러한 속효성 인슐린에는 휴물린 R (humulin R)과 노볼린 R (novolin R)이 있다. 중간형 인슐린은 휴물린 N (NPH), 휴물린 L (Lente) 그리고 혼합제제인 Humulin 70/30이 있다. Humulin 70/30은 사전에 혼합된 형태로 만들어진 것으로 중간 작용을 하는 crystalline protamine 형태의 NPH 70%와 속효성 regular 인슐린 30%가 혼합된 것이다. 다른 한 유형은 Humalog mix 25 인데 이것은 초속효성 lispro 25%와 중간 작용 인슐린을 혼합한 형태이다. 이러한 인슐린은 모두 현탁액인데 보존 시에는 보통 맑은 액과 하얀 앙금으로 분리되어 있다. 따라서 투여 전에 반드시 잘 섞어 현탁액으로 만든 후 투여를 해야 한다.

긴작용을 하는 휴물린 U (Ultralente)와 란투스(Lantus)는 최고효과를 나타내는 시간 없다는 것이 특징이다. 작용 지속시간은 거의 24시간으로 하루 1회 투여한다. 현재 국내에서 차세대 인슐린으로 사용되고 있는 투제오 주사는 란투스보다 저혈당 발생률이 낮은 강점이 있고, 트레시바는 42시간 지속적인 혈당 강하작용이 있으며, 필요에 따라 하루 중 투여 시점을 선택할 수 있는 투여시간의 유연성을 지닌 것이 강점이다.

대상자가 혼합 인슐린을 투여하는 경우 한 종류의 인슐린만 사용하는 경우보다 좀 더 정상수준의 혈당을 유지할 수 있다. 속효성 인슐린을 중간작용이나 긴 작용의 인슐린과 혼합사용하는 경우 인슐린은 식사 15분 전에 투여하도록 한다.

인슐린 투여량

인슐린치료법은 개인에 따라 다르게 적용해야 한다. 최근에 당뇨진단을 받은 대상자에게는 일단 정량의 단순치료를 사용하도록 한다. 인슐린의 시작량은 0.5unit/kg/day이다. 이 가운데 2/3는 오전에 투여하고 나머지 1/3은 오후에 투여한다. 의료진은 투여횟수와 시기를 조절하여 정상적인 양상을 따라갈 수 있게 한다. 그 후에는 투여량을 증가시켜도 좋다. 알고리즘은 대상자가 스스로 측정한 혈당수치나 음식물섭취량, 운동, 힘든 일상생활(스트레스, 질환)로부터 얼마나 자유로운가 등에 따라 1일 인슐린 투여량을 자율적으로 조절하도록 하기 위한 세부적인 지침이다. 이 지침은 혈당조절을 위한 예측적 접근방법을 사용하고 있다.

인슐린 투여량은 경우에 따라 크게 다르다(그림 48-14). 투여량을 결정하기 위해서 의료진은 반드시 대상자의 요구사항과 인슐린에 대한 반응을 모두 고려해야 한다. 초기 안정화 후에는 대상자가 스스로 인슐린 양과 시기, 음식물 섭취량, 운동량 등을 조절하는 법을 배우도록 돕는다. 이유 없이 혈당이 일정하지 않을 때도 있을 수 있는데, 이러한 경우 의료진은 대상자가 당뇨병을 조절하는 자신의 능력에 확신을 가질 수 있도록 도와야 한다.

인슐린 펌프치료법

일정한 양의 인슐린을 지속적으로 투여하기 위해 작은 휴대용 펌프가 사용되기도 한다(그림 48-15). 체외에 착용하는 이 소형펌프는 매일 바뀌는 내부 바늘위치를 통해 인슐린을 복부피하에 투여한다. 인슐린은 대개 낮은 기초율(대상자의 기초대사요구량에 부합하는 비율)로 주입되며, 식전에 다량의 인슐린을 추가로 주입한다.

인슐린 펌프는 지속적인 피하 인슐린 주입을 통해 혈당을 조절한다. 그러나 이 펌프에는 혈당수치를 감시하는 회환조절기전이 내장되어 있지 않다. 인슐린 펌프를 효과적으로 사용하려면 대상자는 정해진 식사량을 지키고 식전에 정확한 양의 인슐린을 주입해야 한다. 대상자는 또 하루에 4~6회 혈당수치를 측정하고 인슐린양을 결정해야 한다. 인슐린 펌프의 사용으로 인한 합병증은 투여부위의 감염, 펌프의 성능저하로 인한 저혈당이 있고, 실수로 인슐린양을 잘못 계산한다든가, 규칙적인 또는 증가한 대사요구량을 충족시키기에는 너무 적은 양의 인슐린이 투여되어 당뇨병 케톤산증이 생길 수 있다.

인슐린 펌프치료를 시작할 때는 입원환자든, 외래대상자든 대상자를 신중하게 감독해야 한다. 이 시기에 의료진은 대상자의 일상적인 식사 및 운동치료와 그 전의 인슐린 요구량 등에 따라 펌프의 투입용량을 조절한다. 현재 인슐린을 투여할 뿐만 아니라 정상적인 췌장이 하는 일처럼 혈당수준도 감시하는 이식 가능한 펌프를 개발하는 중이다.

혼합치료

혼합치료(combination therapy)는 두 가지 이상의 경구용혈당강하제를 사용하거나 인슐린과 함께 경구약제를 사용하는 방법이다. 이 치료법의 장점은 경구약제의 종류가 다양하고 그에 따라 작용부위나 기전이 다르기 때문에 서로를 보완해 주거나 지원해 줄 수 있다는 점이다. 2형 당뇨 대상자(대부분

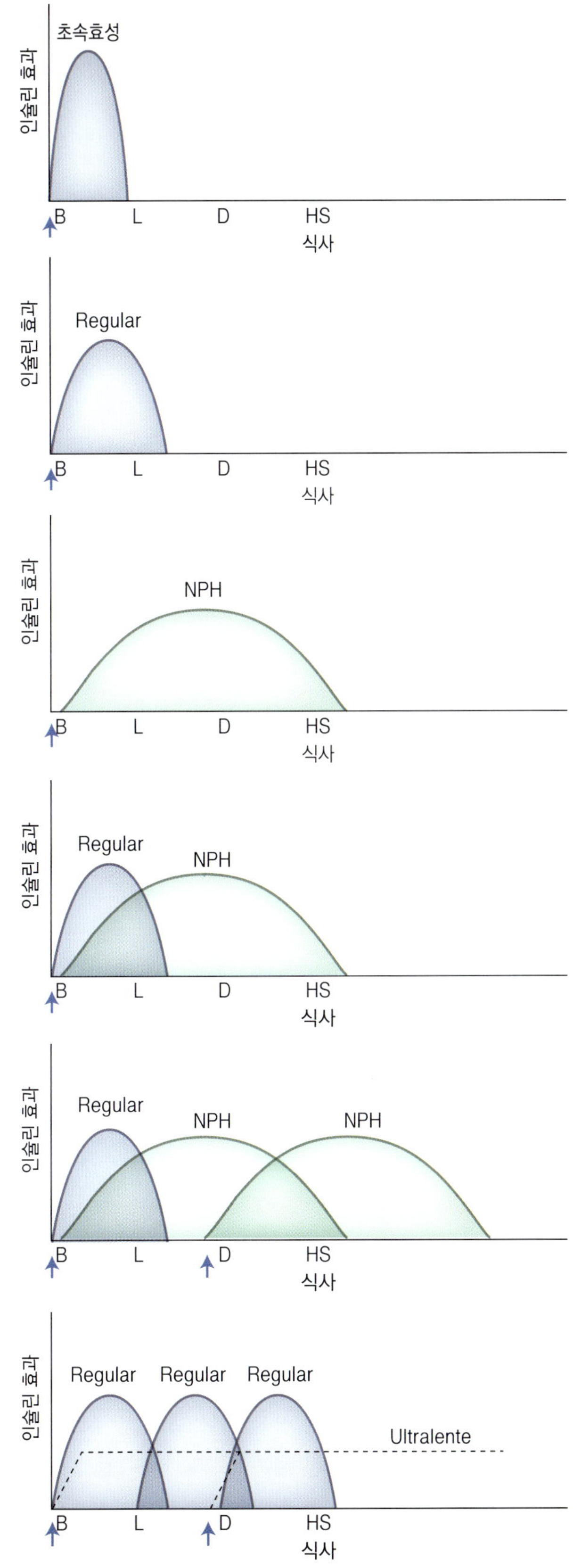

그림 48-14 ■ 인슐린요법. 다양한 치료법 중 몇 가지만을 제시하였다. 하루에 한 번 주사를 맞는 환자도 있고, 여러 차례 한 종류의 인슐린이나 혼합형(NPH 또는 Ultralente와 Regular 인슐린의 혼합) 인슐린을 주사하는 경우도 있다. 인슐린치료는 대상자마다 개별화되어야 한다. B-아침, L-점심, D-저녁, HS-수면 시

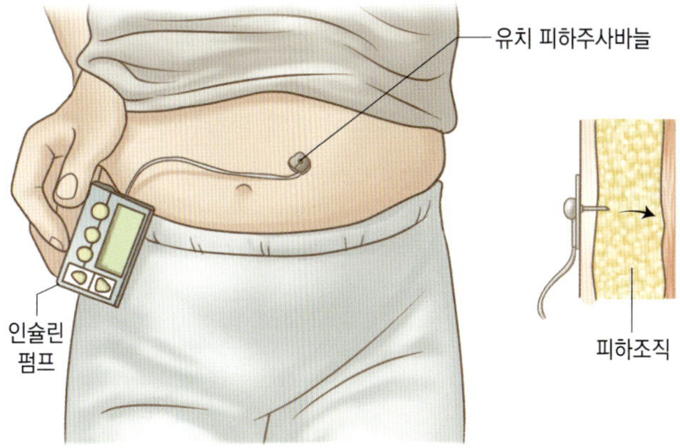

그림 48-15 ■ 인슐린 펌프

인슐린 펌프는 외부에 착용하고 보통 복부에 삽입하는 유치피하주사바늘과 연결된다.

비만하지 않은 환자) 중 sulfonylurea 약제만으로 혈당수치를 정상화시키는 데 실패한 경우, 병의 진행초기에 대사조절을 위해 인슐린치료가 필요하다. 이러한 대상자들에게 있어 하루 인슐린 투여량은 1형 당뇨 대상자와 비교했을 때 현저하게 높은데, 그 이유는 인슐린 저항성 때문이다. Sulfonylurea제제는 인슐린 저항성을 감소시켜 내인성 인슐린의 효과를 증가시키기 때문에 인슐린치료를 sulfonylurea와 함께 사용하는 것이 효과적이라고 여겨져 왔다. 그래서 낮에는 sulfonylurea제제를 복용하고 밤에는 중간형 인슐린을 주사하도록 일관된 처방을 했다. 이 치료를 BIDS (bedtime insulin with daytime sulfonylurea)라고 부른다.

당뇨 대상자의 간호

당뇨 대상자를 간호하기 위해서는 대상자의 자가간호 수행능력과 지식뿐만 아니라, 당뇨의 유형, 대상자의 임상상태, 치료계획도 또한 중요하게 사정해야 한다. 대상자가 혈당수치를 낮추기 위해서 혹은 다른 목적으로 비타민제나 미네랄제제, 건강보조식품을 복용하고 있는지 물어본다. 크로뮴과 마늘은 혈당과 콜레스테롤수치를 낮출 수도 있고 마그네슘은 인슐린 민감성을 증가시킬 수도 있다. 블루베리는 혈당수치를 낮추는 데 효과가 있다. 반면 니아신은 내당능장애를 일으킬 수 있다.

당뇨의 병태생리 교육

당뇨병 교육을 하는 사람은 대상자와 그 가족들에게 당뇨병의 기본적인 병태생리적 기전과 이러한 질환을 어떻게 관리해야 하는지에 대한 설명을 강의나 비디오테이프 등을 통해 전달한

다. 교육효과를 높이기 위해 대상자에게 교육자료를 제시한다. 또, 대처반응의 일환으로 대상자가 진단에 대해 화를 내거나 진단을 거부하지는 않는지에 대해 관찰한다. 그림 48-16은 당뇨병의 치료와 이해를 전반적으로 보여주고 있다.

운동 프로그램 계획

당뇨 대상자는 운동을 시작하기 전에 반드시 의사와 상의를 해야 한다. 운동 전 검사로는 병력, 신체검사, HbA1c검사, 운동스트레스검사, 발 사정, 혈당검사 등이 있다. 당뇨 대상자는 기존의 심혈관상태와 고령화, 관절문제 등이 있어 최대심박동수에 도달하는 격렬한 운동을 해서는 안 된다. 어떠한 형태이든 활동량을 증가시키는 것은 당뇨치료에 매우 유익한데, 대상자는 운동요법의 내용을 선택하거나 합리적인 목표치를 설정함에 있어 도움을 받도록 한다. 보통 대상자들은 걷기를 많이 택한다. 발에 문제가 있는 대상자는 좌식 자전거 또는 수영이 적절하다.

당뇨 대상자가 새로운 운동을 시작할 때 초기에는 적절히 견딜 수 있는 운동강도와 지속기간에서부터 시작하여 미리 세워놓았던 목표치에 도달할 때까지 강도와 지속기간을 수주, 혹은 수개월에 걸쳐서 서서히 늘려간다. 운동 전후에는 준비운동과 마무리운동을 반드시 해야 한다. 가능하다면 매일 동일한 시간에 운동하는 것이 이상적이다. 규칙적으로 운동하는 것이 대단히 중요하기 때문에 혹여 날씨나 기타 이유로 평상시의 운동을 할 수 없게 될 때를 대비하여 대체활동을 계획하는 것도 좋다. 계획에 없는 운동은 인슐린이나 경구 혈당강하제를 이용하는 대상자에게 위험할 수도 있다. 운동 중에는 혈당수치가 급격하게 떨어질 수 있으므로 사탕을 미리 준비하는 것이 좋다.

운동으로 인해 생길 수 있는 합병증 예방

대상자는 반드시 운동을 시작하기 전에 충분한 수분을 섭취하도록 한다. 만약 혈당수치가 100mg/dL 미만이라면 운동 전에 반드시 15~30g 정도의 탄수화물을 섭취해야 한다. 또, 항상 자신이 당뇨병 환자라는 표식과 탄수화물 성분의 간식거리를 가지고 다녀야 한다. 만약 혈당이 100~150mg/dL 사이라면 대상자는 운동을 하고 나서 간식을 먹어도 좋다. 만약 대상자가 방금 전에 무엇을 먹지 않았는데도 혈당이 250mg/dL 이상이라면 케톤치를 측정해 보아야 한다. 혈당수치가 이 정도라면 대상자는 운동을 하면 안 되는데, 활발한 운동은 체내 에너지 요구를 증가시켜 저장되었던 글리코겐이 분비되어 혈당수치가 더 올라갈 수 있기 때문이다. 또한 알코올과 베타차단제는 저혈당이나 고혈당의 위험을 증가시킬 수도 있기 때문에 피해야 한다.

목표 혈당수치에 도달하기 위한 영양치료 계획

균형잡힌 영양섭취는 당뇨병 환자가 아니더라도 모든 대상자에게 중요하다. 대상자와 가족들에게 당뇨식을 먹고 있는 것이 아니라 균형 잡힌 식단을 택한 것이라는 점을 강조한다. 당뇨관리에 있어 가장 조심해야 하는 점은 영양 원칙에 지나치게 집착하지 않도록 하는 것이다. 그러기 위해서는 팀 전체의 노력이 필요하다. 계획의 효과를 극대화하기 위해서는 대상자의 현재 식생활에 대한 사정과 건강한 식생활에 대한 지식습득, 식생활과 영양섭취를 개선하려는 마음가짐이 필요하다.

구체적인 영양 관련 정보로서 다음 사항을 고려한다.

- 식욕
- 음주
- 인공감미료의 사용
- 음식 알레르기
- 식습관에 대한 인종적 · 문화적 영향
- 식품의 구매 및 조리 능력(경제적인 능력 포함)
- 현재 이용 중인 지역사회자원
- 운동량과 그 형태
- 식단의 수정이 필요한 만성질환
- 위장계 질환
- 복용 중인 비타민제, 미네랄제 및 건강보조식품
- 체중 변화
- 현재의 식습관
- 대상자의 식품에 대한 관심
- 치아와 구강의 건강상태
- 영양학적으로 변화를 가져올 수 있는 약의 복용 여부

이러한 개인 프로필에 대한 사정결과를 바탕으로 개별적인 목표치에 도달할 수 있게 한다. 의료진의 일원으로서 간호사는 영양평가와 적절한 중재의 지식기반을 모두 갖추고 있어야 한다. 기본적인 영양평가로는 신체계측과 생화학검사, 신체사정, 음식물 평가 등이 있다. 단일 변수만으로는 대상자의 영양상태를 측정하거나 영양문제와 요구를 파악할 수 없다. 그림 48-17은 사정내용이 당뇨병관리를 위한 총체적인 영양계획에 어떻게 적용되는지를 보여주는 예이다. 사정 후에 개인별로 목표치를 정한다. 영양사정과 더불어 가장 적절한 영양섭취가

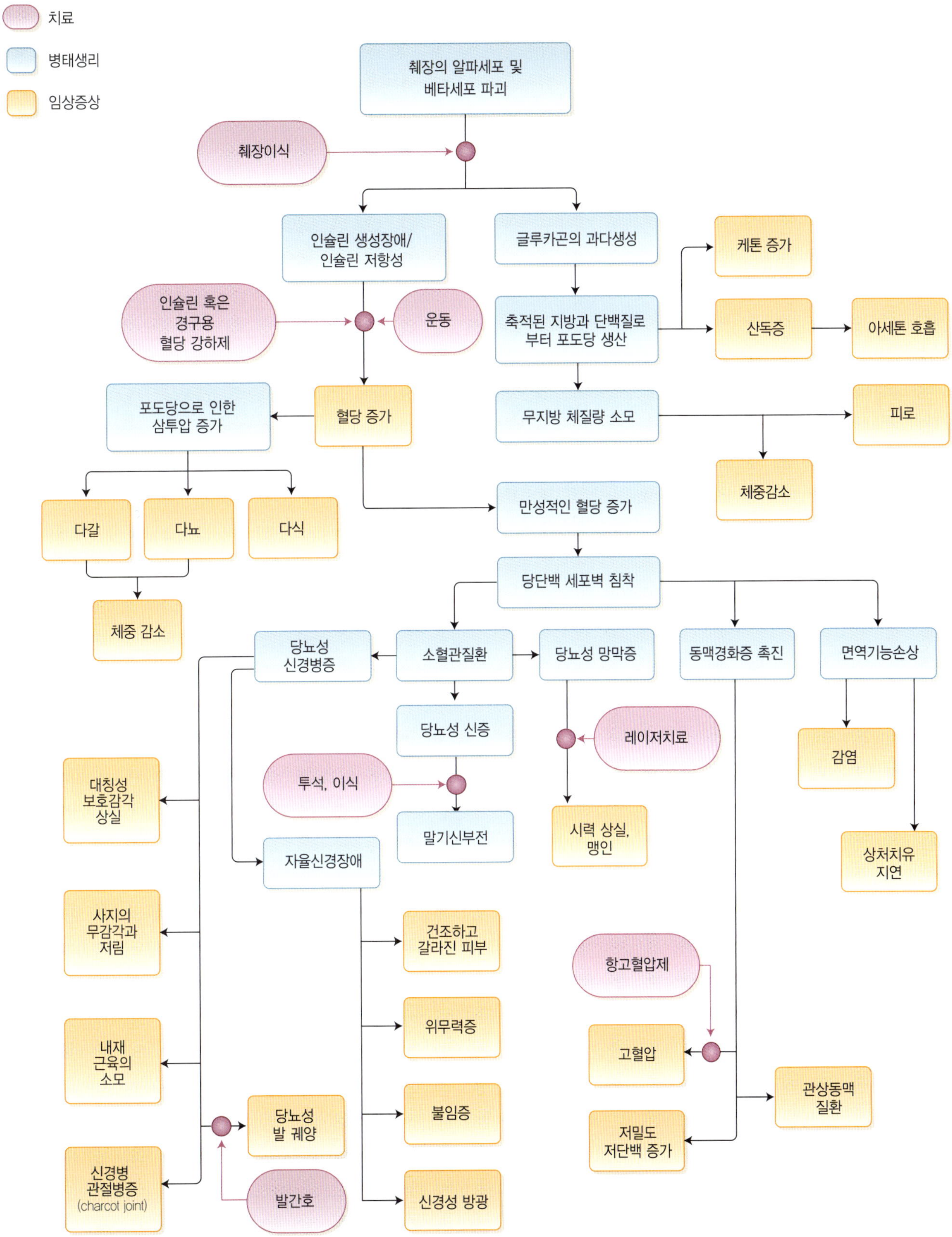

그림 48-16 ■ 당뇨병의 치료와 이해

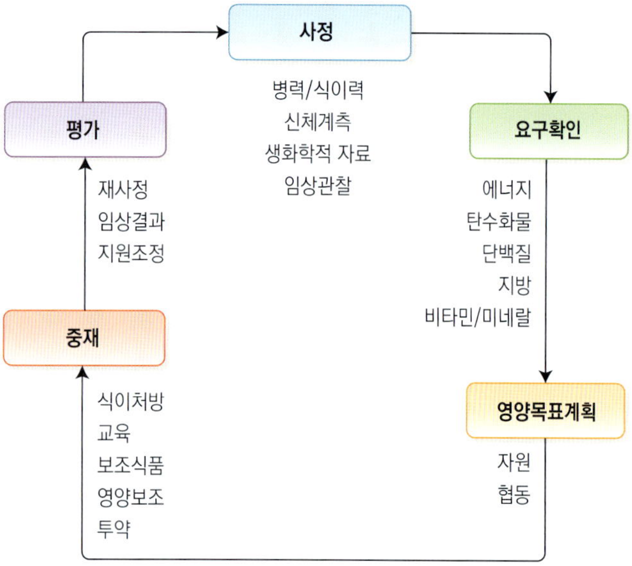

그림 48-17 ■ 당뇨의 협동관리를 위한 총 영양계획의 부분적 사정

만성질환의 위험요인을 줄이고 전반적인 건강상태를 개선할 수 있다는 점을 대상자가 얼마나 이해하고 있는지가 목표설정의 출발점이 된다.

예를 들어, 대상자가 2형 당뇨병을 앓고 있고 비만한 경우에는 식이요법이 혈당수치를 낮추고, 지방수치를 감소시키며, 혈압을 낮추고 체중 감소에도 도움이 된다는 사실을 강조한다. 체중 감소는 인슐린 민감성을 높이고 간의 포도당생산을 정상화시킨다. 대상자는 식이요법이 출발점이자 최상의 치료라는 것을 이해해야 한다. 만약 혈당수치가 개선되지 않는다면 혈당을 낮추는 약품과 인슐린, 지방을 낮추는 약제 또는 항고혈압제를 사용하게 된다.

표준 '당뇨식'은 모든 당뇨 대상자에게 일률적으로 적용되지 않는다. 당뇨 식이는 식품 교환표를 이용하여 식단 작성을 한다. 당뇨 대상자에게 허용되는 칼로리 내에서 다양한 메뉴로 음식을 섭취할 수 있도록 곡류군, 어육류군, 채소군, 지방군, 우유군, 과일군의 6군 식품으로 구분하여 식품교환표가 만들어져 있다. 이를 이용하여 매일의 다양한 식사를 진행할 수 있다(표 48-12).

칼로리

비만한 사람들에게 칼로리 제한은 특히 부정적으로 여겨질 수 있다. 비만은 유전적 요인과 환경적 요인 사이에 일어나는 복잡한 상호작용이다. 체중 감소에 가장 성공적인 접근법이 무엇인지는 규명된 바가 없지만 칼로리 제한과 규칙적인 운동, 행동개선, 주위 사람 및 전문가의 도움이 중요하다. 적절한 칼로리는 하루에 평소 섭취량보다 250~500kcal 정도를 덜 섭취하는 것이다. 지방섭취를 줄이는 것은 좋은 시도이다. 주 3~5회 정도의 규칙적인 운동은 체중 감소를 도와주며, 성공적인 체중 유지의 핵심이다.

단백질

단백질은 다양한 종류의 식품을 통해 식단에 포함되어야 한다. 칼로리가 극히 제한된 식단에는 단백질이 결핍되기 쉽고 그 결과 단백질 분해가 가속화된다. 고단백식이는 신장의 부담을 가중시키고 사구체여과율을 증가시킨다. 현재, 단백질 섭취권장량의 최저치(1일 칼로리 섭취량의 약 10%)는 엄격히 제한된 것으로, 신증 환자를 위해 권장되고 있다. 경우에 따라서는 단백질 요구량이 성인의 일일권장량과 다를 때도 있으며, 유아나 아동, 청소년, 임신부의 경우도 마찬가지이다.

지방

일반적으로 권장되고 있는 식이지방은 총 칼로리의 30% 이하로 낮추고, 포화지방을 10% 미만으로 낮추는 것이다. 이러한 감소는 심혈관계 질환을 줄이기 위한 식단과도 일맥상통한다.

표 48-12 당뇨 대상자를 위한 영양권장지침

칼로리	적정체중에 도달하고 그 체중의 유지에 충분해야 한다.
단백질	체내 단백질 축적량 유지에 충분해야 한다. 당뇨 대상자는 정상인과 동일한 단백질 요구량이 필요하다. 일반적으로 총 1일 칼로리의 10~20%는 단백질이어야 한다(0.8g/kg/day).
지방	칼로리의 30% 미만을 차지해야 하며, 그중 포화지방은 10% 미만이어야 한다. 만일 개인별 VLDL과 LDL 수치가 증가되어 있으면 포화지방의 총 칼로리는 7%로 낮춘다. 콜레스테롤 섭취는 하루 300mg 이하로 제한한다.
탄수화물	총 칼로리의 50~60%는 탄수화물이어야 한다. 단당과 다당류는 고혈당을 악화시키는 데 큰 차이가 없다.
섬유질	당뇨 대상자는 하루에 섬유질을 20~35g 섭취해야 한다.

LDL: Low-density lipoprotein, VLDL: Very low-density lipoprotein

2형 당뇨 대상자는 보통 중성지방과 저밀도 지단백(low density lipoprotein, LDL), 극저밀도 지단백(very low-density lipoprotein, VLDL)이 높고, 고밀도 지단백(high density lipoprotein, HDL)이 낮게 나타난다. 이것은 간에서 중성지방이 많은 극저밀도 지단백의 생성 증가와 유전적 소인, 과인슐린혈증, 인슐린 저항성 또는 복부내 지방축적 때문이다.

탄수화물

식단의 50~60%를 단순하거나 복잡한 형태의 탄수화물로 구성할 것을 권하고 있다. 설탕이 많이 들어있는 후식이 하루의 총 칼로리와 탄수화물 섭취계획 안에 포함되어 있다면, 당뇨 대상자에게 문제가 되지 않는다. 그렇지만 설탕이 많이 들어 있어 달고 지방분도 많은 후식은 제한해야 한다.

1형 당뇨 대상자를 위한 식단관리

식사는 인슐린 작용에 맞추어 조절해야 한다. 아침은 오전의 인슐린 투여 후 1시간 이내에 먹도록 하고(초속효성 인슐린 주사 시에는 즉시 식사할 것), 점심은 오전 인슐린 투여 후 4~5시간이 경과하면 먹도록 한다. 여러 종류의 인슐린 주사가 사용되고 있다면 식사시간을 융통성있게 조절하도록 한다.

다음은 1형 당뇨 대상자의 식이지도를 위한 지침이다.

- 대한당뇨병학회의 당뇨 대상자를 위한 교육자료를 이용한다.
- 대상자와 영양사와 함께 개별화된 식단표를 작성한다.
- 당뇨 교환식이표를 이용한다.
- 칼로리나 지방의 양을 계산하는 식이 구성요소의 계산을 안내한다.
- 식단에서 음식의 단위의 사용과 처방된 전체 단위수를 이해하도록 한다.
- 음식섭취에 따른 대사효과를 고려한 전체 섭취 가능한 포도당 체계를 활용한다.

불안정한 혈당 수치 관리

혈당감시 지침 제공

이제 막 당뇨진단을 받은 대상자는 소변 및 혈당수치감시에 대한 교육을 필요로 한다. 모든 당뇨 대상자는 자가간호에 대한 정보를 검토하거나 업데이트할 필요가 있다. 대상자와 의료진은 각 측정기의 장점과 단점에 대해 최신정보를 알아두어야 한다. 대상자에게 맞는 적절한 기계를 구입하도록 하고, 대상자가 측정기를 조작하거나 기계에 나타나 있는 디지털정보들을 제대로 해독할 수 있는 능력이 있는지를 반드시 고려해야 한다. 어떤 측정기는 컴퓨터에 연결시킬 수도 있다. 그렇게 되면 혈당측정결과를 막대그래프나 기타 인쇄물로 전환시킬 수 있다. 시각 장애인용 포도당 측정기도 있는데 음성으로 기계사용명령을 내리면 혈당측정결과를 소리로 알려준다.

혈당자가측정방법을 시범으로 보여주는 것 외에도 정상적인 혈당범위와 바람직한 혈당조절을 위한 목표에 대해, 또 언제 혈당검사를 실시하고 검사결과를 어떻게 기록하며, 비정상적인 결과가 나왔을 때 무엇을 해야 하는지에 대해 대화를 나눈다.

당뇨관리에서 혈당조절의 목표는 표 48-13과 같다.

요검사에 대한 교육 실시

소변을 통해 포도당의 수준을 검사하는 경우는 극히 드물다. 그러나 케톤은 소변으로 검사할 수 있다. Beta-hydroxybutyric acid, 아세토아세트산, 아세톤 등의 물질들은 금식 중이거나, 1형 당뇨병이 제대로 관리되고 있지 않거나, 1형 또는 2형 당뇨 대상자이면서 합병증이 있는 경우 소변에서 검출된다. 케톤은 지방대사의 결과물로서 금식기간 중에 나타날 수 있다. 그러나 당뇨 대상자의 경우, 케톤의 존재는 당뇨병 케톤산증의 심각한 합병증을 나타내는 것이기도 하다.

인슐린 투여교육 실시

인슐린이 정확히 투여될 경우, 인슐린에 의존하는 대상자는 큰 도움을 얻게 된다. 그러나 부정확하게 투여되는 경우, 치명적인 손상을 일으키는 저혈당(인슐린 쇼크)에 이르는 합병증

표 48-13 당뇨관리 당조절의 대사 목표

혈당관리	목표
당화 헤모글로빈(A1c)	<7%
식전 혈당수치(mg/dL)	90~130
식후 2시간 혈당수치(mg/dL)*	<180
혈관	
혈압(mmHg)	<139/80
중성지방(mg/dL)	<150
저밀도 지단백 콜레스테롤(mg/dL)	<100
고밀도 지단백 콜레스테롤(mg/dL)	
남성	>40
여성	>50

을 일으킬 수 있다. 인슐린을 정확하게 투여하려면 대상자는 인슐린 농도, 인슐린 주사기, 인슐린 보관, 주사준비과정, 자가주사방법 등을 잘 알아야 한다(**대상자 교육 지침**).

대상자 교육 지침

인슐린 자가주사

절차

1. 손을 씻는다.
2. 알코올 스폰지로 주사부위를 닦는다.
3. 오염을 막기 위해 인슐린병은 원래 담겨 있던 통에 보관한다 (또는 인슐린병의 윗부분을 알코올 솜으로 닦는다).
4. 인슐린병을 양 손바닥에 쥐고 굴리거나 흔들어서 침전된 인슐린을 섞는다.
5. 필요한 인슐린 동일량의 공기를 병 안에 주사한다.
6. 처방된 속효성 인슐린의 양을 먼저 주사기에 넣고 중간형이나 장기작용의 인슐린을 그 다음에 넣는다.
7. 주사기에 기포가 생겼는지를 살핀다.
8. 글라진 인슐린(Lantus)은 절대 다른 인슐린과 혼합하지 않는다. 왜냐하면 이 인슐린은 pH 4로 다른 인슐린과 혼합하였을 경우 침전을 일으킬 수 있기 때문이다.
9. 피부를 집어 올리고 90°로 주사한다.
10. 말랐거나 피부에 힘이 없는 경우는 근육내에 주사되어 흡수가 빨리 되는 것을 피하기 위해 45°로 주사한다.
11. 주사기를 뒤로 당겨 흡인하는 과정은 필요 없다.
12. 인슐린을 주사한다.

처리

인슐린 주사기와 바늘은 찢어지지 않는 용기에 담아 한군데 모아서 버려야 한다. 안전을 위해 바늘을 다시 뚜껑으로 닫거나, 구부리거나, 부러뜨리지 않는다.

주사기 재사용

원래 인슐린 주사기와 바늘은 일회용으로 제조되었다. 그러나 연구결과에 따르면 대부분의 당뇨 대상자는 바늘이 무뎌지거나 구부러지거나 피부 이외의 곳에 접촉하기 전까지는 바늘과 주사기를 재이용하는 것으로 밝혀졌다. 대부분의 인슐린은 정균제를 함유하고 있다. 주사기와 바늘을 재사용할 경우에는 사용 후 바늘에 뚜껑을 씌우도록 한다. 그러나 재사용은 감염위험을 가중시킬 수 있다. 특히 대상자의 개인위생상태가 좋지 않거나 급성질환을 앓고 있거나 손에 상처가 있는 경우 그러하다. 따라서 재사용을 하기 전에 다음 내용과 더불어 의사와 상의한다.

- 안전하게 바늘에 뚜껑을 씌울 수 있는가?
- 시력은 충분히 좋은가?
- 손을 자유로이 움직일 수 있는가?
- 수전증은 없는가?

주사기는 실온에 보관한다. 바늘에 알코올을 사용하는 것의 효과는 아직 검증되지 않았다. 알코올은 바늘에 있는 실리콘 코팅을 벗겨 내어 주사부위에 통증을 일으킬 수도 있다.

인슐린 농도

인슐린은 unit으로 처방된다. 인슐린은 인슐린 주사기, 펜 형태, 급속주입기, 흡입제로 투여된다.

대부분 처방되는 농도는 100단위이다. U-100 인슐린에는 mL당 100unit의 인슐린이 들어 있으며, U-100 인슐린은 거의 모든 대상자들에게 적용된다. 다량의 인슐린이 필요한 사람은 1mL당 500unit의 인슐린이 들어 있는 U-500 인슐린을 사용하는 것이 좋다.

인슐린 주사기

가장 보편적으로 사용되는 주사기는 1mL에 최대 100unit의 인슐린을 뽑을 수 있는 형태이나 0.25mL, 0.30mL나 0.50mL 용도 제조되고 있다. 50unit, 30unit 혹은 그 이하의 적은 양의 처방을 위한 작은 주사기도 있는데, 더 작은 주사기는 더 정확하게 인슐린양을 측정할 수 있다. 바늘의 길이는 8mm의 단형과 12.7mm의 장형 두 가지가 있다. 비만한 대상자에게 짧은 바늘을 사용하는 경우 지방조직에 주입되었을 때 인슐린 흡수에 차이가 있을 수 있기 때문에 바람직하지 않다.

인슐린 펜

인슐린 펜은 인슐린 주사의 다른 형태이다. 펜 형태로 되어 있고 카트리지에 미리 150~300unit의 인슐린이 채워져 있다. 매회 인슐린 주사 시 일회용 바늘을 사용해야 하기 때문에 대상자는 바늘을 지참해야 하지만, 인슐린병이나 주사기를 지참하지 않아도 된다. 남은 인슐린은 돌려서 펜으로 들어가게 되어 있다. 바늘은 남은 인슐린을 돌려서 펜으로 들어가게 하기 전에 먼저 끼워야 한다.

주사바늘이 없는 기구

급속주입기(jet injector)는 펜 형태로 되어 있는 것으로 인슐린 주사기를 대치하여 사용할 수 있다. 주사바늘이 없는 기구로 피부를 통한 미세액체 형태의 인슐린을 고속분사할 수 있는 충분한 힘을 제공하여 인슐린을 피하지방으로 흡수시킨다. 이 기구는 크고, 무거우며 가격이 고가였으나, **그림 48-18**에 보여지는 것처럼 더 가볍고, 가격이 싸며 깨끗한 새로운 모델이 개발되었다.

인슐린 보관

회사에서는 인슐린 병을 냉장보관할 것을 권하고 있지만 찬 인슐린 주사는 때때로 통증을 유발한다. 그러므로 인슐린병을 사용할 때에는 냉장고에서 꺼내놓도록 한다.

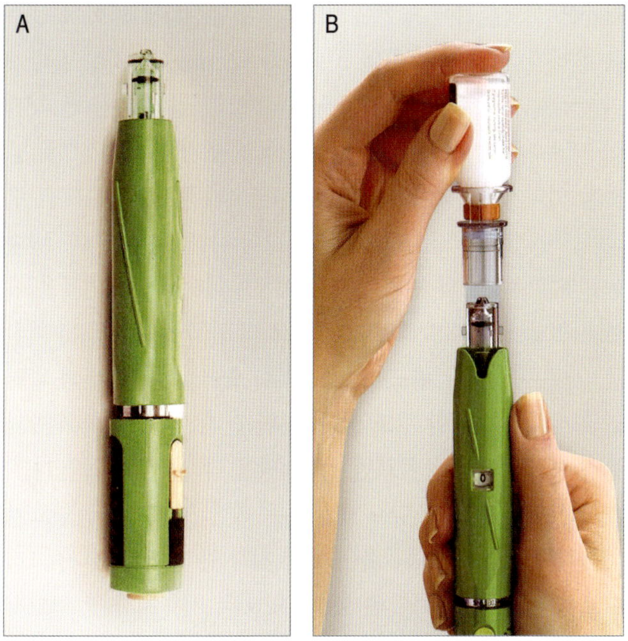

그림 48-18 ■ A: 인슐린 주사를 위한 주사바늘이 없는 Medi 고속분사 VISION 기구. B: 급속주입기에 어떻게 인슐린을 채우는지를 보여주고 있다.

2.2℃ 미만이나 30℃ 이상과 같은 극단적인 온도는 피하도록 한다. 사용 중인 병은 실온에서 약 한 달간 보관할 수 있다. 실온에서 30일 이상 보관하면 효능이 다소 줄어들 수 있다. Humalog, Regular 인슐린 카트리지, Regular 인슐린 펜은 28일간은 냉장보관하지 않아도 된다. 온도차가 있을 수도 있기 때문에 인슐린을 차 안에 두거나 항공화물칸에 보관하지 않도록 한다. 개봉 시 병에 쓰여 있는 날짜를 확인한다. 유효기간이 지난 인슐린은 사용하면 안 된다. 사용하기 전 각각의 인슐린병에서 뭉침이나 경결 혹은 투명도나 색깔의 변화가 있는지 확인한다. 초속효성과 속효성 인슐린은 글라진과 마찬가지로 투명하고, 다른 인슐린 형태는 현탁액이다. 대상자는 항상 여분의 인슐린을 준비하고 있어야 한다.

인슐린 준비 및 주사

전문가들은 한때 공기방울이 생기지 않게 인슐린을 주사기에 뽑으려면 양손바닥으로 인슐린병을 굴려주어야 한다고 했었다. 그러나 현재의 NPH와 Lente 인슐린병은 인슐린의 농도를 균질하게 하기 위해 섞을 때 세게 흔들어 주어야 한다.

인슐린 피하주사의 불편함을 최소화하기 위해서는 실온의 인슐린을 투여하도록 한다. 게이지가 작은 바늘을 통해 옮길 수 있는 박테리아의 수는 감염을 일으킬 정도는 아니며, 알코올 준비도 반드시 필요하지 않다. 주사부위를 소독하기 위해 알코올을 사용한다면 알코올이 완전히 증발할 때까지 기다리도록 한다. 대상자가 긴장하지 않도록 한다. 피부를 재빨리 찌른다. 일단 바늘이 피하조직에 들어간 다음이나 주입되고 있는 동안에는 바늘의 방향을 바꾸지 않도록 한다.

사전주입형 주사기

사전주입형 주사기(prefilled syringes)는 바늘을 위쪽으로 해서 수직으로 냉장보관되었을 때(분출된 분자가 바늘을 막고 있지 않도록 하기 위함이다) 최장 3주까지 화학적으로 안정적이다. 자가혈당 모니터의 횟수를 늘려 사전주입형 주사기내에 보존된 인슐린이 혈당조절에 있어 효과가 변하지 않았는지를 확인하는 것이 좋다. Regular 인슐린과 NPH 인슐린을 하나의 주사기 안에 섞을 수도 있으며, 고정비율로 미리 섞여 있는 인슐린도 시판 중이다. 그러나 이러한 인슐린은 투여량에 매일 변화를 주어야 하는 경우나 속효성 인슐린이 요구되는 경우에는 적합하지 않다.

부위선정 및 순환

인슐린 주사를 위해서는 특정부위가 선호된다(그림 48-19).

인슐린 흡수는 부위에 따라 조금씩 다르다. 매일 투여하는

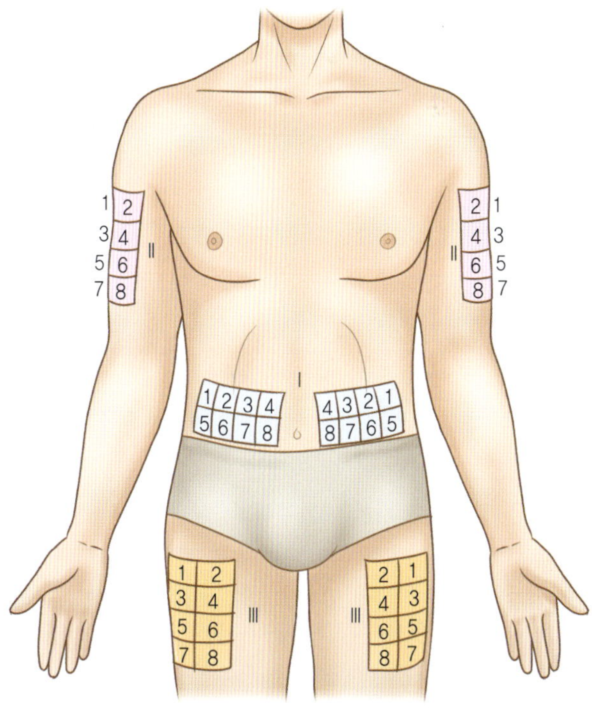

그림 48-19 ■ 인슐린 주사부위

주사부위는 인슐린 효과의 시작, 최고점, 기간에 영향을 미칠 수 있다. 복부 인슐린 주사(영역 I)는 팔(영역 II)이나 다리(영역 III)에 비해 가장 빠르게 흡수된다.

인슐린의 흡수에 급격한 변화가 일어나는 것을 피하려면 전에 주사했던 곳에서 최소한 2.5cm 정도 떨어진 부위에 주사하도록 교육한다. 해당 부위 전체에 주사를 놓은 다음에 다른 부위를 선택하도록 한다. 대상자에게 당일 심하게 움직여야 하는 근육은 근육운동으로 인해 흡수율이 증가할 수 있기 때문에 그곳에 주사하는 것은 피하도록 지시한다.

하루에 2회 주사하는 경우 대상자는 오후 인슐린은 오전 인슐린을 주사하지 않은 곳에 한다. 복부는 흡수율이 일정하고 속도도 빠르기 때문에, 일부 의사들은 대상자에게 복부만을 이용하도록 지시하기도 한다. 조직손상을 피하기 위해 주사계획을 세워 일정하게 하는 것이 좋다. 흡수에 차이가 생기는 것을 막기 위해 한 부위에서도 주사지점을 바꿔가며 주사한다.

인슐린 자가주사방법

인슐린을 투여받는 대부분의 대상자는 스스로 주사 놓는 법에 대해 배우게 된다. 당뇨 대상자에게 인슐린을 준비하고 주사하는 방법을 가르치는 것은 1차적으로 간호사의 책임이다. 필요한 교육량은 대상자가 인슐린 및 주사도구와 얼마나 친숙한가에 따라 다르다.

대상자가 집에서 사용할 목적으로 구입해야 하는 도구로는 처방된 인슐린, 알코올솜, 사용승인된 주사기가 있다. 장갑을 끼지 않고 인슐린병의 입구를 닦으면 손가락에 있는 박테리아가 병으로 옮겨지면서 감염의 위험이 높아질 수 있다. 인슐린은 원래 포장되어 있었던 상자나 용기에 보관하는 것이 더 실용적이다.

평생 동안 매일 주사를 맞아야 하는 일은 그다지 유쾌한 일은 아니지만, 인슐린 주사에 대한 대상자의 자세는 간호사의 태도에 따라 크게 달라진다. 사실을 그대로 전달하는 것이 대상자가 자가간호의 개념을 이해하고 책임감을 느끼는 데 도움을 준다. 어떤 대상자는 피부에 바늘을 찌르는 것을 어려워하는 경우가 있다. 이런 대상자에게는 간호사가 부위를 선정하고 바늘을 찔러주고 나서 자가주사의 첫 단계로서, 대상자가 직접 주사기의 플런저를 누르고 바늘을 빼도록 시킨다. 대상자가 자신감을 갖게 되면 자가주사에 대해 공포감을 덜 느끼게 될 것이다.

노인간호

당뇨병은 고령층에서 많이 나타나며, 이 연령집단의 중요한 질환 중 하나이다. 정상적인 노화과정에서 발생하는 많은 변화들이 혈당수치에 영향을 미친다. 혈당수치는 나이가 들수록 올라간다. 식전 수치는 10년마다 약 1mg/dL 가량 올라가며, 식후 수치는 10년마다 6~13mg/dL 가량 증가한다. 시간이 지날수록 말초수용체는 인슐린에 덜 민감해지는 것으로 알려져 있다. 포도당 규제형 호르몬(글루카곤, 에피네프린) 수준과 무지방 체질량에서도 감소현상이 나타난다. 이러한 변화는 신체활동감소와 빈약한 식사 때문일 수 있다. 노인들은 심한 저혈당에 더 취약하며 그 결과로 뇌졸중, 심근경색증, 협심증, 경련이 발생할 수도 있다. 감각이 줄어들어 고혈당의 발현을 알아차리지 못할 수도 있다. 또한 간과 신장기능에 수반되는 변화와 다중 약물치료법이 저혈당을 악화시킬 수도 있다.

일반적으로 노인 당뇨 대상자를 위한 영양지침은 당뇨가 없는 일반 노인대상자들을 위한 지침과 큰 차이가 없다. 그러나 노인 당뇨 대상자들은 통증, 요실금, 시력저하(망막병증, 녹내장, 백내장), 자기수용감각(proprioception)의 저하, 기립성 저혈압과 같은 기능저하의 원인이 될 수 있는 문제에 노출될 위험이 더 크다.

정신상태와 신체기능, 감각기능에 손상이 생길 경우 대상자는 치료계획을 이해하고 이를 따르는 데 어려움이 있을 수도 있다. 노인에서는 혈당조절을 철저히 실시하는 것에 대한 유익성보다는 저혈당으로 인한 급성합병증 발생이 더 위험하다. 따라서 노인에서는 좋은 건강상태를 유지하면서 개별화된 치료계획을 따르는 것이 바람직하다. 가장 적절한 식단과 운동을 통해 건강을 최대한 유지하는 것을 목표로 하는 팀 접근법은 혈당을 적절하게 조절함으로써 대상자의 삶의 질을 향상시킬 수 있다.

당뇨병의 수술요법

췌장이식

적응증

1형 당뇨 대상자 중 일부는 췌장이식을 받고 있다. 췌장이식이 시작된 것은 1966년으로 최근 췌장이식 수술의 80%는 신장이식을 동시에 하고 있다. 그 이유는 고혈당과 산독증의 심각한 부작용이 있는 면역억제제인 사이클로스포린(cyclosporine)에 의한 영향을 받지 않도록 최적의 신기능이 필요하기 때문이다. 대상자 자신의 췌장은 외분비선기능을 원래대로 하도록 놔두고 새 췌장은 보통 장골동맥 및 정맥에 부착시켜 이를 통해 인슐린을 전신으로 들어갈 수 있도록 한다. 새 췌장을 하부골반강에 위치시키고 관은 방광에 연결시켜 외분비선의 소화액은 방광으로 흘러 들어가 흡수되지 않게 한다. 수술은 보통 4~6시간 정도 걸린다. 나머지 20%는 신장이식 후 췌장이식을 하거나 췌장만 이식한다. 대상자는 췌장 또는 췌장과 신장의 이식수술로부터 회복될 것이며, 인슐린을 투입할 필요 없이 7~10일 이내에 퇴원하게 된다. 3~4개월 이내에 대상자는 약물과 건강관리치료를 철저히 지키는 범위 내에서 정상적인 생활을 영위하게 된다. 거부반응이나 감염과 같은 합병증은 수술 후 회복을 지연시킬 것이다. 인슐린 투입으로부터 자유로워지고 평상시의 식사를 할 수 있으며 덜 제한된 생활을 할 수 있기 때문에 대상자의 삶의 질은 크게 향상된다. 성공적인 이식여부는 혈당조절(60~110mg/dL 사이의 수치)과 C-펩티드 수준으로 알 수 있다.

금기증

1형 당뇨 대상자가 췌장만을 이식받으려면 신장기능이 원활해야 한다. 그렇지 않다면 췌장과 신장 모두를 동시에 이식하거나 신장이식을 마친 다음에 췌장을 이식해야 한다. 그 밖의 금기증으로는 대상자의 수술로 인한 스트레스와 관련된 문제점들이 포함된다. 2형 당뇨 대상자는 췌장이식의 효과가 없다. 2형 당뇨병은 인슐린 수용체의 문제로 발생되는 것이므로 췌장을 이식해도 해결될 수 없기 때문이다.

합병증

췌장이식의 주요 합병증은 혈관혈전증, 거부반응, 감염 등이다. 혈전증을 막기 위해서는 췌장을 통해 흐르는 혈액량이 72시간 동안 높은 비율로 유지되어야 한다. 또한 합병증을 조기 발견하기 위해 검사결과와 체액 및 전해질의 상태, 신체증상, 활력징후의 변화 등을 주의 깊게 관찰한다.

소변내 아밀라아제수치의 급강하, 혈당의 상승, 다량의 혈뇨, 장골와의 심한 통증, 이식부위의 압통 등은 모두 혈관 혈전증의 증상이다. 급성 · 만성 이식거부반응의 발현으로는 열, 혈청 크레아티닌과 BUN의 증가, 체중 증가, 이식부 압통 등이 있다. 단백뇨는 만성거부반응의 1차적인 증상이다. 그리고 열, 소변내 아밀라아제 감소, 혈청아밀라아제 증가, 고혈당, 이식부 압통 등도 이식거부반응의 증상이다.

이식거부반응을 예방하기 위해서는 단클론성 항체(OKT3)와 함께 면역억제치료제를 쓰거나 다클론성 항체[cyclosporine (Sandimmune), azathioprine (Imuran), prednisone]가 투여된다.

섬세포이식

섬세포이식(islet cell transplantation)은 1형 당뇨 대상자를 위한 치료로 개발되었다. 수술에서 독성이 덜한 항거부약물을 사용하게 되지만 결과는 바람직하지 못하다.

일단 대상자가 내과 관리의 대안으로 이식을 결정하여 수술대기자 명단에 오르게 되면, 대상자는 광범위한 신체적 · 정신적 평가를 받게 된다. 간호 시 주안점은 대상자의 수술에 대한 지식과 정보에 대한 요구를 파악하는 것이다.

간호의 중점사항은 거부반응과 면역억제제의 부작용, 감염, 혈관폐색 등을 관찰하는 것이다. 혈전증 및 감염, 거부반응과 같은 합병증을 발견하기 위해서는 활력징후와 각종 검사결과, 체액과 전해질상태, 신체증상의 변화를 주의 깊게 관찰해야 한다. 혈당수치는 60~110mg/dL여야 하며, 외인성 인슐린의 투여가 없어야 한다. 소변내 아밀라아제는 일정해야 하며 소변의 산도는 7.0~8.5여야 한다.

수술 전에 시작된 면역억제치료는 수술 후에도 새 췌장에 대한 거부반응을 막기 위해 스케줄에 따라 계속된다.

췌장 이식 대상자의 자가간호

췌장 또는 췌장-신장 이식 후의 대상자와 가족에게 필요한 자가간호는 상당히 복잡하다. 대상자와 가족에게 간호가 장기적으로 지속되어야 하며, 그 일환으로 새 장기의 상태를 측정하기 위해 추후 외래방문을 자주 해야 한다는 사실을 알려주도록 한다. 약물관리, 식사조절, 신체활동, 거부반응 및 감염의 발현과 관련된 자가간호에 대해 이야기한다. 현재의 약물치료를 계속하는 일이 왜 중요한지, 대상자가 왜 약 복용을 한 번이라도 거르면 안 되는지를 설명한다. 대상자가 기억을 못하거나, 반복설명을 요구하거나 불완전한 정보를 가지고 있다면, 거부반응과 감염의 증상에 대해 충분히 설명한다.

수술을 받는 당뇨 대상자 관리

당뇨 대상자에게 수술은 대상자의 평상적 치료요법에 혼란을 가져온다. 식이는 일시적으로 변경해야 하고 인슐린 용량과 경구용 혈당강하제도 재조정해야 한다. 수술에 대한 스트레스는 혈당을 상승시키고 대상자의 감염에 대한 취약성을 증가시킨다. 수술절개 자체가 새로운 병균이 침입할 수 있는 통로가 될 가능성이 생기고, 게다가 당뇨 대상자는 수술 후 치유가 정상인보다 느리다.

이러한 문제를 상쇄하기 위해 수술 전과 수술 후의 특별한 중재가 필요한데, 중재는 대상자가 1형 당뇨인지 2형 당뇨인지, 그리고 선택적 수술인지 응급수술인지에 따라 달라진다.

수술 전 간호

당뇨 대상자의 수술 전 간호의 목적은 수술 전 혈당수준으로 완전하게 조절하는 것이다. 1형 당뇨 대상자는 수술의 위험성을 감소시키기 위해 수술을 하기 전 안정화를 도모할 필요가 있어 수술 전 며칠 동안 혹은 몇 주까지 철저하게 감시를 하게 된다. 당조절이 잘 안 되는 1형 당뇨 대상자가 응급수술을 해야 하는 경우 의사는 대상자가 저혈당이나 고혈당인 상태로 수술을 진행하거나 당뇨가 조절될 때까지 응급수술을 연기하는 것 중 하나를 선택하여야 한다. 이 모든 사례에서 대상자는 활력징후, 빈번한 임상검사와 혈당검사, 엄격한 간호중재가 지속적으로 필요하다. 혈당을 잘 조절하고 있는 2형 당뇨 대상자는 일반사람들이 평상적으로 갖는 수술의 위험 정도보다 약간 더 위험할 뿐이다.

1형과 2형 당뇨 대상자를 위한 수술 전 준비사항는 다음과 같다.

- 공복 시, 식전 혈당수치를 포함하는 수술 전 임상검사; 헤마토크릿 수준, 전해질과 BUN 및 혈청 크레아티닌 수준, 전혈구수, ECG와 심장효소, 흉부 X-선
- 수술스케줄을 가장 이르게 하여 대상자의 식이와 인슐린 요법에 가능한 한 혼란을 줄인다.
- 수술 당일 아침에는 음식, 물, 경구용 혈당강하제(장기작용의 혈당강하제, chlorpropamide는 긴 반감기 때문에 수술 전 1~2일 전 투여를 중지함)의 투여를 중지한다.
- 인슐린 의존이나 인슐린이 필요한 대상자를 위한 인슐린 정맥주사가 보통 저혈당을 예방하기 위해 5% 포도당과 함께 투여된다. 만일 백내장 제거수술과 같이 비교적 간단한 수술이라면 5% 포도당에 중간형 인슐린의 평상시 용량을 주입하고, 마취의가 수술방에서 혈당수준을 감시한다.
- 자정부터 금식을 하고 있는 대상자가 수술하는 동안 저혈당에 빠지지 않을 것을 확인하기 위해 수술 1시간 전에 혈당수준을 측정하고 의사에게 알린다.

수술 중 간호

수술실에 도착하게 되면 대상자는 당뇨의 중증도와 수술의 범위에 따라 관리가 진행된다. 대상자의 혈당수준과 인슐린 프로토콜에 기초하여 Rugular 인슐린이 정맥으로 투여되고, 지속적인 인슐린 주입요법이 선호된다. 피하 인슐린 주사는 인슐린 흡수가 체온, 순환혈액량, 마취제에 의해 영향을 받기 때문에 수술 중에는 투여되지 않는다.

수술 후 간호

수술 후 관리의 목적은 대상자의 활력징후의 안정, 수분과 전해질 불균형의 교정, 당뇨조절의 재수립, 상처 감염의 예방, 상처치유 촉진이다.

당뇨대상자의 수술 후 중재의 중요한 사항은 다음과 같다.

- 대상자가 구강으로 음식물을 섭취할 수 있을 때까지 처방된 IV 용액과 Rugular 인슐린을 투여하거나 지속적 인슐린 주입요법을 시행한다.
- 대상자가 마실 수 있게 되면 저혈당을 예방하기 위해 적정량의 칼로리를 제공한다. 대상자가 먹을 수 있게 되면 먹을 수 있는 음식을 제공한다. 대상자의 수술 후 상처치유를 위한 충분한 칼로리에 대해 영양사와 의논한다.
- 하루에 6회 혈당검사를 실시한다.
- 혈당조절이 재수립되고, 음식을 적절하게 섭취할 때 대상자의 수술 전 처방된 인슐린의 형태와 용량이 재개되는데, 보통 의사에 의해 재처방된다.
- 마취에서 아직 깨지 않은 대상자의 혈압감소, 심박수의 증가와 같은 수술 후 저혈당 증상을 관찰한다.
- 가능하면 방광감염을 예방하기 위해 도뇨관 삽입을 피한다.
- 감염 예방을 위해 철저하게 무균적으로 상처드레싱을 교환한다.
- 감염의 증상을 확인하기 위해 대상자의 상처와 절개부위를 자주 사정한다. 비정상적인 배액량이나 악취가 나는 배액은 경고증상이다.
- 피부손상부위, 만일 대상자가 말초혈관질환이나 신경병증이 있는 경우 특히 증상을 관찰하고 치료한다.

당뇨병의 급성합병증

고혈당과 당뇨병 케톤산증

고혈당(hyperglycemia)은 인슐린의 부족으로 인해 발생한다. 즉, 인슐린 부족으로 포도당이 혈관에서 세포 속으로 이동할 수 없을 때 고혈당이 발생한다. 세포의 연료로 쓰이는 탄수화물이 부족해지면 간은 저장된 글리코겐을 포도당으로 전환시

켜 포도당의 생성을 증가시킨다. 그러나 불행히도 이러한 반응들은 혈당수치를 더 높임으로써 상황을 악화시킨다.

1형 당뇨병의 경우 고혈당 상태에서 인슐린이 부족하므로 우리 신체는 에너지를 내기 위해 포도당 대신 저장된 지방과 단백질을 꺼내어 쓰게 된다. 많은 양의 지방산이 복부의 조직세포에서 나와 간으로 이동하고 간은 다른 신체조직들, 특히 근육에 의한 이화작용으로 인하여 케톤체 생성(ketogenesis)이 가속화된다. 지방 대사가 증가하면서 간에서는 상당량의 케톤체를 생산하게 되는데 케톤체는 혈액 속에 축적되고 소변을 통해 배출된다.

또한 케톤 아세톤초산염과 베타 옥시낙산의 산성(pH가 낮아짐) 효과로 인해 대사성 산증이 나타난다. 이러한 상황을 당뇨병 케톤산증(diabetic ketoacidosis, DKA)이라고 하며 심각한 경우 대상자가 의식을 잃을 수도 있는데, 이를 당뇨성 혼수상태라고 부른다. 당뇨병 케톤산증은 응급의료상황으로서 즉각적인 의료적 처치가 필요하다.

고혈당으로 인한 당뇨병 케톤산증은 1형 당뇨병 환자에게 나타나는 가장 심각한 대사장애이다. 당뇨병 케톤산증은 이전에 당뇨를 진단받은 적이 없던 대상자의 약 40%에서 발견되며 특히 10대와 고령층에게서 보다 빈번하게 발생한다.

원인과 위험요인

- 인슐린 투여량이 너무 적을 때
- 인슐린 투여를 거를 때
- 수술, 상해, 임신, 스트레스, 사춘기 또는 감염으로 인해 증가한 인슐린 요구를 충족시킬 수 없을 때
- 인슐린 항체 때문에 인슐린 내성이 생겼을 때

병태생리

당뇨병 케톤산증은 인슐린이 절대적 또는 상대적으로 부족하여 고혈당이 발생하는 것이 특징이다. 인슐린이 전혀 분비되지 않는 것은 아니지만 스트레스원(감염)으로 인해 증가한 포도당 요구량을 충족시키기에는 부족하다. 인슐린이 부족하고 에너지를 내기 위한 탄수화물을 사용할 수 없게 되면 저장된 지방과 단백질 사용에 의존하게 된다. 당뇨병 케톤산증의 2차적인 원인은 글루카곤, 카테콜아민, 코티솔, 성장 호르몬 등의 과다생성이다. 이러한 호르몬은 인슐린 효과에 길항작용을 하며 고혈당, 삼투성 이뇨, 2차적인 고지혈증을 동반한 지방분해와 산증을 촉진시킴으로써 당뇨병 케톤산증을 유발한다. 그림 48-20에 이와 관련된 병태생리기전을 요약하였다.

지방의 이화과정(분해과정, catabolizing process)은 다음과 같은 세 가지 병리적 상태를 초래한다.

- 케톤산증과 산증
- 탈수
- 전해질과 산-염기의 불균형

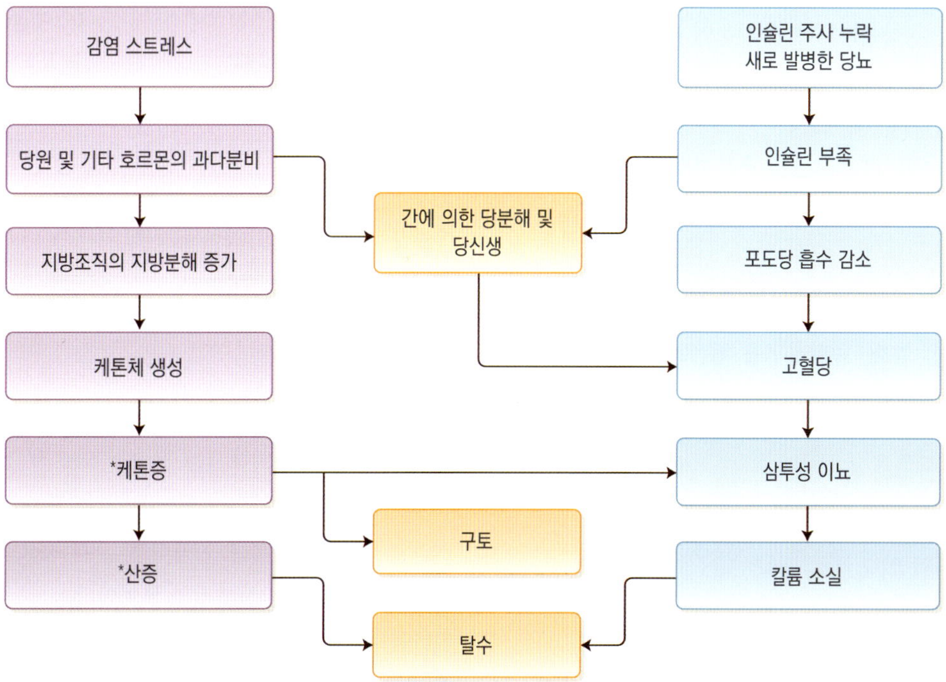

그림 48-20 ■ 당뇨병 케톤산증의 병태생리. *당뇨병 케톤산증의 주요지표

케톤산증

인슐린 부족으로 지방대사가 활발히 되면서 케톤증이 발생한다. 당뇨병 케톤산증에서는 물과 이산화탄소의 형태로 분비되는 중탄산염에 의한 산의 완충작용이 케톤증(ketosis)을 보상해주지 못한다. 당뇨병 케톤산증에 빠진 대상자의 경우 호흡이 깊어지고 가빠지는데, 이를 쿠스말호흡이라고 하며, 호흡에서 과일향 또는 아세톤같은 냄새가 난다.

탈수

첫째, 우리의 몸은 과다한 포도당과 케톤을 제거하려 하기 때문에 다량의 소변이 배출된다. 둘째, 산증은 심한 구토와 오심을 일으킬 수 있으며 추가적인 체액과 전해질 손실(주로 나트륨과 염소)을 일으킨다. 마지막으로, 과다하게 증가한 아세톤과 이산화탄소를 제거하려는 노력의 일환으로 발생한 호흡 증가 때문에 호흡을 통해 수분이 손실될 수 있다. 전형적으로 당뇨성 혼수상태에 빠진 대상자는 체중의 10%에 달하는 양의 수분과 약 40g의 나트륨을 배출하게 되는데, 이러한 체액소실로 인한 심각한 탈수현상 때문에 저혈량성 쇼크나 젖산혈증(lactic acidosis)이 나타날 수 있다.

전해질 불균형

혈중산도가 낮아지면서 축적된 수소는 세포외액으로부터 세포내액으로 이동한다. 수소의 세포내로의 이동은 세포내의 칼륨이 세포외액으로 이동하는 과정을 촉진하고, 그 결과 칼륨의 세포내 고갈현상이 심각한 수준으로 나타난다. 초기에는 혈청 칼륨수치가 대부분 정상이거나 높기 때문에 세포내 칼륨손실을 모른 채 지나갈 수도 있지만 그 후로 삼투성 이뇨가 계속되면 다량의 칼륨이 소변을 통해 배출된다.

대상자가 심각하게 탈수증상을 보이고 있다면 농축된 혈액과 핍뇨현상 때문에 혈청칼륨수치는 더욱 높아질 수 있으며, 이는 생명을 위협하는 부정맥을 초래할 수 있다. 대사성 산증상태인 대상자는 칼륨소실과 더불어 소변과 구토를 통해 다량의 나트륨, 인, 염소, 중탄산염을 배출하게 된다.

임상증상

당뇨병 케톤산증 환자에게서 보편적으로 나타나는 주요 증상은 **박스 48-5**와 같다. 급성고혈당 대상자 사정시 우선순위는 **표 48-14**에 제시되어 있다

박스 48-5 당뇨병 케톤산증의 주요 증상

- 복통
- 식욕부진
- 탈수
- 과일향기 나는 호흡
- 호흡과다 또는 쿠스말호흡
- 저혈압
- 의식수준의 변화 또는 혼수
- 오심과 구토
- 다뇨
- 졸림(비몽사몽)
- 빈맥
- 갈증
- 시력장애
- 따뜻하고 건조한 피부
- 허약감
- 체중 감소

표 48-14 급성고혈당 대상자 사정 시 우선순위

문제점	주요사정내용
탈수	• 건조한 피부, 상기된 피부, 피부의 당김이 있는지 사정한다. • 점막이 건조한지 사정한다. • 다뇨에 이어 나타나는 핍뇨를 사정하기 위하여 소변량을 모니터한다. • 저혈압과 빈맥의 징후를 모니터링한다. • 체액과다가 있는지 모니터링한다.
전해질 불균형	• 고칼륨혈증 징후를 살핀다: 심전도상의 T파 상승, 기외성 박동(ectopic beats), 심박동의 변화, 저혈압, 설사, 장음 증가, 근육통, 오심과 구토 • 저칼륨혈증 징후를 살핀다: 심전도상의 편평한 T파와 U파, 기외성 박동, 저혈압, 장폐색, 오심과 구토, 피로, 기면, 근육허약 및 경련
고혈당	• 혈당수준과 케톤뇨 여부를 모니터링한다. • 다뇨, 다식, 다음증상이 있는지 사정한다. • 고혈당 치료 동안 저혈당이 있는지 모니터링한다.
고삼투	• 혈청삼투압, 혈청요소질소, 혈청크레아티닌을 모니터링한다. • 기면, 지남력상실, 행동 변화 등을 사정한다.
대사성 산증	• 저혈압, 부정맥, 과호흡, 기면, 혼돈, 혼수, 두통, 아세톤호흡이 있는지 모니터링한다.

치료와 간호

당뇨병 케톤산증을 치료하지 않고 내버려두었을 때의 주요 사망원인은 탈수로 인한 저혈량성 쇼크, 급성세뇨관 괴사, 요독증 등이다. 당뇨병 케톤산증은 응급상황이며, 이처럼 위급한 상태를 교정하기 위해서는 신속한 의료적 조치와 간호중재가 필요하다. 효과적인 치료를 위해서는 당뇨병 케톤산증 시 발생하는 대사의 변화를 이해하는 것이 중요하다. 치료의 핵심은 수액과 인슐린, 전해질의 투여이다.

당뇨병 케톤산증의 관리에는 재수화(rehydration), 전해질 및 산-염기 불균형의 교정, 인슐린 투여를 통한 지방 대사상

태에서 탄수화물 대사상태로의 회복, 케톤산증을 유발하는 원인에 대한 규명과 개선이 포함된다. 모든 생화학적 비정상 상태가 완전히 개선되는 데에는 고형식이 가능한 때부터 길게는 1주일까지 걸릴 수 있다. 섭취량과 배설량, 체중, 체액, 전해질, 인슐린, 케톤뇨 여부 등을 기록하기 위해 포괄적인 흐름표를 작성해야 한다.

재수화

대상자가 구토가 있거나 마실수 없는 경우, 산증이 발생된 경우에 정맥을 통한 재수화(rehydration)가 필요하다. 즉시 등장액 또는 생리식염수(0.9% NaCl)를 정맥으로 투여하도록 하는데 대개 첫 1시간 동안에는 1,000mL의 등장성 용액을 주입하고(10~20mL/kg), 그 후 24시간에 걸쳐 2,000~8,000mL의 용액을 추가로 주입한다. 단, 심폐기능이 약화된 대상자는 수액주입을 천천히 실시하도록 한다(**박스 48-6**).

대상자가 혼수상태이거나 구토물을 흡인할 위험이 있다면 비위관 삽입이 필요하다. 비위관과 탈수현상 때문에 대상자의 구강상태가 건조해질 수 있으므로 구강간호를 자주 해야 한다. 또한 대상자의 상태변화를 관찰하기 위하여 장음을 자주 사정해야 한다. 대상자에게 체액불균형 문제가 없다면 마시는 것을 격려하도록 하는데, 이때 소금 간이 된 맑은 유동식이 나트륨을 보충하는 데 도움이 된다.

간호사는 섭취량과 배설량을 정확하게 기록하도록 하고, 만약 소변량이 시간당 0.5mL/kg 미만이면 의사에게 보고하도록 한다. 또한 대부분의 대상자들은 도뇨관 삽입이 필요한데, 당뇨 대상자는 감염에 취약하기 때문에 도뇨관 관리 시 무균상태를 유지하는 것이 중요하다.

박스 48-6 당뇨병 케톤산증의 IV 수액 보충*

1시간
등장성 NaCl(0.9%, 생리식염수) 또는 100% 농도의 Lactated Ringer's solution을 15~20mL/kg 정도 주입한다.

2시간
수액을 15mL/kg 이상으로 계속 주입한다. 고나트륨혈증이나 심부전이 있거나 아동이라면 50% 농도의 NaCl[half-strength sodium chloride(0.45% 생리식염수)]을 사용한다.

3시간
성인은 수액 주입량을 7.5mL/kg로 줄인다. 수액은 0.45% 생리식염수를 사용한다.

4시간
수액 주입량을 임상적 상황에 맞추어 조정하고 소변 배설량을 감안해야 한다.

* 혈당수치가 250mg/dL에 근접하면 0.45% 생리식염수에 5% 포도당을 포함한 수액을 교체한다. IV 수액을 대상자가 음식과 수분을 구토 없이 받아들일 수 있을 때까지 계속한다.

주요관찰사항

재수화 과정

- 탈수의 정도를 알려주는 가장 좋은 척도는 체중 감소이다. 체중 감소는 대상자의 표준체중을 알아야 판단할 수 있다. 감소는 총 체중의 10%이다.
- 기타 임상지표는 조직팽만감, 맥박, 점막상태, 의식, 갈증, 헤마토크릿, 체위에 따른 혈압변화의 정도이다(기립성 저혈압의 체크를 위해서).
- 노인이나 심장질환 환자들에게서는 수액대체는 중심정맥압력측정에 따라 결정되어야 한다.
- 지나치게 적극적인 수액대체는(특히 생리식염수) 심부전을 야기할 수 있기 때문에 폐를 자주 청진하는 것이 중요하다.

쇼크 방지

대상자가 순환허탈상태일 경우 혈액과 알부민, 덱스트란과 같은 혈장용량증량제(plasma volume expander)를 생리식염수 용액과 교대로 투여한다. 또는 대상자에게 염화나트륨과 혈장단백질수치를 올릴 수 있는 교질용액과 식염수의 혼합액을 투여하게 된다.

칼륨 균형의 회복

케톤산증을 치료하지 않고 내버려두면 낮은 산도로 인해 칼륨이 세포내에 머물게 되어 일시적인 고칼륨혈증이 나타난다. 반면에 정상 또는 상승된 혈중칼륨치에도 불구하고 전신의 칼륨치는 고갈된다.

칼륨을 보충하는 경우 각별히 주의를 기울여야 한다. 수액과 인슐린으로 중재가 시작되면 쇠약, 심한 호흡곤란, 심장발작 등의 저칼륨혈증이 나타날 수도 있다. 저칼륨혈증은 인슐린 투여 후에 칼륨이 포도당과 함께 세포내에 다시 들어가고, 재수화 및 신장기능의 회복 후 소변을 통해 배출되기 때문에 발생한다. 다음은 칼륨균형의 회복을 위한 일반적인 중재이다.

- 소변배설량을 자주 측정하고 평가한다. 소변배설량이 적은 대상자의 경우 위험한 고칼륨혈증이 나타날 수 있으므로 칼륨을 투여하지 않는다. 소변배설량이 급격히 줄어들거나 시간당 0.5mL/kg 미만이면 의사에게 즉시 보고한다.

- 대상자에게 고칼륨혈증(서맥, 심장발작, 쇠약, 이완성 마비, 핍뇨)이나 저칼륨혈증(쇠약, 이완성 마비, 마비성 장폐색, 심장발작)의 징후가 나타나는지 수시로 사정한다. 고칼륨혈증은 치료 후 첫 4시간 동안에 나타날 수 있으며 저칼륨혈증은 보통 4~24시간 후에 나타난다.
- 칼륨을 치료지침에 따라 신중하게 보충한다(**박스 48-7**).
- 인슐린치료를 시작 후 소변배설량이 적절한지 확인이 되면 1~2시간 이내에 칼륨투여를 시작하도록 계획한다.
- 대상자가 먹고 마실 수 있을 만큼 충분히 회복되면 바나나, 오렌지주스와 같은 칼륨성분이 많은 음식과 음료를 준다.
- 염화나트륨(NaCl)과 인(P)의 수치를 모니터한다. 나트륨은 생리식염수로 대체할 수 있고, 인은 칼륨수치에 따라 달라질 수 있다. 의사는 정맥수액을 통해 염화칼륨(potassium chloride)과 인산칼륨(potassium phosphate)을 교대로 투여한다.

산도교정 및 인슐린 투여

당뇨병 케톤산증인 대상자에서는 인(P) 고갈증상이 나타나는데, 이는 음식섭취량 감소, 과다한 분해작용, 소변배설량 증가가 복합적으로 나타나기 때문이다

- 칼륨과 함께 인슐린을 투여하면 인의 세포내 이동을 촉진시켜 혈장의 인농도가 더욱 낮아지게 된다. 그러나 지나치게 많은 인을 투여하면 저칼슘혈증(hypocalcemia)을 초래할 수도 있으므로 인을 투여하기 전에는 혈청칼슘수치를 반드시 확인해야 한다.
- 의사들은 보통 혈중산도가 7.1 이하인 대상자에게만 중탄산나트륨을 투여한다. 이러한 치료는 부분적으로 대사성 산증을 교정해주며 대상자의 상태가 개선됨에 따라 정상 신체기전이 혈중산도를 정상으로 회복시킨다.
- 또한 소량(5~10units/h)의 인슐린이 처방된다. 당뇨병 케톤산증에서 혈당이 급격히 상승하더라도 300mg/dL 미만의 혈당수치인 경우는 인슐린치료를 하지 않는다. 케톤산증 환자는 응급실에서 Regular 인슐린을 IV(0.15unit/kg)로 투여한다. 간호사는 인슐린 주입을 시작하기 전에 대상자가 당일날 인슐린을 투여했는지를 물어보도록 한다. 당뇨병 케톤산증 환자는 피하조직이 탈수되어 있고, 탈수와 저혈량성 쇼크의 결과로 관류상태가 좋지 않기 때문에 인슐린을 피하로 투여해서는 안 된다.

박스 48-7 당뇨병 케톤산증 환자의 칼륨 보충

소변배설량이 적절한 대상자에게서는 심전도가 혈장칼륨농도의 지침으로 사용된다. T파와 U파가 편평해지거나 역치가 나타나고 QT 간격이 길어지는 것은 저칼륨혈증을 가리킨다. T파가 뾰족하고, P파 손실, QRS의 교란은 고칼륨혈증을 의미한다.

칼륨의 IV 대체는 혈장 칼륨 농도에 의해 결정된다.

만약 칼륨 농도가

- <3mEq/L이라면 0.6mEq/kg/h 이상으로 주입한다.
- 3~4mEq/L이라면 0.6mEq/kg/h으로 주입한다.
- 4~5mEq/L이라면 0.2~0.4mEq/kg/h으로 주입한다.
- 6mEq/L이라면 K^+ 농도가 6.0mEq/L보다 작아질 때까지 기다린다.

칼륨을 수액에 혼합하여 주입한다. 그러나 만약 농도가 20~40 mEq/L이고 말초정맥으로 주입되는 것이 자극을 일으킨다면 중심정맥을 이용하여 주입하도록 한다. 혈장 K^+ 농도가 <4 또는 >6mEq/L 이었다면 두 시간마다 체크한다.

전통적으로 당뇨병 케톤산증과 관련된 고혈당에서는 Regular 인슐린을 IV bolus로 투여한 후 지속적 주입을 시작해야 한다. 탈수 정도와 동반질환 여부에 따라 0.9% 생리식염수나 0.45% 식염수를 사용한다. 인슐린은 가장 작은 IV 백(100mL의 IV 수액 속의 Regular 인슐린 100unit)에 준비한다. 그러면 Regular 인슐린과 IV 수액의 비율이 1:1이 된다. 먼저 IV 튜브를 IV 용액에 연결하고 그 후 Regular 인슐린을 주입한다. 그 이유는 인슐린이 IV 튜브에 붙어버릴 수 있기 때문이다. 그리고 이 IV 백에 인슐린의 양과 종류를 명확히 알아볼 수 있는 라벨을 붙인다. Regular 인슐린은 조절펌프를 통해 매우 조심스럽게 투여해야 하며 자주 체크하도록 한다.

인슐린을 IV bolus로 주입 후 인슐린을 시간당 0.1unit/kg의 비율로 주입한다. 치료 시작 2~4시간 후에도 산증에 아무런 변화가 나타나지 않는다면 주입속도를 2배로 늘린다. 극심한 스트레스에 의해 인슐린 내성이 심해질 수 있다. 혈당수치는 산도(pH)보다 훨씬 신속하게 정상화된다.

- 혈당수치는 초기에는 30분마다 모니터한다. 혈당이 250mg/dL에 도달하면 인슐린 주입을 줄이고 5% 포도당을 더 주입하여 첫 12시간에서 24시간 동안 혈당수치가 약 250mg/dL에서 유지될 수 있도록 한다. 고혈당을 빠르게 교정하다 보면 뇌부종을 일으킬 수 있으므로 간호사는 대상자의 의식수준을 면밀히 관찰해야 하는데, 혈당수치가 250mg/dL에 도달한 다음부터 안정적인 수치가 나타날 때까지는 혈당을 1~2시간마다 모니터하도록 한다.

대상자의 상태가 호전되면 IV 인슐린과 수액을 언제 중단

할 것인지, 피하 인슐린 투여를 언제 시작할 것인지를 대상자의 활력징후의 정상화, 산증의 교정, 구강으로 수액을 섭취할 수 있는지를 고려하여 결정한다. 속효성 인슐린은 대개 4~6시간마다 피하로 투여하는데, IV 인슐린을 중단하기 15~30분 전에 속효성 인슐린을 피하로 먼저 주입해야 한다. 이때 인슐린양은 약 0.2unit/kg이며, 이후의 인슐린양은 혈당수치에 따라 결정한다.

대사이상을 교정하는 동안 대상자의 당뇨병 케톤산증의 원인을 집중적으로 파악해야 한다. 소변, 인후, 객담 및 혈액 배양검사와 흉부 X-선 사진, 그리고 심전도는 스트레스의 원인을 밝혀줄 수 있다. 대상자가 퇴원하기 전에 의료진은 당뇨병 케톤산증이 나타나게 된 상황을 검토하고 위험요인을 줄이기 위해 교육을 실시해야 한다.

재발방지

당뇨병 케톤산증의 1차적인 예방은 대상자 교육을 통해 이루어진다. 당뇨병 케톤산증을 예방하는 것은 바람직한 당뇨병 관리의 장기적인 목표가 된다. 대상자와 그 가족은 잠재적 원인을 피하고, 관리방법을 이해하고 재발을 지연시키거나 최소화하기 위해 그리고 재발 시 신속하게 도움을 요청하기 위해서는 케톤산증에 대해 충분히 알고 있어야 한다. 당뇨병 케톤산증을 예방하기 위해 당뇨 대상자는 다음의 사항을 알아야 한다.

- 적절한 용량의 인슐린을 정확한 시간에 투여한다.
- 혈당을 자주 모니터한다. 최소한 매 식전과 취침 시에는 반드시 모니터한다.
- 혈당이 250mg/dL 이상으로 상승되면 케톤뇨를 모니터한다.
- 혈당, 체중 증가 또는 감소, 전반적인 건강상태를 평가하기 위해 의료진을 정기적으로 방문한다. 당뇨병 케톤산증의 주요원인인 감염증상을 인지해야 한다. 감염의 임상증상(상부 호흡기계, 요로계, 질염)이 있다면 의료진에게 바로 알려야 한다. 가정문제나 기타 정신적인 문제들과 같은 스트레스원들도 당뇨병 케톤산증을 촉진시킬 수 있으므로 주의하도록 한다.

대상자는 다음과 같은 증상이 나타나면 즉시 도움을 청해야 한다.

- 식욕부진, 구토, 오심, 설사
- 케톤뇨가 8시간 이상 지속될 때
- 발열이나 감염
- 산증(acidosis)의 증상

당뇨병 케톤산증에 대처할 수 있는 가장 강력한 방법은 혈당을 매일 정기적으로 체크하고, 당뇨병 관리 프로그램을 준수하며 경미한 케톤산증이 나타났을 때 조기에 인식하고 중재하는 것이다.

고혈당성 고삼투성 비케톤성 증후군

고혈당성 고삼투성 비케톤성 증후군(hyperglycemic hyperosmolar nonketotic syndrome, HHNS)은 혈당이 800mg/dL 이상이며 보통 1000mg/dL 이상으로 심한 고혈당 증상이 있고, 혈청 삼투압이 350mOsm/kg 이상이다. 심한 탈수, 케톤뇨가 경미하거나 없고 산증 없이 나타나는 당뇨병 케톤산증의 변형으로 HHNS는 2형 당뇨병을 앓고 있는 고령층에서 주로 발생한다.

HHNS로 인한 사망률은 당뇨병 케톤산증(DKA) 사망률보다 더 높다(10~40%). 그 이유는 대상자가 대부분 나이가 많고 주로 심각한 건강상의 문제를 가지고 있기 때문이다. HHNS는 당뇨병인지 모르고 있던 대상자가 오랫동안 고혈당을 조절하지 않았을 때 발생하는 경우가 종종 있다. HHNS의 유발요인은 당뇨병 케톤산증을 일으키는 요인과 유사하다. HHNS와 당뇨병 케톤산증 사이의 중요한 차이는 HHNS의 경우 케톤뇨가 없다는 점이다. 2형 당뇨병에는 인슐린을 분비할 수 있는 능력이 다소 남아 있어서 에너지를 내기 위한 지방대사는 일어나지 않기 때문이다. 인슐린이 부족한 상태에서는 혈중포도당이 증가하지만 포도당분자는 세포 속으로 들어가기에는 너무나 크기 때문에 혈중포도당을 희석시키기 위해 간질과 세포로부터 수분의 삼투현상이 일어나고 삼투성 이뇨가 발생하여 결국 세포는 탈수된다.

초기에는 대상자의 수분섭취로 체액과 포도당의 손실을 대신하여 체액의 균형상태를 유지할 수 있지만, 점차 섭취량과 배설량의 불균형이 심해지고 시간이 지남에 따라 대상자는 둔해지고 갈증에 반응할 수 없게 되어 탈수는 심해진다.

HHNS의 4가지 주요 임상특징은 다음과 같다.

- 심한 고혈당(600~2,000mg/dL)
- 케톤산증이 전혀 없거나 경미함
- 심한 탈수(체액의 10~15% 손실)
- 혈장의 고삼투현상과 BUN 상승

대상자는 전형적으로 심한 갈증과 의식상태의 변화, 탈수 증상을 경험한다. 회복 중이더라도 유발요인을 최대한 빨리 발견하여 교정해야 한다. HHNS 치료의 기본은 적극적인 수액공급과 인슐린 및 전해질의 투여이다. 일반적으로 초기 2시간 동안에는 등장성 생리식염수를 주입하고 그 후에는 0.45%의 저농도 식염수를 주입한다. 당뇨병 케톤산증에서와 마찬가지로 칼륨, 나트륨, 염소, 인을 정맥으로 투여한다.

HHNS 대상자의 경우 체내에서 인슐린을 다소 생산하고 있기 때문에 인슐린 투여 시 주입펌프를 통해 저용량으로 투여한다. 심한 탈수상태인 경우에는 수액을 투여함으로써 혈당을 감소시키게 되는데, 혈당이 약 250mg/dL에 도달하게 되면 이때에는 저혈당 예방을 위해 IV 수액에 포도당을 첨가하도록 한다. 많은 HHNS 환자들이 고령이고 심장이나 신장질환을 가지고 있기 때문에 체액과 전해질의 변화를 신중하게 관찰해야 한다. 특히 급성 또는 만성 신부전이 있는 경우 이러한 과정을 더욱 복잡하게 만들 수 있으므로 주의가 필요하다.

고령화가 진행되면서 상당수의 대상자가 HHNS를 경험할 수 있다. 간호사는 퇴원 전에 HHNS의 원인을 대상자와 가족에게 알려주고, 필요하다면 인슐린 주사와 혈당검사방법을 교육해야 한다. 또한 대상자가 급성합병증이 얼마나 위험한 것인지, 어떻게 하면 합병증을 예방할 수 있는지를 이해하도록 도와야 한다.

저혈당

저혈당은 특히 1형 당뇨병의 일반적인 증상이다. 또는 인슐린이나 경구용 혈당강하제로 치료 중인 2형 당뇨병 환자에서도 발생할 수 있다. 저혈당증상이 나타나는 혈당수치는 개인에 따라 다를 수 있지만 대개 혈당수치가 50~60mg/dL 미만일 때 나타난다.

원인과 위험요인

- 인슐린 또는 sulfonylurea의 과다투여
- 평소보다 적게 먹거나 식사를 걸렀을 때
- 탄수화물섭취의 보충 없이 운동량을 증가시켰을 때
- 오심과 구토로 인한 영양 및 체액의 불균형
- 음주
- 저혈당 위험요인 대상자: 60세 이상인 자, 영양섭취가 부실한 자, 음주자, 간 또는 신장의 기능이상이 있는 자, 또는 여러 종류의 약물치료를 받고 있는 자 등

병태생리

정상의 경우 혈당이 떨어지면 글루카곤 또는 에피네프린과 같은 혈당을 높이는 호르몬 분비를 자극하여 간으로부터 포도당 분비가 촉진되고 인슐린 분비는 억제되어 혈당이 빠르게 상승됨으로써 정상혈당을 회복하게 된다. 그러나 1형 당뇨 대상자는 이러한 기전이 비정상적이다. 전형적으로 당뇨 발병 첫 2~5년 사이에 글루카곤의 분비가 부족해지고 2차적인 신경병증으로 인해 에피네프린 분비가 손상될 수 있으며, 피하지방으로부터의 인슐린 흡수에 대한 조절능력도 감소된다.

이러한 문제가 복합적으로 나타나면서 1형 당뇨 대상자는 자주 저혈당에 빠지게 되며 이로 인해 저혈당 쇼크가 나타날 수 있는데, 이는 당뇨병 케톤산증보다도 더욱 위험한 것으로 알려져 있다. 1형 당뇨 대상자 10명 중 1명 정도는 매년 응급처치가 필요한 심각한 상황을 겪는 것으로 보고되고 있으며, 저혈당을 치료하지 않고 내버려 두거나 장기화될 경우 영구적인 뇌손상, 기억력상실, 학습능력 저하, 마비, 사망을 초래할 수 있다.

임상증상

저혈당의 증상은 일반적으로 다음의 두 가지로 나뉜다(**박스 48-8**).

아드레날린성(자율신경증상)

이는 에피네프린 증가와 관련이 있으며 '경미한' 반응으로 간주한다. 대개 인지기능손상은 드물고 대부분의 환자가 자가관리능력을 가지고 있다. 아드레날린 신경말단으로부터 매개되는 것은 아니지만 대부분의 경우 저혈당의 아드레날린성 증상들과 함께 발한증상이 나타난다. 아드레날린성 반응은 주로

박스 48-8 저혈당의 임상증상

아드레날린성(에피네프린 증가)

- 쇠약
- 초조
- 진전
- 발한
- 지각이상
- 불안정
- 빈맥, 심계항진
- 허기
- 창백

신경저혈당증(뇌에서의 포도당 감소)

- 두통
- 집중력 저하
- 흐린 시야
- 분별없는 행동
- 의식상실
- 발작
- 정신질환
- 어눌한 언어
- 혼돈
- 중증의 기면
- 혼수상태
- 사망

혈당이 급격히 감소할 때 발생하는데 특히 평소 당뇨를 적절히 관리하지 못한 대상자들에서 혈당이 갑자기 감소할 때 발생한다. 또한 스트레스 상황이거나 불안을 유발하는 경우에도 나타날 수 있다.

신경저혈당성

신경저혈당성(neuroglycopenic) 증상은 뇌에서의 포도당 이용부족과 그로 인한 인지기능감소와 관련이 있다.

이러한 반응은 전형적으로 아드레날린성 증상보다 더 오래 지속되며 더 심각하다. 흔히 나타나는 증상으로는 두통, 불안정, 졸음, 허약감, 진전(tremor) 등이며, 심한 경우 자가관리능력을 상실할 수 있다. 대상자의 의식상태는 명료할 수도 있지만 반혼수 또는 혼수상태일 수도 있다.

저혈당은 밤낮 상관없이 언제든지 발생할 수 있으나 주로 운동 중 또는 격한 운동을 한지 8~24시간 후, 그리고 한밤중에 가장 흔히 나타난다. 심각한 저혈당은 대상자가 저혈당 증상에 대한 인식이 부족한 경우, 혈당조절능력에 결함이 있는 경우, 자율신경병증이 있는 경우, 집중적인 당뇨병치료를 받고 있는 경우에 흔히 발생한다.

대상자가 인슐린반응을 가장 잘 느끼는 시간은 투여 중인 인슐린의 종류, 인슐린에 대한 대상자의 반응, 음식섭취에 따른 인슐린 투여시간 등에 따라 다르다.

인슐린을 오전에 투여한다면 속효성의 경우 점심식사 이전에 반응을 보이고, 중간효과 인슐린은 저녁식사하기 2~3시간 전, 그리고 장시간 작용 인슐린의 경우 새벽 2시에서 아침식사 사이에 반응이 나타난다. NPH나 Lente 인슐린은 저녁식사 이전(오후 5시)에 투여하면 새벽 2시경 저혈당을 일으킬 수 있다. 이때는 대사의 저하로 인해 정상적인 혈당수치가 가장 낮을 때이다. 또 아침을 제때에 먹지 않은 경우 인슐린이 절정에 달하는 시점인 아침 8시에 다시 나타날 수 있다.

치료와 간호

혈당의 정상 회복

저혈당의 관리는 반응의 심각성에 따라 다르다(표 48-15). 경미한 저혈당을 막기 위해서는 10~15g 정도의 단순 탄수화물을 투여한다. 밤중에 일어나는 반응은 일단 탄수화물섭취로 치료를 한 후 장시간 작용가능한 단백질과 탄수화물의 혼합형태(우유 230mL)로 치료한다.

표 48-15 저혈당 중증도에 따른 중재

임상증상	중재
경증 저혈당	
진전 빈맥 발한 감각이상 심한 허기감 창백 떨림(shakiness)	10~15g의 탄수화물 함유물; 120mL 오렌지주스, 180mL 탄산음료 180~240mL의 2% 우유, 6~8개 사탕 케이크 1조각(60mL), 4 티스푼 설탕
중등도 저혈당	
경증의 상기증상 두통 정서변화 과민함 집중불능 혼미 판단장애 어눌한 언어 복시 또는 흐린 시야	20~30g의 탄수화물 글루카곤 1mg을 피하주사 또는 근육주사
중증 저혈당	
지남력상실 경련 의식소실	50% 포도당 25g 정맥주사 글루카곤 1mg 근육 또는 정맥주사

혈당검사는 증상이 나타나면 최대한 빨리 실시하도록 하고 자가혈당측정기가 없다면 저혈당이라고 가정하고 치료하는 것이 보다 안전하다. 혈당은 15~30분마다 검사하며 100mg/dL 이하이면 치료를 반복한다. 중등도반응의 경우 2회 이상 10~15g의 탄수화물을 투여한다.

무의식상태이거나 반 무의식상태인 대상자라면 흡인 문제가 생길 수 있으므로 음료수를 마시게 하면 안 된다. 심한 저혈당으로 인해 무의식상태인 대상자는 즉시 글루카곤이나 포도당을 정맥으로 주입해야 하기 때문에 당뇨 대상자의 가족은 심각한 저혈당반응이 있을 경우를 대비하여 가정에서 글루카곤을 투여할 수 있도록 조치를 취해야 한다. 성인의 경우 글루카곤은 1mg을 근육 또는 피하주사한다.

간호사는 가족에게 언제, 어떻게 글루카곤을 주사할 것인지를 알려주고 대상자가 아침에 일어날 때 구토나 오심을 경험할 수 있음을 설명해 주어야 한다. 대부분의 경우 글루카곤이 효과적이기는 하지만 그 효과는 일시적이며, 포도당보다도 더 느리기 때문에 저혈당이 재발할 수 있다. 만약 저혈당이 자주 재발하거나 구토로 인해 구강섭취가 어려운 경우,

또는 대상자의 상태가 호전되지 않는 경우에는 적극적인 의료적 치료가 요구된다.

병원에서 심각한 저혈당을 경험하는 대상자는 보통 10~25g의 포도당(50% 또는 25% 포도당)을 1~3분에 걸쳐 정맥으로 투여한다. 그 후 대상자가 완전히 회복되어 음식을 먹을 수 있게 될 때까지 5% 포도당을 시간당 5~10g 정도로 주입한다.

저혈당의 예방

저혈당은 흔하기 때문에 당뇨로 처음 진단을 받은 대상자는 다음 사항들을 반드시 이해해야 한다.

- 저혈당의 발생 이유
- 저혈당이 자주 나타나는 시기
- 저혈당의 임상적 초기증상
- 심각하거나 반복되는 저혈당반응의 위험성
- 조기중재의 중요성
- 저혈당의 예방

간호사는 인슐린 주사나 경구용 혈당강하제를 사용하는 대상자가 저혈당의 임상증상을 잘 알고 이를 관리할 수 있도록 교육해야 한다. 저혈당을 경험한 대상자의 경우 저혈당으로부터 완전히 회복되고 나면 그동안의 관리내용을 철저히 재검토하도록 한다. 간혹 대상자가 인슐린 용량을 잘못 주입했거나 음식을 잘 먹지 않거나 운동을 너무 심하게 할 때에도 저혈당이 나타난다.

저혈당이 반복되면 혼수상태, 의식을 잃고 쓰러지면서 생기는 외상, 판단능력 저하로 인한 손상, 발작, 뇌세포상실, 사망 등이 초래될 수 있으므로 간호사는 대상자에게 반복되는 저혈당반응이 얼마나 위험한지 설명하고 치료 프로그램을 철저하게 지켜야 함을 강조하도록 한다.

또한 저혈당은 처방된 인슐린양이 너무 많거나 대상자가 음식을 너무 적게 섭취하는 경우에도 발생한다. 대상자에게 저혈당의 발생시점과 가능한 원인들을 혈당검사기록지에 기록하도록 교육한다. 의료진과 대상자는 이 기록을 함께 평가하면서 적절한 변화를 유도할 수 있다.

마지막으로, 당뇨 대상자가 자신이 당뇨환자임을 알리는 팔찌나 목걸이 등을 당뇨표시카드와 함께 소지하도록 한다. 간혹 인슐린반응을 경험하는 대상자가 중독환자 또는 정신착란이 있는 환자처럼 행동을 할 수 있는데 당뇨 환자라는 정확한 표식을 소지함으로써 응급처치가 절실히 필요한 시점에 오해로 인해 경찰에 체포되는 사태를 막을 수 있다.

지금까지 검토한 당뇨병 케톤산증, HHNS, 저혈당의 전반적인 내용에 대한 비교를 **표 48-16**에 제시하였다. 많은 만성 질환에서와 마찬가지로 당뇨 대상자는 긍정적인 자아개념과 조절능력을 가져야 한다. 간호사는 대상자와 그 가족들이 당뇨와 관련된 합병증을 이해할 수 있도록 하고 대상자의 신체적 · 정신적 · 사회적 요구를 충족시킬 수 있도록 자가간호기술을 익히고 유지하도록 돕는 것이 중요하다.

기타 저혈당 이상

1형 당뇨병에서 반응성 조절기전의 변화로 인해 발생하는 기타 증상으로는 (1) 저혈당 무자각, (2) 반동성 고혈당을 동반하는 저혈당(Somogyi 효과), (3) 새벽 현상 등이 있다.

저혈당무자각

저혈당무자각(hypoglycemia unawareness)은 당뇨 대상자가 저혈당이 있다는 사실을 모름으로써 치료를 할 수 없는 경우를 말한다. 반복적으로 저혈당이 나타나면 에피네프린 반응기능이 약화되어 대상자가 초기에 저혈당을 인식하는 능력이 감소된다.

베타차단제(propranolol)는 저혈당무자각을 초래할 수 있고 에피네프린효과를 둔하게 할 수 있기 때문에 당뇨 대상자에게는 금기다.

저혈당무자각이 있는 대상자(혈당 55mg/dL 이하에서 저혈당 증상의 발현이 없는 경우)는 의사와의 상담이 필요하다. 이러한 대상자는 특히 운동 후나 운전하기 전에 혈당자가측정을 더욱 자주 하는 것이 좋으며 당뇨 자가관리교육과 추후관리를 철저히 받아야 한다.

소모기 현상: 반동성 고혈당

소모기 현상(Somogyi phenomenon)은 반동성 고혈당(rebound hyperglycemia)을 말하며, 당뇨관리를 힘들게 하는 것 중 하나이다. 과거에는 이 현상이 아침 공복 시 나타나는 고혈당의 원인으로 알려졌으나, 연구결과 이러한 경우는 매우 드문 것으로 나타났다. 병태생리는 저혈당 결과로 인한 역작용 호르몬(혈당을 높이는 호르몬)의 분비와 그로 인한 간의 포도당 생성이다. 포도당의 증가는 호르몬농도 상승으로 인해 2차적으로 나타나는 인슐린 저항과 함께 반동성 고혈당을 일으키는 것으로 여겨지고 있다.

야간에 발생하는 반동성 고혈당을 확인하기 위하여 대상자

표 48-16 당뇨병의 급성합병증

	당뇨병 케톤산증(DKA)	고혈당성 고삼투성비케톤성증후군(HHNS)	저혈당
당뇨 유형	대개 1형. 2형에서도 나타날 수 있음	2형	1형 또는 2형
임상증상	• 건조하고 따뜻한 피부, 오심, 구토, 푸석해짐, 건조한 점막, 안구의 탄력 상실, 쿠스말 호흡 또는 빈호흡, 복통, 의식저하, 저혈압, 빈맥, 아세톤 호흡, 급격한 체중 감소 • 다뇨(초기) • 핍뇨/무뇨(후기)	• 쿠스말 호흡과 아세톤 호흡을 제외하고는 DKA와 같음 • 의식수준의 변화, 심한 탈수 • 오심 및 구토는 나타나지 않음 • 빈호흡, 얕은 호흡	• 경미한 반응: 진전, 심계항진, 창백, 발한, 허기 • 보통의 반응: 두통, 과민성, 졸림, 쇠약, 시력장애, 정신적 민감성의 감소 • 중증반응: 의식불명, 발작
촉진요인	• 진단받지 않은 당뇨 • 인슐린 복용 누락 • 사춘기 • 감염 • 심혈액계 장애 • 기타 신체적 정신적 스트레스 (예: 임신 및 수술) • 외상	• 진단받지 않은 당뇨 • 감염 또는 스트레스 • 약: 페니토인 나트륨(Dilantin), 티아지드 이뇨제, 스테로이드, 클로르프로마진 • 투석 • 위장관 출혈 • 영양공급과다, 심근경색증 • 급성췌장염 • 중추신경계 장애 • 다량의 포도당으로 재수화하는 심각한 화상	• 식사를 누락하거나 늦게 먹음 • 인슐린 과다복용 • 격한 운동 • 인슐린 및 식사시간 부적절
증상의 시작	느리거나(수시간에서 수일) 빠르다.	느리다(수시간에서 수일).	빠르다(수분에서 수시간).
혈액검사 결과			
혈당	• 300~1,500mg/dL	• 600~2,000mg/dL	• 60mg/dL 이하
혈청나트륨	• 정상이거나 감소	• 정상이거나 증가	• 정상
혈청칼륨	• 정상이거나 처음 증가했다 감소	• DKA와 동일	• 정상
혈중요소질소	• 상승	• 상승	• 정상
혈청케톤	• 상승	• 부재	• 부재
백혈구수	• 상승	• 상승	• 정상이거나 상승
헤마토크릿	• 상승	• 상승	• 정상
소변 포도당	• 상승	• 상승	• 부재
소변 케톤	• 상승	• 부재	• 부재
동맥혈가스분석	• 보상적인 호흡성 알칼리증을 동반하는 대사성 산증	• 정상(쇼크로 대사성 산증이 지배적이며 장기화된다)	• 정상이거나 약간의 호흡성 산증
산도	• 7.3 미만	• 보통 정상이거나 약간 감소	• 정상
삼투압	• 300~350mOsm/L	• 대개 350mOsm/L 이상	• 정상
급성중재	• IV Regular 인슐린 • 0.9% 생리식염수나 0.45% 생리식염수와 같은 IV 수액 • 소변배설량이 적당할 때 칼륨 투여 • 드물게, 중탄산나트륨 투여 • 인 투여 • 심전도 • 원인문제 교정	• 원인문제 교정 • IV Regular 인슐린 • 0.9% 생리식염수나 0.45% 생리식염수와 같은 IV 수액 • 소변배설량이 적당할 때 칼륨	• 경미한 반응: 10~15g의 단순 탄수화물 • 보통의 반응: 하나 이상의 단순 탄수화물, 글루카곤이 0.5~1mg 필요할 수도 있음 • 심각한 반응: 10분마다 필요시 글루카곤을 근육주사 또는 피하주사를 반복, 포도당 정맥주입이 필요할 수도 있음
예방수단	• 필요시 신속한 의학적 조치 • 질병관리를 사전에 계획 • 질병이나 스트레스 받은 때 자주 • 자가혈당측정	• 질병이나 스트레스 받은 때 • 자주 자가혈당측정 • 필요시 신속한 의학적 조치	• 늦게 자는 계획을 세운다. • 45분 이상 늦게 일어난다면 인슐린 및 음식섭취에 변화를 주어야 함 • 운동 시 속효성 탄수화물을 취하거나 운동 전 인슐린양을 줄임 • 음주 제한 • 투여 전 인슐린 종류와 용량 재확인

는 새벽 2~4시 사이, 그리고 아침 7시에 혈당자가측정을 해야 한다. 만일 새벽 4시에 혈당이 50~60mg/dL 미만이고, 7시에 검사한 혈당이 180~200mg/dL 이상이라면 반동성 고혈당이 발생한 것으로 볼 수 있다. 이러한 현상을 예방하기 위해서는 저녁시간에 투여할 중간작용 인슐린의 양을 줄이거나 인슐린 투여를 취침 시로 옮기거나 또는 간식의 양을 늘린다.

새벽 현상

새벽 현상(dawn phenomenon)이란 전날 밤 저혈당이 없이 이른 아침에(새벽 4시~아침 8시) 혈당수치가 올라가는 현상이다. 1형과 2형 당뇨병 환자 모두에게서 이 현상이 나타나며, 당뇨병 환자가 아닌 사람에게도 나타날 수 있다. 인슐린 고갈만이 유일한 원인이 아니라 성장호르몬, 인슐린 청소율 증가, 역작용 호르몬의 일일변동 등도 이 현상의 원인으로 추측되고 있다.

주요 임상적 특징은 이른 아침의 저혈당이며 이는 아침 공복 시 혈당수치를 정상화하려는 시도 때문에 나타난다. 혈당자가측정과 더불어 야간 간식의 필요성, 야간 저혈당 발현증상, 저혈당을 피해야 하는 이유 등에 대한 교육이 필수적이다. 연구결과에 따르면 NPH보다 Ultralente를 사용하는 것이 새벽 현상을 예방하는 데 더욱 효과적인 것으로 나타났다.

당뇨병의 만성합병증

당뇨 대상자는 유병기간 동안 만성합병증에 이환될 위험이 높다. 만성합병증은 당뇨 대상자가 사망하는 중요한 원인으로서, 전신에 영향을 미치고 대상자와 그 가족의 삶을 황폐화시킨다. 만성합병증은 1형과 2형 당뇨 대상자 모두에서 발생할 수 있으며 다음과 같이 2가지 유형으로 나뉜다.

- 대혈관성: 관상동맥질환, 뇌혈관성 질환, 고혈압, 말초혈관성 질환, 감염
- 미세혈관성: 당뇨성 망막병변, 신장병증, 신경병증

혈당이 계속 상승하면 세포 사이의 망(matrix)을 만드는 데 사용되는 물질의 불균형을 유발한다. 효소계는 대개 포도당을 소르비톨(sorbitol)과 과당(fructose)과 같은 다른 당으로 전환하여 혈당을 낮추는데 소르비톨, 과당, 포도당은 세포기저막과 세포 사이에 축적되고, 이때 소르비톨의 세포내 축적은 세포내 부종을 일으켜 정상기능에 영향을 미친다.

포도당, 소르비톨, 과당의 세포외 축적에 의해서는 미세순환계가 영향을 받는다. 세포기저막이 두꺼워지면 세포 안팎으로 영양분과 노폐물이 이동하는 혈관의 통로가 좁아지고, 그 결과 세포로의 영양분과 산소공급이 감소되고, 세포 스스로 노폐물을 제거할 수 없게 된다. 불행히도 이러한 과정은 당뇨병의 발병 후 2년이면 나타난다.

임상에서는 심근경색증이 있는 당뇨 대상자나 뇌혈관장애로 인해 인지기능이나 신체적 기능을 상실한 당뇨 대상자, 말초혈관계 장애로 하지절단이 필요한 당뇨 대상자 등을 종종 볼 수 있다. 당뇨 대상자를 돌보는 간호사들은 이러한 대혈관계 질환의 예방에 초점을 두어야 한다(표 48-17).

대혈관계 합병증

대혈관계 질환으로는 관상동맥질환, 뇌혈관질환, 말초혈관질환이 흔한데, 이들은 비교적 젊은 나이에 나타나는 경향이 있으며, 당뇨 대상자에서 보다 광범위하고 심각하게 나타난다. 대혈관계 질환은 혈관 내벽에 지방이 축적되는 동맥경화증이 주요원인이다. 대혈관계 합병증이 나타날 위험은 2형 당뇨 대상자보다 1형 당뇨 대상자에서 더 높다.

대혈관계 질환 중 관상동맥질환은 당뇨 대상자의 가장 흔한 사망원인이며, 당뇨병 관련 대혈관계 질환의 40~60%를 차지한다. 또한 당뇨 대상자가 입원하는 가장 흔한 이유이기도 하다. 당뇨병은 대혈관계 질환뿐만 아니라 고혈압 및 고지혈증의 주요 위험요인이다. 일반적으로, 당뇨에서는 극저밀도 지단백(VLDL)과 저밀도 지단백(LDL)은 증가하고 고밀도 지단백(HDL)은 감소하며 중성지방은 증가한다. 따라서 당뇨병이 대혈관계 질환에 미치는 영향은 부가적(additive)이라기보다는 배가적(multiplicative)이다.

대혈관계 질환은 당뇨병증상이 임상적으로 나타나기 이전부터 진행되는 경향이 있으며, 내당능장애가 있는 경우에도 2형 당뇨 대상자에서의 유병률과 비슷한 수준으로 발생한다. 이러한 현상을 X증후군이라고 하는데, 이는 질환의 예방과 건강증진이 필요하다.

대혈관계 질환을 관리하기 위한 건강증진활동으로는 (1) 비만관리와 적정체중 유지, (2) 운동, (3) 금연, (4) 혈청지방수치의 정상 유지 등이 포함된다.

건강유지활동으로는 (1) 조기 질병인식과 운동, 식이, 약물을 통한 고혈당의 치료, (2) 정기적인 혈압측정과 같은 고혈압의 적극적인 관리, (3) 고위험 환자의 선별(당뇨 가족력이 있는 대상자) 등이 포함된다.

건강회복활동으로는 (1) 협심증 조절, (2) 말초혈관계 질환의 치료, (3) 혈당자가측정, (4) 대혈관계 질환의 위험인자조

표 48-17 당뇨병의 대혈관계 질환: 임상증상, 진단, 중재

임상증상	진단	중재
뇌혈관계 질환		
• 죽상혈전 색전증성 경색(일시적 허혈 및 뇌졸중)이 보다 심하고 사망률과 재발률이 보다 높다.	• 병력 • 증상 • 신체검사 • 컴퓨터단층촬영 • 자기공명영상	• 비당뇨성 환자관리법에 다음 내용을 추가함: 혈당조절 개선, 아스피린, dipyridamole, ticlopidine; 지속적인 교육과 지원
심장질환(관상동맥 심질환)		
• 당뇨 대상자는 관상동맥 변화를 일으켜 심근으로 가는 산소와 영양분이 감소될 확률이 높다. • 협심증 환자가 많으며 심근경색으로 인한 사망률이 더 높다. 증상은 대개 나타나지 않는다. • 당뇨와 심근경색 병력이 있는 대상자는 심부전, 쇼크, 부정맥 발생확률이 더 높다. • 심근병증은 심근섬유화와 심근비대의 원인이 되는 소혈관경색을 2차적으로 유발할 수 있다. • 부가적인 관상동맥질환 증상: 활동 시 쇠약, 말초부종, 좌위호흡, 피로 • 여성호르몬은 여성의 조기 심장질환으로부터 벗어날 수 있지만 당뇨에는 해당되지 않음	• 병력 • 증상 • 신체검사 • 심전도 • 심장효소 • 심도자술 • 스트레스검사 • 부검	• 비당뇨성 뇌혈관 질환자 관리법에 다음 내용을 추가함: 혈당조절, 운동, 식이요법 증진 • 고혈압 조절: 저칼륨혈증이 있을 때 이뇨제 사용은 고혈당을 악화시키고 지방수치에 악영향을 미칠 수 있다. • 베타교감신경차단제(저혈당 초래할 수 있음), 칼슘통로 차단제, 혈전용해제, 아스피린, 혈관성형술, 혈관우회술
말초혈관계 질환		
• 경동맥 잡음, 간헐적인 파행, 족부맥박결손 및 허혈성 괴저의 발생이 증가 • 말초혈관계 질환 및 신경병증은 하지의 외상 및 감염증과 관련된 사망률을 높인다.	• 병력 • 증상 • 신체검사 • 도플러검사 • 혈관조영술 • 신경병증 파악	• 예방과 조기중재를 위하여 매일 발검사를 실시한다. 세심한 발관리, 패딩이 있는 스포츠 양말, 잘 맞는 신발; 체중 감소; 금연; 안전한 운동 프로그램; 지속적인 교육
고혈압		
대개 무증상	• 병력 • 신체검사 • 맥박 기록과 함께 기립성 저혈압 2~3회 기록에서 혈압상승 • 소변분석: 단백질, 크레아티닌 청소율, 사구체여과율 측정을 위해 24시간 소변 채취 • 죽상경화성 신동맥협착을 사정하기 위한 신혈관조영술	• 위험요인 제거: 증상은 없지만 치명적인 이 질환에 대해 대상자 교육, 식사교육(저단백, 저염식이) • 혈압수치에 따른 약물치료: 이뇨제, 안지오텐신-전환효소억제제, 칼슘통로차단제, 알파차단제
감염		
• 당뇨 대상자들은 녹농균 외이염과 모닐리아 피부감염 발생확률이 더 높다. • 감염의 주된 부위는 요로계와 피부이다.	• 병력 • 증상 • 신체검사 • 검사실 자료: 혈청(증가한 백혈구 및 혈당; 소변) 백혈구 증가	• 혈당조절개선, 항생제, 필요시 항진균제 • 검사결과의 추후관찰 및 지속적인 대상자 교육

절, (5) 약물요법 이행 및 추후 관리의 강조, (6) 대상자와의 긴밀한 협조 등이 있다.

일부에서는 2형 당뇨병은 인슐린 저항에 의해 초래된 증후군의 한 부분이라고 주장하기도 한다. 고혈당, 고인슐린증, 이상지질혈증(dyslipidemia), 고혈압 사이에는 강력한 상관관계가 있으며 이들은 관상동맥질환과 뇌졸중을 유발하게 된다. 한편, CHAOS[관상동맥질환(coronary artery disease), 고혈압(hypertension), 성인 당뇨병(adult-onset diabetes), 비만(obesity) 및 스트레스(stress)]라는 약자가 있는데, 이는 의료진들이 당뇨병치료를 결정할 때 대상자의 전반적인 심혈관계 질환에 대한 위험도를 평가하기 위해 만들어졌다. 균형 잡힌 식단과 성공적인 체중감량은 지방개선, 내당능장애 감소, 혈압감소, 비만방지에 기여한다.

관상동맥질환

당뇨 대상자는 당뇨가 없는 자에 비해 관상동맥질환으로 사망할 확률이 2~4배 높으며, 만약 2형 당뇨병이 있는 여성이라면 심혈관계 질환의 발생위험이 3~4배 더 높다고 알려져 있다. 여성의 경우 조기에 발생하는 대혈관계 질환의 위험에 더욱 노출되어 있는 셈이다. 많은 당뇨 대상자에서 관상동맥질환과 같은 대혈관계 질환은 비전형적이거나 경미하며, 그 증상들은 소화불량이나 설명되지 않는 심부전, 운동 시 호흡곤란이나 상복부 통증으로 나타나기도 한다. 관상동맥질환은 40세 미만에서 자주 나타나며, 당뇨병을 동반한 심근경색증 환자는 당뇨병을 동반하지 않은 심근경색증 환자들보다 합병증 발생 또는 2차 심근경색 위험이 더 높고, 심장병이나 쇼크, 부정맥이 나타나는 경우가 더 많다. 2형 당뇨병에 있어서 인슐린치료는 체중증가 및 혈압상승을 일으켜 동맥경화성 질환의 발생률을 더 높이는 것으로 알려져 있다.

뇌혈관계 질환

뇌혈관계 질환의 예방을 위해서는 관상동맥질환의 예방과 마찬가지로 (1) 고혈압, 지방수치, 비만의 조절, (2) 금연, (3) 운동, (4) 적절한 식이요법을 해야 한다.

뇌혈관계 질환, 특히 뇌경색이나 일시적인 허혈 또는 뇌졸중은 당뇨병에서 보다 심각하게 자주 나타나며, 당뇨 대상자의 경우 뇌혈관계 질환의 유병률은 2~3배 더 높다. 여성이 남성에 비해 상대적 위험이 높고, 50~60대 또는 고혈압이 있는 경우에 발생위험이 증가한다. 뇌졸중에 이환된 많은 대상자들이 당뇨임에도 불구하고 그 전에 당뇨진단을 받지 못한 경우가 많다. 당뇨 대상자에서 뇌졸중은 보다 심각하며 재발률과 사망률을 높이는데 특히 2형 당뇨병의 경우가 그러하다.

당뇨 대상자의 뇌졸중 발생 증가는 당뇨성 신장병증(nephropathy)에 따른 단백뇨, 고혈압, 혈소판 흡착의 발생과 관련이 있는 것으로 알려져 있다. 고혈당을 보이는 뇌졸중 대상자들은 정상혈당인 대상자들보다 예후가 좋지 않다. Ticlopidine은 혈소판 응집억제제로서 당뇨 대상자의 뇌경색 위험을 낮추는 데 있어 아스피린보다 더 효과적인 것으로 알려져 있다. 하지만 이 약은 콜레스테롤수치 상승과 호중구감소증(neutropenia)을 유발하는 원인이 되기도 한다.

고혈압

당뇨 대상자의 고혈압 발생은 일반인보다 40% 가량 높다. 고혈압은 뇌졸중과 신장병증의 중요한 위험요인이다. 고혈압을 제대로 치료하지 않으면 신장병증이 나타날 확률이 높아진다. 혈압이 140/90mmHg 이상인 경우 약물치료를 권하게 되며, 이때 안지오텐신전환효소억제제나 칼슘통로차단제를 사용할 수 있다. 베타차단제와 이뇨제는 당내성과 지방수치를 증가시킬 수 있다.

말초혈관계 질환

당뇨병에서는 경동맥 잡음, 간헐적 파행증, 족부 맥박소실, 허혈성 괴저의 발병률과 유병률이 증가한다. 외상을 입지 않고도 하지를 절단한 경우의 1/2 이상은 감각 및 자율신경병증, 말초혈관계 질환, 감염의 위험, 치유속도 지연 등 당뇨병과 관련된다. 이러한 현상들은 연쇄적으로 나타나고, 마침내 절단으로 이어지게 된다.

감염

당뇨 대상자는 감염에 취약하고 일단 감염이 되면 치료가 매우 어렵다. 감염의 원인으로는 백혈구 기능손상, 당뇨성 신경병증 및 혈관의 문제이다. 혈당이 적절히 조절되지 않으면 이러한 문제가 더욱 심해진다. 손상된 혈관이 감염된 경우 조직으로 산소와 백혈구, 영양분, 항체를 충분히 운반할 수 없기 때문에 감염부위의 치유가 지연된다. 감염은 인슐린 요구를 증가시키고 케톤산증을 유발할 가능성을 높이게 된다.

요로계 감염은 특히 여성 당뇨 대상자에서 가장 흔한 감염으로서, 당뇨가 다형핵백혈구 활동을 억제하기 때문에 발생한다. 당뇨 대상자에게 신경성 방광(neurogenic bladder)이 발생하면 소변을 완전히 비우기가 어려워 소변이 정체되는데,

그 결과 요로감염의 위험이 더욱 커진다.

당뇨 대상자의 발감염도 매우 흔하다. 이는 앞서 언급한 세 가지 요인과 고혈당과 직접 연관되어 있다. 발감염이 있는 당뇨 대상자 중 최대 40%는 절단을 해야 하고, 5~10%는 감염 부위의 절단으로 인해 사망한다. 하지만 발감염은 적절한 교육과 조기중재를 통해 적절히 예방할 수 있다.

미세혈관계 합병증

미세혈관계 합병증이란 당뇨 대상자의 눈, 신장, 말초모세혈관에서 일어나는 변화를 말한다.

당뇨성 망막병증

당뇨성 망막병증(diabetic retinopathy)은 당뇨 대상자의 실명을 일으키는 주요원인이다. 진단 후 15년이 지난 뒤 약 80%의 대상자에서 망막병증을 보인다. 망막병증의 정확한 원인은 알 수 없지만 단백질 당화(protein glycosylation), 빈혈, 혈역학적 기전과 관련이 있을 것으로 추측된다. 망막의 모세혈관의 투과도를 증가시키고 탄력을 감소시키는 혈역학적 원인은 당뇨로 인한 혈액점도의 증가 때문인 것으로 보고 있다.

당뇨성 망막병증에는 세 가지 유형이 있다.

- **비증식성 당뇨성 망막병증**(nonproliferative diabetic retinopathy): 이는 망막병증의 조기증상으로 소동맥류와 망막내 출혈이 특징이다. 장기간 당뇨를 앓은 대상자에서 많이 나타나며 대부분 진행되지 않거나 시력에 영향을 미치지 않는다.
- **전증식성 당뇨성 망막병증**(preproliferative diabetic retinopathy): 출혈 및 시력감소와 관련이 있으며 대개 증식성 당뇨성 망막병증으로 진행한다.
- **증식성 당뇨성 망막병증**(proliferative diabetic retinopathy): 마지막에 나타나면서 가장 시력을 위협하는 유형이다. 빈혈 때문에 확장되거나 약화되고 손상된 혈관이 파열되면서 망막의 출혈과 삼출물이 나타난다.

망막은 눈에서 가장 중요한 신경구조인데 인체의 모든 조직 중에서 산소 소비가 가장 높다. 따라서 모세혈관의 파괴로 인해 망막에 산소를 운반하는 혈액이 부족하면 산소부족이 급속히 나타난다.

당뇨성 망막병증은 성인 실명의 주요원인이다. 망막병증의 발생의 위험요인으로는 만성고혈당, 부적절한 혈당조절, 병의 지속기간, 고혈압, 임신, 사춘기, 다뇨증, 흡연 등이 있다.

망막병증의 임상증상은 말기까지는 대개 나타나지 않다가 갑자기 시력이 약화되면서 나타난다. 흐린 시야가 흔한 증상이며 부유물이나 번쩍거리는 빛이 보이면 출혈이나 망막박리를 의미할 수도 있다. 조기증상이 없기 때문에 모든 당뇨 대상자는 주기적인 안구검진을 통해 시력문제가 생길 수 있는 가능성을 항상 검사해야 한다.

망막병증 관리

초기에는 혈당과 혈압을 정상으로 유지하는 것이 주요 중재이다. 망막병증 때문에 시력이 약화되었을 때에는 외래에서 실시하는 광응고술(photocoagulation)이 권장된다. 이 방법은 말기망막병증이 아니라면 대부분의 당뇨환자에서 시력감퇴를 막거나 지연시키는 효과가 있다. 광범위한 광응고술은 말초시력감소 및 야간시력감소 등의 부작용이 있지만 시력유지에 꽤 성공적이기 때문에 유용하게 사용되고 있다.

손상의 범위가 넓어서 광응고술을 하기에 부적절한 경우, 초자체에 상처가 심할 경우 또는 혈액으로 덮여 있는 경우에는 초자체절제술(vitrectomy)을 통해 시력을 회복시킬 수 있다. 초자체절제술은 초자체를 제거하고 식염수를 채워 넣는 수술로서 이 시술을 받은 대상자의 70% 가량은 시력이 호전되거나 안정화되며 일부 대상자는 독서와 운전이 가능할 정도로 시력이 회복된다.

당뇨성 신장병증

당뇨성 신장병증(diabetic nephropathy)은 가장 흔한 말기신부전의 원인이다. 1형 당뇨 대상자의 35~45% 가량이 진단 후 15~20년 후에 신장병증에 이환되는 것으로 나타났다. 2형 당뇨 대상자 중 20% 정도는 진단 후 5~10년 후에 신장병증이 나타난다. 미세혈관병증의 결과인 신장병증은 신장의 사구체 모세혈관의 손상 및 소실과 관련되어 있다. 이러한 손상은 모세혈관내 사구체경화증, 신증(nephrosis), 알부민뇨(단백뇨), 고혈압 등과 관련이 있으며 위험요인으로는 부적절한 혈당조절, 병의 지속기간, 고혈압 등이 있다. 일부 대상자는 집에서 미세알부민수치를 검사하는데, 이 검사는 초기신장병을 발견하는 데 도움이 된다. 신장병증이 심해지면 말기신부전으로 이환되어 대상자가 혈액투석이나 신장이식을 받지 않으면 요독증으로 인해 사망할 수도 있다.

당뇨성 신장병증 환자는 대개 자신의 혈당수치와 혈압을 가정에서 모니터한다. 단백뇨를 줄이기 위해 안지오텐신전환효소 억제제가 사용될 수 있으며, 고혈압을 적극적으로 치료하여 신장병증의 진행을 막을 수 있다. 당뇨성 신장병증 환자는 저단백식사를 하고 신독성이 있는 약물(겐타마이신)의 복용을 피한다.

방사선검사 때문에 조영제를 사용하는 경우 만니톨이 처방되기는 하지만 조영제를 완전히 제거하기 위해 검사 후에 수분섭취를 충분히 해야 한다. 조영제나 다른 신독성 약물의 투여 전에는 혈청크레아티닌을 측정해야 한다.

당뇨성 망막병증과 마찬가지로 당뇨성 신장병증도 완치될 수는 없다. 그러나 신장과 방광의 감염 시 신속하고 적절하게 치료한다면 신부전이나 그 원인적 요소를 예방할 수 있다. 또한 고혈압과 혈당을 적절히 조절한다면 신장병증 발현을 지연시키고 그 진행속도를 감소시킬 수 있다. 신장병증을 제대로 치료하지 않으면 결국 말기신부전이 나타나게 되는데, 이때 치료로는 혈액투석, 복막투석, 신장이식이 있다.

신경병증

신경병증(neuropathy)은 가장 흔한 당뇨의 만성합병증이다. 거의 60%의 당뇨 대상자가 이를 경험한다. 신경섬유는 스스로 혈액공급을 하지 못하기 때문에 막(membrane)전체에 걸친 산소 및 영양분의 공급에 의존한다. 축삭과 수상돌기가 영양을 공급받지 못하면 신경전달이 느려진다. 또한 소르비톨은 신경조직 안에 축적되어 감각기능과 운동기능을 모두 약화시킨다. 당뇨병이 진행되는 동안 일시적이거나 영구적인 신경인성 문제가 나타날 수 있는데, 작은 불편을 초래할 정도로 경미한 수준에서 삶의 질을 떨어뜨릴 정도로 심각한 수준까지 다양하게 나타난다. 당뇨성 신경병증의 원인으로 밝혀진 것은 (1) 혈관부전(vascular insufficiency), (2) 만성적 혈당증가, (3) 고혈압, (4) 흡연 등이다. 어떤 신경이 연관되었는가에 따라 단일 또는 다발성 신경병증을 나타낼 수도 있고 김각기능이나 운동기능이 손상될 수 있다.

혈당수준이 높은 당뇨 환자의 일부는 신경통을 호소한다. 신경통은 염좌통이나 근육통과는 다른 통증유형으로서 무감각, 콕콕 찌르는 느낌, 저림, 화끈거리는 통증을 수반하며, 이는 대상자의 일상생활을 방해한다. 이 통증을 당뇨성 말초신경병증(diabetic peripheral neuropathy, DPN)이라고 부르기도 한다. Pregabalin (Lyrica)는 DPN 치료제로 FDA로부터 최초로 승인된 약물이며, 이 약물은 성인발작의 보조치료제로도 승인되어 쓰이고 있다. 흔한 부작용은 어지러움증, 졸음, 구강건조, 손발 부종, 흐린 시야 등이다.

단일 신경병증

단일 신경병증(mononeuropathy), 또는 국소성 신경병증은 대개 단일 신경이나 신경군(group of nerves)에 관여한다. 단일 신경병증은 찌르는 듯한 심한 통증을 유발하고 대개 혈액공급의 경색으로 인해 생긴다. 국소성 신경병증에 의해 무력화된 근육에서는 통증이 느껴지고, 비사용으로 인한 위축(atrophy)의 위험도 있다. 치료는 압박되는 부위를 수술을 통해 감압시키는 방법을 사용한다.

다발성 신경병증

다발성 신경병증(polyneuropathy)은 미만성 신경병증이라고도 불리며 감각 및 자율신경과 관련이 있다. 감각 신경병증이 가장 흔한 유형이며, 대개 양측성이고, 하체에 영향을 미치는 것으로 알려져 있어 다리에 상처를 유발하는 원인이 된다. 대상자는 따끔거리는 증상, 무감각, 가벼운 감각상실 등을 호소한다.

치료는 상처와 궤양을 예방하기 위한 발관리교육이 기본이다. 신경병증이 고통스러운 경우에는 삼환계항우울제(tricyclic antidepressants, TCA), 페니토인(phenytoin), 카바마제핀(carbamazepine)으로 치료할 수 있다. 또한 다발성 신경병증은 저절로 간단하게 해결되기도 한다.

자율신경병증

자율신경병증(autonomic neuropathy)은 동공, 심혈관계, 위장계, 비뇨기계에 영향을 미치게 된다.

동공

동공의 자율신경병증은 어둠에 적응하는 동공의 능력에 영향을 미친다. 동공의 확장이 부적절해지며 대상자는 야간운전 시 사고발생 위험이 높다. 따라서 밤에 충분히 불이 켜져 있도록 대상자의 주거환경에 주의를 기울여야 한다.

심혈관계

심혈관계의 자율신경병증은 운동에 대한 비정상적인 반응으로 나타난다. 심박동수가 유연하지 않으며, 위험한 기립성 저혈압이 일어날 수도 있다. 휴식 시 빈맥이 나타나기도 한다.

위장계

소화불량, 복통, 구토, 메스꺼움, 흡수부족, 식후 저혈당, 설사, 변비, 변실금 등이 나타날 수 있다. 경증의 위마비(gastroparesis)은 대상자에게 복부팽만감을 느끼게 할 수도 있으며, 이는 거식증, 식욕부진, 체중 감소, 음식물 흡수부족으로 인한 불안정한 혈당수치로 이어질 수 있다. 당뇨 대상자의 20~30% 가량이 경증 위운동 지연을 경험한다. 이 증상은 metoclopramide (Reglan)나 cisapride (Propulsid)로 경감시킬 수 있다.

비뇨기계

방광의 긴장저하 또는 신경인성 방광은 자율신경병증의 흔한 증상이며, 배뇨 시 당기는 느낌, 배뇨주기가 길어지면서 요의 감소, 소변줄기 감소 등이 나타난다. 소변정체가 나타날 수 있어 그 결과 요로감염이 발생하기도 하며, 남성에서는 자율신경병증으로 인해 발기부전이나 역행성 사정을 일으킬 수도 있다. 성기주사(penile injections), 삽입용 기구(implantable devices), 실데나필(비아그라)은 기능을 향상시킬 수 있다. 자율신경병증이 있는 여성은 성교 시 통증을 느낄 수 있는데, 이 현상은 에스트로겐이 함유된 윤활제로 해결될 수 있다.

당뇨 대상자의 발관리

당뇨 대상자들은 발의 문제가 자주 생기는데, 초기에는 경미하게 발생했다가 심각해지면서 결국 절단해야 하는 상황까지 발생할 수 있다. 문제의 대부분은 예방하거나 조기에 해결될 수 있다. 당뇨성 발관리에 있어 간호사는 사정, 교육, 직접간호 등에 중요한 책임이 있다.

당뇨발(diabetic foot)에 대한 신체사정 내용은 다음과 같다.

- 털이 없거나 탄력감소, 건조한 피부, 거친 피부, 과색소침착, 굳은살, 궤양, 병변 및 발톱이 두꺼워지거나 색깔이 변하지는 않았는지 파악하기 위하여 피부상태를 관찰한다.
- 말초맥박, 모세혈관 충만검사, 피부온도, 부종, 색깔 변화를 사정하여 혈관상태를 평가한다.
- 발가락 비후, 건막류(bunion)와 같은 정형외과적 문제의 징후를 살펴본다.
- 심부건반사나 통증, 떨림, 감각반응을 검사하여 신경학적 상태를 평가한다.
- 당뇨 대상자는 순환, 자가검사, 보호, 평상 시 발관리에 대해 구체적인 교육을 받아야 한다.

당뇨 대상자는 발의 혈액순환이 잘 되도록 해야 한다. 간호사는 이들에게 충분한 영양과 수분을 섭취하도록 교육하고 담배, 다리 꼬기, 꽉 조이는 옷의 착용 등을 삼가도록 지시한다. 발과 발목운동의 시범을 보여준다. 이들에게 매일 발의 전체를 검사하여 갈라진 곳, 붉어진 곳, 물집이 생기거나 굳은살이 생긴 곳이 있는지 관찰하도록 교육한다.

대상자에게 발을 보호하는 방법을 격려한다. (1) 잘 맞고 질이 좋은 신발 신기, (2) 너무 뜨겁거나 차가운 온도 피하기, (3) 상처나 문제가 생겼을 때 즉각적인 도움 청하기 등이 포함된다. 매일의 발관리방법을 가르친다. 그 중에는 중성비누로 씻기, 완전히 말리기(특히 발가락 사이), 발에 수분공급(발가락 사이 제외), 발톱깎기도 포함된다. 발톱을 깎기 전에 물에 담그고 있어야 하며 5~10분 이상이 되지 않도록 한다.

간호사가 실시하는 정기적인 발관리로는 피부관리(세척, 건조, 보습, 마사지), 굳은살과 물집의 제거(건강한 피부를 줄이나 면도칼로 민다), 발톱 깎기가 포함된다. 발톱은 발가락의 선을 따라 약간 둥글게 깎거나 일직선으로 깎아야 하고, 옆 발가락의 압력이나 상처를 피하기 위해 부드럽게 줄로 간다.

UNIT **10**

감각기계 장애

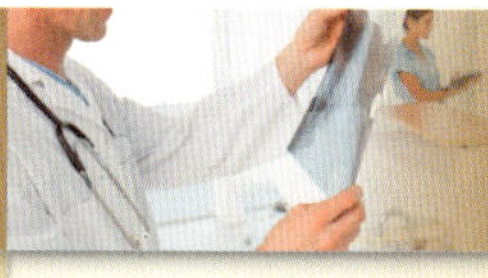

CHAPTER 49

Visual Disorder

시각장애

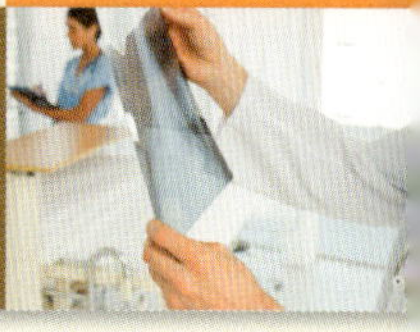

학습목표

1. 시력·시각장애가 있는 대상자의 건강력 수집 및 신체검진 수행을 통해 간호문제를 사정한다.
2. 시력·시각장애가 있는 대상자에 대한 간호목표를 세우고 간호중재를 계획한다.
3. 시력·시각장애가 있는 대상자에 대한 간호중재를 시행하고 결과를 평가한다.
4. 시력·시각장애가 있는 대상자의 재활간호를 이해하고 간호한다.

주요 내용

염증성 질환(결막염, 각막염, 포도막염), 망막박리, 녹내장, 백내장, 황반변성

눈은 복잡한 감각기관으로 신체에서 수용하는 감각의 70%를 차지하며, 빛을 감지하도록 발달되어 있다. 빛은 각막을 지나 안방수, 수정체, 초자체를 거쳐 망막에 이른다. 시각정보가 망막의 신경세포를 통해 전달되고, 시세포와 시상으로 가서 대뇌피질의 시각담당 부분에 이르게 된다. 이곳에서 정보는 1차적으로 구조화되고 대뇌피질의 시각부분과 연합해서 지각을 인식하게 된다.

구조와 기능

외안

외안 구조는 안구의 바깥쪽에 있지만, 안구를 보호하는 중요한 기관이다(그림 49-1).

안와

안와(orbit)는 안구를 둘러싸고 보호하는 뼈로서 안면에 위치한 여러 개의 뼈로 이루어져 있다. 이 뼈들은 얇고 약해서 눈에 외부 충격이 가해지면 골절되기 쉽다.

안구

안구(eyeball)는 안구표면에 붙어 있는 여섯 개의 안구근육에 의해 여섯 가지 방향으로 움직일 수 있다. 눈의 회전운동을 가능하게 하며 다양한 각도에서 시각정보를 얻게 한다(그림 49-2).

상안검과 하안검

상안검(upper eyelids)과 하안검(lower eyelids)은 외상이나 이물질로부터 안구를 보호하고, 눈을 깜박여서 눈물이 눈을 고루 적시게 하며, 들어온 빛의 양을 일부 조절한다. 속눈썹은 예민해서 물체가 닿으면 순목반사(blinking reflex)를 일으켜 눈꺼풀을 닫아 이물질로부터 눈을 보호한다. 유분을 분비하는 마이봄선(meibomian gland)은 눈의 윤활 및 각막 보호작용을 한다.

누선

누선(lacrimal gland)은 외안각 상안검에 위치하며, 눈물이 안구에 분비되도록 한다. 내안각의 상안검과 하안검에 있는 조그만 개구부위인 누점(puncti)을 통해 눈물이 누낭으로 흐르

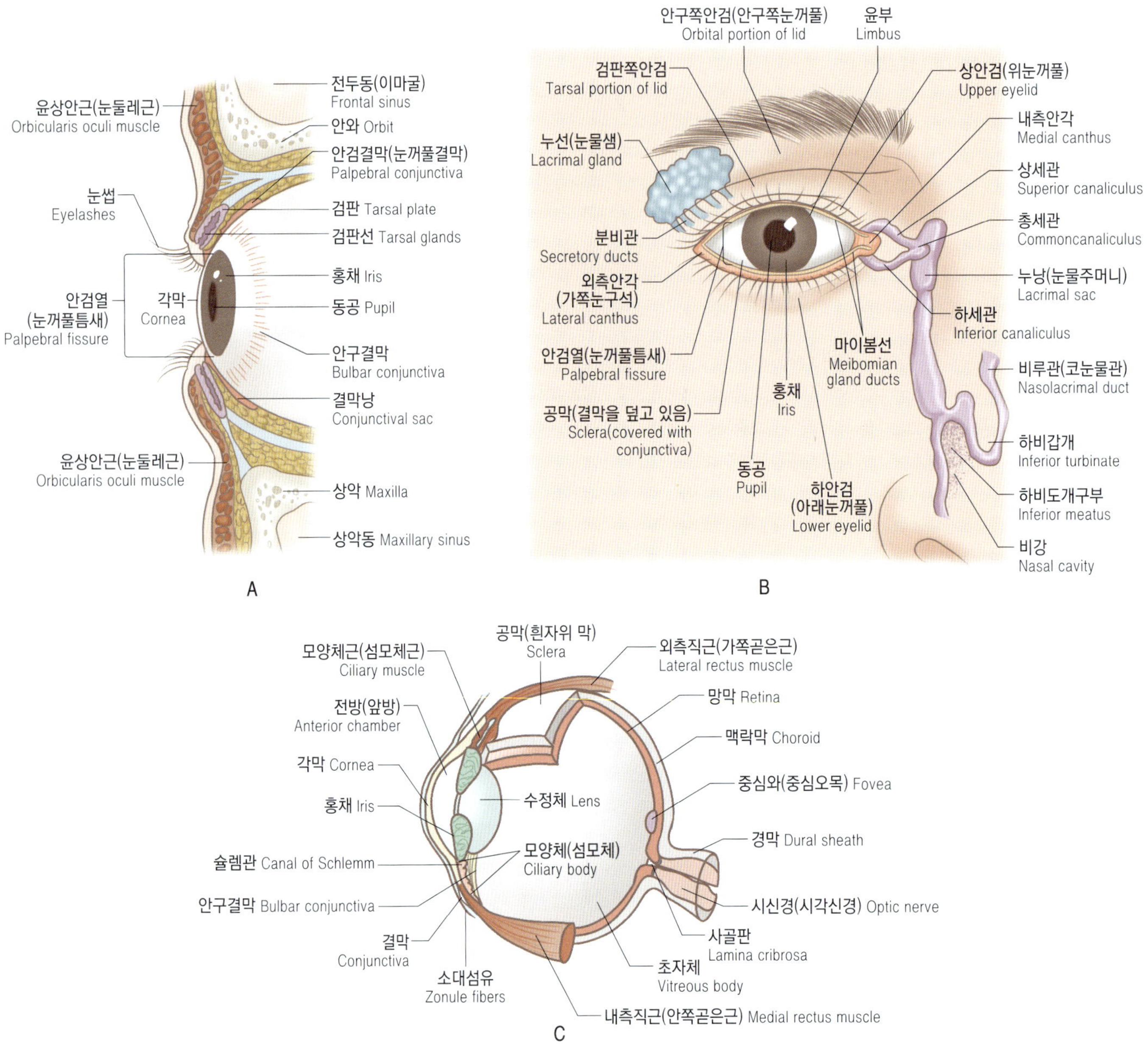

그림 49-1 ■ 눈의 해부. A: 눈의 부속기관. B: 눈물 배액동로. C: 눈의 수평면

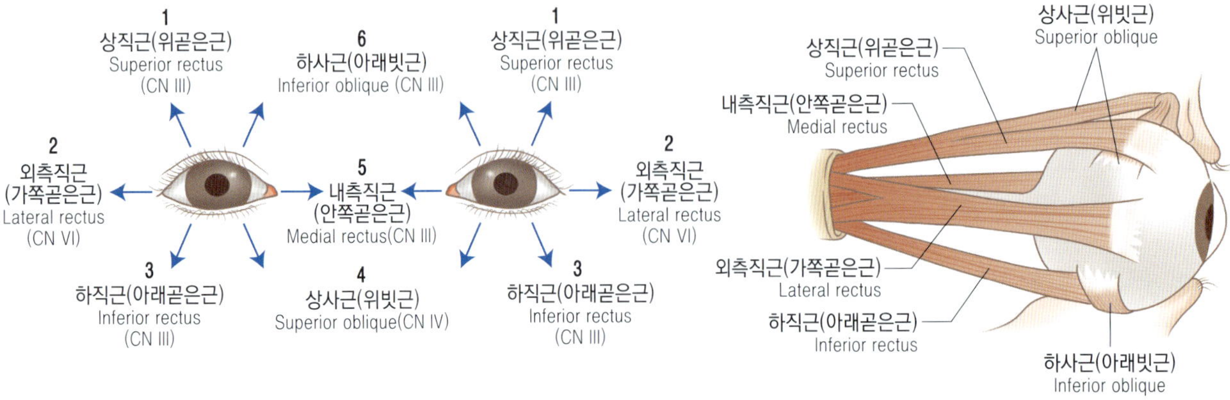

그림 49-2 ■ 시선의 6가지 기본방향과 각각 작용하는 근육

게 된다. 비루관(nasolacrimal duct)은 눈물을 코로 보내는 통로이다. 눈물은 마이봄선에서 분비되는 지방물질과 누선을 통해 분비되는 용해된 소금, 당류, 요소, 단백질, 가수분해효소로 구성되어 있으며 안구표면을 씻어주고 윤활제 역할을 한다.

내안

내안의 구조는 시각상을 전달하고 내안구의 형태를 유지한다. 안구의 전방에는 공막과 각막, 홍채, 동공, 전·후방이 있다(그림 49-1C).

결막

결막(conjunctiva)은 투명한 점막층으로 안검에 정렬되어 안구를 덮고 있는 막이다. 검결막은 눈꺼풀을 싸고 있고, 안결막은 안구를 싸고 있다. 안결막은 탄력성이 있어 안구를 자유롭게 움직이게 하며, 눈꺼풀과 안구를 연결하여 안와에서 안구가 빠지는 것을 방지한다.

각막

각막(cornea)은 광택이 나는 표면을 가진 투명한 비혈관성 구조물로서 볼록한 모양으로 망막에 이르는 직사광선을 굴절시키는 렌즈 역할을 하며, 공기 중의 산소를 흡수한다. 각막 표면의 수분을 상실하면 투명도가 손상되어 영구적인 흉터로 인해 시력장애가 온다.

각막은 다섯 개의 층으로 구성되며, 표면은 얇은 상피세포로 덮여 있고 통증수용체가 많이 분포되어 있어 감염이나 손상 시에 쉽게 알 수 있다. 각막의 후면은 내피세포(endothelial cell)가 분포되어 있어 수분을 조절한다. 혈관이 없는 각막의 영양공급은 윤부(limbus)의 혈관망과 눈물과 방수로부터의 액체와 전해질의 확산으로 이루어진다.

공막

공막(sclera)은 백색의 불투명한 섬유성 보호피막으로 각막과 시신경을 제외한 안구 전체를 싸고 있으며, 혈관과 신경이 분포되어 있다.

방수

방수(aqueous humor)는 투명한 수정액으로 수정체와 각막에 영양을 공급하고 안압을 유지하며, 각막과 홍채 사이의 공간인 전방과 홍채와 수정체 사이의 공간인 후방을 순환한다. 모양체에 의해 지속적으로 생성되고, 비교적 일정한 안압을 유지하기 위해 배출된다. 방수는 공막과 각막의 교차점에 있는 각에 위치한 공막정맥동(쉴렘관)을 통해 정맥혈류로 배출된다.

포도막

포도막(uveal tract)은 눈의 중간 혈관층으로 망막에 혈액을 공급해 주며 홍채(iris), 모양체(ciliary body), 맥락막(choroid layer)으로 구성되어 있다.

홍채

홍채(iris)는 얇고 착색된 판으로 중앙 구멍에 동공(pupil)이 있다. 홍채의 색깔은 눈의 색깔을 결정한다. 홍채근육은 괄약근과 확장근의 상호작용으로 동공의 크기를 결정하며, 눈으로 들어오는 빛의 양을 조절한다. 즉, 어두운 곳에 있으면 동공이 확장되어 망막으로 많은 빛이 들어온다.

모양체

모양체(ciliary body)는 안방수(aqueous humor)를 생산·분비하여 홍채와 각막 사이의 전방 부분을 채우며, 홍채와 직접 연결되어 있다. 안방수는 전방에서 동공을 지나 후방으로 순환한다. 이러한 흐름은 전방각으로 이어지고, 쉴렘관(Schlemms canal) 안의 소주망(trabecular meshwork)을 통해 걸러지며, 모세혈관 망을 통과해 상공막정맥(episcleral vein)으로 나간다.

안압은 안방수의 생산과 배출이 균형을 이루면 정상으로 유지된다. 또한 모양체 근육의 수축과 이완에 의해 근거리시력(near vision)과 원거리시력(far vision)이 이루어진다.

맥락막

맥락막(choroid)은 망막과 공막 사이 포도막의 후방 부분으로서 세 개의 혈관층으로 구성되어 있고, 양쪽 모양체와 시각세포에 연결되어 있다. 혈관이 풍부하여 망막에 영양을 공급한다.

수정체

수정체(lens)는 양면이 볼록하고 혈관이 없는 투명한 조직으로 양쪽이 볼록하고 앞쪽에 전방이 있고, 뒤쪽에 유리체가 있다. 수정체를 싸고 있는 수정체 낭은 반투막으로 피막을 통하여 물과 전해질이 이동되고, 안구 내 수액으로부터 영양공급을 받는다. 수정체의 기능은 빛을 굴절시켜 망막에 물체의 상이 맺히도록 하며, 수정체의 크기는 모양체근의 수축과 이완으로 조절된다. 먼 곳에서 가까운 곳으로의 초점 변화를 조절(accommodation)이라고 한다. 수정체에는 통증 신경섬유도 없고 혈관도 없다.

유리체

유리체(vitreous body)는 맑고 혈관이 없으며 수정체 뒤의 안구 내 대부분의 공간을 차지하는 젤라틴과 비슷하게 점도가 높은 액으로 눈의 투명성과 모양을 유지시켜주는 역할을 한다.

망막

망막(retina)은 눈의 가장 내층을 형성하는 얇고 반투명한 신경조직층으로, 빛이 전달되는 감각수용체로 사실상 뇌의 한 부분이다.

망막의 중심부에는 시세포가 밀집된 중심와인 황반이 있어 중심시가 주변시보다 훨씬 좋다. 황반(fovea centralis)에서 코 쪽으로 3mm 떨어진 곳에는 생리적 맹점(physiologic blind spot)이 있는데, 이곳은 시세포가 없는 시신경유두에 해당하며, 난원형의 시야 결손부이다. 망막의 간상세포(rod cell)는 암반응을 감지하고, 원추세포(cone cell)는 명반응과 색깔을 감지한다. 망막의 빛 수용체세포는 색소 표피세포층 바로 밑에 있는 맥락막층의 모세혈관에 의해 영양을 공급받는다. 따라서 맥락막과 망막이 분리되면, 망막세포에 영양공급이 중단되어 실명에 이를수도 있다.

시신경

시신경(optic nerve)은 망막에서 대뇌로 시각적 충동을 전달하며, 머리 부분인 시신경유두(optic disc)는 검안경검사로 볼 수 있다. 시신경은 시각수용체가 없는 눈의 맹점 부위로, 눈의 뒷부분에서 나와 25~30mm 정도 뻗어 있으며, 대뇌피질의 후두엽에 시각정보를 전달한다. 피질의 시각영역은 완벽하게 교차된다. 즉, 신체 왼쪽편에 있는 물체는 오른쪽 피질에 전달된다(그림 49-3). 두 눈의 역할은 하나의 눈처럼 같은 공간과 같은 지점에 초점을 맞추고 형상을 융합하여 하나의 각인을 갖게 한다. 두 개의 형상을 하나로 융합하는 능력을 양안시(binocular vision)라고 하는데, 이러한 능력은 깊이를 지각하는 것과 관련이 있다.

노화에 따른 변화

구조적 변화

나이가 들면서 눈의 구조와 주변조직에 변화가 일어난다. 눈썹과 속눈썹은 희게 변하고, 안검주위 피부는 주름지고 늘어지는데, 이는 근육긴장과 탄력성이 소실되기 때문이다. 안와 지방의 감소는 안구가 안와 안으로 더 들어가게 하여 때때로 상향 응시가 제한받게 된다. 눈물 분비 또한 감소하여 눈이 건조해질 수 있다.

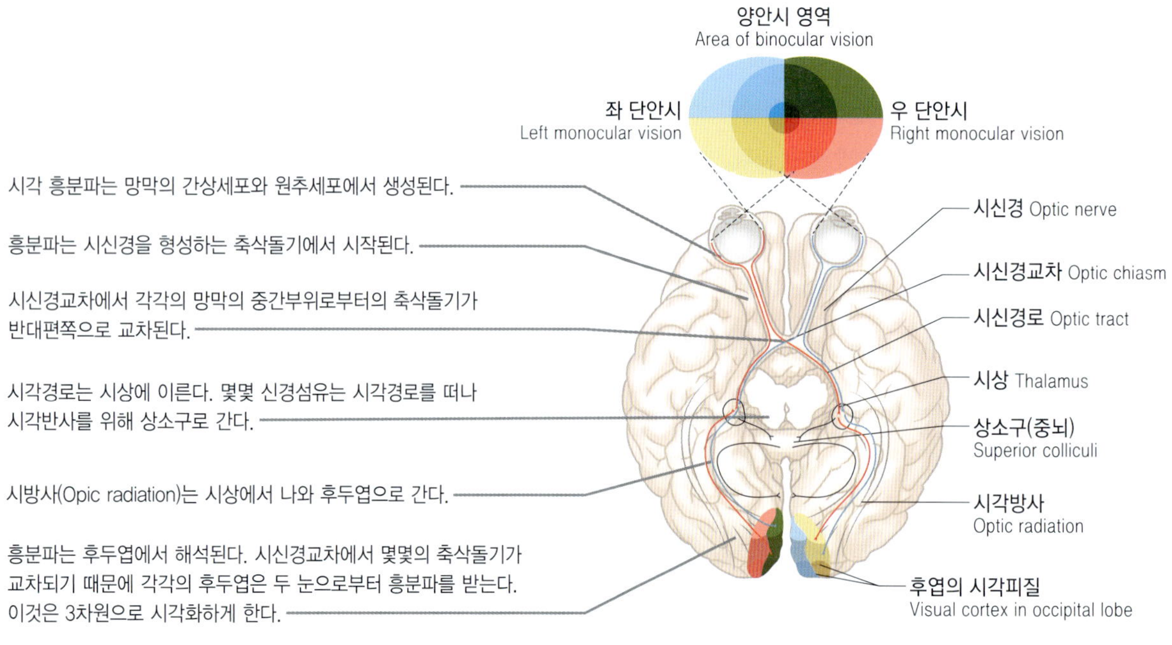

그림 49-3 ■ 망막에서 후두엽으로의 시각경로. 경로는 부분적으로 교차되고 물체의 시각정보는 반대쪽 시각피질에서 해석된다.

노화로 인한 가장 흔하고 중요한 변화는 백내장(cataract)의 발생이다. 나이가 들면서 수정체는 두께와 밀도가 증가하고 점차 노랗게 퇴색되며 불투명해진다. 전 생애에 걸쳐 수정체는 새로운 섬유세포를 형성하면서 성장하게 되지만, 나이가 들수록 세포의 성장률이 점차로 감소하고, 세포의 축적은 수정체의 밀도를 증가시키게 된다. 자외선 흡수로 인한 퇴행성 변화는 수정체의 투명성 상실의 원인이 될 수 있으며, 수정체의 조절력은 모양체 근육의 위축으로 인해 감소된다. 각막 내층의 세포(내피)는 나이가 듦에 따라 그 수가 줄어들고, 소실된 세포들을 재생산하지 않기 때문에 손상을 받거나 수술을 받은 후의 회복이 어려울 수 있다. 각막반사(corneal reflex) 또한 감소하거나 없어진다.

노화의 또 다른 특징적 현상은 노인환(arcus senilis)이 생기는 것이다. 이 회색빛의 노란색 고리는 홍채를 둘러싸고 있는 각막의 주변부에서 발견되며, 이는 지질축적에 의한 것으로 보인다. 모양체는 노화과정 동안 안방수를 덜 생산해내지만, 방출도 덜 하기 때문에 안압이 비교적 안정화되어 있고, 상승하더라도 경미한 수준으로 상승한다. 모양체는 나이 듦에 따라 위축되며, 결합조직이 손실된 근육조직을 대체하기도 한다. 또한 수정체가 두꺼워지면서 근육운동이 소실되어 수정체의 초점을 맞추는 능력도 감소된다. 근거리조절에서 초점을 맞추는 능력이 저하되는 노안(presbyopia)은 노화로 인해 흔히 발생되는 변화이다.

시각 변화

노화와 관련된 중요한 시각적 변화로는 (1) 시력, (2) 밝은 빛의 내성, (3) 명순응과 암순응의 능력, (4) 주변 시력 감소를 들 수 있다.

눈부심은 노인에게 나타나는 문제 중 하나로 어둠과 빛에 대한 적응을 어렵게 할 뿐만 아니라, 야간 운전을 어렵게 하는 원인이 된다. 실내에서는 부드러운 백열전등을 켜 놓고 빛을 분산시키는 얇고 비치는 커튼을 사용하는 것이 좋다. 노인은 어두운 곳에서 밝은 곳, 밝은 곳에서 어두운 곳으로의 변화에 대한 적응이 더디므로 낙상과 상해의 위험이 크다. 영화관처럼 어두운 조명 아래서 갑작스럽게 움직이는 것은 피해야 하며 밤에 활동하는 것은 특히 위험하다. 그러나 붉은 빛은 파장이 길고 원추세포에 의해 감지되므로 밤중에 욕실에서 붉은 빛을 사용하면 어두운 곳일지라도 비교적 충분한 시력을 확보하게 한다.

노화가 진행되면서 주변 시야가 감소되는데, 이는 사회활동과 신체활동을 방해할 수 있다. 심지어 옆에 앉아 있는 사람도 알아보지 못할 수 있으며, 시야 밖에 있는 물건을 찾기 힘들어 하는 경우도 있다. 홍채가 노화로 인해 색소를 잃게 되면 잿빛이나 밝은 푸른색을 나타낼 수 있다. 동공은 나이가 들면서 점차 작아져서 수정체의 가장 농밀하고 불투명한 부분을 통과해야만 망막에 도달할 수 있는 빛의 양도 감소하게 한다.

간호사정

건강력

눈의 대한 문제점을 찾기 위해 흐릿한 시야나 눈의 감염 같은 주호소를 비롯한 현 병력, 과거 병력, 수술력, 유전적 요소 및 가족력, 직업력, 투약력 등을 세심하게 물어본다(그림 49-4).

만일 대상자의 눈 건강에 문제가 있으면 발병 시기, 특성, 원인, 심각성(severity), 유발요인 및 완화요인, 관련 증상, 시간 등을 명시하고 상황을 살펴본다. 또한 면담 동안에 눈 찡그리기나 비정상 안구움직임 등과 같은 비언어적 행동은 눈의 기능에 문제가 있음을 의미할 수 있다. 눈의 건강력 사정 시 간호사가 확인할 수 있는 눈의 증상과 원인에 대한 내용은 표 49-1을 참조한다.

통증

안구통증(opthalmalgia)은 가끔 전신적 증상으로 나타나는 경우가 있다. 일반적인 호소는 눈의 피로, 압박감, 충만감, 일반적인 두통 등이며, 통증은 주로 안구 주위, 안구, 안구 뒤쪽에서 나타난다. 이물감은 심한 표면통증을 야기하며 국소마취로 완화될 수 있으며, 심부통증은 녹내장, 염증, 근육경련이나 감염 등을 나타낸다.

충혈

충혈의 원인이 되는 상태인 결막혈관의 울혈은 치료할 필요가 없는 결막하출혈(ophthalmecchymosis)이나, 즉각적인 주의가 필요한 심각한 안질환일 수 있다.

비정상적 시력

시력의 변화나 상실은 눈이나 시각경로 내 특정 부분의 비정상적인 상태가 원인이다. 따라서 굴절(초점)이상, 안검하수(lid ptosis), 각막, 수정체, 방수나 초자체의 흐림이나 불편

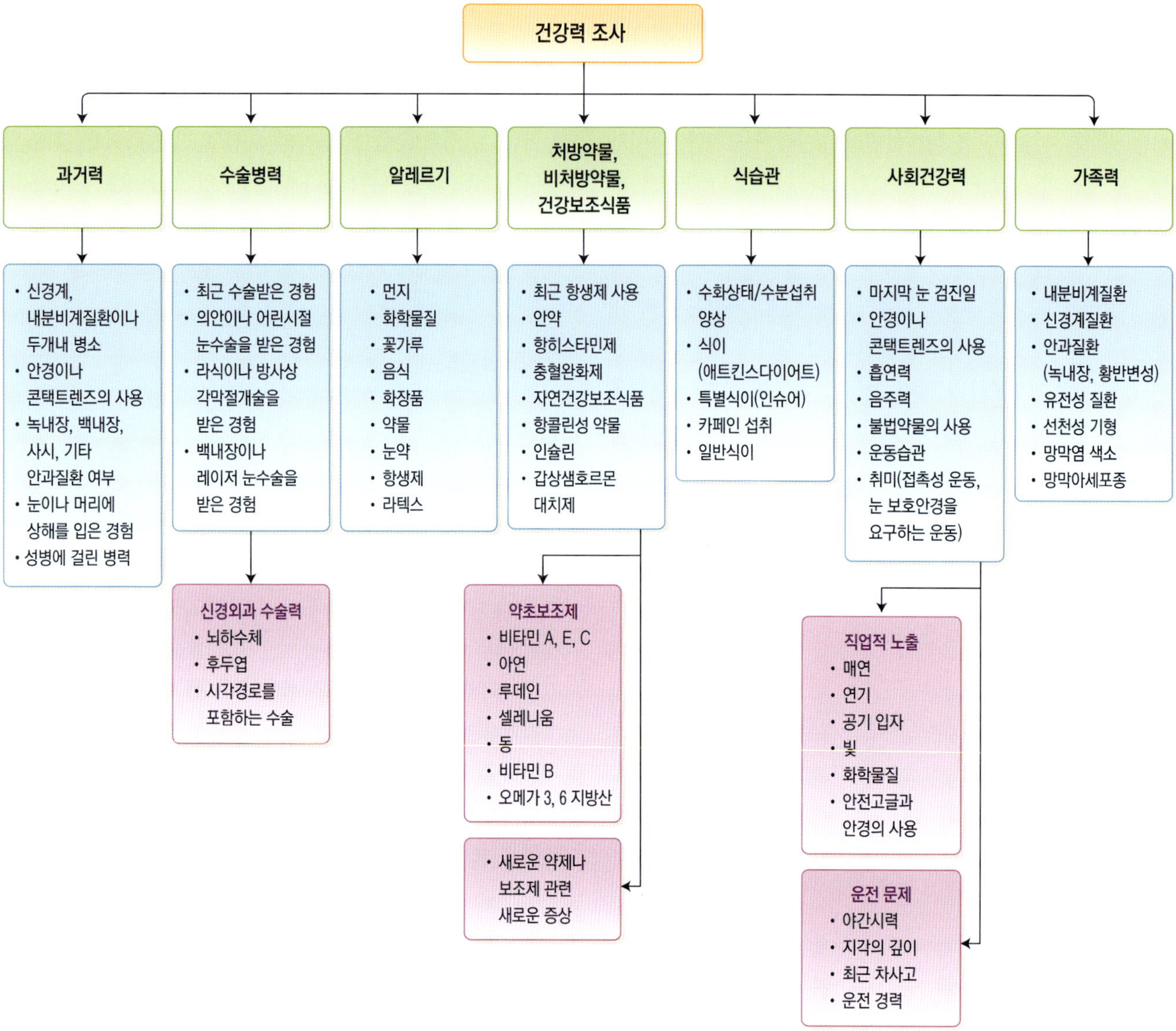

그림 49-4 ■ 눈 건강력

표 49-1 눈의 증상과 흔한 원인

임상증상	가능한 원인
흐림(blurring)	백내장, 홍채염, 망막변성, 굴절이상, 눈의 피로, 근시, 당뇨, 각막부종, 시신경염, 신경장애
무감각(eye numbness)	당뇨, 말초신경장애, 결막염, 뇌졸중
눈의 통증(eye pain)	상해, 감염, 염증, 녹내장, 이물질, 눈의 피로, 부비동염, 각막찰과상, 고혈압, 편두통, 다발성 경화증, 종양
눈부심(flashes)	망막박리, 뇌진탕, 안구성 편두통
부표(floaters)	초자체의 적혈구와 백혈구, 겔 형태의 무리, 망막열상이나 박리, 노화의 정상과정
이물질(foreign body)	이물질이 들어간 것, 각막 긁힘, 찰과상, 미란, 건조한 눈, 결막염, 콘택트렌즈 문제, 각막염
두통(headache)	눈의 피로, 편두통, 군집두통, 부비동염, 대상포진, 결막염, 각막찰과상이나 궤양
소양증(itching)	안검염, 결막염, 콘택트렌즈문제, 눈의 알레르기
빛 민감성(light sensitivity)	급성녹내장, 홍채염, 공막염, 각막궤양, 갑상샘질환, 안검내반 또는 안검외반
눈물(tearing)	누선의 폐쇄, 건조한 눈, 누낭의 감염, 안검내반 또는 안검외반

표 49-2 눈의 신체검진: 반사와 운동

검사	목적	과정	결과
각막반사 (corneal reflex)	제5뇌신경(3차신경)의 기능사정	대상자에게 앞을 똑바로 보게 한다. 멸균 솜뭉치의 끝으로 각막을 가볍게 건드린다. 각막에 주사기로 부드럽게 공기를 내보낸다.	깜박거림이나 눈물이 나는 것은 신경이 정상적임을 의미한다.
각막 빛반사검사 (corneal light reflex, Hirschberg's test)	눈의 배열 점검	대상자에게 앞을 똑바로 응시하도록 하고, 비교로부터 30~ 37cm 떨어진 곳에서 펜라이트를 비춘다. 양쪽 각막의 빛반사를 관찰한다.	대칭적 반사는 정상, 비대칭적 반사는 사시를 의미하는데, 코쪽으로의 편위는 내사시(esotropia), 코쪽에서 멀어지는 외사시(exotropia)와 수직상승된 상사시(hyperopia), 수직하강된 하사시(hypo-tropia)가 있다.
안구운동 (ocular mobility)	외안근, 안와, 동안신경, 활차신경, 외전신경, 뇌간연결부, 대뇌피질에 대한 정보를 수집하기 위함	대상자의 두 눈이 기본적인 여섯 방향으로 움직이는 것을 주시하며 따라가도록 한다(그림 49-2). **신경기능검사:** 선 상태에서 펜라이트를 직접적으로 대상자의 눈에서 대략 30cm 떨어져 비춘다. 대상자의 머리를 고정시키고, 눈만 펜라이트의 움직임을 따라오도록 한다. 펜라이트를 각각 여섯 방향에 따라 중심에서 바깥으로 규칙적으로 움직인다.	눈은 정상적으로 서로 같은 방향으로 부드럽고 일치되어 움직인다. 불수의적으로 빠른 안구의 진동(안구진탕증)은 비정상이다. 눈이 평행하지 않거나 안검이 홍채의 아주 작은 부분보다 더 많이 덮는 것은 비정상이다.
차폐검사 (cover-uncover test)	사시(안구배열의 편위)와 사위(가린 한쪽 눈의 지연된 편위)평가를 위해 안근육기능과 배열을 사정하기 위함	대상자에게 대략 50cm 떨어진 점을 고정응시하도록 한다. 불투명한 카드로 대상자의 한 쪽 눈을 가린 다음 고정된 점에 초점을 맞추고 있는 동안 가리지 않은 눈의 외측과 내측의 움직임이 있는지 관찰한다. 가리개를 제거하고 고정된 점에 초점을 맞추고 있는 눈의 움직임을 관찰한다. 다른 눈도 반복한다.	움직임이 없어야 정상이다. 비정상소견을 확진하기 위해서는 몇 번의 반복적인 검사가 필요하다.

감, 망막, 시신경이나 두개내 시각경로의 기능이상을 고려해야 한다.

비정상적 외형

외형적 변화로는 증식, 병변, 부종, 안검하수, 위치의 비정상 등이 있는데, 이 중 가장 흔한 비정상적 외형은 충혈(red eye)이다. 아울러 눈의 감염은 충혈을 일으키는 원인 중 하나이다.

비정상적 감각

눈 감각에 대한 자세한 설명은 적절한 진단을 내리는 데 도움이 된다. 염증으로 야기되는 모양체근과 홍채괄약근(irido-constrictor)의 반사경련은 이마의 통증과 수명(photophobia) 및 동공축소(miosis)를 초래한다. 소양감은 보통 알레르기성 반응으로 인해 나타난다. 건조함, 작열감, 껄끄러움과 이물감은 안구건조나 각막의 자극을 유발한다.

신체검진

기본적인 눈의 검진은 시진과 촉진을 이용하여 외부 구조를 사정하는 것이다. 각막반사, 눈의 운동성, 시력과 시야검사에 대한 사정 또한 중요하다(표 49-2, 49-3). 내안 구조는 검안경을 이용하여 사정하며, 사정 결과의 기록 예는 **신체사정 소견**을 참고한다. 외안 구조를 사정하기 위해 대상자를 앉게 한 다음, 눈높이를 맞추고 시진과 촉진을 실시한다.

진단검사

시력문제의 원인을 밝히는 데 도움이 될 수 있는 많은 진단검사에 대한 자세한 내용은 표 49-4를 참조한다.

시각장애 대상자 관리

결막염

결막은 눈의 앞쪽 표면과 눈꺼풀의 안쪽 표면을 덮고 있는 얇고 투명한 막으로, 외부환경에 지속적으로 노출되어 있기 때문에 염증과 감염에 취약하다. 결막염(conjunctivitis)은 가장 흔한 염증질환으로 세균, 바이러스, 진균의 감염으로 일어나

표 49-3 시력과 시야 검사

검사	목적	과정	결과
시력검사(Visual acuity)	• 각막, 수정체, 초자체의 투명함을 결정, 망막으로부터 뇌에 이르는 시각경로의 기능을 판단하기 위함	1. 스넬렌시력표(Snellen chart)로부터 6m 되는 곳에 위치한다. 2. 한쪽 눈을 가리고 앉는다. 3. 대상자에게 볼 수 있는 가장 작은 글자를 읽어 보라고 한다. 4. 50% 이상 정확하게 맞추는 라인을 확인한다. 표준화된 숫자에 따른 결과를 기록한다. 5. 양안의 교정시력과 교정되지 않은 시력을 사정한다.	비정상 시력은 굴절이상이나 병리적 문제가 있음을 의미한다. *정상은 20/20 *근시는 20/30 이상 *원시는 20/15 미만이지만, 보통 시력 이상일 수 있음 *교정시력이 20/200 이상인 경우, 법적 맹인으로 간주
시야검사(Visual fields)	• 말초시각을 평가하기 위함. 대면방법이나 전산화된 기계를 사용 • 전산화된 기계는 좀 더 정확하게 발견해내고 암점(시력기능이 감소한 부분)을 수량화할 수 있음	1. 대상자는 검진자로부터 대략 60cm 떨어진 곳에 대면하고 앉는다. 2. 검진자는 오른쪽 눈을, 대상자는 왼쪽 눈을 가린다. 3. 대상자와 검진자 사이의 같은 거리에서 바깥쪽 말초시야에 펜라이트를 둔다. 상부에서 시작하여, 대상자가 물건이 보인다고 할 때까지 밑으로 내린다(검진자는 펜라이트를 동시에 볼 수 있어야 한다). 상부, 측두, 하부, 비측에서 이 방법을 45° 각도에서 반복한다. 4. 다른 눈에도 이 검사를 반복한다.	• 전체적인 시야 비정상 소견이 발견될 수 있다. 비정상인 경우 추후검진을 위해 의뢰한다. • 시야의 변화는 중추신경계질환(병소, 매독)이나 안과질환(녹내장, 망막박리)에 의해 발생한다.
특수검사 **색시각(Color vision)** 색시각은 유전성 질환으로 여성(0.5%)보다 남성(7%)에서 더 많다. 또한 영양, 시신경장애, 중심와 문제에 의해서도 영향을 받는다.	• 항상 흔하게 실시되는 선별검사는 아님 • 색의 지각이상을 확인하기 위함	• 원색으로 되어 있는 숫자 주변에 혼동될 수 있는 여러 색깔로 둘러싸인 색판을 사용하여 검산한다.	• 색시각에 문제가 있는 경우, 제시한 모양을 인식하지 못한다.
중심부분 맹목 **(Central area of blindness)**	• 황반변성과 같이 중심부분의 암점(scotoma)을 발견하기 위해 사용됨	• Amsler 격자: 중앙에 점이 찍혀 있는 5mm 칸으로 나누어진 20cm의 정사각 • 얼굴에서 30cm 떨어져서 대상자에게 중심점에 시선을 고정하고 격자 내에서 일그러지거나 안 보이는 부분을 설명하게 한다.	• 격자가 일그러지거나 안 보이는 경우는 기록하고 추후 검진을 의뢰한다.

예: 20/20은 정상: 정상시력을 가진 사람이 6m 거리에서 읽을 수 있는 것을 대상자가 6m에서 읽음
20/60은 정상시력을 가진 사람이 18m에서 읽을 수 있는 것을 대상자는 6m에서 읽는다는 것을 의미함
20/15는 정상시력을 가진 사람이 4.5m에서 읽을 수 있는 것을 대상자는 6m에서 읽는다는 것을 의미함
*Snellen chart: 일반적으로 6m 거리에 위치하고, 빛은 평행하게 하며 약간의 안구조정 노력이 요구됨

신체사정 소견

눈

시진

시력 20/20. 눈썹은 충분하고 운동성이 있음. 속눈썹은 안검으로부터 바깥으로 구부러져 뻗어 있음. 안검하수는 없음. 안검에 병변이나 염증이 없음. 안구가 촉촉함. 결막은 분홍색이며 안구결막은 깨끗함. 공막의 색이 붉지 않고 균일함. 각막의 빛반사가 대칭적임. 직접대광반사와 간접대광반사 모두 PERRLA(동공 크기가 같고 둥글고 빛에 반응하고, 원근 조절됨). 각막이 매끄러움. 수정체와 전방이 깨끗함. 홍채의 색이 고름. EOMs(외안운동)가 안구진탕증 없이 완전함. 협응적으로 움직임. 사시가 아님. 시야는 대면법에 의해 완전함

촉진

안구가 단단함. 안와부종이 없음. 누점으로부터 역류가 없음. 누기에 압통이 없음

안저검진

적색 반사가 보여짐. 동정맥비율(AV ratio)은 대략 2 : 3임. 혈관이 비틀리거나 좁아짐이 없음. 시신경유두 가장자리는 함요없이 깨끗함. 함요와 유두비율(cup-to-disc ratio)은 1 : 3임. 망막출혈, 반점, 얼룩이 없음

표 49-4 눈의 진단검사

검사	설명
안저촬영 (Fundus photography)	• 특수 망막 카메라는 안저의 상세도를 기록으로 남기고 추후 비교를 위해 사용된다. • 시간 경과에 따른 사진의 비교를 통해 시신경 유두부의 모양과 색깔의 미세한 변화를 확인한다.
안구돌출 측정계 (Exophthalmometry)	• 눈의 전방돌출 정도를 측정하기 위해 만들어졌다. • 안구돌출의 진전이나 퇴화를 평가하고 기록하기 위해 사용된다.
안과 방사선검사 (Ophthalmic radiography)	• X-선 단층촬영, 컴퓨터 단층촬영은 안와와 내안의 상태를 사정하고 이물질을 발견하는 데 유용하다.
자기공명영상 (Magnetic Resonance Imaging)	• 자기공명영상(MRI)은 대상자의 위치를 바꾸지 않고 다차원적 관점에서 결과를 얻어낼 수 있다. • MRI는 부종, 수초탈락 부분, 혈관의 병변을 영상화하는 데 사용된다.
초음파 (Ultrasonography)	• 안구 위에서 직접 탐침을 통해 보내진 고주파음파를 사용한다. • A-스캔 초음파는 각막에서 망막까지의 거리 축의 길이를 측정하며, 백내장수술에서 내안 수정체의 굴절력을 측정하기 위해 사용된다. • B-스캔 초음파는 시간경과에 따른 병변의 크기, 성장뿐 아니라 이물질의 존재를 사정하기 위해 사용된다.
안저혈압계 (Ophthalmodynamometry)	• 중심 망막혈관이 시신경 유두로부터 나오는 동안 스프링 플런저로 공막에 압력을 가해 관찰하는 검사이다. • 이 기구는 중심 망막동맥에 상대압력을 개략적으로 측정하고, 간접적으로 반대쪽 경동맥의 흐름을 사정한다.
망막전계 (Electroretinography, ERG)	• 전극이 눈에 직접적으로 삽입되어 있는 콘택트렌즈로 통합되는 것을 통해 빛의 발산이 야기되는 눈의 전위의 변화를 측정한다.
시각유발반응 (Visual evoked response)	• 시각자극으로부터 야기되는 전위를 측정하는 것으로 ERG와 비슷하다. • 망막에서 피질까지 전체의 시각경로가 두피 위의 전극배치를 통해 평가된다.
플루오레세인 혈관촬영 (Fluorescein angiography)	• 플루오레세인은 안저사진을 향상시킨다. • 대상자에게 정맥으로 플루오레세인 염료를 투여하게 되고, 망막과 맥락막 순환을 통해 염료가 지나가게 되면, 이 공간이 가시적인 사진으로 찍혀지게 된다. • 연속적으로 빠른 촬영은 망막과 맥락막 혈관의 관류를 포착하고, 비정상부위, 혈액 흐름의 변화, 출혈이 발견될 수 있다.
안압측정 (Tonometry)	이 검사는 녹내장에서 증가된 안압을 진단하기 위해 사용한다. 소형의 안압 측정기나 컴퓨터 기기를 사용할 수 있고 기구가 각막에 닿기 전에 각막을 마취한다.

며 전염력이 강하다. 감염은 주로 눈과 손의 직접접촉(휴지, 손, 타월 등)에 의하며, 알레르기 항원이나 화학적 자극, 자외선과 같은 방사선노출(radiation exposure)도 원인이 된다. 결막염 증상은 경한 상태에서부터 심한 상태까지 다양하게 나타나는데 발적, 눈물 흘림, 결막부종, 출혈 및 조직파괴와 함께 심한 조직괴사가 일어나기도 한다.

병태생리

감염성 급성 결막염

감염성 급성 결막염 그림 49-5은 세균, 바이러스, 진균이 원인이다. 세균성 결막염은 충혈안(pink eye)이라고 하는데, 감염성이 매우 높으며, 원인균은 *Staphylococcus*나 *Hemophilus influenza*이다. 성인에서 *adenovirus* 감염이 흔하다. 눈을 포함한 전신성 질환은 Herpes simplex와 다른 바이러스 감염이 원인이다. *Gonococcus*는 회음부 접촉 시 일어나는 감염으로 임질성 결막염에서 각막천공(corneal perforation)까지 일어날 수 있는 의학적 응급상황이다. 급성 결막염의 증상은 손상받은 눈의 발적과 가려움증, 긁힌 것 같은 화끈거림, 모래가

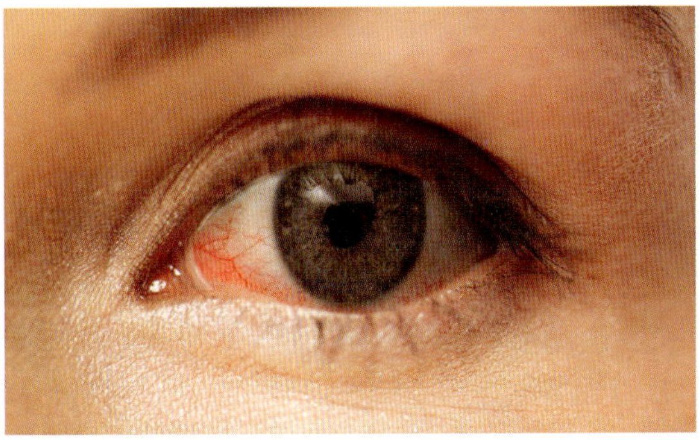

그림 49-5 ■ 급성 결막염

들어 있는 것 같은 이물감이 있다. 통증은 흔한 증상은 아니지만, 광선눈통증(photalgia)이 있거나 감염과정에서 눈물흘림과 분비물을 동반한다. 분비물은 결막염의 원인에 따라 수성(watery), 화농성(purulent), 점액성(mucoid)으로 나뉘고, 동반증상으로는 인후염, 발열, 나른함(malaise), 귀 앞 림프절 부종 등이 나타난다.

트라코마

트라코마(trachoma)는 만성 결막염으로 클라미디아 트라코마티스(*Chlamydia trachomatis*)에 발생하며, 전 세계적으로 시력상실을 유발할 수 있는 질환이다. 트라코마는 풍토병으로 북아프리카, 중동, 아시아 일부 지역에서 발생한다. 트라코마는 전염성이 높고, 감염된 사람과 가까이 접촉(눈 대 눈, 손 대 눈)하거나 주로 타월, 손수건, 날파리 등과 같은 접촉매개체에 의해 전파된다. 일부 결막염은 신생아에서 어머니의 오염된 질 분비물을 접촉하여 발생한다.

트라코마의 초기 증상은 눈의 발적, 안검부종, 눈물흘림, 광선눈통증 등이 나타난다. 상안검에 결막소포(follicle)가 나타나고, 각막표면에 혈관생성과 육아성 조직 침투가 나타난다. 안검 결막층의 흉터는 안검내반을 일으켜 각막찰과상으로 궤양과 반흔을 만들고, 흉터는 각막을 혼탁시켜 결과적으로 시력상실을 유발한다.

진단검사

결막염 대상자의 관리는 정확한 진단과 즉각적인 치료에 초점을 맞춘다. 결막염은 급성 포도막염이나 급성 개방각녹내장(open-angle glaucoma)과 같이 잠재적으로 시력에 손상을 주는 상황이 되고, 충혈안을 일으키므로 정확한 진단이 매우 중요하다.

- 배양검사, 민감성 검사: 감염 여부 및 감염물질 확인을 위한 삼출물 배양 및 민감성 검사이다.
- 형광염색 세극등검사: 각막의 궤양과 찰과상을 확인하기 위한 검사이다.
- 결막표본검사: 현미경으로 균을 확인하기 위한 검사이다.

치료

결막염 대상자의 관리는 정확한 진단과 즉각적인 치료에 초점을 맞춘다.

약물요법

원인에 따라 적절한 항균제, 항바이러스제, 항염증제를 사용하여 치료한다. 안약이나 안연고를 이용하여 국소적으로 적용한다. 사용되는 약물로는 erythromycin, gentamicin, penicillin, bacitracin, sulfonamide sodium, amphotericin B, idoxuride가 있다. 심각한 감염이나 연조직염인 경우, 약물을 결막밑이나 정맥으로 주사하기도 한다. 항히스타민제는 염증과정에서 알레르기반응이 있을 경우, 결막염의 증상을 최소화하기 위해 사용한다.

보완요법

결막염과 관련된 다량의 화농성 분비물 제거를 위해 잦은 눈세척이 필요할 수 있다. 세척하기 전에 따뜻한 식염수로 눈꺼풀을 적시면, 대상자의 편안함을 촉진할 수 있고 결막염의 삼출물 제거에도 용이하다.

간호

결막염 치료에 있어 간호사의 역할은 결막염 발생 예방 교육과 이미 발생한 결막염의 전염을 예방하는 교육이 주가 된다.

- 급성 결막염은 전염성이 매우 높다. 불편감이 사라져도 감염으로 인해 각막에 미세한 손상이나 흉터를 발생시킬 수 있으므로 감염 확산을 예방하는 것이 가장 중요하다. 간호사는 모든 대상자들에게 화장품이나 수건 등을 공유해서 사용하면 안 되는 이유와 눈을 비비거나 긁지 않도록 설명한다.
- 감염이 사라지고 치료가 끝날 때까지 콘택트렌즈 사용을 금해야 하는 이유를 설명한다. 감염된 눈에 콘택트렌즈를 사용하면 손상을 더 유발하고 치유를 방해한다.
- 안약을 점안하기 전에 손을 깨끗하게 씻고 눈을 만지거나 비비는 것은 피하도록 한다. 눈을 청결히 할 때마다 새로운 면봉을 사용하도록 한다. 손 위생은 눈의 감염전파를 막는 가장 중요한 방법이다. 눈을 만지거나 비비는 것은 감염의 위험을 높이고 각막손상을 일으킨다. 매번 새로운 면봉이나 솜을 사용하는 것은 눈 사이에 교차감염을 피할 수 있게 해준다.
- 지시대로 안약을 점안하도록 교육한다. 이는 염증을 줄이고 감염을 치료한다.
- 감염이 깨끗해질 때까지 고도의 시력을 요구하는 활동을 피하도록 교육한다.

- 외출 시에는 햇빛이 없어도 자외선 차단을 위해 선글라스를 사용할 것을 권장한다. 흔한 증상인 광선눈통증은 빛 강도가 높아지면 눈의 통증을 유발한다.

각막염

각막은 눈으로 빛이 들어오도록 하고, 망막에 물체의 상을 전달한다. 망막에 빛이 모이는 것을 돕고 눈의 내부 구조물을 보호한다. 각막염의 염증 과정이 결막과 각막을 포함하면 각결막염(keratoconjunctivitis)이라고 한다.

원인과 위험요인

각막염은 감염, 과민반응, 허혈, 찢김, 외상으로 인해 발생하며, 각막염의 결과로 각막에 상흔이 생기면, 시력장애를 일으킨다. 각막염은 비궤양성과 궤양성으로 나뉜다. 비궤양성은 각막상피층에 발생하지만 각막은 온전하다. 원인은 바이러스 감염, 결핵, 전신홍반루프스와 같은 자가면역질환이다. 궤양성 각막염은 각막의 상피층과 간질(stroma)이 영향을 받아 조직파괴와 궤양이 발생한다. *Staphylococcus, S. Pneumoniae, Chlamydia trichomonas*에 의한 세균성 결막염이 궤양성 결막염을 유발한다.

병태생리

비궤양성 각막염은 각막상피의 모든 층이 영향을 받지만, 각막은 손상 받지 않고 유지된다. 세균성 결막염의 결과로 발생할 수 있는 궤양성 각막염은 조직파괴와 궤양을 발생시킨다.

궤양성 각막염은 각막의 국소 괴사가 발생한 것으로 각막의 상피와 기질을 파괴하여 각막에 흉터와 혼탁이 발생할 수 있다. 궤양은 얕거나 깊게 발생할 수 있고, 천공을 유발할 수 있으며, 심부 눈 구조물의 감염을 초래할 수도 있다. 세균성 결막염, 트라코마, 임질, 단순포진 또는 대상포진 같은 감염이나 외상, 콘택트렌즈의 잘못된 사용 등이 원인이며, 면역억제 상태는 감염 관련 각막궤양의 위험요인이다.

임상증상

각막염 증상은 눈물흘림, 시력저하, 모래가 눈에 들어 있는 것 같은 이물감부터 심한 통증까지 다양하다. 또한 눈꺼풀연축(blepharism), 특히 결막 염증을 동반한다면 분비물이 발생하며, 각막궤양은 눈을 직접 보고 알 수 있다.

진단검사

시력은 모든 굴절 또는 각막질환이 있는 대상자에게 검사한다. 감염 혹은 염증의 원인을 확인하기 위해 다음과 같은 검사를 시행한다.

- **형광염색 세극등검사:** 각막의 궤양과 찰과상을 확인하기 위한 검사로서, 이상이 있을 시에는 초록색으로 염색된다.
- **결막검사 또는 궤양표본검사:** 현미경으로 균을 확인하기 위해 시행한다.
- **혈구수치 또는 항체역치검사:** 기저감염 여부 또는 자가면역 과정을 확인하기 위해 수행한다.

치료

감염성 질환은 적절한 항생제 또는 항바이러스제로 치료한다.

- 국소적 항생제를 국소 점안, 결막하 주입 또는 전신적으로 투여한다. 대표적인 약물로는 erythromycin, gentamycin, penicillin, bacitracin, sulfacetamide sodium, amphotericin B 등이 있다.
- 코르티코스테로이드는 외상이나 전신 염증성 질환과 관련된 각막염에 처방할 수 있으며, 감염을 억제하고 흉터를 막기 위해 투여한다. 그러나 면역반응과 염증반응을 억제하지 않도록 국소 감염에는 사용을 피한다.

간호

대상자 간호에 있어 간호사의 주요 역할은 직접간호 및 예방과 교육이다. 교육 내용은 모든 대상자에게 타월이나 눈 화장품을 다른 사람과 함께 사용하지 않도록 한다. 그리고 눈을 비비거나 긁지 않도록 하는 적절한 눈 간호 제공과 눈의 외상과 감염을 예방하도록 하는 것이다. 콘택트렌즈는 적절한 관리를 통해 청결하게 사용하는 방법을 교육하고 주기적으로 제거하는 것이 중요함을 강조한다.

- 콘택트렌즈 삽입 전 · 후나 안약 점적 전 · 후에 손 위생을 철저히 하도록 지시한다. 일반적으로 저녁에는 렌즈를 빼야 한다. 콘택트렌즈의 청결지시를 잘 따르는 것이 세균감염을 줄일 수 있음을 강조할 필요가 있다. 각막염이나 각막찰과상이 있으면 각막이 완전히 치유될 때까지 콘택트렌즈 사용을 중지해야 한다.
- 사용하는 콘택트렌즈의 유형에 따라 적절한 관리의 중요성을 강조한다. 하드렌즈를 삽입한 경우는 각막 중심에 산소를 제공해야 하므로 매일 제거해야 한다. 소프트렌즈와 연

속착용렌즈(extended wear lens)는 착용 중에도 각막에 산소를 공급하지만, 청결하지 못하면 감염의 위험이 있다.

- 눈을 비비거나 접촉하지 않도록 교육한다. 눈을 청결히 할 때는 깨끗한 새 면봉을 사용하도록 지시한다. 손 위생은 눈에 감염을 예방하는 아주 중요한 방법이다. 눈을 비비거나 접촉하는 것은 감염과 각막손상의 위험을 증가시키고, 새 면봉 사용은 양 눈 사이에 교차감염을 예방한다.
- 위험성이 높은 활동에 참여할 때는 눈 보호장비 착용의 중요성을 교육한다. 외상은 각막의 감염과 손상의 위험이 높다.
- 각막천공이 의심되면 앙와위로 눕히고 눈을 감겨서 건조멸균드레싱을 하고 즉시 의사에게 알린다. 각막천공은 각막궤양이 있는 경우에는 예고 없이 발생할 수 있고, 눈 내용물의 탈출 위험이 있다. 응급조치는 안압상승을 감소시키고, 시력을 보존하기 위해 눈 통합성을 유지하는 것이다.

포도막염

포도막(uveal tract)은 홍채, 모양체, 맥락막으로 구성되어 있는 눈의 혈관층으로 망막에 혈액을 공급한다.

원인과 위험요인

포도막염(uveitis)은 혈관층의 일부 또는 전체에 염증이 일어나는 눈에 국한된 질환으로 아직 원인이 정확하게 밝혀지지는 않았지만 자가면역질환, 감염, 기생충병, 외상 등에 의해 발생하는 것으로 알려져 있다. 전신질환인 강직성 관절염, 라이터증후군(Reiter's syndrome), 류마티스관절염, 사르코이드증과 같은 자가면역질환과 연관되며, 결핵이나 매독과도 관련이 있다.

증상

포도막염의 증상은 축동, 윤부결막판 주위 발적, 통증, 흐릿한 시력, 광선눈통증 등이다.

치료와 간호

산동제로 1% atropine sulfate나 0.35% scopolamine을 투여한다. 산동제는 동공을 확대시켜 수정체와 홍채와의 유착을 막고, 통증이나 광선눈통증을 경감시키며, 종창을 줄여 홍채와 모양체의 긴장을 완화시킨다. 선글라스를 착용하고 밝은 빛을 피하도록 하는데, 집 안의 조명이 너무 어두우면 동공이 확장되어 위험할 수 있다. 스테로이드를 소염 목적으로 국소 혹은 전신적으로 투여한다. 진통제로 아스피린, 아세트아미노펜이나 프로폭시펜(Propoxyphene)을 투여한다. 관련된 전신질환의 치료가 가장 중요하며 합병증으로 녹내장, 백내장, 망막박리 및 심한 시력상실을 초래할 수 있다.

백내장

백내장(cataracts)은 수정체가 혼탁해지는 질환이다. 일반적으로 70세 이상이 되면 백내장에 노출될 확률이 높아진다. 전세계적으로 백내장은 시력감소와 상실의 1차적인 원인이다. 가장 흔한 백내장은 노화와 관련된 노인성 백내장으로, 노인성 백내장은 보통 50대 전 · 후에서 시작된다.

원인과 위험요인

일상생활활동에서의 반복적인 자외선 노출은 백내장의 가장 큰 위험요인이다. 밝은 태양빛 아래에서 일하는 사람, 보호용 안대를 사용하지 않고 유리를 만드는 사람 및 용접공들도 고위험 집단에 속한다.

백내장은 여러 전신질환, 안질환 및 선천성 질환의 결과로 발병될 수 있다. 전신질환으로는 당뇨, 경련, 근긴장성 위축증, 신경피부염, 갈락토오스혈증, 로우증후군(Lowe syndrome), 베르너증후군(Werner's syndrome), 다운증후군 등이 있다. 안질환으로는 홍채염, 모양체염, 망막염, 망막박리, 회선사상충 등이 있다. 또한 임신 첫 석 달 동안의 감염(풍진, 볼거리, 간염, 폴리오, 수두, 단핵구증 감염)은 선천적인 백내장의 원인이 될 수 있으며, 외상이나 열상, 이물질, 방사선 노출, 스테로이드의 만성적인 사용도 백내장을 일으킬 수 있다.

병태생리

노인성 백내장은 정상적인 수정체섬유(lens fiber)를 교란시키는 단백질 부족, 수분 축적 및 나트륨의 증가로 인해 발생하지만, 병리적 변화의 원인은 아직 분명하지 않다. 보통 백내장은 양측으로 발생하지만 발생 속도는 다르다. 백내장의 1차 증상은 시력의 점진적 감소이다. 시력 감소 정도는 혼탁 부위의 위치와 범위에 달려 있다. 즉, 중심부분에 혼탁이 있는 사람은 일반적으로 동공이 확장되어 어두운 곳에서는 시력이 더 좋아진다. 노안이 있는 노인의 경우, 백내장 초기에 안경 없이도 독서가 가능한데, 이것은 수정체가 볼록해져 인공적인 근시를 만들기 때문이다.

임상증상

- 흐릿한 시야
- 수정체 혼탁으로 인한 점진적이고 무통의 어른거리는 시력 감퇴인 복시
- 빛에 예민해지는 광선눈통증
- 양측성이지만, 양 눈의 진행속도는 다름
- 조기증상으로 야간 운전 시 번쩍거림(glare)
- 야간에 동공이 확장되었을 때 시력이 좋아짐
- 성숙기에 육안으로도 동공이 흰색이나 회색으로 보임(그림 49-6).

진단검사

백내장은 건강력조사와 눈 검사를 통해 진단한다. 검안경검사(ophthamoscopy)로 백내장의 위치와 범위를 파악하고 진단을 확정한다. 백내장이 성숙하면 적반사 대신 검은 부위가 보인다. 비록 백내장이 검안경검사로 쉽게 진단될 수 있지만, 정확한 유형과 수정체의 길이 변화 확인을 위해 세극등검사(slit lamp examination)가 필요하다.

치료

백내장 형성을 줄이고 예방하기 위해서는 수술 외에 달리 알려진 치료는 없다. 백내장 수술의 목적은 불투명한 수정체를 제거하는 것이며, 당일 수술로 외래 수술실에서 국소마취하에 시행하며, 전신마취를 하는 경우에만 하루 정도 입원한다.

수술 전에 점적되는 안약은 트로피카마이드(Mydriacyl)와 같은 수술을 시행하기 위한 산동제이다. 조절마비제[cyclopentolate (Cyclogyl)] 또한 모양체근을 마비시키기 위해 투여된다. 백내장 수술은 안약 점적과 국소마취제를 이용하여 점안마취 하에 시행되고, 추가로 진정제가 정맥주사되기도 한다.

백내장은 각막의 소절개를 통해 제거되며, 절개된 백내장은 초음파 탐침을 이용하여 미세한 입자로 융해된다. 이러한 고주파 사용을 수정체유화(phacoemulsification)라고 한다. 안구 내 렌즈(intraocular lens, IOL)를 미세절개 부위로 삽입하면 렌즈가 영구적으로 고정된다(그림 49-7). 소절개는 '자기

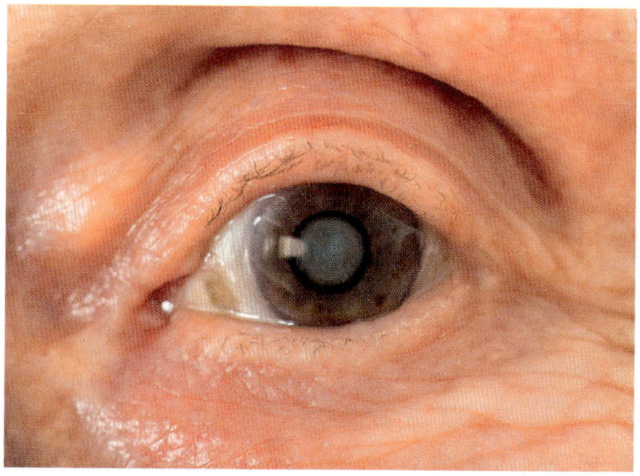

그림 49-6 ■ 백내장으로 인한 불투명한 수정체

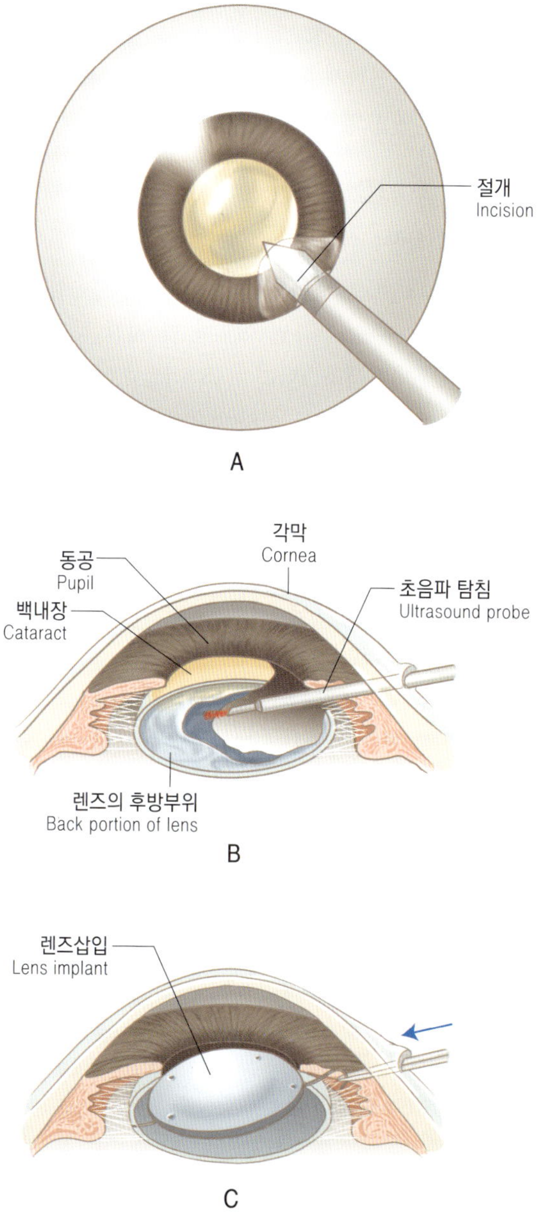

그림 49-7 ■ A: 수정체 유화 탐침삽입을 위해 각막을 소절개한다. B: 초음파를 사용하여 백내장을 융해한다. C: 인공렌즈를 삽입하여 부위가 접히지 않도록 한다.

밀봉' 형태로 대개 봉합이 필요 없고 눈의 자연적인 외부압력으로 인해 단단하게 고정된다. 이러한 절개방법은 치유가 빠르고 더 편안하다.

간호

백내장 수술 전 간호

수술 전 간호교육을 통해 수술과정을 설명함으로써 대상자의 불안감을 감소시킨다. 간호사는 대상자가 수술에 대한 설명을 듣고, 수술 후 간호 및 제한해야 하는 활동에 대해 모두 이해했는지를 확인한다. 또한 간호사는 누가 대상자의 퇴원 후 귀가를 돕는지와 수술 후 첫 며칠 동안 대상자를 돌보는 사람이 누구인지 등을 확실하게 파악해야 한다. 수술 전 모든 대상자의 수술하는 눈에 모양체근 마비제를 투여한다.

백내장수술 후 간호

- **눈 보호대 착용:** 수술 후, 수술한 눈은 드레싱 위에 플라스틱 눈 보호대(plastic shield)로 덮어주어 눈 손상을 방지한다. 드레싱은 수술 후 1일 이후나 낮 시간 동안에 제거할 수 있다. 그러나 플라스틱이나 금속 눈 보호대는 수면 중에 우발적 타격이나 압박을 피하기 위해, 밤 동안에는 2~3주까지 사용하는 것이 좋다.
- 24시간 동안 의자에 앉아 있거나 침대에 누워 있기, 화장실 가기 정도로 활동을 제한한다.
- 눈을 문지르지 않는다.
- 안경을 쓸 수 있다.
- 2.3kg 이상을 들지 않는다.
- 몸을 숙이지 않는다.
- 수술한 쪽으로 누워 자지 않는다.
- 안약을 투약한다.
- 통증이나 가려움증이 있을 때 아세트아미노펜(타이레놀)을 복용한다.
- 아스피린이나 아스피린이 함유된 약은 절대로 복용하지 않는다.
- 가라앉지 않는 통증이나 눈 주위의 발적, 오심, 구토가 있으면 담당의에게 보고하도록 한다.

백내장 예방

- **자외선 차단:** 눈 보호를 위해 활동 시에는 자외선으로부터 눈을 보호해야 하는 이유에 대해 교육한다. 예를 들어, 외출 시에는 자외선 차단 선글라스를 쓰도록 한다.
- **금연:** 과도한 흡연은 백내장 발생을 증가시킨다는 점에 대해 교육한다. 젊은 사람들에게는 금연교육을 하고, 흡연자에게는 금연방안에 대한 자원을 제공한다.

녹내장

녹내장(glaucoma)은 안압의 증가로 인해 시신경위축(optic atrophy) 및 시력손실 등이 발생되는 질환이다. 성인의 정상 안압은 12~22mmHg으로 대부분은 15mmHg 정도를 유지한다. 초기에 치료를 받으면 대부분 실명을 예방할 수 있다. 특히 40세 이후에는 정규적인 안압측정이 필요하다. 또한 녹내장은 유전적 경향이 있으므로 가족력이 있는 경우에는 주기적인 안압측정이 이루어져야 한다.

원인과 위험요인

원발성 녹내장의 약 90%는 광우각형인 사람에게서 발병한다. 증상을 나타내는 경고가 없기 때문에 안압측정이나 시신경사정과 같은 정기적인 안과 검사를 통해 진단된다.

가장 일반적인 원발성 광우각형 녹내장(primary open-angle glaucoma)은 유전적인 요인을 비롯한 다양한 원인에서 유래된 질환으로 양측성 · 잠행성으로 천천히 진행된다. 이러한 유형의 녹내장은 대상자에게 시력이 상실되고 있다고 주의를 줄 수 있는 어떠한 초기증상도 없다. 만성 광우각형 녹내장을 일으키는 가장 흔한 원인은 안방수 유출을 감소시키는 모양주의 퇴화이며, 고혈압이나 심혈관계 질환, 당뇨 및 비만 등도 녹내장 발병과 관련이 있다(그림 49-8). 안방수의 흐름은 모양주의 폐쇄로 인해 느려지거나 막힌다. 또한 포도막염(uveitis)이 안압상승의 원인이 되기도 한다. 빠르게 성장하는 종양에 의한 침식이나 스테로이드성 안약의 만성적인 사용은 광우각형 녹내장을 초래한다.

협우각형 녹내장(angle-closure glaucoma)의 급성 발현은 전방의 안각이 해부학적으로 협착된 한 쪽 눈에서만 발생한다. 이는 홍채에 의해 전방의 안각이 급작스럽게 막히게 되어 나타난다(그림 49-8C).

속발성 녹내장(secondary glaucoma)은 부종, 눈 외상(hyphema), 염증, 종양 또는 진행된 백내장, 당뇨 등 안방수의 흐름을 방해할 수 있는 손상의 결과로 발생된다.

기타 다른 형태인 정상안압녹내장(normal-tension glaucoma)과 저안압녹내장(low-tension glaucoma)은 원발성 광우각형 녹내장과 비슷하다. 이 형태의 녹내장은 안압(intraocular pressure, IOP)이 높아지지 않아도 시신경이 손상되는 경우이다. 안압이 정상(12~22mmHg)임에도 불구하고 시신경이 손상되는 이유는 아직 밝혀지지 않았다. 저안압녹내장의 고위험군은 정상안압녹내장의 가족력을 가진 사람, 불규칙적인 심장리듬과 같은 전신성 심질환의 가족력을 가진 사람들이다.

병태생리

안압은 모양체에서의 안방수 생성과 유출의 저항에 의해 결정된다. 안압은 주기마다(아침에 일어났을 때 가장 높음) 그리고 체위에 따라서(누워 있을 때 증가) 변화된다. 정상적인 변화는 보통 2~3mmHg를 넘지 않는다. 안압과 혈압은 서로 독립적이지만, 전신의 혈압과 안압의 변화는 서로 연관되어 있다. 안압상승은 안방수의 과다 생성이나 유출의 폐쇄로 유발된다. 안방수가 안 내에 축적되면서 상승되는 압력은 망막과 시신경으로의 혈액공급을 차단하고, 이러한 조직들이 허혈상태가 되면서 점점 기능을 잃어버려 실명을 초래하게 된다.

임상증상

급성 협우각형 녹내장은 심한 통증과 흐릿한 시야 또는 시력상실을 일으킨다. 대상자는 불빛 주위에서 무지개빛 후광을 보기도 하고, 오심과 구토를 경험하기도 한다. 속발성 녹내장은 급성 협우각형 녹내장과 증상이 동일하다. 시야결손은 망막 부위로의 혈액공급이 손실되는 것이 원인이다.

안압변화에 대한 개인의 반응은 다양한데, 낮은 압력에도 손상을 입는 사람이 있고, 높은 압력에도 손상을 입지 않는 경우도 있다. 검안경검사를 통해 시신경유두부의 위축(흐릿한 색깔)과 휘어짐(오목함)을 관찰할 수 있다. 시야검사는 주변 시야의 결손범위를 측정하는 데 사용된다. 만성 광우각형 녹내장에서는 초기에 crescent-shaped scotoma(암점)가 나타나고, 급성 협우각형 녹내장에서는 넓은 범위의 시력상실이 나타난다. 안압의 상승(>23mmHg)은 추가적 검사가 필요하다.

진단검사

- **안압측정:** Tonometry로 측정하며, 안압이 23mmHg 이상 증가된다.
- **방수유출검사법(tonography):** 2~4분 이상 지속적으로 안압을 기록하여 방수흐름의 저항을 추정한다.
- **검안경검사:** 시신경유두부의 위축이나 함몰 혹은 컵 모양

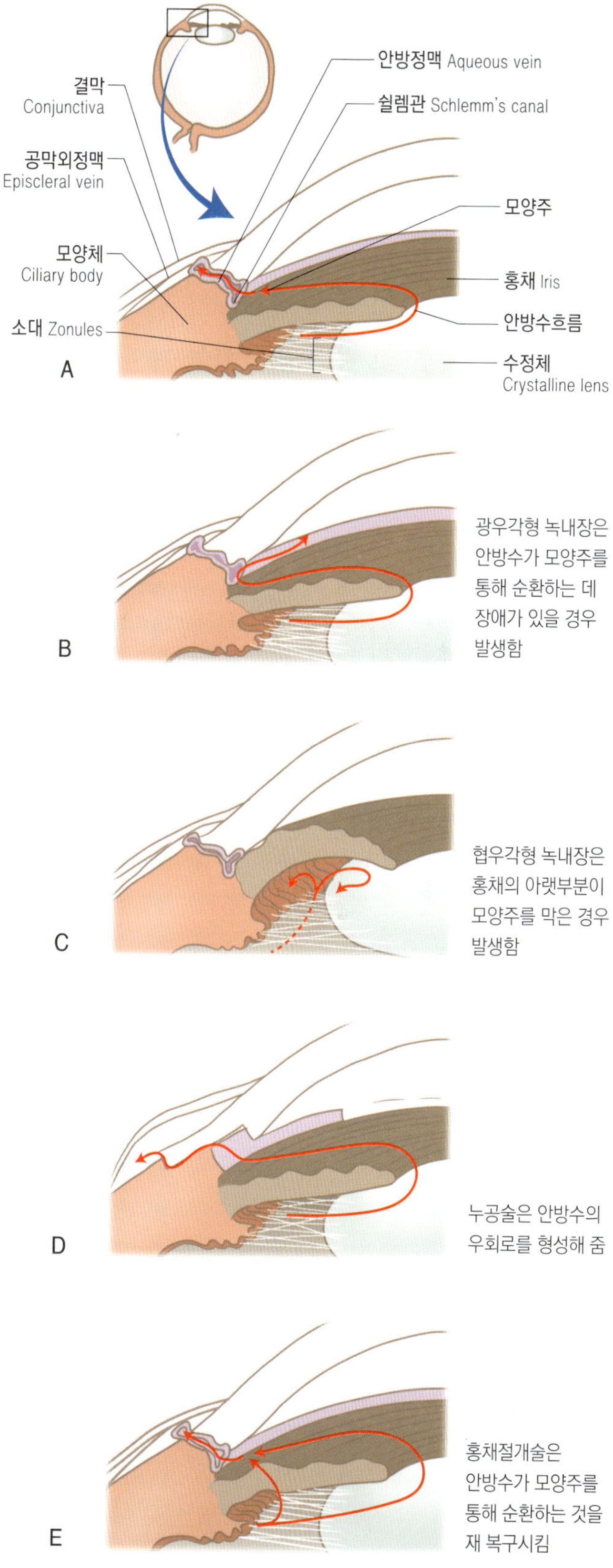

그림 49-8 ■ A: 안방수의 정상적인 흐름. B: 광우각형 녹내장은 안방수의 유출이 모양주에 의해 손상 시 발생한다. C: 협우각형 녹내장은 홍채의 뿌리가 모양주를 차단하여 발생한다. 제거술(D)과 홍채절제술(E)은 모양주를 통해 안방수의 유출을 회복시킨다.

으로 변화된 것을 볼 수 있다.

- **시야검사:** 주변시야계를 사용하여 시야결손을 검사한다.
- **세극등검사:** 급성 협우각형 녹내장에서 홍반성 결막이 나타나고, 방수가 혼탁하며 동공반응이 나타나지 않는다.
- **안각검사:** 우각과 우각 주변의 변화로 눈의 홍채, 모양체, 각막과 만나는 지점의 구조를 검사한다.

치료

치료의 목표는 남아 있는 관들을 통해 안방수의 유출을 조절하고, 더 이상의 시신경손상을 예방하는 범위 내로 안압을 유지하는 것이다. 안압이 과도하게 상승되어 있다면, 시력유지를 위해 감소되어야 한다. 만약 시력이 상실되었다면, 대상자의 독립성 유지가 치료의 목표가 된다.

약물요법

약물은 안압감소(안방수 유출 촉진)와 시력을 보전하는 목적으로 사용된다. 약물은 국소 또는 전신적으로 투여하며 방수흐름(aqueous flow)을 증가시켜 방수형성(aqueous formation)을 줄이는 방법으로 안압을 낮추게 된다. 약물 선택은 방수형성을 억제하는 베타아드레날린차단제와 탄산탈수효소억제제를 포함한다. 프로스타글란딘 효능제는 포도공막(uveoscleral)의 방수흐름을 증가시키고, 축동제는 동공을 수축시켜 방수흐름을 높인다(표 49-5).

수술요법

수술은 주로 폐쇄각녹내장(angle-closure glaucoma)에서 시행하지만, 약물로 안압이 조절되지 않는 만성 개방각녹내장(open-angle glaucoma)에서도 시행한다.

레이저 모양주 성형술

누공술(filtering surgery)을 하기 전에 레이저로 모양주에 구멍을 만드는 방법으로 레이저 모양주성형술(laser trabeculoplasty)을 시행할 수 있다. 레이저는 모양주에 상처를 만들어 모양주 그물섬유를 조여준다. 조여진 그물섬유는 증가된 안방수 유출을 도와주는데, 80%의 수술 사례에서 안방수 유출이 증진되면서 안압이 낮아졌다. 약 80%의 대상자에게 효과가 있으나, 시간이 지날수록 효력이 떨어지므로 재수술이 필요할 수 있다.

섬유주절제술

섬유주절제술(trabeculectomy)은 안방수가 빠져나갈 수 있는 구멍을 만드는 것이다. 안방수의 유출을 위해 만들어 놓은 누공 위로 반 정도 두께의 공막판을 느슨하게 꿰매주어 결막하에서 안방수가 흡수되도록 한다.

누공술

관상거술(trephination), 피부공막절개술, 공막절개술 등은 전방에서 결막하로 유출하는 관을 만들어, 안방수가 결막하 혈관을 통해 흡수되도록 한다(그림 49-8D). 수술 후 대상자의 25%가 상처조직 형성으로 인해 누공이 막히고 재수술이 필요하다. 젊은 대상자들은 반흔조직이 두껍게 생성될 가능성이 높아 대부분 누공술(filtering procedure)을 적용하지 않는다. 수술부위의 섬유아세포 증식을 억제하는 항염증작용을 위해 수술 후 스테로이드를 점적한다.

홍채절제술

홍채절제술(iridotomy)은 모양주로 안방수의 흐름을 위한 새로운 길을 만드는 것이다. 홍채에 새로운 구멍을 내기 위해 레이저가 사용된다(그림 49-8E).

모양체 파괴술

다른 수술치료가 모두 실패했을 때에는 모양체를 손상시켜 안방수 생성을 감소시키기 위해 모양체파괴술이나 모양체냉동술(레이저 적용)이 실시될 수 있다.

간호

수술 전 간호

수술 전 간호에는 입원 대상자나 외래 대상자에게 시행되는 수술절차를 위한 대상자 준비가 포함된다.

레이저치료는 안약 마취제를 사용하며 임상에서 가장 일반적으로 행해진다. 치료의 결과와 대상자가 경험할 수 있는 반짝거리는 빛과 '튀는' 소리에 대해 설명한다. 수술 후 안압의 상승 가능성을 평가하기 위해 1~2시간 정도 기다려야 함을 설명한다. 불안정한 안압 때문에 대상자는 이동 시 친구나 가족의 도움을 받아야 한다.

수술 후 간호

대상자가 수술실에서 돌아오면 눈을 보호하기 위해 안대와 금속 또는 플라스틱 소재의 보호대를 활용한다. 수술 부위의 압력을 피하기 위해 수술한 쪽으로 눕지 않도록 교육한다. 수술 후 마취효과가 사라지면 대상자는 마음대로 걷고 먹을 수 있다.

표 49-5 녹내장에서 흔히 사용하는 약물

약물	작용	간호중재
베타아드레날린길항제(β-Adrenergic blockers Antagonists)		
Timolol maleate (Timoptic) Betaxolol (Betoptic) Levobumolol (Betagan) Carteolol hydrochloride (Ocupress) Metipronolol (Optipranolol)	• 방수형성을 줄이고 방수흐름을 증가시켜 안압상승을 감소시킴	• 효과를 평가한다. • 만일 천식병력이 있다면, 기관지경련을 유발할 수 있으므로 비선택적 β-blockers는 사용하지 않는다.
탄산탈수효소억제제(Carbonic Anhydrase Inhibitors)		
Acetazolamide (Diamox) Ethoxzolamide (Cardrase) Dichlorphenamide (Daranide) Methazolamide (Neptazane) Dorzolamide (Trusopt)	• 방수형성을 줄이고 방수흐름을 증가시켜 섬모체돌기에서 탄산탈수효소(방수형성에 필요한 효소)를 감소시킴	• 효과를 평가한다. • 하지 저림감, 이명, 위장 불편감 및 청력장애를 검사한다. • 저칼륨혈증을 감시한다.
알파아드레날린효능제(α-Adrenergic Agonists)		
Apraclonidine (Iopidine) Brimonidine (Alphagan) Epinephryl borate (Eppy/N, Epinal) Epinephryl hydrochloride (Glaucon) Epunephrine bitatrate (Epitrate) Dipiverin (Propine)	• 방수형성을 줄이고 방수흐름을 증가시킴	• 효과를 평가한다. • 홍채가 갈색으로 변하면 사용하지 않는다. • 부작용으로 두통, 눈썹통, 흐린 시야, 빈맥을 감시한다.
프로스타글란딘효능제(Prostaglandin Agonist)		
Latanoprost (Xalatan)	• 방수흐름 증가, 일차적으로 다른 녹내장 약물에 견디지 못하거나 반응이 없을 때 사용	• 부작용에 대하여 교육한다(예: 주입 부위에 화끈거림). • 홍채가 갈색으로 변할 수 있다.
축동제(Miotics)		
Cholinergics: Pilocarpine hydrochloride (Pilicar, Isopto Carpine) Carbachol (Isopto Carbachol)	• 홍채괄약근을 직접 자극하여 동공수축(축동) • 섬모체근이 섬유주를 끌어당겨 방수흐름을 증가시킴	• 효과를 평가한다. • 사용빈도를 감시한다. • 축동으로 흐린시력과 야간시력장애가 나타날 수 있음을 대상자에게 알려준다. • 눈썹통과 결막발적이 나타난다.
콜린에스테라아제억제제(Cholinesterase Inhibitors)		
Physostigmine (Eserine) Demecarium bromide (Humorsol) Echothiophate iodide (Phospholine iodide)	• 섬모근, 홍채괄약근을 수축시키고, 홍채를 전방가에서 떨어지게 하여 방수흐름을 촉진해 안압을 하강시킴	• 임신중에는 금기이다. • 전신흡수를 예방하기 위해 눈물점(puncta)을 막아준다. • 축동을 일으키므로 다른 축동제와 같은 부작용이 나타난다.
삼투성약물(Osmotic Agents)		
Glycerin (Osmoglyn) Mannitol (Osmitrol)	• 안내 구조에서 수분을 제거하여 안내 저장성 효과로 안압을 하강시킴	• 효과를 평가한다. • 소변배설이 잘되면 보다 편안할 것이라고 알려준다. • 1 단위 이상 투여했다면, 전해질 결핍증상을 감시한다. • 구강약물은 고혈당을 일으키므로, 2형 당뇨병이 있는 대상자는 혈당치를 감시한다.

수술부위는 현미경으로만 볼 수 있으므로 자주 안압을 측정해야 한다. 수술 후 통증, 오심, 시력 감소 등이 나타나는지를 사정하고, 치유가 지연되는지 여부를 확인해야 한다. 전방이 재형성되지 않을 수 있고, 상처가 너무 붙어서 덮일 수도 있으며, 이러한 두 경우 모두 재수술이 필요하다.

자가간호

녹내장수술 후 대상자와 가족에 대한 자가간호 교육내용은 다음과 같다.

- 감염의 증상 관찰(발적, 부종, 분비물, 뿌연 시야, 통증)
- 안압상승의 증상 관찰(지속되는 통증, 오심, 시력 감소)
- 빛이나 외상으로부터 눈을 보호하기 위한 방법(보호대나 안경을 항상 착용)
- 경구약 투약과 안약의 점적방법
- 재방문 날짜와 시간 조정
- 수술부위 치료
  - 따뜻한 물과 깨끗한 수건으로 눈 주위를 조심스럽게 닦는다.
  - 치유조직에 손상을 줄 수 있기 때문에 비비거나 감은 눈 위에 압력을 가하지 않는다.

망막박리

망막박리(retinal detachment)는 일차적 눈 상태와 전신질환이 망막에 영향을 주어 시력을 방해하는 것을 말한다. 발병은 40세 이후에 증가되기 시작하여 50~70대 사이에 가장 호발한다.

원인과 위험요인

노화, 백내장 제거술, 망막의 퇴화, 외상, 심각한 근시, 다른 쪽 눈이 망막박리를 일으킨 과거력, 망막박리의 가족력 등이 위험요인이다.

병태생리

망막박리는 감각층인 망막과 색소혈관층인 맥락막의 분리가 일어나는 것이다. 외상이 촉발요인이기는 하지만, 원인 없이 발생할 수도 있다. 노화로 유리체가 찌그러지면 망막을 잡아당겨 망막에 구멍이나 찢김이 일어날 수 있다. 망막변성으로 인한 구멍이나 찢김을 통해 이 사이로 유리체로부터 망막 내로 수분이 들어가서 망막을 분리시킨다. 박리된 망막은 맥락막으로부터 영양공급이 차단된다.

임상증상

섬광이 있고 눈앞에 부유물이 떠다닌다고 호소하며 환측 눈의 시야가 흐려지고 점점 악화되지만, 통증이나 충혈은 없다. 섬광은 유리체가 망막을 끌어당겨 일어나는 현상이고, 눈앞의 부유물은 망막파열 시에 초자체 내로 혈구가 유출되기 때문이다.

시야결손은 박리된 망막의 부위에 따라 다르다. 즉, 망막 상부가 박리되면 시야 하부의 결손이 일어나고, 박리가 황반까지 확대되면 시력상실이 초래된다. 박리가 광범위하고 급격하게 발생하면, 대상자는 눈앞에 커튼을 드리운 것 같은 시야를 호소한다. 증상은 서서히 또는 급격하게 오며 적절한 치료를 하지 않는 경우, 1~6개월 이내에 완전히 실명된다.

진단검사

검안경검사를 위해 동공을 완전히 이완시켜야 한다. 대상자에게 검안경검사를 하는 동안 매우 밝은 빛을 비출 것이며, 응시할 곳을 자주 바꾸도록 요구할 것임을 미리 알려준다. 망막에서 청회색의 들뜬 모양과 때로는 열공이 보이고, 망막 주변부와 유리체는 백색 모양으로 혼탁해진다(그림 49-9). 정규적인 눈 검사에서도 망막에 작은 구멍이나 찢김은 발견할 수 있다.

치료

망막박리에 대한 내과적 치료는 아직 알려진 바가 없다. 망막박리의 외과적 수술 목적은 망막을 맥락막과 재유착시키고 열공 등을 막는 것이다.

망막박리 수술은 보통 몇 시간이 소요되므로 전신마취를 적용한다. 수술 전에 동공을 완전히 이완시키고, 대상자에게 진정제를 투여할 수도 있다. 망막박리 수술은 열공이나 박리된 정도에 따라 다음의 4가지 방법 중 하나 또는 두 가지 이상의 방법을 병용하여 시행한다.

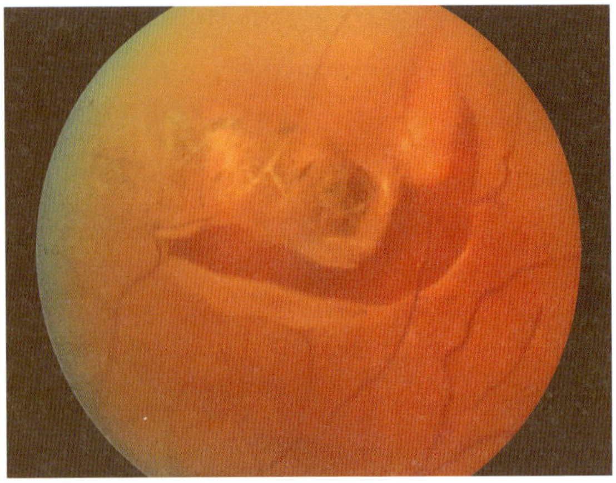

그림 49-9 ■ 망막박리 부위의 푸르스름한 형상

레이저광응고

망막이 찢어졌거나 박리가 사소한 정도라면, 파열된 부분의 경계를 태우기 위해 레이저를 사용하는 레이저광응고(laser photocoagulation)를 시행한다. 박리부위가 작을 경우, 레이저가 망막을 맥락막에 유착시킬 수 있다. 레이저광응고는 일반적으로 외래에서 국소마취하에 시행된다.

망막냉동유착술

망막냉동유착술(cryopexy)은 아산화질소를 사용하여 파열된 부위를 유착시킬 수 있는 반흔조직 형성을 자극하기 위해 망막 뒤 조직을 얼리는 것으로, 일반적으로 외래에서 국소마취 하에 시행된다.

기체망막유착술

기체망막유착술(pneumatic retinopexy)은 눈의 상부에 박리가 발생하였을 때 가장 효과적인 방법이다. 눈은 국소마취로 감각을 마비시키고 적은 양의 기포를 유리체내로 주입한다. 기포가 상승하면서 망막을 맥락막 쪽으로 압박한다. 기포는 1주일 혹은 2주일 이상 천천히 흡수된다. 레이저광응고나 망막냉동유착술이 망막을 제자리에 유착시키는 데 사용된다.

공막 버클링

공막 버클링(scleral buckling)은 망막을 맥락막과 재유착시키기 위한 외과적 시술이다(그림 49-10). 공막에 고무 같은 실리콘(silastic) 스펀지나 밴드로 외부에서 압력을 가하여 제자리에 영구적으로 유착시킨다. 버클링법 외에 안구 내 공기나 설파 헥사플루오라이드(sulfurhexafluoride, SF_6) 가스방울을 주사하여 안구 내에서 망막에 압력을 가하기도 한다. 이는 치유기간 동안 중력의 힘으로 망막을 제자리에 고정되게 한다. 수술 후 대상자의 체위는 공기와 가스방울의 효과를 최대화하는 방향으로 한다. 방울들은 서서히 흡수된다.

수술 후의 염증과정이나 장액 배액시스템의 손상으로 일어나는 전방조직과 세포의 부종은 안압상승을 초래하게 된다. 치유 중인 조직들은 매우 취약하기 때문에 언제라도 다시 박리가 발생할 수 있다. 치유기간은 수주에서 수개월까지 걸리며, 시력은 점진적으로 회복된다.

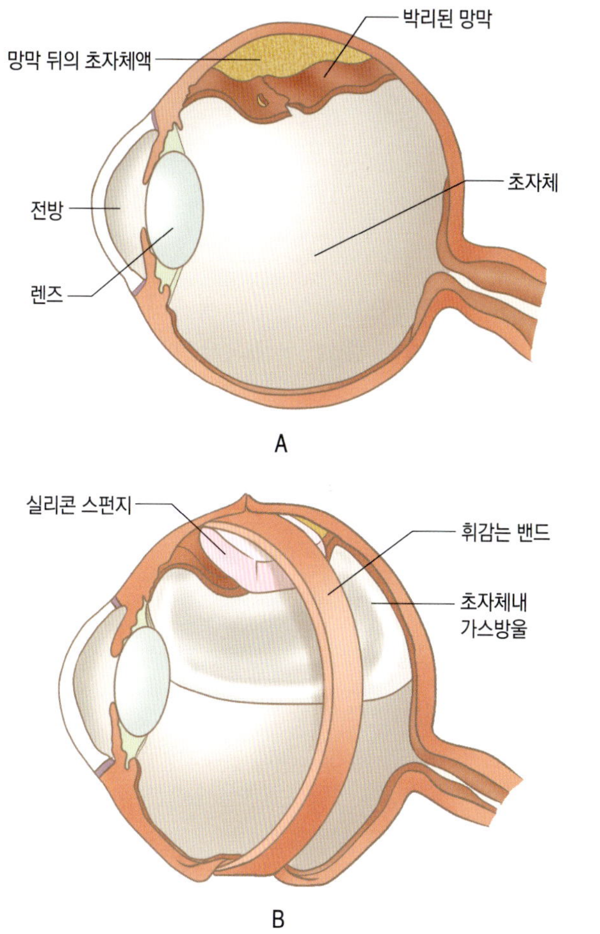

그림 49-10 ■ A: 박리된 각막. B: 박리된 망막을 치유하기 위한 공막 버클링. 실리콘 스펀지를 박리된 곳 위에 삽입하고, 밴드로 휘감아 고정시킨다. 버클링이 꽉 조여지면 공막을 누르게 되어 맥락막과 망막을 붙여주게 된다.

간호

수술 전 간호

손상의 진행을 막기 위해 발견 즉시, 절대 안정하고 양 눈을 안대로 가린다. 대상자는 활동의 제한과 수술에 대한 걱정으로 긴장되어 있으므로 심리 간호가 중요하다. 대상자의 체위는 의사의 처방에 따르지만, 일반적으로 박리된 위치에 따라 결정한다. 눈의 긴장을 피하고 최대한 편안히 안정하도록 하며, 진정제나 정온제를 투여하기도 한다. 갑작스럽게 머리를 움직이거나 안압상승을 유발할 만한 행동은 하지 않도록 한다. 의사에 따라, 식사 시에 한쪽 눈의 안대를 제거해서 대상자의 불안감을 줄여주기도 한다. 또한 식사 시 질식, 기침, 구토 등이 상태를 악화시키므로 주의한다. 배변 시 긴장을 피하기 위해 대변 완화제를 투여한다. 수시로 진행되는 망막검사를 용이하게 하기 위해 동공확장제인 10% phenylnephrine (neosynephrine), 모양체근마비제 1% cyclogyl와 산동제 0.25% scopolamine를 점안한다.

수술 후 간호

공막 버클링 후에는 항생제를 점안하고 안대와 금속이나 플라스틱 눈 보호대로 압박 드레싱을 한다. 수술 직후에는 대상자의 머리를 움직이지 않도록 하고, 눈은 완전히 휴식상태가 되도록 한다. 드레싱을 통하여 소량의 출혈과 장액성 삼출물이 나올 수 있다.

- **수술 후 48시간 이내:** 오심, 구토 및 통증을 줄이기 위해 진토제와 진통제를 투여한다. 산동제, 항생제, 스테로이드 점안약이 투여되며, 눈꺼풀에 부종이 있으면 냉찜질을 실시한다.

  대상자의 체위는 특별한 지시가 없다면, 박리된 열공의 위치에 따라 앙와위나 수술한 쪽으로 눕도록 한다. 대상자가 마취에서 회복되면 침상안정을 실시하되 화장실 출입은 허용한다. 처음 침상에서 일어날 때는 부축을 하고, 수술 후 2일부터는 일상생활활동을 허용한다.
- **수술 4~5일째:** 일반적으로 수술 후 4~5일째 퇴원하게 된다. 퇴원 후에 통증 경감을 위해 진통제와 냉찜질을 하도록 한다.

자가간호

퇴원 후에는 면도, 머리손질, 목욕 등의 일상생활을 할 수 있다. 드레싱을 교환해야 하지만, 눈꺼풀부종이 사라지면 자주 하지 않아도 된다. 산동제 투여 시는 선글라스를 끼도록 하고 밝은 빛에 노출을 금한다. TV 시청은 허용되지만, 독서는 2~3주까지 금하고 가벼운 일은 수술 3주 후에 가능하고, 충분한 활동은 6주 후에 가능하다. 특히 머리를 부딪치지 않도록 주의시키고 무거운 물건을 들거나 허리를 구부려 물건을 들지 않도록 한다.

퇴원 후 보호자에게 대상자 상태에 따라 상세하고 철저하게 의사의 지시를 확인하여 알려주고 금지하는 활동과 권장하는 활동을 분명하게 알려준다. 일부는 수술 후에 장기간 침상안정을 하기도 하고, 일부는 눈의 드레싱을 제거하고 핀 크기의 구멍이 있는 안경을 착용하기도 한다.

황반변성

황반변성(age-related macular degeneration, AMD)은 주로 65세 이상에서 황반과 주위 조직에 위축성 변성이 나타나면서 중심 시력이 상실되는 것이다(그림 49-11). 가족력이 있는 것으로 알려져 있으나 확실한 원인은 알려져 있지 않으며, 50세

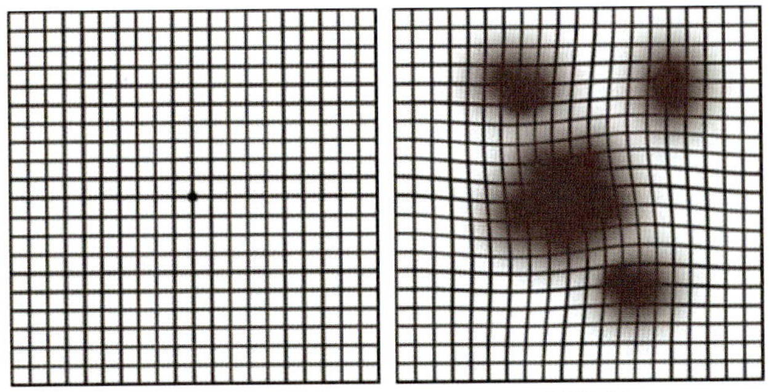

정상인　　　황반변성

그림 49-11 ■ 황반변성시 자가검진표가 보이는 모양

이상에서 발병률이 증가되고, 65세 이상은 황반에 어느 정도의 변성이 나타난다. 노령집단의 실명원인 중 가장 흔한 이유이다.

원인과 위험요인

원인은 잘 알려져 있지 않지만 노화, 여성, 흡연, 인종, 유전적 요인을 들 수 있으며, 감염도 주요한 요인으로 알려져 있다. 50대 이상에서 10년마다 발생률이 증가하며 유전적인 경향이 있다. 푸른 가시광선(바다나 사막의 태양광선이나 반사광선)이 다른 가시광선보다 황반변성을 가속시킬 수 있다. 노화와 관련된 황반변성은 비삼출성과 삼출성의 두 종류로 나뉘며, 모두 양측성이며 진행성이다.

병태생리

망막의 황반은 중심시를 담당하며, 시야의 중앙에서 빛을 감지한다. 황반변성은 비삼출성과 삼출성 두 가지로 나뉘며, 진행성으로 양측에 발생한다. 두 가지 모두 진행성 장애이지만 증상과 관리는 다르다.

비삼출성 황반변성(nonexudative macular degeneration)은 망막이 위축되면서 퇴화된다. 검안경을 통해서 결정체(drusen)라고 하는 황색의 둥근 반점이 망막과 황반에 보인다. 이 결정체는 망막의 색소성 외피세포로부터 무정형의 물질이 축적된 것으로, 시간이 지나면서 점점 커지고 결석화된다. 색소성 상피화(epithelium)는 작은 부위에서 박리되어 위축되고 황반의 감각부분을 방해한다. 전형적으로 시력상실은 의미가 없고 장애는 서서히 진행되지만, 일단 진행되면 삼출성 단계로 진행할 위험이 있다.

삼출성 황반변성(exudative macular degeneration)은 망막과 맥락막 사이에 잠재적 공간에 연약한 신생혈관 생성이

특징이다. 신생혈관은 맥락막이 망막을 상승시켜 누출이 일어나 시력의 왜곡을 일으킨다. 삼출성 황반변성은 느리게 진행되지만, 흉터가 형성되어 영구적인 중심시 장애가 일어난다.

임상증상

중심시야가 흐려지고 왜곡되지만, 주변시야는 정상이다. 초기 증상으로 한쪽 눈의 장애가 일어나서 직선이 구부러지거나 왜곡되어 보인다. 중심시력이 감소되면서 독서나 바느질 같은 근접 중심시를 요구하는 활동에 특히 영향을 받는다.

진단검사

안저사진촬영과 혈관조영술

황반의 변화를 사정하고 평가하기 위해 시행한다.

치료와 간호

- **초기나 중간단계에서 비삼출성 황반변성:** 고용량의 항산화제와 아연(zinc)의 사용으로 진행을 늦출 수 있다.
- **삼출성 황반변성:** 레이저 수술이나 광역학요법(photodynamic therapy)으로 치료한다. 이러한 치료는 질병을 치료하는 것이 아니고, 시력상실의 속도를 늦추기 위함이다.

레이저 치료는 취약한 혈관을 파괴하여 출혈을 예방한다. 그러나 주위에 건강한 혈관을 파괴하여 시력상실을 일으킬 수 있으며, 신생혈관의 성장이 일어날 수도 있다.

광역학요법에서는 신생혈관을 유착시키는 약물을 전신적으로 투여한다. 그런 후에 손상받은 눈에 빛을 비추어 약물을 활성화시켜 신생혈관을 파괴한다. 이러한 치료는 상대적으로 신속하며 무통이다. 수술 후 5일 동안 직사광선이나 실내의 밝은 빛에도 노출되지 않도록 주의한다.

황반변성으로 시력저하가 일어난 경우, 돋보기를 사용하여 책이나 잡지의 글자를 크게 하고 밝은 광도의 불빛을 사용하면, 감소된 시력을 극복하는 데 도움이 된다. 또한 고용량의 항산화 비타민 C와 E, 베타카로틴과 아연의 섭취가 황반변성의 진행과 시력상실을 지연시킨다는 연구가 보고된바 있다.

시력보조기로 남아 있는 시력을 최대화하도록 도와주고, 시력 상실자를 위한 지지그룹과 전문가와의 연계를 도와준다.

굴절장애

광선은 눈의 각막과 수정체를 통과하면서 굴절된다. 굴절장애(refractive disorders)는 광선이 눈의 망막에 적절한 초점을 맺지 못하여 발생한다. 눈에 발생하는 세 가지 기본적인 굴절이상은 근시, 원시, 난시이다. 정확한 시력교정을 위해서는 굴절이상으로 인한 시력 감소인지, 질환으로 인한 시력 감소인지를 구별하는 것이 중요하다.

근시

근시(myopia) 또는 근시안(nearsightedness)은 광선이 망막 전방에 초점을 맺는 현상이다(그림 49-12A). 이 경우에 눈의 굴절력이 너무 강하여 눈에 광선의 초점을 맺기 위해서 오목하거나 또는 마이너스 렌즈가 사용된다. 대부분의 경우, 근시는 정상보다 긴 안구에서 나타나며, 유전적인 소인이 있다.

일시적인 근시는 다양한 약물복용(sulfonamides, acetazolamide, salicylates, steroids)으로 인해 발생될 수 있고 인플루엔자, 장티푸스열, 심한 탈수, 제산제의 과다복용(위궤양) 등의 다른 질환과 동반될 수 있다. 교정을 위해 안경이나 콘택트렌즈를 착용할 수 있고, 굴절수술을 시행할 수도 있다.

굴절수술은 각막곡률성형술 레이저와 상피성 각막곡률성형술 레이저가 있다.

- **각막곡률성형술 레이저(LASIK):** 미국에서 근시를 교정하기 위해 가장 보편적으로 사용되는 수술이다. 레이저로 각막의 중간층을 교정하기 위해 각막의 굉장히 얇은 층을 뒤로 벗긴 후 뒤쪽에 둔다. 수술 후 불편이 적고 선명한 시력으로의 회복이 빠르고 굴절 변화에 적응이 빠르다. LASIK은 외래에서 시행되므로 입원할 필요가 없다. 한쪽 눈에 10~15분 정도 소요되며, 약하거나 중 정도의 근시에서는 수술의 성공률이 높고, 합병증 발생률도 낮은 편이다. 좀 더 심한 근시에서도 교정을 위해 사용된다.
- **상피성 각막곡률성형술 레이저(LASEK):** 기술적으로 새로운 시술이다. 상피성 LASIK 또는 E-LASIK으로 부르며, LASEK은 대부분 LASIK을 하기에는 각막이 너무 얇거나 편평한 사람들에게 사용된다.

원시

원시(hyperopia) 또는 원시안(farsighted)은 빛의 초점 부위가 눈의 후방이고, 그 결과로 망막 위에 놓이는 상은 흐릿해 보인다(그림 49-12B). 시력은 눈의 전방에 볼록하거나 플러스 렌즈를 착용하는 것으로 회복될 수 있으며, 이러한 렌즈는 눈이 할 수 없는 확대력을 제공한다. 원시는 정상보다 짧은 안구나 정상보다 덜 굴곡된 각막으로 인해 발생한다. 소아는 조절력이 더 높기 때문에 성인보다 발생률이 낮다. 집중적인 일이나 독서는 두통이나 눈의 피로증상을 유발한다. 대상자의 연령과 개인적 필요나 요구에 따른 교정이 필요하다.

난시

난시(astigmatism)는 빛이 모든 방향에서 각막에 동일하게 굴절되지 않는 현상으로 초점이 이루어지지 않는 것이다(그림 49-12C). 대부분의 경우, 난시는 각막의 굴곡이 정확한 구형이 아니기 때문에 발생한다. 이것이 원거리와 근거리 모두에 있어 시력 감소의 원인이 된다. 난시는 원통 모양의 렌즈로 교정된다.

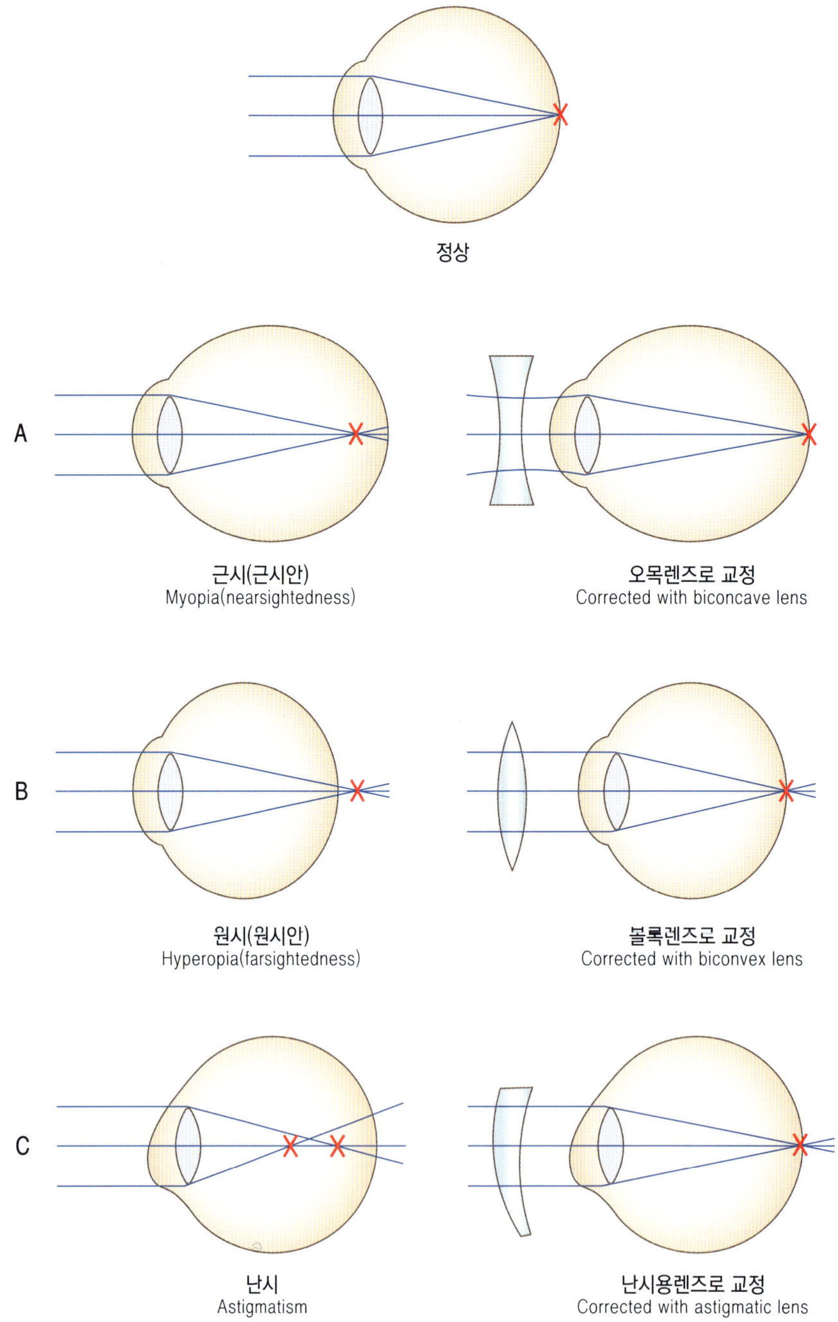

그림 49-12 ■ 굴절장애와 교정

CHAPTER 50

Auditory Disorder

청각장애

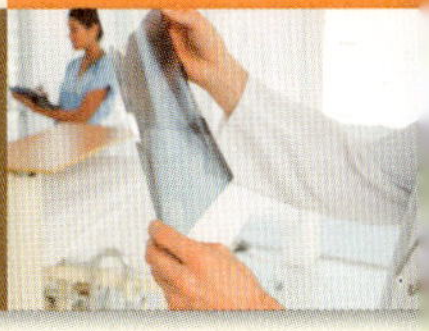

학습목표

1. 청력 · 청각장애가 있는 대상자의 건강력 수집 및 신체검진 수행을 통해 간호문제를 사정한다.
2. 청력 · 청각장애가 있는 대상자에 대한 간호목표를 세우고 간호중재를 계획한다.
3. 청력 · 청각장애가 있는 대상자에 대한 간호중재를 시행하고 결과를 평가한다.
4. 청력 · 청각장애가 있는 대상자의 재활간호를 이해하고 간호한다.

주요 내용

염증성 질환(중이염, 유양돌기염), 난청(전도성, 감각성), 메니에르병 등

청각기관은 소리를 감지하도록 발달되었다. 음파는 이개를 통해 고막으로 전달되고, 중이의 뼈들을 통과한 후 와우 안의 수용체로 전달된다. 청각 모세포는 청각말단기관인 코르티기관(organ of Corti)에 배열되어 있고, 소리의 강도와 빈도를 감지하여 정보를 입력한다. 이 정보는 청신경(auditory nerve)을 통과하여 대뇌 청각피질(auditory cortex)에 이르게 된다.

구조와 기능

외이

귀는 눈높이에 위치하며 머리 양쪽에 있다. 외이는 이개와 외이도로 나뉘고, 고막에 의해 외이와 중이로 나뉜다.

이개

이개(귓바퀴, auricle, pinna)는 외부에서 볼 수 있는 귀 부분으로, 피부와 동일한 색깔로 머리의 양쪽면에 붙어 있다. 이수(귓불, lobule)의 지방과 피하조직을 제외하면, 거의 연골조직으로 구성되어 있다. 소리를 모으는 역할을 하는 이개의 각 부분들은 그림 50-1을 참조한다.

외이도

외이도(external auditory canal)는 이개의 귓구멍에서 고막까지 뻗어 있다. 성인의 경우 아래쪽의 길로 된 S자 모양의 곡선도관으로 길이는 약 2.5cm이다. 소리를 고막으로 전달하는 기능을 하며, 외측 1/3에 귀지샘(ceruminous gland)이 있어 귀지가 분비된다.

고막

고막(tympanic membrane)은 직경이 약 1cm인 난형으로 외이도와 중이의 경계를 이루고, 외부로부터 들어온 소리를 진동시키며, 중이와 내이를 외부로부터 보호한다. 고막은 얇은 반투명성의 진주빛 회색막으로 귀 내부의 아래쪽을 향해 사선으로 되어 있어 후면이 전면보다 좀 더 쉽게 접근할 수 있다.

외이는 특정 주파수를 증폭시키고, 중이를 통해 소리가 증폭되면 내이로 전달된다. 깔때기 모양의 이개는 소리를 모으고

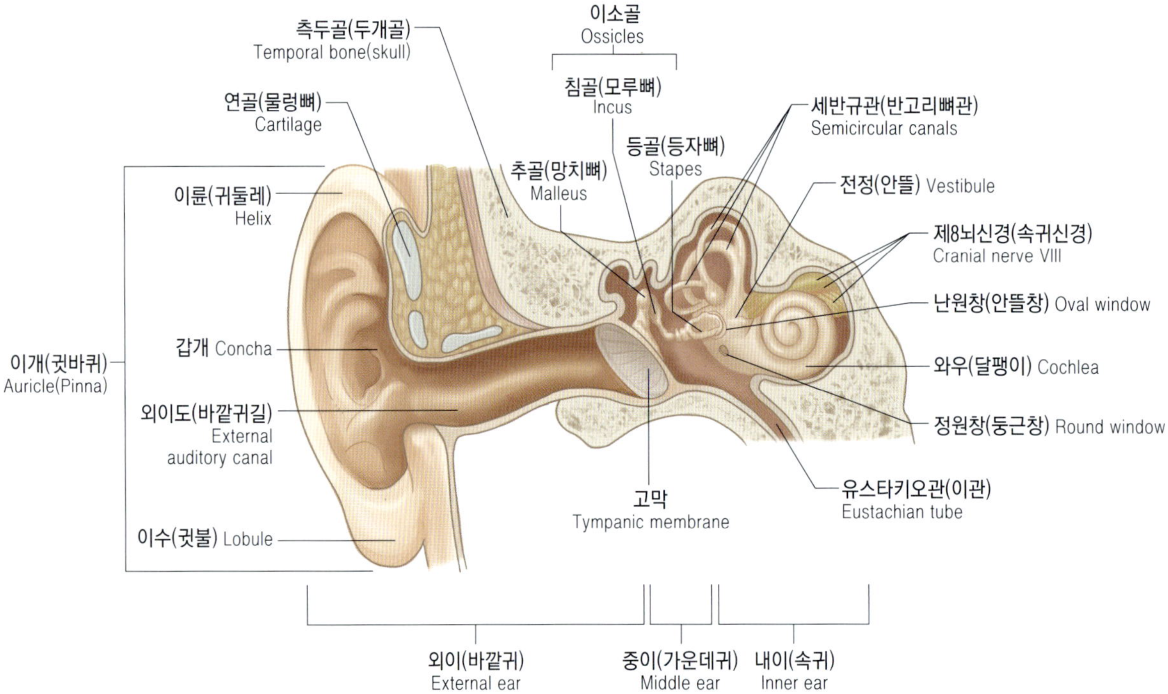

그림 50-1 ■ 귀의 해부

고막으로 향하게 하고, 고막은 소리진동을 외이에서 이소골로 전도시킨다. 고막은 소리로 인한 긴장을 작은 소리로 전환시킨다. 소리 압력(sound pressure)은 등골로 전달되는데, 이때 고막에서 나오는 소리 압력보다 22배 더 크다. 소리진동압은 큰 공간에서 작은 공간으로 이동하면서 증가되고, 이소골 각 뼈의 지렛대 원리로 인해 증폭된다. 소리에너지는 신경에 의해 뇌로 옮겨져 해석된다(그림 50-2).

중이

중이는 중이열(middle ear cleft)과 이소골(ossicles), 난원창(oval window), 정원창(round window), 유스타키오관(Eustachian tube), 안면신경으로 구성되어 있다. 중이는 외이와 내이인 미로(labyrinth) 사이에 위치하며, 중이강은 점막으로 이루어져 있다.

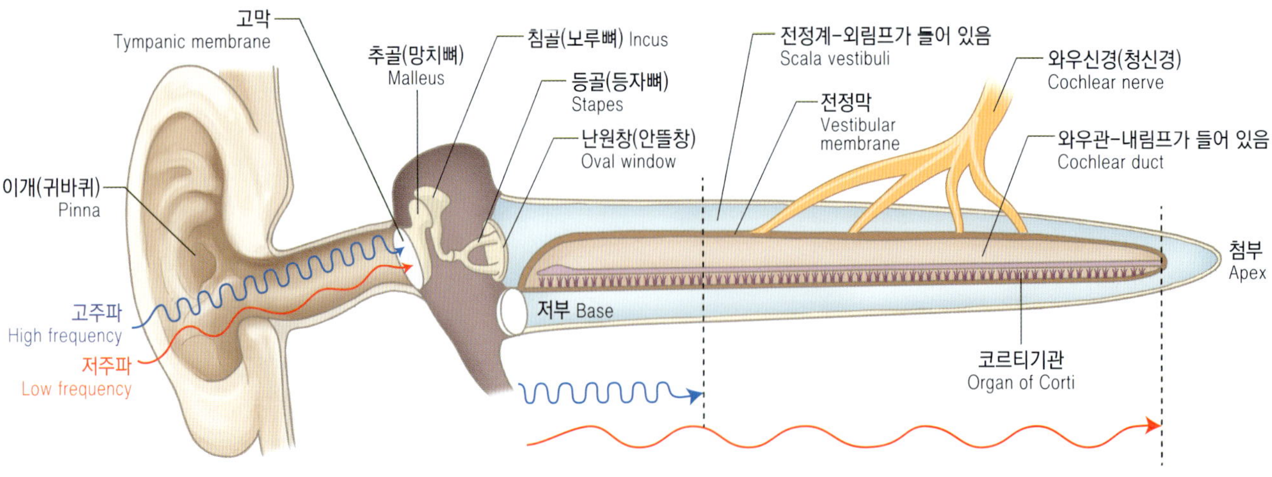

그림 50-2 ■ 와우에서의 주파전달경로

이소골

이소골(ossicles)은 고막으로부터의 공기의 진동을 기계적 진동으로 바꾸어서 소리를 증폭시켜 내이로 전달하는 역할을 한다. 이소골은 세 개의 작은 뼈인 추골(malleus), 침골(incus), 등골(stapes)의 순으로 연결된다. 추골은 고막에 부착되어 있고, 등골의 발판은 중이와 내이 사이에 있는 작은 구멍인 난원창에 부착되어 있다. 소리진동을 기계적으로 전달하고 큰 소리로부터 귀를 보호한다. 이소골의 가벼운 무게와 모양은 외이의 공기분자로부터 오는 소리진동을 내이의 액체분자로 효과적으로 전달한다.

정원창과 난원창

귀에는 두 개의 창인 정원창(round window)과 난원창(oval window)이 있다. 둥근 모양의 정원창은 내이에서 소리진동이 나가는 쪽으로 개구되어 있고, 타원형의 난원창은 내이의 소리진동이 들어가는 쪽으로 개구되어 있다. 난원창은 등골의 발판이 덮고 있으므로 진정한 창은 아니다.

유스타키오관

유스타키오관(Eustachian tube)은 약 35mm 길이의 좁은 통로로 가장 좁은 끝 부분의 폭은 약 1mm에 불과하며, 중이를 비인두에 연결하는 역할을 한다. 유스타키오관은 점막으로 덮여 있고, 한쪽 끝은 중이와 연결되어 있으며 다른 한쪽 끝은 비인두강과 연결되어 있어 비인두에서 중이로 공기를 통과시켜 고막 양쪽의 압력을 균등하게 한다. 하품을 하거나 침을 삼키거나 재채기를 하면 유스타키오관이 열리고, 고막의 내부와 외부의 기압 평형을 유지한다.

유양돌기

측두골의 아랫부분은 원추모양의 유양돌기(mastoid process)를 포함한다. 유양동(mastoid antrum)은 중이와 후방쪽으로 연결되는 큰 공동이다. 유양공기세포(mastoid air cell)는 유양동으로부터 뻗어 나와 공기주머니를 가진 측두골을 채운다. 유양돌기는 이개의 아래 부분에 위치하는 골성 돌기이다. 유양강(mastoid cavity)은 중요한 뇌신경구조인 측두엽의 경막, 소뇌 경막, S자 모양 정맥동, 경정맥구(jugular bulb) 등과 가까이 위치한다.

내이: 미로

내이(inner ear) 또는 미로(labyrinth)는 측두골의 추체 부분 깊은 곳에 위치하며, 청각과 균형감각을 담당하고 제8뇌신경과 연결되어 있다. 내이의 기능은 청력과 평형 두 가지가 있다. 전정계의 외림프는 helicotrema라고 불리는 '달팽이조개(snail shell)'의 가장 끝에서 고실계의 외림프와 함께 유지된다. 소리 에너지 진동은 난원창을 통하여 들어가고, 정원창을 통하여 나간다(그림 50-3).

전정

전정(vestible)은 골성미로(bony labyrinth)의 가운데 약간 넓은 부분으로 난원창 안쪽에 위치한다. 앞쪽에는 달팽이관에 청신경 수용체가 있고, 뒤쪽은 세반고리관으로 평형감각 수용체가 있는 구낭으로 등골과 연결되어 이소골의 진동이 전정의 외림프에 전파된다.

달팽이관

달팽이관(cochlear)은 청각의 최종 수용기관으로 코르티기관이 있어 이곳에서 음파가 신경 흥분으로 전환된다.

반고리관

반고리관(semicircular canal)은 세반고리관(three semicircular canal)으로 3개의 고리 모양 관이 직각으로 교차되어 있으며, 평형감각을 담당한다. 청신경(제8뇌신경)은 달팽이관으로 연결된 달팽이신경과 세반고리관으로 연결된 전정신경으로 신경가지가 나뉜다.

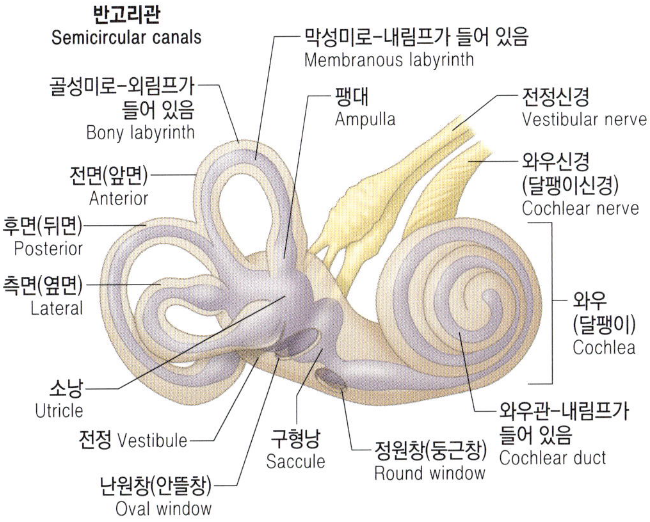

그림 50-3 ■ 내이의 구조

노화에 따른 변화

노화에 따른 많은 신체적 변화가 청각의 변화를 일으킨다(표 50-1). 섬모는 노화과정 동안 거칠어지며, 귀지 매복도 심해진다. 내이나 청신경에서의 신경퇴화로 유발되는 점차적인 감각신경성 상실로 발생하는 노인성 난청(presbycusis)은 노화에 따라 생기는 청각상실의 한 유형이다. 코르티기관의 청신경원 상실과 와우섬모세포의 퇴화는 고주파의 소리를 듣는 능력을 떨어뜨리고, 와우 전도막의 퇴화와 감소된 와우의 혈액공급은 모든 주파수에서(특히, 고주파) 청력을 떨어뜨린다. 또한 피질 청신경원의 상실은 청력과 언어감별 능력의 감소를 가져온다.

표 50-1 노화에 따른 청력의 변화

해부적 변화	신체적 변화
와우각 기저막의 퇴화	대부분 고주파음을 듣는 능력의 저하
와우각 모세포들의 퇴화	고주파음을 듣는 능력의 저하
와우각 혈관의 감소	모든 주파수에서의 동등한 청각상실
코르티기관 나선형 신경절의 청각신경원의 소실	고주파음을 듣는 능력 상실
피질 청각신경원의 소실	듣는 것과 언어 이해력의 감소

간호사정

건강력

귀 건강력은 청력측정검사 전에 행해져야 한다. 귀 건강력은 인구학적 자료, 최근 임상징후, 과거력, 가족력, 사회심리 건강력, 신체계통조사 등을 포함한다. 귀의 문제는 종종 유년기 질환이나 인접기관과 연관된 기형으로부터 초래된다. 건강력 면담은 귀와 관련된 최근의 문제를 판단하는 데 필수적이다. 귀 건강력에 대한 구체적인 내용은 그림 50-4를 참조한다.

사정 시에는 언어적 · 비언어적 피드백과 집중하여 경청하는 자세가 중요하다. 간호사의 의사소통 스타일은 대상자에게 맞추도록 한다. 간호사는 가능한 한 이야기를 할 때, 대상자의 얼굴을 보고 천천히 말한다. 개별적 접근은 간호사와 대상자의 신뢰형성에 도움이 되고, 타당성 있는 자료가 확보될 수 있

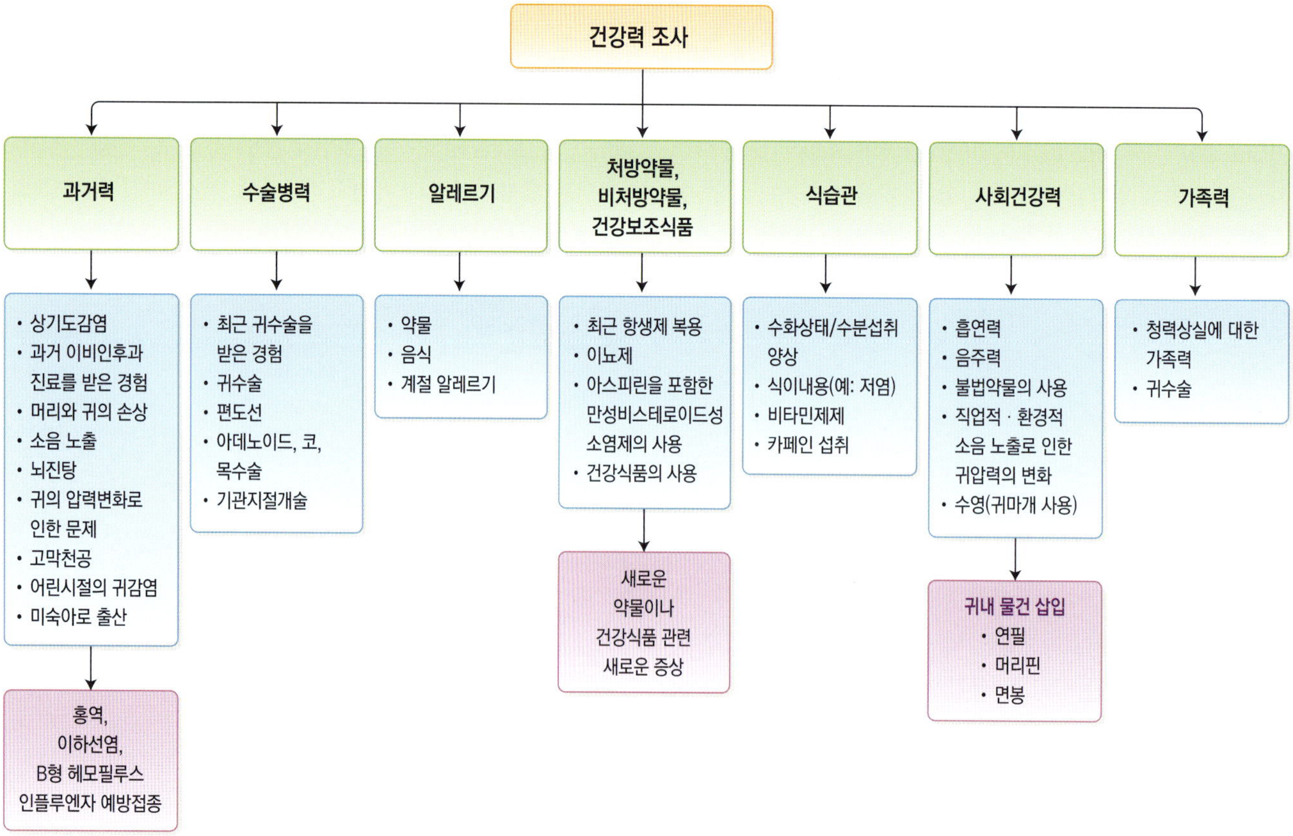

그림 50-4 ■ 귀 건강력

다. 만성적 문제 또는 문제를 일으키는 요인을 알아내기 위해 대상자의 과거력을 조사한다. 귀의 건강력 사정 시, 간호사는 다음의 문제들을 확인할 수 있다.

이통

이통(otalgia)은 귀 안이 꽉 찬 것 같은 느낌으로 움직임에 의해 심해지고, 머리를 손으로 고정시키거나 열을 적용하면 경감될 수 있다. 이통은 코, 부비동, 구강, 인두, 측두관절 문제로 인해 나타나기도 한다. 귀 내부나 주위에서 발생되는 통증은 심한 편이며,고열, 두통, 오심과 구토도 있을 수 있다.

청각상실

청각상실(hearing loss)은 갑작스럽게 또는 점진적으로 발생할 수 있고, 정상 노화과정으로 인해 발생될 수도 있다.

전도성 난청(conductive hearing loss)은 중이의 손상이나 이경화로 인해 발생된다. 감각신경성 난청(sensory neural hearing loss)은 내이의 문제로 신경경로나 모세포(hair cell)의 상실 및 중추신경계 질환과 관련하여 발생한다. 중심성 난청(central hearing loss)은 중추신경계의 뇌종양이나 청각경로의 병소가 원인이다. 대상자는 특정한 단어나 소리를 듣지 못하거나 소리가 나지 않는다고 말한다.

현훈

현훈(vertigo)은 신체를 움직이지 않을 때도 돌고 있는 듯한 느낌이 드는 것으로 대상자는 자신이나 주변이 움직이고 있다고 느낀다. 자신이 돌고 있다는 느낌을 주관적 현훈(subjective vertigo)이라고 하고, 주변이 돌고 있다고 느끼는 것을 객관적 현훈(objective vertigo)이라고 한다. 갑작스런 머리의 움직임은 구토를 유발할 수 있다.

현훈은 몇 시간 혹은 하루 종일 지속될 수 있다. 어지러움(dizziness)은 불안정한 감각으로 머리 안이 움직이거나 몽롱한 느낌을 말한다.

이명

귀 안의 울림인 이명(tinnitus)은 높거나 낮은 음조, 고함소리, 윙윙거리는 소리, 크고 지속적인 소리로 다양하게 나타난다. 이명은 하루 중 특정한 시간에 더 나타나기도 하며, 한쪽이나 양쪽 귀 모두에서 나타날 수도 있다. 이러한 감각신경성 형태의 청각질환은 음파가 없는 상태에서도 발생한다.

이루

이루(otorrhea)는 혈액성, 장액성, 장액혈액성 또는 화농성일 수 있다. 배액은 냄새와 통증이 동반된다.

감염

유아기의 귀 감염은 말한 단어의 청취능력을 손상시켜 듣기와 말하기에 사용되는 청신경의 발달을 지연시킨다. 성인에서도 어린이와 마찬가지의 영향이 있을 수 있어 귀 감염 여부를 자주 사정해야 한다.

신체검진

귀의 신체검진은 주로 시진과 촉진으로 이루어지며 청각, 균형, 평형의 사정을 포함한다. 외이는 완전히 볼 수 있기 때문에 해부학적 위치 표시를 적용하여 확인하고, 비정상을 사정하기가 용이하다. 그러나 중이 대부분과 내이 전체는 직접적인 검진이 불가능하므로, 청각과 전정기능 검사를 통해 이곳의 구조를 사정할 수 있다(**신체사정 소견**).

외이

염증과 감염이 가장 흔하게 발생된다. 귀의 피부는 부드러워야 하고, 시진 시 특히 귀의 뒷부분이 벗겨졌거나 염증이 있어서는 안된다. 이개를 촉진하여 압통, 결절 및 통풍성 결절(통풍에서 요산의 결정화가 침전된 것으로 이개의 작고, 단단한 결절)이 있는지 확인한다. 촉진하는 동안 이개를 움직이고, 유양돌기부분을 촉진하며, 이주를 눌러 어떤 통증이나 불편감이

신체사정 소견

귀

시진

대칭적인 이개(귓바퀴). 눈의 양끝 바깥쪽 약간 위에 있음. 외이도는 깨끗함. 전이개와 후이개 부분에서 종창, 종양, 병변이 없음. 공기전도 > 골전도(양측). 편기(lateralization) 없음. 1m에서 속삭이는 소리를 들음

촉진

이주(tragus)와 유양돌기에 압통 없음. 종양 없음

이경 검진

이도 내에 부드러운 귀지가 있음. 분비물은 없음. 고막은 완전하고 진주빛 회색임. 오른쪽 귀에는 4시 방향으로, 왼쪽 귀에는 7시 방향으로 원추형 빛과 경계표가 보임. 퇴축이나 팽출은 없음. 고막은 공기압에서 자유롭게 움직일 수 있음

있는지를 기록한다. 이것은 염증이나 감염을 의미한다.

고막

고막의 정확한 사정을 위해 조명과 확대경이 필요하다. 이경(otoscopy)에 부착된 공기주입장치는 고막의 운동성과 통합성을 검사하기 위해 이관을 통해 공기를 주입하는 데 사용된다(그림 50-5). 그림 50-6은 정상적인 오른쪽 고막이다.

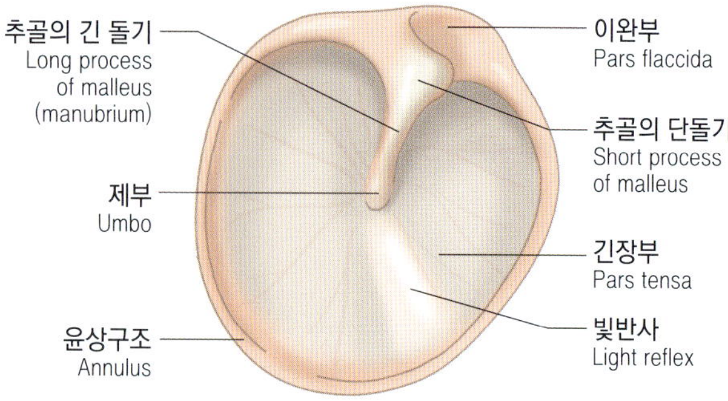

그림 50-6 ■ 정상 고막(오른쪽)

진단검사

청력평가

청력의 전반적인 사정은 대화를 통한 답변의 논리적인 순서와 반응의 적절성을 평가함으로써 간단히 시행할 수 있다. 청력 이상이 의심되면, 정확한 평가를 위해 각각 귀를 따로 검사한다. 양쪽 귀의 청력이 다르다면, 먼저 더 잘 들리는 쪽의 귀를 검사한다. 다음으로, 다른 쪽 귀를 검사하는 동안 대상자의 귀를 손가락으로 빠르고 부드럽게 움직여서 더 잘 들리는 쪽의 귀에 소음을 일으킨다. 음차(tuning fork) 또한 청력상실의 일반적인 평가에 사용된다. 512Hz의 주파수를 추천하고, 웨버(Weber)와 린네(Rinne) 검사를 수행한다(표 50-2).

청력 평가는 속삭임 검사, 린네검사, 웨버검사, 청력검사 등을 통해 시행한다.

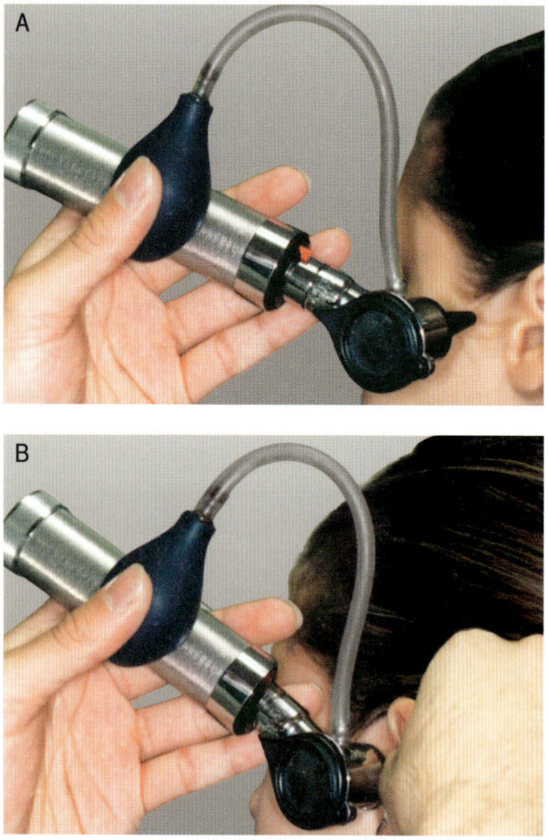

그림 50-5 ■ 이경의 사용

A: 엄지와 손가락 사이로 이경 손잡이를 잡는다. 성인에서 이도가 곧게 되도록 후상향방으로 이개를 잡아 당긴다. B: 대상자의 머리를 검진자로부터 멀리 비스듬히 기울이고, 천천히 주의해서 이경을 이도에 넣는다. 만일 부착된 공기주머니를 사용하게 되면, 공기주머니를 누르는 것을 쉽게 하기 위해 주머니를 엄지와 이경의 손잡이 사이에 둔다.

린네검사

린네검사는 공기전도와 골전도를 비교하는데, 소리의 골전도가 공기전도보다 더 오래 들린다면 전도성 난청임을 의미한다.

웨버검사

웨버검사를 실시하였을 때 손상된 귀에서 소리가 더 크게 전달되었다면 전도성 난청을 의심하고, 손상받지 않은 쪽으로 소리가 더 크게 전달되었다면 감각신경성 난청을 의심한다.

청력검사

난청의 유형과 패턴을 확인할 수 있다.

전정기능 검사

전정기능을 확인하기 위해 롬베르그검사(Romberg test)로 내이의 평형감각을 사정한다. 만약 대상자가 평형을 상실했다면, 이것은 양성 롬베르그징후로, 전정의 문제나 소뇌의 운동실조증(ataxia)을 암시하므로 직렬 롬베르그검사(tandem Romberg test)를 시행한다. 또한 대상자를 앞으로 뒤로 걷게 할 때, 한쪽 발뒤꿈치를 다른 쪽 발가락 앞에 대고 걷도록 한다. 말초전정장애에서는 크게 흔들리거나 넘어지기도 한다.

미로의 장애를 확인하기 위해 지적검사(past-pointing test)를 실시한다. 미로장애가 있으면 눈을 감았을 때 손가락

표 50-2 청력검사

검사	목적	과정	해석
웨버검사	골을 통한 소리의 전도를 사정하기 위함	• 손바닥 위에 음차를 때린다. • 손잡이의 둥근 끝부분을 대상자의 머리 중앙이나 비골 위에 놓는다.	정상적으로 소리는 골전도에 의해 양쪽 귀에서 동일하게 들린다. • **감각신경성 난청:** 소리는 영향 받지 않은 귀에서 더 잘 들린다. • **전도성 난청:** 소리는 영향 받은 귀에서 더 잘 들린다.
린네검사	전도성 난청과 감각신경성 난청을 구별하는 데 도움이 될 수 있도록 공기전도와 골전도를 비교하기 위해 시행함	• 대상자에게 소리가 머리의 중앙, 오른쪽 귀, 왼쪽 귀에서 들리는지를 묻는다. • 음차를 2개 지점으로 옮겨 진행한다. 먼저 골전도를 위해 유양돌기에 대고, 다음으로 공기전도를 위해 이도의 개구부로부터 5cm 떨어진 곳에 댄다. • 대상자가 골전도에 의한 소리를 더 이상 들을 수 없을 때 음차를 옮긴다. • 음조가 귀의 뒤나 앞에서 더 커지는지를 표현하도록 대상자에게 요청한다. • 음조가 공기전도에 의해 더 이상 들리지 않을 때, 말하도록 대상자에게 요청한다.	정상적으로 소리는 공기전도가 골전도보다 2배 정도 더 길고 더 크게 들린다. 결과는 다음과 같다. • **정상 청력:** 공기전도는 골전도보다 더 크다(음성 린네검사결과). • **전도성 난청:** 골전도 소리는 공기전도 소리보다 더 크고 더 길다(양성 린네검사결과). • **감각신경성 난청:** 대상자는 공기전도에 의해 더 잘 들린다(양성 린네검사결과).

을 맞추지 못하며, 눈을 떴을 때나 감았을 때나 이러한 증상이 나타난다면 뇌의 병소가 있음을 암시한다.

마지막으로 전정기능장애로 인한 눈의 불수의적이고 율동적인 진동을 발생시키는 안구진탕검사(nystagmus)를 실시한다. 중심선에서 시작하여 대상자의 오른쪽 귀를 향하여 옆으로, 위로, 아래로 30°를 넘지 않게 천천히 손가락을 움직여서 대상자의 눈에 경련성 움직임이 있는지를 관찰한다. 예를 들어, 눈이 왼쪽으로 빠르게 움직였다가 오른쪽으로 천천히 되돌아오면, 왼쪽의 특발성(수평적인) 안구진탕이 있음을 의미한다.

컴퓨터단층촬영

귀의 골격 구조 검사를 위해 CT가 이용된다. 혈관이나 연조직의 구조를 검사할 때는 조영제를 사용하여 검사한다.

자기공명영상

자기공명영상(magnetic resonance imaging, MRI)은 측두골의 막성기관(membranous organ)과 신경이나 혈관 그리고 측두골의 종양검사에 이용된다.

혈액검사

혈액검사는 귀의 급성 감염 상태나 자가면역질환을 검사하고 그 외 청력과 평형에 영향을 주는 전신질환의 진단에 유용하다.

청각장애와 평형장애 대상자 관리

청각장애: 난청

청각장애는 갑작스럽게 또는 점진적으로 발생할 수 있고, 정상 노화과정으로 인해 발생할 수도 있다.

원인과 병태생리

전도성 난청(conductive hearing loss)은 귀지 폐색, 부종, 협착, 신생물 등에 의한 외이의 폐쇄가 가장 흔한 원인이며, 고막 천공, 중이 이소골의 파괴나 경화 등에 의해서도 발생할 수 있다.

감각신경성 난청(sensory neural hearing loss)은 내이의 문제로 신경경로나 모세포(hair cell)의 상실 및 중추신경계 질환과 관련하여 발생한다. 내이의 피질조직이나 청신경의 문제로 음파의 정상적인 수용과 전달에 방해를 받는다.

혼합성 난청(mixed hearing loss)은 전도성과 감각신경성 문제가 동시에 존재함으로써 발생하는 청각상실 상태를 의미하는데, 예를 들어 고막 천공과 노인성 난청이 있는 대상자는 전도성과 감각신경성 난청을 모두 가지게 된다.

임상증상

대부분의 난청은 매우 점진적으로 진행되므로 대상자는 의사소통에 문제가 일어날 때까지 잘 알아차리지 못하는 경우가 많다. 또한 대상자가 자신의 문제를 인지하기 전에 가족이나 주변 사람들이 먼저 대상자의 청각문제를 알아차리는 경우도 있다.

청각장애가 발생하면, 잘못된 정보를 되풀이하거나 분명하게 설명해 달라고 반복적으로 요구하게 된다. 또한 난청이 있는 대상자들은 왜곡되거나 비정상적인 소리를 경험할 수 있다. 간혹 소리가 양쪽 귀에서 다르게 들리는 복청 현상(dilplacusis)이 생기기도 하며, 소리의 강도가 약간 증가하면 갑자기 소리가 비정상적으로 커지는 점증현상(recruitment phenomenon)이 생길 수도 있다. 전도성 난청의 시작은 갑작스럽거나 점진적이며, 중이와 관련된 난청은 대부분 양측성이지만, 내과적 · 외과적 치료로 회복할 수 있다.

이경화증으로 인한 전도성 난청의 경우에는 증상이 점진적으로 진행되므로 사춘기가 되어서야 비로소 청력의 변화를 알아차리게 된다. 이경화증으로 인한 청각상실은 대개 양측성이지만, 비대칭적으로 발생할 수도 있다. 다른 임상증상으로는 이명, 반복적 현훈 그리고 체위성 균형장애 등이 있다.

감각신경성 난청은 저주파음보다 고주파음을 듣는 기능에 영향을 미치는데, 특히 시끄러운 환경에서 음성을 구분해 내는 것이 어렵다. 감각신경성 난청에서 보청기의 사용은 음성과 주변 소음을 모두 증폭시키기 때문에 유용하지는 않다. 혼합성 난청이 있는 대상자들은 감각신경성 난청과 전도성 난청 모두에 연관된 임상증상을 보이게 된다. 전도성 청각상실과 감각신경성 청각상실의 임상증상에 대해 정리는 **표 50-3**을 참조한다.

치료

보청기

청각 손상이 있는 많은 대상자들에게 유용한 보청기는 청력상실 자체를 예방하거나 치료하지는 못하지만, 소리의 정확한 인지와 의미 해석이 가능하다. 청취 임계치 이상으로 소리를 증폭시켜서 소리를 귀의 청력 구조물에 제공한다. 감각신경성 난청에서는 내이가 심하게 손상된 경우 좋은 품질의 보청기도 왜곡된 소리를 낼 수 있어 유용하지 않을 수 있다.

고도 내지 심도 난청을 가지고 있고 보청기가 더 이상 도움이 되지 않을 경우 인공와우에 대해 고려한다.

수술요법

감각신경성 난청의 경우 수술로 교정이 대부분 어렵다. 그러나 전도성 난청과 감각신경성 난청이 함께 있는 경우, 전도성 난청을 회복하고, 종양을 제거하고, 심한 청각상실 대상자의 청력회복을 위해 수술이 시행된다.

등골절제술

등골절제술(stapedectomy)은 전도성 청각상실의 회복을 위한 수술로서, 이경화증에 대한 수술중재이며 이는 매우 성공적이다. 등골절제술은 손상받은 등골을 제거하고 대신 스테인리스 재질이나 폴리테트라 플루오로에틸렌(teflon) 혹은 플라스틱 보철물 등을 삽입하는 수술적 처치이다. 난원창은 흡수될 수 있는 겔폼(gelfoam) 스펀지나 조직편으로 이식된다(그림 50-7). 등골절제술은 중이에 흔히 사용되는 처치방법이지만, 오늘날에는 이경화증이 있는 대상자의 수가 점차 감소하고 있는 추세이므로 등골절제술을 시행하는 경우는 드물다. 수술 전 외이염이나 중이염이 없어야 하며, 출혈의 위험을 감소시키기 위해 수술 전 1주일 동안 아스피린이나 아스피린 계

표 50-3 전도성 청각상실과 감각신경성 청각상실의 임상증상

검사	전도성 청각상실	감각신경성 청각상실
음질	부드러운 음조	시끄러운 음조
청각에 미치는 환경소음의 영향	청각이 증진된다.	청각이 나빠진다.
언어감별검사	좋음	나쁨
전화기로 들을 수 있는 능력	좋음	나쁨
웨버검사 편측성	이환된 귀	정상적인 귀
린네검사 결과	음성, 공기전도 < 골전도	양성, 공기전도 > 골전도

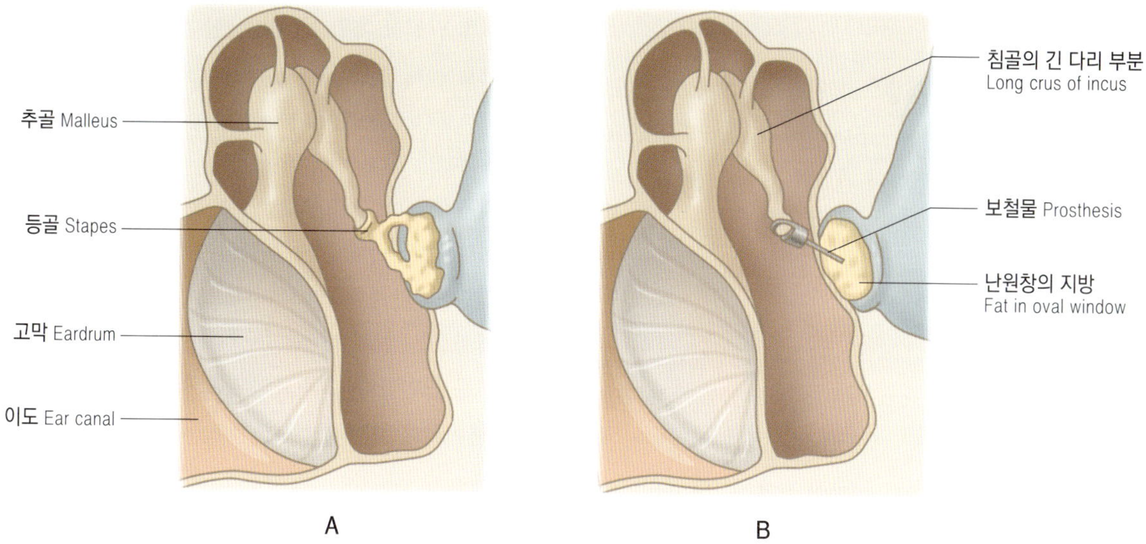

그림 50-7 ■ 등골절제술

A: 3개의 이소골의 고리는 고막과 난원창과 와우에 연결되어 있다. 이경화증은 중이 내의 뼈가 등골에 얽혀 있어서 고막에서 중이로 소리의 전달을 방해한다. B: 등골절제술은 고정된 뼈를 제거하고 보철물을 넣는 것이다.

열의 약물을 사용하지 않도록 한다. 수술 전 · 후로 청력계와 고실측정계를 사용하여 청력검사를 시행한다.

종양절제술

청신경종(acoustic neuroma)의 치료를 위한 수술이다. 최근 개발된 미세현미경 기술은 청각을 보존하면서 안면신경의 손상 없이 종양을 절제할 수 있다. 노인의 경우, 청신경종이 매우 천천히 자라므로 비수술적인 치료가 이루어진다.

간호

청력 손상 대상자를 위한 간호계획과 중재는 난청의 유형과 범위, 난청에 대한 대상자의 적응 및 보청기의 유용성과 사용에 대한 대상자의 능력과 의지를 함께 고려하여 실시한다.

예방 간호

난청의 조기 발견과 교육은 난청 예방에 도움이 될 수 있다. 환경 소음을 조절하고 지속적으로 85데시벨을 초과하는 작업 환경에서는 귀 보호장비가 필요하다. 일차적인 예방 교육은 다음과 같다.

- 청소 및 감염치료를 포함한 지속적인 귀 관리를 한다.
- 외이에 이물질을 삽입하지 않는다.
- 수영이나 다이빙 시에 귀마개를 사용한다.
- 큰 소음의 노출을 피한다.
- 귀독성 약물의 부작용을 알고 모니터링한다.
- 청력이 감소되었다고 판단될 때는 청력검사를 받는다.

수술 후 간호

수술 후 대상자의 침상 머리를 올려주고 수술 받지 않은 쪽의 귀가 아래로 놓이도록 한다. 이런 자세는 부종을 감소시키고 보철이 이동하는 것을 예방한다. 그리고 항생제가 처방된다.

입원에서부터 퇴원할 때까지 갑작스러운 현훈이 있다면, 의료진에게 알리도록 교육하며 외림프액이 누출되는 난원창의 파열을 감소시키기 위해 과도한 운동, 긴장, 머리에 손상을 일으킬 수 있는 활동을 피하도록 한다. 또한 코를 풀어야 할 때에는 부드럽게 한 번에 한쪽씩 풀도록 하며, 재채기를 할 때에도 입을 벌리고 하도록 교육한다. 비행기 여행은 자제한다.

보청기는 등골절제술 후에 사용하는데, 이때 대상자의 청력을 재평가할 필요가 있다. 수술합병증으로는 육아종 형성과 누공이 생길 수 있으며, 심각한 난청 또는 지속되는 현훈이 일어날 수 있다. 청각상실은 수술 후에 중이 협착이나 보철물의 위치변경으로 인해 발생한다.

중이염

중이의 가장 흔한 문제로 아동에게 많으나 성인에서도 나타날 수 있는 중이염은 장액성 중이염과 급성 중이염으로 나뉘며, 상기도감염과 이관의 기능장애와 관련이 있다. 이관은 하품이나 연하 시 열리는데, 알레르기나 상기도감염이 있으면, 이 기능이 손상되어 중이 내에 공기 흡수가 일어나면서 음압이 형성된다.

원인과 위험요인

중이염은 중이 내에 급성 염증으로 원인균은 *Staphylococcus pneumoniae*, *Hemophillus infuenzae*, *Staphylococcus pyogenes*이다. 상기도감염이나 건초열(hay fever)과 같은 알레르기질환은 장액성 중이염의 선행요인이다.

병태생리

급성 중이염(acute otitis media)은 전형적으로 상기도감염 후에 일어난다. 인두에서 이관을 통하여 들어간 세균은 수액이 축적된 곳에서 잘 성장한다. 중이 내의 배액을 방해하여 점액과 장액성 삼출액이 고이면서 이관의 부종이 나타난다. 중이 내에 세균이 침범하여 집락이 일어나면, 백혈구의 증가로 인해 화농되어 농이 축적되고, 중이 내 압력 증가로 인해 고막이 파열된다. 감염이 진행되면 합병증으로 유양돌기염, 뇌농양 및 뇌막염을 일으키므로 치명적일 수도 있다.

장액성 중이염(serous otitis media) 또는 삼출성 중이염은 장기간 이관의 폐쇄로 중이 내에 공기 압력평형이 손상을 받으면서 발생한다. 중이 내에 공기가 차서 이관의 폐쇄가 일어나면, 다시 중이 내로 들어오는 공기의 차단이 일어난다. 결과적으로 중이 내의 음압형성으로 장액이 모세혈관에서 중이로 이동하여 무균성 삼출물을 형성한다. 이관이 좁거나 부종이 있으면 비행기여행이나 잠수 시 일어나는 기압의 급격한 변화에 적응할 수가 없다. 비행 중 발생하는 압력손상(barotrauma)으로 음압에 의한 이관의 허탈이나 막힘이 비행기 하강 중에 일어난다.

임상증상

급싱 중이염

다양한 정도의 이통이 나타나고 자주 체온이 상승하며, 흔히 청력감퇴, 어지럼증, 현훈, 이명 등을 호소한다. 유돌봉소(유돌벌집, mastoid air cell)에 농이 생기면, 유양돌기 부위에서 압통이 나타난다. 이경검사를 통해 고막발적과 팽만(bulging) 등을 검진할 수 있다(그림 50-8A).

장액성 중이염

손상받은 쪽 귀의 청력이 감소하고 귀 속에서 공기가 빠져나가거나 퉁기는 소리가 난다. 검진 시 고막의 움직임은 없고, 당김이나 팽창이 있으며 고막에서 수액이나 공기방울이 보인다(그림 50-8B). 압력손상에서처럼 고막 안팎의 압력차로 심한 통증, 중이 내 출혈, 고막파열, 심한 청력장애, 현훈(vertigo) 및 난원창 파열 등이 발생한다. 고막에 출혈이 있으면, 이경으로 통해 혈성고막(hemotympanum)을 확인할 수 있다.

진단검사

고막측정(tympanometry)이나 공기통기법(air inflation)을 사용하며 검진 시에 고막 움직임이 감소한다. 고막이 저절로 터지면 화농성 분비물이 외이도로 흘러나온다. 그 밖에 임상병리검사로는 혈액 내 백혈구와 면역세포의 검사로 급성 감염 여부를 확인한다. 고막파열부위 혹은 고막천자나 고막수술 시에 분비물을 배양하여 검사한다.

치료

약물요법

일반적으로는 항생제로 amoxicillin, trimethoprim-sulfamethoxazole, cefaclor, aziohromycin을 투여한다. 중이염이 2~4주 이내에 치유되지 않거나 청력 상실이 발생한 경우, 이관의 부종을 억제하고 통기를 향상시키기 위해 7일간 단기로 경구용 프레드니손(prednisone) 등의 항염증제를 복용할 수

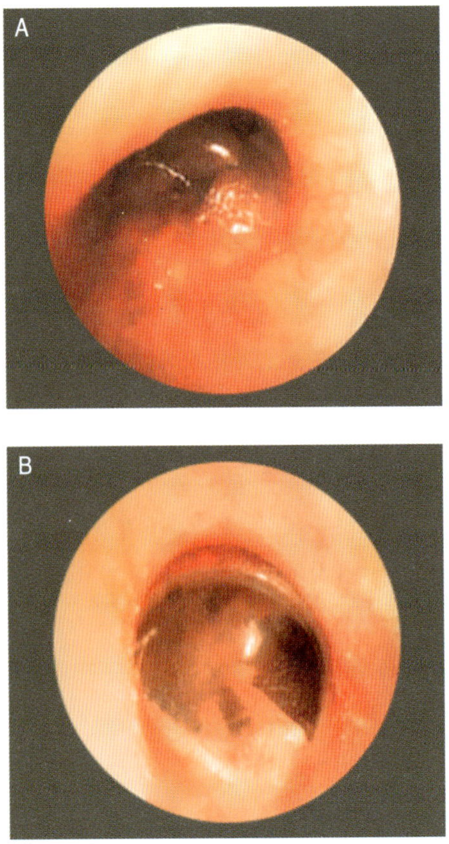

그림 50-8 ■ A: 급성 중이염, B: 장액성 중이염

있다. 증상 완화를 위해 진통제, 항히스타민제, 국소적 열을 적용하기도 한다. 장액성 중이염을 치료하기 위해 항울혈제(decongestant)나 항히스타민제를 투여하기도 한다.

수술

고막절개술(myringotomy)은 중이 내의 과도한 압력을 줄이고, 고막이 파열되는 것을 막기 위하여 고막을 수술로 절개하는 것이다. 고막천자를 수행하기 위해 고막하부를 통하여 20G 바늘을 삽입하여 수액과 농을 흡인하며, 중이 내 압력을 경감시키고, 필요 시 검사물을 채취한다. 또한 중이염의 합병증인 유양돌기염으로 인한 심한 통증을 줄이기 위해서도 시행한다. 압력이 줄어들면 통증은 경감되고 치유가 향상된다.

간호

중이염은 주로 외래에서 치료하므로 간호사의 주 역할은 지지와 교육이다.

- 중이염에서 상기도감염이 있을 때, 분비물 유무에 관계없이 장기간의 심한 통증이 있다면, 병원 방문의 중요성에 대한 교육에 초점을 맞추어야 한다. 치료하지 않거나 재발이 잦은 중이염은 만성 중이염, 유양돌기염, 고막천공으로 진행될 수 있다.
- 통증 강도, 양상 및 위치를 사정한다.
- 금기가 아니라면 손상 받은 귀에 국소적인 열을 제공한다. 열은 혈관을 이완시켜 수액의 흡수를 돕고 부종을 경감시킨다.
- 통증과 열을 떨어뜨리기 위해 아스피린이나 아세트아미노펜과 같은 경한 진통제를 4시간마다 투여한다.
- 이관의 기능장애는 발살바법을 사용하거나 콧구멍을 막고 강하게 숨을 내쉬는 방법으로 이관의 자동팽창법을 교육한다.
- 비행기 여행이나 다이빙을 피하도록 교육한다. 급격한 압력 변화는 통증을 악화시킨다.

만성 중이염

만성 중이염(chronic otitis media)은 농형성 여부와 관계없이 고막의 영구적인 천공과 중이 내 점막과 이소골의 파괴를 동반한다.

원인과 위험요인

만성 중이염은 중이염의 반복되는 재발과 이관의 기능장애로 발생하지만, 다른 외상이나 질병으로 인해 나타날 수도 있다. 아동이나 젊은 성인에서 발병 빈도가 높다.

병태생리

고막 주변부의 하부천공은 중앙천공보다 합병증이 발생할 가능성이 더 높다. 주변부 천공은 편평상피가 이도에서 중이로 이동하여 조직이 탈락되고 축적되어 진주종(cholesteatoma)을 형성한다. 진주종은 편평상피조각으로 차 있는 물집이나 덩어리로, 상피가 벗겨진 세포가 축적되고 감염된 채로 남아 있어 주위 뼈조직을 파괴할 수 있는 콜라겐분해효소를 형성한다.

임상증상

등골 파괴와 악취 나는 분비물 및 청력장애를 초래한다. 진주종은 양성이고 성장이 느리지만, 중이 전체를 꽉 채울만큼 커진다. 치료하지 않으면 점진적으로 이소골이 파괴되고, 내이로 침범하여 심각한 청력장애를 일으킨다.

치료

약물요법

화농성 중이염이 악화되면 전신적 항생제를 처방한다.

수술요법

항생제 점적약을 사용하며, 단순 유양돌기절제술과 병행하기도 한다. 유양돌기절제술은 단순 유양돌기절제술(simple mastoidectomy), 변형 유양돌기절제술(modified radical matoidectomy), 근치 유양돌기절제술(radical mastoidectomy)의 3가지 형태가 있다. 중이나 유양돌기에 진주종이 있어 안면신경 마비나 미로자극을 야기할 경우에는 근치 유양돌기절제술을 시행하기도 하지만 고막, 이소골, 진주골을 광범위하게 제거하기 때문에 가능하면 피하는 것이 좋다.

단순 유양돌기절제술

귀 뒤를 절개하고 감염된 유양돌기 세포를 제거한 후, 유양돌기동에 작은 심지를 삽입한다.

변형 유양돌기절제술

단순 유양돌기절제술과 근치 유양돌기절제술의 중간 정도에 해당하는 수술로 청력을 유지하며, 중이 내 병변을 제거하는데 목적이 있다.

수술 적응증은 고막 손상이 적고 이소골 파괴가 없거나 극히 적으며 청력장애가 심하지 않을 때에 한다. 수술 후 드레싱은 의사가 매일 또는 격일로 교환한다. 드레싱에 출혈이 보이거나 합병증인 경부 경직, 드레싱이 조이는 느낌, 안면신경 마비, 구토, 어지럼증, 두통, 방향감각 상실 등이 나타나면 의사에게 알려야 한다. 수술 후 합병증으로 안면신경 손상, 뇌막염, 뇌농양, 측두동 혈전(lateral sinus thrombosis), 만성 화농성 중이염, 출혈, 상처 감염 등이 올 수 있다.

근치 유양돌기절제술

청력장애 회복과는 상관없이 만성 이루(otorrhea)만을 치유할 목적으로 외이도의 후벽과 등골을 제외한 이소골과 병변이 있는 중이 조직을 완전히 제거한다. 이렇게 함으로써 유양돌기, 중이, 외이도가 하나의 공간(cavity)이 되고, 그 부위를 피부 이식하여 상피로 완전히 덮는다. 피부이식 전에 진주종 등의 병변이 완전히 제거된 것을 수술현미경으로 확인한다. 수술 후 귀 속에 이식편을 지지하기 위하여 심지를 박게 되고, 이는 7~14일 후에 제거하게 된다. 약 일주일 정도 항생제를 투여한다.

고막천공은 소리 전도의 회복과 중이의 통합성을 위해 고막성형술로 복원한다. 고막성형술의 가장 큰 목적은 청력을 증진시키는 것이지만 동시에 고막성형으로 중이강을 외부오염으로부터 보호할 수도 있다.

간호

우선적 간호는 만성 중이염과 진주종의 발생을 예방하는 것이다. 대상자에게 외이도를 청결히 하기 위한 귀점적약의 사용법과 함께 고막천공이 있거나 천공이 예상될 때에는 귀를 세척해서는 안 된다는 것을 교육해야 한다.

유양돌기염

유양돌기동(mastoid antrum)과 유양돌기세포(mastoid cell)의 염증을 유양돌기염이라고 한다.

원인과 위험요인

중이염의 합병증으로 오는 경우가 대부분이므로 중이염을 조기에 치료하고 예방하는 것이 가장 중요하다.

병태생리

급성 유양돌기염은 급성 화농성 중이염 감염 2~3주 후에 유양돌기의 골괴사(bony necrosis)와 골세포 간의 조직파괴가 온다.

임상증상

고막 천공이 있는 곳으로 계속적인 분비물이 흐르게 되고, 유양돌기를 만지면 극심한 이통을 호소한다. 전신증상으로 두통과 발열이 있다. 합병증은 안면근육 마비, 뇌막염, 뇌농양, S상 동혈전(sigmoid sinus thrombosis), 화농성 미로염 등이 있다. 진단을 위해 X-선 검사를 실시하는데, 이 경우 뼈의 파괴가 보인다.

치료와 간호

통증 완화를 위하여 처방에 따라 진통제와 얼음찜질을 실시한다. 항생제를 점적할 수 있으며, 단순 유양돌기절제술과 병용할 수 있다.

메니에르병

메니에르병(Meniere's disease)은 내림프수종(endolymphatic hydrops)이라고도 불리는 질환으로 현훈, 이명 그리고 점진적인 편측 청력상실이 반복적이고 발작적으로 나타나는 만성질환이다. 이 질환은 35~60세 사이에 호발하며, 남녀에서 비슷하게 발생한다.

원인과 위험요인

전정과 반규관의 내림프 과다가 원인이다. 정상적인 전정기능은 액체 압력의 안정성에 의해 좌우된다.

병태생리

메니에르병은 내이의 막성미로에 있는 내림프가 과다하여 생기는 질병이다. 자세한 병태생리적 기전은 불명확하지만, 내림프주머니에서 수액의 여과와 배출이 손상을 받아 일어난다. 수액 증가로 과도하게 형성된 압력은 달팽이관의 신경기관을 변성시킨다.

임상증상

메니에르병은 서서히 또는 급격하게 발병한다. 현훈의 반복적인 발작, 점진적인 청력상실, 이명 등이 나타난다. 발작 시에는 귀충만감, 윙윙거리는 소리, 으르렁거리는 소리가 있다. 감각신경성 난청과 이명은 편측이나 양측일 수 있다.

현훈은 이 질환의 초기단계에서 가장 큰 임상문제이다. 주위가 심하게 회전하는 발작이 급격하며 비예측적으로 몇 분에서 몇 시간씩 지속된다. 발작은 염분섭취, 스트레스, 알레르기, 혈관수축 또는 월경전 수분축적과 연관된다.

질병이 진행되어 청력상실과 이명이 심해지면 움직이지 못하며 오심과 구토가 나타난다. 발작은 저혈압, 발한, 안구진탕을 동반한다. 최초의 발작은 대략 30분 동안의 오심과 구토를 유발하는 강한 현훈이다. 이때 움직이지 않으면 현훈이 감소한다.

치료

메니에르병은 감각신경성 청각상실이라는 심각한 결과를 초래할 수 있는데, 초기단계에 치료를 시도하면 회복될 수 있다. 메니에르병은 완치가 어렵지만, 사전에 질환이 발생하는 것을 통제할 수는 있다.

약물요법

Meclizine (Antivert), prochlorperazine (Compazine), hydroxyzine hydrochloride (Vistaril) 같은 항현기증, 항구토성 약물은 현훈과 구역을 감소시키기 위한 목적으로 처방한다. Diazepam (Valiun)이나 lorazepam (Ativan) 같은 중추신경 억제제는 발작을 중단시키기 위한 목적으로 처방할 수 있다. Droperidol (Inapsin)은 진정과 항구토 작용이 있으므로 급성 발작 시 효과적이다. Acetazolamide (Diamox)나 hydrochlorothiazide 같은 이뇨제는 내림프 압력을 감소시키기 위해 처방한다.

수술요법

어지럼증이 약물로 조절되지 않는다면, 수술이 요구된다.

외과적 내림프낭 감압술

외과적 내림프낭 감압술(endolymphatic decompression)은 미로 내 과도한 압력을 감소시켜 준다.

전정신경절제술

전정신경절제술(vestibular neurectomy)은 현훈과 균형감각을 조절하기 위해 제8뇌신경의 일부에 적용하며, 거의 90%까지 현훈을 완화시킨다.

미로절제술

미로절제술(labyrinthectomy)은 미로를 완전히 제거하여 달팽이관의 기능을 파괴하는 것으로 메니에르병에서 선택할 수 있는 최후의 치료법이다. 이 시술은 청력을 거의 상실하고 현훈이 지속될 경우에 적용한다. 수술 후 거의 모든 대상자에게서 현훈을 완화시키지만, 불안정과 균형감각의 문제는 지속된다.

간호

향후의 발작 예방과 청력 보존에 초점을 맞춘다. 급성 현기증 발작 시에 대상자에게 편안함을 제공하기 위해 최소한의 감각 자극과 움직임을 유지하며, 조용하고 어두운 방에 누워서 휴식을 취하도록 한다. 미로의 압력을 감소시키기 위하여 저염식이를 권장하며 혈관수축 및 발작을 촉진하는 흡연, 카페인, 알코올 등은 피하도록 한다.

CHAPTER 51

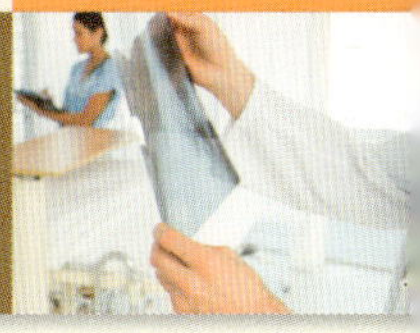

Dermal Disorder and Burn

피부장애 및 화상

학습목표

1. 피부통합성 장애가 있는 대상자의 건강력 수집 및 신체검진 수행을 통해 간호문제를 사정한다.
2. 피부통합성 장애가 있는 대상자에 대한 간호목표를 세우고 간호중재를 계획한다.
3. 피부통합성 장애가 있는 대상자에 대한 간호중재를 시행하고 결과를 평가한다.
4. 피부통합성 장애가 있는 대상자의 재활간호를 이해하고 간호한다.
5. 화상의 원인, 병태생리, 증상과 징후를 설명한다.
6. 화상의 응급/소생기, 급성기, 재활기 동안에 필요한 협동적 관리와 간호를 설명한다.

주요 질환

면역성 피부질환(건선, 아토피성 피부염), 감염성 피부질환(무좀, 단순포진, 대상포진, 농가진, 연조직염), 피부종양

피부는 체중의 15~20%를 차지한다. 인체의 1차적 방어체계로 균에 의한 침입으로부터 인체를 보호하며, 항상성 유지, 체온조절, 감각지각, 비타민의 합성, 항원성 물질을 처리하는 기능이 있으며 인체 외부형태를 유지한다. 피부는 표피, 진피, 피하조직의 3개 층과 소한선인 에크린선(eccrine gland), 대한선인 아포크린선(apocrine gland), 피지선(sebaceous gland), 모낭(hair follicle), 손·발톱 등의 피부 부속기관으로 구성되어 있다.

피부를 덮고 있는 상피세포는 인체 내부와 외부환경 사이에서 장벽역할을 하며, 상피세포는 전해질, 영양분, 대사산물을 선택적으로 수송하고, 수분 투과성을 갖는다.

구조와 기능

표피

표피(epidermis)는 얇은 여러 개의 층으로 이루어져 있으며, 외부환경과 직접 접촉하는 가장 바깥쪽에 위치한 얇은 피부층이다(그림 51-1). 표피의 바깥쪽은 죽은 각질화 된 세포로 구성된 각질층(horny layer)과 안쪽은 멜라닌과 각질을 형성하는 세포층(cellular layer)로 되어 있다. 멜라닌은 혈색소와 함께 피부색을 결정한다. 정상적인 표피층은 인체의 물리적인 보호막으로써 박테리아, 이물질, 다른 유기체 및 화학물질이 투과되지 못하게 한다.

표피는 비타민 D 합성에 관여한다. 태양광이나 자외선을 쬐면, 표피에 있는 유극세포 내의 스테롤이 콜레칼시페롤(비타민 D_3) 형태로 전환된다. 비타민 D_3는 섭취된 음식물에 함유된 칼슘과 인의 흡수를 돕는다.

진피

진피(dermis)는 표피 아래에 위치한 치밀한 조직층으로 한선과 피지선과 같은 피부 대부분의 부속물과 구조를 포함하고 있다. 콜라겐과 더불어 피부의 탄력성을 유지하게 하는 결체조직으로 구성되어 있으며 많은 혈관이 분포되어 있어, 수축과 확장을 하면서 열 손실을 조절하게 된다. 상처치유를 돕는 섬유모세포, 대식세포, 비만세포, 림프구 등이 있으며, 진피에 있는 림프관, 혈관, 신경이 피부의 평형상태를 유지한다.

랑게르한스세포(Langerhans cell)는 표피의 각질세포들 사이에 흩어져 있거나 진피에 존재하며 면역기능에서 매우 중요

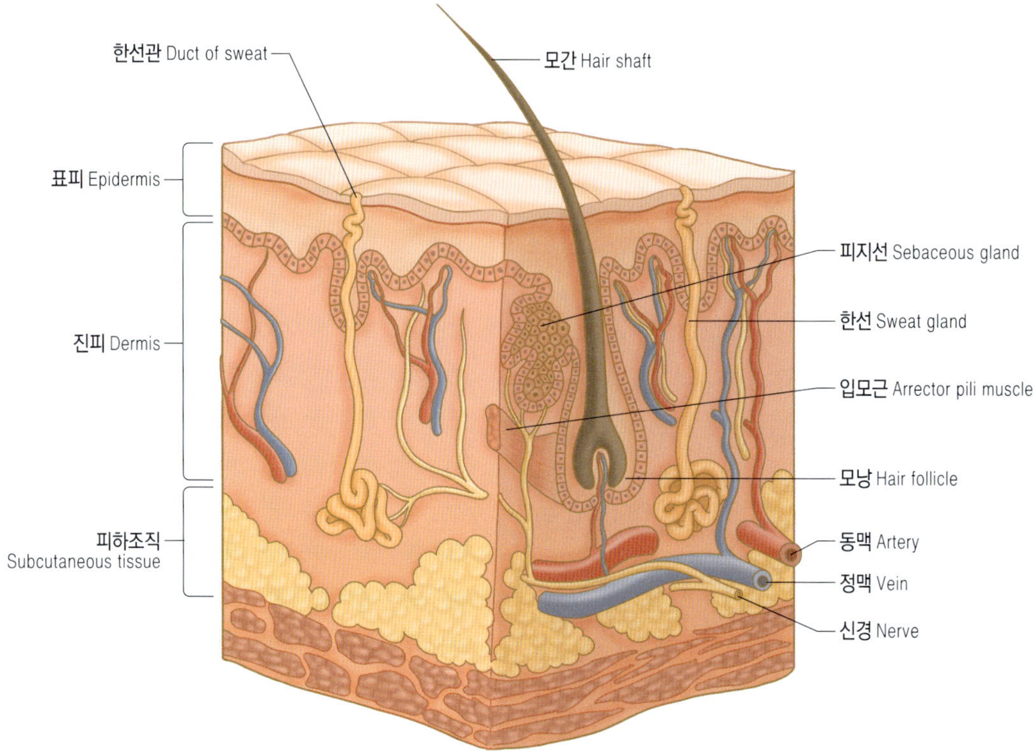

그림 51-1 ■ 피부의 구조

한 역할을 한다. 이 세포는 골수에서 생성되어 표피로 이동하며, 항원 제시를 통해 피부의 세포성 면역을 담당한다. 면역학적으로 항원이 건강한 피부에 들어가게 되면 랑게르한스세포 및 T세포와 만나 중화된다. 그러나 건강하지 못한 피부에 들어가면 면역반응을 유도하여 여러 가지 염증성 피부질환으로 발전한다.

피하조직

피하조직(subcutaneous tissue, 피히밑층)은 결합조직층으로, 구성성분인 지방 때문에 피하지방층이라고도 부른다. 안검, 음낭, 유륜, 경골과 같은 일부 부위에는 피하층이 없다. 피하층의 두께는 나이, 유전, 그 밖의 많은 요인들에 따라 달라지며 일반적으로 등과 둔부가 가장 두껍다. 피하층은 뼈 위 피부의 형태와 윤곽을 제공하며 극도의 열과 추위로부터 인체를 보호하고, 외부충격에 대한 완충기능을 하며, 호르몬대사와 에너지자원의 역할도 한다.

피부부속기관

피부부속기관인 한선에는 에크린선과 아포크린선이 있다. 에크린선은 피부전반에 분포되어 있는 선으로 특히, 손바닥, 발바닥, 이마, 액와부위에 많이 분포되어 있다. 체온조절의 주요 역할을 하며 운동이나 정서적 스트레스, 열 등에 의해 증가된다. 반면 아포크린선은 주로 액와, 유륜, 항문생식기부위 등에 분포하고 선에서 분비되는 물질은 피부표면의 세균과 작용하여 특유의 냄새를 형성하는데 몸에서 만들어지는 채취가 이에 해당된다.

피지선은 피부의 윤활작용을 하는 기름샘으로 손바닥과 발바닥을 제외한 전신에 분포하는데, 특히 얼굴, 두피, 등의 상부 및 가슴에 가장 많다.

모발 역시 손바닥과 발바닥을 제외한 모든 피부표면에 분포하는데 얇고 부드러운 털로 전신에 분포되어 있는 모발을 연모(vellus hair)라고 하고, 눈썹이나 치모, 액와의 거친 형태의 모발은 종단모(terminal hair)라고 한다.

손톱과 발톱은 손과 발 끝부분을 보호하는 역할을 한다. 손발톱 밑의 혈관분포는 색깔을 결정하게 되고, 순환하는 헤모글로빈의 수준을 반영하게 된다. 손톱은 하루에 0.1mm정도씩 자라며 생리학적 변화에 따라 손발톱의 모양과 색깔이 변하게 된다.

노화에 따른 변화

피부는 일생 동안 수많은 변화를 겪는다. 이러한 변화의 대부분은 자연적이고 무해한 것이다. 노인성 각질화 같은 피부변화들은 천천히 진행되어 인식하지 못하는 사이에 일어나기도 한다 이러한 노인의 피부변화는 다음과 같다.

- 피부의 콜라겐과 탄력섬유의 감소로 주름이 증가하고 건조한 피부를 갖는다.
- 상피세포와 혈관이 약해져 출혈이 잘되어 쉽게 멍든다.
- 모공활동의 감소로 피부의 분비물이 감소하고 체온조절능력이 떨어 진다.
- 손톱, 발톱의 성장이 느려지고 노란색을 띄며 두께가 두꺼워지고 잘 부스러진다.
- 많은 점을 갖게 된다.

간호사정

건강력

피부계 건강력에는 주호소, 현재 건강력, 과거력, 계통별 검토, 수술병력, 약물, 알레르기, 가족력, 사회심리 건강력 등이 포함된다. 구체적인 조사내용은 그림 51-2를 참고한다. 피부와 관련한 가장 흔한 주호소는 소양증, 건조, 발진, 반상출혈, 작

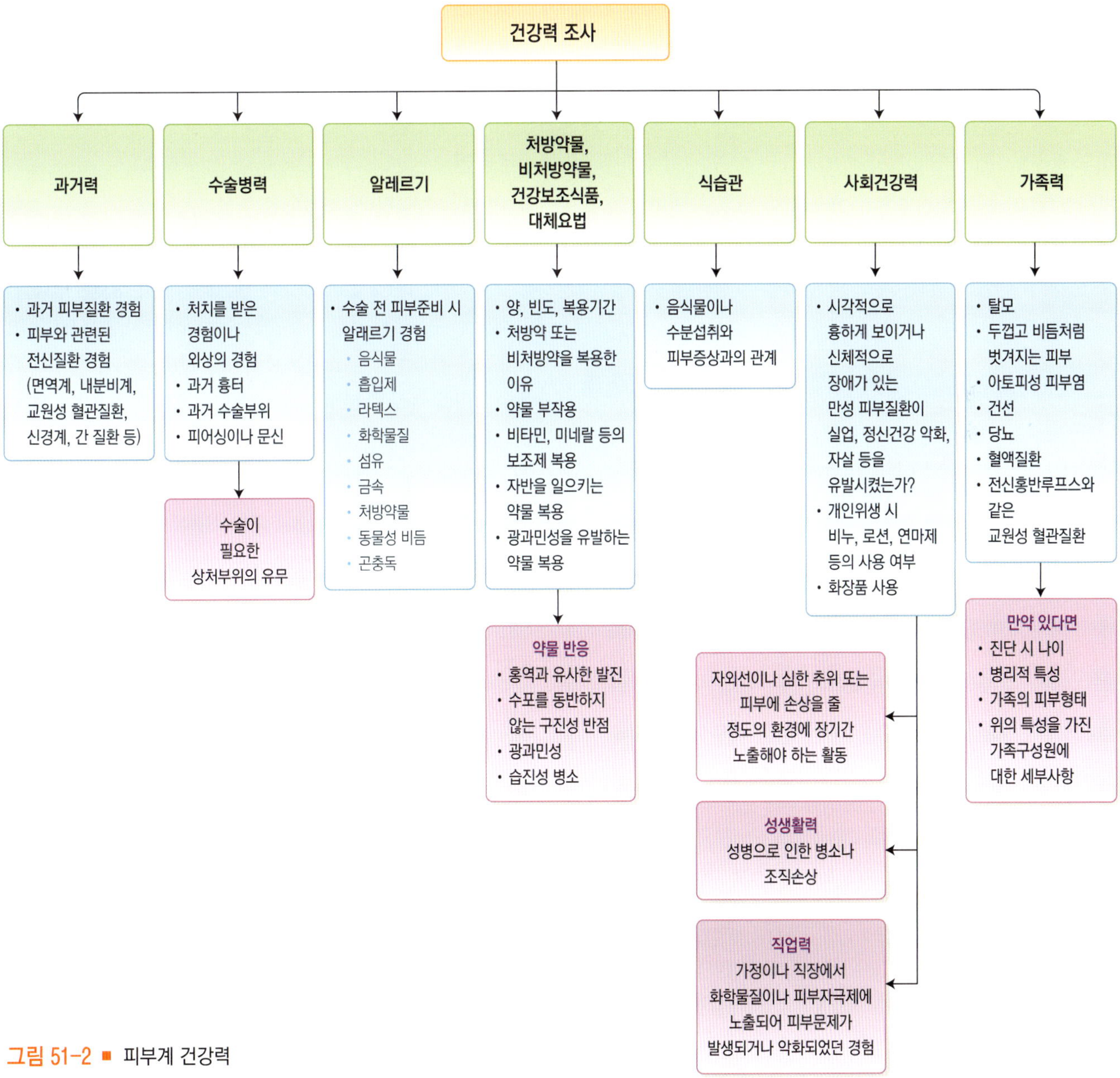

그림 51-2 ■ 피부계 건강력

은 덩어리(lumps), 종괴, 미용상의 문제 등이다. 이러한 문제들에 대해 발생시기, 지속시간, 예측되는 유발요인 등을 확인해야 한다. 또한 주호소와 관련된 피부, 모발, 손·발톱의 변화 및 현재의 피부문제와 관련된 정보를 이끌어내기 위한 질문을 한다. 피부의 건강력 사정 시 간호사는 다음의 문제들을 확인할 수 있다.

신체검진

시각, 촉각, 후각을 사용해서 모발, 손톱, 피부를 자세히 사정한다. 효과적인 사정을 위해서는 다양한 연령대, 인종, 삶의 방식에 따른 피부상태에 대한 지식과 인식 및 실무경험이 필요하며, 정상 피부와 비정상 상태의 피부변화를 구별할 줄 알아야 한다. 건강한 성인피부의 신체검진 결과는 **신체사정 소견**을 참조한다.

시진

피부색

전신의 피부 색깔을 관찰하고 기록한다. 피부는 햇빛에 노출된 부분과 노출되지 않은 전박의 안쪽과 둔부 등을 비교하여 본다. 피부 색깔의 변화, 분포 및 광택을 사정하며 구강점막, 입술, 안구결막, 손톱밑, 손바닥과 발바닥에서는 색깔의 변화가 있는지 관찰한다. 피부의 색깔은 피부의 두께와 표피에 포함되어 있는 멜라닌 색소의 양에 따라서 다르게 되며 병적 상태에서는 부종이나 섬유소증, 그리고 질병에 의한 내·외적 요인으로 인한 색소 침착이 있어 피부색에 변화가 온다. 피부는 표피의 혈관이 확장되거나 혈색소의 농도가 증가하면 붉은색으로 보이고 빈혈이 있거나 춥거나 쇼크 상태, 부종 또는 점액수종이 있을 때에는 하얗게 보인다. 피부는 간기능이 좋지 않거나 카로틴이 많이 든 음식을 먹거나 화학물질 등에 의하여 노랗게 보이기도 한다.

손발톱과 모발

손톱과 발톱의 색깔 변화, 투명도, 병변의 유무와 변색, 교상, 부러짐, 연함, 불규칙성 등을 관찰한다. 모발은 색깔, 굵기 및 광택을 관찰한다. 머리카락은 가늘고 윤기가 있는지, 두껍고 광택이 있는지, 털의 분포상태 및 병변의 유무 등도 관찰한다.

피부병변

피부병변을 관찰한다. 피부병변이 있으면 분류, 분포 및 형태를 사정한다. 병변의 형태는 크게 1차성 병변과 2차성 병변으로 구분한다. 1차성 병변은 피부에 나타난 첫 병변이며 눈으로 식별할 수 있다. **그림 51-3A**에서는 9가지 1차성 병변(반점, 구진, 판, 결절, 팽진, 소수포, 대수포, 낭종, 농포)에 대해 설명하고 있다. 1차성 병변에 변화가 일어나면 2차성 병변이 된다. 피부변화는 긁힘, 문지름, 약물, 시간의 흐름에 따른 자연스러운 질병과정, 혹은 퇴화와 치유 과정 등 여러 가지 요인에 의해 나타날 수 있다. **그림 51-3B**에서는 8가지 2차성 병변(인설, 미란, 궤양, 반흔, 태선화, 표피박리, 열구, 켈로이드)을 보여주고 있다.

촉진

피부의 조직과 배열은 연령과 개인의 일하는 습관에 따라 다르고 호르몬의 분비상태에 따라서도 다르다. 예를 들어, 갑상샘기능항진증이 있으면 피부조직은 섬세하고 따뜻하게 느껴지며 갑상샘기능저하증에서는 피부는 건조하고 부기가 있으며 거칠어진다. 촉진은 생식기 부위나 감염이나 상처가 있는 경우 반드시 장갑을 착용하고 실시한다. 촉진방법은 손끝으로 피부를 부드럽게 밀어서 피부가 매끄러운지 거친지, 피부의 건조, 지성 또는 습성의 정도를 알아본다. 피부의 탄력성과 운동성을 사정한다. 피부가 노화되었거나 탈수상태이면 탄력성

> **신체사정 소견**
>
> **피부계**
>
> **시진**
>
> - 피부. 얼굴이나 목, 팔, 하지와 같이 노출된 부위의 피부색은 더 검고 몸이나 등은 더 흼. 얼굴이나 팔에 작은 황갈색의 주근깨가 흩어져 있음. 흉터나 선은 없음.
> - 모발과 두피. 모발은 두피 전체에 고르게 분포되어 있음. 깨끗하며 서캐나 이가 없음. 비듬이나 병소도 없음. 겨드랑이와 하지는 면도를 하기도 함. 여성의 치골모는 치골결합에서 회음부까지 역삼각형으로 분포되어 있으며, 남성의 치골모는 제대에서 회음부까지 다이아몬드형으로 분포되어 있음.
> - 손톱. 규칙적이며 부드러운 타원 형태. 조상은 분홍빛이며 표피는 손질되었고 깨끗함. 조상의 각도는 160° 정도로 곤봉 모양이 아님.
>
> **촉진**
>
> - 피부. 따뜻하고 잘 보습되어 있고 부드러우며 탄력적임. 압통이 없음. 병소, 종괴, 소괴가 없음.
> - 모발과 두피. 모발은 지성이 아니며 균등하게 배열되어 있고 탄력이 있으며 두피는 부드럽고 손상되지 않았고 압통이 없음.
> - 손톱. 압통이 없고 습하지 않으며 단단함. 빠른 반동성 혈관반응(blanch response)을 보임.

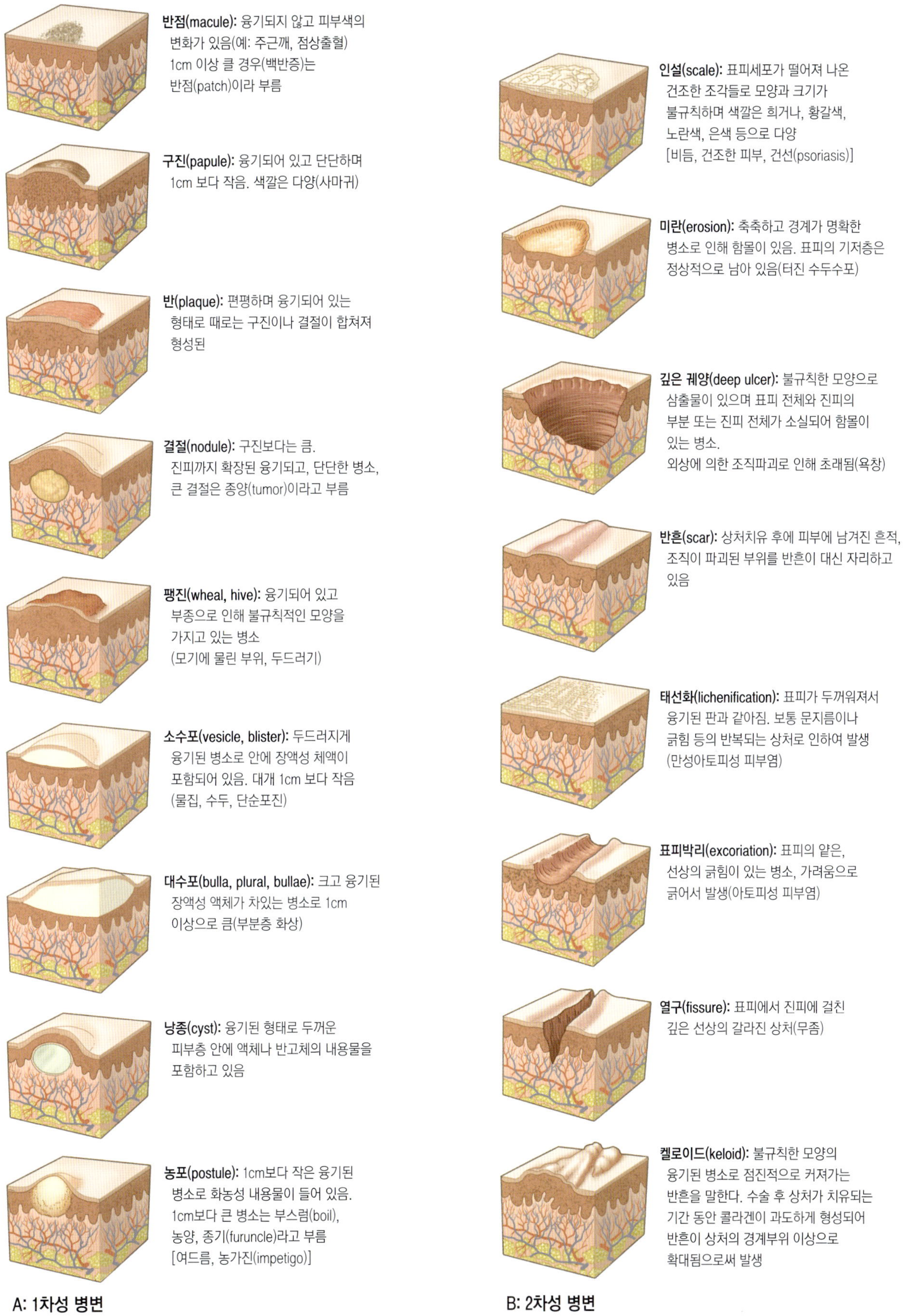

그림 51-3 ■ 피부병변의 분류

이 소실된다.

주요증상

소양증

지속적으로 가려운 증상인 소양증(pruritus)은 흔한 피부문제이다. 소양증이 피부병소과 관련된 것인지, 그것이 국소적인 것인지, 전신적인 것인지 확인해야 한다. 피부병소와 관계가 없는 소양증은 전신질환과 관련될 수도 있다. 만약 피부병소와 관련된 소양증이라면 옴, 여러 가지 피부염, 건선증, 건조증으로 인한 것인지 확인해야 한다.

피부건조증

피부건조증(dry skin, xerosis)은 노인에서 가장 흔한 피부문제로 지방샘과 한선(땀샘)의 기능감소, 피부의 윤활과 수분축적의 감소로 일어난다. 그외 모든 연령에서도 발생할 수 있는데 덥고 습도가 낮은 환경에 노출, 자외선에의 노출, 과도한 목욕이나 수분섭취 감소 등이 원인이다. 주요 증상으로 가려움증과 인설이 떨어지며 이 부위에 가는 선이 생긴다. 피부가 과도하게 건조하여 장기간 가려우면 이차피부병변으로 태선화가 일어난다. 건조한 피부를 가진 사람은 목욕을 1주일에 1회 정도 시행하고 여름에는 2회 정도 시행하게 한다. 피부가 젖었을 때에는 유성크림이나 로션을 바르는 것이 좋다. 가정의 열공급 방법에도 습도를 조절할 수 있는 시설이 필요하다.

병소

새롭게 발생한 피부병소(lesion)나 변화된 피부병소의 경우 평가를 해야 한다. 병소를 사정할 때 병소의 지속기간, 색깔변화, 삼출물 또는 다른 변화가 있었는지에 대해 조사하는 것이 중요하다. 긁힘, 외상, 감염, 흉터 등에 의해 병소가 변화되기도 한다. 병소가 자외선에 노출되었는지도 조사해야 한다.

감염

피부감염에 대해서는 신속하고 세밀한 평가가 필요하다. 감염과 함께 발열, 오한, 통증이 있었는지, 삼출물이 있다면 형태와 양도 함께 사정해 보아야 한다.

진단검사

세균배양과 감수성

피부의 세균, 진균, 바이러스성 감염은 배양결과로 확진한다. 배양은 결과를 얻기까지 비용과 시간이 소요되기 때문에 보통 일반적인 치료에 반응하지 않는 감염일 경우 시행한다. 전신 항생제치료를 자주 받았거나 피부세균감염에 노출된 적이 있는 사람은 배양검사를 받아야 하며 어떤 항생제를 치료제로 쓸 것인지 결정하기 위해 감수성 검사를 시행한다.

진균배양검사

피부, 모발, 손톱의 진균감염은 현미경으로 확인하거나 배양검사를 통해 확진한다. 이러한 검사를 위해서는 감염된 두피를 긁어 검체를 수집한다. 흔한 감염부위는 두피, 피부가 겹치는 부위(발가락, 액와, 서혜부 사이, 유방 아래, 배주름)와 손톱주름 등이다. 감염부위의 가장자리에 있는 미세한 피부조각들을 15번 메스나 슬라이드글라스 끝으로 긁어 다른 슬라이드글라스 위에 놓는다. 채취한 조직 위에 10~20% 수산화칼륨을 한 방울 떨어뜨리고 커버글라스로 덮는다. 부드럽게 눌러 조직을 편평하게 한 뒤 케라틴과 세포가 더 빨리 용해되도록 살짝 가열한다. 현미경으로 검체를 검사한다. 병소에서 얻은 조직의 일부는 배양을 위해 배지에 넣는다. 손톱배양검사를 하기 위해서는 손톱을 가위로 살짝 잘라 배지로 옮긴다. 손톱 밑에서 채취한 파편은 배양에 적합하지 않다.

Tzanck's 도말검사

Tzanck's 도말검사는 수포나 대수포에서 채취한 액체나 세포를 현미경으로 관찰할 때 사용된다. 최근에 생겨난 수포의 윗부분을 제거하고 기저부위를 외과용 메스나 큐렛으로 긁어 검체를 채취한다. 채취한 검체를 슬라이드에 도말하고 세포검사를 위해 검사실로 보낸다. 다핵성 거대세포가 있으면 단순포진이나 대상포진 같은 바이러스성 감염으로 진단한다.

우드램프검사

우드램프(wood's light, black light)는 고압수은램프를 사용하여 긴 파장의 자외선(UVA, 360nm light)을 비추는 장치로써 진단적 목적으로만 사용한다. 예를 들면, 우드램프는 (1) 피부표층의 소수 진균 및 세균의 감염을 진단하고, (2) 병소와 정상 피부색 간의 차이를 밝히므로 색소성 피부장애를 발견하며, (3) 색소침착이 저하된 부분과 무(無)멜라닌 부분을 감별할 수 있다. 우드램프검사는 암실에서 시행하며 통증을 유발하지 않는다. 진균감염이 있으면 우드램프의 색이 연노란색이나 초록색을 띄게 된다.

첩포검사

첩포검사(patch test)는 알레르기 피부반응을 유발하는 물질을 밝히기 위해 사용된다. 무통성 과정이며 전문가가 직접 결과를 읽고 해석해야 한다. 보통 첩포검사를 통해 자극성 접촉성 피부염과 알레르기성 접촉성 피부염을 감별한다. 소량의 여러 가지 물질이나 알레르기원이 묻어 있는 테이프를 피부에 붙이거나 알레르기원을 알루미늄 디스크에 얹고 이것을 피부에 붙인다. 대상자와 가족에게 검사 중에 잠재적인 알레르기 물질들이 염증성 피부반응을 일으킬 수 있으며, 과도한 반응이 일어나는 것을 막기 위해 가능한 한 저농도의 물질만 사용한다는 것을 설명한다. 현재 급성 피부염을 앓고 있거나 많은 양의 스테로이드제를 복용하고 있다면, 잠재적인 알레르기원이 피부염을 악화시킬 수 있으므로 첩포검사를 시행해서는 안 된다. 테이프는 48시간 동안 부착한 후 떼어낸다. 판독은 48, 72, 96시간에 행해지며 때로는 1주일째 되는 날에 시행하기도 한다. 검사부위에 홍반, 구진, 소수포 등이 나타나면 디스크에 있는 물질에 알레르기가 있음을 의미한다. 양성인 물질을 피하는 방법이나 음성결과가 의미하는 바에 대한 상담도 매우 중요한 부분이다.

생검

피부생검은 조직학적 평가나 면역형광염색을 위해 피부조직을 떼어내는 것을 말한다. 국소마취하에 시행하며 생검 시 피부 외상을 줄이기 위해서는 26~30게이지의 작은 바늘을 사용한다. 생검표본의 크기와 위치, 수행자의 숙련도에 따라 소요 시간과 통증 정도가 달라진다. 보통 국소마취제를 주입할 때에는 통증이 있다. 검체를 포르말린 용액과 같은 보존제에 넣어 병리학적 검사를 위해 검사실로 보낸다. 생검부위는 청결하고 무균적인 방법으로 소독하고 덮어준다.

피부질환 대상자 관리

면역성 피부질환

건선

건선(psoriasis vulgaris)은 전 세계적으로 분포하는 만성적이고 재발성이 강한 홍반성의 염증장애로서, 희고 은색인 비늘(scaling)로 덮인 붉고 둥근 판(plaque)이 만성적으로 나타나는 피부질환이다.

원인과 병태생리

원인은 면역계의 과잉자극에 의한 자가면역반응으로 본다. 건선이 있는 피부는 건강한 피부와 달리 면역세포의 일종인 활성화된 T세포들이 무리를 지어 있는 것을 볼 수 있다. 이 활성화된 T세포는 피부세포성장을 자극하는 인터루킨(interleukin, IL)-6를 분비한다. 정상세포가 성숙해서 탈락되기까지는 28~30일 정도가 소요되나 건선이 있는 피부에서는 3~4일 만에 이 과정이 끝나버린다. 따라서 표피가 탈락되는 대신 세포는 피부에 쌓이고 병소를 형성하게 된다.

임상증상

피부세포가 쌓여 두꺼워진 표피에 더 많은 영양분을 공급하기 위해 혈관이 확장된다. 피부세포가 피부 표면에 쌓이고, 죽은 세포는 염증이 있는 피부반 위로 하얗고 얇으며 벗겨지기 쉬운 인설을 만들어낸다. 발진은 일반적으로 대칭적으로 분포하며 두피, 팔꿈치, 무릎, 생식기, 천골 부분에 발생한다.

진단검사

피부생검은 비전형적 증상을 보이거나 감염성이나 염증성 피부질환의 감별을 위해서 시행한다. 초음파 검사로 편평상피층에서 전형적 건선변화와 진피감염을 평가한다.

치료

적극적인 치료로 조절은 할 수 있지만 완치는 어렵다. 악화되거나 완화되는 현상이 자주 일어난다. 다른 만성질환과 마찬가지로 신체적 · 정서적 건강상태의 변화도 증상을 유발시킬 수 있다.

국소 스테로이드제제

T세포의 활성화 억제를 통해 면역억제효과가 있다. 건선치료를 위한 전신 스테로이드는 금기시되고 있다.

인공자외선

국소 또는 전신적으로 적용하여 표피박리를 일으킨다. 자외선 UVA(ultraviolet A)와 UVB(ultraviolet B)는 건선, 백반증, 피부 T세포 림프종, 요독성 소양증, 만성습진성 발진 등 자외선에 반응하는 질환을 치료하는 데 쓰인다. 자외선치료를 시작하기 전에 과거력 수집과 신체검진을 먼저 수행하여야 한다. 대상자는 티아지드(thiazide)계 이뇨제나 테트라사이클린(tetracycline)과 같은 감광성 약물의 복용 여부와 자외선조사에 의해 재발될 수 있는 단순포진 감염이 있었는지 정확히 조사한다.

UVB치료

UVB치료(ultraviolet B therapy)는 경구를 통한 약복용이 필요하지 않으며, 주로 광화학요법(PUVA)을 받아야 할 정도로 병이 진전되기 전에 시행하는 치료이다.

광화학요법

광화학요법(PUVA)은 UVA와 함께 약을 복용하거나 국소 8-methoxypsoralen제제를 병합하는 치료법이다. PUVA는 심하고 치료 효과가 잘 나타나지 않는 건선, 아토피성 피부염, 피부 T세포 림프종, 이식편대숙주질환, 원형탈모증, 백반증을 치료하는 데 이용한다. PUVA에 사용하는 전신적 광감작성 약물(psoralens)들은 긴 파장 UVL(UVA)에 대한 피부민감도를 높인다. 이 약물들은 인공 UVA광선에 노출시키는 방법과 병행하면, 백반증에서 멜라닌 생성을 자극하고 유사분열 억제효과가 있으며, 건선에서 T세포의 수를 감소시키고 피부의 T세포 림프종의 발생을 감소시키는 효과가 있다.

전신치료제

건선이 체표의 10% 이상을 침범했을 때 처방된다. 전신치료제는 T세포의 활성화를 억제하고 피부로 T세포가 이동하는 것을 막는다. Acitretin, methotrexate, cyclosporine과 같은 약물들이 전신치료제에 속한다. Methotrexate와 cyclosporine은 신장, 간, 조혈기관에 독성을 나타내므로 약물투여를 시작하기 전에 혈액화학검사, 전혈구수, 간생검과 같은 기초검사를 철저히 한다. 치료 중에도 검사들을 주기적으로 반복해야 한다. 만약 골수기능억제나 위장관출혈 같은 심한 부작용이 있을 시에는 치료를 중단해야 하며 간손상을 막기 위하여 치료기간에는 알코올을 섭취하지 않도록 주의시킨다. Methotrexate는 염색체이상을 야기할 수 있기 때문에 치료기간과 이후 3개월까지는 남녀 모두 피임계획을 잘 세워야 한다. 이 약물의 가장 흔한 부작용은 오심인데, 이를 예방하기 위해 음식과 함께 복용하며, 항구토제와 엽산보충제를 사용하는 것이 좋다.

간호

대상자가 변화된 자기개념에 잘 대처할 수 있도록 도와준다. 건선은 우울, 정상적인 사회활동의 변화, 경제적인 어려움 등을 가져오는 등 삶의 질에 상당히 부정적인 영향을 미친다. 또한 대상자들은 외부로 드러나는 피부병변을 보고 지저분하거나 만질 수 없다는 느낌을 받는다.

개방병소는 2차 감염의 위험이 높기 때문에 대상자에게 병변부위에 크림이나 연고를 바르고 그 부위를 깨끗하고 건조하게 관리하도록 교육한다.

건선이 완화된 상태를 유지하기 위하여 대상자는 유발요인을 통제해야 한다. 이를 위해서 스트레스를 최소화하고 감염과 질환은 초기에 치료해야 한다.

아토피성 피부염

아토피성 피부염(atopic dermatitis, AD)은 흔하며 만성적이고, 재발 가능성이 높은 소양증성 습진으로 어린 시절에 나타나기 시작한다. 대상자는 고초열, 천식, 예민한 피부, 아토피성 피부염 등의 가족력을 갖고 있다. 연구자들은 환경적인 오염, 식품첨가제, 모유수유 감소, 집안에서만 생활하는 데 익숙해진 생활방식으로 인해 집안의 미세진드기와 오염된 공기에 대한 노출 그리고 과다하게 깨끗한 것을 추구하는 현대의 생활방식 때문에 면역을 자극하는 기생충, 감염, 세균에의 노출이 감소되어 면역계가 성숙하지 못하고 불균형을 이루게 되어 아토피성 질환에 이환되기 쉽다고 주장한다.

원인과 위험요인

아토피성 피부염(AD)의 원인은 정확한 원인은 잘 알려져 있지 않지만 유전적인 요인과 환경적인 요인의 영향을 동시에 받는다. 명백한 유전적 성향을 띠므로 대부분의 대상자들은 아토피성 질환에 대한 가족력을 가지고 있는 것으로 알려져 있다. 아토피성피부염은 2~3세가 되면 사라지거나 조금 약해지지만 유아기를 지난 어린이나 청소년기에 재발할 수 있다. 대부분의 성인에게서 약 30대에 들어서면서 증상이 완화된다.

병태생리

아토피성 피부염에 대한 병태생리는 아직까지 충분히 밝혀지지 않았다. T세포의 기능장애가 아토피성 피부염을 일으키는 것으로 알려져 있는데 T세포가 활성화되고 증식하는 일련의 과정이 사이토카인(cytokine)과 염증매개물질을 방출하여 아토피성 피부의 임상징후들을 만들어내는 것으로 나타났다. 정상피부와 비교해서 아토피성 피부염이 나타나는 건조한 피부는 수분유지능력이 감소되어 있고, 경피 수분손실의 정도가 크며 수분함유도가 낮다. 수분이 손실되면 피부가 더 건조해지고, 갈라지며, 가려움증을 유발한다.

임상증상

주요 증상은 심한 가려움증으로 인해 만성적으로 비비고 긁어서 습진성 피부가 되고 태선화하며, 피부색이 진해지거나 옅어진다. 초기 임상 발현은 거칠고 건조한 피부로서 빠르면 생후 1개월에 나타난다. 유아는 습하고 진물이 나고 딱지가 있는 병소가 두피와 얼굴에 나타난다. 이후에 병소는 목에서 피부가 접히는 부위, 손목, 팔꿈치 안쪽과 슬와, 눈꺼풀, 귀 뒷부분으로 집중된다. 홍반은 거무스름하며, 긁어서 벗겨진 부위는 이차감염으로 진전될 수 있다. 20대 후반이나 30대 초반에는 병소가 사라진다. 그러나 추후에 손이나 발의 만성 습진으로 재발될 수 있다. 아토피성피부염 대상자는 피부의 보호 기능 저하로 바이러스, 진균, 세균에 의한 피부 감염 위험이 높다.

치료

아토피피부염의 치료 방법은 없으나 증상은 조절 가능하다.

피부 수화

피부관리에서 가장 중요한 부분이 수화이다. 매일 피부에 수분을 공급하고 윤활제를 발라주어야 한다. 일반적으로 밀봉물질을 도포하는 침수법을 사용한다.

약물요법

- **코르티코스테로이드 국소도포:** 주요 약물치료로 소아용으로는 약한 코르티코스테로이드를 사용하고 성인은 강력한 코르티코스테로이드를 사용한다. 코르티코스테로이드 국소도포를 습포와 함께 하면 약물의 흡수를 증진시키고 가려움 완화에 도움이 된다. 적용법, 사용 기간, 부작용 등에 대한 교육도 함께 실시한다. 코르티코스테로이드의 전신 투여는 심한 아토피성 습진 대상자에게 잠깐 동안 사용한다.
- **항히스타민제:** 진정효과가 있는 항히스타민제를 밤(가려움이 밤에 훨씬 심함)에 투약하면 도움이 된다.
- Protopic **연고**(tacrolimus)**와** pimecrolimus (Elidel) **크림:** 면역조절제로서 중등도나 심한 아토피성피부염 치료제로 T세포 활동을 차단하여 과민면역 활동을 조절하여 염증성 반응을 중지시킨다. 치료 시작 며칠 후부터 가려움, 작열감, 자극이 있을 수 있으나 안전하다고 밝혀졌다. 소아나 성인 모두 장기간 자연광이나 조명을 피해야 한다.
- 항생제: 세균에 의한 이차감염치료로 항생제를 투여한다.

광선치료

자외선 B (UVB)나 자외선 A (UVA)와 psoralen (PUVA)도 도움이 된다.

간호

알레르기원 제거

만성질환을 관리하기 위해서는 대상자의 질병양상을 이해하고, 악화요인을 찾아내어 감소시켜주는 것이 가장 효과적이다.

대상자와 가족 교육

아토피성피부염의 성공적인 관리는 대상자, 가족, 의료진이 협력해야 가능하다. 피부관리 지침을 하나도 빠뜨리지 말고 작성해서 주고 국소도포제를 바르는 법을 보여주는 것이 아주 중요한 간호이다. 아토피성피부염 대상자의 사회심리적 고민을 다루는 것도 아주 어려운 중재이다. 아토피성피부염은 피부질환이 만성적으로 나타나므로 사회적 고립, 낮은 자존감, 불안, 수면장애 등이 나타날 수 있다.

감염성 피부질환

무좀

원인과 위험요인

무좀(tinea pedis)은 가장 흔한 피부사상균감염으로 흔히 발백선증(athlete's foot)이라고도 한다. 공기가 잘 통하지 않고, 더운 곳에서 운동화를 착용할 때 많이 발생한다(그림 51-4).

병태생리

가장 흔한 형태의 무좀은 피부가 서로 스치는 부위에 생긴다. 흔히 발가락 사이에 발생하는데 네 번째 사이에 가장 많이 발생하여 발바닥 쪽으로 번져나간다.

임상증상

증상이 없을 수도 있고 가려움과 작열감이 있을 수도 있다. 발

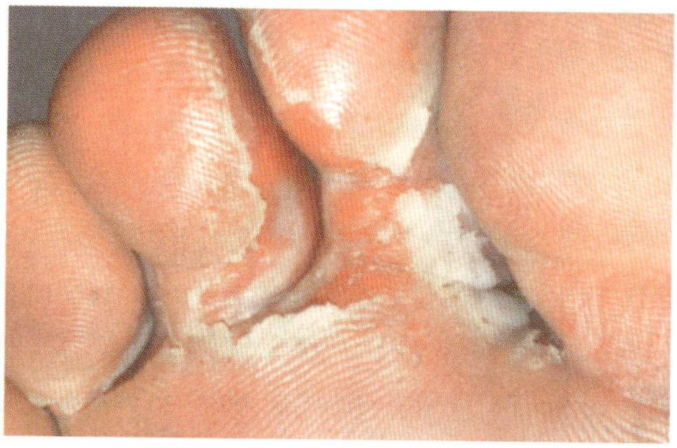

그림 51-4 ■ 발가락의 진균감염

톱 색이 변하고 두꺼워지고 변형되기도 한다. 무좀과 혼동되는 다른 질환으로는 습진피부염, 접촉피부염, 건선 등이 있다.

진단검사

진단적 절차는 원인 진균을 알아내기 위해 시행하며 배양, 수산화칼륨(KOH)을 사용한 현미경 검사, 우드램프(wood lamp)를 사용한 피부 검사이다.

치료

항진균제의 국소도포

하루에 2회 최소 1개월은 약물을 발라야 한다. 급성 염증이 생기면 Domeboro(aluminum subacetate)액에 담근 후 항진균제를 국소도포하기도 한다. 국소치료에 반응이 없으면 전신성 항진균제를 사용한다. 발톱에 감염이 발생하면 전신성 항진균제를 써야 한다. 발톱에 빽빽하게 뭉쳐 있는 각질에는 국소도포 항진균제가 스며들지 않기 때문이다.

각질용해제

인설이 두껍께 또는 만성적으로 생기면 각질용해제인 lactic 또는 glycolicacid moisturizer를 발라서 인설 형성을 줄일 수 있다.

간호

백선증이 있는 대상자에게는 발과 발톱을 세심하게 관리하도록 교육한다. (1) 땀 흡수가 잘 되는 재질로 만든 양말을 신게 하고, 하루에도 여러 번 갈아 신도록 한다. (2) 침구나 개인위생용품을 공동으로 사용하지 않도록 한다. (3) 샌들을 신거나 맨발로 지내서 발과 발가락 사이의 축축함을 감소시킨다.

단순포진

피부에 발생하는 가장 일반적인 바이러스성 감염이며, 이는 국소적으로 또는 신체 전반에 나타나는 경향이 있다(그림 51-5).

원인과 병태생리

단순포진바이러스(herpes simplex virus, HSV)이다. HSV는 1형과 2형의 두 종류인데 비슷해 보이지만 혈청학적으로는 다른 바이러스이다. 1형 바이러스는 흔히 fever blister나 cold sore라고도 하며, 주로 얼굴, 구강에서 발견되지만 가끔 눈(keratitis)에서도 발견된다. 2형 바이러스는 성접촉에 의해 전파되고 생식기계 감염을 일으킨다. HSV는 피부와 피부의 접촉, 또는 피부와 점막의 접촉에 의해 전파된다. 잠복기는 2~20일 정도이다.

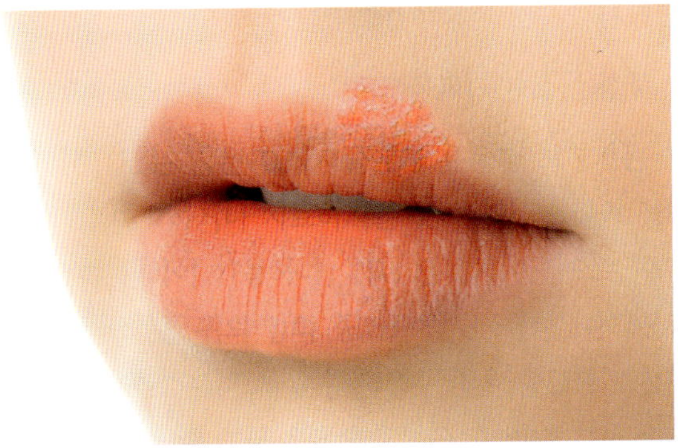

그림 51-5 ■ 입술 단순포진

임상증상

가렵거나 화끈거리는 느낌에 이어 수포가 나타난다. 수포에서 깨끗한 삼출물이 나오며 가피가 생긴다. 주로 코, 입술, 볼, 귀와 성기 부분에 나타난다. 수포는 좁쌀, 쌀알 또는 쌀알의 반 정도 크기의 원형 소수포로 자연히 건조되나 때로 짓무르는 수가 있지만 대개는 1주일이면 자연히 낫는다.

치료와 간호

치료방법은 없다. 진통제나 국소마취제로 증상을 조절한다. Acyclovir(항바이러스제제)가 바이러스의 복제를 감소시키고 치유를 촉진한다. 입술 부위의 재발을 막기 위해 햇빛을 피하고 자외선차단제를 바른다. 접촉감염을 예방하려면 손을 자주 씻고 병소 부위를 만지지 않는다. 립스틱도 공동으로 사용하지 않는다. 유발인자를 파악한다. 70% 알코올을 자주 발라서 병변을 건조시키는 것이 좋다.

대상포진

원인과 병태생리

대상포진(herpes zoster)은 shingles라고도 하며 수두(varicella, chickenpox)를 일으키는 바이러스(varicella zoster)가 원인이다(그림 51-6). 대상포진은 노인에서 더 흔한데 이는 정상적인 노화에서 보이는 세포면역의 자연적인 감소 때문이다. 대상포진은 수두를 앓았던 대상자에게서 수두바이러스가 재활성화되어 발생하는 감염증으로 림프종, 백혈병, AIDS와 같이 면역계 질환을 앓고 있는 대상자에게 더 잘 발생하며, 재발은 흔하지 않다.

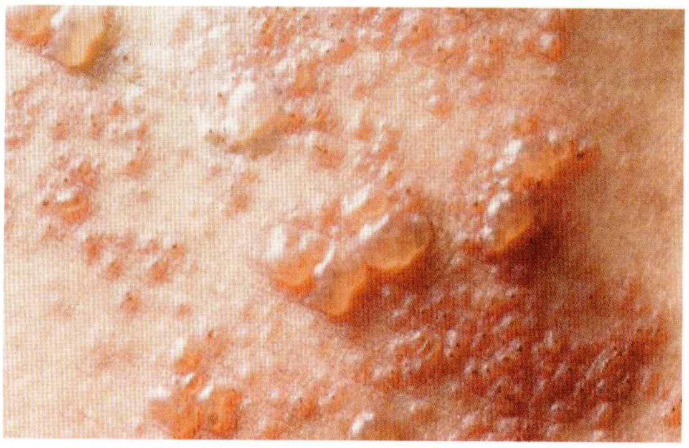

그림 51-6 ■ 대상포진

임상증상

소수포

소수포는 1차 병변으로서 신경절을 따라 붉어진 피부에 무리를 지어 나타나며 상처부위에 통증이나 가려움증이 생기고 하루 또는 이틀이 지난 후에 발생한다. 때로는 구진만 나타나고 소수포는 나타나지 않을 수도 있다. 이것은 신경로를 따라 나타나기 때문에 체표 가운데를 가로질러 나타나지 않으며, 드물게 양쪽에 대칭적으로 나타나기도 한다. 대상포진 병소는 점막층에 궤양을 유발하기도 한다.

통증

통증이 발생한 시점에서 발진이 일어나기까지의 시간차가 이틀 이상 길어지지 않으면, 발진은 대개 2주일 정도 지나면 깨끗해진다. 이런 경우에는 회복기가 길어질 것임을 예상할 수 있다.

주요합병증

대상포진 후 신경통(postherpetic neuralgia)으로 불리는 잔여 통증과 소양증이다. 통증은 계속적으로 나타나기도 하고 간헐적으로 나타기도 하며 가벼운 작열감에서 심부 내장감각까지 다양하다. 통증의 지속기간은 몇 주에서 몇 개월까지, 길게는 몇 년까지로 다양한데 노인의 경우 몇 개월에서 몇 년까지 지속되는 경우가 많다. 바이러스가 안면신경이나 청신경을 침범할 경우, 시력과 청력이 소실되거나 안면마비가 올 수 있다.

진단검사

대상포진은 독특한 특성을 가지고 있기 때문에 별도의 진단검사가 필요하지 않으나 Tzanck검사에서 다핵세포를 확인하거나 바이러스 배양검사를 하는 것이 진단에 도움을 줄 수 있다.

치료

대상포진은 일반적으로 약물치료를 한다. 감염 초기(첫 병소 이후 48~72시간 이내)에 발견되거나 고위험 대상자인 경우 항바이러스 치료가 도움이 된다.

Acyclovir

치유를 돕고 급성 통증을 완화시킨다. 구강으로 고용량(800mg, 1일 5회, 1주)을 투여하지만 감염이 심하면 acyclovir를 정맥주사한다. Acyclovir(Zovirax)는 신세뇨관에 침전되므로 다량의 수분 섭취를 격려해야 한다. Acyclovir는 대상포진 후 신경통을 예방하지는 못하지만 증상은 완화시킨다. Famciclovir도 acyclovir와 유사한 약제로 면역이 저하된 대상자의 급성 대상포진과 같이 합병증이 없는 경우에 사용하며 대상포진 후 신경통 기간을 줄여준다.

진통제

통증은 아스피린 단독이나 아스피린과 코데인을 함께 사용하면 효과적인 편이다. 심한 통증에는 Demerol을 사용하기도 한다.

비스테로이드 항염증제

비스테로이드 항염증제(NSAIDs)는 별로 효과적이지 않다. 국소도포하는 항가려움증제가 국소부위의 불편감을 완화시켜 줄 수 있다. Domeboro액을 차갑게 대주면 국소적인 안위를 제공할 수 있고 수포가 빠르게 건조되게 한다.

경피적 전기신경자극

경피적 전기신경자극(transcutaneous electrical nerve stimulation, TENS)은 초기에 시도할 수 있지만, 장기적으로는 효과적이지 않다. 통증이 오래 지속되어 중독 가능성이 있기 때문에 마약제제는 피해야 한다. 통증은 신경계 손상으로 인한 것이라 통상적인 진통제에 반응하지 않는다면 다학제적인 통증관리가 필요하다. 통증완화를 위해 capsaicin 크림을 국소도포하기도 하고 삼환계 항우울제도 흔히 사용된다.

간호

대상포진 대상자의 간호는 감염, 가려움증 그리고 통증간호를 필요로 한다. 간호사는 대상자들에게 바이러스 감염전파에 대한 예방교육을 실시해야 한다. 또한 대상포진 후 신경통은 대상자를 지치게 하므로 지속적으로 대상자의 반응을 평가하는 것이 매우 중요한 간호이다.

대상자와 가족에게 감염 전파를 예방하는 법과 질환의 진행과정, 합병증, 치료와 투약에 대해서 교육한다. 대상포진의 급성기 상태, 특히 수포 형성시기의 전염성에 대해 교육하고 면역억제 상태에 있는 사람들이나 수두에 민감한 사람들에게 감염성이 높다고 이해시킨다. 따라서 감염이 쉽게 될 수 있는 사람(수두를 앓지 않은 사람, 면역이 저하된 사람)을 접촉해서는 안 된다. 철저한 손 위생의 필요성도 강조한다.

농가진

원인과 위험요인

농가진은 흔히 발생하고 접촉에 의해 전염되며 β-용혈성 연쇄구균이나 황색포도상구균에 의해 발생한다. 농가진은 어느 연령에서나 발생할 수 있지만 어린이들에게 가장 많이 발생하며 흔히 여름이나 초가을에 많다. 얼굴, 팔, 다리 등 노출부위에 감염이 가장 많이 발생한다. 농가진 형성을 쉽게 하는 요인으로는 열대 기후, 위생상태 불량, 영양 부족, 건강상태 저하 등이다.

병태생리

작은 수포가 발생하는데 이 수포는 쉽게 터지고 껍질이 벗겨진다. 수포는 농포로 되었다가 건조해지면서 누르스름한 색의 딱지가 형성되어 피부에 달라붙어 있는다. 표피에 국한되어 있던 이러한 과정이 딱지 아랫부분으로 확장되기도 한다. 작은 수포가 점차 큰 수포로 되었다가 터지고 얇은 미란을 형성하는 것이 포도상구균에 의한 농가진의 특징이다. 치료하지 않으면 농가진은 수 주 동안 지속되면서 새로운 병소를 계속 형성한다.

임상증상

수포 또는 농포가 발생하며, 이후 손상되어 갈색 가피를 남긴다.

진단검사

수포에서 수집한 농 분비물의 세균배양검사를 시행한다.

치료와 간호

배양검사 결과가 나올 때까지 erythromycin이나 dicloxacillin과 같은 항생제를 사용한다. 치료는 국소부위의 철저한 청결유지가 중요하다. 항세균작용이 있는 비누와 용액을 사용하여 피부의 세균을 감소시킨다. 딱지는 제거해야 하고 병소는 하루에 2~3회 살살 씻어 내어서 딱지가 더 형성되지 않도록 한다. 단단히 붙어 있는 딱지는 따뜻한 용액이나 생리식염수로 적셔서 부드럽게 한다. 항생제를 하루에 2~3회, 약 10일간 국소도포한다. 전신성 항생제를 처방하는 경우는 감염이 광범위하거나 대상자가 위험한 경우이다. 염증은 전염되기 때문에 대상자의 식기와 의복은 철저히 별도로 관리한다. 접촉으로 인한 전염이 일어나지 않도록 교육한다. 피부병소가 존재하는 한 접촉감염이 일어날 수 있다. 손 씻기를 철저히 하고 대상자의 침구류나 식기는 분리세척한다.

연조직염

원인과 병태생리

연조직염(봉와직염, cellulitis)은 피부감염이 진피와 피하조직까지 퍼진 것으로 깊고 붉은 홍반이 확실한 경계 없이 조직층에 넓게 퍼진 것을 말한다. 다른 병원체에 의해서도 발생하지만 흔한 발병원인은 화농성 연쇄상구균(*Streptococcus pyogens*)이다.

노인들은 당뇨, 영양결핍, 스테로이드 치료, 상처나 궤양 등으로 인해 저항력이 떨어져 있으므로 봉와직염에 이환될 위험성이 높다. 부종, 다른 피부염, 상처(백선, 습진, 화상, 외상) 등이 있는 사람들도 위험하다. 특히 림프관 폐색이 있는 부위는 재발 가능성이 높다.

임상증상

홍반, 부종, 압통을 동반하며 때로는 결절을 형성한다. 림프관염이 일어날 수도 있고 치료하지 않으면 괴저, 농양, 패혈증까지 유발하게 된다.

치료와 간호

항생제를 복용하거나 주사하여 치료한다. 이는 연쇄상구균과 포도상구균에 모두 효과적이다. 항생제 투여 전에 배양검사나 항생제 감수성 검사를 먼저 실시한다. 침수욕은 부종이나 염증을 감소시켜 준다. 염증을 빠르게 확산시키는 효소 때문에 발열, 빈맥, 혼돈, 저혈압 등과 같은 증상들이 나타나게 되며, 적절한 중재가 필요하다. 체온을 측정하고 처방된 해열제를 투여한다. 대상자에게 적절한 손 씻기법과 오염된 침대시트 처리방법 등을 알려줌으로써 교차감염을 막는다. 표준 주의사항(standard precausion)도 적절히 적용하고 엄격한 추후평가를 해야 한다.

피부암

전암성 병변

전암성 병변(precancerous lesions)으로 출산반(birth marks) 및 노인성 각화증(senile keratosis)이 있다.

백반증

백반증(Leukoplakia)은 주로 구강점막이나 여성생식기에 생기는 하얀 반점으로 병변이 입안에 생기면 금연해야 한다. 흡연이 상태를 악화시키기 때문이다. 치아가 거칠고 뾰족하면 교정하여 병소를 자극하지 않도록 한다. 치료로 외과적 절제와 전기건조법을 시행한다.

노인성 각화증

노인성각화증(senile keratosis)은 노인의 피부에서 볼 수 있는 갈색의 인설 같은 점으로 얼굴, 귀, 손과 같이 주로 노출되는 부위에 생긴다. 이러한 피부 상태는 아주 흔하므로 소홀히 하는 경향이 있다. 노인성 각화증은 악성으로 전환될 가능성이 있으므로 제거하는 것이 안전하다.

악성종양

피부에서 발생하는 악성종양은 피부의 특정층에서 비정상적 세포가 통제할 수 없이 성장하여 급격히 퍼지는 악성질환으로써 세포의 형태에 따라 몇 가지로 분류할 수 있다. 가장 흔한 형태는 (1) 기저세포암, (2) 편평상피세포암, (3) 악성흑색종이다. 기저세포암과 편평상피세포암이 피부암의 90% 이상을 차지한다. 이 두 가지 종양은 느리게 성장하는 것이 특징이며 조기치료 시 완치율이 95% 이상이다.

원인과 위험요인

피부암의 원인은 잘 알려져 있다. 장기간 또는 간헐적으로 반복해서 태양의 자외선에 노출되었을 때, 특히 자외선에 의해 일광화상과 수포가 생겼다면 이는 흑색종과 같은 피부암을 발병시키는 결정적인 인자가 된다. 대부분의 비흑색종은 상당히 오래 햇빛에 노출된 사람에게서 얼굴, 목, 팔, 손 등의 옷으로 가려지지 않은 신체부위에 나타난다. 모든 사람들은 피부색, 머리색에 상관없이 피부암에 걸릴 가능성이 있다. 그러나 일반적으로 빨간색, 금발, 밝은 갈색의 머리색과 밝은 피부톤, 주근깨가 많은 켈틱계 또는 스칸디나비아계 사람들이 이 병에 걸릴 확률이 매우 높은 반면, 흑인과 아시아인들은 가능성이 낮다. 피부암의 발병률이 증가하고 있으므로 모든 대상자들에게 자외선차단제를 사용하고 피부를 정기적으로 관찰하며 등에 새로운 모반이나 병소가 생기지는 않았는지 다른 사람의 도움을 받아서 관찰하도록 교육한다. 직접적인 햇빛노출로 인해 자외선각화증과 피부암이 유발될 가능성이 있다. 한 번도 선탠을 하지 않았거나, 여름 한낮 햇빛에 1~2시간만 노출되어도 항상 피부가 타는 사람들이 가장 위험하다. 가장 심각한 피해를 입을 수 있는 사람들은 농부, 건설노동자, 여론조사가, 선원 등 직업상 또는 수영, 스키, 서핑, 일광욕과 같은 레크리에이션을 위해 햇빛에 장기간 노출되는 사람들이다.

분류 및 임상증상

기저세포암

기저세포암(basal cell carcinoma, BCC)은 피부암 중 가장 흔한 형태로서 표피의 기저세포에서부터 자라난 악성 상피종양이다. 이 종양은 대개 통증이 없고, 느리게 성장하며, 태양에 흔히 노출되는 얼굴, 귀, 머리, 목 또는 손 등에 나타나나 때로는 등 상부나 가슴부위에 나타나기도 한다. 대부분의 경우는 만성적으로 자외선에 과다노출되어 발생하며, 드물게 비소(arsenic), 화상, 흉터, 방사선 노출 또는 유전적 영향으로 인해 발생하는 경우도 있다. 진단은 임상증상과 조직검사결과를 통해 내린다.

기저세포암의 가장 흔한 임상적 특징은 결절성 병변이다(그림 51-7A). 이는 진주같이 뽀얀 느낌에 뚜렷한 경계를 가지는 돔 형태의 구진이다. 기저세포암은 케라틴화되지 않기 때문에 뽀얀 살색을 띠고 빛나는 것이 특징이다. 병소 위로 흔히 모세혈관확장증이 나타난다. 병소가 커지면, 그 중심은 편평해지거나 궤양이 생긴다. 그러나 경계 부분은 여전히 돌출되어 있고 말린 모양을 하고 있다.

기저세포암 대부분이 전이되지 않더라도 국소적으로 조직을 파괴하며 침윤한다. 특히 얼굴에 흔하며 병변이 피부 깊숙이 침윤하여 시력, 청력을 잃거나 냄새를 맡지 못하게 될 수도 있다. 치료되지 않으면 종양은 뼈나 뇌 속으로 침투한다. 조기에 발견하여 치료하면 국소절제나 다른 방법으로 종양을 제거하여 완치할 수 있다.

하나의 기저세포암을 가진 대상자들은 또 다른 기저세포암이 자라날 가능성이 있다. 흔하지는 않지만 이전에 치료했던 기저세포암이 재발할 수도 있다. 재발은 대개 종양 제거나 치료 이후 2년 내에 발생한다.

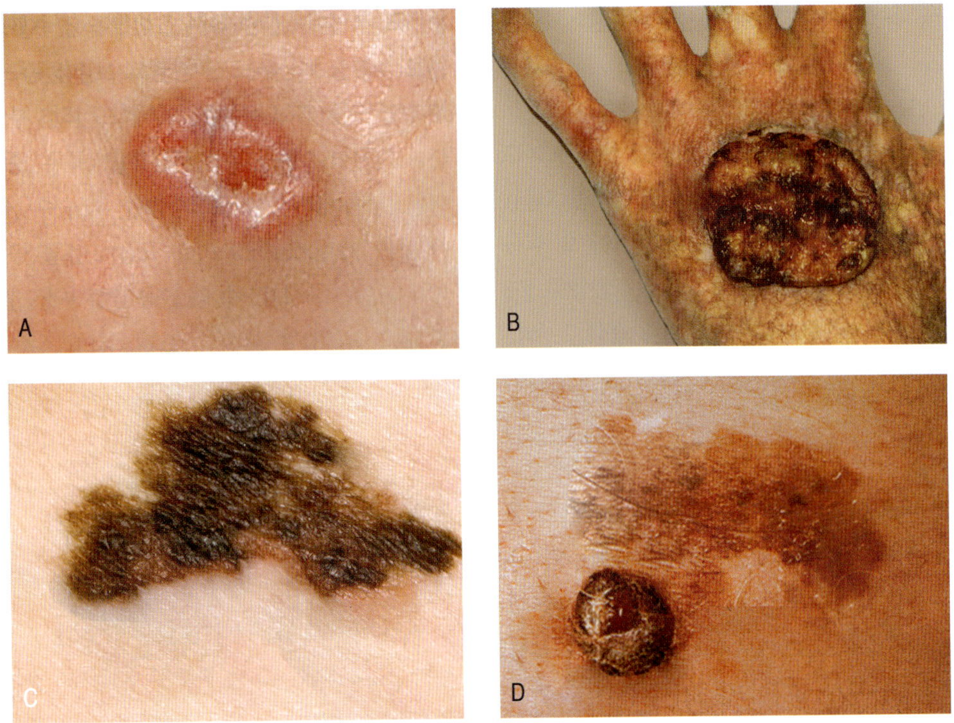

그림 51-7 ■ A: 기저세포암은 둥글려진 모서리와 중심에 분화구와 같은 모양의 병소가 특징적이다. 사진 속의 흉터는 전에 있던 피부암이 파괴되어 만들어진 것이다. B: 손등의 편평세포암. C: 표재확장성 흑색종. D: 위성형의 결절성 흑색종.

편평상피세포암

편평상피세포암(squamous cell carcinoma, SCC)은 백인에게서 두 번째로 흔한 피부암이다(그림 51-7B). 이것은 표피의 각질세포종양으로 어두운 피부색을 가진 이들에게는 좀처럼 발생하지 않는다. 이 종양은 대개 햇빛에 노출되는 부위인 이개(귓바퀴)나 얼굴, 입술, 입, 손 등에서 발생한다. 편평상피세포암은 경계가 불분명하고 대개 햇빛에 손상을 입은 피부의 주변부와 종양의 일부분이 섞여버리기 때문에 구분이 어려우며 궤양, 편평하면서도 붉은 영역, 튀어나온 모양, 경화된 판 또는 과각화성 구진이나 결절의 형태를 띤다. 병소 위에 덮인 인설의 양에 따라 색깔은 붉은색에서 피부색에 이르기까지 다양하다. 병변은 기저세포암보다 더 빠르게 자라며 주변 구조를 침범하거나 림프를 통해 전이되어 치명적인 결과를 가져오기도 한다.

악성흑색종

악성흑색종(malignant melanoma) 그림 51-7C, D은 멜라닌세포암으로 피부암 중 가장 치명적이다. 주요 원인은 과도한 자외선 노출이다. 멜라닌 세포가 흑색종 세포로 어떻게 변환되는지에 대해서는 거의 알려진 바가 없다. 원발성 피부 흑색종은 50% 이상의 경우에서 색소가 침착된 병소가 선재하지 않아도 발생하기는 하지만 대개는 멜라닌 세포성 모반이 발전한 것으로 알려져 있다. 흑색종의 위험요인은 다양한데, (1) 하얀 피부, (2) 어린 시절 지나친 자외선 노출 및 일광화상에 의한 수포형성, (3) 일반적인 모반이나 이형성 모반의 수적인 증가, (4) 흑색종에 대한 가족력, (5) 특성이 변화된 모반 등을 들 수 있다. 흑색종을 의심할 때는 임상적 양상뿐만 아니라 과거력도 고려해 보아야 한다. 흑색종을 진단받은 대상자의 70%가 모반의 색깔이나 크기가 변하였다. 의심되는 병변을 사정하기 위해서 ABCDE 규칙을 사용할 수 있다(박스 51-1).

박스 51-1 ABCDE 규칙

A = asymmetry(비대칭)
B = border irregularity(경계의 불규칙함)
C = color variation or dark black color(다양한 색깔이거나 어두운 검정색)
D = diameter greater than 6mm(지름 6mm 이상)
E = evolving or change(진행 혹은 변형 여부)
The ugly ducking sign = 여러 점과 다르게 보이거나 시간이 지남에 따라 다른 점과 점의 변화가 나타나는 경우

진단

의심되는 병변의 생검뿐 아니라 종양이 전이 여부를 판단하는 진단검사를 시행한다. 악성흑색종은 신체의 장기나 조직으로 전이될 수 있기 때문에 현미경 검사, 생검, 전이 여부 검사(간기능검사, 간 CT, 혈액검사, 흉부 X-선, 골스캔, 뇌의 CT, MRI) 등을 시행한다. 미세단계(microstaging)는 악성흑색종의 침투 정도와 종양의 최대 두께 정도를 사정하는 것이다. 검사방법 중 하나로 Clark 미세단계는 종양의 침투 정도를 조사하는 방법으로 표피에서 피하조직까지 병변의 수직성장 길이를 측정한다(표 51-1), (그림 51-8).

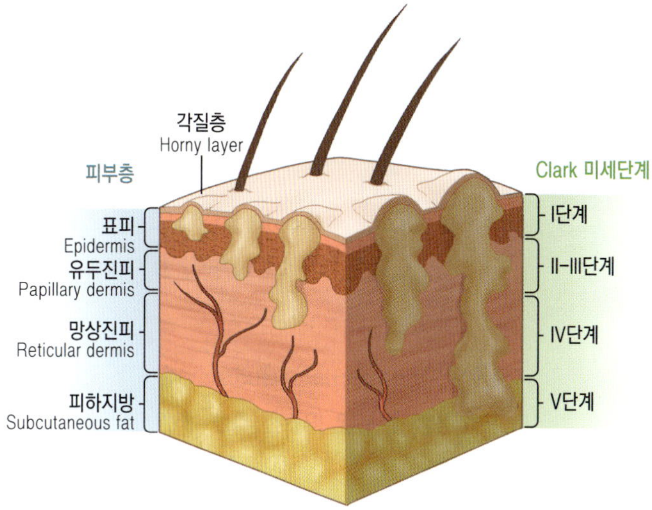

그림 51-8 ■ 흑색종 측정에 대한 Clark 미세단계

치료

악성흑색종 치료는 수술을 가장 선호하며, 다른 치료방법으로 화학요법, 면역치료, 방사선 치료 등이 있다.

수술

생검 결과 병변이 흑색종으로 밝혀지면 피부와 피하조직까지 전층을 제거하는 광범위한 절제술을 시행한다. 림프절은 흑색종이 전이되는 가장 보편적인 장소이다. 임상적으로 림프절 전이가 의심될 경우 1차적 병변뿐만 아니라 관련 림프절까지 포함하여 절제한다. 뇌, 간, 폐, 위장관, 피하조직으로 전이된 종양의 제거는 증상을 완화하고 생명을 연장시킬 수 있다.

면역 치료

새로운 흑색종의 치료방법 중 하나이다. 면역 치료는 다른 암과 비교하여 많은 흑색종 대상자에게 긍정적인 변화를 가져왔다. 이밖에도 흑색종 대상자들의 종양 특이 항체-항원에 관해서도 연구 중이다. 인터페론, 인터루킨, 단클론항체, BCG, 레바미솔, 내성전달인자, 종양 백신 등의 제제는 흑색종 치료에 대한 다양한 반응을 보여주고 있다. 이러한 약물의 효과는 단독적으로 사용될 경우, 화학요법과 같이 사용될 경우, 또한 여러 약물이 복합적으로 사용될 경우로 나뉘어 연구되고 있다. 흑색종 치료를 위한 면역 치료는 아직 시작단계로 여러 연구가 필요하다.

방사선 치료

흑색종은 특히 종양의 크기가 작을 경우 높은 용량의 방사선에 반응한다. 방사선 치료에 대한 반응은 종양의 위치, 두께,

표 51-1 흑색종의 형태

종양의 종류	일반적인 정보	이상 증상/징후
표재확장형 흑색종 (superficial spreading melanoma, SSM)	가장 흔한 형태의 흑색종: 진단 전까지는 빠른 성장을 하지만 느리게 변화되는 병변	갈색모반(주근깨) 내부에 깊이 착색된 부위가 있음. 대개 편평하고 비대칭적임. 병변이 성장하면서 색깔이 검정에서 짙은 파랑, 창백한 회색이나 백색으로 바뀌기도 함. 레이스처럼 보이며 병변에 대개 2cm 정도 넓이의 색깔이 없는 부위가 있음
결절형 흑색종 (nodular melanoma, NM)	흑색종 중 두 번째로 흔한 형태, SSM보다 악성이며 임상징후가 더 빨리 나타남	몸통, 두부, 목에 주로 발생, 지름은 대개 1~2cm, 처음부터 결절성 병변으로 발생하기 시작함. 색이 어둡고 일정함. 혈관종이나 혈액이 포함된 수포와 유사하게 보임. 뚜렷한 경계선이 있으며 반구형태를 띰
악성흑자형 흑색종 (lentigo maligna melanoma, LMM)	보통 5~15년간 지속, 상당히 드문 형태, 백인 여성의 얼굴에 주로 발생	대체로 크고 편평한 병변이 마치 피부 위에 얼룩처럼 보이고 갈색의 다양한 음영을 동반한 그을린듯한 병변, 전이는 흔하지 않음
말단 흑자형 흑색종 (acral-lentiginous melanoma, ALM)	손·발바닥에 주로 발생, 피부색이 어두운 사람에게 더 흔하며, 노인에게 빈번함. 몇 개월에서 몇 년에 걸쳐 서서히 발생함	지름이 3cm 정도로 병변이 큼. 손바닥이나 발바닥에 갈색이나 황갈색으로 나타나며 LMM과 유사함. 티눈(corn)으로 잘못 진단할 수도 있음. 궤양이 흔히 나타나고 전이가 잘 일어남

종류와 대상자의 건강상태에 따라 0~71%로 다양하게 나타난다. 방사선 치료는 뇌, 뼈, 림프절, 위장관, 피부, 피하조직으로 전이되었을 때 나타나는 증상을 완화시키는 데 종종 사용된다. 간이나 폐로의 전이는 장기기능의 상실 위험으로 인해 방사선 치료를 하지 않는다.

생물학적 치료

면역체계 능력을 신장시키거나 회복하여 암을 이겨낼 수 있도록 하는 것이다. 치료제로 단클론항체, 성장인자, 백신이 포함된다. 이러한 제제는 직접적인 항암효과가 있다.

간호

흑색종을 예방하기 위해 가장 중요한 사항은 건강력과 피부사정이다. 미국암협회에서는 20~40세 대상자에게 3년에 한 번, 40세 이상은 1년에 한 번 전문가에게 피부검진을 받을 것을 권고하고 있다. 광선각화증(actinic keratosis)이 있는 경우는 징후의 변화가 있는지 정기적으로 확인해야 한다. 40대 이상의 고위험군(암성 병변이 있었거나 위험요인이 있는 경우)인 경우는 매달 피부자가검진을 수행해야 한다(**대상자 교육 지침**).

- 감염증상 모니터링: 개방된 병변이나 절개는 이차감염 위험을 높이므로 잘 관찰한다. 열, 빈맥, 절개부위 홍반, 부종, 통증, 배액량 증가 혹은 화농성 배액 등 감염증상을 모니터한다.
- 절개선을 청결하고 건조하게 유지: 필요할 때마다 드레싱을 교환한다.
- 무균술: 절개부위를 간호할 때 내과적 · 외과적 무균술 원칙을 따른다. 배액이 있을 때는 표준예방법을 준수한다.

대상자 교육 지침

피부 자가검진

조명을 밝게 하고 전신 거울, 손거울, 의자 두 개, 헤어드라이어, 바디 맵, 연필을 준비한다.

A. 얼굴, 특히 코, 입술, 입, 귀를 앞뒤로 관찰한다. 자세히 관찰하기 위해 1개나 2개의 거울을 사용한다.
B. 두피를 철저히 조사한다. 헤어드라이어와 거울을 사용해 모든 부위를 노출시켜 관찰한다. 가능하면 친구나 가족들에게 도움을 요청한다.
C. 손도 철저히 관찰한다. 손바닥과 손등, 손가락 사이, 손톱 밑을 관찰한다. 손목과 전완부의 앞뒤를 모두 점검한다.
D. 전신거울 앞에 서서 팔꿈치부터 시작해 상박의 모든 면을 살펴본다. 액와도 잊지 말고 관찰한다.
E. 다음은 목, 흉부, 상반신에 초점을 맞춘다. 여성은 유방을 들어 올려 아랫부분도 관찰해야 한다.
F. 전신거울 앞에서 등을 돌리고 손거울을 사용하여 목, 어깨, 등 위쪽, 상박부의 뒷부분 등 앞에서 관찰하지 못한 부분을 점검한다.
G. 거울 두 개를 사용하여 등 아래쪽, 둔부, 양쪽 다리 뒤쪽을 살펴본다.
H. 자리에 앉는다. 다른 의자 위에 한쪽 다리씩 차례로 올린다. 손거울을 사용하여 외음부를 관찰한다. 양쪽 다리의 전면과 측면, 대퇴부, 정강이, 발목, 발등, 발가락 사이, 발톱 밑을 살핀다. 발바닥과 발뒤꿈치도 관찰한다.

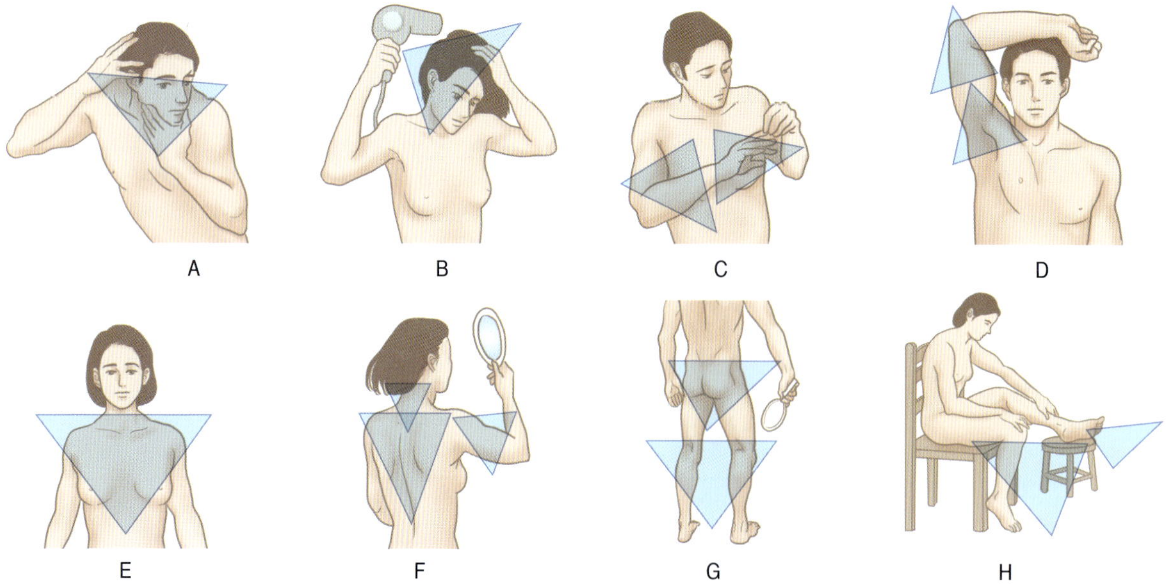

- 가족과 방문자에게 손 씻기 교육: 손 씻기는 감염이 퍼지는 것을 방지한다. 외과적 절개부위를 간호하거나 감염 예방을 위해 무균술 사용이 필요하다.
- 영양관리: 적당한 칼로리와 단백질 섭취를 격려한다. 대상자는 대사요구량이 증가하는데 이러한 요구가 충족되지 않을 경우 상처치유를 저해할 수 있다.
- 대상자가 느끼는 무관심, 불안, 고통의 감정을 인정하고 존중한다. 두려움과 근심에 대한 공감적 이해를 전달한다.
- 대상자의 질병에 대한 인식을 확인하고 필요한 정보를 제공하고 잘못된 정보를 수정한다.
- 치료 목적결정을 포함하여 자기 돌봄 과정에 적극적으로 참여하도록 격려한다. 이는 대상자의 대처능력에 대한 자신감을 증진시킨다.
- 불안은 진단 시 높아지며 치료방법이나 장소와 상관없이 치료과정 동안 그 감정이 유지된다. 대상자를 돕는 방법으로는 불안의 징후를 인식하고 불안한 감정에 대해 대상자가 어떻게 할지 결정하고 대처전략을 용이하게 한다.

욕창

욕창(pressure ulcers)은 압력 또는 압력에 전단력이나 마찰력이 동반되어, 주로 뼈돌출 부위의 피부 또는 피하조직이 국소적인 손상을 입은 상태를 말한다. 욕창은 'bed sores'와 'decubitus ulcers'라고도 부르는데, decubitus라는 단어는 '눕다'라는 뜻의 라틴어 'decubere'에서 유래한 것이다. 대부분 침상에 누워 있는 대상자들에게 흔하게 나타나는 증상이어서 붙여진 이름이다.

원인과 위험요인

욕창은 피부, 피하조직, 근육과 같은 연조직이 장시간 뼈 돌출 부위와 단단한 표면 사이에서 압력을 받을 때 발생한다. 최근에 깊은 조직이 손상된 욕창이 발견되었다면 이는 단시간 집중적인 압력이 한 부위에 작용했다는 것을 의미하며, 손상은 근육층에서 시작된다. 주요 위험요인은 부동 상태나 비활동상태이다. 누워서 지내는 대상자의 경우 체위변경을 자주 해 주지 않는다거나 피부와 침대 사이에 패드를 사용하지 않는 경우 조직손상이 쉽게 발생한다. 침상에 누워 있는 대상자는 호흡과 식사를 용이하게 하기 위해 반좌위를 자주 취해 주는 것이 좋다. 그러나 이 자세는 천골과 발뒤꿈치 욕창의 위험을 증가시킨다는 점에서 주의해야 한다. 의자에 장기간 앉아 있는 대상자는 흔히 좌골 부분에 욕창이 잘 생긴다. 피부가 손상되기까지 압력에 노출되는 시간은 대상자마다 다른데, 쇠약해진 대상자의 경우에는 2시간 안에 영구적 조직손상이 일어날 수도 있다. 인지나 지각장애가 있는 경우에도 대상자가 움직여야 할 필요성을 느끼지 못하기 때문에 위험률이 높아진다.

단백질 영양실조도 주요 위험요인이다. 영양이 부족한 대상자들은 피부통합성이 좋지 않고 피부가 쉽게 손상된다. 또한 요실금, 마찰, 전단력도 피부파괴를 일으키는 위험요인이다.

병태생리

뼈돌출부위와 매트리스나 의자와 같은 단단한 표면 사이에서 연조직이 압력을 받으면 모세혈관이 눌려 혈류가 차단된다. 압력이 완화되면 단시간에 모세혈관이 다시 확장되고 조직은 손상되지 않는다. 반면 압력이 완화되지 않으면 모세혈관에 미세혈전이 형성되어 혈류를 완전히 차단한다. 초기에 수포가 형성되기도 하는데 수포가 파괴되면 개방병소가 생긴다. 개방병소에는 피부표면의 세균이 빠르게 집락을 형성한다. 집중적인 압력이 작용하는 동안 근육은 혈액공급을 받지 못하게 되고 괴사가 발생한다. 오래 정체된 혈액이 누출되어 피부는 보라색을 띠게 되고 차츰 괴사조직은 가피를 형성한다.

치료는 2차 유합을 통해 이루어진다. 전층 궤양이 있는 경우 기저부위는 육아조직으로 채워진다. 궤양의 가장자리가 수축되면서 상처가 폐쇄되며, 상피세포가 상처를 덮는다. 3단계와 4단계 욕창은 상처를 폐쇄하기 위해 수술이나 변연절제술이 필요하다. 수술 없이 치료된 궤양의 경우 반흔이 눈에 띌 정도로 남기도 한다.

임상증상

욕창의 임상증상은 4단계로 나눌 수 있다(그림 51-9).

1단계

뼈돌출 부위의 압력을 제거해도 충혈이 빠르게 일어나지 않는 홍반이 있으면서 손상되지 않은 피부가 특징이다. 피부가 검은 경우 압력을 제거하면 충혈이 일어나는 현상이 시각적으로 보이지 않을 수도 있다. 1단계 욕창이 있는 부위는 주위조직에 비해 통증이 있고, 단단하거나 말랑말랑하고, 따뜻하거나 차갑다. 이러한 1단계 증상은 대상자가 욕창의 위험에 노출되어 있음을 의미한다.

2단계

가피 없이 붉은 분홍색 빛이 도는 얕은 개방병소가 존재하는

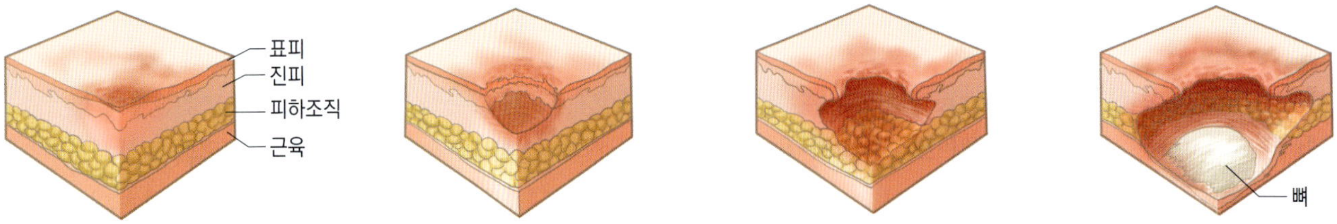

그림 51-9 ■ 욕창의 단계

부분층으로 진피소실이 특징이다. 혈장이 채워진 온전한 수포 또는 파괴되어 개방된 수포가 있을 수도 있다. 상처에는 가피나 타박상이 없다. 타박상은 깊은 조직이 손상되었음을 의미한다.

3단계

전층의 조직 소실을 보인다. 피하지방을 눈으로 볼 수 있으나, 뼈, 건, 근육은 노출되지 않는다. 가피가 존재하나 깊이가 명확하지 않다. 잠식(undermining)과 터널(tunneling)이 있을 수 있다. 3단계 욕창의 깊이는 다양하며 천골, 뒤꿈치, 대전자, 좌골조면에 가장 흔하게 나타난다. 콧등, 귀, 후두, 복사뼈에는 피하조직이 없어 3단계 욕창이지만 깊이는 얕다. 대조적으로 지방이 많은 부분은 3단계지만 깊이가 매우 깊은 것을 볼 수 있다. 뼈나 건은 모두 안 보일 수도 있고 직접 만져지지 않을 수도 있다.

4단계

뼈, 건, 근육이 모두 노출된 전층 조직 소실을 볼 수 있다. 가피나 건조가피가 존재하기도 하며, 대개 침식과 터널이 명확히 보인다. 4단계 욕창의 깊이는 매우 다양하다. 콧등, 귀, 후두, 복사뼈는 피하조직이 없으므로 궤양이 얕다. 4단계 욕창은 근막, 건, 관절낭과 같은 지지구조나 근육까지 확대되기도 하며 골수염으로 진행되기도 한다. 노출된 뼈나 건은 눈으로 보이거나 직접적으로 촉진할 수 있다.

욕창은 골수염, 균혈증, 패혈증, 봉와직염과 같은 많은 합병증을 유발한다. 골수염이 있는 상처는 일반적으로 잘 치유되지 않는다. 만약 치유되었다 할지라도 다시 상처가 벌어진다. 통증이 점차 심해지고 분비물에서는 냄새가 난다. 주로 황색포도상구균, 엔테로박터균, 녹농균에 의해 감염되며 패혈증을 유발할 수 있다. 또한 혼돈, 의식 수준 저하, 발열, 저혈압, 백혈구 증가와 그 밖의 패혈성 쇼크증상들이 나타나기도 한다.

진단검사

욕창의 진단 및 예방은 욕창의 위험에 노출되어 있는 대상자를 분류해 내는 것에서부터 시작된다. 대상자의 감각인지 정도, 수화상태, 활동 정도, 움직임 정도, 영양상태, 마찰 정도, 전단력을 사정하여 위험요인을 사정한다. 욕창의 위험도는 Braden 또는 Norton 사정도구 등을 사용하여 평가할 수 있다(그림 51-10).

치료

욕창 대상자의 치료목적은 병변에 대한 압력을 완화하거나 조직부하를 줄이고, 상처를 세척하고, 드레싱을 하며, 영양섭취를 개선함으로써 상처를 치료하는 데 있다. 또한 궤양이 회복되는 과정을 관찰하고 합병증이 발생하였는지도 관찰한다.

조직부하관리

조직부하(tissue load)라는 용어는 조직에 압력과 마찰, 전단력이 가해지는 것을 말한다. 중재의 목적은 조직부하를 줄여 압력을 감소시키는 데 있다. 체위변경 횟수를 늘리면 시간경과에 따른 압력을 분산시킬 수 있다. 대상자는 욕창이 있는 쪽으로 누워서는 안 되며, 천골 쪽에 궤양이 생겼다면 앉아 있는 시간을 한 번에 1~2시간으로 줄이고, 가능하면 식사시간에만 앉아 있도록 한다. 대상자가 몸을 움직여 체위를 변경할 수 있으면 매트리스 위에 압력을 줄여주는 커버를 씌우는 것이 좋다. 종아리 아래에 베개를 두어 발뒤꿈치가 들리게 하거나 압력 감소 부츠를 신어서 발뒤꿈치에 실리는 압력을 줄이는 것이 중요하다. 대상자가 의자에 앉을 때나 의자로 가기 위해 일어날 때에는 방석을 이용해야 한다(10cm 스펀지가 효과적이다). 휠체어를 이용하는 대상자들은 매 시간 압력을 없애 주어야 한다. 이러한 대상자를 위해 특수 제작된 쿠션도 있다.

욕창관리

습기가 많고 죽은 조직은 박테리아가 서식하기 좋다. 따라서

욕창위험 예측도구

대상자 성명: ______________________ 평가자 성명: ______________________

감각인지 불편감에 반응하는 능력	**1. 전혀 없음** 의식이 없거나 심한 감각 손상으로 통증자극에 대한 반응이 없음. 신체의 대부분의 감각기능이 감소됨	**2. 매우 제한됨** 통증자극에 대해서만 눈을 뜨거나 사지를 구부리는 형태로 반응함 (구두지시에 대한 반응은 없음). 또는 신체의 1/2 이상에 통증이나 불편감을 느끼는 감각이 감소되어 있음	**3. 약간 제한됨** 구두지시에 대해 눈을 떠 반응함. 일부 구두지시를 따라 함. 불편감이 있거나 몸을 돌릴 필요가 있을 때마다 반응을 하지는 못함. 또는 한 개나 두 개의 사지에 불편감이나 통증을 느끼는 감각이 감소되어 있음	**4. 장애 없음** 구두지시를 따라 할 수 있음. 요구를 정확히 말로 표현할 수 있음. 통증이나 불편감을 느끼는 감각의 장애가 없음
습기 피부가 습기에 노출되어 있는 정도	**1. 지속적으로 습함** 땀이나 소변으로 인해 피부가 계속 습한 상태임. 대상자를 돌리거나 움직일 때마다 축축함을 볼 수 있음. 근무 시마다 홑이불을 교환해야 함	**2. 습함** 항상은 아니지만 자주 습한 상태임. 홑이불은 하루 두 번이나 세 번 정도 교환해야 함	**3. 때때로 습함** 일주일에 세 번이나 네 번 이상 드물게 습함. 홑이불은 습하다고 생각될 때 교환	**4. 거의 습하지 않음** 땀이나 실금과 같은 문제가 없음. 홑이불은 정기적인 간격으로 교환하면 됨
활동상태 신체활동 정도	**1. 침상안정** 계속적으로 침대에 누워 있어야 함	**2. 의자에 앉을 수 있음** 보행능력이 없거나 매우 제한됨. 의자나 휠체어로 옮길 때 도움이 필요함. 침대에 있지 않을 때에는 의자나 휠체어에 머무름	**3. 때때로 보행** 낮시간 동안 때때로 걸을 수 있으나 짧은 거리만 가능함. 걸을 때 도움을 받을 수도 있고 받지 않을 수도 있음. 대부분의 시간을 침대나 의자에서 보냄	**4. 자주 보행** 하루에 적어도 1시간에서 2시간 정도를 걸어서 산책할 수 있음
움직임 신체의 자세를 바꾸고 조절할 수 있는 능력	**1. 전혀 없음** 도움 없이는 몸이나 사지를 전혀 움직이지 못함	**2. 매우 제한됨** 도움 없이 가끔 체위를 가볍게 변경할 수 있으나 자주 하지는 못하며 독립적인 큰 움직임은 불가능함	**3. 약간 제한됨** 도움 없이 자주 가벼운 체위변경이 가능함. 그러나 독립적으로 큰 움직임을 할 수는 없음	**4. 제한 없음** 도움 없이 체위변경을 크게 자주 할 수 있음
영양섭취 평소 영양섭취 상태	**1. 매우 불량** 항상 음식을 남김. 드물게, 제공된 음식의 1/3 이상을 먹음. 단백질섭취가 거의 안 됨. 수분섭취도 불량. 제공된 유동식 보충식이를 섭취하지 못함 또는 금식이나 맑은 유동식, 5일 이상 IV 유지	**2. 부적절함** 식사를 다 하는 경우가 드물고 보통 제공된 음식의 1/2 정도를 먹음. 단백질섭취가 불량함. 제공된 유동식 보충식이를 가끔 섭취함. 또는 유동식이나 위관영양 시 처방된 양보다 적은 양을 섭취함	**3. 적절함** 대부분 식사를 반 이상 함. 매일 1회에서 2회 정도 적정량의 단백질을 섭취함. 때로는 식사를 거부함. 보통 제공된 보충식이를 섭취함. 또는 영양요구량의 대부분이 포함된 위관영양이나 경장영양을 함	**4. 양호** 매번 식사를 거의 다 먹음. 식사를 거부하지 않음. 식사시간 사이에 간식을 먹음. 보충식이는 필요하지 않음
마찰력과 전단력	**1. 문제 있음** 이동 시 많은 도움이 필요함. 끌지 않고 드는 것이 불가능함. 침대나 의자에서 자주 미끄러져 다른 사람의 도움으로 자세를 다시 취해야 함. 경직, 경축, 흥분상태가 계속적으로 마찰을 일으킴	**2. 잠재적 문제 있음** 독립적으로 또는 최소한의 도움으로 약하게 움직임. 이동 시 시트, 의자나 다른 도구에 약간 끌림. 의자나 침대에서 대부분 좋은 자세를 유지하나 때로는 미끄러지기도 함	**3. 문제 없음** 침대나 의자에서 독립적으로 움직일 수 있고 움직일 때 몸을 들어 올릴 정도로 충분한 근육강도를 유지함. 항상 침대나 의자에서 좋은 자세를 유지할 수 있음	

해석: 16점 이하 : 최소한의 위험, 13~14점 : 중등도의 위험, 12점 이하 : 욕창발생위험이 매우 높음

그림 51-10 ■ 욕창위험 사정을 위한 Braden 척도

궤양부위에서 죽은 조직을 제거해야 한다. 치료목적과 상처의 형태에 따라 여러 가지 방법을 사용할 수 있다. 변연절제술(sharp debridement)은 외과용 메스로 두껍게 들러붙은 가피를 제거하는 방법이다. 이 방법은 수술실 안에서 외과의가 시행한다.

보존적 변연절제술

보존적 변연절제술(conservative sharp debridement)은 외과용 메스와 포셉으로 헐거운 괴사조직을 제거하는 것이다. 이 방식은 의료인이 시행해야 한다. 기계적 변연절제술(mechanical debriment)은 wet-to-dry 드레싱과 수치료법(hydrotherapy), 고압 상처세척(high-pressure wound irrigation)을 통해 괴사조직을 부드럽게 만들어 제거하는 방식이다.

효소 변연절제술

효소 변연절제술(enzymatic debridement)은 괴사된 가피조직에 붙어 있는 콜라겐을 국소 괴사제거제로 용해시켜 제거하는 방식이다.

바이오 변연절제술

바이오 변연절제술(biodebridement)은 깨끗한 유충(구더기)을 이용하는 방법으로, 유충들은 상해를 입은 조직을 녹이는 효소를 분비한다.

자가용해성 변연절제술

자가용해성 변연절제술(autolytic debridement)은 합성드레싱(synthetic dressing)으로 궤양을 덮음으로써 상처 면에 있는 효소가 괴사조직을 녹이는 방법이다. 속도는 가장 느리지만 다른 방법을 적용하기 힘든 대상자들에게 많이 이용되는 방식이다.

혈액순환이 충분하지 못해 치유와 건조가 어려운 사지의 궤양과 발뒤꿈치의 안정된 건조가피는 제거해서는 안 된다. 만약 건조가피가 부드러워졌거나, 부서졌거나, 가피 아래 피부가 개방되어 노출되었다면 제거해야 한다. 변연절제술과 보존적 변연절제술은 통증을 유발하므로 시행 전 진통제를 투여한다. 효소 변연절제술 제제도 타는 듯한 통증을 유발하기도 한다.

영양개선

욕창이 있는 대상자가 영양부족이면 치유가 지연된다. 대상자의 혈청알부민이나 전알부민수치가 낮거나 잘 먹지 못하거나 이상체중의 80%에 미치지 못하는 경우는 영양적 측면을 고려해 보아야 한다. 대상자가 삼키기 어렵다면 위관영양을 실시한다. 소화상의 문제가 있다면 비경구적인 영양공급을 고려한다. 대개 영양이 개선되면 치유속도도 빨라진다. 알부민수치, 체중측정, 칼로리 계산 등을 통해 영양상태를 지속적으로 평가한다. 만약 약물투여나 치료 때문에 낮시간에 여러 번 위장관 영양공급을 중단했다면 밤시간에 공급량을 늘리도록 한다.

적절한 영양섭취, 압력완화, 매일 세척하고 적절한 드레싱 등을 했음에도 불구하고 2주 안에 궤양이 치료되지 않는다면 감염이 일어난 것일 수도 있다. 감염된 욕창은 다른 상처감염과 비슷해 보인다. 즉, 좋지 않은 냄새가 나는 분비물이 있고, 크기가 커지고, 통증이 심해지며, 열이 나거나 백혈구의 수치가 증가한다. 그러나 노인에게는 이러한 전형적인 감염증상들이 모두 나타나지는 않으며, 의식의 혼돈(confusion)이 초래될 위험성이 있다. 따라서 궤양의 변화를 철저하게 평가하고 감시하는 것이 중요하다. 감염이 의심되면 2주간 국소적 항생제를 사용한다. 감염을 국소적으로 통제할 수 없거나 전신감염인 경우에는 전신적 항생제를 사용한다. 치료기간 연장의 원인은 당뇨, 마비, 동맥장애 등으로 상처에 혈류를 감소시켜 감염의 위험성을 높이므로 철저히 평가해야 한다. 또한 요실금 및 배변실금도 피부염으로 이어지고 개방된 상처를 오염시킬 수 있으므로 주의한다.

간호

욕창의 위험이 높은 대상자에 대해서는 위험요인을 규명해야 한다. Braden 척도는 대상자의 욕창위험도를 사정하는 데 도움이 된다. Braden 척도 총점이 12~16점인 대상자들은 모두 욕창이 생길 위험이 있고, 12점 이하는 위험성이 높다. 각 위험요인을 독립적으로 관찰하여 위험성을 낮춰줄 수 있는 새로운 접근이 필요하다. 욕창발생을 막기 위한 여러 가지 방법들이 **박스 51-2**에 제시되어 있다. 현재 가지고 있는 위험요소에 맞는 적절한 중재가 이루어져야 한다(**표 51-2**).

욕창이 발생할 위험이 높은 대상자는 퇴원하기 전, 가정간호사업소(home health agency)에 의뢰하여 욕창의 위험을 감소시킬 수 있는 가정용 기구들을 미리 마련해 두어야 한다. 가족과 대상자에게는 체위변경의 중요성에 대해 특히 강조하여 교육한다. 휠체어에 의존하고 팔을 움직일 수 있는 대상자들은 팔을 이용하여 신체를 들어올리는 방법을 배우고, 매시간 두 번씩 자세변경을 하도록 한다. 장기간 휠체어에 의존해야 하는 대상자는 압력분산을 위해 자세변경이 가능한 자세변경이 가능한 휠체어(tilt in space wheelchair)를 사용하는 것

박스 51-2 욕창치료를 위한 중재

- 적절한 중재를 통해 욕창발생의 위험을 줄인다.
- 비록 대상자가 통증을 호소하지 않는다고 하더라도 통증을 느끼고 있을 것이므로 궤양 및 치료과정에서 발생하는 통증 정도를 사정하고 관리한다.
- 궤양부분에 압력을 가하지 않는 자세를 취한다. 만약 욕창부위가 바닥에 닿는 것을 피할 수 없을 정도로 많다면 압력을 분산시키는 침대를 이용하여 압력이 가해지는 부위를 계속적으로 변경시켜야 한다. 압력분산침대를 사용하더라도 이것에만 의존하지 말고 계속해서 체위변경을 시켜주어야 한다. 체위변경 계획표를 서면으로 작성하여 이용한다.
- 베개를 사용하여 뒤꿈치가 침대 면에 닿지 않도록 한다. 양털은 뒤꿈치의 압력을 줄여주지는 못하지만 마찰력을 줄여준다.
- 대상자의 상태를 고려하되, 머리 쪽이 가장 낮은 높이에 있게 한다. 만약 흡인을 막기 위해 머리 쪽을 올리고 있다면 30° 측위로 체위를 변경한다. 의자에서는 방석을 이용하고 매일 천골궤양이 발생하는지 사정해야 한다. 대상자에게 호흡곤란이 있다면 자세를 바로 세우고, 매일 천골과 좌골의 궤양을 확인한다.
- 휠체어를 이용하는 대상자나 앉아 있는 것을 선호하는 대상자는 10cm 크기의 스펀지, 겔, 부유쿠션 등의 지지쿠션을 사용한다. 의자에서는 15분마다 자세를 바꾸어야 함을 설명한다.
- 여러 군데 궤양이 있거나 궤양이 바닥에 닿는 것을 피할 수 없을 때에는 지지면을 사용한다. 처음에는 활동성(active) 지지면, 반동성(reactive) 지지면 또는 매트리스에 씌우는 커버를 사용한다. 그래도 개선가능성이 보이지 않을 경우, low-air-loss 침대나 공기 유동성이 있는 침대(air fluidized bed)로 바꾼다. 매트리스 아래의 바닥을 확인한다. 손을 매트리스와 침대 사이에 넣었을 때 대상자의 몸과 매트리스 사이에 2.5cm 이상의 공간을 유지해야 한다.
- 영양결핍과 회복의 지연을 막기 위해서 적절한 식이요법을 실시해야 한다. 칼로리와 단백질 요구량에 대해 영양사의 조언을 듣고 필요하다면 의사와 상의한다.
- 심각한 영양실조는 욕창의 회복을 더디게 하므로 경구보충제, 경관영양, 주사 영양제 등을 공급한다.
- 비타민과 미네랄 보충식이를 한다. 적당한 칼로리 섭취가 이루어지지 못하는 대상자들에게 상처회복을 위해 비타민 C와 아연이 처방된다.
- 무혈관성 조직이나 발뒤꿈치를 제외한 상처부위에서 괴사조직을 제거한다. 궤양부위를 생리식염수로 세척한 후에 적절한 방법으로 변연절제술을 실시한다. 궤양부위에서 괴사된 조직을 제거했다면 거즈로 상처 면을 습하게 하고 주위조직을 건조하게 하는 드레싱을 적용한다. 감염을 유발할 수 있는 있는 밀폐요법은 사용하지 않는 것이 좋다.
- 궤양부위에 소변이나 대변이 흘러들어가는 것을 막아야 한다. 오염을 막기 위해 유치도뇨관, 국소 크림제나 드레싱을 적용할 수 있다.
- 상처를 다룰 때는 청결한 장갑과 청결한 드레싱을 적용한다.
- 상처치유과정을 잘 관찰한다.

이 좋다. 실금이 있는 대상자들은 소변이나 대변을 흡수하는 보호패드를 착용하면 좋고 패드를 자주 확인한다. 만약 대상자가 욕창이 치유되지 않은 상태에서 퇴원할 경우, 대상자와 한 명 이상의 가족들에게 욕창간호와 평가방법을 교육한다. 필요하다면 정맥 내 항생제 투여방법까지도 교육해야 한다. 퇴원 전날 교육받은 사항들을 제대로 숙지하였는지 시범을 보이게 한다. 더불어 필요한 장비가 다 마련되었는지도 확인한다.

화상

화상이란 열, 전기, 화학물질, 방사선물질과의 직접적인 접촉으로 인한 손상을 말한다. 화상은 열에너지가 신체조직에 전달되어 발생하는데, 손상의 정도는 노출된 물질의 온도 및 노출기간과 관련된다.

화상은 20~40세 사이의 남성에게 가장 많이 발생하며, 화상의 60% 이상이 불이나 화염에 의한 것이다. 화상으로 인한 사망의 가장 큰 원인은 건축물 화재로 흡연과 관련이 있다. 음주와 약물중독은 부주의한 흡연을 하게 만들며, 주택화재의 원인으로 보고되고 있다. 이처럼 담배는 화상으로 인한 사망의 주요한 원인이다.

노인들의 경우 일상적인 식사준비 시 옷에 불꽃이 옮겨 붙는 것이 주된 화상의 원인이다. 특히 인조섬유는 피부에 달라붙어서 열과의 접촉시간을 연장시키므로 더욱 위험하다. 소아에게도 의류점화의 발생위험성이 크다.

뜨거운 물체와의 접촉으로 인한 화상이 성인은 약 10%에서 발생하지만 특히 2~4세 유아들에게 더 빈번하게 발생한다. 흔히 목욕이나 요리 같은 일상적인 행위 중에 발생하며 과열된 커피나 음식, 요리팬의 뜨거운 액체나 기름, 오븐에서 가열된 액체 등도 원인이 되고 있다.

원인과 위험요인

화상은 수많은 원인 물질들이 피부나 폐에 직접적으로 접촉함으로써 발생한다. 화상 예방을 위한 권고사항은 **박스 51-3**에 제시하였다.

열에 의한 화상

열에 의한 화상(thermal burns)은 화염, 뜨거운 액체, 스팀과 같은 반액체, 타르와 같은 반고체 또는 뜨거운 물체에 노출되

표 51-2 Braden 하위척도 점수에 따른 욕창 위험을 감소시키는 방법

	3점	2점	1점
감각지각	• 스스로 체위를 변경하고 압력이 발생하지 않는 체위를 취하도록 한다. • 마비된 사지가 눌리거나 꼬이지 않았는지 확인한다. • 뒤꿈치가 침대 면에서 들어 올려져 있어야 한다.	• 근무 시마다 매번 피부를 살핀다. • 침대난간, 반대편 사지, 각종 튜브나 기구, 모니터 등에 의해 다치지 않도록 주의한다.	• 후두, 견갑골, 팔꿈치, 뒤꿈치 등 뼈돌출부위를 사정한다. • 경관급식을 위해 침대 머리를 올리고 있다면 항상 앙와위를 유지하기보다는 30° 측위를 취해 주는 것이 좋다. • 근무 시마다 매번 의료기기 아랫부분의 피부를 사정한다.
활동상태	• 침대를 안전모드로 설정한다. • 물리치료 의뢰를 고려한다.	• 휠체어에 앉을 때는 적어도 두께 10cm 이상의 휠체어 쿠션이나 폼을 이용한다. • 휠체어에 오랫동안 앉아 있는 대상자는 1시간마다 자세를 바꿔야 한다. • 또한 15분마다 체중에 의한 압력을 제거해 주어야 한다.	• 대상자가 스스로 체위변경을 할 수 있는지 없는지 등과 같은 여러 위험요인을 확인하여 욕창 방지기능을 갖춘 침대 사용에 대해 고려한다. • 침대로부터 뒤꿈치를 띄운다.
움직임	• 침대난간이나 삼각손잡이(trapeze)를 이용하여 대상자가 스스로 움직일 수 있도록 한다.	• 피부가 손상되기 쉬운 뼈돌출부위를 잘 관찰하고 2시간마다 또는 그 이상 자주 체위를 변경한다. • 붉어진 부위를 직접 마사지하지 않는다. • 베개를 이용하여 뼈돌출부위가 바닥에 닿지 않게 한다.	• 체위변경 계획표를 서면 작성하여 일관성 있게 2시간마다 체위를 변경한다. • 다른 위험요인이 있다면, 욕창방지기능을 갖춘 침대를 사용할 것인지 고려한다.
습기	• 실금을 하는 경우 깨끗이 닦고 건조시킨다. • 피부보호 스프레이나 수건, 로션을 이용한다. • 건조한 피부에는 보습제를 사용한다. • 침대근처에 피부보호용 제품을 비치한다.	• 실금을 유발하는 요로감염이 있는지 관찰한다. • 감염으로 인한 설사가 있는지 관찰한다. • 약물부작용이나 경관급식에 의한 설사가 있는지 관찰한다. • 피부가 겹치는 부위에 진균의 감염이 발생할 수도 있으므로 항진균 파우더를 준비한다.	• 찰과상이 심하다면 유치도뇨관을 유지한다. • 배설물의 실금이 빈번할 경우 실변 주머니(rectal bag) 사용을 고려한다. • 수분의 손실로 인한 탈수가 있는지 관찰한다. • 특수침대에 합성수지로 만든 요실금패드를 사용하지 않는다.
영양섭취	• 보충식이를 제공한다. • 매주 체중을 측정한다.	• 식이요법을 상담한다. • 구강의 상태와 삼키는 능력을 사정한다. • 구강섭취량을 관찰하고 열량을 계산한다.	• 대상자나 그 가족이 원한다면 경관영양이나 영양보충제를 제공한다.
마찰력과 응전력		• 피부가 벗겨진 부위에 로션이나 크림을 바른다. • 면으로 된 옷과 양말, 발뒤꿈치 및 팔꿈치 보호대를 착용한다. • 경련이나 흥분장애를 치료한다.	• 가능한 한 침상 머리 부분을 낮게 유지한다. • 침대에서 대상자를 옮길 때에는 이동기구를 사용한다. • 피부가 벗겨진 부위에 접착성 드레싱을 적용한다. • 침상 머리맡이 올려져 있다면 천골이나 발뒤꿈치가 응전력에 의한 손상을 입지 않았는지 살핀다. • 보호용 드레싱으로 응전력에 의한 초기증상을 관리한다.

거나 접촉함으로써 발생한다. 대표적인 예로 주택화재, 폭발성 자동차사고, 주방에서의 사고, 허술하게 보관된 화염성 물질의 발화 등으로 인한 손상을 들 수 있다.

화학적 화상

화학적 화상(chemical burns)은 강산, 강알칼리 또는 유기체 혼합물의 접촉에 의해 발생한다. 화학물질에 의한 화상은 가정용 세정제, 산업장, 농업, 군대에서 사용하는 다양한 화학물질과의 접촉으로 인해 발생한다.

전기적 화상

전기적 화상(electrical burns)은 전기가 신체를 통과하면서 발생시키는 열에 의해 발생한다. 잘못 가설된 전기설비 및 고압전선에 접촉하거나 번개를 맞은 경우에도 전기적 화상을 입을 수 있다. 화상의 정도는 접촉기간, 전압의 강도, 전류의 유형(직렬 또는 병렬), 전류의 경로, 전류가 신체를 통과하는 동안

박스 51-3 화상예방을 위한 권고사항

주방

- 냄비 손잡이를 가스레인지 뒤로 향하게 한다.
- 열원에 옷이 닿는 것을 막아주는 제품을 구입하여 사용한다.
- 알람소리가 잘 들리는 타이머를 사용한다.
- 튀김 요리를 할 때는 화상에 주의한다.

집

- 성냥이나 라이터를 어린이의 손이 닿지 않는 곳에 안전하게 보관한다.
- 유아와 어린이는 불에 타지 않는 잠옷을 입고 자야 한다.
- 만약 옷에 불이 붙으면 멈춰서고, 엎드리고, 뒹굴어야 한다는 것을 아이에게 가르친다.
- 연기감지기를 각 층과 모든 침실 바깥쪽에 설치한다. 배터리는 한 달에 한 번 점검하고, 일 년에 두 번 교체한다.
- 이산화탄소 감지기를 각 층에 설치한다.
- 뜨거운 물이 48.8℃ 이상 데워지지 않도록 히터의 온도조절 장치를 조절한다.
- 물의 온도가 일정수준 이상 올라가면 물의 흐름을 막는 온도조절밸브를 설치한다.

지역사회

- 전문가가 시행하는 소방안전교육에 참여한다.
- 화재에 안전한 담배가 합법화될 수 있도록 법률제정을 지원한다.

의 조직의 저항 등에 따라 달라진다. 40볼트 이상의 전압에 접촉하면 심부정맥을 유발하므로 위험하고, 특히 1,000볼트 이상의 전압은 광범위한 조직손상을 일으키므로 더욱 위험하다.

방사선 화상

방사선 화상(radiation burns)은 방사선물질에 노출되어 발생하고, 화상의 유형 중 가장 드물게 발생한다. 예를 들면 핵방사선 사고, 산업장에서의 전리방사선 사용, 치료적 방사선 조사, 자외선에 과다한 노출(일사)로 인해 발생하는 경우가 있다.

흡입에 의한 화상

일산화탄소와 같은 질식제나 화재현장의 연기 등에 노출되면 화염에 의한 손상을 입게 된다. 특히 사고 장소가 밀폐된 공간이거나 연기로 가득 찬 공간인 경우에 흔하게 발생한다. 화재현장 피해자들은 보통 저산소증과 일산화탄소중독으로 사망한다.

병태생리

화상에 따른 전형적인 두 가지 전신반응은 손상 초기에 신체 각 기관의 기능저하가 나타나며 그 후에 기능항진이 나타나는 것이다.

피부의 직접적인 손상

피부의 직접적인 손상은 외부물체로부터 받은 열이 피부에 직접 전도되어 피부세포를 죽게 하는 것을 말한다. 손상 정도는 노출된 기간과 온도에 따라 결정된다. 40~44℃에서는 다양한 세포효소와 세포체계가 파괴된다. $Na^+ - K^+$ 펌프가 기능을 상실하여 결국 세포부종으로 이어진다. 44℃ 이상의 온도에서는 세포괴사가 시작되고 유리기(free radical)가 생성되어 세포손상은 더욱 심화된다. 이러한 세포파괴 과정은 열이 발생하는 원인을 제거하고, 세포의 온도가 정상범위까지 냉각된 후에야 멈추게 된다.

어떤 화상은 특이한 유형의 증상을 유발하기도 한다. 전기에 의한 화상의 경우 전기가 신체를 통과하면서 열이 발생되어 결국 체내의 세포가 손상된다. 전기적 화상이 신체표면상으로는 적게 발생된 것처럼 보이는 경우, 피부손상은 경미해 보여도 근육 및 연조직의 손상은 광범위한데, 특히 높은 전압인 경우에는 더욱 그렇다. 전압과 그 유형(직류 또는 교류), 접촉면의 습기, 접촉한 피부에 있던 물체, 접촉기간 등은 사망률과 중증도에 영향을 미치기 때문에 중요하다. 전기는 신체를 빠져나옴으로써 지면에 도달하고, 도중에 열을 생산하고 여러 신체기관을 통과하면서 손상을 입힌다. 교류는 직류보다 더욱 위험하다. 교류는 종종 심정지, 심실세동, 강직성 근수축, 장골 또는 척추압박골절 등을 일으키기도 한다. 급성 신부전도 흔하게 나타나는 증상이다. 근육이 손상된 심층 화상 후에는 많은 양의 헤모글로빈(열에 의해 손상된 적혈구로부터 떨어져 나옴)과 미오글로빈(산소를 근육에 전달하는 단백질)이 혈류로 방출된다. 이러한 물질은 사구체를 통과하여 소변으로 배출되며 배출량이 많으면 신세뇨관에 침전되어 소변의 흐름을 막음으로써 신장의 손상을 유발한다. 그러므로 신장손상을 최소화하기 위해서는 소변배출을 원활하게 만들어야 한다. 백내장도 고압의 전기손상과 관련되며, 특히 화상부위가 머리나 목일 경우 더욱 관련이 깊다.

화학적 화상의 경우 유해물질이 피부를 통해 흡수되어 전신에 독작용을 나타낸다. 유해한 화학물질과 장기간 접촉하거나 그 물질이 흡수되었다면 기관에 손상을 줄 뿐만 아니라 사망을 초래하기도 한다.

체액이동

화상을 입으면 카테콜라민, 히스타민, 세로토닌, 류코트리엔, 키닌, 프로스타글란딘 같은 혈관작용물질이 손상된 조직에서 즉시 방출된다. 이러한 물질들은 모세혈관에 변화를 일으켜 혈장이 주위 조직으로 새어나오게 만든다(그림 51-11). 열에 의한 직접적인 혈관손상은 모세혈관 투과성을 증가시켜 나트륨 이온이 세포 안으로 들어가고 칼륨이온이 세포 밖으로 방출되게 한다. 결과적으로 혈관내액은 점점 줄어들고, 세포내액과 간질액은 증가한다. 혈관작용물질은 다른 곳의 혈류를 차단하여 가능한 한 뇌와 심장으로 혈액이 흐르도록 반응한다. 따라서 다른 기관들의 혈류의 흐름이 오랫동안 방해를 받게 되면 여러 신체기관들이 위험에 빠지게 된다. 결과적으로 손상 정도는 각 신체기관의 기본적인 요구도에 따라 달라진다. 어떤 기관은 영양혈류 공급 없이는 단지 몇 시간밖에 생존할 수 없다.

호흡기계

광범위한 화상 초기에는 대개 분당 환기가 정상이거나 약간 감소한다. 체액균형이 회복됨에 따라 분당 환기율은 증가하며, 대상자가 두려워하거나 불안하거나 통증을 느끼는 경우에는 과호흡이 발생하기도 한다. 과환기는 호흡횟수 증가와 1회 호흡량 증가의 결과로 나타나고 이는 화상 후 일어나는 과대사의 결과인 것으로 보인다. 화상 2주 후에 가장 심하게 나타나고, 이식 후 화상상처가 치유됨에 따라 점차 정상적으로 회복된다.

폐혈관저항은 약간 증가하고 폐 순응도는 감소한다. 폐 순응도의 감소 정도에 비례하여 숨쉬는 데 드는 노력은 증가한다. 그러나 이런 변화들은 대체로 적으며, 폐실질조직에 손상이 없을 때에는 특별한 치료가 필요하지 않다.

흡입손상으로 인한 사망의 주원인은 질식제에 노출되는 것이다. 일산화탄소(Co)는 가장 흔히 접하게 되는 질식제로 나무, 석탄과 같은 유기체가 탈 때 발생한다. 이것은 무색, 무취, 무미의 가스이고 헤모글로빈에 대한 친화력이 산소에 비해 200배 이상 높다. 일산화탄소의 흡입으로 산소분자는 헤모글로빈과의 결합에서 분리되고 대신 일산화탄소가 결합하여 일산화탄소-헤모글로빈(COHb)을 형성한다. 이렇게 혈액의 산소운반능력이 전반적으로 감소하면 결국 조직의 저산소증이 초래된다.

불에 의해 가열된 공기의 흡입으로 인해 상기도에 직접적인 열손상이 일어나며, 그 열은 즉시 기도에 상해를 입혀 부종, 홍반, 궤양을 유발한다. 후두개의 보호반응과 호흡기계의 열을 효과적으로 변화시키는 호흡기계의 능력 때문에 열에 의해 하기도가 손상되는 경우는 드물다. 그러나 폭발성 있는 가스를 흡입했거나 뜨거운 액체에 질식되었을 때는 보다 아래의 하기도에 열손상이 발생하기도 한다.

일산화탄소, 시안화수소(hydrogen cyanide), 아크롤레인(acrolein), 암모니아와 같은 독성 화학물의 연소에 의해 발생하는 연기를 흡입함으로써 연기중독이 발생한다. 이에 따라 폐에는 국소화된 염증반응이 나타나거나 기관지 섬모반응 및 폐포의 계면활성제가 감소하는 반응이 나타난다. 작은 기도에서 점막부종이 나타나고, 몇 시간 후 기관기관지 상피가 벗겨지며, 출혈성 기관기관지염이 나타난다. 그리고 성인호흡곤란증후군(adult respiratory distress syndrome, ARDS)이 뒤따라 발생하기도 한다.

심근기능저하

광범위한 손상을 입은 대상자의 혈액에서 손상 후 초기에 심근의 기능을 저하시키는 인자를 발견했다고 연구자들은 발표

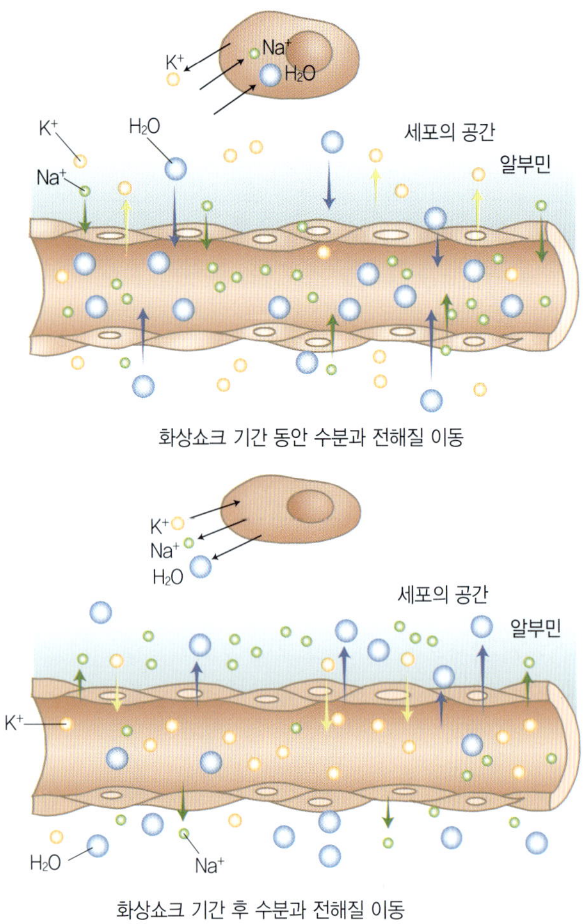

그림 51-11 ■ 모세혈관 투과성의 변화로 혈장은 간질공간으로 빠져나가게 된다. 나트륨펌프의 기능상실로 나트륨이 세포 안에 쌓이게 되며, 혈관내 칼륨 농도는 증가한다.

하였다. 따라서 순환혈량이 감소하기 전에 급성으로 심박출량이 심각하게 감소하는 것은 이러한 순환인자에 대한 신경학적 반응인 것으로 생각되어 왔다. 보통 순환혈량이 회복되고 소변량이 정상화된 후에도 심박출량의 저하는 며칠 더 지속된다.

피부통합성의 변화

화상은 표피 아래 조직의 변형과 피부의 파괴에 의해 일어나는 병태생리학적 변화를 일으킨다. 화상에 의해 손상된 피부, 신경말단, 한선(땀샘), 모낭의 정상적인 기능이 상실된다. 가장 중요한 피부의 장벽기능도 소실된다. 손상되지 않은 피부는 일반적으로 신체내로 박테리아가 침입하는 것과 체액이 밖으로 빠져나가는 것을 막고 체온을 유지하는 등의 역할을 하고 있으나 화상으로 인해 피부가 파괴되면 정상체온 유지가 어려워지며, 박테리아의 침투가 용이하게 되고, 증발로 인한 탈수의 위험도 증가하게 된다. 신경말단이나 신경의 지배를 받는 부분이 손상을 받으면 무감각해지고 감촉, 압박감, 고통을 느낄 수 있는 능력에 영구적으로 손상될 수도 있다.

심하게 화상을 입은 대상자에게는 과위축된 흉터가 발생할 위험성도 있다. 흉터는 붉고, 주위 피부보다 튀어나와 있고, 단단하며, 불편한 상태가 된다. 대개 대상자의 피부는 민감해지고 소양증이 심해진다. 과위축된 흉터는 피부와 조직의 수축을 일으키는데, 특히 흉터가 관절부위를 덮고 있다면 수축은 더 심해진다. 과위축된 흉터의 발생 정도는 화상의 깊이, 나이, 인종 등에 따라 다양하다.

면역기능 저하

화상에 의해 면역계 기능이 저하된다. 림프구 활동의 저하, 면역글로불린 생산 저하, 보체의 활동성 저하, 호중구와 대식세포 기능 변화는 광범위한 화상에서 두드러지게 나타나는 특징이다. 또한 화상은 감염으로부터 신체를 보호하는 1차적인 방어막인 피부를 파괴한다. 이러한 변화들로 인해 생명의 위협이 되는 패혈증과 감염의 위험성이 증가하게 된다.

심리적 반응

화상으로 인한 심리적 · 정서적 반응들은 공포에서 정신병까지 매우 다양하다. 대상자의 반응은 나이와 성격, 문화와 윤리적 배경, 화상의 크기와 위치, 신체상, 손상 전의 대처능력 등에 의해 영향을 받는다. 또한 입원해 있는 동안 가족과 친구로부터의 격리, 대상자의 일상적인 역할과 책임의 변화가 화상으로 인한 심리적 반응에 영향을 줄 수 있다.

임상증상

손상된 피부층에 따라 화상은 표피와 진피 일부가 손상된 부분층 화상과 전층 화상으로 나누며 1도, 2도, 3도, 4도 화상으로 분류할 수 있다.

1도 부분층 화상

바깥쪽의 얕은 부분의 화상으로 통증이 있고 빨개진다. 이는 약 3~7일 안에 표피세포의 재생과 함께 치유된다. 일광화상은 1도 부분 화상의 좋은 예이다.

2도 부분층 화상

수포가 형성되며, 통증이 심하다. 상처의 크기가 작고 감염이 되지 않으면 피부이식할 필요 없이 자연 치유된다(그림 51-12).

3도 전층 화상

표피와 진피 전체의 손상을 말한다(그림 51-13). 전층 화상은 건조하고 얼룩덜룩한 반점이 보이거나 검은색, 갈색, 흰색, 붉은색으로 변한다. 변성된 피부는 건조가피(eschar)라 한다.

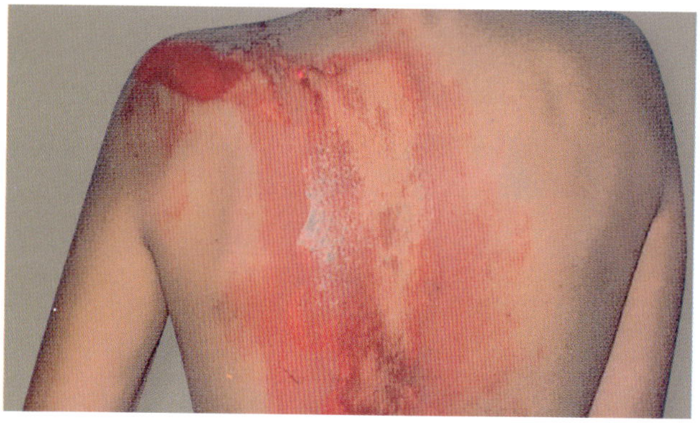

그림 51-12 ■ 부분층 화상(2도 화상)

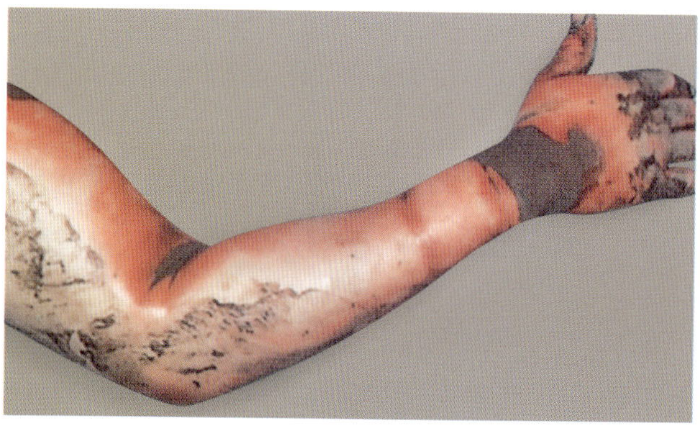

그림 51-13 ■ 전층 화상(3도 화상)

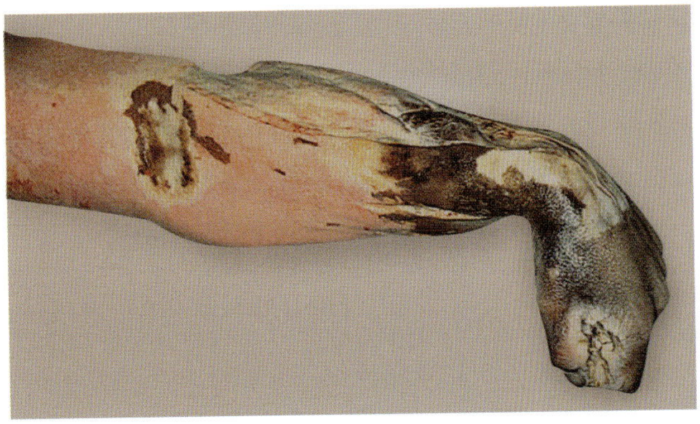

그림 51-14 ■ 고압전류에 의한 전완과 손의 전층 화상
손과 전완의 근육 및 뼈까지 손상을 입은 모습(4도 화상)

신경말단이 손상을 입었기 때문에 화상을 입은 조직에는 대개 통증이 없다. 그러나 주위 피부에서는 통증을 느낀다. 촉진을 하면 압각을 느끼기도 한다. 전층 화상 상처는 육아조직의 형성으로 결손부위가 채워지고 반흔(scarring)이라고 하는 상피세포의 수축에 의해 상처부위가 폐쇄됨으로써 치유된다. 화상 면적이 작지 않다면 이식이나 봉합을 해야만 치유될 수 있다.

4도 전층 화상

피부, 피하지방, 근육과 때로는 뼈까지 침범하는 경우를 말한다. 피부는 검게 타버리거나 완전히 타서 없어지기도 한다(그림 51-14). 따라서 광범위한 변연절제술과 피부이식이 필요하다. 이러한 깊고 광범위한 상처로 인해 절단해야 하는 경우도 흔하다. 화상으로 인해 변한 외관은 상처의 깊이에 따라 달라지며 각각의 상태에 따른 치유과정에 대해 그림 51-15에서 설명하고 있다.

화상 대상자는 통증과 저혈량으로 쇼크에 빠질 수 있다. 전층 화상과 심부 부분층 화상의 경우 신경말단이 파괴되어 무감각해질 수 있다. 표재성이거나 중등도의 부분층 화상에서는 통증이 있다. 체액과 단백질로 채워진 수포도 부분층 화상에서 나타난다. 체액은 신체에서 없어지는 것이 아니고 간질 내 공간과 삼차 공간으로 격리된다. 심한 부종이 있는 사람에서 심한 탈수를 보기는 힘들다. 심한 외상과 칼륨 이동으로 인한 결과로 장음이 감소하거나 없어지는 무력성 장폐색이 나타난다. 체온상실, 불안, 통증에 의하여 오한을 느끼고 떨기도 한다. 대상자는 화상 이전에 일어난 일의 순서를 상기하기 힘들다. 무의식과 정신 상태 변화의 가장 흔한 원인은 연기 흡입으로 인한 저산소증이다. 다른 가능성은 두부 외상과 진정, 진통제를 과도하게 투여했을 경우 나타난다.

치료와 간호

응급기

수액치료

요구를 사정하고, 필요한 수액을 보충을 한다. 이때 유치도뇨

피부층

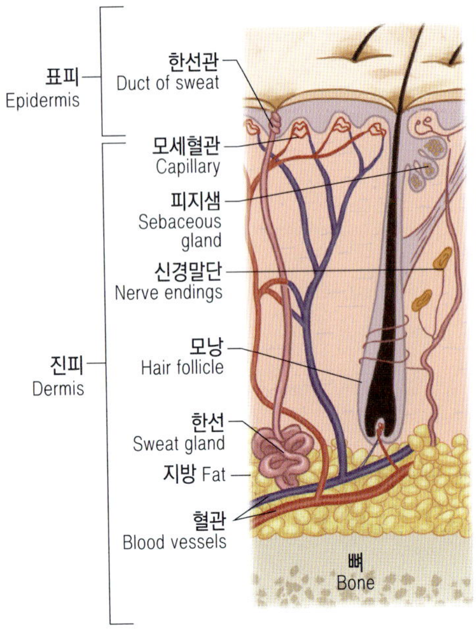

깊이	범위	상처 모양	상처 감각	치유과정
부분층 화상	1도 화상	• 수포 없이 표피는 정상임 • 홍반: 누르면 피부가 희게 변함	• 통증이 있음	• 불편감이 48~72시간 지속됨 • 3~7일에 표피박리 발생
	2도 화상	• 표면이 축축하고 빛나며 삼출물이 흐름 • 수포가 있음 • 피부는 압력을 주면 희게 변함	• 통증이 있음 • 촉각 및 공기의 흐름에 매우 민감함	• 얕은 부분층 화상은 21일 이내에 치유됨 • 깊은 부분층 화상은 치유되는데 21일 이상 소요됨 • 치유속도는 화상의 깊이와 감염유무에 따라 다름
전층 화상	3도 화상	• 색깔이 다양(짙은 빨강, 흰색, 검은색, 갈색 등) • 표면이 건조함 • 혈전이 형성된 혈관이 보임 • 압력을 주어도 피부가 희게 변하지 않음	• 감각이 없음 (핀과 같은 날카로운 것에 대한 감각이 둔화됨)	• 치료를 위해서는 피부자가이식이 필요함
	4도 화상	• 색깔이 다양함 • 깊은 부분에도 검은 그을음이 보임 • 사지의 움직임이 제한됨	• 감각이 없음	• 사지 절단을 하기도 함 • 치료를 위해서는 피부자가이식이 필요함

그림 51-15 ■ 손상의 깊이에 따른 화상의 분류

관을 삽입하여 소변 배출량을 주의 깊게 관찰한다.

상처간호

수치료와 세척을 하면서 필요 시 괴사조직을 제거한다. 화상 범위와 깊이를 사정하고, 국소적 항생체 치료를 시행한다. 파상풍 항독소를 투여할 수 있으며, 대상자의 통증과 불안 관리를 한다.

급성기

- 수액치료: 지속적으로 수액을 보충한다.
- 통증과 불안 치료
- 조기 절개와 이식: 동종이식 제공 혹은 자가이식을 시행할 수 있다.
- 영양치료: 상처치료를 위한 적절한 식이를 제공한다.
- 물리치료: 재활을 위한 물리치료를 시작한다.
- 상처간호: 상처는 매일 사정하고 합병증 발생 여부를 관찰한다. 수치료와 세척을 하면서 필요시 괴사조직을 제거한다.

재활기

- 대상자와 가족의 상담 및 간호 교육을 시행한다.
- 자가간호를 하도록 격려하고 지지한다.
- 수술, 물리치료, 고정 등으로 구축과 흉터를 예방하고 최소화한다.
- 대상자 및 가족과 함께 미용성형수술이나 재건수술을 논의한다.

찾아보기

ㄱ

찾아보기

ㄴ

ㄹ

ㅁ

ㅅ

찾아보기

ㅈ

A

D

G

H

I

N

O

T

U

V

찾아보기